AF587305

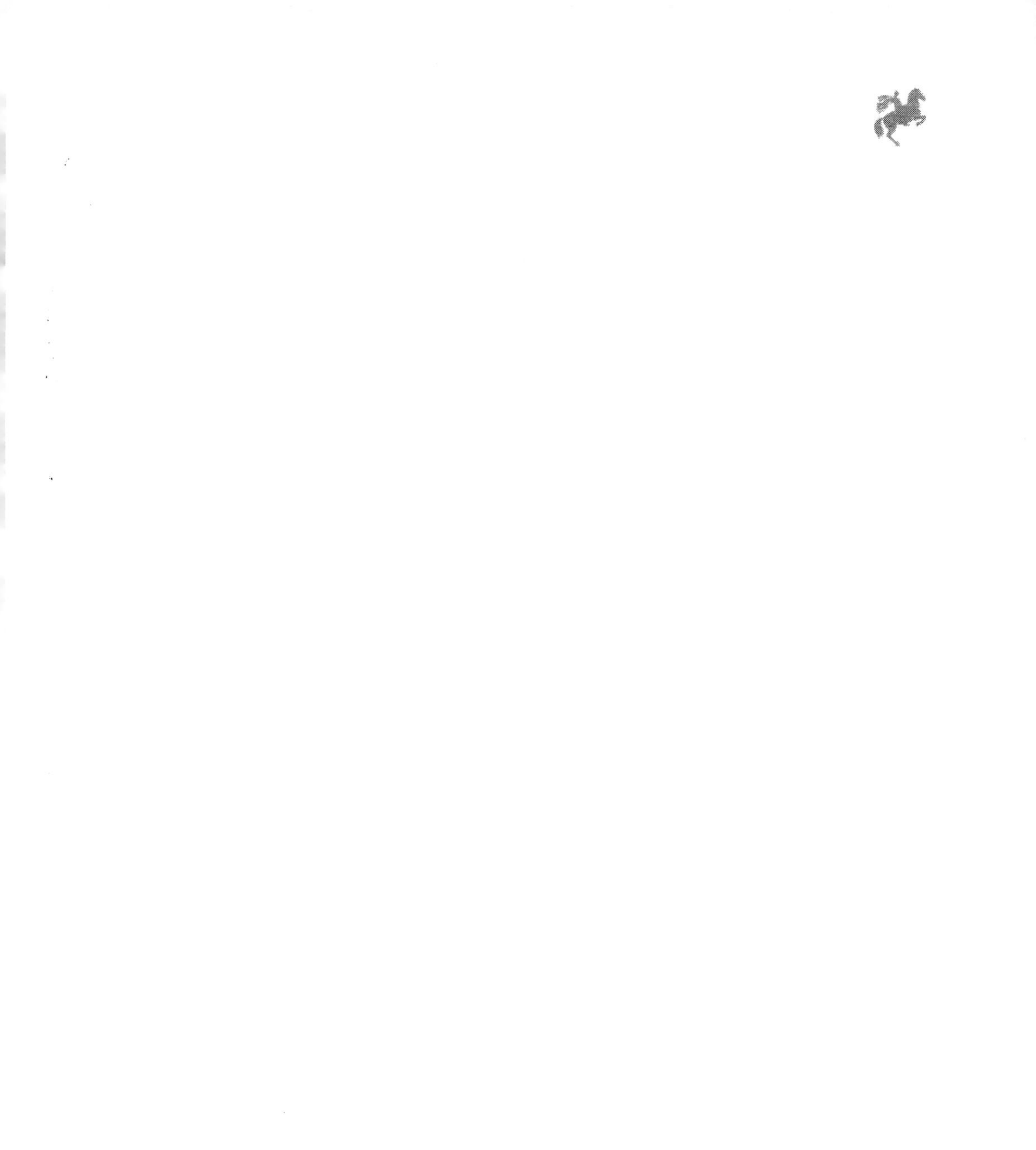

Friedrich Kummer
Nikolaus Konietzko
Tullio C. Medici (Hrsg.)

Pharmakotherapie bronchopulmonaler Erkrankungen

SpringerWienNewYork

Prof. Dr. Friedrich Kummer
Wilhelminenspital der Stadt Wien, Wien, Österreich

Prof. Dr. Nikolaus Konietzko
Ruhrlandklinik, Essen, Deutschland

Prof. Dr. Tullio C. Medici
Universitätsspital, Zürich, Schweiz

ISBN-13: 978-3-7091-7404-3 e-ISBN-13: 978-3-7091-6761-8
DOI: 10.1007/978-3-7091-6761-8

Softcover reprint of the hardcover 1st edition 2000

Satz: H. Meszarics • Satz & Layout • A-1200 Wien

Graphisches Konzept: Bernhard Kollmann

Gedruckt auf säurefreiem, chlorfrei gebleichtem Papier – TCF

SPIN: 10648143

Mit 46 Abbildungen

Die Deutsche Bibliothek – CIP-Einheitsaufnahme
Ein Titeldatensatz für diese Publikation ist bei Der Deutschen Bibliothek erhältlich

Vorwort

Diagnostik und Therapie sind Pfeiler, auf denen die Medizin ruht: Ohne exakte Diagnostik keine wirksame Therapie. Beide wurden in der letzten Zeit wesentlich erweitert und vertieft – oft zum Nutzen der Patienten, oft aber auch zu deren Nachteil. Zu wenig, zu viel Diagnostik, Unterbehandlung und Überbehandlung sind immer wiederkehrende Themen. Betroffen sind alle Fachgebiete der Medizin, auch die Pneumologie.

Ein Nachschlagewerk über die Pharmakotherapie von Lungenerkrankungen liegt im deutschen Sprachraum bis jetzt nicht vor. Meistens wird die Therapie in Lehrbüchern der Inneren Medizin oder Pneumologie zu kursorisch, zu wenig vertieft und kritisch abgehandelt, und die Therapieempfehlungen beruhen nicht auf wissenschaftlicher Evidenz. Dies sind die Gründe, weshalb wir uns zur Herausgabe dieses Buches entschlossen haben. Es wendet sich in erster Linie an Internisten und Pneumologen, ist aber auch für Pädiater, Thoraxchirurgen und Allgemeinärzte von Interesse. Wir haben ein allgemein gehaltenes Kapitel vorangestellt, welches Grundlegendes über die Pharmakokinetik und die Molekularbiologie anspricht, soweit dies für das Atmungsorgan relevant ist. Danach folgt die systematische Auflistung und Diskussion der therapeutischen Ansätze im Hauptteil des Buches, etwa dem akzeptierten Wissensstand des ausgehenden zweiten Jahrtausends entsprechend. Im letzten Teil des Buches stellen die Herausgeber den engen Bezug zu der täglichen klinischen Praxis her: Häufige Krankheitsbilder werden modellhaft ausgewählt und die ihnen gemäße praktische therapeutische Strategie zugeordnet.

Unser Dank gebührt den Autoren, insbesondere jenen, die durch eine große Verzögerung des Herausgabeprozesses gezwungen waren, ihre Beiträge neuerlich auf den letzten Wissensstand zu bringen.

Hand- und Lehrbücher veralten schnell. Wir werden uns bemühen, dieses kurzgefaßte, fachbezogene Lehrbuch der bronchopulmonalen Pharmakotherapie jeweils den neuen Erkenntnissen anzupassen.

Die Herausgeber

Inhaltsverzeichnis

Antiinfektiosa

Immunotherapeutika

Substitutionstherapie

Atemanaleptika

Immunsuppressiva und Zytostatika

Pharmakologische Senkung des pulmonalen Hochdrucks

Unkonventionelle Therapieformen

III. Therapie häufiger bronchopulmonaler Krankheitsbilder

Autorenverzeichnis

E. Achermann, Dr., Departement für Innere Medizin, Abteilung für Pneumologie, Universitätsspital, Rämistraße 100, CH-8091 Zürich

K.-Ch. Bergmann, Prof. Dr., Allergie- und Asthma-Klinik, Postfach 1280, D-33167 Bad Lippspringe

S. Bildat, Dr., Strahlenklinik, Universitätsklinikum GHS, Hufelandstraße 55, D-45122 Essen

K. Blaser, Prof. Dr., Schweizerisches Institut für Asthmaforschung (SIAF), Obere Straße 22, CH-7270 Davos

L. H. Block, Univ.-Prof. Dr., Vorstand der klinischen Abt. f. Pulmologie, Innere Medizin IV/AKH, Währinger Gürtel 18–20, A-1090 Wien

R. Buhl, PD Dr., Pneumologie und Allergologie, Medizinische Klinik II, Johann Wolfgang Goethe Unversität, Theodor-Stern-Kai 7, D-60590 Frankfurt/Main

O. Brändli, Dr., Zürcher Höhenklinik Wald, CH-8639 Faltiberg-Wald

S. Breyer, Univ.-Prof. Dr., Med. Univ.-Klinik I, Abt. f. Infektionen/AKH, Währinger Gürtel 18–20, A-1090 Wien

H. Burgmann, Univ.-Prof. Dr., Univ.-Klinik für Innere Medizin I, Klinische Abteilung für Infektionen und Chemotherapie, Währinger Gürtel 18–20, A-1090 Wien

U. H. Cegla, Prof. Dr., Herz-Jesu-Krankenhaus, Südring 8, D-56428 Dernbach

M. Debelić†, Dr., Chefarzt Klinik Auguste-Viktoria-Stift, Auguste-Viktoria-Allee, 19–23, D-33175 Bad Lippspringe

E. Eber, Univ.-Doz. Dr., Klin. Abt. für Pädiatrische Pulmologie, Univ.-Klinik für Kinderheilkunde, Auenbruggerplatz 30, A-8036 Graz

W. Eberhardt, Dr., Innere Klinik – Tumorforschung, Universitätsklinikum, Hufelandstraße 55, D-45122 Essen

M. M. Eibl, Univ.-Prof. Dr., Institut für Immunologie, Universität Wien, Borschkegasse 8a, A-1090 Wien

J. Eller, Dr., Lungenklinik Heckeshorn, Zum Heckeshorn 33, D-14109 Berlin

M. Hayde, OA Dr., Klin. Abt. f. Neonatologie, angeb. Störungen und Intensivmedizin, Univ.-Klinik für Kinder- und Jugendheilkunde, AKH, Währinger Gürtel 18–20, 1090 Wien

G. Hitzenberger. Univ.-Prof. Dr., Gesellschaft für Klinische Pharmakologie, Kinderspitalgasse 10/16, A-1090 Wien

H. Klech, Prof. Dr., Apollogasse 8, A-1070 Wien

N. Konietzko, Prof. Dr., Zentrum für Pneumologie, Ärztlicher Direktor der Ruhrlandklinik, Tüschener Weg 40, D-45239 Essen

F. Kummer, Univ.-Prof. Dr., 2. Interne Abteilung, Wilhelminenspital der Stadt Wien, Montleartstraße 37, A-1160 Wien

H. Lode, Prof. Dr., Pneumologie, Lungenklinik Heckeshorn, Zum Heckeshorn 33, D-14109 Berlin
H. Magnussen, Prof. Dr., Krankenhaus Großhansdorf, Zentrum für Pneumologie und Thoraxchirurgie, Wöhrendamm 80, D-22927 Grohansdorf
H. Matthys, Prof. Dr., Universitätsklinik für Innere Medizin, Hugstetter Straße 55, D-79106 Freiburg/Brsg.
T. C. Medici, Prof. Dr., Departement für Innere Medizin, Abteilung für Pneumologie, Universitätsspital, Rämistraße 100, CH-8091 Zürich
T. Mertens, Prof. Dr., Institut für Mikrobiologie und Immunologie, Abtlg. Virologie, Universität, Albert-Einstein-Allee 11, D-89081 Ulm
D. Michel, Dr., Abt. Virologie, Inst. f. Mikrobiologie und Immunologie der Universität Ulm, Albert-Einstein-Allee 11, D-89081 Ulm
D. Nowak, Prof. Dr., Institut für Arbeits- und Umweltmedizin der Universität, Ziemssenstraße 1, D-80336 München
R. W. Pohl, Univ.-Doz. Dr., 2. Interne Abteilung, Wilhelminenspital der Stadt Wien, Montleartstraße 37, A-1160 Wien
A. Pollak, Univ.-Prof. Dr., Universitätsklinik für Kinderheilkunde, Abteilung für Neonatologie, Währinger Gürtel 18–20, A-1090 Wien
P. Radielovic, Dr., Klinische Forschung und Entwicklung, Novartis, Basel, Schweiz
E. W. Russi, Prof. Dr., Departement für Innere Medizin, Abteilung für Pneumologie, Universitätsspital, Rämistraße 100, CH-8091 Zürich
K.-H. Rühle, Prof., Klinik Ambrock, Ambrocker Weg 60, D-58091 Hagen
H. R. Salzer, Univ.-Doz. Dr., Abt. f. Kinder- und Jugendheilkunde, LKH Tulln, Alter Ziegelweg 50, A-3430 Tulln
A. Schaffner, Prof. Dr., Departement für Innere Medizin, Medizinische Klinik B, Universitätsspital, Rämistraße 100, CH-8091 Zürich
M. H. Schöni, Prof. Dr., Universitäts-Kinderklinik, Medizinische Poliklinik, Inselspital, CH-3010 Bern
S. Seeber, Prof., Dr., Innere Klinik – Tumorforschung, Westdeutsches Tumorzentrum, Universitätsklinikum GHS, Hufelandstraße 55, D-45122 Essen
G. Sybrecht, Prof. Dr., Innere Medizin V, Medizinische Universitätsklinik, D-66421 Homburg
H. Simon, Prof. Dr., Medizinische Klinik I, Krankenhaus Düren, D-52351 Düren
M. Solèr, Prof. Dr., Departement Innere Medizin, Abteilung für Pneumologie, Kantonsspital, CH-4031 Basel
R. Speich, PD Dr., Departement für Innere Medizin, Medizinische Klinik A, Universitätsspital, Rämistraße 100, CH-8091 Zürich
C. Stey, Dr., Departement für Innere Medizin, Medizinische Poliklinik, Universitätsspital, Rämistraße 100, CH-8091 Zürich
G. Trittenwein, Prof. Dr., Klin. Abt. f. Neonatologie, angeborene Störungen und Intensivmedizin, Univ.-Klinik für Kinder- und Jugendheilkunde, AKH, Währinger Gürtel 18–20, A-1090 Wien
R. Wettengel, Prof. Dr., Karl-Hansen-Klinik GmbH., Antoniusstraße 19, D-33175 Bad Lippspringe
B. Wüthrich, Prof. Dr., Dermatologische Klinik, Allergiestation, Universitätsspital, Gloriastraße 31, CH-8091 Zürich
M. Zach, Prof., Dr., Univ. Kinderklinik, LKH, Klinische Abt. für Pulmologie, Auenbruggerplatz 30, A-8036 Graz
R. Ziesche, Univ.-Prof. Dr., Univ.-Klinik für Innere Medizin IV, Abteilung füt Pulmologie, Währinger Gürtel 18–20, A-1090 Wien

I. Grundlagen der Pharmakotherapie

Grundlagen der Pharmakotherapie

G. Hitzenberger

Die wesentlichen Grundlagen der Pharmakotherapie werden durch die Pharmakokinetik und die Pharmakodynamik bestimmt. Vor allem im Bereiche der Pharmakokinetik gibt es eine Reihe von zu- resp. untergeordneten Gesetzmäßigkeiten, wie sie zum Beispiel durch Wechselwirkungen, sogenannte Interaktionen bzw. Intoleranzerscheinungen, häufig bedingt durch genetische Faktoren, zustande kommen.

Pharmakokinetik

Unter Pharmakokinetik versteht man die Gesetzmäßigkeiten von Konzentrationsverläufen in biologischen Flüssigkeiten als Funktion der Zeit oder einfacher ausgedrückt, die Pharmakokinetik beschreibt das Schicksal eines Medikamentes im Organismus.

Im Gegensatz dazu beschreibt die Pharmakodynamik die Wirkung eines Medikamentes auf den Organismus.

Folgende Teilprozesse bestimmen die Pharmakokinetik:

1. Absorption (vom Applikationsort des Medikamentes);
2. Verteilung im Organismus;
3. Metabolismus (Biotransformation);
4. Ausscheidung (Exkretion aus dem Organismus).

Absorption

Unter Absorption versteht man die Aufnahme eines Stoffes aus dem Magen-Darm-Trakt, aus den Atemwegen, über die Haut, oder aus einem sibkutanen oder intramuskulären Depot ins Blut. Bei diesem Vorgang müssen im allgemeinen Zellmembranen durchdrungen werden. Gut absorbiert werden lipophile Stoffe, die die Zellmembranen durch passive Diffission dirchdringen können.

Bestimmte Arzneimittel können aber auch durch spezifische Transportproteine aktiv oder passiv aufgenommen werden.

Besonders gleichmäßig verteilen sich dabei amphiphile Stoffe, d.h. Stoffe, die sowohl wasser- als auch lipoidlöslich sind. Als Arzneimittel kommen im allgemeinen amphiphile schwache organische Säuren oder Basen in Betracht, wobei die Diffusion durch ihren pk-Wert und den pH-Gradienten an den beiden Seiten einer Membran bestimmt wird.

Nur die nichtionisierte Form eines Arzneimittels kann die Membran durchdringen. Für das Verhältnis von ionisierter zu nichtionisierter Form bei verschiedenen pH-Werten kann die Henderson-Hasselbalchsche Gleichung herangezogen werden:

Für schwache Säuren gilt:

$$pK - pH = \log \frac{\text{Nichtionen}}{\text{Anionen}}$$

Für basische Medikamente gilt:

$$pK - pH = \log \frac{\text{Kationen}}{\text{Nichtionen}}$$

Meist werden Arzneimittel oral verabreicht. Dann erfolgt der Großteil der Absorption aus dem Dünndarm wegen seiner großen Oberfläche. In manchen Fällen kann die Absorption aber bereits über die Mundschleimhaut (Glyceroltrinitrat) oder über den Magen erfolgen. Letzteres gilt zum Beispiel für die Acetylsalicylsäure, für die sich aus der Henderson-Hasselbalchschen Gleichung für den Magen ein Verhältnis Nichtionen zu Anionen von 100 : 1, also eine gute Absorption, ergibt. Für die Asorption aus dem Rektum muß dagegen gesagt werden, daß dabei zwar die Leber umgangen wird, daß die Absorption von diesem Applikationsort allerdings stark schwankend und meist unvollständig ist.

Die pulmonale Aufnahme ist vom Atemvolumen abhängig, bei der Gabe von Aerosolen von deren Tröpfchengröße und vom Verhältnis Wasser zu Lipidlöslichkeit. Substanzen mit hoher Wasserlöslichkeit gelangen höchstens in die Trachea, weniger wasserlösliche bis zu den Alveolen. Die Absorption über die Haut, die zwar eine große Oberfläche aufweist, hängt jedoch, vor allem bei intakter Epidermis, stark von den galenischen Eigenschaften des angewendeten Medikamentes ab. Hier haben die transdermalen therapeutischen Systeme für gewisse Arzneimittel eine besonder Bedeutung gewonnen.

Die Absorption nach subkutaner und intramuskulärer Gabe hängt stark von der Durchblutung ab, nach intramuskulärer Gabe erfolgt die Absorption wegen der besseren Durchblutung des Muskels rascher als nach subkutaner Verabreichung.

Verteilung

Das Ausmaß der Verteilung hängt einerseits von der Durchblutungsgröße der einzelnen Organe, andererseits von den physikochemischen Eigenschaften des Arzneimitteils ab. So werden zum Beispiel Medikamente mit hohem Molekulargewicht, wie Dextrane, die als Plasmaersatzmittel verwendet werden, den großen Kreislauf kaum verlassen. Stark polare Medikamente, z.B. basische Antibiotika, wie die Aminoglykoside, dringen kaum durch die Zellmembranen hindurch und verteilen sich im wesentlichen auf den extrazellulären Raum.

Ein weiterer Faktor, der für die Verteilung von Medikamenten eine Rolle spielt, ist die Proteinbindung, in erster Linie die reversible Bindung an Plasmaalbumine. Ganz wesentlich ist die Tatsache, daß für die pharmakologische Wirkung nur der freie nicht an Albumin gebundene Anteil des Arzneimittels zur Verfügung steht. Dies gilt im übrigen auch für die Ausscheidung im Rahmen der glomerulären Filtration:

Je höher die Plasmaalbuminbindung ist, desto langsamer werden die Substanzen ausgeschieden.

An dieser Stelle sei auch darauf hingewiesen, daß Interaktionen zwischen verschiedenen Arzneimitteln dann auftreten werden, wenn sie alle eine hohe Bindungsrate an Plasmaalbumine haben und sich gegenseitig aus dieser Bindung verdrängen: In diesem Fall kommt es zu einer gesteigerten Wirkung des verdrängten Medikamentes.

Dies gilt vor allem für Pharmaka mit schmaler therapeutischer Breite und einer Plasma/Eiweiß-Bindung von mehr als 90–95%.

Wesentlich erscheint noch die generelle Tatsache, daß naturgemäß lipophile Substanzen sich stärker im Fettgewebe anreichern als hydrophile Substanzen.

Unter Verteilungsvolumen versteht man jene fiktive Größe, die sich aus dem Verlauf der Plasmakonzentrationszeitkurve im Verhältnis zur verabreichten Dosierung ergibt. Sie errechnet sich nach der Formel:

$$V_d = \frac{D}{C_0}$$

Dabei ist V_d das fiktive Verteilungsvolumen, D die Dosierung, beispielsweise in mg und C_0 die fiktive Konzentration zum Zeitpunkt der Verabreichung des Medikamentes unter der Annahme, dieses hätte sich unmittelbar nach der Verabreichung bereits völlig auf seine Verteilungsräume ausgebreitet. Die Abb. 1 möge dieses Grundprinzip verdeutlichen.

Metabolismus

Nach peroraler Verabreichung steht als Hauptorgan für den Metabolismus des Medikamentes die Leber im Vordergrund. Sie stellt darüber hinaus auch eine Schranke dar, welche die spätere Konzentration im zentralen Kompartiment, d.h. im großen Kreislauf, bestimmt. Mit anderen Worten: Nicht alles, was aus dem Magen-Darm-Trakt absorbiert wird, gelangt in den großen

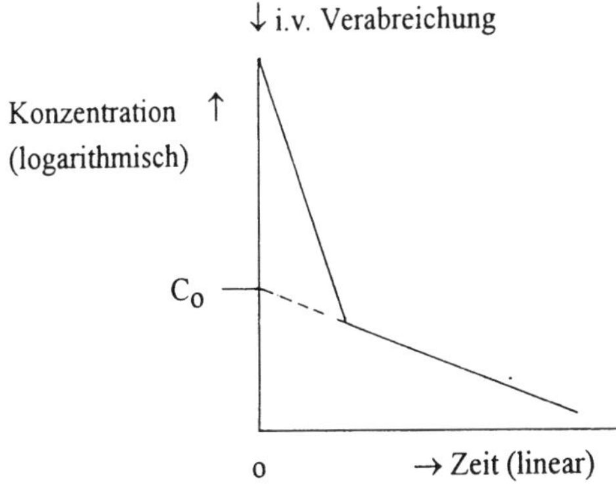

Abb. 1. Grundprinzip

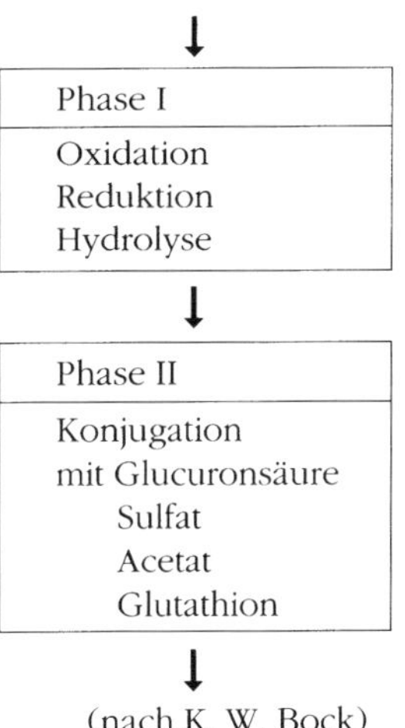

Abb. 2. Biotransformation

Kreislauf und ist damit bioverfügbar. Das heißt, daß die sogenannte Bioverfügbarkeit maximal das Ausmaß der Absorption haben kann, meist aber darunter liegen wird. Vor allem lipidlösliche Verbindungen, die ja, wie bereits oben erwähnt, gut aus dem Magen-Darm-Trakt absorbiert werden, können ohne Biotransformation nicht aus dem Körper eliminiert werden, selbst wenn sie nach glomerulärer Filtration in die Nierentubuli gelangen, oder nach biliärer Exkretion in den Darm, werden sie rückdiffundieren oder rückabsorbiert werden.

Nur flüchtige Stoffe, die über die Lungen abgeatmet werden, unterliegen diesem Gesetz nicht.

Abb. 2 zeigt die beiden Phasen der Biotransformation.

Die Oxidation erfolgt über das sogenannte Zytochrom P450, welches unter Beteiligung von NADPH und einem Flavoprotein molekularen Sauerstoff aktiviert und ein Sauerstoffatom auf das Substrat überträgt, während das andere zu H_2O reduziert wird. Es ist im endoplasmatischen Retikulum enthalten, wobei es mehrere Isoenzyme des Zytochroms P450 gibt. So wird zum Beispiel Antipyrin in drei verschiedene Metaboliten

über drei verschiedene P450-Isoenzyme abgebaut:
Es entstehen 4-Hydroxyantipyrin, Norantipyrin und 3-Hydroxymethylantipyrin. Dabei korreliert die Bildung von 4-Hydoxiantipyrin mit dem Abbau von Theophyllin, die von Norantipyrin mit dem von Benzothiazinen und die von 3-Hydroxymethylantipyrin mit dem von Hexobarbital.

Diese Vielfalt an Isoenzymen spielt hinsichtlich Interaktionen am Zytochrom P450 eine bedeutsame Rolle. Nur Medikamente, die über das gleiche Isoenzym metabolisiert werden, können sich in ihrem Stoffwechsel gegenseitig beeinflussen. Auch die Reduktion wird über Zytochrom P450 bewirkt. Die Hydrolysevorgänge werden von Hydrolasen gesteuert, wie sie im endoplasmatischen Retikulum, im Zytosol, aber auch im Blut vorkommen.

Sollten Medikamente nach den Stoffwechselvorgängen der Phase 1 nicht ausscheidungsfähig geworden sein, können sie in der Phase 2 mit Glukuronsäure, Sulfat, Acetat und Glutathion konjugiert werden, wobei sehr polare Gruppen in das Molekül eingeführt werden.

Bei Betrachtung aller dieser Folgen des Metabolismus fällt im übrigen auf, daß die entstandenen Metaboliten entweder unwirksam, gleich wirksam oder wirksamer sein können als die Muttersubstanz. Bei Schadstoffen spricht man dann entweder von „Giftung" oder „Entgiftung".

Interessant mag auch als Beispiel sein, daß das Analgetikum Phenacetin in das ebenfalls analgetisch wirksame Paracetamol übergeführt wird, was die Frage aufwirft, ob die berüchtigten Phenacetinwirkungen (z.B.: auf die Niere) durch den Ersatz von Phenatecin durch Paracetamol verhindert werden können.

Das Zytochrom P450 und seine Isoenzyme sind für das Verständnis einer ganzen Reihe von Arzneimittelproblemen von größter Bedeutung. Dies betrifft Probleme pharmakokinetisch bedingter Interaktionen (siehe oben), der Toleranzentwicklung bzw. des Bestehens von Toleranz.

Diese Enzyme können durch gewisse Medikamente in ihrer Menge gesteigert werden; man spricht dann von Enzyminduktion. Diese Induktion führt ihrerseits zu einem verstärkten Abbau solcher Pharmaka, die durch dieselben Enzyme metabolisiert werden und damit naturgemäß zu einer Verringerung von Wirkstärke und Wirkdauer des

Tabelle 1. Starke Enzyminduktoren

Substanzgruppen	Stärke der Induktion
Antibiotika	
Rifampicin	++++
Griseofulvin	++++
Antiepileptika	
Phenytoin	+++
Paramethadion	++
Antihistaminika	
Chlorcyclizin	++
Diphenhydramin	++
Antirheumatika	
Phenylbutazon	+++
Hypnotika	
Barbiturate	++++
Piperidindione	++
Ureide	++
Insektizide	
Aldrin®	+++
Dieldrin®	+++
Chlorphenotan	++++
Hexachlorcyclohexan	++++
Musekrelaxantien	
Carisoprodol	+
Mephenesin	+
Orale Antidiabetika	
Carbutamid	++
Tolbutamid	+++
Psychopharmaka	
Chlorpromazin	++
Imipramin	++
Meprobamat	+
Triflupromazin	++
Genußmittel	
Nikotin, Tabakinhaltsstoffe	+++

vermehrt metabolisierten Fremdstoffes. Auch können solche Pharmaka ihren eigenen Metabolismus beschleunigen und verstärken, so daß es zu einer Verringerung der Wirkung und damit zur metabolischen Toleranzentwicklung kommt.

Nach Absetzen des induzierenden Medikamentes kommt es nach einiger Zeit wieder zur restitutio ad integrum, d.h. zur gleichen Wirkstärke und Wirkdauer des entsprechenden anderen Medikamentes. Starke Enzyminduktoren (modifiziert nach Mutschler) finden sich in der Tabelle 1.

Wesentliche Medikamente, die durch Enzyminduktion beschleunigt abgebaut werden, sind in Tabelle 2 wiedergegeben. Es kann aber nicht nur zur Induktion von Medikamenten, sondern auch zur Hemmung der entsprechenden Enzyme kommen, was zu einer Verlängerung der Eliminationshalbwertszeit führt. So wird beispielsweise Phenytoin bei Patienten, die gleichzeitig Dicoumarol bekommen haben, langsamer als normal abgebaut.

Neben Dicoumarol sind vor allem Doxycyclin, Cimetidin und Sulfonamide wesentliche Enzyminhibitoren.

Ausscheidung

Hauptorgan neben der Leber für die Exkretion von Fremdstoffen ist die Niere. Grundsätzlich ist zu sagen, daß niedermolekulare Substanzen (Molekulargewicht < 15.000) glomerulär filtriert werden, soferne sie nicht (siehe oben) an Plasmaproteine gebunden sind.

Lipidlösliche Substanzen werden im Tubulussystem rückabsorbiert. Bei amphiphilen Substanzen hängt diese Rückabsorption

Tabelle 2. Medikamente, die durch Enzyminduktion beschleunigt abgebaut werden

Analgetika	Hypnotika
Antikoagulantien	Meprobamat
Phenytoin	Antihistaminika
Griseofulvin	Antiphlogistika

vom Dissoziationsgrad und damit vom pK-Wert der Substanz einerseits und vom pH des Primärharns anderseits ab, da nur undissoziierte Moleküle durch die Tubulusepithelien rückabsorbiert werden können. Schwache Säuren werden im sauren Harn daher nicht dissoziieren und leicht rückdiffundieren. Durch Alkalisieren des Harns kann dies vermindert werden, umgekehrt kann die Ausscheidung basischer Verbindungen durch Ansäuern des Harns beschleunigt werden.

Im proximalen Tubulus existieren Transportproteine, durch welche bestimmte Substanzen, zusätzlich zu ihrer glomerulären Filtration, tubulär aktiv sezerniert werden können.

Für Benzylpenicillin (Penicillin G) hat dies zur Folge, daß bei 80%iger aktiver tubulärer Sekretion die Halbwertszeit nur etwa 0,5 Stunden beträgt. Auch Glukuronide werden durch diese Mechanismen rasch ausgeschieden.

Quantitativ wird die renale Ausscheidung durch die renale Clearance bestimmt. Clearance ist ein Volumsbegriff und beschreibt nichts anderes, als die von einem Fremdstoff in der Zeiteinheit gereinigte Plasmamenge, und zwar:

$$\text{Clearance}_{\text{renal}} = \frac{\text{Urinvolumen} \times \text{Urinkonzentration}}{\text{Plasmakonzentration}}$$

Für Substanzen, die zusätzlich tubulär sezerniert werden, ist die Clearance immer größer als die glomeruläre Filtrationsrate von etwa 120 ml/min. Bei Substanzen, welche tubulär rückabsorbiert werden oder rückdiffundieren, ist die Clearance geringer als 120 ml/min. Bei Substanzen, die rasch durch die Niere eliminiert werden, ist natürlich eine Einschränkung der Nierenfunktion von gravierender Bedeutung hinsichtlich eventueller Nebenwirkungen in Folge kumulativer Vorgänge. Hiebei ist übrigens zu bedenken, daß im fortgeschrittenen Alter die glomeruläre Filtrationsleistung der Niere abnimmt, so daß bei geriatrischen Patienten immer mit einer verstärkten Kumulation zu rechnen ist, wenn die Dosis oder das Dosierungsintervall nicht reduziert werden.

Neben der renalen Exkretion spielt auch die hepatale Ausscheidung eine gewisse Rolle, vor allem bei lipidlöslichen Substanzen mit einem Molekulargewicht von über 400. Dies betrifft nicht nur Kontrastmittel zur Darstellung der Gallenwege, sondern viele glukuronisierte Substanzen, z.B. hydroxylierte Digitoxinmetabolien, aber auch Steroide. Diese werden im Dünndarm durch bakterielle Beta-Glukuronidasen gespalten, wobei diese Substanzen dann wieder rückresorbiert werden können. Man spricht vom sogenannten enterohepatischen Kreislauf. Weitere Exkretionswege, die allerdings für die wenigsten Substanzen eine größere Rolle spielen, sind die Ausatmungsluft, der Speichel und die Schweißdrüsen der Haut.

Kumulation: Unter Kumulation versteht man die Tatsache, daß bei wiederholter Verabreichung derselben Dosis eines Medikamentes im selben Dosierungsintervall die Plasmakonzentrationsverläufe auf einer höheren Ebene stattfinden, als nach einmaliger Verabreichung.

Diese Steigerung der Konzentration ist jedoch kein ins Unendliche anwachsender, sondern ein sich selbst limitierender Prozeß. Die Höhe der im Kumulationsgleichgewicht erreichten Plasmakonzentration hängt von drei Faktoren ab:

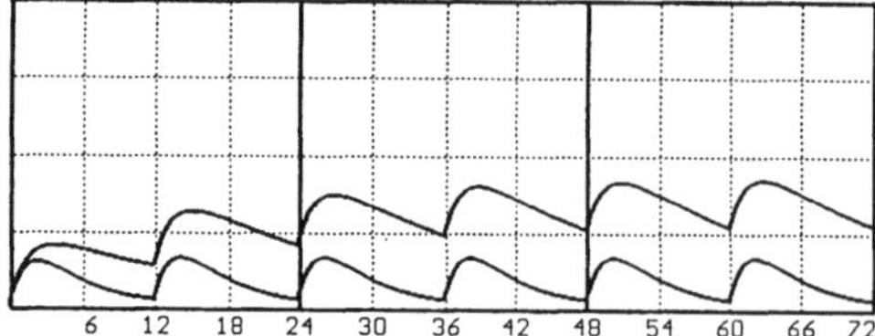

Abb. 3. Dosis und Dosierungsintervall steuern das Kumulationsgleichgewicht. Obere Kurve: Arzneimittel mit langer Halbwertszeit; untere Kurve: Arzneimittel mit kurzer Halbwertszeit; Dosierungsintervall: 12 h

1. Von der Eliminiationshalbwertszeit des Pharmakons;
2. Von der verabreichten Dosis;
3. Vom gewählten Dosierungsintervall.

Somit hat es der behandelnde Arzt in der Hand, durch freie Wahl von Dosis und Dosierungsintervall das Kumulationsgleichgewicht zu steuern. Abb. 3 veranschaulicht diese Verhältnisse.

Pharmakogenetik

Ein großer Teil der Variabilität von Arzneimittelwirkungen zwischen einzelnen Patienten beruht auf genetischen Faktoren. Man spricht auch vom Polymorphismus der metabolisierenden Enzyme. Ein bekanntes Beispiel ist der Polymorphismus der N-Acetyltransferase, welche durch Acetylierung verschiedener Substrate deren Ausscheidung ermöglicht.

Eine Verringerung der N-Acetyltransferase führt zur verringerten Acetylierung und damit zu einer verzögerten Ausscheidung, eine Vermehrung dieses Enzyms zu einer rascheren Elimination: Man spricht von Schnellacetylierern und Langsamacetylierern. Das bekannteste Substrat für dieses Enzym ist das Tuberkulostatikum Isoniazid: 50% der Europäer sind Langsamacetylierer, aber 100% der kanadischen Eskimos oder der nordamerikanischen Indianer sind Schnellacetylierer, bei Asiaten liegt die Zahl der Schnellacetylierer bei 80–90%. Die Konsequenz aus dieser Tatsache ist, daß zur ausreichenden tuberkulostatischen Behandlung nordamerikanischer Indianer oder kanadischer Eskimos erheblich höhere Dosen von Isoniazid notwendig sind als normalerweise. Umgekehrt können bei Langsamacetylierern bei Verabreichung von Normdosen Polyneuropathien und Lupus erythematodes-ähnliche Syndrome auftreten. Ähnliches ist auch für das Antiarrhythmikum Procainamid bekannt.

Andere pharmakokinetische Defekte gelten

für die Glukose-6-Phosphat-Dehydrogenase (Mangel: Hämolyse), für die Uroporphyrinogen-Synthetase (Mangel: akute intermittierende Porphyrie) sowie Defekte der Zytochrom P450 abhängigen Monooxygenasen (Störung der Hämoglobinbildung und Hämolyse, vor allem unter dem Einfluß von Phenacetin).
Insgesamt sind es diese angeborenen Defekte, welche zur sogenannten **Idiosynkrasie** führen.

Arzneimittelallergie

Von den genannten genetisch bedingten Indiosykrasien sind die sogenannten **Allergien** abzugrenzen, wobei es sich um relativ häufige Arzneimittelnebenwirkungen handelt, die über das Immunsystem vermittelt werden.
Man unterscheidet allergische Reaktionen vom Sofort-Typ und vom Spät-Typ.
Beim Sofort-Typ handelt es sich um anaphylaktische Reaktionen (Penicilline, artfremde Proteine, Röntgenkontrastmittel, Salizylate, Pyrazolderivate) und zytotoxische und zytolytische Reaktionen (Penicilline, Pyrazolderivate, Thiourazilverbindungen, Chinidin) und Immunkomplexreaktionen vom Typ des Arthus-Phänomens (Penicilline, artfremde Seren, Procainamid).
Die klinische Erscheinungsform der anaphylaktischen Reaktion ist die Urtikaria, das Quincke-Ödem, ein Bronchospasmus und ein Schock, diejenige der zytotoxischen und zytolytischen Reaktionen, das Auftreten von Granulozytopenien, Thrombozytopenien und hämolytischer Anämie und diejenige der Immunkomplexreaktion, die Serumkrankheit, die Vaskulitis und der Lupus erythematodes.
Allergische Reaktionen vom Spät-Typ werden hervorgerufen durch Penicilline, Sulfonamide, Metalle und Desinfektionsmittel und deren klinische Erscheinungsform sind Arzneimittelexantheme bis hin zur exfoliativen Dermatitis.

Toleranz und Abhängigkeit

Abgesehen von der bereits weiter oben beschriebenen metabolischen Toleranz gibt es auch eine Toleranzentwicklung auf **pharmakodynamischer** Grundlage:
Dies ist dann der Fall, wenn eine Gegenregulation am Wirkort, z.B. durch Vermehrung der entsprechenden Rezeptoren, auftritt. Sehr häufig ist dies der Fall bei Medikamenten, die auf das ZNS einwirken. So ist z.B. im Falle des Morphins die Abnahme der analgetischen und euphorisierenden Wirkung sowie jene der atem-depressorischen Wirkung einer deutlichen Toleranzentwicklung zuzuschreiben, während die Wirkung des Morphins auf die glatte Muskulatur des Darmes eine sehr viel geringere Toleranzentwicklung aufweist. Bei Verabreichung von beispielsweise Beta-Rezeptoren-Antagonisten kommt es zu einer Vermehrung der entsprechenden Beta-Rezeptoren, was beim plötzlichen Absetzen zu einer ausgeprägten Tachykardie führen kann (sogenanntes „Rebound-Phänomen"). Das umgekehrte gilt für die Beta-Rezeptoren-Stimulantien, wie sie bei obstruktiven Ventilationsstörungen eingesetzt werden:
Es kommt zu einer Verringerung der Beta-Rezeptoren und beim plötzlichen Absetzen zu einer vermehrt ausgeprägten bronchialen Hyperreaktivität.
Ein Sonderfall im Bereich des Toleranzphänomens ist die **Tachyphylaxie,** das ist ein Wirkungsverlust des verabreichten Arzneimittels, welcher innerhalb von Minuten bis Stunden eintritt. Dies beobachtet man z.B. bei Antiasthmatika vom Typ der erwähnten Sympathomimetika, wenn sie innerhalb einer Stunde mehrfach hintereinander verabreicht werden.

Einfluß des Lebensalters

Es wurde bereits weiter oben erwähnt, daß sich im Alter die Kapazität der Elimination von Arzneimitteln verringert, aber auch die medikamentöse Therapie des Neugeborenen und besonders des Frühgeborenen führt zu Schwierigkeiten, weil in dieser Zeit die metabolische Fähigkeit der Leber und die renale Exkretionsleistung noch unreif sind. Dies führt zu einer Verlängerung der Eliminationshalbwertszeit vieler Arzneimittel, wobei z.B. für das Theophyllin gilt, daß im Gegensatz zur Halbwertszeit von rund 9 Stunden beim Erwachsenen die Halbwertszeit beim Neugeborenen auf 15 bis 58 Stunden verlängert ist, beim Säugling und Kleinkind aber auf 3 bis 6 Stunden verringert.

Chronopharmakologie

Die Organfunktionen des Menschen unterliegen biologischen Rhythmen, wobei speziell für die Arzneimitteltherapie die zirkadianen Schwankungen (Tag-/Nacht-Rhythmen, 24-Stunden-Rhythmen) von Bedeutung sind. Diese Fakten sind die Grundlagen für die Chronopharmakologie.

Für die Behandlung von obstruktiven Ventilationsstörungen ist das Faktum von besonderer Bedeutung, daß infolge der bronchokonstriktorischen Effekte von Histamin und Acetylcholin bei verringerter Sympathikusaktivität solche Anfälle hauptsächlich während der Nacht auftreten. In der Nacht erreicht die Kortison-Ausschüttung aus der Nebenniere ihr Minimum.

Im Falle des Theophyllins findet man bei morgendlicher Verabreichung meist höhere maximale Plasmakonzentrationen und eine kürzere Zeit bis zum Erreichen derselben, als bei abendlicher Gabe. Umgekehrt ist wegen der Biorhythmik des Auftretens von bronchialen Obstruktionen die abendliche Gabe von Theophyllin meist sinnvoller als die morgendliche.

Dasselbe gilt für die Verabreichung von Beta-Sympathomimetika und Anticholinergika.

Praktische Auswirkungen am Beispiel des Theophyllins

Theophyllin ist eine schwierig zu handhabende Substanz, viele der im vorliegenden Kapitel besprochenen Überlegungen betreffen dieses Medikament in großem Ausmaß: Die erreichbaren Plasmakonzentrationen sind einerseits interindiviudell stark schwankend, andererseits ist die therapeutische Breite des Theophyllins sehr begrenzt. Die wirksamen Konzentrationen sollten zwischen 10 und 20 ng/ml liegen. Um dieses Kumulationsgleichgewicht zu erreichen, bedarf es jedoch stark verschiedener Dosierungen, und zwar aus folgenden Gründen:

1. Die Bioverfügbarkeit von Theophyllin ist von Mensch zu Mensch stark verschieden.
2. Die Eliminationshalbwertszeit unterliegt starken interindividuellen Variabilitäten. Sie ist, wie oben erwähnt, abhängig vom Lebensalter, aber auch (siehe Tabelle 1) von der Verabreichung anderer Substanzen, u.a. auch vom Nikotin, welches eine Induktion der das Theophyllin verstoffwechselnden Enzyme und damit einen beschleunigten Abbau bewirkt. Somit ist die verringerte Theophyllin-Wirkung beim Raucher nicht nur auf die direkte Einwirkung des Nikotins und der Tabakrauchinhaltsstoffe auf die Bronchialschleimhaut zurückzuführen, sondern auch von der verringerten Verfügbarkeit des Medikamentes am Wirkungsort abhängig.
3. Auch pharmakogenetische Faktoren spielen für das Theophyllin eine bedeutende Rolle (siehe oben).

Somit empfiehlt sich Theophyllin als eines jener Medikamente, bei welchem ein therapeutisches Drug-Monitoring zur Erzielung therapeutischer nicht toxischer Plasmakon-

zentrationen sehr häufig angezeigt sein wird.
Aus chronopharmakologischen Überlegungen sollte Theophyllin überwiegend am Abend verabreicht werden.

Literatur

1. Ammon HPT (1991) Arzneimittelneben- und -wechselwirkungen, Wissenschaftliche Verlagsgesellschaft mbH, Stuttgart
2. Ester C-J (1990) Lehrbuch der allgemeinen und systematischen Pharmakologie und Toxikologie. Schattauer Verlagsgesellschaft mbH, Stuttgart New York
3. Mutschler E (1991) Arzneimittelwirkungen. Wissenschaftliche Verlagsgesellschaft mbH, Stuttgart

Molekularbiologie der chronischen Atemwegsentzündung

R. Ziesche und L. H. Block

Einleitung

Wie alle Organe des Körpers mit großer Oberfläche besitzt auch die Lunge ein Immunsystem, in dem Epithel, Gefäße und residente Anteile des Immunsystems eine funktionelle Einheit bilden. Im Zusammenhang mit Inflammationsreaktionen spielen vor allem Bronchialepithelzellen, die glatten Muskelzellen und Endothelzellen eine bedeutende Rolle. Basis dieses Kommunikationssystems sind einerseits ständig hergestellte Zellprodukte (**konstitutiv** exprimierte Genprodukte) sowie andererseits Mediatorstoffe, die kurzfristig in größeren Mengen synthetisiert werden (**induktiv** exprimierte Genprodukte). Letztere bewirken meist eine ausgeprägte Veränderung der bestehenden Zellfunktion. Diese Genprodukte, zu denen in erster Linie Zytokine und Wachstumshormone zählen, wirken meist über Rezeptorproteine an Zelloberflächen. Die Wirkung kann dabei unmittelbar auf die synthetisierende Zelle (autokrin), auf benachbarte Zellen (parakrin) oder auf entfernte Zellen (endokrin) ausgeübt werden. Hinzu kommt die Beobachtung, daß eine Zytokin-vermittelte Reaktion auch ohne Rezeptorbindung Signalübertragungen anderer Wachstumshormone amplifizieren oder verhindern kann. Nach heutiger Meinung wirken die meisten Zytokine oder Wachstumshormone allerdings in erster Linie über die Bindung an spezifische Rezeptoren; diese Bindung löst sekundäre Signalübertragungen aus, die über die Synthese von sogenannten Transkriptionsfaktoren, wie z.B. „Aktivator protein-1" (AP-1) oder „Nuclear factor$_{\kappa}$ B" (NF$_{\kappa}$B), die Expression verschiedener Genprodukte induziert, die in der Regel eines gemeinsam haben: die maximale Steigerung der zellulären Aktivität im Sinne einer Alarmreaktion und die Einleitung einer Inflammationsreaktion (Superinduktion). Es ist dabei festzuhalten, daß im Rahmen dieses Vorganges zahlreiche „konstitutive" Genfunktionen, die ja in erster Linie der Aufrechterhaltung der regulären Zellfunktionen dienen, ausgeschaltet bzw. stark vermindert werden. Zytokine und Wachstumshormone steuern hierbei aufgrund der spezifischen Aktivierungswege in erster Linie die Aktivierung pro-inflammatorischer Zielgene, wie z.B. die sekundärer Zytokine (wie Interleukin-8), extrazellulärer Matrixproteine (wie Laminin, Vimentin, Fibronectin, Kollagen III, IV usw.) oder von Adhäsionsmolekülen (wie P-Selectin, ICAM-1/ LFA-1, VCAM-1/VLA-1, CD31 usw.), die die Extravasation immunkompetenter Effektorzellen steuern. Das im Zusammenwirken aller immunkompetenten Zellen dargestellte organspezifische Genprodukt bestimmt daher die endgültige Ausrichtung der inflammatorischen Reaktion.

Prinzipiell muß unterschieden werden zwischen der unterschiedlichen Immunogenität von **Entzündungsauslösern** (z.B. infektiösen Erregern wie Bakterien und Pilzen) und der Reaktionsfähigkeit der **organständigen** sowie der **sekundär rekrutierbaren** immunkompetenten Zellen des Organismus. Die organständigen Anteile des Immunsystems im Bereich des Respirationstraktes werden in erster Linie von Epithel- und Endothelzellen sowie durch das „Bronchus-assoziierte lymphatische Gewebe“ repräsentiert, während zu den rekrutierbaren Einheiten vor allem die Granulozyten (neutrophile und eosinophile) sowie die Lymphozyten gehören. Vergleicht man nun die unterschiedlichen Abschnitte des respiratorischen Systems hinsichtlich ihres zellulären Aufbaus, so ist unschwer zu erkennen, daß gerade im Bereich der peripheren Atemwege und der Alveolen die größte Kontaktfläche zwischen den einzelnen immunologischen Funktionssystemen zu finden ist. Demzufolge ist dort auch von den ausgeprägtesten Wechselwirkungen zwischen Gefäßendothel, Bronchial- bzw. Alveolarepithel und den durch Sequestration aus dem strömenden Blut akkumulierten Effektorzellen des Immunsystems (Granulozyten, Monozyten, Lymphozyten) auszugehen. Bronchoskopische Studien zur Charakterisierung der chronischen Inflammation im unteren Respirationstrakt haben gezeigt, daß die Ansammlung granulozytärer und lymphozytärer Zellelemente typisch für die chronische Inflammation ist; noch bemerkenswerter ist jedoch die Beobachtung, daß unter Wirkung von Glukokortikoiden und β_2-Mimetika zwar die Zahl dieser immunkompetenten Zellen – sowohl beim Asthma bronchiale als auch bei der chronisch obstruktiven Bronchitis – zurückging, wobei die Anzahl sequestrierter Immunzellen bei der chronischen Bronchitis generell geringer war, die funktionellen Resultate (bronchiale Obstruktion) jedoch nicht immer eine eindeutige Korrelation hiermit aufwies. Damit wird deutlich, daß die eigentliche chronische Inflammation nicht zwangsläufig an die sekundär akkumulierten Effektorzellen des Immunsystems gebunden ist, und daß bislang den immunmediierenden Eigenschaften der ortsansässigen Zellen zuwenig Beachtung geschenkt wurde. Ein weiteres Beispiel hierfür ist die Beobachtung, daß die beispielsweise für das Asthma bronchiale charakteristische Verdickung der Basalmembran (also die Ansammlung extrazellulärer Matrixproteine durch die *gesteigerte und geänderte* Stoffwechselaktivierung von Fibroblasten) durch die Glukokortikoidmedikation nicht immer aufgehoben oder vermindert werden konnte.

Folgt man der sich zwangsläufig anbietenden Hypothese eines im Rahmen der chronischen Entzündung geänderten *konstitutiven* Genprodukts immunkompetenter pulmonaler Zellen, so wird die geringe Wirksamkeit von Glukokortikoiden hinsichtlich der Beeinflussung chronischer Inflammationsreaktionen verständlich. Glukokortikoide hemmen die Genexpression entsprechend der Induktionsaktivität im Promoterbereich eines Gens durch Interaktion des an ein „Glukokortikoid response element“ (GRE) gebundenen Glukokortikoid/Glukokortikoid-Rezeptor-(G/GR)-Komplexes. Diese vom auslösenden Mediator bestimmte Promoterinduktion regelt hierbei auch die Beeinflußbarkeit der spezifischen Genexpression durch die Glukokortikoide. Die Kopplung eines oder mehrerer G/GR-Komplexe an ein aktiviertes Induktionsgen (wie z.B. IL-1) erklärt daher die hohe Effektivität von Glukokortikoiden bei *akuten* Inflammationsreaktionen. Es stellt sich daher die Frage, ob das im Rahmen der chronischen Inflammation geänderte zelluläre Genprodukt Promotersequenzen verwendet, die funktionell GRE-gekoppelte Anteile enthalten; nach den derzeitigen Erkenntnissen scheint dies nicht der Fall zu sein. Möglicherweise liegt hier der Schlüssel für das unterschiedliche Ansprechen auf Glukokortikoide bei verschiedenen Zustandsbildern des Asthma bronchiale und der chronischen Bronchitis (Abb. 1).

Inflammatorisch wirksame genetische „Superinduktoren"-Zytokine

Zu den wichtigsten Vermittlern immunologischer Aktivierungsreaktionen gehören die sogenannten Zytokine. Es handelt sich um (meist) lokal wirksame Proteinmoleküle, die in der Regel über spezifische, hochaffine Rezeptoren ihre biologische Wirkung entfalten. Prinzipiell kann man anhand der Ähnlichkeit der jeweiligen Rezeptorstrukturen drei Gruppen von Zytokinen unterscheiden:

- die Immunglobulin-„Superfamilie";
- die Hämatopoietin-„Superfamilie";
- die Chemokin-„Superfamilie".

Zur Gruppe der Zytokine mit hochaffiner Bindung an Rezeptoren aus der Immunglobulin-Gruppe gehören die stärksten der uns derzeit bekannten Inflammationsaktivatoren: das Interleukin (IL)-1, das IL-6 und der Plättchen-aktivierende Wachstumsfaktor (PDGF). Zur zweiten Gruppe der Hämatopoietin-Rezeptor-Familie gehören IL-2, IL-3, IL-4, IL-5, IL-7, die Interferone α und β und der Granulozyten-Makrophagen-Koloniestimulierende Faktor (GM-CSF). Die

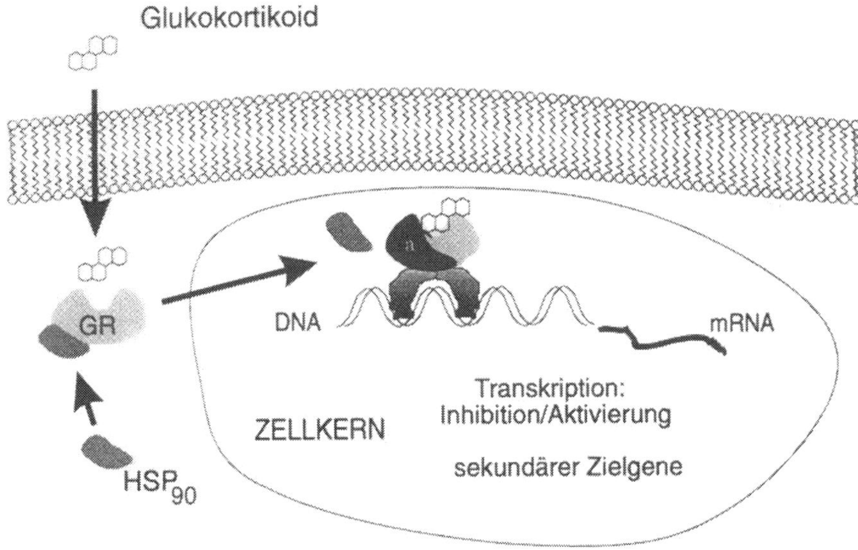

Abb. 1. Glukokortikoide diffundieren grundsätzlich passiv durch die Zellmembran, binden mit unterschiedlich hoher Affinität an den zytosolären Glukokortikoid-Rezeptor *(GR)*, der nach Kopplung an ein *HSP* (heat shock protein) in den Kern transloziert wird. Der nach Ablösung des HSP aktivierte Glukokortikoid-GR-Komplex führt je nach Aktivität der aktuellen Induktion des Zielgens zur Hemmung oder Aktivierung der Gentranskription

dritte Gruppe, die sogenannten Chemokine, werden nach ihrem wichtigsten Vertreter, dem IL-8, heute auch als „IL-8 superfamily" bezeichnet; es handelt sich hierbei um Mediatoren, die insbesondere die Expression von Zelladhäsionsmolekülen fördern und damit die Sequestration von immunkompetenten Zellen aus dem Blut in das Gewebe bewirken.

Im folgenden soll die aktuelle Vorstellung über die Zytokin-Wirkung im Rahmen der chronischen Atemwegsinflammation am Beispiel von zwei wesentlichen „Superinduktoren", des IL-1 und des IL-6, kurz dargestellt werden:

Interleukin-1

IL-1 ist die Bezeichnung für zwei strukturell ähnliche Proteine (IL-1α und IL-1β; mit 25% Aminosäuresequenz-Übereinstimmung), die eine hochaffine Bindungsfähigkeit an das jeweils spezifische Rezeptormolekül (IL-1α-R [IL-1-R I] bzw. IL-1β-R [IL-1-R II] und eine niedrige Rezeptoraffinität zum jeweils anderen IL-1-R aufweisen. IL-1 gehört zu den potentesten sezernierten proinflammatorischen Mediatoren, obwohl neuere Untersuchungen Steigerungen der IL-1-Expression auch im Rahmen des *konstitutiven* Knochenwachstums, des Schleimhautwachstums beim Menstruationszyklus sowie bei der Wachstumsregulation von Nervenzellen belegen konnten. IL-1 stammt zum größten Teil aus monozytären Zellen sowie Makrophagen; darüber hinaus sind auch Epithelzellen, Hepatozyten, Keratinozyten, Speicheldrüsenzellen und Fibroblasten in der Lage, größere Mengen IL-1 zu synthetisieren. Die proinflammatorische Funktion von IL-1 scheint an die durch den IL-1-RI-vermittelte Signaltransduktion gebunden zu sein, während das Fehlen einer „Transmembran-Domäne" (d.h. des für die Signaltransduktion verantwortlichen Anteils eines Zytokin-Rezeptors) beim IL-1-R II von Bedeutung für die Regulation der IL-1-abhängigen Geninduktionen zu sein scheint. Dies bedeutet, daß IL-1 kompetitiv Bindungen mit einem funktionell aktiven und einem funktionell inaktiven spezifischen Rezeptormolekül eingehen kann. Eine gesteigerte Expression des inaktiven Rezeptors könnte daher in der Lage sein, immunsupprimierend zu wirken; diese Vorstellung wird unterstützt durch die Tatsache, daß beispielsweise Dexamethason zu einer Hochregulation des IL-1-R II-Gens führt. Eine weitere Möglichkeit der kompetitiven Negativregulation besteht in der Expression von spezifischen Rezeptor-Antagonisten wie des **sezernierten** IL-1-Rezeptor-Antagonist [sIL-1ra]; sIL-1ra wird bei IL-1-synthetisierenden Zellen sowohl intrazellulär (icIL-1ra) als auch extrazellulär vorgefunden und bindet mit hoher Affinität an den IL-1-R I. Wie beim IL-1-RII ist diese Bindung nicht mit einer Signaltransduktion verbunden. Insbesondere Epithelzellen, auch solche des Bronchialbaums, scheinen diesen Mechanismus der IL-1-Antagonisierung zu nutzen.

Die biologische Wirkung von IL-1 ist typisch für die eines „Superinduktions-Gens": in Bronchialepithelzellen beispielsweise kommt es zu einer gesteigerten Synthese sekundärer Zytokine, wie z.B. IL-6, das selbst eine ausgeprägte inflammationsfördernde Wirkung besitzt, in Endothelzellen wird die Prostaglandin-Synthese maximal gesteigert, in glatten Muskelzellen wird u.a. die PDGF-Synthese aktiviert, in Hepatozyten wird (übrigens in identischer Weise wie durch IL-6) die Induktion von Akutphase-Proteinen wie des C-reaktiven Proteins bei gleichzeitig erniedrigter Albumin-Synthese und gesteigerter Glykolyse hervorgerufen. Die Aktivierung von Neuronen des ZNS führt zur Fieber-Induktion, weshalb IL-1 auch als „endogenes Pyrogen" bezeichnet wird. Auf Monozyten, Makrophagen und Lymphozyten wirkt IL-1 mittels Proliferationssteigerung, durch Selbstinduktion sowie Induktion von beispielsweise IL-6, Tumor-Nekrose-Faktor (TNF) und IL-2.

Interleukin-6

Interleukin-6 (IL-6) ist aufgrund seiner multiplen Wirkungen und der hohen Effektivität der dadurch ausgelösten Sekundärreaktionen wahrscheinlich einer der bedeutendsten proinflammatorischen Mediatoren. Dies ist nicht zuletzt auf die maximale Wachstumsinduktion durch IL-6 (die von differenzierten und undifferenzierten Zellen genutzt wird) und die signifikante Reduktion proliferativer Zellfunktionen nach selektiver Hemmung der IL-6-Synthese zurückzuführen.

Im Gegensatz zu IL-1 bindet IL-6 nur mit geringer Affinität an seinen spezifischen Rezeptor. Die Signaltransduktion von IL-6 erfordert die Kopplung an eine Transmembrankomponente (gp130), die nur nach vorheriger Bindung des Zytokins an den spezifischen IL-6-Rezeptor zur Signaltransduktion führt. Die Besonderheit dieser komplexen Rezeptorassoziation liegt darin, daß gp130 alleine spontan Bindungen mit subplasmalemmalen Signaltransduktionsmolekülen, wie z.B. den JAK-Kinasen, eingeht, die Signalübertragung jedoch nur nach der spezifischen Zytokinbindung erfolgt. Dieses „Assembly"-Muster wird auch bei der Signaltransduktion fortgesetzt: die Komplexbildung führt zu einer raschen Phosphorylierung von gp130, den JAK-Kinasen selbst sowie „latenter" Transkriptionsfaktoren (latent, weil in *inaktiver* Form im Zytoplasma bereitgehalten). Diese gehören zumeist zu der sogenannten STAT-Familie von Transkriptionsfaktoren, die auch von anderen Zytokinen, wie z.B. Interferon-γ, benutzt werden. Dies wiederum ermöglicht die Translokation des aktivierten Transkriptionsfaktors in den Nukleus der Zielzelle, wo tertiäre Transkriptionsfaktoren aktiviert werden, die unmittelbar zur Expression der sekundären Zielgene führen. Hierzu gehört auch der sog. NF-IL-6 (Nuclear Factor-IL-6), der die **Autostimulation** von IL-6 steuert, ein Phänomen, das nahezu allen Superinduktions-Faktoren eigen ist.

Die potentielle Bedeutung einer permanent gesteigerten IL-6-Expression ist zudem erkennbar im transgenen Mausmodell, in dem eine ausgeprägte chronische Inflammation der Atemwege mit Infiltration des subephithelialen Gewebes durch polymorphkernige neutrophile Granulozyten (PMN) auftritt. Diese Neutrophileninfiltration ist mit großer Wahrscheinlichkeit auf die durch IL-6 ausgelöste Überexpression von IL-8 zurückzuführen, dessen außerordentliche Potenz hinsichtlich der Sequestration von PMN aus der Blutbahn bestens belegt ist. Von vielleicht noch größerer Bedeutung ist die Tatsache, daß in diesem Inflammationsmodell bronchiale Hyperreagibilität und Inflammationsintensität nicht miteinander gekoppelt sind. Nichtsdestoweniger belegt die Erfahrung, daß bei längerer Anwendung von β_2-Rezeptoragonisten eine Reduktion der klinischen Beschwerden auftritt. Eine mögliche Erklärung hierfür ist die Beobachtung, daß β_2-Rezeptoragonisten die Sekretion proinflammatorischer Mediatoren hemmen. Die hierdurch verringerte parakrine Mediatorfreisetzung könnte durchaus zu der klinisch feststellbaren Befundbesserung beitragen.

Immunkompetente Zellen im Bereich der Atemwege und ihre Aktivierungsformen

Man nimmt heute an, daß die Epithelzellen des peripheren Bronchus zu den wichtigsten immunmediierend wirksamen Zellen innerhalb der Atemwege gehören. Epithelzellen sind in der Lage, IL-1, IL-6, IL-8,

PDGF, TNF-α, GM-CSF und den Insulinähnlichen Wachstumsfaktor-1 (IGF-1) zu synthetisieren und freizusetzen. Die Produktion dieser Mediatorstoffe kann durch vielfältige Reize ausgelöst werden: z.B. durch virale oder bakterielle Infektionen, durch Proteine (wie Allergene, beispielsweise im Zusammenhang mit den Immunkomplexreaktionen und Mastzell/Eosinophilen-vermittelten Immunreaktionen des Asthma bronchiale), aber auch durch chemische Irritantien und Umweltgifte, wie NO_2, Ozon (O_3), und Inhaltsstoffe des Zigarettenrauchs, die beachtliche Konzentrationen lokal wirksamer α-Strahler (zumeist instabile Radikale) enthalten.

Aufgrund der chronisch-inflammatorischen Vorgänge, die unter anderem zu einer Regulation von Genen führen, die für proinflammatorische Zytokine kodieren (wie z.B. Interleukin-8), kann angenommen werden, daß die lokal akkumulierten Granulozyten durch die ebenfalls lokal freigesetzte biologische Aktivität, z.B. von IL-8, massiv aktiviert werden, und daß hierdurch nicht nur die phagozytische Aktivität der Zellen, sondern auch ihr zellulärer oxidativer Metabolismus signifikant gesteigert ist. Lokal freigesetzte Radikale, wie z.B. das Hydroxyl-Anion, können dabei u.a. zur Lipidoxidation und damit zur Destruktion verschiedenster zellulärer Strukturen sowie zur Denaturierung von Funktionsproteinen und der DNA führen. Diese Hypothese wird belegt durch den Nachweis einer hiermit parallel einhergehenden Zunahme der Aktivität der Phospholipase A2, die die oxidierten Lipide hydrolysiert. Die bei chronisch-inflammatorischen Vorgängen im Rahmen der COPD beobachteten Aktivierungsvorgänge des Immunsystems sind neben einer vermehrten Synthese von IL-8 von der gesteigerten Bildung von IL-6 sowie von Adhäsionsmolekülen, wie z.B. ICAM-1 oder P-Selectin begleitet. Geht man davon aus, daß eine lokal angeregte bzw. massiv gesteigerte Bildung oxidativer Radikale diese neugebildeten oder angelockten Zellen oxidieren, so ist bei mangelhafter Gegenregulation nicht nur eine Schädigung einer Einzelzelle zu erwarten, sondern eine lokale Gewebsläsion die Folge. Die Perpetuierung proinflammatorischer oxidativer Mechanismen könnte daher angesichts der Akkumulation von polymorphkernigen neutrophilen Granulozyten speziell bei der COPD ein entscheidender pathophysiologischer Zusatzmechanismus sein.

Beta-adrenerge Stimulation

Grundlage für die Wirkung β-adrenerger Hormone bzw. -wirkstoffe ist die Bindung des Hormons an ein Rezeptorprotein, das mittels Überträgerproteinen (sogenannten G-Proteinen) ein sekundäres Informationsweitergabesystem aktiviert. Sekundäre Überträgersysteme sind im Falle β-adrenerger Wirkstoffe das Adenylat- bzw. das Guanylatcyklase-System. Die Aktivierung der Adenylat- bzw. der Guanylatcyklase hängt dabei von der Balance negativer und positiver Rezeptorstimulationen ab, die sich auf den Phosphorylierungsgrad der G-Proteine unmittelbar auswirken. Auch bei den G-Proteinen unterscheidet man **inhibierende** und **stimulierende Untereinheiten** (αGi und αGs). Die Bindung eines Katecholamins an ein stimulationsübertragendes (z.B. β_2-Rezeptor-)Protein führt zur Dissoziation von zwei G-Protein-Untereinheiten, wobei derjenige Anteil, der eine Guanosin-Diphosphat(GDP)-Bindung besitzt, durch eine Rezeptorkinase-vermittelte Phosphorylierung zu GTP (Guanosin-Triphosphat) umgewandelt wird. Diese wiederum ermöglicht eine Konformationsänderung, die die Bindung beispielsweise an die Adenylatcyklase mit gleichzeitiger Aktivierung des Enzyms ermöglicht (Abb.2).

Auch die Adenylatcyklase aktiviert wie-

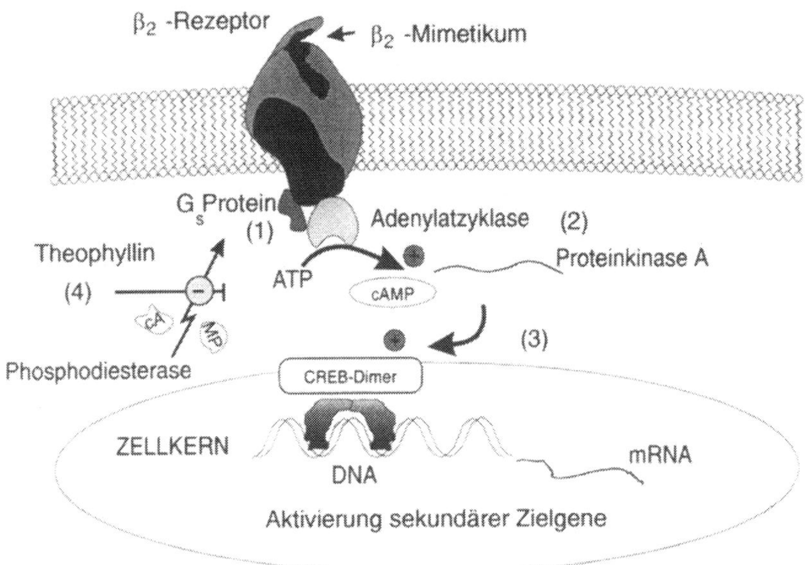

Abb. 2. Die Bindung des β_2-Mimetikums an das β_2-Rezeptor-Protein führt zur Übertragung eines durch GTP zur Verfügung gestellten Phosphorrestes (Phosphokinasereaktion) auf das stimulationsübertragende G-Protein (G_sProtein). Dies ermöglicht eine Konformationsänderung des G-Proteins, die die Bindung an die Adenylatcyklase *(1)* mit gleichzeitiger Aktivierung des Enzyms bewirkt. Die Adenylatcyklase aktiviert wiederum die Proteinkinase A *(PKA)* über ihr Produkt „cyclisches Adenosin-Monophosphat" *(cAMP) (2)*. Folgte ist die Translokation von *CREB* (cyclic AMP responsive element binding protein) vom Zytosol in den Kern unter Bildung eines Dimers *(3)*. Dieses bindet an spezifische DNA-Regionen (cyclicAMP responsive elements *CRE*) innerhalb von Gen-Promoter-Regionen mit gleichzeitiger spezifischer Aktivierung der Gentranskription. *(4)* Theophylline sind hierbei in der Lage, den Abbau von cAMP durch Inhibition der Phosphodiesterase zu hemmen und somit die β_2-Rezeptor-vermittelte Reaktion zu intensivieren

derum eine Proteinkinase, beispielsweise die Proteinkinase C (PKC) oder die Proteinkinase A (PKA) über ihr Produkt „cyclisches Adenosin-Monophosphat" (cAMP). Die β_2-Rezeptoren des Bronchialsystems repräsentieren typische Vertreter dieser G Protein-gekoppelten Rezeptorsysteme. Durch die Klonierung der für diese Rezeptorproteine kodierenden Gene wurde unsere Kenntnis über zahlreiche Phänomene, wie das Phänomen der Tachyphylaxie, das durch eine gesteigerte Rezeptorsequestrierung gekennzeichnet ist, beträchtlich erweitert. So konnte gezeigt werden, daß eine antisense-Oligonukleotid-vermittelte Inhibition der Transkription für die dem G Protein-Komplex funktionell zugeordnete Proteinkinase A die Tachyphylaxieentwicklung bei β_2-Rezeptoren erheblich vermindert. Im Gegensatz dazu führt ein Stop der Transkription für die Proteinkinase C in den meisten Zellsystemen eher zu einem verstärkten Funktionsverlust des Rezeptormoleküls. Diese Regulationsfunktion ist offensichtlich an eine definierte Aminosäuresequenz im Bereich der dritten transmembranalen Proteinschleife des Rezeptormoleküls gebunden; von therapeutischer Bedeutung könnte dabei die Beobachtung sein, daß im Tierversuch der zusätzliche Einbau des für dieses Aminosäuremotiv kodierenden Gens in das β_2-Rezeptorgen eine deutliche Verminderung der Rezeptorsequestration und damit eine Reduktion des Wirkungsverlustes bei wiederholter Stimulation bewirkt. Weitere Möglichkeiten zur dauerhaften Steigerung der cAMP-Synthese nach β_2-Rezeptor-Stimulation sind mit genetischen Modifikationen der Rezeptor-Kinasen verbunden; so ist es möglich, eine stabile, hinsichtlich der Phosphorkinasereaktion negative Enzymvariante herzustellen und in Bronchialepithelzellen durch Transfektion permanent zu experimentieren. Die Folge hiervon ist eine mehr als doppelt so hohe cAMP-Synthese, ohne daß die eigentliche Rezeptordissoziation dadurch beeinträchtigt wird. Diese Steigerung der endogenen Wirksamkeit der vorhandenen β_2-Rezeptoren könnte nicht zuletzt deshalb von Bedeutung sein, weil bereits im Tiermodell einwandfrei gezeigt werden konnte, daß die gesteigerte bronchiale Reaktionsbereitschaft (Hyperreagibilität) mit einer rund 3fach gesteigerten Affinität der bronchialen parasympathischen Muskarin-Rezeptoren für Carbachol bei gleichzeitig gesteigerter Kopplungsintensität mit den (inhibitorisch wirksamen) αGi-Proteinuntereinheiten des β_2-Rezeptors verbunden ist.

Literatur

1. Cromwell O et al (1992) Immunology 77: 330
2. Dejuna E et al (1987) Blood 69: 635
3. DeVries HE et al (1994) Neuroimmunol 52: 1
4. Dinarello CA (1992) Immunol Rev 127: 119
5. Dinarello CA, Wolff SM (1993) NEJM 328: 106
6. Edwards DR (1994) Trends Pharmacol Sci 15: 239–244
7. Eriksson P, Wrange O (1993) Eur J Biochem 215: 505
8. Foss HD et al (1994) Blood 83: 707
9. Hasday JD et al (1994) Am J Respir Crit Care Med 150: 554
10. Ikeda U et al (1994) J Cardiovasc Pharmacol 23: 647–652
11. Laitinen A, Laitinen LA (1994) Am J Respir Crit Care Med 150: 514
12. Li Q, Wrange O (1993) Genes Dev 7: 2471
13. Lynch EA et al (1994) J Immunol 153: 300
14. Mallardo M et al (1994) J Biol Chem 269: 14899
15. Miyamasu M et al (1995) J Immunol 154: 1339
16. Moll T et al (1995) J Biol Chem 270: 3849
17. Mulligan MS et al (1993) J Immunol 150: 5585
18. Navarro S et al (1989) J Immunol 142: 4339
19. Neish AS et al (1995) Mol Cell Biol 15: 2558
20. Ollerenshaw SL, Woolcock AJ (1992) Am Rev Respir Dis 145: 922
21. Pang G et al (1994) Clin Exp Immunol 96: 437
22. Re F et al (1994) J Exp Med 179: 739
23. Toth M et al (1995) Proc Natl Acad Sci USA 92: 1312
24. Saetta M et al (1993) Am Rev Respir Dis 174: 301
25. Sapolsky R et al (1987) Science 238: 522
26. Siebenlist U et al (1994) Ann Rev Cell Biol 10: 405
27. Sims JE et al (1993) Proc Natl Acad Sci USA 90: 6155
28. Standiford TJ et al (1993) Reg Immunol 5: 134
29. Weyrich AS et al (1995) J Clin Invest 95: 2297

II. Spezieller Teil

Bronchodilatatoren

Beta-2-Adrenergica

M. Solèr

Werdegang und Entwicklung

Die spezifischen β_2-Rezeptor-Agonisten stellen heute die wirksamsten Bronchodilatatoren dar und sind, weltweit gesehen, die am häufigsten verschriebenen Asthmamedikamente überhaupt.

Ephedrin, ein Agonist am α- und β-Rezeptor, ist der älteste als Pharmakon verwendete Vertreter der Gruppe der sympathomimetischen Amine. In der traditionellen chinesischen Heilkunde verwendete man die Kräutermedizin **Ma Huang** seit tausenden von Jahren, ehe japanische Wissenschaftler im letzten Jahrhundert Ephedrin als wirksame Komponente identifizierten [1]. Auch die alten Griechen benutzten einen Meertrauben-(Ephedra)-Extrakt zur Behandlung verschiedenster Leiden, darunter auch respiratorischer Beschwerden [2]. Barger und Dale [3] beschrieben 1910 die Effekte mehrerer adrenalinartiger Substanzen und prägten den Begriff „Sympathomimetica“. In dieser Zeit wurde Adrenalin erstmals als Bronchodilatator eingesetzt. Um 1940 wurde die ausgeprägte bronchodilatatorische Wirkung von inhaliertem Isoprenalin erstmals beobachtet [4]. 1948 unterschied Ahlquist erstmals zwischen α- und β-Rezeptoren [5] und 1967 beschrieb Lands [6] die beiden Subtypen des β-Rezeptors: β_1 am Herzen, im Fettgewebe und am Dünndarm, β_2 an den Bronchien, Gefäßen und der Uterusmuskulatur. Seit kurzem ist die Existenz eines weiteren β-Rezeptors (β_3-Rezeptor) im Fettgewebe nachgewiesen [7, 8].

Die heute in der Behandlung von Atemwegserkrankungen fast ausschließlich verwendeten selektiven β_2-Agonisten wurden in den sechziger Jahren synthetisiert; das langwirkende Formoterol in den siebziger Jahren, Salmeterol in den achtziger Jahren entwickelt.

Chemische Zusammensetzung

Grundgerüst der am β-Rezeptor wirkenden Agonisten ist ein Benzenring mit einer Aethylamingruppe (Phenylethylamin) (siehe Abb. 1). Die Substanzgruppe der **Katecholamine** ist charakterisiert durch Hydroxylgruppen in den Positionen 3 und 4 am Benzenring (Adrenalin, Isoprenalin u.a.). Sie

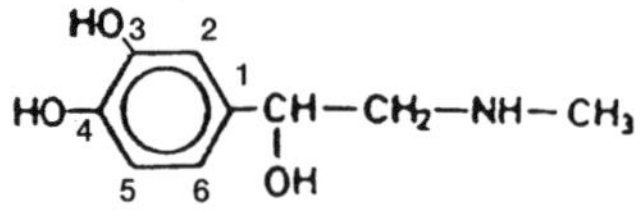

Adrenalin
(z.B. Suprerenin®)

Katecholamine

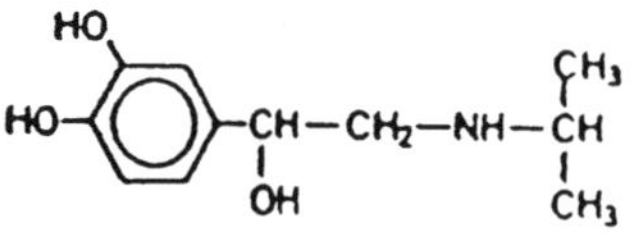

Isoprenalin
(Aludrin®)

Resorcin-
Derivate

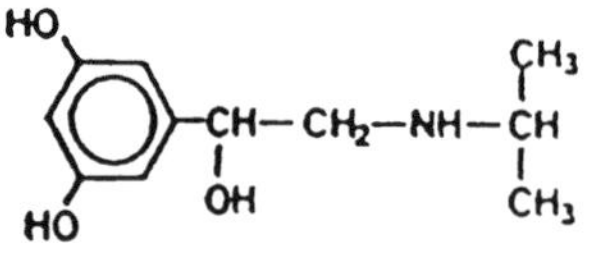

Orciprenalin
(z.B. Alupen®)

Nicht-
Katecholamine

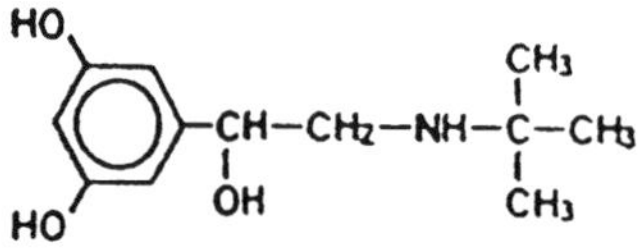

Terbatulin
(z.B. Bricanyl®)

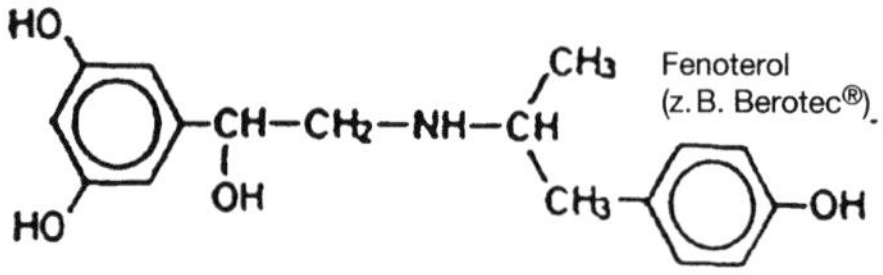

Fenoterol
(z.B. Berotec®)

Saligenin-
Derivate

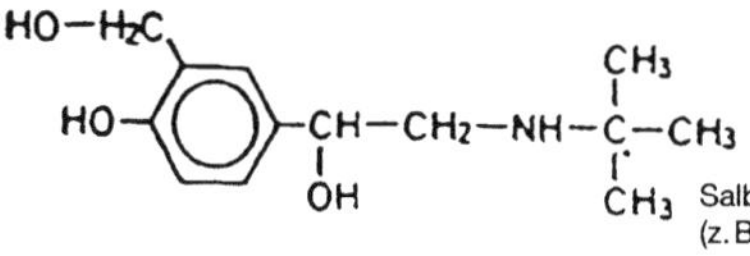

Salbutamol
(z.B. Sultanol®)

Langwirkende
β_2-Agonisten

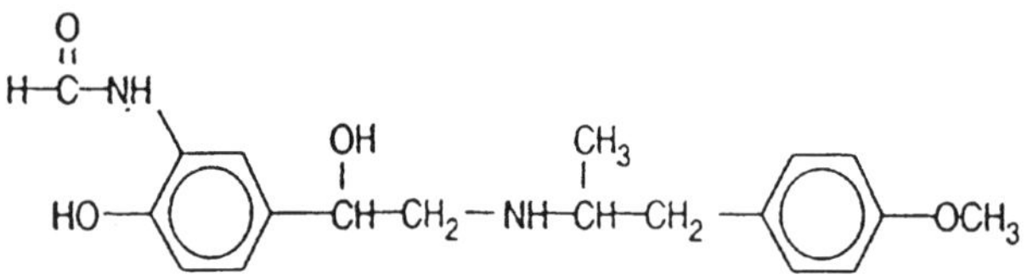

Formoterol

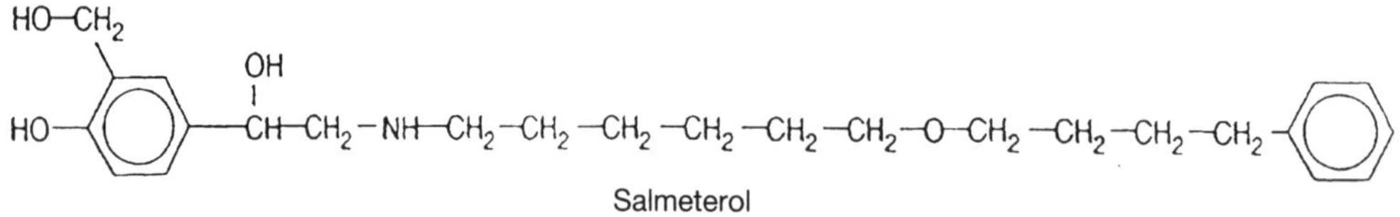

Salmeterol

Abb. 1. Chemische Strukturformeln einiger β_2-Agonisten sind dadurch Substrate einer 3-O-Methylierung und damit Inaktivierung durch COMT (Cathechol-Ortho-Methyl-Transferase). Die Amino-Gruppe wird im Nervengewebe durch die Mono-Amin-Oxidase (MAO) abgespalten. Substitutionen an der Amino-Gruppe oder alternative Substituenten am Benzolring behindern den Metabolismus durch diese beiden Enzymsysteme und erhöhen dadurch die Wirkdauer der Substanz [9].

Adrenalin und Noradrenalin werden an der präsynaptischen Membran sympathischer Nervenendigungen durch einen spezifischen Transportmechanismus (Typ I-Uptake) aufgenommen [10, 11], in den Vesikeln gespeichert oder durch MAO metabolisiert [12]. Ein anderer Mechanismus (Typ II-Uptake) führt zur Aufnahme von Ketacholaminen und Isoprenalin in nicht-neurale, sympathisch innervierte Gewebe [13], wo sie v.a. durch COMT rasch metabolisiert werden [14].

Im Vergleich zu Adrenalin bewirkt ein größerer Alkyl-Substituent an der Amino-Gruppe eine stärkere Aktivität am β-Rezeptor (siehe Isoprenalin). Dabei scheint eine elektrostatische Interaktion mit einer Asparaginsäure in Position 113 am 3. transmembranösen Abschnitt des β-Rezeptors stattzufinden [15]. Die beiden Hydroxyl-Gruppen am Benzolring sind für die Interaktion (via Wasserstoffbindungen) mit zwei Serin-Hydroxylgruppen (204 und 207) am 5. transmembranösen Teil des Beta-Rezeptors notwendig [16]. Liegen die Substituenten in Position 3 und 5, wird die β_2-Selektivität größer.

Die neueren, spezifischen β_2-Agonisten (Saligenin- und Resorcin-Derivate) tragen Substituenten am Benzolring und an der Amino-Gruppe, die sie gegen die Aktivität von COMT und MAO unempfindlich machen. Auch unterliegen sie nicht der Typ-II-Aufnahme in Gewebszellen, was ihre Wirkdauer weiter verlängert.

Formoterol und Salmeterol erhalten durch einen großen lipophilen Substituenten an der Amino-Gruppe eine ausgeprägte Fettlöslichkeit, die vermutlich für die verlängerte Wirkungsdauer entscheidend ist [17]. Eine Rezeptorbindung des langen lipophilen Substituenten des Salmeterols außerhalb des aktiven Zentrums wurde postuliert (Exosite-Theorie) [18, 19], ist jedoch nicht gesichert.

Pharmakokinetik

Die β_2-Agonisten werden durch die Mundschleimhaut und aus der Lunge gut und rasch resorbiert. Bei peroraler Gabe werden Katecholamine bereits in der Darmwand durch Sulfatkonjugation, spätestens bei der Leberpassage durch Konjugation oder COMT-Metabolismus fast vollständig inaktiviert [20]. Die Nicht-Katecholamine werden gut resorbiert, aber ebenso zu einem relevanten Teil in der Darmwand konjugiert, so daß die Bio-Verfügbarkeit, die zudem von der Nahrungsaufnahme deutlich beeinflußt wird, bei peroraler Gabe lediglich zwischen 15–50% liegt [20–22].

Die Eliminationskinetik der Nicht-Katecholamine nach s.c. Gabe wird am besten durch ein Drei-Kompartimenten-Modell beschrieben, wobei der Verteilungsphase mit sehr kurzer Halbwertszeit eine Metabolismusphase mit einer Halbwertszeit ($T_{1/2}$) von ca. 4 Stunden folgt [23]. Ab 12 Stunden nach parenteraler Gabe wird eine terminale Halbwertzeit von bis zu 16 Stunden beobachtet [24]. Daten über die Pharmakokinetik nach Langzeittherapie liegen nicht vor.

Pharmakodynamik

β-Rezeptoren finden sich in der menschlichen Lunge an submukösen Drüsen, am Bronchialepithel und glatten Bonchialmuskel [25], am dichtesten aber an den Alveolarsepten [26]. Die Rezeptoren der glatten

Bronchialmuskulatur sind dabei ausschließlich vom β_2-Typ, während β_1-Rezeptoren nur in der Alveolarwand und in geringer Zahl an den submukösen Bronchialdrüsen nachgewiesen wurden [27]. Außerdem tragen alle Entzündungszellen in den Atemwegen (Makrophagen [28], Mastzellen [29], Eosinophile [30], Neutrophile [31] und Lymphozyten [32]) β_2-Rezeptoren.

Die β_2-Agonisten haben in der Lunge folgende Wirkungen:

a) Relaxation der glatten Bronchialmuskulatur;
b) Verbesserung der mukoziliären Clearance;
c) Hemmung der Mediatorfreisetzung aus Entzündungszellen;
d) Hemmung der Gefäßpermeabilitätssteigerung und Oedembildung.

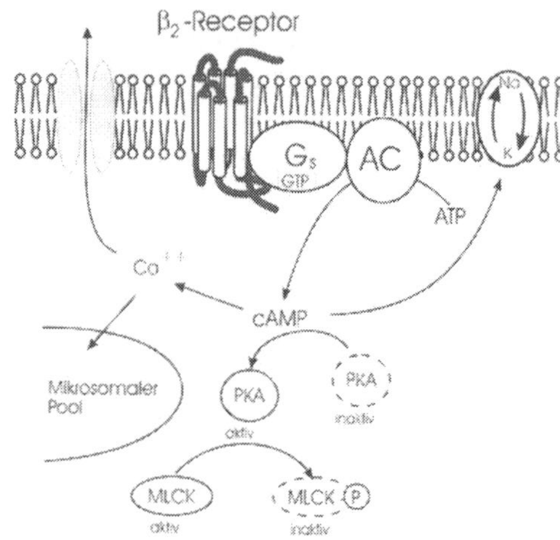

Abb. 2. Schematische Darstellung des β_2-Rezeptors der glatten Bronchialmuskelzelle mit dem intrazellulären Effektor-System.

Der β_2-Rezeptor besteht aus einer einzelnen Eiweißkette mit 7 hydrophoben, transmembranär liegenden α-Helixabschnitten, welche eine für den Agonisten von extrazellulär zugängliche Nische bilden. Bei der Bindung des Agonisten (via Wasserstoffbrückenbindungen an Ser 204 und 207 des 5. transmembranösen Abschnittes und elektrostatische Wechselwirkung mit Asp 113 am 3. transmembranösen Abschnitt) tritt im Bereiche der 3. intrazellulären Schlinge eine Konformationsänderung auf, die das G_s-Protein aktiviert (Bindung von GTP). Dies führt zur Aktivierung der Adenylat-Zyklase *(AC)*, welche ATP zu cAMP metabolisiert. Das G_s-Protein hat wahrscheinlich zusätzlich eine direkte aktivierende Wirkung auf den Ca-abhängigen Kalium-Kanal in der Zellmembran (im Schema nicht darstellt), die für die Relaxation ebenfalls von Bedeutung sein dürfte. C-AMP aktiviert als „Second Messenger" die Phosphokinase A *(PKA)* und wahrscheinlich auch die Phosphokinase G *(PKG)*, welche auf mehreren Wegen eine Abnahme des Tonus der glatten Muskulatur bewirken: die Phosphorylierung der Myosin-Leichtketten-Kinase und damit deren Inaktivierung, die Verhinderung der Ca-Freisetzung aus intrazellulären Speichern, die Hyperpolarisation der Zellmembran, u.a. durch Öffnung des Ca-abhängigen K-Kanals [34]

Bronchialmuskelrelaxation

β_2-Agonisten führen nach inhalativer Gabe sowohl bei Gesunden als auch Asthmapatienten zu einer rasch eintretenden Brochodilatation. Diese wird bei Gesunden durch die Messung des bronchialen Widerstandes oder der spezifischen Conductance nachgewiesen, während das FEV_1, bei fehlender Obstruktion kaum weiter ansteigt. Dagegen ist beim Asthmatiker ein FEV_1-Anstieg innert weniger Minuten nachweisbar, abhängig vom Grad der Bronchokonstriktion vor Inhalation des Medikamentes. Dabei muß zwischen der innerhalb von Minuten reversiblen, muskulären Bronchokonstriktion und anderen bronchoobstruktiven Komponenten wie Schleimhautinfiltration und Ödem, welche auf diese Therapie kurzfristig nicht ansprechen, unterschieden werden. Die Bronchialmuskulatur des Gesunden und Asthmatikers oder chronischen Bronchitikers reagiert nicht unterschiedlich auf β_2-Agonisten, d.h. die Ansprechbarkeit des glatten Bronchialmuskels ist bei diesen Bronchialerkrankungen nicht primär verändert. Nach regelmäßiger, hochdosierter β_2-Agonisten-Therapie kann eine leichte Tachyphylaxie beobachtet werden, die sich v.a. in einer wenig verkürzten Dauer der bronchodilatierenden Wirkung zeigt [33]. Der Maximaleffekt ist aber nicht nachweislich vermindert und die Tachyphylaxie bezüglich der Bronchodilatation vom Ausmaß her klinisch kaum relevant.

Die β_2-Rezeptoren der glatten Bronchialmuskulatur (Abb. 2) sind in der Zellmembran durch ein GTP-bindendes, stimulatorisches Protein (G_s-Protein) mit dem Enzym Adenylat-Zyklase (AC) gekoppelt, das bei Stimulation des Rezeptors die intrazelluläre Umwandlung von ATP in zyklisches 3'5'-AMP (cAMP) katalysiert. Als „Second Messenger" beeinflußt cAMP den Tonus der glatten Muskelzelle über eine Aktivierung der Phosphokinase A (PKA) und wahrscheinlich der Phosphokinase G (PKG) [34] und der membranständigen Na-K-ATPase. C-AMP hemmt auch die Bildung von 1,4,5-Inositol-tris-Phosphat unter dem Einfluß verschiedener kontraktiler Stimuli. PKA und PKG bewirken eine Abnahme des freien intrazellulären Kalziums durch Hemmung der Kalzium-Freisetzung aus intrazellulären Speichern, aktivieren den Ca-abhängigen Kalium-Kanal (Hyperpolarisierung der Zellmembran) und inaktivieren die Myosin-Leichtketten-Kinase. Außerdem beeinflußt das G_s-Protein des β_2-Rezeptors möglicherweise direkt den Calcium-abhängigen Kalium-Kanal in der Zellmembran [35, 36].

Die Wirksamkeit der einzelnen β_2-Agonisten kann **in vitro** an Bronchialmuskelringen untersucht werden. Dabei findet sich die folgende Rangfolge: Formoterol > Fenoterol ≥ Salmeterol ≥ Isoprenalin ≥ Salbutamol ≥ Adrenalin > Terbutalin [37]. Die Wirksamkeit dieser Substanzen als Bronchorelaxantien **in vitro** ist 100–1000mal größer als jene des Theophyllins. Die relaxierende Wirkung der β_2-Agonisten ist unabhängig vom bronchokonstriktiven Stimulus (funktioneller Antagonismus) [38].

Die bronchodilatatorische Maximalwirkung **in vivo** ist für alle β_2-Agonisten identisch [39–42]. Dies gilt auch für die neuen, langwirkenden Präparate Formoterol und Salmeterol [43, 44]. Die Maximalwirkung der kurzwirkenden, spezifischen β_2-Agonisten Fenoterol, Salbutamol und Terbutalin wird 20–60 Minuten nach inhalativer Gabe erreicht [44]. Dies gilt auch für Formoterol [44], nicht aber für Salmeterol. Die Maximalwirkung wird hier erst nach 150 Minuten erreicht [43]. Die Wirkungsdauer der kurzwirkenden Substanzen beträgt 4–6 Stunden und ist stark von der verabreichten Dosis abhängig [45]. Formoterol und Salmeterol dagegen wirken in der Standarddosis von 12 bzw. 50 µg über 12 Stunden hinaus [43, 44, 46] (Tabelle 1 und 2).

Bronchoprotektion

Die Inhalation von β_2-Agonisten führt nicht nur zur Relaxation des Bronchialmuskels und damit zur Bronchodilatation, sondern auch zum Schutz vor direkt (Histamin, Methacholin u.a.) und indirekt bronchokonstritiv wirkenden Stimuli (körperl. Belastung, Adenosin-5'Monophosphat, hypo- und hyperosmolare Reize) [47, 48]. Peroral verabreicht ist dieser Effekt der β_2-Agonisten weniger ausgeprägt [49]. Die bronchoprotektive Wirkung beruht vorwiegend auf einem funktionellen Antagonismus [50]. Der Effekt wird durch die Bestimmung der bronchialen Reaktivität, z.B. auf inhaliertes Histamin oder Methacholin (PD_{20}), quantifiziert. Dabei fällt auf, daß die Dauer der Protektion nach einmaliger Gabe des β_2-Agonisten nicht mit der Dauer der Bronchodilatation übereinstimmt. (Protektion 2–4 Stunden, Dilatation 4–6 Stunden) [47, 51]. Die maximale Protektion entspricht etwa 2–4 Dosis-Verdoppelungsschritten des Bronchokonstriktors [47, 49, 51, 52]. Langwirkende β_2-Agonisten haben auch eine deutlich verlängerte bronchoprotektive Wirkung [46, 50, 53]. Trotz Abnahme der bronchialen Sensitivität nach β_2-Agonisten-

Tabelle 1. Liste der wichtigsten Wirkungen von β-Sympathicomimetika in der Lunge und an verschiedenen extrapulmonalen Geweben

Gewebe	Rezeptor	Effekt nach Stimulation
Lungen und Atemwege		
Bronchialmuskulatur	β_2	Bronchodilatation
Bronchialdrüsen	β_2	vermehrte Schleimproduktion
Bronchialepithel	β_2	erhöhte Ciliarfrequenz
Schleimhautgefäße	β_2	Dilatation
	α	Konstriktion
Bronchiale Entzündungszellen	β_2	verminderte Mediatorfreisetzung
Pulmonalgefäße (Alveolarwand)	β_2	Vasodilatation?
Extrapulmonal		
Herz	β_1	Frequenz ↑, Kontraktilität ↑
Blutgefäße	β_2	Vasodilatation, BD ↓
	α	Vasokonstriktion
Skeletmuskulatur	β_2	verstärkter physiologischer Tremor
Fettgewebe	β_3	Lipolyse
Metabolische Effekte	β_2/β_3?	Kalium ↓
		Glukose ↑
Uterus	β_2	Relaxation

Tabelle 2. Handelsformen der meistverwendeten spezifischen β_2-Agonisten

Inhalative β_2-Agonisten	Applikations-form	ED	Hilfsstoffe	Peak	Dauer	Bemerkungen
Salbutamol	DA	100 mcg	FCKW, LV	15–60′	4–6 h	
	Diskhaler	200 mcg	Laktose			
		400 mcg	Laktose			
Fenoterol	DA	200 mcg	FCKW, LV	15′	5–8 h	geringere ED in den Kombinationspräparaten mit Ipratropiumbromid
	Inhaletten	200 mcg	?			
Terbutalin	DA	250 mcg	FCKW, LV	15′	4–6 h	
	Turbuhaler	500 mcg	keine			
Formoterol	DA	12 mcg	FCKW, LV	15′	8–12 h	Haltbarkeit bei Umgebungstemperatur limitiert
	Turbuhaler	6 mcg	Lactose			
Salmeterol	DA	25 mcg	FCKW, LV	30–150′	> 12 h	
	Diskhaler	50 mcg	Lactose			
	Diskus	50 mcg	Lactose			

ED Einzeldosis; *DA* Dosieraerosol; *FCKW* Fluor-Chlor-Kohlenwasserstoff-Verbindung als Treibgas; *LV* Lösungsvermittler/Stabilisator.

Inhalation ist eine Beeinflussung der maximal erreichbaren Bronchokonstriktion nach Provokation unwahrscheinlich [54].
Auch im Antigen-Provokationstest ist eine Protektion sowohl gegen die Sofort- als auch gegen die Spätreaktion nachweisbar [55, 56]. Die Verhinderung der Bronchokonstriktion geht aber nicht mit einer Hemmung der antigeninduzierten bronchialen Entzündung einher. Biopsie- oder BAL-Daten, die eine eindeutige Verhinderung der antigeninduzierten Entzündungsantwort nach Vorbehandlung mit β_2-Agonisten belegen würden, liegen nicht vor.

Tachyphylaxie

Nach langfristiger, regelmäßiger Anwendung von β_2-Agonisten ist keine eindeutige Tachyphylaxie der Bronchialmuskulatur bezüglich der maximalen Bronchodilatation feststellbar [57, 58]. Dagegen wurde dieses Phänomen in Granulozyten und Lymphozyten nachgewiesen, wo die hochdosierte β_2-Stimulation rasch eine abnehmende cAMP-Produktion bewirkt [59, 60]. Damit scheint ein Unterschied in der Tachyphylaxie-Neigung zwischen glatter Bronchialmuskulatur und bronchialen Entzündungszellen vorhanden zu sein. Für Salmeterol [61, 62] und Terbutalin [52, 58] wurde außerdem gezeigt, daß unter längerdauernder, regelmäßiger Therapie die bronchoprotektive Wirkung abnimmt, trotz anhaltendem bronchodilatatorischem Effekt. Der Mechanismus dieses Phänomens ist noch unklar.

Rebound-Hyperreaktivität

Es liegen mehrere Berichte über eine verstärkte unspezifische bronchiale Hyperreaktivität während oder nach Beendigung einer längerdauernden, regelmäßigen β_2-Agonisten-Therapie vor [58, 63–66]. Erwähnenswert ist vor allem, daß auch die Empfindlichkeit gegenüber inhaliertem Antigen nach regelmäßiger β_2-Agonisten-Therapie ansteigt [67]. Der Mechanismus hinter diesen Beobachtungen liegt noch immer im dunkeln. Diskutiert wird v.a. eine unter fortgesetzter β_2-Stimulation maskierte Zunahme der bronchialen Entzündungsreaktion, die mit einer gesteigerten bronchialen Reaktivität einhergeht, aber erst nach Absetzen der β_2-Agonisten faßbar wird. Diesen Beobachtungen wurde im Zusammenhang mit der Assoziation von Asthma-Todesfällen mit β_2-Agonisten-Verbrauch besondere Beachtung geschenkt (siehe Abschnitt Nebenwirkungen).

Mukoziliäre Clearance

β_2-Agonisten beschleunigen bei Lungengesunden und Lungenkranken die mukoziliäre Clearance [68–71]. Der Mechanismus ist nicht im Detail bekannt, dürfte aber in einer Beschleunigung der ziliären Schlagfrequenz, einer vermehrt dünnflüssigen Bronchialsekretion und in der Bronchodilatation selbst liegen. Die Bedeutung dieser β_2-Agonisten-Wirkung für den klinischen Einsatz ist kaum belegt. So fehlen in der Literatur bis heute Daten, die eine Wirkung der regelmäßigen β_2-Agonisten-Inhalationsbehandlung auf die Häufigkeit von Infektexacerbationen bei COPD belegen würden.

Mediatorfreisetzung

In vitro hemmen die β_2-Agonisten die Freisetzung von Histamin und neugebildeten Mediatoren aus Mastzellen oder Basophilen [72–75] und eosinophile Granulozyten sind vermindert stimulierbar [30, 76, 77].

Auch **in vivo** scheint ein zellstabilisierender Effekt vorhanden zu sein, konnten doch im Antigen-Bronchoprovokationstest verminderte Mediatorenspiegel im Blut nachgewiesen werden [78]. Zudem beeinflußt Terbutalin im Akutversuch die PD_{20} für AMP, einen indirekt durch Mastzellstimulation wirkenden Bronchokonstriktor, stärker als die PD_{20} für Methacholin [52]. Diese Differenz verschwindet jedoch nach regelmäßiger Behandlung [52].

Die Hemmung der Spätreation nach Antigen wird oft als Argument für eine zellstabilisierende β_2-Agonisten-Wirkung **in vivo** angeführt. Sie dürfte aber vorwiegend über den funktionellen Antagonismus am glatten Bronchialmuskel zustande kommen. In Langzeitstudien konnte bisher weder eine Abnahme der Zahl noch der Aktivität von bronchialen Entzündungszellen bioptisch belegt werden [79]. Damit bleibt die klinische Bedeutung dieser β_2-Agonisten-Wirkung auf die Mediator-Freisetzung weiterhin fraglich.

Gefäßpermeabilität

Die Permeabilitätssteigerung, die durch verschiedene Entzündungsmediatoren im venösen Schenkel der Mikrozirkulation ausgelöst wird, wird durch Vorbehandlung mit β_2-Agonisten gehemmt [80, 81]. Es bleibt vorerst unklar, inwieweit diese Wirkung in der inhalativen Therapie bronchialer Erkrankungen eine Rolle spielt, ist sie doch bisher nur im Tierversuch oder **in vitro** nachweisbar.

β_2-Agonisten steigern die Perfusion der Bronchialschleimhaut durch Vasodilatation der Schleimhautgefäße [82, 83]. Einerseits könnte eine solche Wirkung für den beschleunigten Abtransport von lokal ausgeschütteten Entzündungsmediatoren bedeutsam sein. Andererseits ist durch die Vasodilatation der Scheimhautgefäße eine leichte Bronchialobstruktion zu erwarten, die aber durch den gleichzeitigen Effekt auf den Bronchialmuskeltonus bei weitem übertroffen wird. Adrenalin, mit gleichzeitiger Wirkung auf den α- und β-Rezeptor, kann hier theoretisch eine mukosale Vasokonstriktion herbeiführen. Die klinische Bedeutung dieser Gefäß-Wirkungen liegt sicherlich weit hinter der der Bronchodilatation zurück [42].

Indikationen, Kontraindikationen

Hauptindikation für den Einsatz von β_2-Agonisten sind Atemwegskrankheiten, die mit einer Bronchokonstriktion einhergehen, also Asthma bronchiale und chronisch-obstruktive Lungenkrankheit.

Asthma bronchiale

Therapie des Astmaanfalls

Der Einsatz von kurzwirkenden, spezifischen β_2-Agonisten zur Behandlung des leichten und schweren akuten Asthmaanfalls ist unumstritten. Die Inhalation dieser Medikamente über einen Düsenvernebler stellt auch im „therapierefraktären" Anfall (Status asthmaticus), nebst der systemischen Steroidgabe, die wichtigste therapeutische Maßnahme dar [84]. Die inhalative Gabe ist auch im schweren, hyperkapnischen Status asthmaticus der parenteralen Applikation bezüglich Wirkung und Nebenwirkungen überlegen [85]. Nur in Ausnahmefällen, wenn die endobronchiale Deposition des Inhalates nicht mehr gewährleistet ist, ist eine parenterale Gabe (s.c. Injektion oder i.v.-Infusion) angezeigt. Dabei können ebenfalls die selektiven β_2-Agonisten verwendet werden [85]. Ein Vorteil des Adrenalins in diesen Situationen ist nicht dokumentiert.

Für die Anfallsbehandlung sind die kurzwirksamen β_2-Agonisten (Fenoterol, Salbutamol und Terbutalin) wegen des raschen Wirkungseintritts und der geringen Kumulationsgefahr anzuwenden. Die langwirkenden Präparate sind hier ungeeignet.

Chronisches, stabiles Asthma

In den letzten Jahren wurden verschiedentlich Richtlinien für die Asthmabehandlung publiziert [86–89]. Sie unterstreichen die Bedeutung einer frühzeitig einzusetzenden, antiinflammatorisch ausgerichteten Basis-Therapie (siehe Abb. 3). Grundsätzlich werden dabei die kurzwirkenden β_2-Agonisten für die Behandlung eines Asthmaanfalls, also für die bedarfsweise Anwendung bei Symptomen, empfohlen. Wird eine solche Symptombehandlung häufig notwendig, ist in erster Linie eine regelmäßig zu applizie-

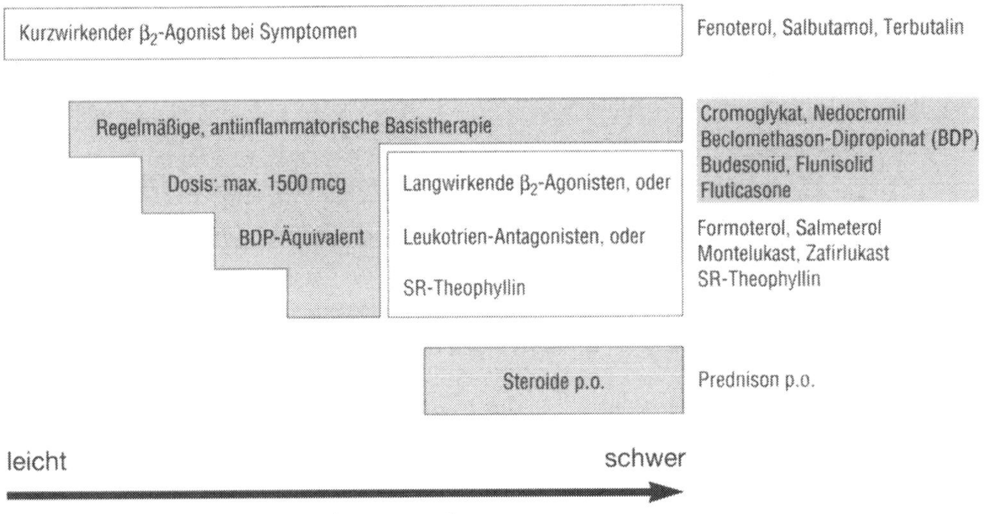

Abb. 3. Schematische Darstellung des heutigen Asthma-Therapie-Konzeptes, in Abhängigkeit vom Schweregrad der Erkrankung. Neben den als symptomatische Therapie eingesetzten kurzwirkenden β_2-Agonisten ist v.a. die angepaßte Dosierung der inhalativen, antiinflammatorischen Therapie von zentraler Bedeutung. Falls die inhalativen Steroide in einer Dosis über 500 µg Beclomethasondipropionat-Aequivalent gesteigert werden müssen, kommt eine Kombination mit einer langanhaltenden bronchodilatatorischen Therapie, vorzugsweise langwirkenden β_2-Agonisten, evtl. aber auch Leukotrien-Antagonisten oder slow release Theophyllin, in Frage. Eine systemische Dauertherapie mit Steroiden sollte vermieden werden, dagegen sind intermittierende Prednison-Gaben (z.B. 40 mg pro Tag während 5–10 Tagen) zur Exazerbationsbehandlung nach wie vor indiziert

rende, antiinflammatorisch wirkende Behandlung angezeigt. Falls inhalative Steroide in einer Dosierung um 500 µg Beclomethasondipropionat-Aequivalent keine genügende Asthma-Kontrolle bringen, können gemäss neueren Studien die langwirkenden β_2-Agonisten eine relevante zusätzliche Asthma-Kontrolle bringen, die bedeutender ausfällt, als die alleinige Verdoppelung der inhalativen Steroid-Dosis 127–129]. Die überlegene Wirkung der langwirkenden β_2-Agonisten in der Langzeit-Asthma-Therapie gegenüber den häufig applizierten kurzwirkenden Präparaten für die permanente Bronchodilatation ist gut dokumentiert [90-92].

Aufgrund der möglichen Zunahme der bronchialen Hyperreaktivität, der Abnahme der protektiven Wirkung und Hinweisen auf eine schlechtere Asthmakontrolle bei regelmäßiger, im Vergleich zur bedarfsweisen Applikation von β_2-Agonisten [93], ist von der Dauertherapie mit β_2-Agonisten alleine abzusehen. Regelmäßige β_2-Agonisten-Applikation sollte nur bei gleichzeitiger Gabe einer kontinuierlichen antiinflammatorischen Behandlung mit inhalativen Steroiden verordnet werden.

Anstrengungsinduziertes Asthma

Eine weitere Indikation für die kurzwirkenden β_2-Agonisten ist die Prävention des anstrengungsinduzierten Asthmas. Hier stellen diese Substanzen nebst den Mastzell-Stabilisatoren (Cromoglykat und Nedocromil) die Therapie der Wahl dar. Sie sind dabei idealerweise ca. 15 Minuten vor Beginn der Belastung zu verabreichen [94].

Nächtliches Asthma

Die Wirksamkeit der langwirkenden β_2-Agonisten beim nächtlichen Asthma ist gut dokumentiert [90, 92, 95]. Hier gilt es aber immer abzuwägen, ob nächtliche Asthmabeschwerden nicht als Ausdruck einer zu niedrig dosierten antiinflammatorischen Therapie zu interpretieren sind.

Chronisch-obstruktive Lungenkrankheit

Bei der chronischen obstruktiven Lungenkrankheit wird mit β_2-Agonisten ebenfalls eine Bronchodilatation erreicht, die von Patienten mit deutlich eingeschränkter Lungenfunktion subjektiv als Besserung der Atemnot wahrgenommen wird. Dieser Effekt ist oft nicht als Verbesserung der Sekundenkapazität meßbar, sondern drückt sich in einer Abnahme der Lungenüberblähung aus, die vor allem unter körperlicher Belastung als dynamische Hyperinflation in wesentlichem Masse für die Dyspnoe verantwortlich ist [130]. Inwieweit die beschleunigte mukoziliäre Clearance die Symptome günstig beeinflußt, ist nicht untersucht. Ebenso fehlen trotz der langjährigen Anwendung dieser Therapie Daten über eine Verminderung der Infektexacerbationen der COPD. Unklar ist weiter, ob mittel- oder langfristig die alleinige bronchodilatatorische Therapie der COPD mit Nachteilen behaftet ist [96]. Die langwirkenden β_2-Agonisten bringen auch hier bzgl. Symptom-Kontrolle, aber auch bzgl. Therapie-Compliance Vorteile gegenüber der häufigen Inhalation kurzwirkender Präparate [131–133]. In nächster Zeit werden Daten über den möglichen Nutzen einer Kombination von regelmäßiger β_2-Agonisten-Therapie mit inhalierten Kortikoiden auch bei der COPD erwartet [97].

Weitere Indikationen

Neben den pneumologischen Anwendungen werden β_2-Agonisten i.v. oder peroral (Retard-Präparate) zur Wehenhemmung in der Schwangerschaft eingesetzt.

Überprüfung des Effektes

Die Bronchodilatation läßt sich lungenfunktionell durch Bestimmung eines Obstruktionsparameters (kooperationsunabhängig: Atemwegsleitfähigkeit [Conductance] oder Widerstand [Resistance]; kooperationsabhängig: FEV_1, Peak-flow, partielle Fluß-Volumen-Kurve) dokumentieren. Diese Tests dienen der Überprüfung des sofortigen, bronchospasmolytischen Effektes der β_2-Agonisten. Zur Dokumentation therapeutischer Langzeiteffekte gibt es keine Parameter, welche spezifisch den β_2-Agonisten-Anteil messen lassen. Vielmehr wird der langfristige Verlauf der Lungenfunktionswerte von Asthmatikern und Bronchitikern vorwiegend durch die entzündungshemmende Behandlung beeinflußt [96–98]. Der absolute Wert und die Variabilität des mehrmals täglich gemessenen Peak-flows widerspiegeln am besten den therapeutischen Erfolg in der ambulanten Asthmabehandlung [99]. Bei der COPD ist die wiederholte Bestimmung des FEV_1 neben der 6-Minuten-Gehstrecke wohl der beste verfügbare Langzeitparameter.

Für pharmakologische Vergleichsstudien der einzelnen β_2-Agonisten kann neben der bronchodilatierenden Wirkung der Vergleich der protektiven Wirkung von Interesse sein (PD_{20} Methacholin oder Histamin) [47, 51–53, 100, 101]. Blutspiegelbestimmungen der β_2-Agonisten sind in der klinischen Anwendung z. Zt. nicht möglich und auch nicht notwendig.

Darreichungsformen

Hohe Wirksamkeit, rascher Wirkungseintritt und wenige Nebenwirkungen machen die

Inhalation zur optimalen Applikationsform der β_2-Agonisten. Dabei kommen Dosieraerosole, Pulver oder Düsenvernebler in Frage. Für die tägliche bronchodilatatorische Kurz- und Langzeittherapie ist dem Dosieraerosol oder der Pulverform der Vorzug zu geben, da die Applikation schnell und einfach erfolgt. Die Wirksamkeit dieser beiden Applikationsformen ist vergleichbar [69, 102, 103]. Allerdings ist zur optimalen Deposition von Trockenpulver ein minimaler inspiratorischer Luftfluß notwendig, der nicht in jeder klinischen Situation erzeugt werden kann [104, 105]. Koordinationsprobleme bei der Applikation des Dosieraerosols sind durch Anwendung von Vorschaltkammern korrigierbar. Diese Maßnahme erhöht zudem den tracheobronchial deponierten Dosisanteil [106]. Nur bei Patienten mit sehr kleinen Atemzugsvolumina (schwere Obstruktion) oder im Status asthmaticus ist ein Düsenvernebler von Vorteil, da die bronchiale Deposition damit weitgehend kooperationsunabhängig erfolgt.

Die bronchodilatatorische Wirksamkeit **oraler Präparate** mit verzögerter Freisetzung ist im Vergleich zur inhalativen Verarbreichung deutlich kleiner. Auf die Probleme der variablen Resorption und der geringen Bioverfügbarkeit wurde bereits hingewiesen (s. Pharmakokinetik). Dazu kommt eine bedeutend höhere Nebenwirkungsrate.

Eine **parenterale Verabreichung** von β-Adrenergica ist nur in Notfallsituationen notwendig. Dabei können die β_2-selektiven Substanzen verwendet werden (z.B. 0,5 mg Salbutamol s.c.). Gelegentlich ist eine Verabreichung als Dauerinfusion notwendig. Obwohl im Status asthmaticus immer wieder verabreicht, weist Adrenalin s.c. gegenüber den spezifischen β_2-Agonisten s.c. keinen Vorteil auf.

Im Status asthmaticus ist bei intubierten und beatmeten Patienten die inhalative Deposition durch bronchiale Schleimpfröpfe oft behindert. Neben der parenteralen Applikation der β_2-Agonisten bewährt sich hier oft die bronchoskopische Bronchiallavage mit Kochsalzlösung unter Zusatz von β_2-Agonisten (Inhalationslösung zu 0,5% 1:100 verdünnt).

Nebenwirkungen

Asthma-Todesfälle

Die Therapie mit β-Rezeptor-Agonisten kam erstmal in den sechziger Jahren und erneut in den späten siebziger Jahren in den Verdacht, die Zunahme an asthmabedingten Todesfällen verursacht zu haben. Während in der ersten Epidemie die kardialen Nebenwirkungen des hochdosierten Isoproterenols, das als Dosieraerosol im freien Verkauf erhältlich war, als Ursache der Todesfälle verdächtigt wurden [107], bleibt der Grund für die zweite Epidemie, die ausschließlich in Neuseeland beobachtet wurde, heftig umstritten. In Analogie zur Isoproterenol-Hypothese wurde aufgrund mehrerer Fall-Kontroll-Studien Fenoterol als Ursache angesehen [108–110]. Fenoterol ist im Dosieraerosol mit 200 µg pro Hub mehr als doppelt so hoch dosiert wie die anderen kurzwirksamen β_2-Agonisten. Zudem ist diese Substanz ein voller Agonist am β_2-Rezeptor und zeigt eine geringere β_2-Selektivität als die Vergleichspräparate. Anhand einer großen Kohorten-Studie in Saskatchewan, in der die Assoziation zwischen Asthma-Todesfällen und β_2-Agonisten-Verbrauch bestätigt wurde, konnte aber nach Korrektur für die applizierte β_2-Agonistendosis kein Unterschied zwischen Fenoterol und Salbutamol nachgewiesen werden [111]. Daß eine Häufung von Asthmatodesfällen in einem Kolletiv von schweren Asthmatikern mit hohem β_2-Agonisten-Verbrauch nachgewiesen wird, liegt aber in der Natur dieser Krankheit, womit der Kausalitätszusammenhang mit den β_2-Agonisten in Frage gestellt wird. Ungeachtet der Ursache der Zunahme an Asthmatodesfällen in Neuseeland unterstreichen diese Beobachtungen die Wichtigkeit einer wirksamen antiinflammatorischen Asthmatherapie, die den Bedarf an β_2-Agonisten deutlich senken kann [112].

Nebenwirkungen

Die Nebenwirkungen der β_2-Agonisten sind einerseits durch die Stimulation extrapulmonaler β_2-Rezeptoren verursacht, andererseits sind es Kreuzeffekte an β_1-Rezeptoren oder reflektorische Mechanismen. Für alle β_2-Agonisten gilt, daß die Selektivität für den β_2-Rezeptor nur relativ ist und bei höheren Konzentrationen geringer wird. Dies spielt bei der üblichen therapeutischen Dosierung jedoch kaum eine Rolle.

Subjektiv wird nach Applikation der β_2-Agonisten oft Fingerzittern, Unruhegefühl und Schwitzen, seltener Schwindel, Müdigkeit oder Kopfschmerz angegeben.

Tremor

Der subjektiv oft störende Tremor kommt durch Stimulation der β_2-Rezeptoren an den Muskelspindeln und den extrafusalen Muskelfasern der Skeletmuskulatur zustande [113, 114]. Es handelt sich dabei um einen akzentuierten physiologischen Tremor. Diese Nebenwirkung hält nach einmaliger Inhalation des Medikamentes deutlich weniger lange als die Bronchodilatation an. Zudem tritt unter Langzeittherapie eine Toleranzentwicklung ein [115, 116].

Tachycardie

Die nach Applikation von β_2-Agonisten regelmäßig nachweisbare Herzfrequenzsteigerung, die dosisabhängig ist, kommt nur zum kleinen Teil durch direkte β_2-Effekte am Herzen oder durch Kreuzreaktion am β_1-Rezeptor zustande. Vorwiegend handelt es sich um eine reflektorisch, kompensatorische Antwort auf die β_2-induzierte periphere Vasodilatation [39, 117–119]. Subjektiv ist dieser Effekt nur selten störend.

Rhythmusstörungen

Im Vergleich zur häufigen Sinustachykardie sind klinisch relevante Rhythmusstörungen sehr selten. QT_c-Verlängerung wird durch alle β_2-Agonisten verursacht. In Vergleichsstudien ist diese Wirkung aber bei Fenoterol und Formoterol am deutlichsten [39, 119]. Meist ist die Verlängerung der QT_c-Zeit klinisch bedeutungslos. Bei vorbestehender Herzkrankheit, insbesondere verlängerter QT-Zeit, kann diese Nebenwirkung aber das Auftreten ventrikulärer Arrhythmien begünstigen. Die Gabe von β_2-Agonisten ist deshalb beim akuten Herzinfarkt nur mit großer Vorsicht zu empfehlen. Als alternative Bronchodilatatoren können Anticholinergica angewandt werden. Angesichts der weit verbreiteten Anwendung der β_2-Agonisten und der seltenen Beobachtungen solcher Rhythmusstörungen scheint diese Nebenwirkung sehr selten zu sein. Eine erhöhte Gefahr besteht theoretisch bei gleichzeitiger Hypokaliämie und Hypoxämie.

Hypokaliämie

Nach Gabe von β_2-Agonisten tritt dosisabhängig ein Abfall des Serum-Kaliums auf, wiederum vorwiegend bei Fenoterol und Formoterol [39, 117–119]. Bei den klinisch verwendeten Dosierungen liegt dieser Abfall im Bereiche von maximal 1 mmol/L [117, 120]. Auch dieser Effekt ist bei inhalativer Verabreichung deutlich geringer als bei systemischer Gabe [85]. Bei längerfristiger Therapie entwickelt sich eine Toleranz [121].

Fettstoffwechsel

Die systemische Verabreichung von β_2-Agonisten kann zu einem Anstieg des Anteils an HDL-Cholesterin führen [122]. Dieser Effekt kommt wahrscheinlich über eine Beeinflussung des Fettstoffwechsels in der Leber und im Fettgewebe zustande. Es bleibt offen, ob damit eine Reduktion des Arteriosklerose-Risikos erreicht werden kann. Für die inhalative Verabreichung ist ein analaoger Effekt bisher nicht nachgewiesen.

Paradoxe Bronchokonstriktion

Die Inhalation von β_2-Agonisten als Dosieraerosol kann bei empfindlichen Individuen zu einer paradoxen Bronchokonstriktion führen. Dieses Phänomen konnte auf einen konservierenden Zusatz im Dosieraerosol zurückgeführt werden und wird durch den gleichzeitig einsetzenden bronchodilatierenden Effekt der Wirksubstanz kaum je meßbar.

Interaktionen mit anderen Medikamenten

Betablocker können die Wirkung von β_2-Agonisten dosisabhängig kompetitiv blokkieren.
Eine Potenzierung der Wirkung anderer Bronchodilatatoren ist nicht nachgewiesen. Kombinationsbehandlungen mit Anticholinergica oder Theophyllin zeigen eine additive Wirkung und können je nach klinischer Situation sinnvoll sein [123].

Spezielle klinische Situationen

β_2-Agonisten können in der **Pädiatrie** und im **geriatrischen Patientengut** ohne weiteres angewendet werden. Gelegentlich reagieren ältere Patienten bezüglich des Tremors empfindlicher, was durch eine Dosisreduktion verhindert werden kann.

Gravidität/Laktation

Salbutamol und die anderen kurzwirkenden β_2-Agonisten können während der Schwangerschaft zur Asthmabehandlung eingesetzt werden [124, 125]. Die langwirkenden Substanzen Formoterol und Salmeterol sind diesbezüglich noch wenig dokumentiert. Die Gefährdung für Mutter und Kind ist durch die Grundkrankheit größer als durch das Medikament. Auch in der Schwangerschaft gelten aber die im Abschnitt Asthmatherapie diskutierten Richtlinien [124, 125]. Auch bei inhalativer Gabe der β_2-Agonisten ist an den möglicherweise wehenhemmenden Effekt der resorbierten Substanz zu denken.
Die β_2-Agonisten gehen in die Muttermilch über. Die Auswirkungen beim Säugling sind aber bei inhalativer Behandlung der Mutter sehr gering.

Diabetes mellitus

Beta-Agonisten können eine Hyperglykämie und Ketoazidose begünstigen [126]. Entsprechend sind engmaschigere Blutzuckerkontrollen, v.a. bei systemischer Verabreichung angezeigt.

Niereninsuffizienz

Angesichts des vorwiegend hepatischen Metabolismus (Konjugation) wird die Dosierung durch das Vorliegen einer Niereninsuffizienz nicht beeinflußt.

Endokrinopathien

Bei Hyperthyreose kann die Tachycardie durch β_2-Agonisten verstärkt und weitere Rhythmusstörungen begünstigt werden.

Kardiale Erkrankungen

Bei akuter koronarer Herzkrankheit ist die Dosierung der β_2-Agonisten so gering wie möglich zu halten (nur inhalative Gabe). Die Kombination mit Ipratropiumbromid kann hier von Vorteil sein.

Zukunftsperspektiven

Angesichts der langjährigen Erfahrung, der großen Wirksamkeit und der geringfügigen Nebenwirkungen werden die kurzwirkenden β_2-Agonisten als hochwirksame Bronchodilatatoren noch lange Zeit im Zentrum der symptomatischen Behandlung chronischer Atemwegserkrankungen, d.h. Asthma bronchiale und chronische obstruktive Lungenkrankheit, stehen. Die langwirkenden Präparate werden bei mittelschweren Formen, zusammen mit den inhalativen Steroiden, wohl immer häufiger und früher als Basis-Therapie eingesetzt werden. Aus praktischen Überlegungen ist hier ein Platz für Kombinationspräparate absehbar.

Literatur

1. Lyons AS, Petrucelli RJ (1978) Il Medicine: An illustrated history. Avondale Press, New York
2. Chen KK, Schmidt CF (1930) Ephedrine and related substances. Medicine 9: 1–117
3. Barger G, Dale HH (1910) Chemical structure and sympathomimetic action of amines. J Physiol Lond 41: 19–59
4. Konzett H (1941) Neue broncholytisch hochwirksame Körper der Adrenalinreihe. Arch Exp Path 197: 27–40
5. Ahlquist RP (1948) A study of the adrenotropic receptors. Am J Physiol 153: 586–600
6. Lands AM, Arnold A, McAuliff JP, Luduena FP, Brown TG (1967) Differentiation of receptor systems activated by sympathomimetic amines. Nature 214: 597–598
7. Emorine LJ, Marullo S, Briend-Sutren MM et al (1989) Molecular characterisatin and the human beta-3-adrenergic receptor. Sciene 245: 1118–1121
8. Zaagsma J, Nahorski SR (1990) Is the adipocyte beta-adrenoceptor a prototype for the recently cloned atypical „beta 3-adrenoceptor"? Trends Pharmacol Sci 11: 3–7
9. Hoffman BB, Lefkowitz RJ (1990) Catecholamines and sympathomimetic drugs. In: Goodman Gilman A, Rall TW, Nies AS, Taylor P (eds) The pharmacological basis of therapeutics. Pergamon Press, New York, pp 187–220
10. Hertting G, Axelrod J, Kopin IJ et al (1961) Lack of uptake of catecholamines after chronic denervation of sympathetic nerves. Nature 189: 66
11. Iversen LL (1963) The uptake of noradrenaline by isolated perfused rat heart. Br J Pharmacol 21: 523–537
12. Kopin IJ, Gordon EK (1962) Metabolism of norepinephrine-3H released by tyramine and reserpine. J Pharmacol Exp Ther 138: 351–359
13. Iversen LL (1965) The uptake of catecholamines at high perfusion concentrations in the rat isolated heart: a novel catecholamine uptake process. Br J Pharmacol 25: 18–33
14. Guldberg HC, Marsden CA (1975) Catechol-o-methyltransferase. Pharmacological aspects and physiological role. Pharm Rev 27: 135–206
15. Tota MR, Candelore MR, Dixon RAF, Strader CD (1991) Biophysical and genetic analysis of the ligand-binding site of the beta-adrenoceptor. Trends Pharmacol Sci 12: 4–6
16. Strader CD, Candelore MR, Hill WS, Sigal IS, Dixon RAF (1989) Indentification ot two serine residues involved in agonist activation of the beta-adrenergic receptor. J Biol Chem 264: 13572–13578
17. Anderson GP, Lindén A, Rabe KF (1994) Why are long-acting beta-adrenoceptor agonists long-acting? Eur Respir J 7: 569–578
18. Johnson M (1992) Salmeterol, a novel drug for the treatment of asthma. In: Anderson GP, Morley GB, Basel J (eds) New drugs for asthma. Birkhäuser, pp 79–95
19. Bradshaw J, Brittain RT, Coleman RA, et al (1987) The design of salmeterol, a long-acting selective beta-2-adrenoceptor agonist. Br J Pharmacol 92: 590 P (abstract)
20. Davies DS, George CF, Blackwell E, Conolly ME, Dollery CT (1974) Metabolism of terbutaline in man and dog. Br J Clin Pharmacol 1: 129–136
21. Davies DS (1984) Pharmacokinetics of terbutaline after oral absorption. Eur J Respir Dis 65 [Suppl] 134: 111–117
22. Walker SR, Evans ME, Richards AJ, Paterson JW (1972) The clinical pharmacology of oral and inhaled salbutamol. Cllin Pharmacol Ther 13: 861–867
23. Van den Berg W (1982) Clinical implications of drug-induced desensitization of the beta receptor after continuous oral use of terbutaline. J Allergy Clin Immunol 69: 410
24. Fagerstrom PO (1984) Pharmacokinetics of

terbutaline after parenteral administration. Eur J Respir Dis 65 [Suppl] 134: 101–110
25. Barnes PJ, Basbaum CB, Nadel JA (1983) Autoradiographic localization of autonomic receptors in airway smooth muscle: marked differences between large and small airways. Am Rev Respir Dis 129: 758–762
26. Carstairs JR, Nimmo AJ, Barnes PJ (1984) Autoradiographic localization of beta adrenoceptors in human lung. Eur J Pharmacol 103: 189–190
27. Carstairs JR, Nimmo AJ, Barnes PJ (1985) Autoradiographic visualization of beta adrenoceptor subtypes in human lung. Am Rev Respir Dis 132: 541–547
28. Hjemdahl P, Larsson K. Johansson MC, et al (1990) Beta-adrenoceptors in human alveolar macrophages isolated by elutriation. Br J Clin Pharmacol 30: 673–682
29. Arbabian M, Graziano FM, Jicinsky J, Hadcock J, Malbon C, Ruoho AE (1989) Photoaffinity labeling of the guinea-pig pulmonary mast cell. Am J Respir Mol Biol 1: 351–359
30. Yukawa T, Ukena D, Kroegel C et al (1990) Beta-2-adrenergic receptors on eosinophils. Binding and functional studies. Am Rev Respir Dis 141: 1446–1452
31. Galant SP, Durisetti L, Underwood S et al (1980) J Clin Invest 65: 577–585
32. Khan MM, Sansoni P, Silverman ED, Engleman EG, Melmon KL (1986) Beta-adrenergic receptors on human suppressor, helper and cytolytic lymphocytes. Biochem Pharmacol 35: 1137–1142
33. Repsher LH, Anderson JA, Bush RK et al (1984) Assessment of tachyphylaxis following prolonged therapy of asthma with inhaled albuterol aerosol. Chest 85: 34–38
34. Thorphy TJ (1994) Beta-adrenoceptors, cAMP and airway smooth muscle relaxation: challenges to the dogma. TIPS 15: 370–374
35. Kume H, Graziano MP, Kotlikoff MI (1992) Stimulatory and inhibitory regulation of calcium-activated potassium channels by guanine nucleotide binding proteins. Proc Natl Acad Sci (USA) 89: 11051–11055
36. Kotlikoff MI (1993) Potassium channels in airway smooth muscle: a tale of two channels. Pharmacol Ther 58: 1–12
37. Naline E, Zhang Y, Qian Y et al (1994) Relaxant effects and durations of action of formoterol and salmeterol on the isolated human bronchus. Eur Respir J 7: 914–920
38. Davis C, Conolly ME, Greenacre JK (1980) Beta-adrenoceptors in human lung, bronchus and lymphocytes. Br J Clin Pharmacol 10: 425–432
39. Wong CS, Pavord ID, Williams J, Britton JR, Tattersfield AE (1990) Bronchodilator, cardiovascular and hypokalaemic effects of fenoterol, salbutamol and terbutaline in asthma. Lancet 336: 1396–1399
40. Warrell DA, Robertson DG, Newton Howes J et al (1970) Comparison of cardiorespiratory effects of isoprenaline and salbutamol in patients with bronchial asthma. Brit Med J i: 65–70
41. Wong CS, Pavord ID, Williams J, Britton JR, Tattersfield AE (1990) Bronchodilator, cardiovascular and hypokalaemic effects of fenoterol, salbutamol and terbutaline in asthma. Lancet 336: 1396–1399
42. Baldwin DR, Sivardeen Z, Pavord ID, Knox AJ (1994) Comparison of the effects of salbutamol and adrenaline on airway smooth muscle contractility in vitro and on bronchial reactivity in vivo. Thorax 49: 1103–1108
43. Ullman A, Svedmyr N (1988) Salmeterol, a new long acting inhaled beta-2-adrenoceptor agonist: comparison with salbutamol in adult asthmatic patients. Thorax 43: 674–678
44. Derom EY, Pauwels R (1992) Time course of bronchodilating effect of inhaled formoterol, a potent and long acting sympathomimetic. Thorax 47: 30–33
45. Gray BJ, Frame MH, Costello JP (1982) A comparative double blind study of the bronchodilator effects and side effects of inhaled fenoterol and terbulatine, administered in equipotent doses. Br J Dis Chest 76: 341–350
46. Rabe KF, Jörres R, Nowak D, Behr N, Magnussen H (1993) Comparison of the effects of salmeterol and formoterol on airway tone and responsiveness over 24 hours in bronchial asthma. Am Rev Respir Dis 147: 1436–1441
47. Ahrens RC, Harris JB, Milaveth G, Annis L, Ries R (1987) Use of bronchial provocation with histamine to compare the pharamcodynamics of inhaled albuterol and metaproterenol in patients with asthma. J Allergy Clin Immunol 79: 876–882
48. Tattersfield AE (1987) Effect of beta-agonists and anticholinergic drugs on bronchial reactivity. Am Rev Respir Dis 136: 64–68
49. Cockcroft DW, Killian DN, Mellon JJA, Hargreave FE (1977) Protective effects of drugs on histamine-induced asthma. Thorax 32: 429–437
50. Solèr M, Joos L, Bollinger CT, Elsasser S.

Perruchoud AP (1994) Bronchoprotection by salmeterol: cell stabilization or functional antagonism? Eur Respir J (in press)

51. Salome CM, Schoeffel RE, Woolcock AJ (1981) Effect of aerosol and oral fenoterol on histamine and methacholine challenge in asthmatic subjects. Thorax 36: 580–584
52. O'Connor BJ, Aikman SL, Barnes PJ (1992) Tolerance to the nonbronchodilator effects of inhaled beta-2-agonists in asthma. N Engl J Med 327: 1204–1208
53. Gongora HC, Wisniewski AFZ, Tattersfield AE (1991) A single-dose comparison of inhaled baluterol and two formulations of salmeterol on airway reactivity in asthmatic subjects. Am Rev Respir Dis 144: 626–629
54. Bel EH, Zwinderman AH, Timmers MC, Dijkman JH, Sterk PJ (1991) The protective effect of a beta-2-agonist against excessive airway narrowing in response to bronchoconstrictor stimuli in asthma and chronic obstructive lung disease. Thorax 46: 9–14
55. Twentyman OP, Finnerty JP, Harris A, Palmer J, Holgate ST (1990) Protection against allergen-induced asthma by salmeterol. Lancet 336: 1338–1342
56. Palmqvist M, Balder B, Löwhagen O et al (1992) Late asthmatic reaction decreased after pretreatment with salbutamol and formoterol, a new long-acting beta-2-agonist. J Allergy Clin Immunol 89: 844–849
57. Lipworth BJ, Struthers AD, McDevitt DG (1989) Tachyphylaxis to systemic but not to airway responses during prolonged therapy with high dose inhaled salbutamol in asthmatics. Am Rev Respir Dis 140: 586–592
58. Vathenen AS, Knox AJ, Higgins BG, Britton JR, Tattersfield AE (1988) Rebound increase in bronchial responsiveness after treatment with inhaled terbutaline. Lancet 554–558
59. Larsson PT, Martinsson A, Olsson G, Hjemdahl P (1989) Altered adrenoceptor responsiveness during adrenaline infusion but not during mental stress: differences between receptor subtypes and tissues. Br J Clin Pharmacol 28: 663–674
60. Conolly ME, Greenacre JK (1976) The lymphocyte beta-adrenoceptor in normal subjects and patients with bronchial asthma: the effect of different forms of treatment on receptor function. J Clin Invest 58: 1307–1316
61. Cheung D, timmers MC, Zwinderman AH, Bel EH, Dijkman JH, Sterk PJ (1992) Long-term effects of a long-acting beta-2-adrenoceptor agonist, salmeterol, on airway hyperresponsiveness in patients with mild asthma. N Engl J Med 327: 1198–1203
62. Ramage L, Lipworth BJ, Ingram CG, Cree IA, Dhillon DP (1994) Reduced protection against exercise induced bronchoconstriction after chronic dosing with salmeterol. Respir Med 88: 363–368
63. Kraan J, Koëter GH, vd Mark Th, Sluiter HJ, de Vries K (1985) Changes in bronchial hyperreactivity induced by 4 weeks of treatment with antiasthmatic drugs in patients with allergic asthma: a comparison between budesonide and terbutaline. J Allergy Clin Immunol 76: 628–636
64. van Schayck CP, Graafsma SJ, Visch MB, Dompeling E, van Weel C, van Herwaarden CLA (1990) Increased bronchial hyperresponsiveness after inhaling salbutamol during 1 year is not caused by subsensitization to salbutamol. J Allery Clin Immunol 86: 793–800
65. Kerebijn KF, van Essen-Zandvliet EEM, Neijens HJ (1987) Effect of long-term treatment with inhaled corticosteroids and beta-agonists on the bronchial responsiveness in children with asthma. J Allergy Clin Immunol 79: 653–659
66. Taylor DR, Sears MR (1994) Bronchodilators and bronchial hyperresponsiveness. Thorax 49: 190
67. Cockcroft DW, McFarlane C, Britto SA, Swystun VA, Rutherford BC (1993) Regular inhaled salbutamol and airway responsiveness to antigen. Lancet 342: 833–837
68. Pavia D (1984) Lung mucociliary clearance. In: Clarke SW, Pavia D (eds) Aerosols and the lung. Butterworths, London, p 127–155
69. Mortensen J, Groth S, Lange P, Hermansen F (1991) Effect of terbutaline on mucociliary clearance in asthmatic and healthy subjects after inhalation from a pressurized inhaler and a dry powder inhaler. Thorax 46: 817–823
70. Wanner A (1981) Alteration of tracheal mucociliary transport in airway disease: effect of pharmacologic agents. Chest 80: 867–869
71. Matthys H, Daikeler G, Krauss B, Vastag E (1987) Action of tulobuterol and fenoterol on the mucociliary clearance. Respiration 51: 105–112
72. Butchers PR, Skidmore IF, Vardey CJ, Wheeldon A (1980) Characterisation of the receptor mediating antianaphylactic effects of beta-adrenoceptor agonists in human lung tissue in vitro. Br J Pharmacol 71: 663-667

73. Peters SP, Schuman ES, Schleimer RP, MacGlashan DW Jr, Newball HH, Lichtenstein LM (1982) Dispersed human lung mast cells: Pharmacologic aspects and comparison with human lung tissue fragments. Am Rev Respir 126: 1034–1039
74. Church MK, Hiroi J (1987) Inhibition of IgE-dependent histamine release form human dispersed lung mast cells by anti-allergic drugs and salbutamol. Br J Pharmacol 90: 421–429
75. Butcher PR, Vardey CJ, Johnson M (1991) Salmeterol: a potent and long-acting inhibitor of inflammatory mediator release from human lung. Br J Pharmacol 104: 672–676
76. Rabe KF, Giembycz M, Dent G et al (1993) Beta-2-adrenoceptor agonists and repiratory burst activity in guinea pig peritoneal eosinophils. Eur J Pharmacol 231: 305–308
77. Giembycz MA, Rabe KF, Dent G et al (1994) Stimulation of thromboxane biosynthesis by leukotriene B4 in guinea pig eosinophils: effect of phosphodiesterase inhibitors, beta-adrenoceptor agonists and lipophilic cyclic nucleotide analogues. Br J Pharmacol
78. Howarth PH, Durham StR, Lee TH, Kay B, Church MK, Holgate ST (1985) Influence of albuterol, cromolyn sodium and iprotropium bromide on the airway and circulating mediator responses to allergen bronchial provocation in asthma. Am Rev Respir Dis 132: 986–992
79. Laitinen LA, Laitinen A, Haahtela T (1992) A comparative study of the effects of an inhaled corticosteroid, budesonide, and of a beta-2-agonist, terbutaline, on airway inflammation in newly disgnosed asthma. J Allergy Clin Immunol 90: 32–42 (abstract)
80. Svensjö E, Persson CGA, Rutili G (1977) Inhibition of bradykinin-induced macromolecular leakage from post-capillary venules by a beta-2 receptor stimulant, terbutaline. Acta Physiol Scand 101: 504–506
81. Persson, CGA, Svensjö E (1985) Vascular responses and their suppression: drugs interfering with venular permeability. In: Bonta IL, Bray MA, Parnham MJ (eds) Handbook of inflammation, vol 5. Elsevier, Amsterdam, pp 61–82
82. Onorato DJ, Demirozu MC, Breitenbücher A, Atkins ND, Chediak AD, Wanner A (1994) Airway mucosal blood flow in humans: response to adrenergic agonists. Am J Respir Crit Care Med 149: 1132–1137
83. Erjefält I, Persson CGA (1991) Pharmacologic control of plasma exudation into tracheobronchial airways. Am Rev Respir Dis 143: 1008–1014
84. Solèr M, Imhof E, Perruchoud AP (1990) Severe acute asthma: pathophysiology, clinical assessment and treatmeht. Respiration 57: 114–121
85. Salmeron S, Bronchard L, Mal H et al (1994) Nebulized versus intravenous albuterol in hypercapnic acute asthma. Am J Respir Crit Care Med 149: 1466–1470
86. Expert Panel Report (1991) National Asthma Education Program Guidelines for die diagnosis and management of asthma. NIH Department of Health and Human Sciences, Bethesda 91, p 3042
87. British Thoracic Society (1990) Guidelines for management of asthma in adults: I-chronic persistent asthma. Brit Med J 301: 651–653
88. International Asthma Management Project Chairman, Sheffer AL (1992) International consensus report on the diagnosis and management of asthma. Clin Exp Allergy 22 [Suppl] 1: 1–72
89. British Thoracic Society (1993) Guidelines on the management of asthma. Thorax [Suppl] 48: 1–24
90. Ullman A, Hedner J, Svedmyr N (1990) Inhaled salmeterol and salbutamol in asthmatic patients: an evaluation of asthma symptoms and the possible development of tachyphylaxis. Am Rev Respir Dis 142: 571–575
91. Pearlman DS, Chervinsky P, LaForce C et al (1992) A Comparison of salmeterol with albuterol in the treatment of mild-to-moderate asthma. N Engl J Med 327: 1420–1425
92. Kesten S, Chapman KR, Broder I et al (1991) A three-month comparison of twice daily inhaled formoterol versus four times daily inhaled albuterol in the management of stable asthma. Am Rev Respir Dis 144: 622–625
93. Sears MR, Taylor DR, Print CG et al (1990) Regular inhaled beta-agonist treatment in bronchial asthma. Lancet 336: 1391–1396
94. McFadden ER Jr, Gilbert IA (1994) Exercise-induced asthma. N Engl J Med 330: 1362–1367
95. Wallin A, Melander B, Rosenhall L, Sandström T, Wählander L (1990) Formoterol, a new long acting $beta_2$ agonist for inhalation twice daily, compared with salbutamol in the treatment of asthma. Thorax 45: 259–261
96. van Schayck CP, Dompeling E, van Herwaarden CLA et al (1991) Bronchodilator treatment in moderate asthma or chronic bronchitis: continuous or on demand? A

randomised controlled study. Brit Med J 303: 1426–1431
97. Kerstjens HAM, Brand PLP, Hughes MD et al (1992) A comparison of bronchodilator therapy with or without inhaled corticosteroid therapy for obstructive airways disease. N Engl J Med 327: 1413–1419
98. Kerstjens HAM, Overbeek SE, Schouten JP, Brand PLP, Postma DS (1993) Airways hyperresponsiveness, bronchodilator response, allergy and smoking predict improvement in FEV1 during long-term inhaled corticosteroid treatment. Eur Respir J 6: 868–876
99. Kerstjens HAM, Brand PLP, De Jong PM, Koeter GH, Postma DS, Dutch CNSLD (1994) Study group influence of treatment on peak expiratory flow and its relation to airway hyperresponsiveness and symptoms. Thorax 49: 1109–1115
100. O'Connor BJ, Fuller RW, Barnes PJ (1994) Nonbronchodilator effects of inhaled beta-2-agonists: greater protection against adenosine monophosphate than methacholine induced bronchoconstriction in asthma. Am J Respir Crit Care Med 150: 381–387
101. Sovijärvi ARA, Reinikainen K, Freudenthal Y, Andersson P, Riska H (1992) Preventive effects of inhaled formoterol and salbutamol on histamine-induced bronchoconstriction – a placebo-controlled study. Respiration 59: 279–282
102. Zainudin BMZ, Biddiscombe M, Tolfree SEJ, Short M, Spiro SG (1990) Comparison of bronchodilator responses and deposition patterns of salbutamol inhaled from a pressurized metered dose inhaler; as a dry powder, and as a nebulised solution. Thorax 45: 469–473
103. Newman SP, Morén F, Trofast E, Talae N, Clarke SW (1989) Deposition and clinical efficacy of terbutaline sulphate from turbuhaler, a new multi-dose powder inhaler. Eur Respir J 2: 247–252
104. Borgström L, Bondesson E, Morén F, Trofast E, Newman SP (1994) Lung deposition of budesonide inhaled via turbuhaler: a comparison with terbutaline sulphate in normal subjects. Eur Respir J 7: 69–73
105. Richards R, Saunders M (1993) Need for a comparative performance standard for dry powder inhalers. Thorax 48: 1186–1187
106. Hindle M, Chrystyn H (1994) Relative bioavailability of salbutamol to the lung following inhalation using metered dose inhalation methods and spacer devides. Thorax 49: 549–553
107. Esdaile JM, Feinstein AR, Horwitz RI (1987) A reappraisal of the United Kingdom epidemic of fatal asthma. Arch Intern Med 147: 543–549
108. Crane J, Pearce N, Flatt A et al (1989) Prescribed fenoterol and death from asthma in New Zealand, 1981–83: case-control study. The Lancet i: 917–922
109. Pearce N, Grainger J, Atkinson M et al (1990) Case-control study of prescribed fenoterol and death from asthma in New Zealand, 1977–81. Thorax 45: 170–175
110. Grainger J, Woodman K, Pearce N et al (1991) Prescribed fenoterol and death from asthma in New Zealand, 1981–7: a further case-control study. Thorax 46: 105–111
111. Spitzer WO, Suissa S, Ernst P et al (1992) The use of beta-agonists and the risk of death and near death from asthma. N Engl J Med 326: 501–506
112. Haahtela T, Järvinen M, Kava T et al (1991) Comparison of a beta-2-agonist, terbutaline, with an inhaled corticosteroid, budesonide, in newly detected asthma. N Engl J Med 325: 388–392
113. Marsden CD, Foley TH, Owen DAL, McAllister RG (1967) Peripheral beta-adrenergic receptors concerned with tremor. Clin Sci 33: 53–65
114. Jenne JW, Valcarenghi G, Druz WS, Starkey PW, Yu C, Shaughnessy TK (1986) Comparison of tremor responses to orally administered albuterol and terbutaline. Am Rev Respir Dis 134: 708–713
115. Paterson JW, Woolcock AJ, Shenfield GM (1979) Bronchodilator drugs. Am Rev Respir Dis 120: 1149–1188
116. Svedmyr N, Larsson SA, Thiringer GK (1976) Development of „resistance" in beta adrenergic receptors of asthmatic patients. Chest 69: 479–483
117. Scheinin M, Koulu M, Laurikainen E, Allonen H (1987) Hypokalemia and other nonbronchial effects of inhaled fenoterol and salbutamol: a placebo-controlled dose-response study in healthy volunteers. Br J Clin Pharmacol 24: 645–653
118. Crane J, Burgess C, Beasley R (1989) Cardiovascular and hypokalaemic effects of inhaled salbutamol, fenoterol and isoprenaline. Thorax 44: 136–140
119. Bremner P, Woodman K, Burgess C et al (1993) A comparison of the cardiovascular

and metabolic effects of formoterol, salbutamol and fenoterol. Eur Respir J 6: 204–210
120. Smith SR, Ryder C, Kendall MJ, Holder R (1984) Cardiovascular and biochemical responses to nebulised salbutamol in normal subjects. Br J Clin Pharmacol 18: 641–644
121. Canepa-Anson R, Dawson JR, Kuan P et al (1987) Differences between acute and long-term metabolic and endocrine effects of oral beta-adrenoceptor agonist therapy with pirbuterol for cardiac failure. Br J Clin Pharmacol 23: 173–181
122. Hooper PL, Woo W, Visconti L, Pathak DR (1981) Terbutaline raises high-density-lipoprotein-cholesterol levels. N Engl J Med 305: 1455–1457
123. Imhof E, Elsasser S, Karrer W, Grossenbacher M, Emmons R, Perruchoud AP (1993) Comparison of bronchodilator effects of fenoterol/ipratropium broncide and salbutamol in patients with chronic obstructive lung disease. Respiration 60: 84–88
124. Schatz M, Zeiger RS, Harden KM et al (1988) The safety of inhaled beta-agonist bronchodilators during pregnancy. J Allergy Clin Immunol 82: 686–695
125. Stenius-Aarniala B, Piirilä P, Teramo K (1988) Asthma and pregnancy: a prospective study of 198 pregnancies. Thorax 43: 12–18
126. Leslie D, Coates PM (1977) Salbutamol-induced diabetic ketoacidosis. Brit Med J 2: 768
127. Greening AP, Ind PW, Northfield M, Shaw G (1994) Added salmeterol versus higher-dose corticosteroid in asthma patients with symptoms on existing inhaled corticosteroid. Lancet 344: 219–224
128. Woolcock A, Lundback B, Ringdal N, Jacques A (1996) Comparison of addition of salmeterol to inhaled steroids with doubling of the dose of inhales steroids. Am J Respir Crit Care Med 153: 1481–1488
129. Pauwels RA, Löfdahl CG., Postma DS, Tattersfield AE, O'Byrne P, Barnes PJ, Ullman A (1997) Effect of inhaled formoterol and budesonide on exacerbations of asthma. N Engl J Med 337: 1405–1411
130. O'Donnell DE., Webb KA. (1993) Exertional breathlessness in patients with chronic airflow limitation, the role of lung hyperinflation. Am Rev Respir Dis 148: 1351–1357
131. Grove A, Lipworth BJ, Reid P, Smith RP, Ramage L, Ingram CG, Jenkins RJ, Winter JH, Dhillon DP (1996) Effects of regular salmeterol on lung function and exercise capacity in patients with chronic obstructive airways disease. Thorax 51: 689–693
132. Boyd G, Morice AH, Pounsford JC, Siebert M, Peslis N, Crawford C (1997) An evaluation of salmeterol in the treatment of chronic obstructive pulmonary disease (CODP). Eur Respir J 10: 815–821
133. Jones PW, Bosh TK (1997) Quality of life changes in COPD patients treated with salmeterol. Am J Respir Crit Care Med 155: 1283–1289

Anticholinergika

F. Kummer

Werdegang der Entwicklung

Die Belladonna-Alkaloide wurden von alters her aus Nachtschattengewächsen (Solanaceae) gewonnen. Die hervorragenden Vertreter sind Atropin, Hyoscamin und Scopolamin.

Seit Jahrtausenden werden sie als Gifte und Halluzinogene angewendet, seit Jahrhunderten auch zur Therapie von obstruktiven Atemwegserkrankungen. Zunächst waren sie ein Bestandteil der ayurvedischen Medizin in Indien. In Europa wurden die Alkaloide vor allem aus den Stengeln, den Wurzeln und Blättern, aber auch aus dem Samen von Datura stramonii (Stechapfel) gewonnen. Für gewöhnlich wurde das verbrannte Substrat inhaliert („Asthmazigaretten" bis in die sechziger Jahre unseres Jahrhunderts). Volkstümliche Namen für Pflanzen mit Belladonna-Alkaloiden: Tollkirsche, Stechapfel (Mitteleuropa), Jimson oder James Town Weed (USA), Tonga (Peru).

Die bronchial erweiternde Wirkung war 2000 vor Christus bereits in Indien und Ägypten bekannt, von da stammen auch die ersten klinischen Beschreibungen von Asthma-ähnlichen Krankheiten. Von Hippokrates stammt die Empfehlung der Dampfinhalation (wahrscheinlich aus Datura stramonii). In Europa wurde die erste dokumentierte Anwendung von Dr. Sims bei Asthma im Jahre 1802 durchgeführt. Den ersten kritischen Überblick über diese Therapieart hat Hyde Salter geliefert („On Asthma", 1860). Eine besonders gute Wirkung wird dieser Behandlung bei „emphysematöser Bronchitis" zugeschrieben (JM Fothergill, 1882). Die Literaturzitate wurden [4] entnommen. In der Folge war aber die Entdeckung und Anwendung des Theophyllins und des Adrenalins zur Bronchialerweiterung so erfolgreich, daß die Forschung auf dem Atropinsektor bis in die fünfziger Jahre unseres Jahrhunderts versiegte. 1959 wurde der bronchodilatatorische Effekt durch Herxheimer spirometrisch objektiviert und quantifiziert. Das klinische Interesse erwachte zu einer neuen Blüte, als die Entwicklung der sogenannten quarternären Ammoniumderivate gelang [2]. Als 1976 Ipratropiumbromid auf den Markt kam, schien eine neue Ära der antiobstruktiven Therapie angebrochen zu sein, doch war eigentlich ein uraltes, wirksames Therapieprinzip durch moderne Technologie wieder belebt worden.

Die weitere Entwicklung erbrachte auch andere engverwandte und hochwirksame Verbindungen zustande (z.B. Oxitropium, Flutropium und Tiotropium), die sich durch noch bessere Verträglichkeit und längere Wirkungsdauer auszeichnen sollen.

Chemische Struktur

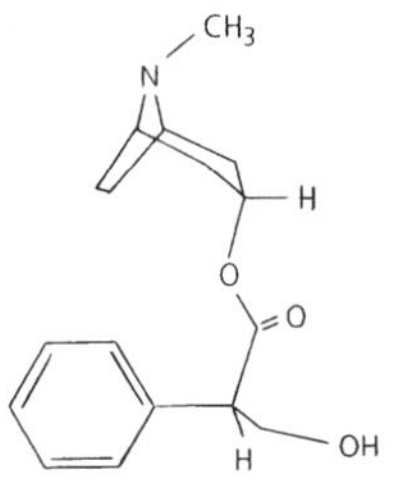

Atropin

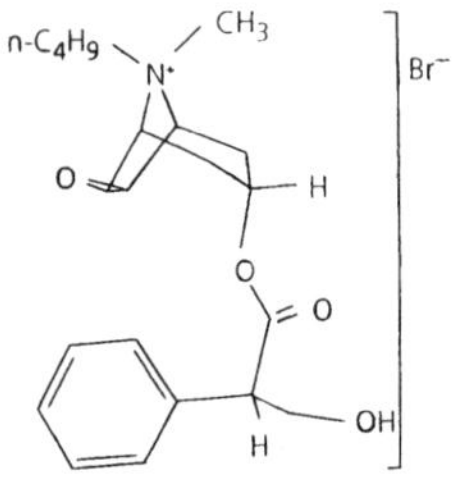

Scopolamin

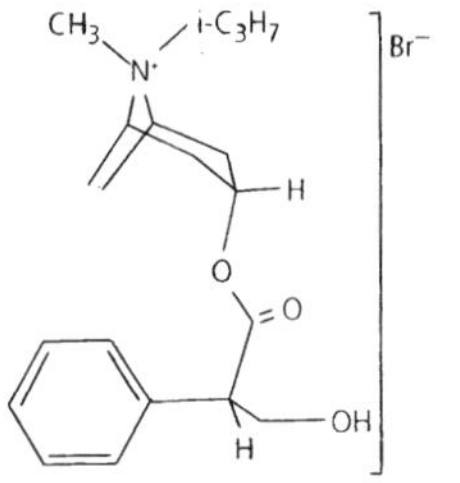

Ipratropiumbromid

Wirkungsweise und Pharmakodynamik

Die heute verwendeten Anticholinergika gehören ausschließlich der erwähnten Gruppe der quarternären Ammoniumbasen an. Sie hemmen kompetitiv die Wirkung des Acetylcholins am muskarinischen Rezeptor (wie Atropin). Synonym für anticholinergisch ist daher parasympathikolytisch, vagolytisch und cholinolytisch sowie antimuskarinisch. Seit den achtziger Jahren werden die parasympathischen Rezeptoren verschiedenen Subtypen zugeordnet, M1–M5, wobei die gangleonären M1-, postgangleonären M2- und besonders die am Bronchialmuskel sitzenden M3-Rezeptoren klinische Bedeutung haben [1] (s. Abb.).

Muskarinische Rezeptoren finden sich in der Zellmembran der glatten Muskelzelle. Die Acetylcholinstimulation des M2-Subtyps hemmt die Bildung von cAMP (über ein inhibitorisches G-Protein), die Stimulation des M3-Subtyps vermittelt die Freisetzung von Kalzium aus intrazellulären Depots (über das G-Protein Gp/q, gekoppelt an Phospholipase C).

Die M2-Rezeptoren am postgangleonären Nerv verhindern und antagonisieren teilweise die übermäßige Acetylfreisetzung, die über die direkt an der Muskelzelle sitzenden M3-Rezeptoren zur Kontraktion führt. Ein Defekt der M2-Rezeptoren (autoregulative Rezeptoren) wird beim Asthma vermutet, sodaß die Reflexbronchokonstriktion begünstigt wird: Die M2-Rezeptoren werden durch Betaadrenergika stimuliert. Eine Beta-Blockade führt daher beim Asthmatiker zum Bronchospasmus, der seinerseits durch Anticholinergika abgeschwächt werden kann.

Folgende Organe besitzen muskarinische Rezeptoren, die durch Atropin hemmbar sind (jeweiliger Effekt in Klammer):

Auge (Mydrisis, Lähmung der Akkomodation);

Herz (niedere Dosis: Bradykardie, hohe Dosis: Tachykardie);

Magen-Darm-Trakt (Hemmung der Speichel- und der Magensaftsekretion, Hemmung der Peristaltik);

Atemtrakt (Relaxation der Bronchialmuskulatur, Hemmung der Schleimdrüsensekretion);

Andere glatte Muskulatur (Tonusverminderung der Urethra, des Detrusor vesicae, des Gallenganges und der Gallenblase);

Zentrales Nervensystem (zentrale Stimulation bis Halluzinationen und Delirium);

Haut (Hemmung der Schweißdrüsensekretion).

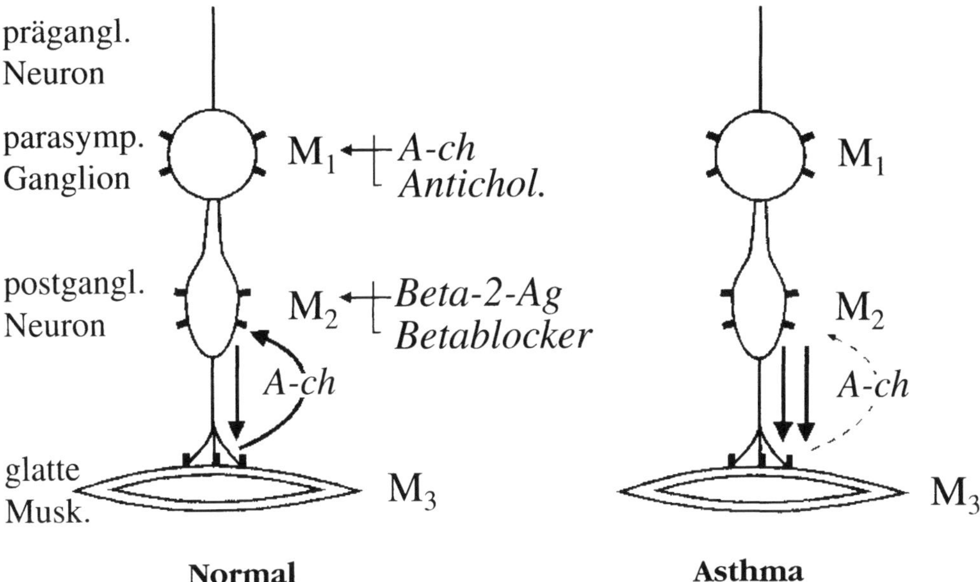

Abb. 1. Normalerweise wird das freigesetzte Azetylcholin *(A-ch)*, das über den M_3-Rezeptor zur Kontraktion der glatten Muskelfaser führt, vom M_2-Rezeptor aufgefangen (Balance der A-ch-Wirkung). Der M_2-Rezeptor wird durch Betaagonisten hochreguliert, durch Betablocker abgeschwächt. Beim Asthma besteht möglicherweise eine Funktionsschwäche dieses M_2-Rezeptors und/oder der endogenen betaadrenergen Stimulation desselben, sodaß überschüssiges A-ch nicht abgefangen wird

Der pharmakologische Effekt von Atropin und seinen Abkömmlingen ist daher bei systemischer Applikation von geringer therapeutischer Breite und mit mannigfaltig unerwünschten Wirkungen behaftet.

Die quarternären Ammoniumverbindungen verfügen hingegen über ein günstigeres Wirkungsspektrum und wurden von vornherein zur inhalativen Applikation bei bronchialer Obstruktion konzipiert, während die systematische Verabreichung z.B. von Ipratropium oral und iv. für die Therapie der supraventrikulären Bradykardie vorbehalten blieb.

Ipratropiumbromid (N-Isopropylnoratropin-Methobromid) ist bei intravenöser Gabe am Darm des Hundes 2–3× effektiver als Atropin, sonst sind die Wirkungen vergleichbar. Bei oraler Verabreichung sind – wegen der schlechteren Resorption der quartären Ammoniumverbindungen – wesentlich höhere Dosen von Ipratropium als von Atropin für die Erzielung vergleichbarer Effekte notwendig. An der isolierten Schweinetrachea und an Streifen menschlicher Lunge inhibiert Ipratropium 5–10× stärker als Atropin die Acetylcholin-induzierte Muskelkontraktion in dosisabhängigem Ausmaß bei 10^{-9}–10^{-6} g/ml. Beide Substanzen sind „globale“ Anticholinergika, ohne spezielle Affinität zu einem muskarinischen Rezeptorsubtyp. Beim Menschen wirkt inhaliertes Ipratropium (Aerosol) etwa doppelt so stark bronchodilatierend als Atropin, wobei die Entwicklung von Nebenwirkungen (z.B. Hemmung der Speichelsekretion) bei Ipratropium etwa ein Drittel der von Atropin beträgt, wenn Dosierungen mit vergleichbarer bronchialerweiternder Wirkung gewählt werden. Die Bronchialerweiterung ist zu 50% nach fünf bis zehn Minuten gegeben, die volle Wirkung ist nach 30–60 Minuten zu erwarten.

Oxitropiumbromid (N-Äthylnorscopolamin-Methobromid) ist in seiner in vitro Wirkung als Acetylcholinantagonist dem Atropin 15,9×, dem Ipratropium 11,7× überlegen. Beim Hund ist auch seine bronchialerweiternde Wirkung 1,5× so stark wie die von Ipratopium (Aerosolinhalation) und wirkt länger, ohne relevante Inhibition der Speichelsekretion. Der Wirkungseintritt ist etwas rascher und die Maximalwirkung früher als bei Ipratropium.

Flutropiumbromid (N-Beta-Fluoräthylnoratropinester-Methobromid) ist dem Ipratropium in seiner Pharmakologie weitgehend gleich.

Tiotropiumbromid (Ba 679 BR) befindet sich derzeit in klinischer Erprobung (1998). Seine Strukturformel wird wie folgt angegeben: [7(S)-(1a,2β,4β,5a,7β)]-7-[(hydroxydi-(2-thienyl)acetyl)oxy]-9,9-dimethyl-3-oxa-9-azoniatricyclo [$3.3.1.0^{2,4}$]nonane-Bromid. Es dürfte etwa 3× so stark und doppelt so lang wie Ipratropium wirken. Dies scheint durch eine besonders starke M1-/M3-Rezeptoraffinität und durch eine nur passagere M2-Affinität erreicht zu werden. Diese vorübergehende M2-Blockade nimmt aber nach einer Stunde so stark ab, daß die maximale und anhaltende M1-/M3-Blockade zur Wirkung kommen kann.

Indikation

Bronchodilatation

Beim akuten Bronchospasmus sind Ipratopium und Oxitropium an sich wirksam, jedoch in der Raschheit des Wirkungseintrittes und dem Ausmaß der Sofortwirkung den Beta-2-Adrenergika unterlegen. Bei der Langzeittherapie ist die anticholinerge, tonusmindernde Wirkung als additiver Effekt zum Beta-2-Adrenergikum willkommen, fixe Kombinationspräparate haben sich bewährt.

Bronchoprotektion

Eine protektive Wirkung vor Provokation mit Cholinergika (Acetylcholin, Metacholin, Carbachol), aber auch Histamin und destilliertem Wasser ist gegeben. Die Reflexbronchokonstriktion, z.B. bei der Bronchoskopie oder bei der Intubation (Narkoseeinleitung), kann erfolgreich durch Prämedikation mit Ipratropium vermieden werden [8].

Tonusminderung der Bronchialwand

Dies scheint der Haupteffekt bei der Emphysemlunge zu sein, wenn die elastischen Retraktionskräfte auf die peripheren Luftwege nachlassen. Dadurch entsteht eine differente Bronchusgeometrie, die durch irritative (entzündliche, mechanische) Reize, Hyperämie und Schleimsekretion zur massiven Strömungsbehinderung führt. In diesem Fall ist die Herabsetzung des Wandtonus durch Ipratropium oder Oxitropium einer Bronchodilatation gleichzusetzen (Besserung der Spirometrie, Abnahme des intrathorakalen Gasvolumens). Dieser Effekt auf den Wandtonus dürfte auch bei kindlichen chronischen Atemwegsleiden wirksam sein.

Obstruktion bei Linksherzversagen

Bei der Stauungslunge ist mit einer bronchialen Hyperämie und einem Schleimhautödem zu rechnen (Stauung im bronchialvenösen System). Diese geht, wenn auch nicht immer, so doch häufig mit einer bronchialen Hyperreaktivität einher, die sich nach Rekompensation wieder rückbildet. Ein auf dieser Basis entstehender Bronchospasmus beruht teilweise auf einer vagalen Reflexbronchokonstriktiion, die auf Ipratropium anspricht [9]. Die gleichzeitige oder sequentielle Gabe eines Beta-2-Adrenergikums wirkt additiv, sodaß sich auch hier die fixe Kombination bewährt hat.

Betablocker-Asthma

Wenn durch beta-adrenergische Blockade ein Bronchospasmus ausgelöst wird, beruht dieser beim hyperreaktiven Bronchialsystem auf einer ungehinderten, durch die muskarinischen M2-Rezeptoren nicht beeinflußten Acetylcholinfreisetzung an den postgangleonären und muskulären Rezeptoren. Durch Ipratropium kann dieser Mechanismus antagonisiert werden (Blockierung der Actylcholinfreisetzung und der M1-/M3-Rezeptoren).

Überprüfung des Effektes

Es muß immer bedacht werden, daß die nichtselektiven Anticholinergika die muskarinischen Rezeptoren M1, M2 und M3 in gleicher Weise erreichen und blockieren. Dadurch verzögert sich der Wirkungseintritt, da der antagonisierende, autoregulative M2-Rezeptor erst frei werden muß, bevor eine Bronchodilatation im vollen erwünschten Ausmaß eintritt (15–30 Minuten).

Da mit den Anticholinergika die Bronchodilatation und die Senkung des Bronchialmuskeltonus angestrebt wird, muß der Effekt mit Spriometrie, Fluß-Volumen-Kurve, Resistance und thorakaler Volumsmessung (Ganzkörperplethysmographie) faßbar sein.

Geeignete Meßwerte:
(signifikante Änderung gegen Ausgangswerte in Klammer)

Forcierte VC	(+10%)
Einsekundenkapazität	(+15%)
Peak-flow (auch Selbstmessung)	(+20%)
MEF 50	(+20%)
Thorakales Gasvolumen	(–20%)
Residualvolumen	(–10%)
Resistance	(–30%)

Bei COPD ist die PEF-Messung mitunter weniger aussagekräftig, während sich die Besserung in der Fluß-Volumen-Kurve, in den Volumina und in der Resistance stärker ausprägt.

Es ist zu bedenken, daß bei 20% der Patienten die Wirkung innerhalb von Minuten, bei 80% aber erst nach 30 Minuten einsetzt, wobei die Maximalwirkung meist erst nach einer Stunde zu erwarten ist. Daher eignen sich Anticholinergika nicht gut zum akuten Bronchodilatationsversuch im Lungenfunktionslabor.

In der Blutgasanalyse ist ebenfalls eine Besserung des Sauerstoffpartialdruckes zu erreichen, wobei die bei Betaadrenergika beobachtete Absenkung des arteriellen Sauerstoffdruckes ausbleibt.

Die bronchospasmolytische Wirkung kann über sechs Stunden lang bestehen bleiben, ein Reversibilitätstest innerhalb dieser Zeit kann daher stark abgeschwächt ausfallen.

Die Blutspiegelbestimmung ist nicht relevant, da von den Anticholinergika bei pharmakologisch wirksamer inhalativer Dosierung etwa nur 1% in den Körperkreislauf gelangen.

Darreichungsform

Klassisch:	Dosieraerosol, Pulverkapsel
Alternativ:	Verneblerlösung
Obsolet:	Rauch (Asthmazigaretten)

Die Applikation der Anticholinergika zur Bronchodilatation ist ausschließlich inhalativ-topisch, wobei eine vernebelte Lösung von Atropinsulfat weitgehend von Ipratropiumbromid und seinen Nachfolgepräparaten (quarternäre Ammoniumverbindungen) abgelöst worden ist.

Die Verwendung von **Atropin** in Verneblerlösungen wird noch für Notfallssituationen empfohlen, wobei 1% Atropinsulfat bis zu einer Gesamtdosis von 1 mg gut vertragen wird. Bei Dosen über 5 mg stellen sich systemische Nebenwirkungen ein (5 mg inhalativ = 0,5 ml der 15%igen Lösung ad 10 ml).

Die Verneblerapplikation gilt heute als wenig effiziente Alternative gegenüber der wesentlich effektiveren und besser verträglichen Ipratropium-Inhalation, welches ebenfalls als Verneblerlösung zu Notfallszwecken zur Verfügung steht (exazerbierte COPD).
Ungleich breitere Verwendung hat das Dosieraerosol (0,02 mg Ipratropium/Hub). Die empfohlene Einzeldosis lautet zwar auf 2 Hübe (0,04 mg), die Dosis kann aber individuell auf das 2–3fache gesteigert werden (0,08–0,12 mg/Dosis), wenn dies eine nachweislich bessere Wirkung zeitigt. Aufgrund seiner über etwa sechs Stunden anhaltenden Wirkung kann es für den regelmäßigen Gebrauch (zu bestimmten Tageszeiten) empfohlen werden (z.B. 6 Uhr, 13 Uhr, 18 Uhr, 23 Uhr).
Für **Oxitropium** gilt praktisch alles, was über Ipratropium ausgesagt wurde. Es hat aber eine noch längere Wirkungsdauer (8–10 Stunden) und kann daher für 2–3× täglich empfohlen werden (Einzeldosis 0,06–0,09 mg, äquivalent zu 0,08–0,12 mg Ipratropium).
Flutropium (nur in Japan registriert) und **Tiotropium** (in klinischer Erprobung als Ba679BR) sind ebenfalls als Dosieraerosol vorgesehen.
Die orale Darrreichungsform (Tabletten) ist zwar bei Ipratropium möglich (Itrop[R]), jedoch nicht zur Asthmatherapie geeignet, sondern der Behandlung der supraventrikulären Bradykardie bzw. dem Dysautonomiesyndrom vorbehalten. Eine obsolete Darreichungsform für Anticholinergika ist die Asthmazigarette (siehe historischer Überblick), welche Teile von Datura stramonii (getrocknete Stengel oder Blätter der Stechapfelpflanze) enthält. Trotz der ungleich effizienteren und bekömmlicheren Dosieraerosole von quarternären Ammoniumverbindungen haben sich die Asthmazigaretten noch immer in nicht wenigen renommierten Apotheken auch der westlichen Welt gehalten.

Kombinationspräparate

Ipratropium wird seit langem mit Fenoterol, seit jüngerer Zeit auch mit Salbutamol (Albuterol) kombiniert. Dies sollte einen schnelleren Wirkungseintritt vermitteln. Tatsächlich wirkt das Beta-2-Adrenergikum auf den anfänglich ebenfalls blockierten, autoregulativen M2-Rezeptor stimulierend, sodaß die wirksame Blockade des M1-/M3-Rezeptors früher zur Wirkung kommt.

Ipratropium 0,02 mg + Fenoterol 0,1 mg/Hub

Diese Kombination wurde bereits wenig später als Ipratropium selbst eingeführt. Empfohlene Dosierung: 2 Hübe/Dosis bis zu 4× täglich, zur Bedarfsmedikation bei Asthma, aber auch zu vordefinierten Zeiten bei der Dauerbehandlung, insbesondere bei COPD. Der von den Patienten als angenehm empfundene schnellere Wirkungseintritt (durch Fenoterol) wird durch die additive Wirkung der anderen Komponente (Ipratropium) ab ca. 30 Minuten verstärkt und über 4–6 Stunden ausgedehnt.

Ipratropium 0,02 mg + Salbutamol (Albuterol) 0,1 mg/Hub

Diese Kombination ist seit längerem in den USA und seit einiger Zeit auch in den meisten europäischen Ländern zugelassen. Es gilt die gleiche Dosierung und Indikation wie bei Kombination Ipratropium/Fenoterol.

Präparatenamen

Für Ipratropium: Atrovent, Rhinovent (zur nasalen Anwendung, registriert in Deutschland, der Schweiz und Österreich als Dosieraerosol und Inhalationskapseln), Itrop (als Tabletten und Ampullen).

Die Inhalationslösungen sind in Österreich nicht registriert, in Österreich und in der Schweiz ist die nasale Anwendung nicht registriert.

Oxitropium: Als Ventilat (Deutschland und Schweiz) und Oxivent (Österreich) in Dosieraerosolform erhältlich. Ventilat-Inhalationskapseln und Inhalationslösung sind nur in Deutschland registriert.

Kombinationspräparate: Ipratropium/Fenoterol als Berodual, Dosieraerosol in Österreich, Deutschland und in der Schweiz, ferner als Duovent in der Schweiz (mit höherer Ipratropiumdosis, nämlich 0,04/Hub). Berodual-Inhalationskapseln (Ipratropium 0,04 mg/Fenoterol 0,1 mg) in Deutschland, der Schweiz und Österreich.

Combivent ist eine Kombination von 0,02 mg Ipratropium und 0,1 mg Salbutamol, derzeit in Deutschland, in der Schweiz und in Österreich registriert als Combivent und DiPromal.

Nebenwirkungen

Die Anticholinergika binden kompetitiv an die postgangleonären Muskarinrezeptoren. Die natürlich vorkommenden tertiären Ammoniumverbindungen (Atropin, Scopolamin) werden rasch resorbiert und in fast allen Kompartimenten des Körpers (inklusive Zentralnervensystem) verteilt, sodaß die organspezifischen Blockaden der cholinergen Nerven zu mannigfachen unerwünschten Wirkungen (Funktionsstörungen, Symptomen, Befunden, Erkrankungen) in verschiedensten Körpersystemen führten. Dem gegenüber sind die quarternären Ammoniumverbindungen synthetische Produkte, die bei direktem Kontakt mit Schleimhäuten eine hohe lokale Wirksamkeit entfalten, aber sehr schlecht resorbiert werden. Daher ist auch die therapeutische Breite groß und die Häufigkeit bzw. Schwere der Nebenwirkungen außerordentlich gering.

Tertiäre Ammoniumverbindungen (Atropinsulfat, ferner Scopolamin und Homatropin) haben bei bronchodilatativer Dosierung eine ausgeprägt hemmende Wirkung auf die bronchiale Schleimsekretion und die mukoziliäre Clearance, erzeugen am Auge eine Mydriasis, hemmen die Speichelsekretion (Mundtrockenheit) und die Magen-Darm-Motilität. Unter therapeutischen Dosen kann es zu Blasenentleerungsstörungen (Harnverhalten) kommen, besonders bei vorbestehendem Prostatismus. An Herzfrequenz oder Blutdruck wird unter therapeutischen (bronchodilatativen) Dosen kaum jemals jene Wirkung zu beobachten sein, die bei hohen Dosen (über 3 mg) auftreten, wie Tachykardie und Flush. Lediglich das Zentralnervensystem reagiert bereits bei Dosen von 1 mg mit Agitiertheit, Desorientierung, Halluzinationen, aber auch mit Somnolenz und Amnesie (gute Liquorgängigkeit!).

Quarternäre Ammoniumverbindungen (Atropinmethonitrat, Ipratropium, Oxitropium) sind bei bronchodilatatorisch effektiver Dosis wesentlich ärmer an Nebenwirkungen, da sie vom Ort der Applikation aus nur schlecht resorbiert werden. Die ausschließlich inhalative Applikation verursacht bei etwa 10% der Patienten Husten, bei Verneblerinhalation sogar gelegentlich paradoxen Bronchospasmus. Dieser Effekt ist bei Kombinationspräparaten viel weniger ausgeprägt (Gegenwirkung des schnellwirkenden Betaminetikums). Die mukoziliäre Funktion leidet praktisch nicht, vielmehr scheint die leichte Verminderung der Mukusproduktion sogar zu einer Verbesserung zu führen [11, 16].

Am Auge kommen typische atropinartige Effekte nur bei direktem Kontakt vor, wenn z.B. der Spray aus dem Dosieraerosol gegen die Augen gerichtet wird und bereits eine glaukomatöse Disposition besteht. Dies ist besonders bei Verneblerinhalation zu beachten, und hier gerade bei Maskenatmung. In hoher Dosis kommt es zur Trockenheit in den oberen Luftwegen. Die Blasenentleerung scheint generell nicht beeinträchtigt zu sein, doch werden bei älteren COPD-Patienten mit Prostatismus einzelne Fälle mit akuter Harnverhaltung beobachtet, bei welchen aber der Kausalzusammenhang mit der antiobstruktiven Inhalationstherapie kaum ableitbar ist.

Zusammenfassend sind die Nebenwirkungen der in der Natur vorkommenden, tertiären Ammoniumverbindungen (Atropinsulfat, Skopolamin) schwerwiegend, auch wenn nur die bronchodilatatorisch-wirksame Dosis angewendet wird. Hingegen sind die nicht resorbierbaren, ausschließlich inhalativ applizierten synthetischen quarternären Verbindungen (Atropinmethonitrat, Ipratropium, Oxitropium) praktisch frei von systematischen Nebenwirkungen. Allenfalls tritt Husten bei der Inhalation auf, selten Augendruckerhöhung bei direkter Besprühung der Augen.

Intoxikationen sind unbekannt bezüglich der quarternären Anticholinergika. Die tertiären sind bei Erwachsenen selten gefährlich, doch können Kinder schon an 10 mg Atropinsulfat sterben.

Besonderheiten der Anticholinergikatherapie

In der Pädiatrie gibt es noch keine Übereinkunft über die zu verwendende optimale Dosierung, doch scheint sie höher zu sein als bei Erwachsenen. Allerdings ist man sich einig, daß Ipratropium als Medikament der dritten Linie bei der Behandlung des chronischen kindlichen Asthmas seinen Platz hat (zusätzlich zu Betaadrenergika und inhalativen Steroiden). Die Indikation zur Anticholinergikatherapie im Kindesalter wird besonders bei Krankheiten empfohlen, bei denen der Vagustonus der Bronchialwand erhöht ist (zystische Fibrose, bronchopulmonale Dysplasie nach frühkindlicher Beatmung). Meist kann aber kein entscheidender Vorteil gegen Salbutamol abgelesen werden, wenngleich die Kombination der beiden Medikamente vielfach für sinnvoll erachtet wird.

In der Geriatrie, bei Gravidität und Laktation, bei Diabetes und kardiovaskulären Erkrankungen sind Ipratropium und Oxitropium auch in höherer Dosierung zu erwägen, wenn ein günstiges Ansprechen des Bronchialspasmus bzw. des vagalmediierten Bronchialmuskeltonus erwiesen ist.

Interaktionen mit anderen Medikamenten

Die inhalativ verabreichten, modernen quarternären Ammoniumverbindungen sind praktisch frei von Interaktionen mit anderen Medikamenten. Hingegen kann eine günstige Interaktion auf Rezeptorebene mit den Beta-2-Adrenergika angenommen werden (Stimulation des autoregulativen muskarinischen M2-Rezeptors). Anticholinergika scheinen daher auch beim durch Beta-Blocker induzierten Asthmaanfall ein logisches Antidot zu sein.

Zukunftsaspekte der Anticholinergika

Es wird gegenwärtig versucht, die Vorteile eines selektiven Antagonisten gegen M3-Rezeptoren zu nützen, zumal die bisherigen Präparate vom Typ der quarternären Anticholinergika unselektiv die M1-, M2- und M3-Rezeptoren zu blocken scheinen. Der selektive gangleonäre M1-Blocker Telenzepine ist allerdings als Heilmittel unwirksam (Ukena et al, 1993), auch schützt es praktisch nur vor der Reflexkonstriktion und nicht vor z.B. der Metacholinprovokation. Der M2-Rezeptor wird am besten durch Adrenergika stimuliert. Seine Blokkade durch Anticholinergika ist wahrscheinlich die Ursache für das gelegentliche Auftreten von paradoxen Reaktionen (Bronchospasmus auf Anticholinergika). Daher ist es wünschenswert, daß eine selektive Hemmung der M3-Rezeptoren entwickelt wird. Mit neuentwickelten weiteren quarternären Ammoniumderivaten (z.B. Tiotropium, Ba679BR) scheint es vorerst aber möglich zu sein, eine besonders lange Wirkdauer zu erzielen (8–12 Stunden), auch wenn damit noch keine explizite Selektion der M3-Hemmung zu erreichen ist.

Eine Neuerung wird auch die Entwicklung von Applikationshilfen sein, die weder an Treibgas noch an Pulverinhalatoren gebunden sind. Der reine Wirkstoff wird nur mechanisch durch ein Druckluftsystem (200 bar) als „soft mist" vernebelt. Die Nachteile der Dosieraerosole der Pulverinhalatoren, aber auch der fehlerhaften Handhabung durch die Patienten werden damit vermieden („Boehringer-Ingelheim-Nebulizer", Bineb).

Literatur

1. Barnes PJ (1990) Muscarinic receptors in airways: recent developments. J Appl Physiol 68: 1777–1785
2. Bauer R, Banholzer R (1993) Pharmacology of quaternary anticholinergic drugs. In: Gross NJ (ed) Anticholinergic therapy in obstructive airways disease. Franklin Scientific Publications, London, pp 105–115
3. Chapman KR (1992) Antimuskarinische Bronchodilatatoren: Ihre Rolle bei der Behandlung obstruktiver Atemwegserkrankungen. In: Kummer F (Hrsg) Das cholinerge System der Atemwege. Springer, Wien New York, pp 101–119
4. Chapman KR (1993) History of anticholinergic treatment in airways disease. Anticholinergic therapy in obstructive airways disease. Franklin Scientific Publikations, London, pp 9–17
5. Disse B, Reil R, Speck G, Traunecker W, Roming KL, Hammer R (1993) Ba 679 BR, a novel long-acting anticholinergic bronchodilatator. Life Sci 52: 537–544
6. Gross NJ (1993) Safety and side effects of anticholinergic bronchodilators. In: Gross NJ (ed) Antocholinergic therapy in obstructive airways disease. Franklin Scientific Publications, London, pp 116–127
7. Gross NJ, Co E, Skorodin MS (1989) Cholinergic bronchomotor tone in COPD, estimates of its amount in comparison to normal. Chest 96: 984–987
8. Inoue H, Aizawa H, Takata S, Koto H, Matsumoto K, Shigyo M, Hara N (1994) Ipratropium bromide protects against bronchoconstriction during bronchoscopy. Lung 172: 293–298
9. Rasche K, Strunk M, Höltmann BJ, Marek W, Ulmer WT (1990) Pulmo cardialis: Effekt inhalativer Bronchodilatatoren auf den Atemwegswiderstand bei akuter linksventrikulärer Funktionsstörung. Pneumologie 44: 533–535
10. Takahshi T, Belvisi MG, Patel H, Ward JK, Tadjkarimi S, Yacoub MH, Barnes PJ (1994) Effect of Ba 679 BR, a novel long-acting anticholinergic agent, on cholinergic neutrotransmission in guinea pig and human airways. Am J Respir Crit Care Med 150: 1640–1645
11. Tamaoki J, Chiyotani A, Tagaya E, Sakai N, Konno K (1994) Effect of long term treatment with oxitropium bromide on airway secretion in chronic bronchitis and diffuse panbronchiolitis. Thorax 49: 545–548
12. Tang G-J, Freed AN (1994) The role of submucosal oedema in increased peripheral airway resistance by intravenous volume loading in dogs. Eur Respir J 7: 311–317
13. Tranfa CME, Vatrella A, Parrella R, Bariffi F (1995) Effect of ipratropium bromide and/or sodium cromoglycate pretreatment on water-induced bronchoconstriction in asthma. Eur Respir J 8: 600–604
14. Ukena D, Wehinger C, Engelstätter R, Steinijans V, Sybrecht GW (1993) The muscarinic M1-receptor-selecitve antagonist, telenzepine, had no bronchodilatory effects in COPD patients. Eur Respir J 6: 378–382
15. Ulmer WT (1992) Die Reflex-Bronchokonstriktion. In: Kummer F (Hrsg) Das cholinerge System der Atemwege. Springer, Wien New York, pp 43–54
16. Wanner A (1986) Effect of ipratropium bromide on airway mucociliary function. Am J Med 81 [Suppl] 5A: 23–27

Xanthine

P. Schlimmer und G. W. Sybrecht

Einleitung

Theophyllin ist weltweit das am häufigsten verordnete Medikament zur Therapie des Asthma bronchiale. Es ist das einzige Xanthin von Bedeutung in der Therapie obstruktiver Ventilationsstörungen. Andere Xanthine wie Diprophyllin und Proxyphyllin bieten, verglichen mit Theophyllin, keine Vorteile und reduzieren im Gegenteil sogar in Form der Kombinationspräparate die Arzneimittelsicherheit einer Theophyllin-Therapie. Die Pluralisierung des Theophyllins („Theophylline") ist unsinnig.

Geschichte

Im Jahre 1888 wurde von dem späteren Nobelpreisträger Albrecht Kossel Theophyllin als 1,3-Dimethylxanthin aus Teeblätterextrakten als Reinsubstanz isoliert. Eng verwandt mit Theophyllin sind die Alkaloide Koffein (1,3,7-Trimethylxanthin) und Theobromin (3,7-Dimethylxanthin). Theophyllin wurde zunächst als Diuretikum eingesetzt. Im Jahre 1908 wurde durch die Kombination des Theophyllins mit Äthylendiamin das wasserlösliche EUPHYLLIN® als erstes parenteral applizierbares Diuretikum verfügbar. Nach der Erstbeschreibung durch Hans Guggenheimer im Jahre 1921 wurde Theophyllin auch zur Behandlung der Angina pectoris eingesetzt. Die bronchodilatierende Wirkung des Theophyllins wurde erstmalig von dem Pharmakologen Paul Trendelenburg im Jahre 1912 beschrieben. Asthmatiker wurden mit Theophyllin zuerst von Samson Raphael Hirsch im Jahre 1922 behandelt. In den späten dreißiger Jahren beginnend wurde Theophyllin im größeren Umfang bei Patienten mit obstruktiven Ventilationsstörungen eingesetzt. Die Entwicklung von Arzneimittelzubereitungen mit verzögerter Wirkstofffreisetzung und die Definition eines therapeutischen Serumkonzentrationsbereiches in den 70er und 80er Jahren führten zu einer erheblichen Qualitätsverbesserung der Theophyllin-Therapie. Im zurückliegenden Jahrzehnt wurde erkannt, daß Theophyllin unabhängig von seinen bronchodilatatierenden Eigenschaften auch eine Bronchoprotektion gegenüber bronchokonstriktorischen Stimuli gewährt und die Aktivität von proinflammatorischen Zellen vermindert. Es gibt eindeutige Evidenzen, daß Theophyllin neben seinen bronchodilatierenden Eigenschaften auch antiinflammatorische oder immunmodulierende Eigenschaften aufweist. Damit besitzt Theophyllin eine einzigartige Position unter den gegenwärtig verfügbaren Antiasthmatika: Es wirkt sowohl als „Controller“ als auch als „Reliever“.

Wirkungsmechanismus

Der molekulare Wirkungsmechanismus des Theophyllins ist nur partiell geklärt. Wahrscheinlich sind mehrere Mechanismen in den verschiedenen Zielorganen operativ.

Folgende Wirkmechanismen auf zellulärer Ebene werden diskutiert:

1. Hemmung von Phosphodiesterase (PDE)-Aktivitäten;
2. Adenosinrezeptorantagonismus;
3. Steigerung der Katecholaminfreisetzung;
4. Hemmung der Prostaglandinwirkung;
5. Verminderung der intrazellulären; Calciummobilisation;
6. Hemmung der 5′-Nukleotidase-Aktivität.

Die Wirkungen 3. bis 6. sind aufgrund der benötigten hohen Theophyllin-Konzentrationen oder aufgrund des Fehlens dieser Interaktion unter in vivo-Bedingungen nicht von therapeutischem Interesse. Seit den Untersuchungen mit Enprofyllin (3-Propylxanthin) wird überwiegend angenommen, daß die Blockade von Adenosinrezeptoren die extrapulmonalen Wirkungen des Theophyllins, z.B. auf ZNS, Herz, Niere, zumindest teilweise erklären kann, dagegen nicht die pulmonalen Wirkungen. In den letzten Jahren rückte wiederum die inhibitorische Wirkung von Theophyllin auf Phosphodiesterase (PDE)-Aktivitäten in den Mittelpunkt des Interesses (Abb. 1).

Dies ist vor allem durch die Erkenntnis bedingt, daß die PDE-Aktivität keine einheitliche Enzymentität darstellt, sondern eher durch eine „Großfamilie von Enzymen“ repräsentiert wird. Aufgrund von Substratspezifität, der Entwicklung spezifischer Inhibitoren und molekularbiologischer Differenzierung werden verschiedene Isoenzymfamilien unterschieden (Tabelle 1). Die Expression der einzelnen PDE-Isoenzyme variiert von Zelle zu Zelle. So sind in der glatten Muskulatur der Atemwege die Isoenzyme III, IV und V von besonderer Bedeutung. Dagegen scheint in proinflammatorisch wirkenden Zellen, wie z.B. eosinophilen und neutrophilen Granulozyten, T-Lymphozyten,Makrophagen/

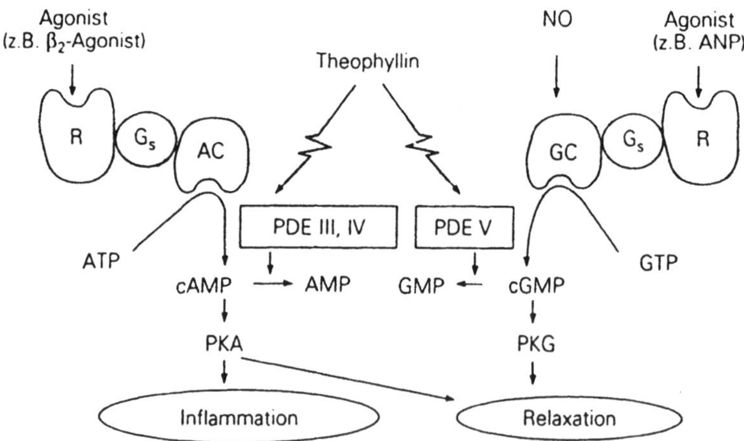

Abb. 1. Wirkungen von Theophyllin auf Phosphodiesterase-*(PDE)*-Aktivitäten. *R* Rezeptor; *G* GTP-bindendes Protein; *AC* Adenylatcyclase; *GC* Guanylatcyclase; *PK* Proteinkinase; *ANP* atriales natriuretisches Peptid; übernommen von Ukena et al., 1994

Tabelle 1. Einteilung von Phosphodiesterasen

Isoenzym	Substratspezifität	Inhibitor
PDE I	Ca2+/Calmodulin stimuliert	Vinpocetin
PDE II	cGMP stimuliert	MEP-1
PDE III	cGMP inhibiert	Milrinon, Motapizon SK&F 94836 (Siguazodan)
PDE IV	cAMP spezifisch Rolipram-sensitiv	Rolipram, Ro 20-1724 Denbufyllin
PDE V	cGMP spezifisch	Zaprinast
PDE VI	Photorezeptorfamilie	(Zaprinast)
PDE VII	Rolipram-insensitiv cAMP spezifisch	?

Monozyten, der PDE IV-Subtyp vorherrschend zu sein. Dieses unterschiedliche PDE-Isoenzymmuster impliziert auch die Möglichkeit, Isoenzym-selektive Pharmaka mit bronchodilatatorischen bzw. antiinflammatorischen Eigenschaften zu entwickeln. Theophyllin ist ein unselektiver PDE-Inhibitor. Im Bereich der therapeutischen Serumkonzentration (5–20 mg/l) hemmt Theophyllin nur 10 bis maximal 50% der Hydrolysekapazität von Phosphodiesterasen. Deshalb wurde in der Vergangenheit die Hemmung der PDE-Aktivität als therapeutisch nicht relevanter Wirkmechanismus des Theophyllins angesehen. Neuere Untersuchungen weisen jedoch darauf hin, daß eine auch nur partielle PDE-Hemmung die therapeutisch erwünschten antiasthmatischen Wirkungen von Theophyllin erklären kann. So ist u.a. bekannt, daß eine nur 10–20% Hemmung der PDE-Aktivität in bis zu 50%-Anstiegen des cAMP-Gehaltes resultieren kann. Solche Anstiege sind ausreichend, um eine vollständige Suppression zellulärer Funktionen zu bewirken. Beispielsweise werden bei einer 50%igen Erhöhung des cAMP-Gehaltes die Superoxid-Produktion in neutrophilen Granulozyten gehemmt oder die glatte Muskulatur vollständig relaxiert.

Ein weiterer wichtiger Aspekt ist die synergistische Interaktion zwischen Stimulatoren der Adenylatzyklase und PDE-Inhibitoren wie Theophyllin. Die Wirkungen von endogenen Aktivatoren der Adenylatzyklase, wie z.B. Prostaglandin E_2, in submaximalen Konzentrationen werden durch ebenfalls submaximal dosierte PDE-Inhibitoren deutlich verstärkt und vice versa. Dadurch können Wirkungen zustande kommen, welche durch eine alleinige, nur partielle PDE-Inhibition nicht erklärt werden können. Allerdings scheint auf cAMP-Niveau keine synergistische Interaktion zwischen β-adrenergen Agonisten und Theophyllin vorzuliegen. In mehreren klinischen Untersuchungen ergab sich kein Hinweis auf eine überadditive Wirkung von β-Sympathomimetika und Theophyllin. Die wahrscheinlichste Erklärung ist, daß die Relaxation der glatten Atemwegsmuskulatur durch niedrig dosierte β-Sympathomimetika zumindest teilweise als Folge einer direkten Kopplung von β-Rezeptoren via G-Protein an Kalium-Kanäle unter Umgehung des cAMP-Stoffwechsels auftritt.

Schließlich gibt es einige Hinweise auf eine erhöhte Expression der PDE IV bei atopischen Erkrankungen. So wurde zunächst eine vermehrte PDE IV-Aktivität in Monozyten von Patienten mit atopischer Dermatitis gefunden. Auch in Alveolarmakrophagen von Asthmatikern wurde eine erhöhte PDE-Aktivität gefunden. Es ist nicht geklärt, inwieweit diese erhöhte PDE-Aktivität Folge des chronischen Entzündungsprozesses beim Asthma oder aber Folge einer therapiebedingten Erhöhung der intrazellulären cAMP-Konzentration, z.B. nach langdauernder Therapie mit β_2-Sympathomimetika, ist. Eine therapieinduzierte Erhöhung der PDE-Aktivität könnte auch eine verminderte bronchodilatatorische Wirksamkeit von β-Agonisten in der Langzeittherapie erklären. Weiterhin könnte es jedoch auch bedeuten, daß Theophyllin einen stärkeren hemmenden Effekt auf die PDE in asthmatischen Atemwegen im Vergleich zu normalen Atemwegen besitzt.

Pulmonale Wirkungen

Die bronchodilatatorische Wirkung des Theophyllins beruht auf der muskelrelaxierenden Wirkung (Tabelle 2). Der Wirkungsmechanismus besteht wahrscheinlich in der Hemmung von PDE-Aktivitäten, wobei aufgrund des resultierenden cAMP-Anstieges am ehesten sog. Maxi-Kalium-Kanäle geöffnet werden. Der Konzentrationsbereich für die muskelrelaxierende Wirkung entspricht dem für die PDE-Hemmung.

Theophyllin dilatiert gleichermaßen große und kleine Atemwege. Ähnlich wie β_2-Sympathomimetika ist Theophyllin ein funktioneller Antagonist gegenüber verschiedenen bronchokonstriktorischen Stimuli. Im Vergleich zu jenen ist die durch Theophyllin im therapeutischen Serumkonzentrationsbereich induzierte Bronchodilatation deutlich geringer, allerdings auch länger anhaltend. Theophyllin entfaltet einen protektiven Effekt gegenüber verschiedenen unspezifischen bronchokonstriktorischen Stimuli wie Histamin, Methacholin oder Anstrengung.

Tabelle 2. Wirkspektrum von Theophyllin

Respirationstrakt
Relaxation der Bronchialmuskulatur
Hemmung der asthmatischen Spätreaktion
Verminderung der bronchialen Hyperreagibilität
Steigerung der mukoziliären Clearance
Senkung des pulmonalarteriellen Druckes
Erhöhung der Inspirationsmuskelkraft
Stimulation des Atemzentrums
Verminderung des Dyspnoe-Empfindens
Immunmodulation/Entzündungshemmung
Zentralnervensystem
Stimulation der Ventilation
Antriebssteigerung
Aktivitätssteigerung
Stimmungsbesserung
Herz-Kreislauf-System
Positiv inotrope Wirkung auf die Herzmuskulatur
Vasodilatation (Ausnahme ZNS: Vasokonstriktion)
Niere
Natriurese, Wasserdiurese
Magen
Steigerung der Sekretion (Säure, Pepsin)
Stoffwechsel
Erhöhte Lipolyse (Anstieg freier Fettsäuren)

Interessanterweise wurden diese protektiven Wirkungen bei Serumkonzentrationen < 10 mg/l beobachtet. Bereits diese Untersuchungen weisen auf nicht-bronchodilatatorische antiasthmatische Wirkungen des Theophyllins hin.

Nach Allergen-Provokation von Asthmatikern kann eine innerhalb von Minuten auftretende Bronchokonstriktion (sog. early asthmatic reaction, EAR) und eine innerhalb von Stunden auftretende Bronchokonstriktion (sog. late asthmatic reaction, LAR) beobachtet werden. Die asthmatische Frühreaktion ist durch die Wirkung von Mediatoren wie Histamin und Leukotrienen bedingt, während die asthmatische Spätreaktion auf einer zellulären Entzündungsreaktion beruht. Die Gabe von Theophyllin führt in der Regel zu einer geringen Hemmung der Frühreaktion, dagegen zu einer deutlichen Hemmung der Spätreaktion. Unabhängig von seiner bronchodilatatorischen Wirkung unterstützt damit die erhebliche inhibitorische Wirkung des Theophyllins auf die Spätreaktion die Annahme einer antiinflammatorischen Wirkung.

In enger Beziehung zur asthmatischen Spätreaktion ist die Entwicklung der bronchialen Hyperreagibilität (BHR) zu sehen. Die Wirkungen von Theophyllin auf die BHR werden nicht einheitlich beurteilt. Während in 2 Studien kein Effekt beobachtet wurde, wurde in 2 anderen Untersuchungen eine deutliche inhibitorische Wirkung auf die BHR nachgewiesen.

Das Xanthin erhöht in vitro die Schlagfrequenz der Zilien sowie die Wasser- und Mukussekretion der bronchialen Drüsen. Jedoch liegen zur Theophyllin-Wirkung auf die mukoziliäre Clearance beim Patienten widersprüchliche Ergebnisse vor.

Theophyllin führt zu einer Verminderung des mittleren Pulmonalarteriendruckes und des enddiastolischen Ventrikeldruckes und zu einer Erhöhung der Auswurffraktion. Diese Wirkungen können insbesondere in der Langzeittherapie von Patienten mit chronisch-obstruktiver Lungenerkrankung von Bedeutung sein.

Die Steigerung der Atemmuskelkontraktilität durch Theophyllin ist Gegenstand kontroverser Diskussionen. Die als Folge einer obstruktiven Ventilationsstörung auftretende dynamische Hyperinflation vermindert nicht nur die Kontraktionskraft des Zwerchfells, sondern erhöht auch die Atemarbeit. Wie kürzlich bei gesunden Probanden gezeigt wurde, verbessert Theophyllin die Kontraktilität des Zwerchfells vor allem bei kurzer Muskelfaserlänge, am ehesten bedingt durch eine Wirkung auf die Mechanismen der Exzitations-Kontraktions-Kopplung. Inwieweit diese Wirkung bei akuter Hyperinflation infolge einer Atemwegsobstruktion von Bedeutung ist, muß in weiteren Untersuchungen geklärt werden.

Im Unterschied zu β_2-Sympathomimetika besitzt Theophyllin eine direkt stimulierende Wirkung auf das Atemzentrum. Diese Wirkung ist wahrscheinlich nur bei Akutgabe therapeutisch relevant und wird im übrigen zur Behandlung des Apnoesyndroms von Neugeborenen ausgenutzt.

Gerade in Untersuchungen mit COPD-Patienten wurde wiederholt gezeigt, daß Theophyllin trotz nur geringgradiger Verbesserung der Lungenfunktionsparameter zu einer erheblichen Besserung des subjektiven Allgemeinbefindens und zu einer signifikanten Minderung des Dyspnoe-Empfindens führte. Die Besserung des subjektiven Empfindens kann durch mehrere Faktoren erklärt werden, wie z.B. die Verminderung der Atemarbeit, die erhöhte Kontraktilität des Zwerchfells, die Verminderung der Totalkapazität bei erniedrigtem Residualvolumen sowie durch die kardiovaskulären Wirkungen.

Theophyllin hemmt in vitro die Funktion nahezu aller im Rahmen der Asthma-Pathogenese relevanten proinflammatorischen

Zellen, wie z.B. neutrophile Granulozyten, eosinophile Granulozyten, T-Lymphozyten, Mastzellen, Makrophagen). In aufwendigen Untersuchungen mit Asthmatikern führte Theophyllin zu einer Hemmung der asthmatischen Entzündungsreaktion in den Atemwegen durch Reduktion der Zahl von T-Lymphozyten und durch Verminderung der Aktivität eosinophiler Granulozyten in der Mukosa der Bronchien. Diese immunmodulierenden/antiinflammatorischen Wirkungen des Theophyllins waren sogar unter gleichzeitiger Glukokortikoidtherapie zu beobachten. Dies kann bedeuten, daß die beiden Substanzklassen die asthmatische Entzündungsreaktion möglicherweise unabhängig von einander beeinflussen und in ihrer Wirkung additiv sind. Weitere Untersuchungen sind notwendig, um die antiinflammatorische Wirksamkeit des Theophyllins mit der von Glukokortikoiden vergleichen zu können.

Extrapulmonale Wirkungen

Die positiv inotrope Wirkung des Theophyllins auf den Herzmuskel ist seit langem bekannt (Tabelle 2). Unter in vitro-Bedingungen sind die direkten kardialen Wirkungen bei Konzentrationen, die dem therapeutischen Bereich entsprechen, eher gering. Es ist jedoch vorstellbar, daß unter bestimmten Bedingungen, wie z.B. einer erhöhten lokalen Adenosin-Produktion aufgrund einer Hypoxie oder durch starke ß-Rezeptorstimulation, die kardialen Wirkungen des Xanthins stärker hervortreten. Theophyllin führt bei Gesunden zu einem nur geringen Anstieg der Herzfrequenz. Jedoch können unter pathologischen Bedingungen, wie z.B. bei einer Hypoxämie aufgrund einer obstruktiven Ventilationsstörung oder im Falle einer Serumkonzentration im toxischen Bereich vielfältige tachykarde Rhythmusstörungen auftreten. Die Theophyllin-Wirkungen auf das Gefäßsystem sind komplex und hängen von den lokal vorherrschenden Bedingungen ab. In der Regel tritt eine periphere Vasodilatation auf, die in Verbindung mit der Erhöhung der kardialen Auswurfleistung zu einer im wesentlichen transitorischen Verbesserung der peripheren Durchblutung führt. Im Unterschied dazu erhöht Theophyllin den zerebrovaskulären Widerstand. Die saliuretische Wirkung stellt heute keine Indikation zur Theophyllin-Therapie mehr dar. Das Xanthin führt zu einer generalisierten Aktivitätssteigerung des Zentralnervensystems, die im Falle der Intoxikation in Erbrechen, Agitiertheit bis hin zu lebensbedrohlichen Krampfanfällen ihren Ausdruck findet.

Unerwünschte Wirkungen

Theophyllin ist ein Medikament mit einer vergleichsweise geringen therapeutischen Breite. Die Nebenwirkungen sind Ausdruck einer toxischen Wirkung und korrelieren weitgehend mit den Serumkonzentrationen bei einer allerdings ausgeprägten interindividuellen Variabilität. Im Bereich der therapeutischen Serumkonzentration treten mit einer Häufigkeit von 5–10 % unerwünschte Wirkungen, wie z.B. Tremor der Hände, Schlaflosigkeit, Übelkeit und Symptome einer Refluxösophagitis, auf. Hinsichtlich der Häufigkeit stehen die gastrointestinalen Nebenwirkungen sowohl im Kindes- als auch im Erwachsenenalter im Vordergrund. Sie sind im wesentlichen Ausdruck einer zentralnervösen Wirkung und beruhen weniger auf einer lokal irritierenden Wirkung im Magen. Bei Serumkonzentrationen >20 mg/l können insbesondere kardiale und zentralnervöse Nebenwirkungen auftreten. Bei Serumkonzentrationen >35 mg/l sind toxische Nebenwirkungen hochwahrscheinlich und potentiell letal.

Folgende Symptome/Dysfunktionen können auftreten (Auswahl):

- Gastrointestinaltrakt: Erbrechen, Übelkeit, Refluxösophagitis;

- Zentralnervensystem: Unruhe, Agitiertheit, Tremor, Kopfschmerzen; (generalisierte) Krämpfe, Hyperthermie, Hyperreflexie;
- Kardiovaskuläres System: Tachykardie, tachykarde Rhythmusstörung, diastolische systemarterielle Hypotonie;
- Stoffwechsel, Niere: Hyperglykämie, Hypokaliämie, Dehydratation.

Folgende Interventionsmöglichkeiten können bei der Theophyllin-Intoxikation zum Einsatz kommen:

- Elementarhilfen (Herz, Kreislauf, Atmung);
- Absetzen des Medikamentes;
- Dekontamination des Magen-Darm-Traktes: Aktivkohle;
- Hämoperfusion (nur bei vitaler Bedrohung);
- ggf. β-Rezeptoren-Blocker (cave Bronchospasmus) oder Verapamil;
- ggf. Diazepam (cave Atemantrieb).

Pharmakokinetik

Theophyllin wird heute überwiegend oral in Form retardierter Präparate eingesetzt. Die intravenöse Gabe in Form der Kurzzeitinfusion (nicht Injektion wegen der kardialen Nebenwirkungen!) ist ausschließlich Notfallsituationen vorbehalten. Auch nach Gabe von Theophyllin-Tropflösungen wird ein rascher Wirkungseintritt innerhalb von Minuten beobachtet. Obsolet sind folgende Anwendungen: rektal (Resorption variabel; Proktitis); inhalativ (irritierend; ineffektiv); intramuskulär (sehr schmerzhaft).

Theophyllin aus nicht-retardierten Arzneimittelzubereitungen wird rasch und vollständig resorbiert. Die Plasmaeiweißbindung beträgt ca. 50%. Die hepatische Metabolisierung erfolgt unter Beteiligung des mikrosomalen Cytochrom P450-Enzymsystems. Theophyllin wird hauptsächlich durch N-Desmethylierung und 8-Hydroxylierung zu Methylxanthinen und Methyluraten metabolisiert. Im Unterschied zum älteren Kind und zum Erwachsenen wird beim Frühgeborenen ein Teil des Theophyllins auch zum Koffein (1,3,7-Trimethylxanthin) umgewandelt, welches aufgrund seiner höheren Lipophilie langsamer als Theophyllin ausgeschieden wird. Deshalb kann es notwendig sein, bei längerdauernder Theophyllin-Therapie des Frühgeborenen auch die Koffein-Konzentration im Serum zu bestimmen. Die Eliminationshalbwertszeit von Theophyllin beträgt ca. 24 Stunden im ersten Lebensjahr, ca. 4 Stunden im Alter von 1–9 Jahren und ca. 6–8 Stunden im Erwachsenenalter. Das bedeutet, Kinder im Alter von >1 Jahr, bezogen auf das Körpergewicht, benötigen nahezu die doppelte Theophyllin-Dosis im Vergleich zum Erwachsenen. Für die im höheren Lebensalter nachlassende Theophyllin-Clearance scheinen vorwiegend Begleiterkrankungen und Multimorbidität verantwortlich zu sein.

Das Cytochrom P450-Enzymsystem kann durch zahlreiche Faktoren aktiviert (Enzyminduktion) oder auch gehemmt werden. Nikotinkonsum z.B. beschleunigt den Theophyllin-Metabolismus, während z.B. eine Rechtsherzinsuffizienz die Metabolisierungsgeschwindigkeit erniedrigt (Abb. 2). Eine gleichzeitige Pharmakotherapie mit anderen Medikamenten kann zu Arzneimittelinteraktionen mit unterschiedlicher Wirkung führen (Abb. 2, Tabelle 3). Gerade bei Vorliegen mehrerer Clearance-modifizierender Faktoren kann es schwierig sein, die optimale Theophyllin-Dosis auszuwählen. In solchen Fällen sollte von der Möglichkeit zur Bestimmung der Serum-Theophyllinkonzentration Gebrauch gemacht werden.

Therapeutischer Serumkonzentrationsbereich/ Drug Monitoring

Im Unterschied zu den anderen Antiasthmatika ist als Vorteil der Theophyllintherapie

Tabelle 3. Pharmaka, welche eine mindestens 20%-Änderung der Eliminationsrate von Theophyllin bewirken können

Verminderung der Elimination	Beschleunigung der Elimination durch
Allopurinol	Aminoglutethimid
Cimetidin	Carbamazepin
Ciprofloxacin	Phenobarbital
Enoxacin	Phenytoin
Erythromycin	Rifampicin
Östrogen	Sulfinpyrazon
Interferon	
Methotrexat	
Mexiletin	
Pentoxifyllin	
Propafenon	
Propranolol	
Ticlopidin	
Verapamil	
Zileuton	

Modifiziert nach Weinberger & Hendeles (1996).

die Möglichkeit zur Serum-Konzentrationsbestimmung anzusehen. Durch die Definition eines erwünschten Serum-Konzentrationsbereiches können erwünschte und unerwünschte Theophyllin-Wirkungen mit der jeweiligen Serumkonzentration korreliert werden. Dadurch kann die Qualität der Arzneimitteltherapie entscheidend verbessert werden.

Für die Bronchodilatation durch Theophyllin wird traditionell eine Serumkonzentration von 8–20 mg/l als optimaler therapeutischer Bereich angesehen. In diesem Bereich verhält sich die bronchodilatatorische Wirkung des Theophyllins praktisch linear zur Serumkonzentration (Abb. 2).

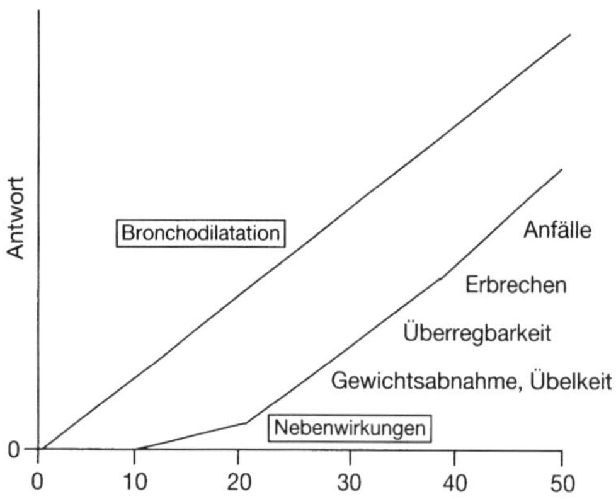

Abb. 2. Angenäherte Wiedergabe des Verhältnisses von Wirkungen und Nebenwirkungen zur Serumkonzentration von Theophyllin; übernommen von Sill, 1990

Die in einigen Untersuchungen beschriebenen antiinflammatorischen Wirkungen traten jedoch bereits in einem Serum-Konzentrationsbereich von 5–10 mg/l auf. Überwiegend wird gegenwärtig davon ausgegangen, daß in der Dauertherapie sowohl von Asthma als auch von COPD eine Serumkonzentration im 10-mg-Bereich in der Regel ausreichend ist.

Natürlich gibt es klinische Situationen, in denen eine höhere Serumkonzentration therapeutisch indiziert ist. So kann es z.B. bei der Akuttherapie einer schweren obstruktiven Ventilationsstörung sinnvoll sein, eine Serumkonzentration von 15–20 mg/l einzustellen. Auch das nächtliche Asthma gilt als ein mittlerweise klassisches Beispiel einer sog. chronoptimierten Therapie. Bei dieser Chronotherapie werden unter Verwendung moderner Theophyllin-Retardpräparate höhere Serumkonzentrationen in der Zeit des erhöhten Bedarfs – z.B. nachts

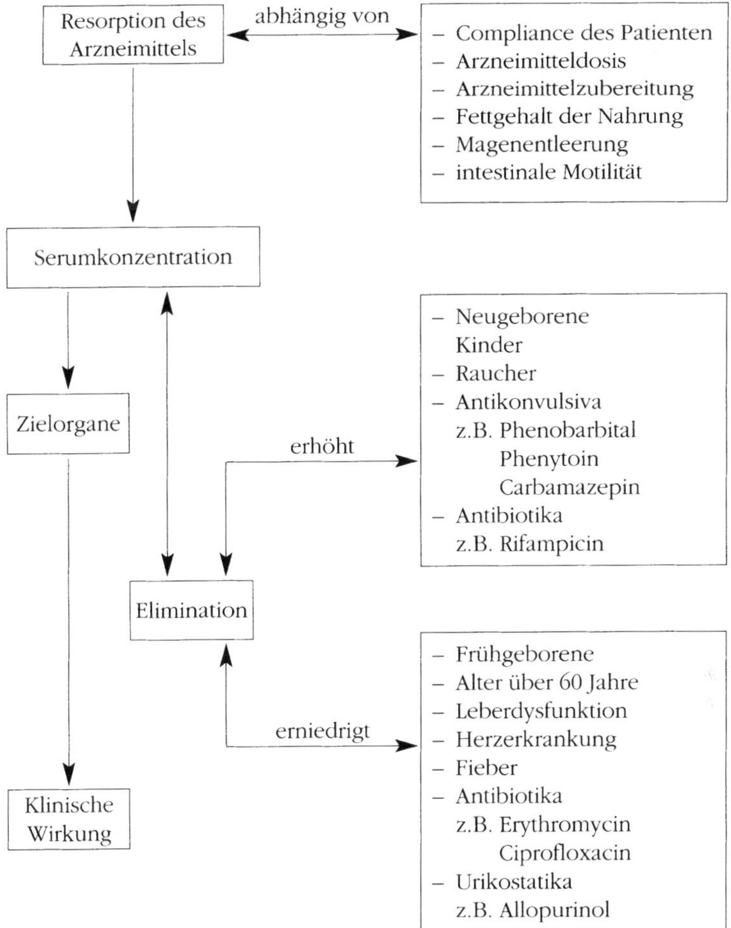

Abb. 3. Theophyllin-Therapie – Mögliche pharmakokinetische Interaktionen

oder in den frühen Morgenstunden – angestrebt.

Ein wichtiges Instrument zur Verbesserung der Wirksamkeit und der Arzneimittelsicherheit ist die Serum-Konzentrationsbestimmung, das sog. Drug Monitoring. Die Serumkonzentration des Theophyllins sollte zu Beginn einer Therapie, bei sich verändernder Wirksamkeit oder Verträglichkeit und bei einer Präparateumstellung erfolgen. Insbesondere in der Klinik stellt das therapiebegleitende Drug Monitoring ein Standardverfahren dar. Praktische Anmerkungen zum Drug Monitoring sind in Tabelle 4 zusammengefaßt. Dringliche Indikationen zur Serum-Konzentrationsbestimmung sind in Tabelle 5 aufgeführt.

Es muß jedoch betont werden, daß das Erreichen einer therapeutischen Serumkonzentration nicht das primäre Therapieziel darstellt, d.h. eine „Serum-Konzentrationskosmetik" muß vermieden werden. Das primäre Therapieziel besteht in der Verminderung der Beschwerden und in der Besserung bzw. Normalisierung der Lungenfunktion.

Dosierung

Zu Beginn der intravenösen Therapie errechnet sich die Initialdosis nach dem Ver-

Tabelle 4. Praktische Anmerkungen zum Drug Monitoring

Serum-Konzentrationsbestimmung bei Ersttherapie 3–4 Tage nach Therapiebeginn (Ausnahme. i.v.-Gabe)
Gegebenenfalls Wiederholung der Bestimmung nach Dosisanpassung
Gelegentliche Kontrolle in mehrmonatigen Abständen
Kontrollen bei sich verändernder Wirksamkeit oder Verträglichkeit
Serum/Kapillarblut morgens zwischen 7.00 und 8.00 Uhr abnehmen (Bestimmung des sog. Talwertes)

teilungsvolumen des Theophyllins und der einzustellenden „Zielkonzentration". Da das Verteilungsvolumen von 0,5 l/kg im Erwachsenenalter einigermaßen konstant ist, kann zunächst dieselbe Initialdosis (mg/kg Körpergewicht) für alle Patienten verwendet werden. So resultiert z.B. eine Initialdosis von 5 mg/kg Körpergewicht (als 20–30 min-Infusion) in einer Serumkonzentration im 10-mg-Bereich. Jede Steigerung der Initialdosis um 1 mg/kg nicht-retardierter Theophyllinzufuhr erhöht die Serumkonzentration akut um ca. 2 mg/l. Nach Applikation der Initialdosis kann die Erhaltungsdosis aus der Serumkonzentration und der totalen Körperclearance (0,04 l/kg × h) bei einem gesunden Nichtraucher im Erwachsenenalter berechnet werden. So beträgt die Erhaltungsdosis bei einem „Ziel" von 10 mg/l im Serum 0,4 mg × $(kg \times h)^{-1}$. Bei einer bereits bestehenden Theophyllin-Vormedikation sollte die weitere intravenöse Theophyllin-Gabe erst nach Bestimmung der Serumkonzentration erfolgen.

Die Dauertherapie wird ausschließlich mit Retardpräparaten durchgeführt. Wegen der besseren Verträglichkeit wird man zunächst mit niedrigen Tagesdosen die Therapie beginnen, z.B. mit 2×250 mg/die im Erwachsenenalter. Nach mehreren Tagen folgt die sukzessive Dosissteigerung auf z.B. 2×375 mg/die bis zu 2×500 mg/die, je nach Körpergewicht und gewünschtem Effekt. Bei Tagesdosen >1000 mg sollte eine Serum-Konzentrationsbestimmung erfolgen, um letztendlich auch Informationen über die Einnahmecompliance zu gewinnen.

Gerade in Hinblick auf die Arzneimittelsicherheit kommt der pharmazeutischen und galenischen Qualität retardierter Präparate eine besondere Bedeutung zu. Derzeitiger Stand der galenischen Entwicklung ist eine pH-unbhängige Freisetzung, die auch durch erhöhte mechanische Beanspruchung oder oberflächenaktive Substanzen, wie z.B. Gallensäuren, nicht beeinflußt wird. Es sollten nur solche Retardpräparate eingesetzt werden, für die eine gleichmäßige und vollständige Resorption (>90%) belegt ist und die keine durch Nahrungsaufnahme bedingte schlagartige Freisetzung des Wirkstoffes („dose dumping") aufweisen. Ergebnisse von in vitro-Untersuchungen zeigen nicht nur deutliche Unterschiede in der Freisetzung bei den auf dem Markt befindlichen

Tabelle 5. Dringliche Indikationen zur Serum-Konzentrationsbestimmung

Ungenügende Wirkung
Verdacht auf unzuverlässige Einnahme
Herzinsuffizienz
Aktive Lebercirrhose
Verdacht auf schwere unerwünschte Wirkung
Akute Exazerbation einer obstruktiven Ventilationsstörung (insbes. bei Theophyllin-Vormedikation)

Retardpräparaten, sondern auch, für die Mehrzahl der Retardpräparate, erhebliche Abhängigkeiten vom pH-Wert, von der Agitationsintensität und dem Zusatz von Tensiden.

In Deutschland sind mehr als 20 Theophyllin-Retardpräparate verfügbar. Bisher liegen keine ausreichenden Informationen zur Bioäquivalenz von Theophyllin-Retardpräparaten vor. Die Präparate sind dann bioäquivalent, wenn sich ihre Serumkonzentrationsprofile bezüglich Ausmaß und Geschwindigkeit der Resorption nur in engen Grenzen, z.B. um den Faktor 0,8 bis 1,25 unterscheiden. Zur Beurteilung der Bioäquivalenz werden grundsätzlich zwei Aspekte herangezogen:

- die Geschwindigkeit der Resorption,
- das Ausmaß der Resorption.

Als pharmakokinetische Kenngröße für das Ausmaß der Resorption dient die Fläche unter der Konzentrations-Zeit-Kurve (abgekürzt als AUC, area under the curve). Die Geschwindigkeit der Resorption wird am besten durch die sog. Plateauzeit charakterisiert. Die Plateauzeit ist definiert als die Zeit in Stunden innerhalb eines Dosierungsintervalls, während der die Theophyllin-Serumkonzentration über 75 % der maximalen Konzentration C_{max} bleibt; sie wird deshalb auch als T75% C_{max} bezeichnet. Lange Plateauzeiten spiegeln eine langsame Freisetzung und damit eine langsame Resorption wider, kurze Plateauzeiten reflektieren eine schnelle Freisetzung und führen damit zu einer schnellen Resorption. Generell zeichnen sich galenisch optimierte Retardpräparate dadurch aus, daß die Geschwindigkeit der Wirkstoff-Freisetzung der limitierende Schritt für die Geschwindigkeit der Resorption ist.

Des weiteren gilt, daß je niedriger der erwünschte Serum-Konzentrationsbereich für Theophyllin ist, desto höher werden die Anforderungen an die Produktqualität eines Präparates. Klinisch läßt sich die Produktqualität anhand der Plateauzeit und der Fluktuation der Serumkonzentration beurteilen. Die Serum-Konzentrationfluktuation ist charakterisiert durch %-Peak-trough-Fluktuation (PTF) = 100 $(C_{max} - C_{min})/Cav$, wobei C_{min} die minimale Konzentration über ein Dosierungsintervall darstellt, während Cav = AUC/24 die mittlere steady state-Konzentration darstellt. Optimale Theophyllin-Retardpräparate zeichnen sich dadurch aus, daß sie bei zweimal täglicher Gabe mittlere Peak-trough-Fluktuationen von maximal 50 % haben. Dies entspricht z.B. bei mittleren Serumkonzentrationen von 10 mg/l Peak-Konzentrationen von 13 mg/l und Trough-Konzentrationen von

Tabelle 6. Charakterisierung von Theophyllin-Retardpräparaten anhand ihres steady state-Profils. (Deutsche Produktnamen, Österr. und Schweizerische, siehe Anhang, S. 485)

Präparat	Anzahl	PTF (%)	Plateauzeit T75%C_{max} (h)
		geometrisches Mittel (68-%-Bereich entspr. ± 1 SD)	
Zweimal tägliche Gabe			
Euphylong®	18	45 (36, 56)	18,6 (15,6 22,2)
Theo-Dur®	18	49 (35, 69)	14,4 (9,8 21,1)
Einmal tägliche Gabe			
Euphylong®	12	85 (70, 105)	12,2 (10,5 14,2)
Uniphyllin®	12	129 (98, 170)	7,7 (5,8, 101,)

Die Messungen wurden im steady state an den Tagen 5/6 (zweimal tägliche Gabe) bzw. an den Tagen 7/8 (einmal tägliche Gabe) durchgeführt. Nach Keller et al. (1994).

8 mg/l. Bei täglicher Einmalgabe sollten die Peak-trough-Fluktuationen 100 % nicht überschreiten, was z.B. bei mittleren Spiegeln von 10 mg/l einer Peak-Konzentration von 15 mg/l und einer Trough-Konzentration von 5 mg/l entspricht. Diese Forderung wird nur von sehr wenigen Einmal-pro-Tag-Theophyllin-Präparaten erreicht.

In Tabelle 6 wird dargestellt, wie anhand von Plateauzeiten und Fluktuationen von Serumkonzentrationen die Produktqualität von Theophyllin-Retardpräparaten beurteilt werden kann. Mit Hilfe dieser beiden Kenngrößen kann der Arzt praxisrelevante Aussagen treffen, wie lange eine bestimmte Serumkonzentration aufrechterhalten werden kann bzw. welche Konzentration zu einer bestimmten Zeit nach der letzten Einnahme vorliegt. Für die Praxis bedeutet dies, daß der verschreibende Arzt sich auf nur wenige Theophyllin-Präparate konzentrieren soll; die angeführten Parameter zur Beurteilung der Produktqualität sollten ihm bekannt bzw. für ihn verfügbar sein. Eine Substitution der verschiedenen Retardpräparate ohne begleitendes Drug Monitoring ist problematisch und potentiell risikoreich.

Besonderheiten

Schwangerschaft

Beim Menschen gibt es keine Hinweise für eine teratogene Wirkung des Theophyllins. Eine Änderung der Initialdosis (mg/kg KG) ist in der Schwangerschaft nicht notwendig. Da allerdings die Theophyllin-Clearance im 3. Trimenon potentiell vermindert ist, sollte zur Vermeidung potentiell toxischer Theophyllin-Wirkungen in dieser Phase der Schwangerschaft die Serumkonzentration wiederholt kontrolliert bzw. eine Dosisanpassung vorgenommen werden. Im Vergleich zu β_2-Sympathomimetika ist die Hemmung der Uteruskontraktilität durch Theophyllin viel geringer. Bei multiparen Frauen mit Asthma wurde über eine verzögerte Entbindung unter der Theophyllin-Therapie berichtet, ohne daß Folgen für Mutter und Kind zu befürchten sind. Da zudem ein nicht ausreichend therapiertes Asthma ein größeres Risiko als eine möglicherweise geringfügig verlängerte Entbindung darstellt, gilt prinzipiell die Empfehlung, die Theophyllin-Therapie auch bei multiparen Frauen in der Schwangerschaft fortzusetzen. Die Theophyllin-Konzentration im Nabelschnurblut entspricht der im Blut der Mutter. Beim Neugeborenen sind die Zeichen toxischer Theophyllin-Wirkungen besonders zu beachten bzw. entsprechende Serum-Konzentrationsmessungen sind indiziert, insbesondere unter Berücksichtigung einer deutlich verminderten Theophyllin-Clearance bei Früh- und Neugeborenen.

Hepatopathien

Bei Erkrankungen der Leber ist die Eliminationshalbwertszeit für Theophyllin oft erheblich verlängert, wobei die Schwere der Funktionsstörung und die Verzögerung der Theophyllin-Elimination korrelieren. Die Verminderung der hepatischen Clearance ist bei akuter Hepatitis und bei dekompensierter Zirrhose ausgeprägt. Auch bei Lebererkrankungen kann der Metabolismus von Theophyllin durch Induktion beschleunigt werden, so daß auch bei bekannter pathologischer Leberfunktion und unter Berücksichtigung v.a. der Medikamentenanamnese Aussagen zur Theophyllin-Dosierung nur bei Kontrolle der Serumkonzentration möglich sind.

Klinische Anwendung von Theophyllin

Asthma bronchiale

Als Reliever, d.h. in der akuten symptomatischen Therapie, ist Theophyllin in der Regel schwächer wirksam als β_2-Sympathomimetika, welche ausschließlich als Bedarfsmedikation in der Langzeittherapie eingesetzt werden. Insbesondere in der Akuttherapie der schweren Atemwegsobstruktion kann Theophyllin von Nutzen sein, vor allem bei Berücksichtigung der Erfahrung, daß viele Patienten bereits β-Sympathomimetika in hohen Dosen eingenommen haben. Bei einer schweren Atemwegsobstruktion ist es sinnvoll, die Serum-Theophyllin-Konzentration im Bereich von 15–20 mg/l einzustellen.

Bei überwiegend nächtlichen oder frühmorgendlichen Beschwerden ist zunächst eine Intensivierung der antiinflammatorischen Therapie notwendig. Vor der Gabe eines oralen Glukokortikoids bietet sich die Gabe von Theophyllin als therapeutische Option an, wie im ünrigen auch die Gabe von β_2-Sympathomimetika. In diesem Fall hat sich die abendliche Einmalgabe eines Theophyllin-Retardpräparates bewährt, um durch Erzielung einer höheren Serumkonzentration (sog. nocturnal excess) der nächtlichen Obstruktion wirksam vorzubeugen.

Zusätzlich zu seinen Eigenschaften als Reliever besitzt Theophyllin noch Eigenschaften als Controller des Asthmas. Hierbei sind weitere Langzeitstudien notwendig, um den Stellenwert von Theophyllin als Basistherapeutikum im Vergleich zu den topischen Steroiden beurteilen zu können. Neuere Untersuchungen haben gezeigt, daß hinsichtlich der Asthma-Kontrolle die Kombination aus niedrigdosierten topischen Steroiden (< 1 mg/die) plus Theophyllin mindestens genauso gut wirksam ist wie die Monotherapie mit hochdosierten topischen Steroiden. In der Langzeittherapie ist eine Serum-Theophyllin-Konzentration im 10-mg-Bereich in der Regel ausreichend. Bei höherem Schweregrad des Asthmas ist die Gabe von Theophyllin absolut indiziert, vor allem um die niedrigstmögliche orale Steroiddosis einzusetzen.

COPD

Theophyllin wird in allen Therapiempfehlungen zur COPD als Basistherapeutikum angesehen. Unabhängig vom Ausmaß der Lungenfunktionswerte ließ sich bei COPD-Patienten mit Theophyllin häufig eine Verbesserung der Lebensqualität (körperliche Belastbarkeit, Dyspnoe-Empfinden) nachweisen. Insbesondere in den größeren, kontrollierten Untersuchungen wurde der Benefit einer Theophyllin-Dauertherapie evident, vor allem auch bei Patienten mit einer schweren COPD. Dabei sollte berücksichtigt werden, daß auch bei nur geringgradigen objektiven Verbesserungen der subjektive Nutzen des Patienten sehr viel größer sein kann. Unter Berücksichtigung der mit COPD assoziierten Morbidität und Mortalität ist ein Therapieversuch mit Theophyllin über mehrere Monate sinnvoll. Dabei sollte die Therapie an den individuellen Bedarf des Patienten und an die klinische Situation angepaßt werden.

Obstruktives Schlafapnoe-Syndrom

Entsprechend neueren Untersuchungen führte die Gabe von niedrigdosiertem Theophyllin zu einer symptomatischen Besserung bei leichteren Formen des Schlafapnoe-Syndroms und kann daher als Ergänzung zu den präventiven Maßnahmen angesehen werden. Die Theophyllin-Therapie ist jedoch kein Ersatz für die nächtliche Überdruckbeatmung.

Apnoe-Syndrom bei unreifen Früh-/Neugeborenen

Die Methylxanthine Theophyllin und Koffein werden zur Behandlung wiederholt auftretender Apnoe-Phasen bei unreifen Früh- bzw. Neugeborenen eingesetzt. Auch hier werden eher niedrige Serum-Theophyllin-Konzentrationen im 5–10 mg/l-Bereich eingesetzt. Die Xanthin-Wirkung beruht am ehesten auf der zentralen Stimulation der Ventilation. Die extrem langsame Xanthin-Elimination in diesem Lebensalter ist zu berücksichtigen.

Ausblick

In der Vergangenheit waren alle Bemühungen, eine Theophyllin-ähnliche Substanz mit geringeren extrapulmonalen Wirkungen zu entwickeln, erfolglos gewesen. Basierend auf der Identifizierung unterschiedlicher PDE-Isoenzyme wird gegenwärtig versucht, isoenzymselektive Pharmaka mit bronchodilatatorischen bzw. antiinflammatorischen Eigenschaften zu entwickeln. Bisher ist noch nicht abzuschätzbar, ob aus diesen Forschungsaktivitäten ein „neues Theophyllin" entstehen wird.

Schlußfolgerung

Die Therapie mit Theophyllin muß immer an den individuellen Bedarf des Patienten angepaßt werden. In der Dauertherapie von Asthma und COPD ist eine Serumkonzentration im 10-mg-Bereich in der Regel ausreichend. Die Serum-Konzentrationsbestimmung kann ein wichtiges Hilfsinstrument sein. Wie bei jeder anderen Arzneimitteltherapie auch sollte der therapeutische Nutzen der Theophyllin-Therapie objektiviert werden. Hierzu bieten sich an:

- Subjektives Befinden;
- Klinische Symptomatologie;
- Lungenfunktionsprüfung (Peakflow, Spirometrie, Ganzkörperplethysmographie);
- Kontrollierter Auslaßversuch.

Literatur

1. Barnes PJ, Pauwels RA (1994) Theophylline in the management of asthma: time for reappraisal? Eur Respir J 7: 579–591
2. Evans DJ, Taylor DA, Zetterstrom O, Chung KF, O'Connor BJ, Barnes PJ (1997) A comparison of low-dose inhaled budesonide plus theophylline and high-dose inhaled budesonide for moderate asthma. N Engl J Med 337: 1412–1418
3. Fragoso CAV, Miller MA (1993) Review of the clinical efficacy of theophylline in the treatment of chronic obstructive pulmonary disease. Am Rev Respir Dis 147: S 40–47
4. Keller A, Tenor H, Götz J, Schudt C, Steinijans V (1994) Theophyllin in der kausalen Asthmatherapie. Atemw Lungenkrh 20: S 161–172
5. Sill V (1990) Klinisch-pharmakologische Zielvorgabe für Theophyllin-Retardpräparate. In: Blume H (ed) Bioäquivalenzbeurteilung retardierter Theophyllin-Fertigarzneimittel. Govi, Frankfurt
6. Ukena D, Keller A, Nolte D (1996) Theophyllin – Controller und Reliever bei Asthma und COPD. Dustri, München, pp 1–158
7. Ukena D, Keller A, Sybrecht GW (1994) Theophyllin: Neues zu einem bewährten Medikament. Die duale Wirkung in der Therapie des Asthma bronchiale. Med Klin 89: 668–674
8. Ukena D, Koper I, Sybrecht GW (1990) Therapie des Asthma bronchiale in der Schwangerschaft. Z Geburtsh Perinat 194: 188–199
9. Ukena D, Schlimmer P, Sybrecht GW (1989) Die Therapie obstruktiver Ventilationsstörungen. Teil II: Xanthine, Calciumantagonisten und VIP. Med Klin 84: 347–354
10. Ukena D, Harnest U, Sakalauskas R, Magyar P, Vetter N, Steffen H, Leichtl S, Rathgeb F, Keller A, Steinijans VW (1997) Comparison of addition of theophylline to inhaled steroid with doubling of the dose of inhaled steroid in asthma. Eur Respir J 10: 2754–2760
11. Weinberger M, Hendeles L (1996) Theophylline in asthma. N Engl J Med 334: 1380–1388

Entzündungshemmende Medikamente

Glukokortikoide

R. Wettengel

Glukokortikoide sind die wichtigste Stoffklasse für die Behandlung entzündlicher Atemwegserkrankungen und einiger Lungengerüsterkrankungen. Beispiele für ihre überragende Bedeutung sind das Asthma, bestimmte Stadien und Verläufe der Sarkoidose, die eosinophile Pneumonie und die organisierende Pneumonie (BOOP). Die erwünschten Wirkungen der Glukokortikoide treten im Hormonexcess auf. Sie sind deshalb von den unerwünschten Effekten unphysiologischer Konzentrationen prinzipiell nicht zu trennen. Eine Ausnahme bildet die topische Anwendung. Substanzen mit starker lokaler Wirkung, aber geringer oraler Bioverfügbarkeit sind in bestimmten Dosisbereichen frei von relevanten systemischen Wirkungen. Damit wurde die Grundlage für eine effektive und risikoarme Langzeitbehandlung chronischer Atemwegserkrankungen geschaffen.

Werdegang der Entwicklung

Vor 50 Jahren ereignete sich das „Kortisonwunder": Eine Patientin, die wegen einer schweren Polyarthritis ans Bett gefesselt war, konnte zwei Tage nach der Injektion von 2×50 mg Kortison das Bett und die Klinik verlassen. Bereits ein Jahr später wurde in einer Publikation aus der Mayo-Klinik über wesentliche Merkmale einer Kortison-Therapie berichtet:

Der klinische Effekt tritt nach wenigen Tagen ein und ist dosisabhängig.

Nach Absetzen der Therapie kommt es innerhalb weniger Tage zum Rezidiv.

Bei langfristiger Anwendung treten unerwünschte Wirkungen auf.

Dem Einsatz von Kortison bei rheumatischen Erkrankungen folgte die Anwendung bei zahlreichen Indikationen. Schon früh wurde über die Wirkung von Kortison bei Asthma und Heuschnupfen berichtet [1]. Rasch haben sich die Glukokortikoide und ACTH dann als Asthmamittel etabliert. Die zugrundeliegenden pathophysiologischen Vorstellungen muten nach vier Jahrzehnten erstaunlich modern an:

„Die außerordentlichen Erfolge ... von Kortison beruhen wohl in der Hauptsache auf einer Unterdrückung der mesenchymalen Reaktionen; ‚antientzündlich' durch Verminderung der Leukozytenmigration und des reaktiven Ödems. Bedingt wirkungsvoll beim akuten Asthmaanfall, nahezu unbedingt beim Status asthmaticus ... Rezidive nach Absetzen des Mittels! Es wird am besten zu kurz dauernden Kuren verwendet" [2].

Die Wirkung von Glukokortikoiden beim Asthmaanfall wurde lange Zeit kontrovers diskutiert, denn die Ergebnisse von Therapiestudien waren nicht einheitlich. Mit einer „kritischen kontrollierten Studie" [3] wurden zwei wichtige Erkenntnisse gewonnen.

Glukokortikoide sind bei akutem Asthma im Vergleich mit Placebo überlegen.

Die meßbare Wirkung setzt mit einer Latenz von Stunden ein. Signifikante Unterschiede des Befindens und der Lungenfunktion werden nach 6 Stunden, eine weitere Besserung über 12 Stunden beobachtet.

Dem „Kortison-Wunder" folgte die Kortison-Ernüchterung. Um unerwünschte Wirkungen einer systematischen Langzeitbehandlung zu vermeiden, wurden orale Glukokortikoide nur im Rahmen einer Stoßtherapie eingesetzt. Bemühungen um eine effektive lokale Behandlung waren zunächst nicht erfolgreich, weil die verwendeten Steroid-Lösungen ausgeprägte systemische Effekte hatten. Erst mit der Entwicklung von Substanzen, die sich durch starke lokale Wirkung, geringe orale Bioverfügbarkeit und hohen first-pass-Metabolismus auszeichneten – in den siebziger Jahren Beclomethasondipropionat und Betametason-17-valerat –, gelang der Durchbruch. Spätere Entwicklungen waren Budesonid und Fluticasonpropionat. Während der letzten zwei Jahrzehnte wurden topische Steroide zunehmend zur Langzeittherapie des Asthmas eingesetzt. Korrespondierend mit der ansteigenden Verordnung ging in den Jahren 1978 bis 1989 die Zahl der Krankenhauseinweisungen wegen Asthma-Exacerbationen zurück [4].

In Großbritannien, dem Land mit der im internationalen Vergleich größten Verordnungshäufigkeit topischer Steroide, zeigt sich in den letzten Jahren auch eine Verminderung der Asthmamortalität [5].

Inhalative Glukokortikoide sind in den Therapierichtlinien wissenschaftlicher Gesellschaften als Basistherapie („Controller") des Asthmas anerkannt. Die Umsetzung dieser Therapierichtlinien in der Praxis ist allerdings noch ungenügend. Vergleichende Untersuchungen in zwei Orten in Frankreich haben ergeben, daß die Mehrzahl der Patienten mit schwerem Asthma nicht mit Glukokortikoiden behandelt wird [6].

Die Bedeutung der Glukokortikoide für die Langzeitbehandlung der chronisch-obstruktiven Bronchitis ist noch nicht eindeutig geklärt. Ihr Einsatz bei Lungengerüsterkrankungen macht eine differenzierte Indikationsstellung und eine sorgfältige Verlaufsbeobachtung erforderlich.

Chemische Zusammensetzung

Für die systemische Therapie stehen 10 Kortison-Derivate zur Verfügung (Abb. 1). Alle Substanzen binden an den gleichen intrazellulären Rezeptor und induzieren die Bildung spezifischer Proteine, die wiederum die Kortisolwirkungen an Zielzellen vermitteln. Daraus folgt, daß prinzipiell mit den gleichen erwünschten und unerwünschten Wirkungen zu rechnen ist. Unterschiede bestehen jedoch bezüglich der Pharmakokinetik und der Wirkstärke.

Die Strukturformeln der inhalativen Glukokortikoide sind auf Abb. 2 dargestellt. In Deutschland sind vier Substanzen im Handel (Beclometasondipropionat (BDP), Budesonid (BUD), Flunisolid (FL) und Fluticasonpropionat (FP).

Pharmakodynamik

Zu den physiologischen Glukokortikoidwirkungen gehören die Steuerung des Was-

Strukturformel	Internationaler Freiname	Handelspräparat (Eingetragenes Warenzeichen)	Relative antiphlogistische Wirksamkeit (Cortisol = 1)	Relative Mineralocorticoidwirkung (Cortisol = 1)
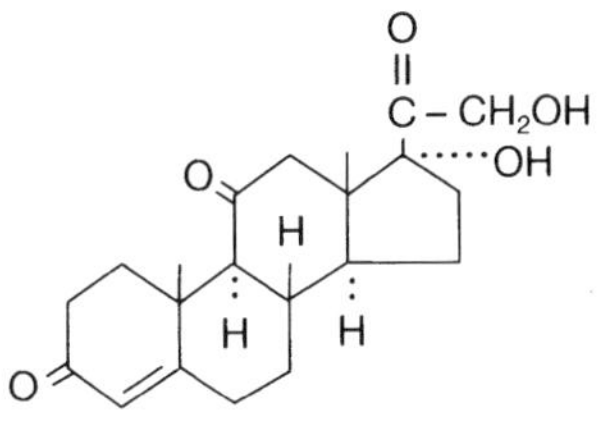	Cortison		0,8	0,8
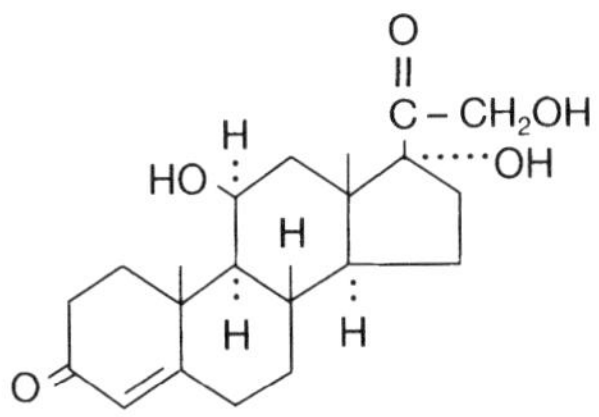	Hydrocortison (Cortisol)	Ficotril, Hydrocortison „Hoechst)	1	1
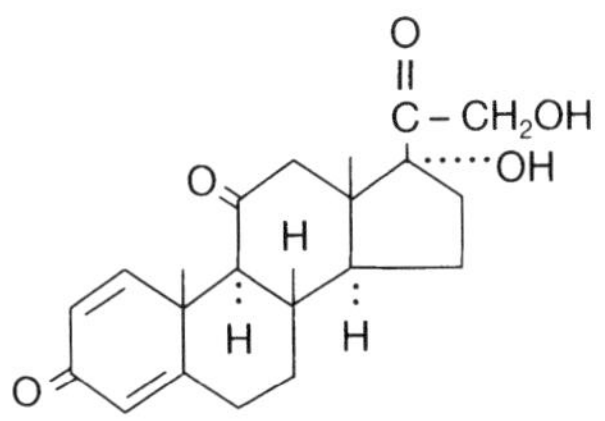	Prednisolon	Decortin, Rectodelt, Ultracorten	4	0,6
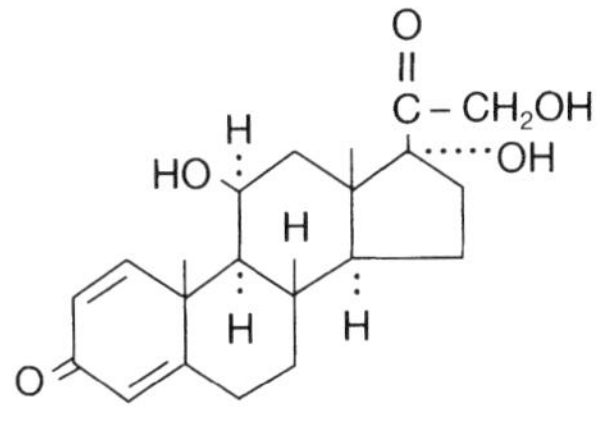	Prednisolon	Decaprednil, Decortin H Deltacortril, Hostacortin H, Predni-Coelin, Scherisolon, Ultracorten-H	4	0,6
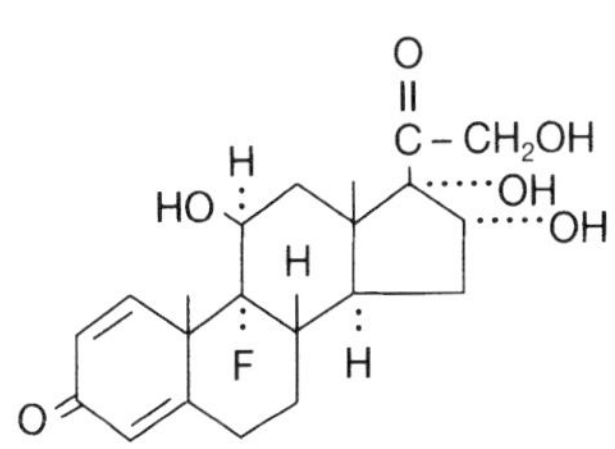	Triamcinolon	Delphicort Volon; als Acetonid: Volon A	6	0

Abb. 1. Glukokortikoide zur systemischen Anwendung

Abb. 1. Fortsetzung

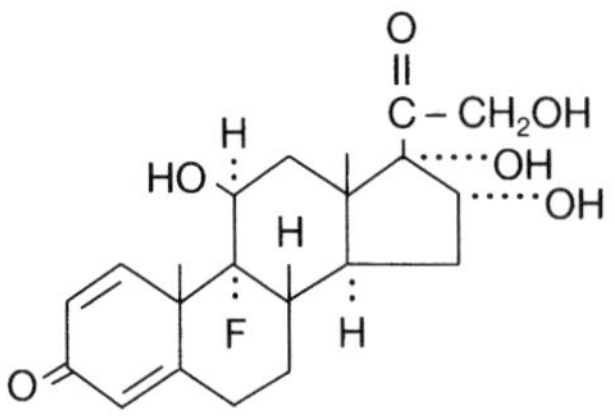	Methyl-prednisolon	Medrate, Urbason	5	0
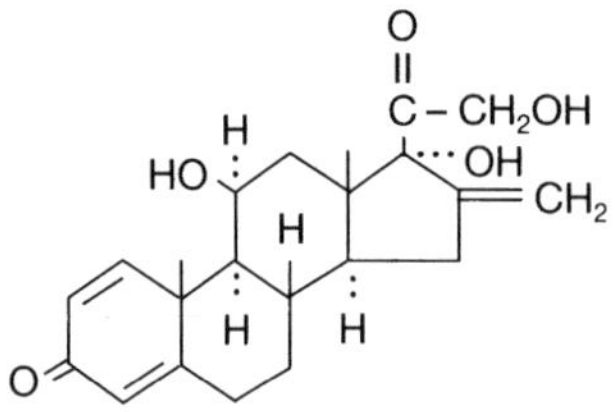	Prednilyden	Decortilen	4	0
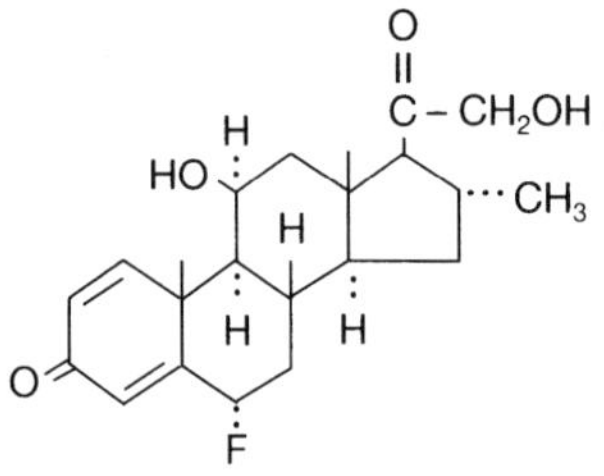	Floucortolon	Ultralan	5	0
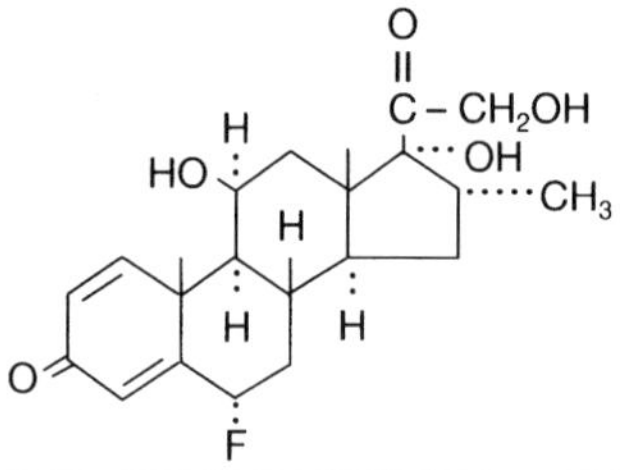	Paramethason	Monocortin	10	0
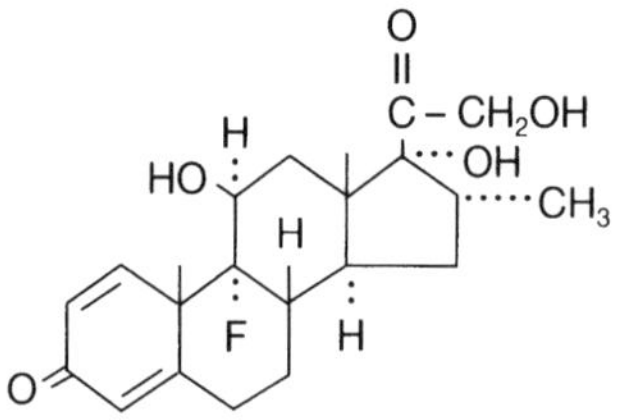	Dexamethason	Decadron, Dexamed, Fortecortin	30	0
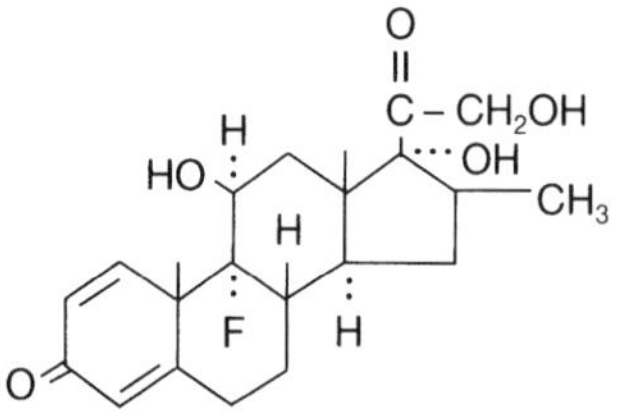	Betamethason	Betnesol, Celestan	30	0

GCS	X	Y	D
Beclomethason-dipropionat	H	Cl	
Budesonid	H	H	
Flunisolid	F	H	
Fluticason-propionat	F	F	

Abb. 2. Strukturformeln der inhalativen Glukokortikoide. Die Substituenten in Position 6 *(X)* und in Position 9 *(Y)* sind getrennt von den Veränderungen am D-Ring dargestellt

serhaushaltes, die Aufrechterhaltung des Blutdrucks, der Muskelkontraktionsfähigkeit und der Blutglukose- und Leberglykogenkonzentration.

Molekularer Wirkungsmechanismus

Rezeptoren für Steroidhormone sind Proteine, die in großer Zahl an allen Körperzellen vorkommen. Ihre Struktur konnte aufgeklärt werden. Man unterscheidet in Domänen die steroidbindende, die DNS-bindende und die immunogene Region. Subtypen sind bisher nicht eindeutig identifiziert worden. Daraus folgt, daß Steroidrezeptoren wahrscheinlich in allen Zellen identisch sind, so daß eine Differentialtherapie im Falle der Glukokortikoide – anders als bei den Betarezeptoren – nicht möglich ist.

Die molekularen Wirkungen der Glukokortikoide werden durch verschiedene Schritte vorbereitet: Aktivierung des Rezeptors, Bindung des Hormon-Rezeptor-Komplexes an den Zellkern, Kontakt zu Genregionen, in denen spezifische Proteine (Lipokortine) synthetisiert werden. Bisher gelang die Isolierung und gentechnische Herstellung von acht Lipokortinen. Die Erwartung, daß damit eine Entzündungshemmung ohne unerwünschte Hormonwirkungen erreicht werden könnte, wurde allerdings enttäuscht.

Die antiinflammatorische Wirkung von Glukokortikoiden wird mit der Hemmung der Phospholipase A2 erklärt. Dieses Enzym katalysiert die Bildung von Arachidonsäure aus Membranphospholipiden. Seine Hemmung führt infolge von Substratmangel zu einer verminderten Synthese von Entzündungsmediatoren aus dem Cyclooxygenase- und Lipoxygenase-Stoffwechsel. Die Hemmung der Phospholipase A2 erfolgt nicht direkt, sondern durch Bindung von Lipokortin an Membranlipide, die damit der hydrolytischen Spaltung durch die Phospholipase entzogen werden.

In sehr hohen Konzentrationen führt die Anlagerung von Glukokortikoiden an die Zellmembran zu einer unspezifischen Veränderung der Permeabilität, die den Austritt von Lysozymen verhindert. Sofortwirkungen der Glukokortikoide könnten auf diese Weise zustande kommen.

Neben der Synthesehemmung von Entzündungsmediatoren werden zahlreiche weitere pathophysiologische Mechanismen beeinflußt. Glukokortikoide hemmen die Zytokin-Produktion in Entzündungszellen (z.B. Makrophagen, aktivierte T-Zellen, Eosinophile) und wurden deshalb als „Breitband-Zytokin-Antagonisten" bezeichnet. Ein klinisches Beispiel für diese Wirkung der Glukokortikoide ist die Hemmung der Spätreaktion nach einer Allergenbelastung. Weitere Wirkungen der Glukokortikoide betreffen die Kapillarpermeabilität. Sie erzeugen eine Vasokonstriktion und haben damit einen antiödematösen Effekt. Darüber hinaus werden Mediatoren gehemmt, die eine vermehrte Durchlässigkeit von Gefäßendothelien hervorrufen wie PAF oder Kapsaicin. Gehemmt werden auch Mediatoren, die die Tätigkeit von Becherzellen und submucösen Drüsen stimulieren. Damit wird die für entzündliche Atemwegserkrankungen typische Hypersekretion vermindert.

Die Wirkung der Glukokortikoide auf Betarezeptoren führt dazu, daß die Wirkung der Katecholamine wiederhergestellt wird. Die Grundlage für diesen „permissiven Effekt" ist der Einfluß auf verschiedene Mechanismen, die für die Dichte und Funktion der Betarezeptoren verantwortlich sind.

Ein wichtiger klinischer Effekt der Glukokortikoide bei Asthma ist die Beeinflussung der bronchialen Hyperreaktivität, die insbesondere nach langfristiger topischer Anwendung beschrieben worden ist.

Systemische Glukokortikoide

Standardpräparate für die systemische Therapie sind Prednison und Prednisolon. Zahlreiche Derivate wurden synthetisiert in der Absicht, potentere Substanzen in die Hand zu bekommen. Fluorierte Derivate haben im Vergleich mit Kortisol eine 10- bis 20fach stärkere entzündungshemmende Wirkung. Allerdings sind auch ihre Stoffwechseleffekte größer und die Hemmung des Regelkreises ist infolge der langen Plasmaeliminations-Halbwertszeiten (36 bis 72 Stunden für Para-, Dexa- und Betamethason) stärker ausgeprägt. Deshalb haben diese Substanzen kein günstigeres Risikoprofil und sind nur für besondere Indikationen (Hirnödem) geeignet. Erwartungen, daß bestimmte Neuentwicklungen spezifische Vorteile aufweisen, haben sich nicht bestätigt. Die geringere Ausprägung unerwünschter Wirkungen, z.B. von Cloprednol auf den Knochenstoffwechsel dürfte auf fehlerhaften Dosisrelationen der verglichenen Präparate beruhen und mit einer verminderten therapeutischen Wirkung erkauft sein.

Inhalative Glukokortikoide

Modifikationen an den Positionen 6 und 9 des Steranrings und insbesondere die Substitution an den C-Atomen 16 und 17 der Seitenketten haben zu einer Kombination günstiger Eigenschaften geführt:

- Hohe Rezeptoraffinität;
- Vermehrte Aufnahme und längere Verweildauer im Gewebe bei lokaler Anwendung;
- Rasche Metabolisierung in der Leber nach systemischer Absorption [7].

Die heute verfügbaren topischen Glukokortikoide haben unterschiedliche pharmakologische Eigenschaften. BDP, das im Lungengewebe in den eigentlichen Wirkstoff BMP (Beclomethason-Monopropionat) transformiert wird, hat im Vergleich mit BUD eine geringere Rezeptoraffinität und einen 2- bis 4fach geringeren first-pass-Metabolismus. FP zeichnet sich im Vergleich mit allen anderen inhalativen Glukokortikoiden durch die höchste Rezeptoraffinität und eine besonders rasche Inaktivierung in der Leber aus. Seine große Fettlöslichkeit bewirkt eine lange Halbwertzeit von 8 bis 14 Stunden und damit eine lange Verweildauer im Gewebe.

Vergleichende Untersuchungen der Wirkstärke topischer Glukokortikoide bedienen sich folgender Methoden:

„Skin blanching-test" in verschiedenen Modifikationen.

Prinzip: Aufbringen einer wässrigen Lösung des Glukokortikoids auf die Haut des Unterarms, Okklusion über 18 Stunden und

Abschätzen des „Bleicheffekts" auf einer visuellen Analogskala in festgelegten Intervallen über 24 Stunden. Bei vergleichenden Untersuchungen wird die Fläche unter der Kurve bewertet. In diesem Modell ergaben sich identische Werte für BUD und FP [8].
Messungen der Verweildauer auf der Schleimhaut und im Gewebe.
Prinzip: Inkubation von Lungengewebe über eine Stunde; Exposition der Trachea von Ratten mit einer Lösung über 10 Min.; Instillation einer Lösung in die Trachea oder Inhalation einer alkoholischen Lösung. Diese Studien ergaben Unterschiede in der lokalen Pharmakokinetik, die für das Wirkprofil einer Substanz in gleicher Weise relevant sind wie Unterschiede in der Rezeptoraffinität.

Ort und Umfang der systemischen Absorption

Systemische Wirkungen entstehen durch den verschluckten Anteil inhalierter Glukokortikoide, der dem first-pass-Effekt entgeht. Dieser Anteil ist erheblich bei BDP, gering bei BUD und nahe Null bei FP. Im letzteren Falle kommen systemische Effekte dadurch zustande, daß die Lunge eine große Resorptionsfläche bietet.
Entscheidend für das Risikoprofil sind folgende Eigenschaften:

- Intensität der topischen Wirkung;
- Intensität der systemischen Wirkung nach Resorption (korreliert mit der Rezeptor-Affinität);
- Anteil der pulmonalen Deposition im Verhältnis zur Deposition im Oropharynx.

Letztere Eigenschaft ist wesentlich durch Inhalationstechnik, Inhalationsgerät und Hilfsmittel bedingt.

Modalitäten der Inhalation

Inhalative Glukokortikoide werden via Dosieraerosol, Pulverinhalatoren oder Düsenvernebler appliziert. Für jede Anwendungsform existieren unterschiedliche Hilfsmittel, deren technische Charakteristika wiederum variieren. Somit existiert eine Vielzahl von Faktoren, die das Behandlungsergebnis beeinflussen. Beispielsweise wird die pulmonale Deposition für die verschiedenen Dosieraerosole mit 7 bis 11%, für Pulverinhalatoren wie Rotahaler und Diskhaler mit 9 bis 12% und für den Turbohaler mit 21 bis 32% angegeben [9].
Unterschiede der Inhalationstechnik und der verwendeten Inhalatoren und Hilfsmittel können die pulmonale Disposition mindestens um einen Faktor 2 verändern. Diese Tatsache ist bei der Bewertung vergleichender Therapiestudien mit verschiedenen inhalativen Glukokortikoiden zu berücksichtigen.

Indikation, Stellung im therapeutischen Gesamtkonzept

Der therapeutische Stellenwert der Glukokortikoide für die Behandlung entzündlicher Atemwegs- und Gerüsterkrankungen ist abhängig von der Ätiologie, vom Zeitpunkt des Behandlungsbeginns, vom Schweregrad und vom Krankheitsstadium. Bei Atemwegserkrankungen stehen Glukokortikoide in Konkurrenz zu weniger potenten antiinflammatorischen Substanzen wie DNCG, Nedocromil und den Leukotrien-Rezeptor-Antagonisten, in bestimmten Fällen auch zu Cyklosporin und Methotrexat, bei den Lungengerüsterkrankungen mit Immunsuppressiva und Zytostatika. An der potentiell wichtigen Rolle der Glukokortikoide besteht kein Zweifel. Schwierigkeiten bereitet die Wahl des richtigen Zeitpunkts (sind Glukokortikoide in einem frühen Krankheitsstadium bereits, in einem Spätstadium noch erforderlich?), die Wahl der richtigen Dosis (welche Kriterien sollen zur Dosisfindung herangezogen werden?) und die Entscheidung über die Dauer einer Behandlung, auch unter Berücksichtigung von Nutzen-Risiko-Abwägung und Kosteneffizienz.

Da eindeutige Indikatoren für die Aktivität der Entzündung und für das Ansprechen auf Glukokortikoide in der Regel fehlen, ist die Entscheidung oft der klinischen Erfahrung und dem Prinzip von „trial and error" anheimgestellt.

Glukokortikoide bei Atemwegserkrankungen

Glukokortikoide spielen in der Therapie des Asthmas eine zentrale Rolle. Sie werden eingesetzt:

- In der Langzeitbehandlung;
- Zur Behandlung der Asthma-Exacerbation;
- Zur Reversibilitätsprüfung der Atemwegsobstruktion bei chronischem Asthma.

Langzeitbehandlung

Die wichtige Rolle inhalierbarer Glukokortikoide als Basistherapeutika („controller") wird durch folgende Beobachtung dokumentiert:

Die langfristige Anwendung vermindert die morphologischen Zeichen der Entzündung und die Ausbildung struktureller Veränderungen („remodelling") der Bronchuswand.

Die Beeinflussung der Symptome und der Lungenfunktion ist um so besser, je früher die Anwendung erfolgt. Bei Therapiebeginn innerhalb von 6 Monaten nach Manifestwerden der Erkrankung wird im Vergleich mit der ersten Verordnung nach1 bis 2 Jahren die doppelte Steigerung des Peak-flow erreicht [10].

Die Unterbrechung der Therapie führt bei der Mehrzahl der Patienten in einem Zeitraum von Wochen oder Monaten zu einem Wiederaufleben der Symptome und zum Anstieg der bronchialen Hyperreaktivität auf die vorbestehenden Werte. Nur bei sehr frühzeitiger Verordnung inhalativer Glukokortikoide besteht nach Absetzen des Medikaments die Chance einer längerdauernden Remission [11, 12].

Bei Verzicht auf inhalative Glukokortikoide ist bei Kindern eine geringere Zunahme der Lungenfunktionswerte und bei Erwachsenen eine raschere Abnahme, als dem Altersdurchschnitt entspräche, festzustellen [13, 14].

Die Anwendung inhalativer Glukokortikoide ist auch bei Kindern unbedenklich. Selbst nach mehrjähriger Verabreichung hoher Dosen wurde eine Beeinträchtigung des Längenwachstums nicht festgestellt [15].

Die offensichtlich günstige Nutzen-Risiko-Relation (Abb. 4) hat die Einstellung der Ärzte, insbesondere auch der Pädiater, verändert. Anstelle der früheren Skepsis und einer strikten Bevorzugung von DNCG bei Kindern wird neuerdings sogar die aggressive Behandlung des kindlichen Asthmas mit inhalativen Glukokortikoiden favorisiert [16].

Durch die Einführung von Leukotrien-Rezeptorantagonisten dürfte die Bedeutung der inhalativen Glukokortikoide kaum geschmälert werden. Die Bewertung der neuen Stoffklasse in den Empfehlungen von Experten ist bisher zurückhaltend. Die Anwendung könne bei Patienten ab 12 Jahren als Alternative zu niedrig dosierten inhalativen Glukokortikoiden in Betracht gezogen werden, jedoch sei das Ergebnis weiterer Therapiestudien abzuwarten [17, 18].

Bei ungenügender Kontrolle eines mäßigen Asthma-Schweregrads sind verschiedene Optionen möglich.

Häufigere Anwendung des inhalativen Glukokortikoids

Die Zweimalgabe ist der Einmalgabe der gleichen Tagesdosis überlegen [19]; die Verteilung auf vier Einzeldosen ist effektiver als die zweimalige Gabe [20] und kann deshalb in einer instabilen Krankheitsphase von Vorteil sein.

Verdopplung der Dosis

Kombination einer niedrigen Dosis des inhalativen Glukokortikoids mit Theophyllin oder einem langwirkenden Beta$_2$-Sympathomimetikum. Dieses Vorgehen wird bei Unverträglichkeit oder fehlender Akzeptanz höherer Dosen des topischen Glukokortikoids empfohlen, ist aber auch wegen der größeren Effektivität sinnvoll [21].

Die Umstellung auf einen potenteren Wirkstoff

Nach verschiedenen Kriterien – „skin blanching", Rezeptoraffinität und Dauer der Rezeptorbindung – ist FP den übrigen topischen Steroiden überlegen. Nach diesen Kriterien werden Dosierungsrelationen von 1 : 4 für FP und FL empfohlen [17].

Dabei ist jedoch zu bedenken, daß die genannten Eigenschaften von FP auch stärkere systemische Wirkungen zur Folge haben, wodurch der Vorteil einer lokalen Therapie eingeschränkt wird. Letztlich muß der Stellenwert der heute vorhandenen inhalativen Glukokortikoide anhand vergleichender Therapiestudien beurteilt werden. Solange valide klinische Daten nicht vorliegen, werden Konflikt und Verwirrung in dieser Frage weiter bestehen [22].

Bei schwerem Asthma kann auf die langfristige Gabe von systemischen Glukokortikoiden nicht verzichtet werden. Der Anteil dieser Patienten wird auf 5 bis 10% geschätzt. In seltenen Fällen ist auch damit eine Kontrolle der Symptome nicht zu erreichen. Folgende Gründe kommen in Betracht:

- Fehldiagnose (Hyperventilations-Syndrom? Vocal cord dysfunction?);
- Non-Compliance bzw. beabsichtigte Täuschung bei neurotischer Persönlichkeitsstruktur;
- Begleiterkrankungen (z.B. Reflux-Syndrom);
- Steroidresistenz (selten)

Erwartungen an Alternativen zu systemischen Glukokortikoiden wie Troleandomycin, MTX, Cyclosporin haben sich bisher nicht erfüllt.

Asthma-Exacerbation

Bei Verschlechterung der Symptome und der Lungenfunktion sind systemische Glukokortikoide indiziert. Ursächlich spielen oft Virusinfekte des Respirationstraktes eine Rolle. Die routinemäßige Gabe von Antibiotika ist deshalb nicht sinnvoll. Für die intermittierende Behandlung werden Tagesdosen von 50 mg Prednisolon-Äquivalent oral über 1 bis 2 Wochen verabreicht. Gleichzeitig erfolgt eine maximale Therapie mit Bronchospasmolytika.

Auch beim Asthmaanfall sind systemische Glukokortikoide die Mittel der Wahl. Dosierungsempfehlungen: 50 mg Prednisolon-Äquivalent oral oder i.v. in vierstündigen Intervallen [23].

Glukokortikoide bei COPD

Glukokortikoide werden bei COPD in unterschiedlichen Applikationsformen und Dosierungen eingesetzt:

- Intermittierend in höherer Dosis systemisch bei Exacerbationen;
- Langfristig systemisch in niedriger Dosis (5 bis 10 mg Prednisolon-Äquivalent);
- Langfristig inhalativ.

Da bei COPD strukturelle Veränderungen der Bronchuswand und des Lungenparenchyms im Vordergrund stehen, ist die Wirkung generell geringer als bei Asthma. Von einer Behandlung mit Glukokortikoiden scheinen insbesondere COPD-Patienten zu profitieren, die Merkmale des Asthmas aufweisen. Prädiktiv für einen guten Behandlungserfolg ist eine Eosinophilie im Sputum, im Blut und in der Schleimhautbiopsie, eine gute Reversibilität der Obstruktion im Bronchospasmolysetest und ein geringer Zigarettenkonsum [24]. Auch morphologische Merkmale des Asthmas wie Verdickung der Basalmembran und die Infiltration der Schleimhaut mit eosinophilen Leukozyten sind mit einem Responder-Status assoziiert [25].

Bezüglich des Stellenwerts einer oralen Langzeitbehandlung mit Glukokortikoiden ist die Datenlage bisher unbefriedigend.

Glukokortikoide bei Lungengerüsterkrankungen

Systemische Glukokortikoide sind Mittel der Wahl bei allen entzündlichen interstitiellen Erkrankungen.

Exogen-allergische Alveolitis

Wichtigste Maßnahme ist die Identifizierung und Ausschaltung des ursächlichen Allergens. Der Verlauf akuter Schübe nach intensiver Allergenexposition kann durch Glukokortikoide günstig beeinflußt werden.

Idiopathische fibrosierende Alveolitis

Ein Behandlungsversuch mit Glukokortikoiden ist indiziert (initial 1 mg Prednisolon pro kg, langsame Dosisreduktion auf die individuelle Erhaltungsdosis). Prädiktive Parameter für einen Behandlungserfolg existieren jedoch nicht. In einer großen retrospektiven Studie (143 Patienten, 77 Kontrollen) zeigte sich in der Behandlungsgruppe in 43% keine Besserung, in 57% eine Abnahme der Dyspnoe, aber nur in 17% der Fälle auch eine objektive Besserung [26].

Die Kombination mit Cyclophosphamid scheint die Prognose nicht wesentlich zu verbessern. Eine prospektive randomisierte Studie mit Prednisolon allein und in Kombination mit Cyclophosphamid ergab, daß nur in wenigen Fällen eine anhaltende Besserung erreicht wird. Im Verlauf von 5 Jahren waren 75% aller Patienten verstorben. Wenn zum Zeitpunkt des Therapiebeginns bereits eine deutliche restriktive Ventilationsstörung bestand (TLC < 60% des Sollwertes) betrug die Lebenserwartung bei beiden Therapieformen nur 1 bis 2 Jahre [27]. Placebokontrollierte Studien existieren nicht, so daß über die Beeinflussung des natürlichen Verlaufs durch Glukokortikoide eine zuverlässige Aussage nicht getroffen werden kann.

Sarkoidose

Orale Glukokortikoide sind indiziert bei klinischer Symptomatik, insbesondere bei progredienter Belastungsdyspnoe, Einschränkung der Lungenfunktion und radiologischem Progreß, ferner bei extrapulmonalen Manifestationen (Befall von ZNS, Herz, Nieren, Augen, bei bestimmten Hautsarkoidosen sowie bei Hyperkalzämie).

Dosierungsempfehlung: 40 bis 60 mg Prednisolon-Äquivalent für 4 bis 8 Wochen, dann individuelle Dosisreduktion, Richtwert: 10 mg Prednisolon pro Monat über einen Zeitraum von 6 bis 12 Monaten.

Chronische eosinophile Pneumonie (Morbus Carrington), BOOP

Es handelt sich um seltene entzündliche Erkrankungen unklarer Ätiologie, die unter dem Bild einer Pneumonie verlaufen, aber nicht auf Antibiotika, sondern eindrucksvoll auf Glukokortikoide ansprechen.

Überprüfung des Effekts

Asthma

Die Wirksamkeit einer Substanz kann mit verschiedenen Parametern nachgewiesen werden:

Vom Patienten selbst angegebene Symptome sind ein empfindlicher Maßstab für den Asthmaschweregrad. Die Anzahl symptomfreier Tage ist ein zuverlässiges Kriterium der Asthmakontrolle. Das Wiederauftreten von Symptomen, beispielsweise nach der Reduktion des topischen Steroids im Verlauf von 1 bis 3 Wochen zu erwarten, spiegelt sich früher im Symptomenscore wider als in einer Veränderung des Peak-flow (PEF) oder des FEV_1 [28].

Für Langzeitstudien und für die Verlaufskontrolle im Einzelfall sind Peak-flow-Messungen die am häufigsten verwendete Methode. Bewertet werden die Meßwerte am Morgen und am Abend sowie die Amplitude der zirkadianen Schwankungen. Für Dosis-Wirkungs-Studien werden PEF und FEV_1 verwendet.

Derartige Untersuchungen ergeben einen flachen Kurvenverlauf. Bereits die geringste Dosis zeigt einen deutlichen Effekt gegenüber Placebo. Eine Dosissteigerung um das Doppelte oder Vierfache hat aber nur einen geringen, in den meisten Studien nicht signifikanten Wirkungszuwachs zur Folge (Abb. 3). Danach stellt sich die Frage, ob die Gabe inhalativer Glukokortikoide in höherer Dosis überhaupt sinnvoll ist. Wahrscheinlich findet man die Antwort nur in klinischem Kontext und mit individueller Dosistitration. Es wird geschätzt, daß etwa

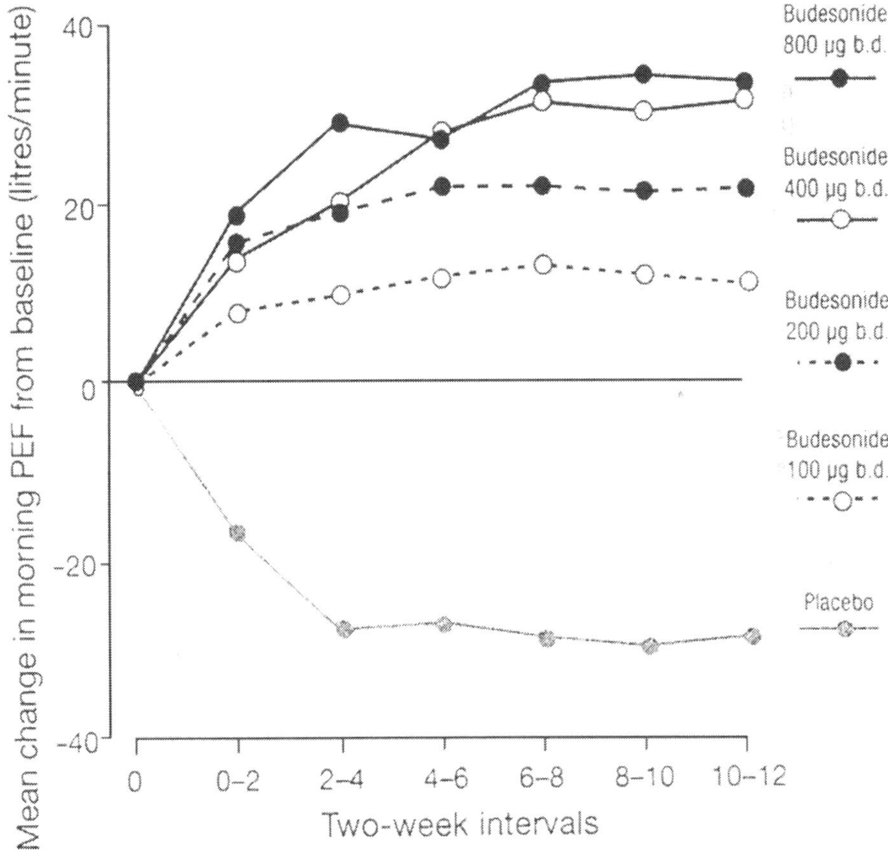

Abb. 3. Mittlere Änderung des PEF morgens gegenüber dem Ausgangswert vor der Behandlung mit verschiedenen BUD-Dosen (via Turbohaler) oder Placebo. Die Dosis-Wirkungs-Beziehung ist signifikant. Zu beachten ist jedoch, daß die Differenz zwischen der niedrigsten BUD-Dosis und Placebo größer ist als die Differenz zwischen der niedrigen und hohen BUD-Dosis [30]

25% aller Patienten mit Asthma von einer Dosis über 1000 mcg pro Tag profitieren [29].

Die Schwellenwertstitration mit pharmakodynamischen Substanzen kann zur Beurteilung der Wirkung inhalativer Glukokortikoide herangezogen werden. Die Methode ist für die klinische Verlaufskontrolle weniger geeignet, aber als ein Kriterium in Langzeitstudien etabliert.

Unter langdauernden Anwendungen topischer Steroide ist eine dosisabhängige Protektion des belastungsinduzierten Asthmas nachweisbar [30].

Da Glukokortikoide die Entzündung supprimieren, sind Zahl und Aktivität von Entzündungszellen in Spülflüssigkeiten und Schleimhautbiopsien ebenso wie die Konzentration von Mediatoren oder von NO in der Ausatmungsluft Indizien für den therapeutischen Effekt.

Bei der Interpretation klinischer Studien ist zu beachten, daß verschiedene Parameter unterschiedliche Zeitkonstanten haben. Symptome ändern sich im Verlauf von Stunden bis Tagen, die Lungenfunktion innerhalb von Tagen bis Wochen, während eine deutliche Abnahme der bronchialen Überempfindlichkeit erst nach Monaten nachweisbar sein kann.

Für vergleichende Untersuchungen inhalativer Glukokortikoide wurden unterschiedliche Studien-Designs entwickelt:

- Vergleichende Dosis-Wirkungs-Untersuchungen;
- Dosistitrationen bei Dosisreduktion:

Bei Patienten mit stabilem Asthma soll die minimale Erhaltungsdosis ermittelt werden. Vergleich identischer Dosen, um die Effekte verschiedener Substanzen oder Inhalationssysteme zu ermitteln.

- Zwei-zu-Eins-Vergleich:

Bei gleicher Effektivität suggerieren derartige Studien die doppelte Potenz der in halber Dosis gegebenen Substanz. Dabei wird übersehen, daß auch bei gleichen Substanzen die Verdopplung der Dosis keine signifikanten Unterschiede der Wirksamkeitsparameter ergibt.

COPD

Die Wirksamkeit oraler Glukokortikoide bei Exacerbationen ist nur durch wenige Studien belegt. In einer Untersuchung an 44 Patienten wurden randomisiert Methylprednisolon oder Placebo zusätzlich zu einer Standardtherapie gegeben. In einem Beobachtungszeitraum von 72 Stunden zeigte sich in der Behandlungsgruppe ein signifikant größerer FEV_1-Anstieg [31]. Für einen positiven Effekt der Glukokortikoide spricht auch eine retrospektive Studie, in der Patientenpaare gegenübergestellt wurden, die in einer Notfallambulanz mit oder ohne systematische Glukokortikoide behandelt wurden. In der Behandlungsgruppe war die Quote der Patienten, die wegen einer Exacerbation erneut behandelt werden mußten signifikant geringer [32].

Der Stellenwert oraler Glukokortikoide im Rahmen einer Langzeitbehandlung von COPD wurde in einer Metaanalyse überprüft [33]. Zur Auswertung gelangten 10 von 33 Studien, die in der Zeit von 1966 bis 1989 publiziert worden sind. Als Behandlungserfolg einer oralen Kortisontherapie mit Tagesdosen zwischen 30 und 60 mg über 2 bis 8 Wochen galt ein FEV_1-Anstieg um mindestens 20% gegenüber dem Ausgangswert. Dieses Kriterium war in der Behandlungsgruppe bei 20%, in der Placebo-Gruppe in 10% der Fälle erfüllt. Der Nettoeffekt war also gering. Relativiert wird die summarische Aussage durch sehr abweichende Ergebnisse in den einzelnen Patientengruppen, in denen die Responderrate zwischen 0 und 21% variierte. Diese Unterschiede dürften teilweise durch differente Kriterien bei der Patientenselektion zu erklären sein. Die Aussagefähigkeit derartiger Studien wird weiterhin durch die Tatsache eingeschränkt, daß FEV_1 bei Patienten mit Emphysem und exspiratorischem Bronchialkollaps als Zielparameter für die Bewertung einer therapeutischen Intervention wenig geeignet ist. Weitere Kriterien – Belastbarkeit, Verhalten der arteriellen Blutgase in Ruhe und unter Belastung sowie Indikatoren der Lebensqualität – sind zu berücksichtigen.

Placebo-kontrollierte Langzeitstudien, die eine Nutzen-Risiko-Abschätzung auf längere Sicht erlauben würden, liegen bisher nicht vor.

Inhalative Glukokortikoide

Langzeitstudien mit 800 bis 1600 mcg BDP oder BUD über 12 bis 30 Monate zeigen eine ähnliche Tendenz: Überwiegend wird über eine geringe Besserung der Symptome und eine geringere Anzahl der Studienabbrüche in der Behandlungsgruppe berichtet.

Wenn strenge Auswahlkriterien zugrunde gelegt werden, ist der Einfluß auf Lungenfunktionsparameter gering oder statistisch nicht signifikant. Häufigkeit und Dauer von Exacerbationen werden nur in geringem Umfang oder gar nicht beeinflußt [34–37].

Darreichungsformen

Inhalative Glukokortikoide werden als Dosier-Aerosol, Inhalationslösung und Pulverinhalat mit verschiedenen Applikationssystemen angeboten. Ein FKW-haltiges Dosier-Aerosol mit höherer pulmonaler Deposition des Partikel wird derzeit in Therapiestudien geprüft.

Systemische Glukokortikoide stehen als Tabletten, wässrige Lösungen und Kristallsuspensionen zur Verfügung.

Nebenwirkungen

Inhalative Glukokortikoide

Inhalative Glukokortikoide zeichnen sich

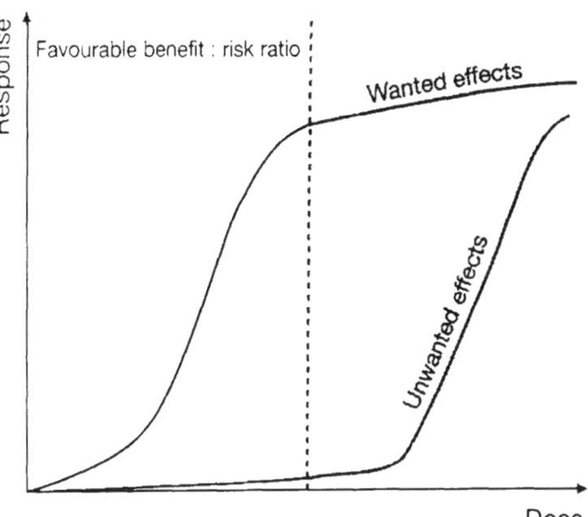

Abb. 4. Schematische Dosis-Wirkungs-Kurven für erwünschte und unerwünschte Effekte inhalativer Glukokortikoide. Im günstigen Nutzen-Risiko-Bereich steigen die erwünschten Effekte steil, die unerwünschten kaum an. Merkliche unerwünschte Wirkungen treten erst dann auf, wenn das Wirkungs-Plateau bereits erreicht ist. Diese Relation scheint für die einzelnen Substanzen unterschiedlich zu sein [30]

durch eine besonders günstige Nutzen-Risiko-Relation aus (Abb. 4). Im Verlauf einer 20jährigen Erfahrung mit den Substanzen sind klinisch relevante unerwünschte Wirkungen nicht bekannt geworden.

Am häufigsten werden Nebenwirkungen im Bereich des Respirationstraktes registriert. Weiße Plaques als Zeichen einer Candidabesiedlung der Wangenschleimhaut und des weichen Gaumens, oft kombiniert mit Zungenbelägen, finden sich in etwa 5 % der Fälle. Der Pilzbefall verschwindet innerhalb weniger Tage unter Behandlung mit Nystatin oder Amphotericin B. Prophylaktisch wirken Mundspülen und Zähneputzen nach der Inhalation und die Verwendung eines großvolumigen Spacers. Auch bei ausgeprägter oropharyngealer Candidiasis sind bei nicht immunkompromittierten Patienten die tiefen Atemwege nicht befallen. Candida-Nachweis in Schleimhautabstrichen und im Rachenspülwasser gelingt häufig auch bei Gesunden und ist nicht gleichbedeutend mit einer Candida-Infektion.

Die wissenschaftliche Untersuchung systemischer Effekte von inhalativen Glukokortikoiden hat sich besonders einer möglichen Beeinflussung des Regelkreises, des Knochenstoffwechsels und des Längenwachstums bei Kindern gewidmet.

Hypothalamus-Hypophysen-Nebennierenrinden-Achse

Klinische Beobachtungen einer sekundären Nebennierenrindeninsuffizienz oder einer verminderten Streßfähigkeit unter hochdosierter und langdauernder Behandlung mit inhalativen Glukokortikoiden sind nicht bekannt.

Dennoch verdienen Untersuchungen des Regelkreises ein besonderes Interesse, weil damit ein empfindlicher Indikator für systemische Wirkungen inhalativer Glukokortikoide geprüft wird.

Es hat sich gezeigt, daß alle inhalativen Glukokortikoide dosisabhängig die endogene Kortisolproduktion supprimieren. Potentere Substanzen haben auch einen stärkeren Hemmeffekt. So wurde für gleiche Dosen von FP und BUD eine Relation von 3 : 1 ermittelt.

Experimentelle Daten über die Beeinflussung des Regelkreises sollten unter therapeutischen Gesichtspunkten nicht überbewertet werden. Eine Verminderung der endogenen Kortisolproduktion unter Behandlung mit inhalativen Glukokortikoiden zeigt lediglich, daß ein feedback-System funktioniert. Impliziert ist damit die Möglichkeit, daß bei langdauernder Anwendung auch unerwünschte systemische Wirkungen auftreten könnten.

Knochenstoffwechsel

Die Beantwortung der Frage, ob der Knochenstoffwechsel durch inhalative Glukokortikoide beeinflußt wird, stößt auf methodische Probleme. Eventuelle Abweichungen von der Norm können durch verminderte körperliche Aktivität, durch intermittierende oder langfristige Gabe systemischer Glukokortikoide oder durch weitere Asthmamittel bedingt sein.

Bisher liegen keine Befunde vor, die ein erhöhtes Osteoporose- oder Frakturrisiko erkennen lassen. Denkbar ist, daß die Behandlung mit inhalativen Glukokortikoiden im Kindesalter dazu führt, daß eine geringere Knochenmasse aufgebaut wird. Die Folgen könnten sich im höheren Lebensalter als erhöhtes Frakturrisiko zeigen. Derartige Überlegungen sind aber vorläufig spekulativ.

Längenwachstum

Es liegen zahlreiche Studien vor, in denen das Längenwachstum kurzfristig (mittels Knemometrie), mittelfristig (über Monate) und auch langfristig einschließlich Abschätzung der endgültigen Körperlänge geprüft wurde. Signifikante Abweichungen unter Behandlung mit inhalierbaren Glukokortikoiden wurden nicht beschrieben (Übersicht bei [38]).

Selten sind Veränderungen im Bereich des Hautorgans unter Behandlung mit inhalativen Glukokortikoiden. Die langdauernde hochdosierte Anwendung kann bei disponierten Patienten zu Hautatrophie und Hautblutung führen. Betroffen sind bevorzugt ältere Männer. Entsprechende Beobachtungen bei Kindern und bei jüngeren Erwachsenen liegen nicht vor.

Systemische Glukokortikoide

Die intermittierende hochdosierte Anwendung ist unproblematisch. Nach täglicher Gabe von 2 × 20 mg Prednisolon über 3 Wochen genügen 3 Tage für die Normalisierung der endogenen Kortisol-Produktion

[39]. Selbst in dieser Anpassungsphase ist die Streßfähigkeit erhalten [40]

Eine systemische Langzeitbehandlung ist bei schwerem Asthma notwendig. Nach Expertenschätzungen dürften etwa 10% der Asthmakranken betroffen sein. Auch bei einem Teil der Patienten mit COPD werden langfristig orale Glukokortikoide eingesetzt. Eine „Cushing-Schwellendosis" – oft angegeben mit 5 bis 7,5 mg Prednisolon pro Tag – existiert de facto nicht. Unerwünschte Wirkungen treten bei jeder Dosis auf, die den endogenen Kortisol-Bedarf übersteigt. Sie sind korreliert mit der Dosis und variieren in Abhängigkeit von der individuell unterschiedlichen Rezeptordichte in den Körperzellen.

Die wichtigste unerwünschte Wirkung ist die Osteoporose. Durch verminderte Calcium-Resorption, erhöhte Osteoklasten- und verminderte Osteoblasten-Tätigkeit und den Einfluß der Glukokortikoide auf den renalen Calcium- und Phosphormetabolismus ist insbesondere der trabekuläre Knochen betroffen (Wirbelkörper, Rippen). Weitere irreversible Veränderungen sind die aseptische Osteonekrose, Minderwuchs und die postkapsuläre Katarrakt.

Bei der Beurteilung vermeintlicher Kortisonschäden ist zu berücksichtigen, daß speziell für den Bewegungsapparat auch ein krankheitsbedingtes Risiko besteht. Es handelt sich um eine Gruppe von Patienten, die folgende Merkmale aufweist:

- Krankheitsmanifestation im höheren Lebensalter;
- Langjähriges Zigarettenrauchen in etwa 90% der Fälle;
- Durch Belastungsdyspnoe eingeschränkte körperliche Beweglichkeit bis hin zur Immobilität;
- Reduzierte Lebenserwartung.

Unter diesen Bedingungen ist per se eine Beeinträchtigung des Knochen- und Muskelstoffwechsels zu erwarten.

Die zur Beurteilung von unerwünschten Wirkungen verfügbaren Erkenntnismittel sind Kasuistiken, Querschnittsuntersuchungen, also Erhebungen, bei denen eine Kontrollgruppe naturgemäß fehlt, ferner Fall-Kontrolluntersuchungen, wobei die Kontrollgruppe in der Regel aus Personen besteht, die keine Atemwegserkrankungen haben. In einer aktuellen kritischen Übersicht wird mit Recht darauf hingewiesen, daß der Gold-Standard, nämlich prospektive vergleichende Langzeituntersuchungen unbehandelter und mit Glukokortikoiden behandelter Patientenkollektive, fehlt [41]. Aus dieser Übersichtsarbeit werden die folgenden Aussagen referiert:

- Gastrointestinale Komplikationen sind nur in Kombination mit der Einnahme von nicht-steroidalen Antiphlogistika zu erwarten.
- Psychische Störungen sind selten. Eine Metaanalyse an 7210 Patienten, die in kontrollierten Therapiestudien beobachtet worden sind, ergab bei 10 von 3300 Patienten unter Placebo und bei 19 von 3900 Patienten unter Glukokortikoiden (mittlere Tagesdosis 35 mg) psychische Auffälligkeiten.
- Das Risiko von Bronchitis-Exacerbationen ist nicht erhöht.
- Eindeutige Daten über ein Hypertonierisiko liegen nicht vor.
- Myopathie, insbesondere im Bereich der Oberschenkelstrecker, tritt bei hochdosierter Behandlung auf, insbesondere in Verbindung mit Immobilität. Grundlage ist eine Atrophie der schnelleitenden 2-B-Fasern. In einer Fallkontrollstudie an Patienten mit Asthma zeigte sich eine Schwäche der Oberschenkelstrecker bei 50% der Patienten, die eine Tagesdosis über 40 mg Prednisolon bekommen hatten, gegenüber 22% bei geringeren Dosierungen.

Interaktionen

Praktisch bedeutsam ist die verminderte Wirkung von Glukokortikoiden bei gleichzeitiger Gabe von Rifampicin. Diese Substanz induziert die Bildung von Cytochrom P 450 mit Auswirkungen auf die Bioverfügbarkeit und Clearance von Prednisolon. Die Dosis muß deshalb mindestens um einen Faktor 2 erhöht werden. In geringerem Umfange kann eine Dosisanpassung auch bei Behandlung mit Diphenylhydantoin, Barbituraten, Salicylaten und Carbamazepin notwendig sein. Indirekt ist die Wirkung von oralen Antidiabetika und Insulin durch die diabetogene Wirkung der Glukokortikoide beeinträchtigt. Dosisabhängig können Probleme bei der Diabetes-Einstellung auftreten.

Der katabole Effekt systemischer Glukokortikoide wird durch Anabolika nicht aufgehoben.

Neuerdings wird die Hypothese diskutiert, das $Beta_2$-Sympathomimetika in der Lunge und an Epithelzellen als funktionelle Antagonisten von Glukokortikoiden eine Rolle spielen könnten. Durch verminderte Wirkung endogener Glukokortikoide wäre bei Patienten, die keine inhalativen Glukokortikoide anwenden, eine Verschlechterung des Asthmas denkbar. Dieser Effekt könnte auch unter Behandlung mit Glukokortikoiden auftreten, wenn die Dosis der $Beta_2$-Sympathomimetika übermäßig gesteigert wird.

Die Vermutung der Autoren, daß auf diese Weise die in einigen Ländern beobachtete zeitweilige Steigerung der Asthmamorbidität und -mortalität erklärt werden könnte, erscheint allerdings recht spekulativ, zumal die diesbezüglichen epidemiologischen Vermutungen inzwischen korrigiert worden sind [43].

Die genannten Interaktionen betreffen systemische Glukokortikoide. Eine Beeinträchtigung der Wirkung inhalativer Glukokortikoide durch andere Pharmaka ist nicht bekannt.

Besonderheiten

In der **Pädiatrie** gelten inhalative Glukokortikoide heute als unbedenklich. Die langdauernde systemische Gabe hat eine Verminderung des Längenwachstums und wahrscheinlich auch eine ungenügende Entwicklung der Knochenmasse zur Folge. Die systemische Gabe sollte deshalb durch die gleichzeitige inhalative Anwendung und eine sorgfältige Dosistitration so gering wie möglich gehalten werden.

In der **Geriatrie** wird diskutiert, daß die im Alter verminderte Kortisol-Clearance den therapeutischen Bedarf an Glukokortikoiden reduzieren könnte. Diese Frage ist von geringer praktischer Bedeutung, da die aktuelle Clearance nicht bekannt ist und bei der Dosisfindung ohnehin der Minimalbedarf angestrebt wird.

Für die **Gravidität und Laktation** gilt, daß ein teratogenes Risiko nicht besteht und durch Glukokortikoide verursachte peripartale Komplikationen unwahrscheinlich sind. Eine notwendige Behandlung mit systemischen Glukokortikoiden darf deshalb in einer Schwangerschaft nicht unterbrochen werden. Probleme in der Laktation sind nicht zu befürchten, da Prednisolon nur in äußerst geringer Menge in die Muttermilch übertritt.

Auf die diabetogene Wirkung der Glukokortikoide und dadurch bedingte Schwierigkeiten bei der Diabetes-Einstellung wurde bereits hingewiesen. Bei chronischen Lebererkrankungen (Leberzirrhose) ist der Metabolismus der Glukokortikoide reduziert. Entsprechend sind in der Regel geringere therapeutische Dosen von Glukokortikoiden erforderlich. Gleiches gilt für die Urämie wegen einer verlängerten Halbwertszeit.

Bei **Operationen** sind verschiedene Risikofaktoren einer systemischen Langzeitbehandlung zu beachten:

- Die iatrogene NNR-Insuffizienz;
- Wundheilungsstörungen und Nahtinsuffizienz.

Die iatrogene Insuffizienz des adrenalen Regelkreises kann durch Fortsetzung der Pharmakotherapie mit systemischen Glukokortikoiden vermieden werden.

Zukunftsaspekte

Die Entwicklung inhalativer Glukokortikoide und ihre klinische Anwendung während der letzten 20 Jahre bedeutet für die meisten Patienten mit Asthma eine bessere Kontrolle der Symptome und wahrscheinlich auch einen günstigeren Krankheitsverlauf ohne das Risiko relevanter systemischer Nebenwirkungen.

Einige Fragen bedürfen einer weiteren Klärung:

- Vergleichende Bewertung der vorhandenen Substanzen nicht nur nach pharmakologischen Kriterien, sondern bezüglich der Relation von therapeutischer Wirkung und unerwünschten Wirkungen mit potentiell negativen Folgen auf lange Sicht.
- Indikation für Glukokortikoide in der Langzeitbehandlung von Patienten mit COPD?

Weitere Untersuchungen müssen beitragen zu einer besseren Identifizierung der geeigneten Patienten und der geeigneten Verlaufsparameter. Dabei wird nicht nur der Effekt auf Kenngrößen der Lungenfunktion und der bronchialen Überempfindlichkeit, sondern auch auf Befinden und Lebensqualität zu berücksichtigen sein. Zunehmend dürften auch gesundheitsökonomische Überlegungen bei therapeutischen Entscheidungen eine Rolle spielen. Fortschritte sind bei den Applikationssystemen zu erwarten.

Alternative Treibgase, die außer einer Verbesserung der ökologischen Situation auch eine bessere Partikeldeposition erlauben, sind in der Prüfung; in einem fortgeschrittenen Stadium der Entwicklung finden sich Applikationssysteme, die für einen längeren Gebrauch geeignet sind, womit Kosten und der Anfall von Plastikmüll verringert werden.

Weitere Anstrengungen der klinisch-therapeutischen Arzneimittelforschung sind erforderlich, um Alternativen zu systemischen Glukokortikoiden für Patienten mit schwerem Asthma bereitzustellen. Vielversprechend sind die Bemühungen, selektiv in den Entzündungsprozeß einzugreifen, z.B. mit verschiedenen Leukotrien-Rezeptor-Antagonisten. Dringender Bedarf besteht an potenten antiinflammatorisch wirkenden Substanzen ohne die unerwünschten Wirkungen systemischer Glukokortikoide.

Literatur

1. Carryer HM, Koelsche GA, Prickmann LE, Maytum CK, Lake CF, Williams HL (1950) The effect of cortisone on asthma and hayfever occuring in subjects sensitive to ragweed pollen. J Allergy 21: 282–287
2. Hansen K (1957) Allergie. Thieme, Stuttgart
3. Fanta CH, Rossing TH, McFadden ER Jr (1983) Glucocorticoids in acute asthma: a critical controlled trial. Am J Med 74: 845–851
4. Gerdtham UG, Herztmann P, Boman G, Jönsson B (1993) Impact of inhaled corticosteroids on asthma hospitalization in Sweden: a pooled regression analysis. EFI Research Report, Stockholm
5. Campell MJ, Cogmann GR, Holgate ST, Johnston SL (1997) Age specific trends in asthma mortality in England and Wales 1983–1995: results of an observational study. BMJ 314: 1439–1441
6. Bousquet J, Knani J, Henry C, Liard R, Richard A, Michel F-B, Neukirch F (1996) Undertreatment in a nonselected population of adult

patients with asthma. J Allergy Clin Immunol 98: 514–521
7. Brattsand R, Axelsson BI (1992) New inhaled glucocorticosteroids. In: Barnes PJ (ed) New drugs for asthma 2, chapter 13. London, pp 193–208
8. Andersson N, Klint S, Randwall G, Wirén JE (1994) Equipotency of BUD and fluticasone propionate in the vasoconstriction assay. Am J Respir Crit Care Med 149 [Suppl] 4: 2, A467
9. Borgström L (1993) Methodical studies on lung deposition. Evaluation of inhaler devices and absorption mechanisms. Comprehensive summaries from the Uppsala Faculty of Pharmacy, University of Uppsala, Act Univ Upps, p 105
10. Selroos O, Pietinalho A, Löfroos AB, Riska H (1995) Effect of early versus late intervention with inhaled corticosteroids in asthma. Chest 108: 1228–1234
11. Juniper EF, Kline PA, Vanzieleghem MA, Hargreave FE (1991) Reduction of budesonide after a year of increased use: a randomized controlled trial to evaluate whether improvements in airway responsiveness and clinical asthma are maintained. J Allergy Clin Immunol 87: 483–489
12. Haahtela T, Jarvinen M, Kava T et al (1994) Effects of reducing or discontinuing inhaled budesonide in patients with mild asthma. N Engl J Med 331: 700–705
13. Martinez FD, Wright AL, Taussig LM et al (1995) Asthma and wheezing in the first six years of life. N Engl J Med 332: 133–138
14. Mosfeldt Laursen E, Kaae Hansen K, Backer V, Bach-Mortensen N, Prahl P, Koch C (1993) Pulmonary function in adolescents with childhood asthma. Allergy 48: 267–272
15. Agertoft L, Pedersen S (1994) Effects of long-term treatment with an inhaled corticosteroid on growth and pulmonary function in asthmatic children. Respir Med 88: 373–381
16. Foucard T (1996) Aggressive treatment of childhood asthma with local steroids. Good or bad? (review). Allergy 51: 367–371
17. Highlights of the expert panel report 2 (1997) Guidelines for the diagnosis and management of asthma. NIH-Publication 97-4051A
18. The British guidelines on asthma management (1997) Thorax 52 [Suppl] 1
19. Wallack RL et al (1997) The effectiveness of once-daily dosing of inhaled flunisolide in maintaining asthma control. J Allergy Clin Immunol 99: 278–285
20. Toogood JH, Baskerville JC, Jennings B, Lefcoe NM, Johansson SA (1982) Influence of dosing frequently and schedule on the response of chronic asthmatics to the aerosol steroid, budesonide. J Allergy Clin Immunol 70: 288–298
21. Svedmyr N (1995) Adrenergic beta agonists and corticosteroids in obstructive lung disease. Eur Respir Rev 5 (31): 339–346
22. Kamada AK, Szefler SJ (1997) How should inhaled glucocorticoids be compared? (editorial) J Allergy Clin Immunol 99: 735–737
23. Wettengel R et al (1994) Empfehlungen der Deutschen Atemwegsliga zum Asthmamanagement bei Erwachsenen und bei Kindern. Med Klin 89: 57–67
24. Van Schayck CP, van Grunsven PM, Dekhuijzen PNR (1996) Do patients with COPD benefit from treatment with inhaled corticosteroids? (Editorial) Eur Respir J 9: 1969–1972
25. Chanez P, Vignola AM, O'Shaugnessy T, Enander I, Li D, Jeffery PK, Bousquet J (1997) Corticosteroid reversiblity in COPD is related to features of asthma. Am J Respir Crit Care Med 155: 1529–1534
26. Turner-Warwick M, Burrows B, Johnson A (1980) Cryptogenic fibrosing alveolitis: response to corticosteroid treatment and its effect on survival. Thorax 35: 593–599
27. Johnson MA, Snell NJC, Nunn AJ, Darbyshire JH, Turner-Warwick M (1989) Randomised controlled trial comparing prednisolone alone with cyclophosphamide and low dose prednisolone in combination in cryptogenic fibrosing alveolitis. Thorax 44: 280–288
28. Gibson PG, Wong BJ, Hepperle MJ, Kline PA, Girgis-Gabardo A, Guyatt G, Dolovich J, Denburg JA, Ramsdale EH, Hargreave FE (1992) A research method to induce and examine a mild exacerbation of asthma by withdrawal of inhaled corticosteroid. Clin Exp Allergy 22: 525–532
29. Clark DJ, Lipworth BJ (1997) Dose-response of inhaled drugs in asthma: an update. Clin Pharmacokinet 32 (1): 58–74
30. Pedersen S, Ramsgaard-Hansen O (1995) Budesonide treatment of moderate and severe asthma in children: a dose-response study. J Allergy Clin Immunol 95: 29–33
31. Albert RK, Martin TR, Lewis SW (1980) Controlled clinical trial of methylprednisolone in patients with chronic bronchitis and acute respiratory insufficiency. Ann Intern Med 92: 753–758
32. Murate GH, Gorby MS, Chick TW, Halperin AK (1990) Intravenous and oral corticoster-

oids for the prevention of relapse after treatment of decompensated COPD: effect on patients with a history of multiple relapses. Chest 98: 845–849
33. Callahan CM, Dittus RS, Katz BP (1991) Oral corticosteroid therapy for patients with stable chronic obstructive pulmonary disease (review). Ann Inter Med 114: 216–223
34. Dompeling E, van Schayck CP, Molema J, Folgering H, van Grunsven PM, van Weel C (1992) Inhaled beclomethason improves the course of asthma and COPD. Eur Respir J 34: 945–952
35. Kerstjens HAM, Brand PLP, Hughes MD et al (1992) A comparison of bronchodilator therapy with or without inhaled corticosteroid therapy for obstructive airways disease. N Engl J Med 327: 1413–1419
36. Renkema TEJ, Schouten JP, Koeter GH, Postma DS (1996) Effects of long-term treatment with corticosteroids in COPD. Chest 109: 1156–1162
37. Derenne JPh (1995) Effects on high-dose inhaled beclomethasone on the rate of decline in FEV_1 in patients with chronic obstructive pulmonary disease: results of a 2 years prospective multicentre study (abstract). Am J Respir Crit Care Med 151, A463
38. Pedersen S, O'Byrne P (1997) A comparison of the efficancy and safety of inhaled corticosteroids in asthma. Allergy 52 [Suppl] 39: 1–34
39. Webb J, Clark TJH (1981) Recovery of plasma corticotropin and cortisol levels after a three-week course of prednisolon. Thorax 36: 22–24
40. Streck WG, Lockwood DH (1976) Pituitary adrenal recovery following short-term suppression with corticosteroids. Am J Med 66: 910–914
41. McEvoy CE, Niewoehner DE (1997) Adverse effects of corticosteroid therapy for COPD: a critical review. Chest 111: 732–743
42. Adcock IM, Stevens DA, Barnes PJ (1996) Interactions of glucocorticoids and β2-agonists. Eur Respir J 9: 160–168
43. Rea HH, Garret JE, Lanes SF, Birmann BM, Kobe J (1996) The association between asthma drugs and severe life-threatening attacks. Chest 110: 1446–1451

Cromone (Dinatriumcromoglycinsäure und Nedocromil)

D. Nowak und H. Magnussen

Die etablierte Therapie des Asthma bronchiale umfaßt $Beta_2$-Sympathomimetika, Methylxanthine, Anticholinergika, Glucocorticosteroide, Dinatriumcromoglycinsäure (DNCG) und Nedocromil [30]. Die beiden letzteren werden unter dem Begriff „Cromone" zusammengefaßt. Den Antihistaminika kommt in diesem Zusammenhang eine eher untergeordnete Rolle zu. Während die $Beta_2$-Sympathomimetika, Methylxanthine und Anticholinergika sowohl eine bronchodilatatorische als auch eine prophylaktische Wirkung besitzen, werden DNCG und Nedocromil ausschließlich in der prophylaktischen Behandlung des Asthma bronchiale eingesetzt. Dem protektiven Effekt gegenüber pharmakodynamischen und natürlich vorkommenden Stimuli kommt daher besondere Bedeutung zu [41]. Die Bedeutung der Medikamente für die allergische Rhinitis und Konjunktivitis sowie für Nahrungsmittelallergien ist nicht Gegenstand dieses Abschnitts. Der klinische Schwerpunkt liegt hier bei wissenschaftlichen Studien, die sich auf asthmatische Patienten im Erwachsenenalter beziehen. Auf unsere ausführlichere Literaturzusammenstellung, insbesondere zur Pharmakodynamik und über klinische Kurzzeitstudien, sei verwiesen [45, 46].

Werdegang der Entwicklung

Cromoglycinsäure (Dinatriumcromoglykat, im folgenden mit DNCG abgekürzt) ist als klassischer Mastzellstabilisator bislang der Standard, an dem andere prophylaktisch, jedoch nicht bronchodilatatorisch wirksame Antiasthmatika vielfach gemessen werden. Nedocromil gehört der sogenannten zweiten Generation dieser Pharmaka an, chemisch ist es ein Pyranochinolonsäurederivat. Beide Substanzen sind chemisch nicht miteinander verwandt. Wegen des unter klinischen Aspekten vergleichbaren Einsatzbereichs des DNCG und des Nedocromil ist es jedoch sinnvoll, beide Substanzen gemeinsam abzuhandeln.

Chemische Zusammensetzung

Die Strukturformeln von DNCG und Nedocromil sind in der Abb. 1 dargestellt.

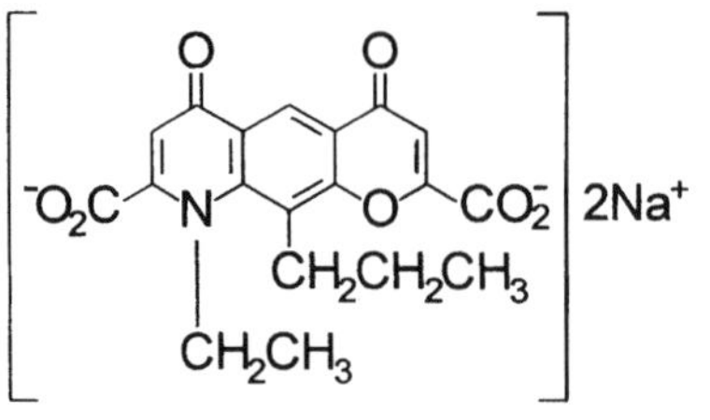

Nedocromil-Natrium

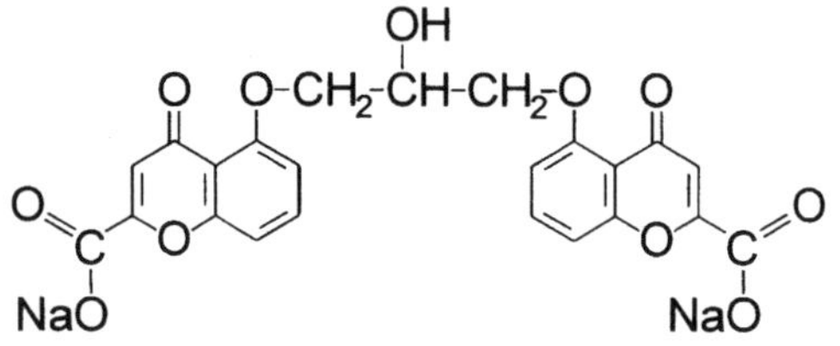

Dinatriumcromoglicinsäure

Abb. 1. Die Strukturformeln

Pharmakodynamik

Wirkungsmechanismus des DNCG

Über lange Zeit wurde die in vitro umfangreich belegte „Stabilisierung von Mastzellen“ als alleiniger Wirkungsmechanismus des DNCG angesehen. Verschiedene Aspekte sprechen jedoch für einen über die Mastzellstabilisierung hinausgehenden Mechanismus des DNCG beim Asthma, der wesentlich mit einer Inhibition der Aktivierung von Calciumkanälen in Zusammenhang gebracht wird [43, 66]. So ist die Wirksamkeit des DNCG auf pulmonale Mastzellen des Menschen vergleichsweise gering, darüber hinaus blieben wesentlich potentere Inhibitoren der Mediatorsekretion aus Mastzellen in der Langzeittherapie des Asthmas weniger wirksam als das DNCG. $Beta_2$-Sympathomimetika sind hinsichtlich der Sekretionshemmung menschlicher Mastzellen wesentlich stärker wirksam als DNCG, schützen jedoch im Gegensatz zu DNCG nicht vor der Spätreaktion nach Antigenexposition. Überdies ist eine gewisse DNCG-Wirkung auch bei nicht-allergischen Formen des Asthmas belegt, bei welchen eine IgE-abhängige Mastzellaktivierung pathophysiologisch nicht relevant zu sein scheint. Auch die Aktivierung von neutrophilen und eosinophilen Granulozyten sowie von Monozyten wird durch DNCG gehemmt. Eine Hemmung nervaler Reflexe in der Lunge wurde in Tierversuchen belegt, und beim Menschen ist die blockierende Wirkung auf wahrscheinlich neurogen vermittelte Formen der Bronchokonstriktion stärker als die des Atropin. Es wird ferner diskutiert, daß DNCG eine direkte Wirkung auf glatte Muskelzellen ausübt bzw. die durch $Beta_2$-Sympathomimetika induzierte Relaxation der Bronchialmuskulatur verstärkt.

Wirkungsmechanismus des Nedocromil

Nedocromil hemmt die Freisetzung von Mediatoren aus eosinophilen und neutrophilen Granulozyten und Mastzellen. Es hemmt auch die Chemotaxis eosinophiler und neutrophiler Granulozyten, die in vitro durch den Plättchen-aktivierenden Faktor (PAF), durch Zymosan-aktiviertes Serum (ZAS), Leukotrien B_4 oder N-Formyl-methionyl-leucyl-phenylalanin (FMLP) induziert wird. Neuere Untersuchungen weisen auf eine Nedocromil-induzierte Blockierung der Chloridkanäle hin, die bei der Aktivierung von Entzündungszellen eine Rolle spielen. Eine Vielzahl von in vitro-Untersuchungen hat sich mit der inhibitorischen Wirkung des Nedocromil auf die Freisetzung inflammatorischer Mediatoren aus eosinophilen und neutrophilen Granulozyten, Mastzellen und Epithelzellen beschäftigt und dessen Einfluß auf die Freisetzung zytotoxischer Mediatoren nach entsprechender Stimulation untersucht [1, 52]. So blockiert es die Histaminfreisetzung aus Mastzellen, hemmt die Freisetzung von LTC_4 aus Eosinophilen sowie die Freisetzung von LTB_4 aus Neutrophilen von Asthmatikern, nicht jedoch von Gesunden. Weiterhin bewirkt es eine Hemmung der Interleukin 6-Produktion stimulierter Alveolarmakrophagen sowie der Interleukin 1-induzierten Produktion des Interleukin 8 in kultivierten Bronchusepithelzellen. Im Meerschweinchenmodell konnte gezeigt werden, daß es auch die durch Zigarettenrauch induzierte Überempfindlichkeit gegenüber Substance P inhibiert. Die in vivo belegte Hemmung der Neurokin A-induzierten sowie der Bradykinin-induzierten Bronchokonstriktion lassen eine Wirksamkeit des Nedocromil auch auf die neurogene Komponente des asthmatischen Geschehens erkennen.

Anti-inflammatorische Wirkung des DNCG und des Nedocromil in vivo

Es liegen bislang nur wenige Untersuchungen beim Menschen vor, welche der antiinflammatorischen Wirkung der Cromone in vivo gelten. In einer Studie konnte eine Verminderung der eosinophilen Granulozyten im Bronchialsekret nach vierwöchiger Behandlung mit DNCG gezeigt werden. Unmittelbar nach lokaler Allergenprovokation kam es im Nedocromil-behandelten Lungensegment zu einem verminderten Anstieg der Histaminkonzentration, und 48 Stunden später fand sich dort eine geringere Zunahme der eosinophilen Granulozyten als im Placebo-vorbehandelten Lungensegment [9]. Nach viermonatiger Behandlung mit Nedocromil konnte im Vergleich zur Salbutamol-behandelten Gruppe eine Verminderung der eosinophilen Granulozyten in Biopsien aus der Bronchialschleimhaut nachgewiesen werden [65] .

Indikation, Stellung im therapeutischen Gesamtkonzept

DNCG und Nedocromil weisen in vitro umfangreiche protektive und anti-entzündliche Eigenschaften auf. Auch in der klinisch-praktischen Therapie des Asthma bronchiale ist die Wirksamkeit der Cromone gut dokumentiert, während Belege der anti-entzündlichen Wirkung in vivo bislang spärlich sind. Während über das DNCG eine Vielzahl von Studien auch im Kindesalter vorliegt, bezieht sich die Mehrzahl der Untersuchungen des Nedocromil auf Erwachsene. An einer Hemmung der akuten Atemwegsreaktion gegenüber einer Vielzahl bronchokonstriktorischer Stimuli besteht kein Zweifel; jedoch ist im Einzelfall schwer vorherzusagen, welcher Patient auf die prophylaktische Gabe der Cromone tatsächlich anspricht. In dieser Hinsicht sind sie den Beta$_2$-Sympathomimetika unterlegen. Die Herabsetzung der unspezifischen Atemwegsempfindlichkeit ist unter mehrwöchiger Nedocromil-Behandlung konsistenter belegt worden als unter entsprechender DNCG-Therapie. Fixe Kombinationen aus DNCG und einem Beta-Sympathomimetikum können sinnvoll sein. Auch in Langzeitstudien an Patienten mit bereits gut eingestelltem Asthma bronchiale sind die Cromone bezüglich klinischer Parameter und der Einsparung von Beta-Sympathomimetika vielfach wirksame Medikamente. Die Möglichkeit der Einsparung von inhalativen oder oralen Corticosteroiden bei steroidbedürftigen Asthmatikern sollte jedoch nicht überschätzt werden. Es ist darüber hinaus unklar, ob die Cromone einen günstigen Einfluß auf die langfristige Prognose des Asthma bronchiale über Jahre ausüben [43]. Der wesentliche Stellenwert dieser Substanzen ist demnach bei Patienten mit leichtgradigem Asthma bronchiale gegeben, wobei das Nedocromil auch bei nichtallergischen Erkrankungsformen nützlich sein kann. Entsprechend den Empfehlungen der Global Initiative for Asthma (1995) ist es sinnvoll, die Cromone frühzeitig im Verlaufe der asthmatischen Erkrankung einzusetzen, zumal das Nebenwirkungsprofil im Vergleich insbesondere zu inhalativen Corticosteroiden günstiger ist. Im Erwachsenenalter ist jedoch bereits bei mittelschweren Formen des Asthma bronchiale den inhalativen Corticosteroiden nach dem heutigen Kenntnisstand eindeutig der Vorzug zu geben, und bei schweren Erkrankungsformen gibt es für die Cromone keine Indikation. Bei mittelschwerem und schwerem Asthma im Kindesalter hat die regelmäßige Therapie mit DNCG neben oder anstelle einer inhalativen Therapie mit Corticosteroiden hingegen einen festen Platz.

Überprüfung des Effektes

Klinische Kurzzeitstudien

DNCG

Die kurzzeitige Gabe von DNCG hemmt die durch Histamin oder Methacholin induzierte Bronchokonstriktion nicht. Die protektive Wirksamkeit des DNCG auf die Atemwegsobstruktion, welche durch Inhalation geeigneter Allergene ausgelöst werden kann, ist vielfach dokumentiert worden: Die Protektion gilt dabei sowohl für die Sofortreaktion als auch für die Spätreaktion, wenn das Medikament vor der Allergenprovokation gegeben wurde. Sofern die Applikation hingegen nach der asthmatischen Sofortreaktion erfolgte, gelang es im Gegensatz zur Gabe eines inhalativen Corticosteroids nicht mehr, die Spätreaktion abzuschwächen. Die Hemmung der Allergen-induzierten Zunahme der unspezifischen Atemwegsempfindlichkeit auf Histamin und Methacholin wurde übereinstimmend in mehreren Kurzzeitstudien gezeigt. Der protektive Effekt auf die Atemwegsobstruktion, welche bei Patienten mit Asthma bronchiale durch körperliche Belastung hervorgerufen werden kann, ist ebenfalls bei der Mehrzahl der Probanden gut belegt. Wir konnten dabei zeigen, daß die protektive Wirkung bei den ausgeprägten Formen der anstrengungsinduzierbaren Bronchokonstriktion deutlicher ist als bei leichteren Formen [40]. Die Atemwegsobstruktion, die sich (ohne körperliche Belastung) nach Einatmung von trockener kalter oder warmer Luft entwickelt, ist durch DNCG im Kurzzeitversuch hemmbar. Die durch Adenosin, destilliertes Wasser und hyperosmolare Stimuli [7] ausgelöste Bronchokonstriktion kann ebenfalls durch vorherige inhalative DNCG-Gabe abgeschwächt werden. Hierbei handelt es sich um bronchokonstriktorische Stimuli, deren Wirkung wahrscheinlich über entzündliche Mediatoren vermittelt wird. Auch die Bronchokonstriktion nach Schwefeldioxid, oralem Aspirin sowie Propranolol kann durch vorherige inhalative DNCG-Gabe abgeschwächt werden. Gegenüber der Wirkung des Metabisulfit fand sich kein protektiver Effekt.

Nedocromil

Bei kurzzeitiger Gabe ist Nedocromil unwirksam gegen die Methacholin-induzierte Bronchokonstriktion. Nedocromil hemmt jedoch die Obstruktion, welche nach Provokation mit Allergenen als Früh- und Spätreaktion auftreten kann, weiterhin die Obstruktion nach körperlicher Belastung, kalter Luft, Adenosin, destilliertem Wasser und hyperosmolaren Stimuli. Darüber hinaus entfaltet Nedocromil auch eine Protektion gegenüber Stimuli, die vermutlich über neuronale Reflexe wirken, wie Schwefeldioxid, Metabisulfit, Bradykinin und Neurokinin A.

DNCG und Nedocromil im Vergleich

Die wichtigsten klinischen Kurzzeitstudien, in welchen die Wirkungen von DNCG und Nedocromil placebokontrolliert miteinander verglichen wurden, sind in der Tabelle 1

Tabelle 1. Placebo-kontrollierte Kurzzeit-Vergleichsuntersuchungen zum Effekt von Dinatriumcromoglycinsäure *(DNCG)* und Nedocromil *(N)* auf die Atemwegsempfindlichkeit

Erstautor (Jahr)	Zahl der Probanden	Provokations-stimulus	Dosierung (mg)	Unterschied in der Wirksamkeit[1]
Juniper (1987)	12	Kaltluft	DNCG 10 N 1, 2, 4	N = DNCG (alle Dosen)
Crimi (1988)	11	Adenosin-monophosphat	DNCG 10 N 4	N > DNCG
Dixon (1989)	8	Bradykinin	DNCG 10 N 4	N = DNCG
Phillips (1989)	11 (nicht-allerg.)	Adenosin-monophosphat	DNCG (1% w/v) N (1% w/v)	N > DNCG
Richards (1989)	8	Adenosin-monophosphat	DNCG (1% w/v) N (1% w/v)	N > DNCG
del Bufalo (1989)	10	dest. Wasser	DNCG 12 N 4, 8	N 4 > DNCG N 8 = DNCG
Dixon (1990)	8 (davon 5 Nicht-Asthmatiker)	Metabisulfit	DNCG 10 N 4	N > DNCG
Wright (1990)	20	Metabisulfit	DNCG 4 N 8	N > DNCG
Comis (1993)	12	Körperliche Belastung	DNCG 10 N 4	N = DNCG
Spezia (1993)	12	destilliertes Wasser	DNCG 10 N 4	N > DNCG
de Benedictis (1994)	17	Körperliche Belastung	DNCG 10 N 4	N = DNCG
Novembre (1994)	19	Körperliche Belastung	DNCG 10 N 4	N > DNCG

[1] *Unterschied in der Wirksamkeit* „=" gleiche Wirksamkeit; *N > DNCG* Nedocromil wirksamer als DNCG, die Zahl gibt die jeweilige Dosis in mg an.

zusammengestellt. Überwiegend ergab sich bei Provokation mit „neurogenen" (d.h. Bradykinin und Metabisulfit) und „chemischen" Stimuli (d.h. Adenosin-5-monophosphat) eine Überlegenheit des Nedocromil in einer Dosierung von 4 oder 8 mg gegenüber dem DNCG in einer Dosierung von 10 mg, während die protektive Wirkung gegenüber der Bronchokonstriktion nach kalter Luft, körperlicher Belastung oder destilliertem Wasser keine überzeugenden Wirksamkeitsunterschiede zwischen beiden Medikamenten erkennen ließ.

Klinische Langzeitstudien

Wegen der fehlenden bronchodilatatorischen Wirkung der Cromone muß sich die klinisch-pharmakologische Beurteilung der Langzeiteffekte dieser Substanzen insbesondere auf die Beeinflussung der Atemwegsempfindlichkeit beziehen. Darüber hinaus kann der Verlauf klinischer Parameter in Verbindung mit einer Einsparung von Bronchodilatatoren und Corticosteroiden zur Beurteilung dienen.

DNCG

In fünf Studien senkte die Gabe von DNCG über 6 bis 16 Wochen im Vergleich zur Kontrollgruppe die Überempfindlichkeit der Atemwege auf Histamin, Methacholin oder körperliche Belastung, während in drei weiteren Studien (eine davon mit zwei verschiedenen bronchokonstriktorischen Stimuli) ein protektiver Effekt nicht bestätigt werden konnte (Tabelle 2).
Bei Patienten, deren Asthma unter einer inhalativen Corticosteroidtherapie dauerhaft gut eingestellt war, ermöglichte die zusätzliche Gabe von DNCG eine Einsparung von Corticosteroiden [11, 15, 64]. Bei jüngeren Patienten waren die klinischen und Lungenfunktionsergebnisse in einer DNCG- und einer Triamcinolon-behandelten Gruppe statistisch vergleichbar [58]. Auch bei erwachsenen Asthmatikern erwiesen sich die Behandlungsregime mit DNCG und mit Beclomethason als gleichwertig [26]. In einer anderen Studie war jedoch die inhalative Corticosteroidtherapie gegenüber der DNCG-Gabe überlegen [61].

Nedocromil

Die Anwendung von Nedocromil über 6 bis 16 Wochen führte durchgehend zu einer Abnahme der Atemwegsempfindlichkeit gegenüber Histamin, Methacholin und destilliertem Wasser (Tabelle 3).
In fünf von zwölf doppelblind angelegten Studien, in denen Nedocromil zusätzlich zur vorbestehenden antiasthmatischen Dauerbehandlung gegeben wurde, erwies sich Nedocromil gegenüber der Placebo-Kontrolle in allen untersuchten Zielgrößen (d.h. Symptomen, Bedarf an Akut-Bronchodilatatoren, und/oder Lungenfunktionsbefunden) als überlegen [4, 10, 27, 36, 68]. In den anderen sieben Untersuchungen ergab sich eine partielle Überlegenheit des Nedocromil bezüglich einzelner Untersuchungsparameter [12, 14, 25, 29, 48, 53, 63]. In einer sechswöchigen und einer zwölfwöchigen Vergleichsuntersuchung war das

Tabelle 2. Langzeiteffekte von DNCG auf die Atemwegsempfindlichkeit

Erstautor (Jahr)	Zahl der Probanden	Behandlungsdauer (Wochen)	Provokationsstimulus	Effekt auf die Atemwegsempfindlichkeit
Löwhagen (1985)	22	6	Histamin	Schutz in der Pollensaison
Jenkins (1987)	41	16	Histamin	Kein Effekt
Svendsen (1987)	38	8	Histamin	Kein Effekt
Shapiro (1988)	27	8	Methacholin	Verminderung
Chhabra (1989)	11	12	Histamin	Verminderung
Molema (1989)	22	6	Histamin	Kein Effekt
Molema (1989)	22	6	Körperliche Belastung	Kein Effekt
Petty (1989)	68	12	Methacholin	Verminderung
Orefice (1992)	39	12	Methacholin	Verminderung

Tabelle 3. Langzeiteffekte von Nedocromil auf die Atemwegsempfindlichkeit

Erstautor (Jahr)	Zahl der Probanden	Behandlungsdauer (Wochen)	Provokationsstimulus	Effekt auf die Atemwegsempfindlichkeit
Dorward (1986)	12	8	Histamin	Schutz in der Pollensaison
Svendsen (1989)	39	6	Histamin	Verminderung
Bel (1990)	9	16	Methacholin	Verminderung
Orefice (1992)	42	12	Methacholin	Verminderung
Groot (1992)	23	8	Histamin	Verminderung
Groot (1992)	23	8	Destilliertes Wasser	Verminderung
Sont (1992)	27	8	Methacholin	Verminderung
Wasserman (1995)	212	12	Methacholin	Verminderung

Nedocromil einem regelmäßig gegebenen $Beta_2$-Sympathomimetikum sowohl hinsichtlich der Peak-flow-Schwankungen als auch der spirometrischen Indices [19] sowie der unspezifischen Atemwegsüberempfindlichkeit gegenüber Methacholin überlegen [67].

In verschiedenen Untersuchungen wurde versucht, bei steroidbedürftigen Asthmatikern die Dosis der inhalativ oder oral verabfolgten Steroide mit Hilfe einer Nedocromil-Behandlung placebokontrolliert herabzusetzen. In drei Untersuchungen fand sich eine Überlegenheit des Nedocromil gegenüber Placebo [6, 32, 55], in drei anderen Studien war dieses nicht der Fall [8, 31, 69]. Schließlich sind die doppelblind durchgeführten Untersuchungen von Bedeutung, in denen zusätzlich zu einer laufenden antiasthmatischen Therapie eine Behandlung mit Nedocromil im Vergleich zu inhalativen Corticosteroiden erfolgte. In drei Studien ergab sich eine eindeutige [2, 33] oder weitgehende [62] Überlegenheit der Corticoidbehandlung, in zwei weiteren Studien ergab sich kein wesentlicher Unterschied zwischen beiden Therapieregimen [3, 34].

Bei Patienten mit chronisch-obstruktiver Bronchitis führte die zehnwöchige Behandlung mit Nedocromil im Vergleich zu Placebo zu keiner objektivierbaren Verbesserung des Krankheitsbildes [19].

DNCG und Nedocromil im Vergleich

Lal und Koautoren (1993) verglichen den Effekt von DNCG und Nedocromil auf Symptomhäufigkeiten, Peak-flow-Werte und Bedarf an $Beta_2$-Sympathomimetika über einen Studienzeitraum von 6 Wochen und fanden eine leichte Überlegenheit der Nedocromil-Behandlung. Orefice und Koautoren (1992) fanden über einen Zeitraum von 12 Wochen keinen Unterschied in der Atemwegsempfindlichkeit zwischen Patienten, die mit DNCG, Nedocromil oder inhalativen Steroiden behandelt worden waren. Auch bei Asthmatikern im höheren Lebensalter, die über einen Beobachtungszeitraum von 16 Wochen mit DNCG oder Nedocromil behandelt wurden, zeigte sich kein Unterschied in der Wirksamkeit zwischen beiden Therapiearten [5].

Darreichungsformen

DNCG wird als Dosieraerosol, Inhalationslösung und Pulverinhalat angeboten, darüber hinaus in fixer Kombination mit $Beta_2$-Sympathomimetika; Nedocromil nur als Dosieraerosol.

Nebenwirkungen

DNCG

Häufig wird über Reizerscheinungen der oberen Atemwege bei der Verwendung der Inhalationskapseln mit 20 mg DNCG geklagt. Diese Beschwerden werden jedoch bei Anwendung des Dosieraerosols kaum beobachtet. Seltene andere Nebenwirkungen wie Myositis und Gastroenteritis, urtikarielle Exantheme sowie pulmonale Infiltrate mit Eosinophilie wurden beschrieben [56].

Nedocromil

Abgesehen von gelegentlich vorgetragenen rhinitischen Beschwerden und Übelkeit sind keine wesentlichen unerwünschten Wirkungen des Nedocromil bekannt.

Interaktion mit anderen Medikamenten

Abgesehen von den oben beschriebenen (erwünschten) Kombinationseffekten, sind klinisch relevante Interaktionen mit anderen Medikamenten nicht bekannt.

Besonderheiten

DNCG ist auch für das Säuglings- und Kleinstkindalter zugelassen, Nedocromil erst ab dem 6. Lebensjahr. Die DNCG-Therapie hat bei umfangreicher Anwendung am Menschen keine Hinweise auf embryotoxische oder teratogene Wirkungen ergeben. Über Nedocromil liegen ausreichende Erfahrungen über die Anwendung beim Menschen noch nicht vor, der Tierversuch ergab keine Hinweise auf embryotoxische oder teratogene Wirkungen. Herstellerseitig wird eine strenge Indikationsstellung im 1. Trimenon empfohlen. DNCG und Nedocromil gehen nur in geringsten Konzentrationen in die Muttermilch über. Ungünstige Effekte auf die Säuglinge sind nicht bekannt.

Zukunftsaspekte

Die Frage nach der Sinnhaftigkeit einer fixen Kombination von inhalativen Steroiden und Cromonen ist noch nicht schlüssig beantwortet. Gegenwärtig finden Untersuchungen zur Wirksamkeit von Nedocromil speziell auf das Symptom „Asthmahusten" statt. Künftige Studien werden der Frage nach der anti-entzündlichen Wirksamkeit der Cromone in vivo nachzugehen haben.

Literatur

1. Barnes PJ, Holgate ST, Laitinen LA, Pauwels R (1995) Asthma mechanisms, determinants of severity and treatment: the role of nedocromil sodium. Clin Exper Allergy 25: 771–787
2. Bel EH, Timmers MC, Hermans J, Dijkman JH, Sterk PJ (1990) The long term effects of nedocromil sodium and beclomethasone dipropionate on bonchial responsiveness to methacholine in nonatopic asthmatic subjects. Am Rev Respir Dis 141: 21–28
3. Bergmann K-Ch, Bauer CP, Overlack A (1990) A placebo-controlled blinded comparison of nedocromil sodium and beclomethasone dipropionate in bronchial asthma. Lung [Suppl], pp 230–239
4. Bianco S, del Bono N, Grassi V, Orefice U (1989) Effectiveness of nedocromil sodium versus placebo as additions to routine asthma maintenance therapy: a multicentre, double-blind group comparative trial. Resp 56: 204–211
5. Boldy DAR, Ayres JG (1993) Nedocromil sodium and sodium cromoglycate in patients aged over 50 years with asthma. Respir Med 87: 517–523
6. Bone MF, Kubik MM, Keaney NP, Summers

GD, Connolly CK et al (1989) Nedocromil sodium in adults with asthma dependent on inhaled corticosteroids: a double-blind, placebo controlled study. Thorax 44: 654–659

7. Boulet L-P, Turcotte H, Tennina S (1989) Comparative efficacy of salbutamol, ipratropium, and cromoglycate in the prevention of bronchospasm induced by exercise and hyperosmolar challenges. J Allergy Clin Immunol 83: 882–887
8. Boulet L-P, Cartier A, Cockcroft DW, Grubers JM, Laberge F et al (1990) Tolerance to reduction of oral steroid dosage in severaly asthmatic patients receiving nedocromil sodium. Respir Med 84: 317–323
9. Calhoun WJ, Sedgwick JB, Jarhour N, Swenson CA, Busse WW (1993) The effect of mast cell activation on eosinophil recruitment to the airways after antigen challenge. Am Rev Respir Dis 147: A241
10. Callaghan B, Teo NC, Clancy L (1992) Effects of the addition of nedocromil sodium to maintenance bronchodilator therapy in the management of chronic asthma. Chest 101: 787–792
11. Chai H, Molk L, Falliers CJ, Miklich D (1971) Steroid-sparing effects of disodium cromoglycate (DSCG) in children with severe chronic asthma. In: Serafiniu (ed) New concepts in allergy and clinical immunology. Excerpta Medica, Amsterdam, pp 385–391
12. Cherniak RM, Wasserman SI, Ramsdell JW, Selner JC, Koepke JW et al (1990) A double-blind multicenter group comparative study of the efficacy and safety of nedocromil sodium in the management of asthma. Chest 97: 1299–1306
13. Chhabra SK, Gaur SN (1989) Effect of long-term treatment with sodium cromoglycate on non-specific bronchial hyperresponsiveness in asthma. Chest 95: 1235–1238
14. Clancy L, Leogan S (1994) Treatment of nocturnal asthma with nedocromil sodium. Thorax 49: 1225–1227
15. Clauzel A-M, Calvayrac P, Michel F-B, Mourad C (1980) Essai double insu double placebo de ketotifene et de cromoglycate de sodium dans le traitment de l'asthma. Prov Med 48: 78–82
16. Comis A, Valletta EA, Sette L, Andreoli A, Boner AL (1993) Comparison of nedocromil sodium and sodium cromoglycate administered by pressurized aerosol, with and without a spacer device in exercise-induced asthma in children. Eur Respir J 6: 523–526
17. Crimi E, Palermo F, Olivieri R, Bancheri C, Polosa R, Palermo B, Maccarrone C, Mistretta A (1988) Comparative study of the effects of nedocromil sodium (4 mg) and sodium cromoglycate (10 mg) on adenosine-induced bronchoconstriction in asthmatic subjects. Clin Allergy 18: 367–374
18. de Benedictis FM, Tuteri G, Bertotto A, Bruni L, Vaccaro R (1994) Comparison of the protective effects of cromolyn sodium and nedocromil sodium in the treatment of exercise-induced asthma in children. J Allergy Clin Immunol 94: 684–688
19. de Jong JW, Teengs JP, Postma DS, van der Mark TW, Koeter GH, de Monchy JGR (1994) Nedocromil sodium versus albuterol in the management of allergic asthma. Am J Respir Crit Care Med 149: 91–97
20. de Jong JW, Postma DS, van der Mark TW, Koeter GH (1994) Effects of nedocromil sodium in the treatment of non-allergic subjects with chronic obstructive pulmonary disease. Thorax 49: 1022–1024
21. de Bufalo C, Fasano L, Patalano F, Funella G (1989) Inhibition of fog-induced bronchoconstriction by nedocromil sodium and sodium cromoglycate in intrinsic asthma: a double-blind placebo-controlled study. Respir 55: 181–185
22. Dixon C, Barnes P (1989) Bradykinin-induced bronchoconstriction: inhibition by nedocromil sodium and sodium cromoglycate. Brit J Pharmacol 27: 831–836
23. Dixon CMS, Ind PW (1990) Inhaled sodium metabisulphite induced bronchoconstriction: inhibition by nedocromil sodium and sodium cromoglycate. Brit J Clin Pharmacol 30: 371–376
24. Dorward AJ, Robert JA, Thomson NC (1986) Effect of nedocromil sodium on histamine airway responsiveness in grass-pollen sensitive asthmatics during the pollen season. Clin Allergy 16: 309–315
25. Fairfax AJ, Allbeson M (1988) A double-blind group comparative trial of nedocromil sodium and placebo in the management of bronchial asthma. J Int Med Res 16: 216–224
26. Faurschou P, Bing J, Edman G, Engel A-M (1994) Comparison between sodium cromoglycate MDI: metered dose inhaler and beclomethasone dipropionate MDI in treatment of adult patients with mild to moderate asthma: A double-blind, double dummy randomized, parallel-group study. Allergy 49: 656–660
27. Fink JN, Forman S, Silvers WS, Soifer MM,

Tashkin DP, Wilson AF (1994) A double-blind study of the efficacy of nedocromil sodium in the management of asthma in patients using high doses of bronchodilators. J Allergy Clin Immunol 94: 473–481

28. Foulds RA (1993) An overview of human safety data with nedocromil sodium. J Allergy Clin Immunol 92: 202–204
29. Fyans PG, Chatterjee PC, Chatterjee SS (1989) Effects of adding nedocromil sodium (Tilade) to the routine therapy of patients with bronchial asthma. Clin Exper Allergy 19: 521–528
30. Global initiative for asthma. National Institutes of Health, National Heart, Lung and Blood Institute (1995) Publication number 95-3659
31. Goldin JG, Bateman ED (1988) Does nedocromil sodium have a steroid sparing effect in adult asthmatic patients requiring maintenance oral corticosteroids? Thorax 43: 982–986
32. Greif J, Fink G, Smorzik Y, Topilsky M, Bruderman I et al (1989) Nedocromil sodium and placebo in the treatment of bronchial asthma. A multicentre, double-blind, parallel-group comparison. Chest 96: 583–588
33. Groot CAR, Lammers J-WJ, Molema J, Festen J, van Herwaarden CLA (1992) Effort of inhaled beclomethasone and nedocromil sodium on bronchial hyperresponsiveness to histamine and distilled water. Eur Respir 5: 1075–1082
34. Harper GD, Neill P, Vathenen AS, Cookson JB, Ebden P (1990) A comparison of inhaled beclomethasone dipropionate and nedocromil sodium as additional therapy in asthma. Respir Med 84: 463–469
35. Jenkins CJ, Breslin ABX (1987) Long-term study of the effects of sodium cromoglycate on non-specific bronchial hyperresponsiveness. Thorax 42: 664–669
36. Jones PW and the Nedocromil Sodium Quality of Life Study Group (1994) Quality of life, symptoms and pulmonary function in asthma: long-term treatment with nedocromil sodium examined in a controlled multicentre trial. Euro Respir J 7: 55–62
37. Juniper EF, Kline PA, Morris MM, Hargreave FE (1987) Airway constriction by isocapnic hyperventilation of cold, dry air: comparison of magnitude and duration of protection by nedocromil sodium cromoglycate. Clin Allergy 17: 523–528
38. Lal S, Dorow PD, Venho KK, Chatterjee SS (1993) Nedocromil sodium is more effective than cromolyn sodium for the treatment of chronic reversible obstructive airway disease. Chest 104: 438–447
39. Löwhagen O, Rak S (1985) Modification of bronchial hyperreactivity after treatment with sodium cromoglycate during pollen season. J Allergy Clin Immunol 75: 460–467
40. Magnussen H, Reuß G, Jörres R, Kessler K (1983) Der protektive Effekt von Dinatrium-Cromoglycinsäure auf die inhalative thermische Provokation beim Asthma bronchiale. Prax Klin Pneumol 37: 364–371
41. Magnussen H, Rabe KF, Nowak D (1991) Therpy of bronchial hyperresponsiveness. Clin Exp Allergy 21: 379–389
42. Molema J, van Heerwarden CLA, Folgering HTM (1989) Effects of long-term treatment with inhaled cromoglycate and budesonide on bronchial hyperresponsiveness in patients with allergic asthma. Eur Respir J 2: 308–316
43. Norris AA (1996) Pharmacology of sodium cromoglycate. Clin Exper Allergy 26 [Suppl] 4: 5–7
44. Novembre E, Frongia GF, Veneruso G, Vierucci A (1994) Inhibition of exercise-induced asthma (EIA) by nedocromil sodium and sodium cromoglycate in children. Pediatr Allergy Immunol 5: 107–110
45. Nowak D, Magnussen H (1987) Ketotifen (Zaditen) und Dinatriumcromoglycinsäure (Intal) in der Therapie des Asthma bronchiale. Prax Klin Pneumol 41: 319–323
46. Nowak D, Magnussen H (1992) Cromoglycinsäure, Nedocromil, Ketotifen. In: Nolte D (Hrsg) Manuale pneumologicum. Dustri, München
47. Nowak D, Magnussen H (1993) Das überempfindliche Bronchialsystem. Bedeutung für die Prognose und Progressionshemmung chronisch-obstruktiver Atemwegskrankheiten. Internist 34: 294–299
48. O'Hickey SP, Rees PJ (1994) High-dose nedocromil sodium as an addition to inhaled corticosteroids in the treatment of asthma. Respir Med 88: 499–502
49. Orefice U, Struzzo P, Dorigo R, Peratoner A (1992) Long-term treatment with sodium cromoglycate, nedocromil sodium and beclomethasone dipropionate reduces bronchial hyperresponsiveness in asthmatic subjects. Respir 59: 97–101
50. Petty TL, Rollins DR, Christopher K, Good JT, Oakley R (1989) Cromolyn sodium is effective in adult chronic asthmatics. Am Rev Respir Dis 139: 694–701

51. Phillips GD, Scott VL, Richards R, Holgate ST (1989) Effect of nedocromil sodium and sodium cromoglycate against bronchoconstriction induced by inhaled adenosine 5´-monophosphate. Eur Respir J 2: 210–217
52. Rainey DK (1992) Evidence for the anti-inflammatory activity of nedocromil sodium. Clin Exper Allergy 22: 976–979
53. Rebuck AS, Kesten S, Boulet LP, et al (1990) A 3-month evaluation of the efficacy of nedocromil sodium in asthma: a randomized, double-blind, placebo-controlled trial of nedocromil sodium conducted by a Canadian multicenter study group. J Allergy Clin Immunol 85: 612–617
54. Richards R, Phillips GD, Holgate ST (1989) Nedocromil sodium is more potent that sodium cromoglycate against AMP-induced bronchoconstriction in atopic asthmatic subjects. Clin Exper Allergy 19: 285–291
55. Ruffin RE, Rubinfeld AR, Alpers JH, Czarny D, Pain MCF et al (1987) The efficacy of nedocromil sodium (Tilade) in asthma. Aust NZ J Med 17: 557–561
56. Schultze-Werninghaus G (1981) Dinatrium cromoglycicum in der Therapie des Asthma bronchiale. Dtsch Med Wochenschr 106: 874–878
57. Shapiro GG, Furukawa CT, Pierson WE, Sharpe MJ, Menendez R (1988) Double-blind evaluation of nebulized cromolyn, terbutaline, and the combination for childhood asthma. J Allergy Clin Immunol 81: 449–454
58. Shapiro GG, Sharpe M, de Rouen TA, Pierson WE, Furukawa CT, Virant FS, Bierman CW (1991) Cromolyn versus triamcinolone acetonide for youngsters with moderate asthma. J Allergy Clin Immunol 88: 742–748
59. Sont JK, Bel EH, Dijkman JH, Sterk PJ (1992) The long-term effect of nedocromil sodium on the maximal degree of airway narrowing to methacholine in atopic asthmatic subjects. Clin Exper Allergy 22: 554–560
60. Spezia E, del Col G, Richelli C, Sette L, Boner AL (1993) Nedocromil sodium vs. sodium cromoglycate pressuized aerosol in the prevention of bronchoconstriction induced by ultrasonic nebulized distilled water in asthmatic children. Pediatr Pulmonol 16: 243–247
61. Svendsen UG, Frolund L, Madsen F, Nielsen NH, Holstein-Rathlou N-H, Weeke V (1987) A comparison of the effects of sodium cromoglycate and beclomethasone dipropionate on pulmonary function and bronchial hyperreactivity in patients with asthma. J Allergy Clin Immunol 80: 68–74
62. Svendsen UG, Frolund L, Madsen F, Nielsen NH (1989) A comparison of the effects of nedocromil sodium and beclomethasone dipropionate on pulmonary function, symptoms, and bronchial responsiveness in patients with asthma. J Allergy Clin Immunol 84: 224–231
63. Svendsen UG, Jorgensen H (1991) Inhaled nedocromil sodium as additional treatment to high dose inhaled corticosteroids in the management of bronchial asthma. Eur Respir J 4: 992–999
64. Toogood JH, Jennings B, Lefcoe NM (1981) A clinical trial of combined cromolyn/beclomethasone treatment for chronic asthma. J Allergy Clin Immunol 67: 317–324
65. Trigg C, Manolitsas N, McAulay A, Norton A, Wang J, Davies RJ (1993) A pilot comparative study of the effects of inhaled nedocromil sodium and albuterol on bronchial biopsies in asthma. Am Rev Respir Dis 147: A241
66. Ukena D, Schlimmer P, Vogt J, Sybrecht GW (1990) Die Therapie obstruktiver Atemwegserkrankungen – Teil IV – Antiallergisch und antiinflammatorisch wirkende Medikamente. Med Klin 85: 440–442
67. Wasserman SI, Furukawa CT, Henochowicz SI, Marcoux JP, Prenner BM, Findlay SR, Gross GN, Hudson LD, Myers DJ, Steinberg P (1995) Asthma symptoms and airway hyperresponsiveness are lower during treatment with nedocromil sodium than during treatment with regular inhaled albuterol. J Allergy Clin Immunol 95: 541–547
68. Wells A, Drennan C, Holst P, Jones D, Rea H, et al (1992) Comparison of nedocromil sodium at two dosage frequencies with placebo in the management of chronic asthma. Respir Med 86: 311–316
69. Wong CS, Cooper S, Britton JR, Tatterfield AE (1993) Steroid sparing effect of nedocromil sodium in asthmatic patients on high doses of inhaled steroids. Clin Exper Allergy 23: 370–376

Antihistaminika

P. Radielovic, T.C. Medici und B. Wüthrich

Einführung

Antihistaminika sind Pharmaka, die die Effekte des körpereigenen Botenstoffes Histamin, des am längsten bekannten Mediators allergischer Reaktionen unterbinden oder hemmen. Antihistaminika, die entsprechend ihrer Wirkungsweise besser als Histamin-H_1-Rezeptor-Antagonisten oder H_1-Antagonisten bezeichnet werden, gelten als Mittel der Wahl für die symptomatische Behandlung der IgE-vermittelten Typ I-Überempfindlichkeitsreaktionen. Ebenso wirken die Antihistaminika bei pseudoallergischen Reaktionen, die als Folge einer unspezifischen Histaminliberation auftreten und bei welcher das Histamin eine wichtige pathogenetische Rolle spielt [1, 2, 3]. Bei der Behandlung des allergischen Asthma bronchiale konnten sich jedoch die Antihistaminika, von wenigen Ausnahmen abgesehen, nicht durchsetzen. Die Vorbehandlung mit Antihistaminika bietet zwar einen gewissen Schutz vor Bronchokonstriktion durch Histamin, Anstrengung, Hyperventilation von kalter oder trockener Luft, hypertonischer oder hypotonischer Salzlösung, Adenosin-5-Monophosphat oder Allergenen, aber die klinische Anwendung ist noch immer begrenzt. Histamin-H1-Antagonisten binden in hohem Maß selektiv an die H1-Rezeptoren; auf die H_2- und H_3-Rezeptoren zeigen sie hingegen kaum Wirkung [4, 5]. Die häufigsten Nebenwirkungen von Antihistaminika sind Sedation, Mundtrockenheit und gelegentlich Appetitstimulation, Kopfschmerzen verzögerte Reaktionsfähigkeit, anticholinerge Wirkung und eine Verschlechterung kognitiver Funktionen. In einigen Fällen sollen die Antihistaminika der zweiten Generation Herzrhythmusstörungen verursacht haben.

Histamin

Der Begriff Histamin kommt aus dem Griechischen und bedeutet „Gewebe". Histamin wird in den Mastzellen und basophilen Leukozyten aus der Aminosäure Histidin durch Wirkung der Histidindecarboxylase oder von aromatischer Aminosäurendecarboxylase in biologisch inaktiver Form gebildet. Diese Zellen speichern Histamin in der sekretorischen Granula und geben spontan nur kleine Mengen dieser Substanz ab (Abb. 1). Die Freisetzung einer größeren

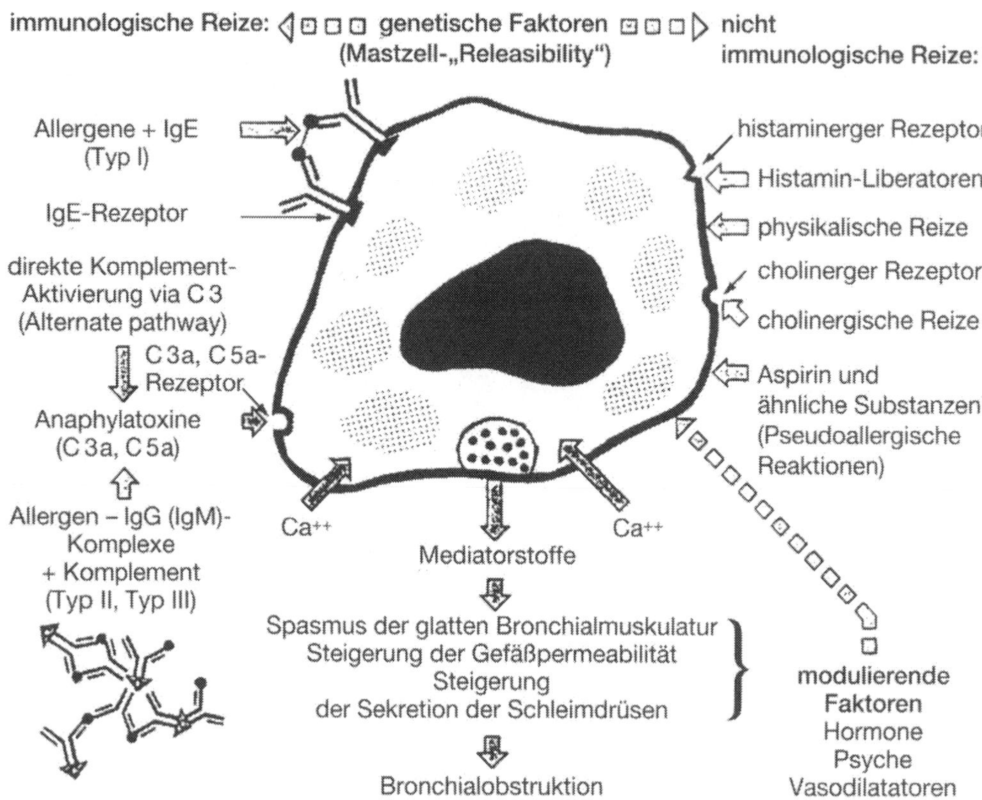

Abb. 1. Direkte Wirkung von Histamin und andere Mechanismen aus der Mediatorenfreisetzung

Menge von Histamin erfolgt bei IgE-vermittelter Überempfindlichkeitsreaktionen, bei Zerstörung von Zellen (z.B. Strahlenschädigung) sowie durch chemische Substanzen und verschiedene Medikamente (Histaminliberatoren) (Tab. 1). Die höchsten Histaminkonzentration findet man in der Lunge, in der Haut, im Magen-Darm-Kanal, im Hypothalamus (und in anderen Stammhirnregionen), in Liquor, Speichel und Blut. Der Abbau von freiem Histamin erfolgt sehr rasch durch oxidative Desaminierung mittels Histaminase und anderen Enzymen. Histamin wird als Methylhistamin im Harn ausgeschieden [6, 7].

Die Synthese von Histamin gelang vor ca. 90 Jahren (1907). Etwas später entdeckten Dale und Laidlaw (1910) bzw. Barger und Dale (1911) daß Histamin eine relaxierende Wirkung auf die glatte Muskulatur hatte, den Blutdruck senkte und noch andere pharmakologische Effekte zeigte [8, 9]. Anfang der dreißiger Jahre wiesen Bartosch, Feldberg und Nagel (1932) die Freisetzung von Histamin in der isolierten Meerschweinchenlunge nach, deren Spülflüssigkeit während der Auslösung eines anaphylaktischen Schocks einen hohen Histamingehalt ergab [10]. Obwohl Lewis et al. schon 1927 über die Freisetzung von Histamin („H-Substanzen") aus Hautzellen nach Provokation berichtet hatten und die Antigen-Antikörper Reaktion schon bekannt war, wurde erst in den vierziger Jahren die Rolle von Mastzellen und basophilen Leukozyten bei der Freisetzung von Histamin erkannt [9, 11]; diese Zellen wurden zu wesentlich interessanteren Objekten der Forschung als das Histamin selbst [38]. In den fünfziger Jahren standen schon spezifische Antihista-

Tabelle 1. Unspezifische Histaminliberatoren

Medikamente
Röntgenkontrastmittel
Opiate (Morphine, Codein)
Chlortetracyclin
Polymycin B
Plasmaexpander (z.B. Dextran, Gelatine)
Lokalanästhetika
Chinin
Muskelrelaxantien vom Curaretyp
Vasoaktive Substanzen wie Amphetamin und Hydralazin
Gallensalze
Deferoxamin
Andere Ursachen
Phospholipase A_2 und Chymotrypsin
Hormone wie Parathyreoid-Hormon, Thyroxin
Toxine von Mikroorganismen
Hymenopterengifte (Bienen, Wespen)

minika für die Behandlung von allergischer Rhinitis und Urtikaria zu Verfügung. In den sechziger Jahren wurden zwei unterschiedliche Rezeptorentypen identifiziert: H_1- und H_2- Rezeptoren. Etwas später wurden noch H_3- Rezeptoren entdeckt. Die Wirkung von Histamin auf die H_1- oder H_2- Rezeptoren wurde in zahlreichen Publikationen beschrieben und ist in Tabelle 2 aufgelistet. Nach Bindung an die H_1- Rezeptoren bewirkt Histamin durch Stimulation sensorischer Nerven Juckreiz, Niesreiz, Kongestion; Histamin verkürzt die atrio-ventrikuläre Überleitungszeit, aktiviert vagale Reflexe und kontrahiert die glatte Muskulatur. Die Aktivierung von H_2-Rezeptoren verursacht zusätzlich eine Steigerung der intrazellulären cAMP Konzentration. Über H_3-Rezeptoren im Gehirn soll die Synthese und Freisetzung von Histamin aus den Neuronen gesteuert werden [12, 13, 14]. Der genaue Mechanismus der Aktivierung von H_3-Rezeptoren ist noch nicht bekannt. Der pathophysiologisch wichtigste Weg bei der Freisetzung von Histamin aus Mastzellen erfolgt über „Antigen-cross-linking" von IgE. Daneben können auch andere Mechanismen (Substanz P, Compound 48/80 oder indirekt Capsaicin) eine Rolle spielen. In Serum führt ein Histaminspiegel unter 1 ng/ml zu leichten Reaktionen wie metallischem Geschmack, Kopfschmerzen, nasale Kongestion. Bei Konzentrationen über 1 ng/ml kommt es zu Urtikaria und Flush, gastrointestinalen Reaktionen, Arrhythmien oder Blutdruckabfall. Lebensgefährliche Reaktionen wie ventrikuläre Arrhythmien, Asystolie, starker Blutdruckabfall, Bronchospasmus sind typischerweise von Serumhistaminspiegeln über 12 ng/ml begleitet [7, 50, 51]. In den neunziger Jahren wurden in den verschiedenen Blutzellen (Monozyten, Lymphozyten, neutrophile und eosinophile Granulozyten und Thrombozyten) relativ hohe Histaminmengen festgestellt [16, 17, 18, 35]. Auch besteht eine Wechselwirkung zwischen Histamin und T-Lymphozyten (Abb. 2). Sowohl die bewährten H_1-Rezeptorenantagonisten der zweiten Generation, Cetirizin und Loratadin, als auch die neu eingeführten H_1-Rezeptorantagonisten Fexofenadin, Mizolastin und Acrivastin besitzen nicht nur eine H_1-Rezeptor-blockierende Wirkungen, sondern auch entzündungshemmende Effekte, die wahrscheinlich zur therapeutischen Wirksamkeit bei-

Tabelle 2. Wirkung von Histamin auf die H_1- und H_2-Rezeptoren

H_1-Rezeptor	H_2-Rezeptor	H_1- + H_2-Rezeptoren
Kontraktion glatter Muskulatur Gefäßpermeabilitätserhöhung Juckreiz Verkürzung der AV-Überleitungszeit am Herzen Aktivierung vagaler afferenter Nerven Steigerung der Prostaglandinsynthese Erhöhung des zyklischen Guanosinmonophosphats in der Lunge	Magensäuresekretion Vermehrung der bronchialen Schleimsekretion Oesophaguskontraktion Hemmung der Histaminfreisetzung aus Basophilen Hemmung der Chemotaxis und Enzymfreisetzung von Neutrophile Stimulierung von T-Suppressorzellen Erhöhung von zyklischem AMP	Blutdrucksenkung Gesichtsrötung Kopfschmerzen

tragen. In vitro und in vivo wurden folgende Wirkungen nachgewiesen: Hemmung der Histaminfreisetzung aus basophilen Leukozyten sowie aus Mastzellen; Hemmung der Synthese und Freisetzung von Leukotrienen; Hemmung der Expression von Adhäsionsmolekülen, (ICAM-1) in Gefäßendothelien; Hemmung der Zellmigration von eosinophilen und neutrophilen Granulozyten aus dem peripheren Blut ins Gewebe; Hemmung der Aktivierung eosinophiler Granulozyten. Mizolastin hemmt die 5-Lipoxygenase, was dieser Substanz leukotrienantagonistische Eigenschaften verleiht. Der entzündungshemmende Effekt von H_1-Rezeptorantagonisten ist jedoch nicht mit demjenigen von Glukokortikosteroiden vergleichbar, was bei der Behandlung von chronischen allergischen Erkrankungen zu berücksichtigen ist [7, 9, 11, 15, 16, 25, 35, 50, 51].

Wirkung und Einteilung der Antihistaminika

Die Wirkung von Antihistaminika besteht in der kompetitiven Besetzung der spezifischen Geweberezeptoren. Dadurch wird die Histaminwirkung aufgehoben. Entsprechend ihrem Wirkungsort unterscheidet man zwischen H_1- und H_2- Rezeptorantagonisten. Die H_1-Rezeptorantagonisten hemmen nur die H_1-Wirkung des Histamins, während sie gegenüber den H_2-Effekten wirkungslos sind. H_1-Antagonisten reduzieren deshalb Gefäßpermeabilität und hemmen somit die Ödembildung, mildern Juckreiz und wirken der Kontraktion der glatten Bronchial- und Darmmuskulatur entgegen.

Die H_1-Rezeptorantagonisten lassen sich im wesentlichen in drei grosse Gruppen einteilen (Tabelle 3):

1. „Klassische" Antihistaminika oder Antihistaminika der ersten Generation;
2. Antihistaminika mit multifaktoriellen Wirkungsmechanismen;
3. Neuere Antihistaminika oder Antihistaminika der zweiten Generation. („Nichtsedierende Antihistaminika").

Die Antihistaminika der ersten Generation können auch Histamin-Rezeptoren des Zentralnervensystems besetzen und bewirken deshalb eine ausgeprägte Sedierung. Sie besitzen zudem anticholinerge Eigenschaften, die für verschiedene unerwünschte Effekte wie Mundtrockenheit verantwortlich sind. Hier müssen auch die antitryptaminergen und antidopaminergen Eigenschaften diesen Substanzen erwähnt werden. Die Suche nach spezifisch wirkenden Antihistaminika mit keinen oder minimalen Nebenwirkungen war daher zwingend. Die Antihistaminika mit multifak-

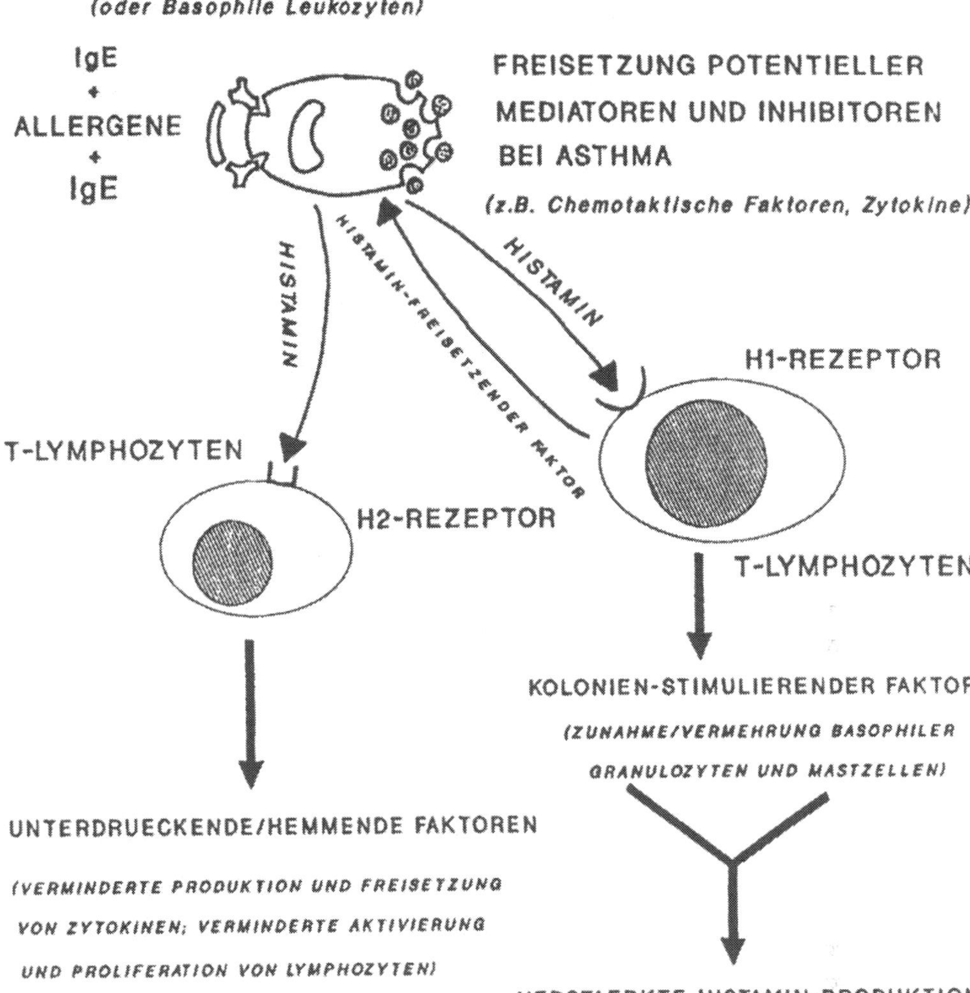

Abb. 2. Wechselwirkung zwischen Histamin und T-Lymphozyten

toriellen Wirkungsmechanismen, wie zum Beispiel Ketotifen (Benzocykloheptathiophen), wurden auch in der Behandlung von Patienten mit Bronchialasthma und Nahrungsmittelallergie eingesetzt, weil sie die Freisetzung von verschiedenen Mediatoren hemmen [31 ,32, 33, 42, 49, 53]. Die neueren H1-Antagonisten sind kaum liquorgängig und weisen nur geringe Affinität zu cholinergen Rezeptoren auf. Ausserdem zeichnen sie sich durch eine lange biologische Halbwertzeit aus.

Pharmakokinetik und Pharmakodynamik

Die H_1-Antagonisten werden nach oraler Gabe gut resorbiert. Die Zeit bis zur Erreichung des maximalen Plasmaspiegels ist je nach Wirkstoff unterschiedlich. Meist wird der maximale Plasmaspiegel schon nach ca. 2 Stunden erreicht. Nach Gabe von Astemizol wird der maximale Plasmaspiegel schon nach 30 Minuten, nach Mizolastin nach ca. 90 Minuten erreicht, bei Clemastin erst nach

Tabelle 3. Eine Auswahl in der Praxis gebräuchlicher oraler Antihistaminika

Internationaler Freiname	Präparat (Auswahl)	„Brand name“
„Klassische“ Antihistaminika der ersten Generation		
Äthylendiamine		
Äthanolamine	Carbinoxamin	Polistin®, Rondec®
	Clemastin	Tavegil®, Tavist®
	Dimenhydrinat	Vomex A®, Dramamine®
	Diphenhydramin	Benadryl®
	Diphenylpyralin	Arbid®
	Doxylamin	Mereprine®
Alkylamine	Brompheniramin	Dimegan®, Dimetapp®
	Chlorpheniramin	(Komb. Präp.)
	Dexchlorpheniramin	Polaronil®
	Dimetinden	Fenistil®
	Pheniramin	Avil®
	Triprolidin	Pro-Actidil®, Actifeol®
Phenothiazine		
Promethazin		Atosil®, Phenergan®
Trimeprazin		Temeril®
Piperazine		
Hydroxyzin		Atarax®
Meclizin		Bonamine®, Peremesin®
Piperidine		
Azatadin		Optimine®, Trinalin®
Antihistaminika mit multifaktoriellen Wirkungsmechanismen (*)		
Ketotifen		Zaditen®, Zasten®
Neuere Antihistaminika der zweiten Generation („Nicht-sedierende Antihistaminika“)		
Astemizol		Hismanal®
Azelastin		Allergodil
Cetirizin		Zyrtec®, Reactine®
Loratadin		Lisino®, Claritin®
Mequitazin		Metaplexan®
Oxatomid**		Tinset®
Acrivastin		Semprex®
Mizolastin		Mizollen®
Fexofenadinhydrochlorid		Telfast®

* Ketotifen wird bei einigen Autoren in die Gruppe der zweiten Generation geordnet.

** Oxatomid wird bei einigen Autoren in die Gruppe der Antihistaminika mit multifaktoriellen Wirkungsmechanismen geordnet.

5 Stunden. Die Plasmakonzentration nach oraler Abgabe ist relativ niedrig. Viele H_1-Rezeptorantagonisten werden durch ein mikrosomales Oxygenasesystem der Leber metabolisiert. Die Elimination der einzelnen Substanzen ist sehr unterschiedlich: so beträgt sie im Falle von Azelastin ca. 20 Stunden und bei Loratadin ca. 10 Stunden, im Falle von Cetirizin ca. 7 Stunden und bei Acrivastin ca. 2 Stunden. Dasselbe gilt für die Eliminations-Halbwertszeit der aktiven Metaboliten (siehe Tabelle 4). Wenige, zum Beispiel Cetirizin, werden innerhalb 24 Stunden fast unverändert mit

Tabelle 4. Pharmakokinetik von H_1-Rezeptor-Antagonisten

H_1-Rezeptor-Antagonisten	Zeit bis der maximale Plasmaspiegel erreicht wird	Plasma Eiliminations-Halbwertszeit
	Stunden (H)	Stunden (H) oder Tagen (T)
„Klassische" Antihistaminika der ersten Generation		
Diphenhydramin	1,7 ± 1,0	9,2 ± 2,5
Chlorpheniramin	2,8 ± 0,8	27,9 ± 8,7
Hydroxyzin	2,1 ± 0,4	20,0 ± 4,1
Antihistaminika mit multifaktoriellen Wirkungsmechanismen		
Ketotifen	3,6 ± 1,6	18,3 ± 6,7
Neuere Antihistaminika der zweiten Generation („Nicht-sedierende Antihistaminika")		
Astemizol	0,5 ± 0,2 to 0,7 ± 0,3	1,1 Tage
N-Desmethylastemizol (Metabolit)	nicht vorhanden	9,5 Tage
Azelastin	5,3 ± 1,6	22,0 ± 4
Cetirizin	1,0 ± 0,5	7,4 ± 1,6
Loratadin	1,0 ± 0,3	11,0 ± 9,4
Descarboethoxyloratadin (Metabolit)	1,5 ± 0,7	17,3 ± 6,9
Acrivastin	1,5	1,7 ± 3
Mizolastin	1,5–2,0	13,0
Fexofenadinhydrochlorid	1,0–3,0	11,0–15,0

dem Urin ausgeschieden. Bei Nierenunsuffizienz ist mit einer deutlich verlängerten Eliminationshalbwertszeit zu rechnen [3, 6, 7, 15].

Die Wirkung der Antihistaminika auf die Symptome einer allergischen Rhinitis zeigt sich schon nach weniger als einer Stunde. Bei allergischen Hauterkrankungen tritt die Wirkung ähnlich schnell ein. Das Wirkungsmaximum wird 5–7 Stunden nach der Medikamenteneinnahme erreicht, d.h. einige Stunden nach Erreichung der maximalen Plasmakonzentration. Die Wirkung der Antihistaminika hält noch an, wenn die Plasmaspiegel praktisch nicht mehr meßbar sind. Diese protrahirte Wirkung der Antihistaminika erklärt sich durch eine erhöhte Gewebekonzentration und durch die Bildung pharmakologisch aktiver Metaboliten. Die Plasmaprotein-bindung der meisten Antihistaminika beträgt zwischen 50% und 99%. Die Plasmaspiegel sind nach der ersten Gabe niedrig, d.h. der „First-pass-Effect" der Leber ist relativ gross: Die meisten Antihistaminika werden in der Leber durch mikrosomale Oxygenasen am Cytochrom P 450 metabolisiert. Die Konsequenz für die klinische Anwendung von Antihistaminika ist, daß man sie so früh als möglich vor einer erwarteten allergischen Reaktion verabreichen sollte. Ferner müssen Antihistaminika mindestens eine Woche vor der Durchführung von Allergie-Tests (z.B. Hauttest oder Provokationstest) abgesetzt werden, um falsch negative Resultate zu vermeiden. Ein Problem bei der längeren Behandlung mit Antihistaminika ist die Abnahme der erwünschten Wirkung (Tachyphylaxie), was sehr oft zum Wechsel des Präparate zwingt [17, 18, 19, 20].

Unerwünschte Wirkungen, Wechselwirkungen und Überdosierung

Die am häufigsten beobachteten Nebenwirkungen der H_1-Rezeptorantagonisten, insbesondere der „klassischen“, sind Sedation verminderte Aufmerksamkeit, verzögerte Reaktionsfähigkeit, anticholinerge Wirkung und eine Verschlechterung kognitiver Funktionen. Dies führt zu Mundtrockenheit, Miktionsstörungen (cave Prostatahypertrophie!), Obstipation, Augendruckerhöhung (cave Glaukom!) etc. Bei Kindern wurden paradoxe Reaktionen im Sinne von Agitiertheit, Schlafstörungen, Nervosität und Krampfneigung beschrieben. Nach längerer Verabreichung kann durch Toleranzentwicklung die Sedation nachlassen. Daneben wurden Depression oder Stimulation des Zentralnervensystems, stärkere anticholinerge Wirkungen, wie Mundtrockenheit und gastrointestinale Beschwerden beobachtet. Zu Beginn der Behandlung mit Antihistaminika können die Aufmerksamkeit und das Reaktionsvermögen (z.B. Straßenverkehr, Bedienen von Maschinen etc.) beeinträchtigt sein. Bei Langzeittherapie mit Antihistaminika wurde gelegentlich eine Appetit- und Gewichtszunahme beobachtet. Bei einigen klassischen Antihistaminika können Sedation und anticholinerge Wirkung gemeinsam auftreten [34, 37, 40, 44, 52, 54, 55]. Überempfindlichkeitsreaktionen (Angioödem, Bronchospasmus, Juckreiz, Exanthem etc.) werden selten registriert. Bei Überdosierungen von „Antihistaminika der zweiten Generation“ sind in seltenen Fällen Herzrhythmusstörungen beobachtet worden. Ein erhöhtes Risiko haben Personen mit Myokarderkrankungen oder einer Störungen des Elektrolythaushaltes (Hypokaliaemie), vor allem, wenn gleichzeitig Medikamente eingenommen werden, welche über das Cytochrom P 450 Isoenzym 3A4 metabolisiert werden. Der aus der Interaktion resultierende Anstieg der Serumkonzentration des Antihistaminikums führt zu einer QT-Zeit Verlangsamung und zu tödlichen Arrhythmien. Bei den in den USA registrierten Todesfällen (Mitteilung der „Food and Drug Administration“). handelt es sich um Risiko-Patienten mit kardialen Vorerkrankungen. Außerdem wurden die Antihistaminika ohne ärztliche Kontrolle in erheblich höheren Dosierungen eingenommen als in der Herstellerinformation empfohlen wurde. Zu kardialen Zwischenfällen kann es auch kommen, wenn der Abbau des Pharmakons in der Leber infolge eingeschränkter Leberfunktion (Leberzirrhose, akute/aktive Hepatitis) oder Leberperfusion (Herzinsuffizienz, Diuretika-Überdosierung) vermindert ist. Hemmer des Zytochroms CYP 3A4 (Makrolidantibiotika [Josamycin, Trolandomycin, Clarithromycin, Erythromycin], Antimykotika [Ketoconazol, Itraconazol] sowie der H_2-Blocker Cimetidin) können die Plasma spiegel von Terfenadin und Astemizol erhöhen und dadurch auch EKG-Veränderungen bis hin zu lebensbedrohlichen Herzrhythmusstörungen auslösen [37, 46 ,52, 55]. Die Wirkung von Sedativa, Hypnotica oder Medikamenten mit antihistaminischen Komponenten und Alkohol werden durch die meisten Antihistaminika verstärkt [18, 19, 20, 21]. Antihistaminika sollten während der Schwangerschaft und der Stillperiode nicht verordnet werden [43]. Sedation kann das Symptom einer Überdosierung sein,wobei die meisten Überdosierungen mit H_1-Antagonisten zu Vergiftungsbildern mit Krämpfen, Halluzinationen, Koordinationsstörungen und anderen Nebenwirkungen führen [54]. Antihistaminika haben aufgrund ihrer Pharmakokinetik bei Überdosierung, Vorerkrankungen der Leber, des Herzens oder der Nieren ein kardiotoxisches Potential. Im Fall einer Überdosierung soll gemeinsam mit den üblichen unterstützenden Maßnahmen eine Magenspülung durchgeführt werden [34, 37].

Antihistaminika bei Asthma bronchiale

Histamin ist einer der ersten Mediatoren, die in Rahmen der Pathophysiologie des Bronchialasthmas beschrieben wurden. Heute wissen wir, daß Histamin nur einer von vielen Mediatoren dieser Krankheit ist. Histamin spielt eine wichtige Rolle bei verschiedenen Interaktionen mit zellulären Strukturen, Mediatoren und Zytokinen.

H_1-Antagonisten haben einen sicheren Platz in der symptomatischen Behandlung vieler allergischer Reaktionen vom Soforttyp. Sie sind von großem Nutzen in der Behandlung von akuten, exsudativen allergischen Erkrankungen wie Rhinitis, Urticaria und Conjunctivitis allergica. In klinisch-experimentellen Untersuchungen schützen einige Antihistaminika gegen die Bronchokonstriktion, verursacht durch Belastung, Hyperventilation, Inhalation von kalter Luft, trockener Luft, Histamin, Antigen und Adenosin, aber nicht Metacholin [22–30, 33]. Ihre Wirksamkeit ist wesentlich kleiner bei Asthma bronchiale. So bewirken inhalativ und in in geringem Maße auch oral verabreichte H1-Antagonisten (Clemastin) eine gewisse Bronchodilatation bei Asthmatiker (Thomson und Kern, 1980, Hodges et al. 1983). Bei Histamin- und Allergenprovokation ist eine dosisabhängige prophylaktische Wirkung von Antihistaminika nachweisbar (Ketotifen: Debelic et al., 1976; Wüthrich und Radielovic, 1978; Clemastin p.o.: Nathan et al., 1981, Ketotifen: Phillips et al. 1984; Cetirazine:Bousquet et al., 1990; Wasserfallen et al., 1993). In einigen kontrollierten Studien konnte eine prophylaktische Wirkung von einigen Antihistaminika (z.B. Ketotifen) bei Patienten mit Bronchialasthma nachge-wiesen werden. (Kumagai et al., 1980; Medici et al., 1989; Girard et al., 1992; Radielovic et al., 1995). Die Verwendung von Antihistaminika bei der Behandlung von Patienten mit der Bronchialasthma wird sehr unterschiedlich beurteilt [31, 32, 36, 38, 39, 45, 47, 48, 49].

In der Praxis gebräuchliche Antihistaminika

Klassische Antihistaminika

1. Clemastin
2. Dimetinden

Antihistaminika mit multifaktoriellen Wirkungsmechanismen

3. Ketotifen
4. Oxatomid

Neuere Antihistaminika

5. Astemizol
6. Acrivastin
7. Cetirizin
8. Loratadin
9. Fexofenadinhydrochlorid
10. Mizolastin

Clemastin

Die antihistaminische Wirkung erreicht nach 5–7 Stunden ihr Maximum; sie hält in der Regel 10–12 Stunden, maximal bis zu 24 Stunden an.

Indikation

Mit Clemastin werden folgende allergische Erkrankungen behandelt: Heuschnupfen und andere allergische Rhinopathien, Urticaria, Pruritus, juckende Dermatosen, Insektenstiche und -bisse (orale Darreichungsform). Es wird als Adjuvans bei anaphylaktischen oder anaphylaktoiden Schockzuständen und angioneurotischen Ödemen eingesetzt, prophylaktisch und therapeutisch bei allergischen und pseudoallergischen Reaktionen (z.B. auf Kontrastmittel) sowie histaminbedingten Komplikationen in der Anästhesie.

Pharmakokinetik

Clemastin wird oral fast vollständig im Magen-Darm-Trakt resorbiert. Der maximale Plasmaspiegel wird nach 2–5 Stunden erreicht. Die Plasmaproteinbindung von Clemastin beträgt 95%. Die Elimination aus dem Plasma erfolgt biphasisch mit Halbwertszeiten von 4 Stunden und 37 Stunden. Clemastin wird fast ausschließlich in der Leber metabolisiert. Im Urin werden nur Spuren von Clemastin gefunden. Dagegen werden 45–65% der Metaboliten über die Nieren ausgeschieden.
Bei stillenden Frauen gelangt der Wirkstoff in relevanten Mengen in die Muttermilch.

Präparate und Dosierung

1 Tablette enthält: 1 mg Clemastin (als Hydrogenfumarat)
1 Ampulle à 2 ml (zu 1 mg/ml) enthält: 2 mg Clemastin
Sirup 10 ml enthält: 0,5 mg Clemastin.

Orale Therapie

Erwachsene und Jugendliche ab 12 Jahren: eine Tablette morgens und abends. In refraktären Fällen können täglich bis zu 6 Tabletten (6 mg) verabreicht werden. Die maximale Einzeldosis beträgt 2 Tabletten (2 mg).
Kinder bis zu 12 Jahren: Vor dem Frühstück und vor dem Schlafen gehen je 5–10 ml Sirup (1–3 Jahre), respektive 10 ml Sirup (3–6 Jahre) oder 10–20 ml (6–12 Jahre).

Parenterale Therapie

Erwachsene: 1 Ampulle (2 ml = 2 mg) intravenös oder intramuskulär morgens und abends (intravenös langsam während 2–3 min.).
Als Prophylaxe wird 1 Ampulle (2 ml = 2 mg) unmittelbar vor dem möglichen Auftreten anaphylaktischer oder histaminbedingter Erscheinungen langsam i.v. injiziert.
Kinder: 0,025 mg/kg pro Tag intramuskulär verteilt auf zwei Dosen.
Clemastin darf nicht intraarteriell verabreicht werden.

Unerwünschte Wirkungen und Wechselwirkungen

Bei parenteraler Applikation sind Müdigkeit und Sedierung besonders ausgeprägt. In seltenen Fällen treten Mundtrockenheit, Kopfschmerzen, Schwindel, Hautausschläge, Übelkeit, Magenschmerzen und Obstipation auf. Die Wirkung von Sedativa, Hypnotica, anderen Antihistaminika und Alkohol kann durch Clemastin verstärkt werden.

Dimetinden

Dimetindenmaleat wirkt nicht nur als Antagonist von H_1-Rezeptoren, sondern auch kininhemmend und leicht anticholinergisch.

Indikation

Symptomatische Behandlung allergischer Erkrankungen: Urticaria, Allergien der oberen Atemwege wie Heuschnupfen, Arzneimittel- und Nahrungsmittelallergien. Pruritus verschiedenen Ursprungs. Als Adjuvans bei Ekzemen und anderen pruriginösen Dermatosen allergischen Ursprungs.

Pharmakokinetik

Die systemische Bioverfügbarkeit in Tropfenform beträgt ungefähr 70%. Nach Verabreichung einer oralen Lösung oder von Dragées werden die maximalen Blutspiegel nach 2 Stunden erreicht. Die Eliminationshalbwertszeit aus dem Serum liegt bei etwa 6 Stunden. Dimetinden und seine Metaboliten werden über die Harn- und Gallenwege ausgeschieden. 5–10% der verabreichten Dosis werden in unveränderter Form mit dem Harn ausgeschieden.

Präparate und Dosierung

Ein Dragée enthält 1 mg Dimetindenmaleat. 1 ml Tropflösung enthält 1 mg Dimetindenmaleat. 1 Ampulle à 4 ml enthält 4 mg Dimetindenmaleat.

Orale Therapie

1–2 mg Dimetinden 3× täglich in Dragée- oder Tropfenform. Bei Patienten mit einer Neigung zu Somnolenz soll man $^{2}/_{3}$ der Tagesdosis vor dem Schlafengehen verabreichen.
Kinder bis zu 12 Jahren: Die übliche Tagesdosis beträgt ca. 0,1 mg/kg Körpergewicht.

Parenterale Therapie

Erwachsene: Kurativ- und Intensivbehandlung: 1–2 Ampullen täglich (30 Sekunden pro Ampulle). Präventivbehandlung: 1 ml Fenistil® i.v./10 kg Körpergewicht täglich.

Unerwünschte Wirkungen und Wechselwirkungen

Häufig sind Somnolenz und/oder Müdigkeit (ca. 35% der Fälle), Mundtrockenheit, Hitzegefühl (ca. 15% der Fälle). Gelegentlich: gastrointestinale Störungen, Beklemmungsgefühl in Brust- oder Halsraum, Kopfschmerzen, Schwindel, metallischer Geschmack. Wie auch bei anderen Antihistaminika kann die Wirkung von Sedativa, Hypnotica und Alkohol durch Dimetinden verstärkt werden.
Weitere klassische Antihistaminika sind:
Äthanolamine: Carbinoxamin (Polistin®), Dimenhydrinat (Vomex A®), Diphenhydramin (Benadryl®), Diphenylpyralin (Arbid®), Doxylamin (Mereprine®).
Alkylamine: Brompheniramine (Dimegan®), Dexchlorpheniramin (Polaronil®), Pheniramin (Avil®), Tripolidin (Pro-Actidil®).
Phenothiazine: Promethazin (Atosil®).
Piperazine: Hydroxyzin (Atarax®), Meclozin (Bonamine®).
Piperidine: Adatidin (Optimine®), Phenindamin (Fluprim®).

Antihistaminika mit multifaktoriellen Wirkungsmechanismen

Ketotifen

Ketotifen besitzt eine starke und anhaltende H_1-Rezeptoren blockierende Wirkung, die sich von seinen antianaphylaktischen Eigenschaften abgrenzen läßt. Ketotifen kann die Freisetzung von Histamin aus Basophilen blockieren und die Aktivität von alveolären Makrophagen verringern. Daneben reduziert Ketotifen die eosinophile Infiltration nach PAF (Plättchenaggregationsfaktor) und Zytokinen [7]. Im klinisch-experimentellen Versuch und in therapeutischen Langzeitstudien wurde die prophylaktische Wirkung von oralem Ketotifen bei Asthma bronchiale belegt. Ketotifen hat keine unmittelbaren bronchospasmolytischen Eigenschaften.

Indikation

Ketotifen ist ein Langzeitprophylaktikum bei Asthma bronchiale. Bis zur vollen therapeutischen Wirkung können mehrere Behandlungswochen nötig sein. Das gilt auch für asthmatische Beschwerden im Rahmen eines Heuschnupfens. Ketotifen wird zur Prophylaxe und Behandlung von allergischer Rhinitis, allergischen Dermatosen wie auch bei multisystemischen Allergien eingesetzt.

Pharmakokinetik

Nach oraler Verabreichung wird Ketotifen fast vollständig resorbiert. Die Bioverfügbarkeit beträgt etwa 50%. Maximale Plasmakonzentrationen werden innerhalb von 2–4 Stunden erreicht. Ketotifen wird biphasisch eliminiert mit einer kurzen Halbwerts-

zeit von 3–5 Stunden und einer längeren von 21 Stunden. Die Plasmaproteinbindung liegt bei 75%. Mit dem Urin werden innerhalb von 48 Stunden ca. 60–70% als Metaboliten (hauptsächlich inaktives Ketotifen-N-Glucuronid) ausgeschieden.
Nach den pharmakokinetischen Daten benötigen Kinder über 3 Jahre die gleiche Tagesdosis wie Erwachsene; Kinder von 6 Monaten bis 3 Jahren benötigen die Hälfte der Erwachsenen-Dosen, um vergleichbare Plasmaspiegel zu erhalten.

Präparate und Dosierung

1 Tablette enthält: 1 mg Ketotifen (1,38 mg Ketotifen-Hydrogenfumarat)
5 ml Sirup zu 0,2 mg/ml enthalten: 1 mg Ketotifen
Erwachsene: 2×1 mg täglich (morgens und abends mit den Mahlzeiten)
Kinder: 6 Monate bis 3 Jahre: 2× 0,5 mg täglich ($^1/_2$ Tbl. oder 2,5 ml Sirup);
im Alter von 3 Jahren und darüber: wie Erwachsene.
Bei Patienten, die zu Sedation neigen, wird eine einschleichende Dosierung während der ersten Behandlungswoche empfohlen.

Unerwünschte Wirkungen und Wechselwirkungen

Sedation (ca. 14% innerhalb der ersten 3 Monate, 2% nach 12 Monaten), vereinzelt Mundtrockenheit und leichter Schwindel können in den ersten Tagen auftreten. Bei Kindern tritt Sedation selten auf und ist weniger ausgeprägt als bei Erwachsenen. Die Wirkung von Sedativa, Hypnotica und Alkohol kann durch Ketotifen verstärkt werden. Bei gleichzeitiger Verabreichung von Ketotifen und oralen Antidiabetica. wurde in seltenen Fällen ein reversibler Abfall der Thrombozyten festgestellt. Bei diesen Patienten sollten regelmäßige Thrombozyten-Kontrollen durchgeführt werden.
Bei Überdosierung treten folgende Symptome auf: Schläfrigkeit bis zu starker Sedation, Verwirrtheit und Orientierungsstörung, Tachykardie und Blutdruckabfall, Krampfanfälle (besonders bei Kindern), Übererregbarkeit bei Kindern, reversibles Koma. Die Behandlung ist symptomatisch.

Oxatomid

Oxatomid hemmt in den Mastzellen die Freisetzung von Histamin und anderen Mediatoren und antagonisiert die Wirkung dieser Transmitter-Substanzen an den Rezeptoren der glatten Muskulatur.

Indikation

Prophylaktische und symptomatische Behandlung von Heuschnupfen, chronischer Urticaria, Pruritus bei pruriginösen Dermatosen und Ekzemen. Prophylaxe von Nahrungsmittelallergien wie Therapie von Nahrungs- und Arzneimittelexanthemen, allergischer Rhinitis wie auch Adjuvans bei allergischem Asthma.

Pharmakokinetik

Nach oraler Einnahme von 60 mg Oxatomid werden die maximalen Plasmaspiegel nach ca. 2–4 Stunden erreicht. Bei Langzeitverabreichung von dreimal täglich 60 mg beträgt der Plasmaspiegel ca. 100 ng/ml. Der wichtigste Abbauweg ist die oxidative N-Dealkylierung. Innerhalb von vier Tagen werden 90% der verabreichten Oxatomidmenge ausgeschieden: Ca. 17% im Urin und 75% mit den Faeces (10% als Metaboliten). Die Eliminationshalbwertszeit beträgt ca. 14 Stunden. Untersuchungen, ob Oxatomid in die Muttermilch übertritt, liegen nicht vor. Aus diesem Grund sollte Oxatomid nicht während der Stillperiode verordnet werden.

Präparate und Dosierung

1 Tablette enthält 30 mg Oxatomid, 1 ml Suspension enthält 2.5 mg Oxatomid. Er-

wachsene und Jugendliche ab 12 Jahren: 1 Tablette zweimal täglich. Bei ungenügender Wirkung wie auch bei allergischem Asthma 2 Tabletten zweimal täglich.
Kinder ab 3 Jahren: Zweimal täglich 0,5 mg/kg Körpergewicht.
Kinder unter 3 Jahren sollen nicht mit Oxatomid behandelt werden.
Oxatomid soll jeweils nach den Mahlzeiten eingenommen werden.

Unerwünschte Wirkungen und Wechselwirkungen

Bei 10 % der Patienten, besonders zu Beginn der Behandlung, wird Müdigkeit beobachtet. In seltenen Fällen wurde eine Appetitsteigerung beobachtet. Ebenso wurden Transaminasenerhöhungen und Gelbsucht beschrieben. Wie bei allen Antihistaminika kann die Wirkung von Sedativa, Hypnotica und Alkohol durch Oxatomid verstärkt werden. Die Vigilanz wird durch Oxatomid beeinträchtigt (Vorsicht im Straßenverkehr und bei Bedienung von Maschinen).

Neuere Antihistaminika

Astemizol

Astemizol bewirkt in therapeutischen Dosen eine Blockierung der peripheren H_1-Rezeptoren und passiert kaum die Blut-Hirn-Schranke. Allergologischen Hauttests sollten nach längerer Einnahme von Astemizol erst nach ca. 6 Wochen durchgeführt werden.

Indikation

Prophylaktische und symptomatische Behandlung von Heuschnupfen, chronischer allergischer Rhinitis, allergischer Konjunktivitis, chronischer Urticaria.

Pharmakokinetik

Nach Einnahme wird Astemizol rasch aus dem Magen-Darm-Trakt resorbiert und im Gewebe verteilt. Der maximale Plasmaspiegel wird innerhalb von 30–60 Minuten erreicht. Astemizol wird rasch in der Leber abgebaut. Die Eliminationshalbwertszeit von Astemizol beträgt 24–48 Stunden, diejenige seines Metaboliten Desmethylastemizol 9–13 Tage. Nach Einnahme von 30 mg Astemizol wurden innerhalb von 14 Tagen 54–73 % des Pharmakons mit dem Faeces und 5–6 % im Urin ausgeschieden. Astemizol und seine Metaboliten gehen in die Muttermilch über. Bei stillenden Müttern ist seine Anwendung deshalb nur in Ausnahmefällen indiziert.

Präparate und Dosierung

1 Tablette oder 1 Caplet enthält 10 mg Astemizol, 1 ml Suspension enthält 2 mg Astemizol
Erwachsene und Jugendliche ab 12 Jahren: 1 × 10 mg täglich
Kinder zwischen 6 und 12 Jahren: 1 × 5 mg täglich
Kinder unter 6 Jahren: 1 × 0,2 ml Suspension (mg/1 ml) pro kg Körpergewicht.
Bei Patienten mit Leberfunktionsstörungen soll die Behandlung mit Astemizol nur in Ausnahmefällen erfolgen. Kontraindikationen: congenitale oder medikamentös verursachte Verlängerung der QT-Zeit, Hypokaliämie.

Unerwünschte Wirkungen und Wechselwirkungen

Bei Langzeittherapie wurde gelegentlich eine Appetit- und Gewichtszunahme festgestellt. Selten treten Überempfindlichkeitsreaktionen wie Angio-Ödem, Bronchospasmus, Lichtempfindlichkeit, Juckreiz, Exanthem und anaphylaktoide Reaktionen auf. Die gleichzeitige Behandlung mit Ketoconazol verlangsamt den Metabolismus von Astemizol (höhere Plasmaspiegelwerte).

Acrivastin

Acrivastin ist ein Histamin-H_1-Rezeptor-Antagonist ohne wesentlichen anticholinergen Effekt und mit nur geringer Wirkung auf ZNS. Die antihistaminische Wirkung von Acrivastin beginnt innerhalb von 30 Minuten nach peroraler Aufnahme.

Indikation

Symptomatische Behandlung von Heuschnupfen, allergischer Hautaffektionen (z.B. Nesselausschlag).

Pharmakokinetik

Acrivastin wird aus dem Darm resorbiert; die absolute Bioverfügbarkeit beträgt 80%. Bei gesunden Versuchspersonen beträgt die maximale Plasmakonzentration (C_{max}) ungefähr 150 ng/ml und zwar 1,5 Stunden nach Einnahme von 8 mg Acrivastin. Das Verteilungsvolumen von Acrivastin ist ungefähr 0,6 l/kg. Die Proteinbindung beträgt 50 %. Durch eine Reduktion der Acrylsäure-Seitenkette von Acrivastin entsteht beim Menschen ein aktiver Hauptmetabolit, der im Plasma und Urin nachgewiesen wurde. Die Plasmaeliminationshalbwertzeit (T1/2) von Acrivastin beträgt ungefähr 1,7 Stunden und diejenigen des Hauptmetaboliten ca. 3 Stunden. Der Hauptausscheidungsweg sind für beide die Nieren.

Präparate und Dosierung

1 Kapsel enthält 8 mg Acrivastin.
Die Dosis bei Erwachsenen und Kindern (> 12 J) mit normaler Nierenfunktion beträgt drei mal täglich 1 Kapsel peroral.

Unerwünschte Wirkungen und Wechselwirkungen

Bei Langzeittherapie tritt bei ca 1 % der Behandelten Schläfrigkeit auf. In Kombination mit Alkohol oder anderen Medikamenten, die dämpfend auf das ZNS wirken,kann es zur zusätzlichen Beeinträchtigung der Vigilität und der Reaktionsfähigkeit kommen.
Es ist bis jetzt kein Fall einer Überdosierung bekannt. Die Behandlung einer Überdosierung erfolgt symptomatisch.

Cetirizin

Cetirizin ist ein selektiver H_1-Antagonist und ist im wesentlichen frei von anticholinergen und antiserotoninergen Eigenschaften. Es besitzt anthistaminische und antiallergische Eigenschaften. Cetirizin hemmt die Histamin vermittelte allergische Reaktion vom Soforttyp und reduziert die Zellmigration und Freisetzung von Mediatoren bei der Allergie vom verzögerten Typ. Es passiert die Blut-Hirn-Schranke nicht.

Indikation

Prophlyaktische und symptomatische Behandlung von Heuschnupfen, Pollinosis, allergischer Konjunctivitis und chronischer idiopathiscer Urticaria.

Pharmakokinetik

Cetirizin wird rasch aus dem Magen-Darm-Trakt resorbiert und der maximale Plasmaspiegel wird nach 1–2 Stunden erreicht. Die Eliminationshalbwertszeit beträgt ca. 10 Stunden. Die Mehrfachdosen verändert die pharmakokinetischen Parameter nicht. Der Steady State wird nach drei Tagen erreicht. 60 % der oralen Dosen werden im Urin unverändert ausgeschieden. Die Plasmaproteinbindung liegt bei 93 %. Geringe Mengen von Cetirizin gelangen in die Muttermilch.

Präparate und Dosierung

Eine Filmtablette enthält 10 mg Cetirizin-Dihydrochlorid.
Erwachsene und Kinder über 12 Jahre: 1 Tablette täglich abends. Bei Patienten mit Nie-

reninsuffizienz und bei Patienten höheren Alters richtet sich die Dosierung nach der Kreatinin-Clearance.

Unerwünschte Wirkungen und Wechselwirkungen

Die häufigsten unerwünschten Wirkungen sind Müdigkeit, Kopfschmerzen, Schwindel, Agitation, Mundtrockenheit und Magen-Darm-Störungen. Diese Nebenwirkungen sind leichter und vorübergehender Natur. Pharmakokinetische Interaktionen sind nicht untersucht worden.

Loratadin

Loratadin ist ein langwirksamer H_1-Rezeptor-Antagonist, der keine anticholinerge Wirkung zeigt. Es besitzt antiallergische Wirkung, die in Haut-, Nasal- und Konjunctivalprovokationstests nachgewiesen wurde. Es zeigt aber keine Wirkung bei inhalativen Provokationstests.

Indikation

Symptomatische Behandlung allergischer Erkrankungen: Allergische Rhinitis, Urticaria und andere Hauterkrankungen allergischen Ursprungs.

Pharmakokinetik

Nach oraler Verabreichung wird der maximale Blutspiegel nach 1–1,5 Stunden erreicht. Loratadin wie auch sein aktiver Metabolit Descarboethoxyloratidin haben eine dosisabhängige Pharmakokinetik, sowohl nach Einzel- als auch nach Mehrfachapplikation. Die Eliminationshalbwertszeit beträgt ca. 8–11 Stunden. Die Plasmaproteinbindung liegt bei 97 %–99 %. Loratadin geht in die Muttermilch über. Bei stillenden Müttern ist seine Anwendung daher nur in Ausnahmefällen indiziert.

Präparate und Dosierung

1 Tablette enthält 5 mg Loratadin. 1 ml Sirup enthält 1 mg Loratidin.
Bei Erwachsenen und Kindern über 12 Jahren (Gewicht über 30 kg) beträgt die Tagesdosis 10 mg. Bei Kindern zwischen 2 und 12 Jahren beträgt die Dosis 5 mg täglich.

Unerwünschte Wirkungen und Wechselwirkungen

Generell wird Loratadin gut vertragen. Es können aber Schläfrigkeit, Müdigkeit und Kopfschmerzen auftreten. In Einzelfällen werden auch Mundtrockenheit und gastrointestinale Beschwerden sowie supraventrikuläre Tachykardien beobachtet.
Weitere neuere Antihistaminika sind Azelastin und Mequitazin (Metaplexan R).

Fexofenadinhydrochlorid

Fexofenadinhydrochlorid ist ein nicht sedierender Histamin-H_1-Rezeptorantagonist. Fexofenadin ist der pharmakologisch wirksame Metabolit von Terfenadin. Fexofenadin hemmt antigen-induzierte Bronchospasmen beim Meerschweinchen sowie die Histaminfreisetzung aus peritonealen Mastzellen bei der Ratte. In verschiedenen in vivo und in vitro Studien wurden keine Anhaltspunkte für eine teratogene, karzinogene oder mutagene Wirkung von Fexofenadin gefunden. In Tierversuchen passierte Fexofenadin die Blut-Hirn-Schranke.

Indikation

Saisonale allergische Rhinitis, chronische idiopatische Urtikaria.

Pharmakokinetik

Fexofenadinhydrochlorid wird rasch im Organismus resorbiert. Nach oraler Gabe wird T max nach ungefähr 1–3 Stunden nach der Einnahme erreicht. Die Plasmaproteinbindung von Fexofenadin beträgt 60–70%. Fexofenadin wird kaum metabolisiert. Das Plasma-Konzentrationsprofil von Fexofenadin folgt einer biexponentiellen Neigung mit einer terminalen Eliminationshalbwertszeit zwischen 11 und 15 Stunden nach Mehrfachgabe.

Präparate und Dosierung

1 Tablette enthält 120 mg (Telfast 120) oder 180 mg (Telfast 180) Fexofenadinhydrochlorid.
Die Dosis bei Erwachsenen und Kindern (>12 J) beträgt einmal täglich 120 mg (saisonale allergische Rhinitis) oder einmal täglich 180 mg (Urticaria) peroral. Die Wirksamkeit und Verträglichkeit von Fexofenadinhydrochlorid wurde bei Kindern unter 12 Jahren nicht untersucht.

Unerwünschte Wirkungen und Wechselwirkungen

In kontrollierten klinischen Studien wurde am häufigsten über folgende Nebenwirkungen berichtet: Kopfschmerzen (7,3%), Schläfrigkeit (2,3%), Übelkeit (1.5%), Schwindel (1,5%) und Müdigkeit (0,9%).
Fexofenadin wird nicht in der Leber metabolisiert und es ist daher unwahrscheinlich, dass Wechselwirkungen mit Arzneimitteln auftreten, die in der Leber metabolisiert werden. Es gibt keine klinische Erfahrung zur akuten Überdosierung von Fexofenadinhydrochlorid.

Mizolastin

Beim Mizolastin handelt es sich um einen spezifischen Antagonisten der peripheren H_1-Rezeptoren. Die Substanz weist antiallergische und antihistaminische Eigenschaften auf. Mizolastin blockiert die Freisetzung von Histamin durch Mastozyten, sowie die Migration eosinophiler und neutrophiler Granulozyten, und zwar über einen Wirkungsmechanismus, der unabhängig von der H_1-Rezeptoren-Blockade ist.
Bei therapeutischer Dosierung haben psychometrische Tests keinerlei Unterschiede zwischen Mizolastin (10 mg) und einem Placebo ergeben. Mizolastin weist keine anticholinergen Effekte auf.

Indikation

Symptomatische Behandlung saisonaler und nicht saisonaler allergischer Rhinitiden (Heufiber, Pollinosis), allergischer Konjunktivitis und symptomatische Behandlung der idiopathischen chronischen Urtikaria.

Pharmakokinetik

Nach oraler Verabreichung wird Mizolastin rasch resorbiert; der maximale Plasmaspiegel wird nach 1,5 Stunden erreicht. Die Bioverfügbarkeit beträgt 65%; sie wird durch Nahrungsaufnahme oder Alkohol nicht beeinflußt.
Das Verteilungsvolumen beträgt 1,4 l/kg, was auf die geringe Lipophile von Mizolastin zurückzuführen sein durfte. Die Bindung an Plasmaproteine ist beträchtlich (98,4%). Mizolastin wird hauptsächlich metabolisch eliminiert. Die plasmatische Eliminationshalbwertzeit beträgt 13 Stunden. Bei Leberinsuffizienz wurde der maximale Plasmaspiegel später erreicht als beim gesunden Probanden (ca. 2 Stunden).

Präparate und Dosierung

1 Tablete enthält 10 mg Mizolastin.
Erwachsene und Jugendliche über 15 Jahre erhalten 1 Tablete zu 10 mg pro Tag.

Unerwünschte Wirkungen und Wechselwirkungen

Am häufigsten wurden folgende unerwünschte Wirkungen beobachtet: Kopfschmerzen, Schläfrigkeit, Mund- und Rachentrockenheit, Asthenie, Appetitsteigerung, Magenschmerzen, Diarrhoe grippenänliche Symptome, Konjunktivitis, Husten, Nausea.

Die gleichzeitige systematische Verabreichung von Ketoconazol oder Erythromycin und Mizolastin ist nicht empfehlenswert, da diese beiden Wirkstoffe die plasmatische Konzentration von Mizolastin erhöhen.Vorsicht ist geboten bei gleichzeitiger Verabreichung von starken Inhibitoren der hepatischen Oxidation über Zytochrom P 450 3A4 (wie Cimetidin) und Mizolastin.Die durch Alkohol bedingte Sedierung und Herabsetzung der intellektuellen Leistungsfähigkeit wird durch die Einnahme von Mizolastin nicht potenziert.

Literatur

1. White MV (1990) The role of histamine in allergic disease. J Allergy Clin Immunol 86: 599–605
2. Giertz H, Flohe L, Peskar BA, Resch K (1992) Mediatoren der Entzündung und Allergie. Pharmakologie und Toxikologie. In: Forth W, Henschler D, Rummel W, Starke K (eds) Wissenschaftsverlag Mannheim, Leipzig, pp 304–317
3. Simons FER, Simons KJ (1994) The pharmacology and use of H_1 receptor antagonist drugs. N Engl J Med 330 (23): 1663–1670
4. Simons FER (1994) The therapeutic index of newer H_1 receptor antagonists. Clin Exp Allergy 24: 707–723
5. Bousquet J, Cambell A, Michel FB (1992) Antiallergic activities of antihistamines. In: Church KM, Rihoux JP (eds) Therapeutic index of antihistamines. Hogrefe & Huber, Lewiston, pp 57–96
6. Simons FER, Simons KJ (1993) In: Middletown E, Reed CE, Ellis EF, Adkinson NF, Yunginger JW, Busse WW (eds) Allergy principles and practice, 4th ed., vol 1. Mosby Year Book, St. Louis, pp 856–892
7. Pearce FL (1991) Biological effects of histamine – an overview. Agents Actions 33: 4–7
8. Dale HH, Laidlaw PP (1910) The physiological action of betaimidazolylethylamine. J Physiol 41: p 318
9. Simons FER (1992) Pharmacological characteristics of second generation H_1-blockers. In: Church KM, Rihoux JP (eds) Therapeutic index of antihistamines. Hogrefe & Huber, Lewiston, pp 1–56
10. Bartosch R, Feldberg W, Nagel E (1932) Das Freiwerden eines histaminähnlichen Stoffes bei der Anaphylaxie des Meerschweinchens. Pflügers Arch 230, p 129
11. Ishizaka T, White JR, Saito H (1987) Secretory mechanismus in mast cells and basophils. In: Kay AB (ed) Allergy and inflammation. Academic Press London, New York, pp 1–16
12. Rucklin RE (ed) (1990) Histamine and H_2 Antagonists in inflammation and immunodeficiency. Marcel Dekker, New York
13. Nash J, Lambert L, Deakin M (1994) Histamine H_2-receptor antagonist in peptic ulcer disease. Drugs 47: 862–871
14. Arrang JM, Garbarg M, Lancelot JC, Lecomte JM et al (1987) Highly potent and selective ligands for histamine H_3-receptors. Nature 327: 117–123
15. Casy AI (1991) Antagonists of H_1 receptors of histamine: recent developments. In: Uvnäs B (ed) Histamine and histamine antagonists No. 97 of handbook of experimental pharmacology. Springer, Berlin Heidelberg New York Tokyo, pp 549–572
16. Garrison CJ (1991) Histamine, bradykinin, 5-hydroxytryptamine and their antagonists. In: Gilman AG, Rall ThW, Nies AS and Taylor P (eds) The Pharmacological basis of therapeutics, 8th edn. Pergamon Press, New York, Oxford
17. Trzeciakowski JP, Mendelson N, Levi R (1988) Antihistamines. In: Middletown E, Reed CE, Ellis EF, Adkinson NF, Yunginger JW (eds) Allergy principles and practice, vol 1. C.V. Mosby, St. Louis, pp 715–738
18. Bardin PG, Hogate ST (1994) Antihistamines. In: Page CP, Metzger WJ (eds) Advances in clinical pharamcology; drugs and the lung. Raven Press, New York, pp 257–280
19. Rote Liste (1998) Arzneimittelverzeichnis des BPI. Bundesverband der Pharmazeutischen Industrie e.V. ECV. Editio Cantor, Aulendorf/Württ
20. Arzneimittel Kompendium der Schweiz (1999) Morant J, Ruppanner H (eds) Documed, Basel (CD-ROM)
21. Drug (1994) Edition – facts and comparisons. A Wolters Kluwer, St. Louis
22. Thomson NC, Kerr JW (1980) Effect of

inhaled H_1 and H_2 receptor antagonists in normal and asthmatic subjects. Thorax 35: 420–434

23. Hodges IG, Milner AD, Stokes GM (1983) Bronchodilator effect of two inhaled H_1 receptor antagonists, elemestine and chlorpheniramine, in wheezy school children. Br J Dis Chest 77: 270–275
24. Phillips MJ, Ollier S, Gould C, Davies RJ (1984) Effect of antihistamines and antiallergic drugs on responses to allergen and histamine provocation tests in asthma. Thorax 39: 345–351
25. Simons FER (1989) H_1-receptor antagonists: clinical pharmacology and therapeutics. J Allergy Clin Immunology 84: 845–861
26. Simons FER, Simons KJ (1991) Second-generation H_1-receptor antagonists. Ann Allergy 66: 5–21
27. Wood-Baker R, Holgate ST (1993) The comparative actions and adverse effect profile of single doses of H_1-receptor antihistamines in the airways and skin of subjects with asthma. J Allergy Clin Immunol 91: 1005–1014
28. Wasserfallen JB, Leuenberger P, Pécoud A (1993) Effect of cetirizine, a new H_1 antihistamine, on the early and late allergic reactions in a bronchial provocation test with allergen. J Allergy Clin Immunol 91: 1189–1197
29. Rédier H, Chanez P, De Vos C, Rifaï N, Clauzel AM et al (1992) Inhibitory effect of cetirizine on the bronchial eosinophil recruitment induced by allergen inhalation challenge in allergic patients with asthma. J Allergy Clin Immunol 90: 215–224
30. Wüthrich B, Radielovic P (1978) Zur medikamentösen Bronchialasthma-Prophylaxe-Inhibitorischer Effekt einer neuen oral wirksamen antiana-phylaktischen Substanz auf den histamin-und anstrengungsinduzierten Bronchospasmus. Dtsch Med Wochenschr 103:1865–1869
31. Girard JP, Lech B, Radielovic P (1992) A double blind study to evaluate the efficacy and tolerability of modified release ketotifen in the treatment of bronchial asthma. Am J Clin Res 1:37-47
32. Medici TC, Radielovic P, Morley J (1989) Ketotifen in the prophylaxis of extrinsic bronchial asthma. Chest 96:1252–1257
33. Debelic M, Radielovic P, Wüthrich B (1976) Inhibitory effect of antihistamines on bronchial provocation tests. Allergol Immunopathol 4: 199–200
34. Blaye IL, Donatini B, Hall M, Krupp P (1992) Acute ketotifen over-dosage. Drug Safety 7: 387–392
35. Schmutzler W (1997) Histamin als Mediator allergischer Reaktionen. Allergologie 20: 536–542
36. van Ganse E, Kaufman L, Derde MP et al (1997) Effects of antihistamines in adult asthma: a meta-analysis of clinical trials. Eur Respir J 10: 2216–2224
37. Passalacqua G, Bousquet J, Bachert C, Church MK et al (1996) EAACI Position paper. The clinical safety of H1-receptor antagonists. Allergy 51: 666–675
38. Ekström T, Osterman K, Zetterström O (1995) Lack of effect of loratadane on moderate to severe asthma. Ann Allergy 75: 287–289
39. Menardo JL, Horak F, Danzig MR, Czarlevski W (1997) A review of loratadine in the treatment of patients with allergic bronchial asthma. Clin Ther 19: 1278–1293
40. Malick A, Grant JA (1997) Antihistamies in the treatment of asthma. Allergy 52: 55–66
41. Corren J (1997) Allergic rhinitis and asthma: how important is the link? J Allergy Clin Immunol 99: 781–786
42. Hoshino M, Nakamura Y, Shin Z, Fukushima Y (1997) Effects of ketotifen on symptoms and on bronchial mucosa in patients with atopic asthma. Allergy 52: 814–820
43. Schatz M, Zeiger RS, Harden K, Hoffman CC, Chilingar L, Pettiti D (1997) The safety of asthma and allergy medications during pregnancy. J Allergy Clin Immunology 100: 301–306
44. Nolen TM (1997) Sedative effects of antihistamines: safety, performance, learning and quolity of life. Clin Ther 19: 39–55
45. Meltzer EO (1995) The use of anti-H_1-drugs in mild asthma. Allergy 50: 41–47
46. Sale ME, Barbey JT, Woosley RL et al (1994) The electrocardiographic effects of cetirizine in normal subjects. Clin Pharmacol Ther 56: 295–301
47. Holgate ST (1994) Antihistamines in the treatment of asthma. Clin Rev Allergy 12: 65–78
48. Busse W (1998) Current research and future needs in allergic rhinitis and asthma. J Allergy Clin Immunol 101: 424–426
49. Radielovic P, Morley J, Hansel T, Medici TC (1995) Zaditen SRO® permits once-a-daily dosing with superior efficacy in the prophylaxis of asthma. J Asthma 32: 105–115
50. Reider N, Zloczower M, Fritsch P, Kofler H

(1998) Antihistaminika I Hautarzt 49: 674–681
51. Reider N, Zloczower M, Fritsch P, Kofler H (1998) Antihistaminika II Hautarzt 49: 734–742
52. Martin E (1998) Nebenwirkungen von Antihistaminika. Allergologie 21: 545–549
53. Helbling A (1998) Nahrungsmittelallergie. Praxis 87: 1309–1315
54. Lindquist M, Edwards IR (1997) Risk of non-sedating antihistamines. Lancet 349: 1322–1329
55. Schmutzler W (1998) Kardiotoxische Nebenwirkungen der H_1-Antihistaminika. Allergologie 21: 138–139

Hemmer von Mediatoren und Zytokinen

M. H. Schöni und K. Blaser

Hemmer von Mediatoren

Allgemeines

Die Erforschung der biochemischen, zellulären und subzellulären Mechanismen in der Pathophysiologie des Asthmas hat in den letzten Jahren gezeigt, wie wichtig sterile Entzündungsvorgänge in der Bronchialschleimhaut zu bewerten sind. Allgemein beschreibt in der Medizin der Terminus „Entzündung" einen lokalisierten Prozeß mit Schwellung, Rötung, Überwärmung und Schmerzen. Dies trifft nur ungenügend auf den Entzündungsprozeß in der Bronchialschleimhaut des Asthmatikers zu. In der Bronchialschleimhaut des Asthmatikers läßt sich eine Anzahl Zelltypen nachweisen, die bei allen Entzündungen in Erscheinung treten. Ihre Aktivierung führt zur Abgabe präformierter aktiver Entzündungsmediatoren und Freisetzung von Zytokinen, wie sie in Tabelle 1 für einzelne Zelltypen aufgelistet sind. Die Erkenntnis, daß eine der klassischen Entzündung ähnliche Reaktion beim Asthma bronchiale in der Schleimhaut der Atemwege abläuft, hat zum Begriff der entzündungshemmenden Asthmamedikamente geführt. Neben den Termini „Antiasthmatica, Asthma-kontrollierende Medikamente und entzündungshemmende Asthmamedikamente" wird in vermehrtem Maße auch der Begriff der „Antimediatoren" oder der „Antagonisten" gebraucht. Daß sich ein potentiell neuer Weg der Asthmatherapie abzeichnet, beweist die Tatsache, daß verschiedene neue Substanzen mit Antagonistenwirkung schon in klinischer Prüfung und Anwendung sind. Erst aufgrund der Kenntnisse biochemischer Vorgänge in der Asthmapathogenese konnten Wirkungen längst gebräuchlicher Antiasthmatika besser erklärt werden. Generall lassen sich die gegen Mediatoren aktiven Therapeutika in zwei Gruppen einteilen:

a) Ältere, seit längerer Zeit bekannte Mediatorenhemmer bzw.. entzündungshemmende Medikamente wie Xanthine, Corticosteroide, Chromoglykat, Nedocromil, Ketotifen und Antihistaminika.

b) Neuere Substanzen wie Lipocortin, Phospholiphase-A2 Inhibitoren, PAF-Antagonisten, Leukotrienantagonisten, Cyclooxygenase- und Lipoxygenase-Inhibitoren, Zellstabilisatoren, Axonreflex-Inhibitoren und IgE-Synthesehemmer.

Tabelle 1. Mediatoren

	Eosinophile Granulozyten	Mastzellen	Basophile Granulozyten	Plättchen	Epithelzellen
Zelluläre granuläre Mediatoren	MBP (major basic protein)	Histamin	Histamin	5-Hydroxy-Tryptamin	EpDRF (epithelium derived relaxing factor)
	ECP (eos. cationic protein) EPX (eos. protein x) EPO (eos. peroxidase)	Proteol. Enzyme Arylsulfatase B β-Glukuronidase	Proteoglykane	Histamin Adenosin PDHRF (pl. derived histamin-releasing factor)	PDGF (platelete derived growth factor) IGF-1 (insulin-like growth factor) bFGF (basic fibroblast growth factor) TGF (transforming growth factor)
	Collagenase Arylsufatase B β-Glucuronidase	β-Galaktrosidase Carboxypeptidase Tryptase/Chymase Kininogenasen Superoxid-Dismutase		Kationisches Protein PF4 (platelet factor 4)	
Neu synthetisierte Mediatoren	PGE2, PGD2, PGF2α Thromboxan A2 LTC4 ECL (eos. chemoattractant) Superoxidanionen Hydroxiperoxide O-Radikale Vasoaktives Peptid (VIP) Substanz-P	Prostaglandine: PGE2, PGD2, Thromboxan A2, LTC4, LTB2 PAF (platelet activating factor)	LTC4 PAF	PGE2, PGF2α Thromboxan A4 PAF, NO (Stickstoffmonoxyd)	PGE2, PGF2α Cyclooxygenase NO (Stickstoffmonoxyd)
	Zytokine: IL-3, IL-4, IL-5 IL-6, IL-8, GM-CSF IFNγ	Zytokine: IL-3, IL-4 IL-5, IL-6, TNFα TGFβ Chemokine	Zytokine: IL-4 wie Mastzellen Chemokine	Zytokine: TGF-β (tumour growth factor) Chemokine (IL-8, RANTES)	Zytokine: IL1, IL8 TNFα (tumour necrosis factor), Chemokine (IL-8, RANTES MCP-1, Groα)

Bei der Beurteilung neuerer Substanzen ist ein Mediator-Antagonismus nur von klinischem Nutzen, wenn die von ihm gehemmten Mediatoren in der Pathogenese des Asthmas eine Rolle spielen, ein biochemischer Effekt mit klinischen Folgen nachweisbar ist und eine Verbesserung des Krankheitsgrades erwartet werden kann. Da mehrere pathogenetische Wege zum Asthmaphänotypen führen, scheint es unwahrscheinlich, daß einzelne hochspezifische Substanzen für sich allein zur Aufhebung der Entzündung und damit zur Behebung der bronchialen Hyperreagibilität führen. Das Zusammenspiel verschiedenster Mediatoren ist für das Krankheitsbild des Asthmas verantwortlich. Ein potentes spezifisches Medikament sagt uns zwar etwas über einen individuellen Mediatoreneffekt aus, sobald aber verschiedene gleichwertige Mediatoreneffekte in denselben Phänotypen ausmünden, wird es schwierig, den generellen Effekt einer bestimmten Wirkung (z.B. Antagonismus oder Synthesehemmung eines einzelnen Mediators) abzuschätzen. Dieses Phänomen ist ein Grund, daß die neueren entzündungshemmenden Medikamente außer den Leukotrien-Rezeptor-Antagonisten, bisher noch keinen generellen klinischen Durchbruch aufweisen konnten.

Ältere Mediator-regulierende Pharmaka

Xanthine

Die Wirkungsweise der Xanthine beruht auf der Stabilisierung der Barrierefunktion von mikrovaskulären Strukturen und inflammatorischen Zellen. Sie reduzieren die Ödembildung und blockieren den zellulären Kalziumaustausch. Meist wird Theophyllin als Bronchodilator mit schwachem Wirkungsgrad verwendet, wobei es vor allem die Spätreaktion der Bronchokonstriktion beeinflußt. Seine Wirkung wird einem Adenosin-Antagonismus zugeschrieben. Dieser Mechanismus scheint aber für die Bronchodilatation wenig Relevanz zu haben. Sehr wahrscheinlich modulieren Xanthine die Plasmaexsudation durch das Bronchialepithel, die sekundär als Folge einer Mediatorenaktivierung entsteht. Neuerdings wird auch eine Modulation der Superoxidproduktion in Makrophagen und eine direkte Hemmung auf die Eosinophileninfiltration des Bronchialepithels bei Asthmatikern diskutiert.

Corticosteroide

Der Effekt der Steroide beim Asthma auf zellulärer oder subzellulärer Ebene gliedert sich in eine entzündungshemmende, eine antiallergische, eine rezeptor-regulatorische und eine nicht genau definierbare Wirkung. Als entzündungshemmende Komponente wird die Veränderung zirkulations- und adhäsionsbedingter Eigenschaften sowie der Zellbewegung von Leukozyten angesehen. Dazu kommt eine Stabilisierung der lysosomalen Membranen von Leukozyten [1]. Als antiallergische Wirkung kann die Blockierung der Histamin-, Prostaglandin- und Leukotrienabgabe, die Modulation der IgE-Produktion und der Einfluß auf die Lymphokinbereitstellung bezeichnet werden. Gleichzeitig wirken Corticosteroide stimulierend auf die Funktion der Beta-Rezeptoren.

Für die Steroidwirkung auf zellulärer Ebene ist offensichtlich nach Eindringen des Corticosteroids in die Zelle, mit nachfolgender spezifischer mRNA-Synthese, hauptsächlich die intrazelluläre Produktion eines Lipomodulins mit Antiphospholipase-A2-Aktivitäten verantwortlich. Die Aktivität der Phospholipase-A2 wird unterdrückt und damit die Mediatorenproduktion aus der Arachindonsäure gehemmt, mit einer verminderten Synthese von Leukotrienen, Prostaglandinen und Thromboxan. Gleichzeitig wird die

Leukozytenaktivierung herabgesetzt. Die Wirkung auf die Zytokine (Interleukinwirkung) beruht hauptsächlich auf einer Veränderung des Musters der Zytokinproduktion (siehe später).

Neuere Mediator-regulierende Pharmaka

Bei den neueren mediatorregulierenden Medikamenten kann man zwischen Inhibitoren der Synthese von Mediatoren in den mediatorproduzierenden Zellen (z.B. 5-Lipoxygenase-Inhibitoren) und den Antagonisten, die am Rezeptor des Mediators wirken, unterscheiden. Wichtige Vertreter sind Bradykinin-Antagonisten, Leukotrien-Antagonisten, Leukotrien-Synthese-Blocker und PAF-Rezeptor-Antagonisten sowie Proteaseninhibitoren.

PAF-Antagonisten

Der Plättchen-aktivierende Faktor (PAF) ist ein an Äther gebundenes, dem Phosphatidylcholin ähnliches Molikül, das auch PAF-acether genannt wird. Eine intrazelluläre Vorstufe ist das Lyso-PAF. Die meisten Zellen exprimieren den mit G-Protein gekoppelten PAF-Rezeptor, der nach seiner Aktivierung den Ca^{2+}-Fluß in der Zelle induziert. Verschiedene PAF-Antagonisten wurden entwickelt, deren klinische Wirksamkeit aber eher schwach ist. Probleme machten vor allem die gastrointestinale Resorption und die dosisabhängigen Nebenwirkungen. Interessant war auch die Feststellung, daß bei einigen PAF-Antagonisten eine zwar ausgezeichnete **in vitro** und eine gute **in vivo**-Wirkung beim Tier festgestellt werden konnte, während dieselben Substanzen beim Menschen wirkungslos waren. Dies war vor allem beim Triazolam-Diazepin-Derivat WEB 2086 offensichtlich. Neuere Antagonisten sind Gingko biloba Derivate wie BN 52021, Lignan Kadesuron, Pilzderivate wie Gliotoxin und synthetische Produkte wie 48740 RP [2–4].

Leukotrien-Rezeptor-Antagonisten und Biosynthesehemmer

Cysteinyl-Leukotriene, welche aus Arachidonsäure der Zell- und Zellkernmembran durch die Wirkung der 5-Lipoxygenase (5-LO) synthetisiert werden, sind potente Bronchokonstriktoren. Sie verstärken die mikrovaskuläre Permeabilität in der Bronchialschleimhaut, verursachen Ödeme und sind verantwortlich für erhöhte Mukusproduktion und Infiltration des Bronchialepithels durch Eosinophile. Durch die Wirkung der 5-LO und des 5-LO-Activation-Proteins (FLAP) entsteht intrazellulär 5-HPETE (5-Hydroxyperoxy-eicosatetraenoic acid), das sofort in LTA4 umgewandelt wird. Dieses ist die Ausgangssubstanz zur Synthese von LTB4, LTC4, LTD4 und LTE4. Sowohl LTC4 als auch LTD4 sind äußerst starke Bronchokonstriktoren, potente Stimulatoren der Mukussekretion und Mukusproduktion und erhöhen die Elektrolytpermeabilität (Chloridsekretion) des Bronchialepithels. LTE4 kann im Urin als Indikator einer erhöhten Leukotrienproduktion nachgewiesen werden, beispielsweise nach Allergenstimulation, akutem Asthmaanfall oder körperlicher Belastung.

Die Beeinflussung des Leukotrieneffektes kann auf zwei Arten erfolgen:

a) Hemmung der Synthese der Leukotriene durch FLAP-Antagonisten, Chelierung, Eingriff in den Redoxmechanismus der Synthese und Hemmung der 5-LO.

b) Antagonismus am spezifischen Leukotrien-Rezeptor (Leukotrien-Rezeptor-Antagonisten).

Vorteile bieten die Leukotrienantagonisten dadurch, daß sie sowohl oral wie auch inhalativ eingesetzt werden können [5]. Tabelle 2 zeigt eine Zusammenstellung neuerer Leukotrien-Rezeptor-Antagonisten und 5-LO-Inhibitoren.

Tabelle 2. Hauptsächliche Leukotrien-Rezeptor-Antagonisten und Biosynthesehemmer in klinischer Anwendung und Prüfung

Substanz	Erst-beschreibung	Verabreichungsart	Referenz
Leukotrien-Rezeptor-Antagonisten			
FLP-55712	1977	Inhalation	Adams, Lichtenstein (1977); Lee (1981)
L-649923	1987	Oral	Barnes (1987); Britton (1989)
Tomelukast (LY-171883)	1988	Oral	Cloud (1989); Fuller (1989); Israel (1989)
SKF-104353	1988	Oral/Inhalation	Robuscki (1992)
ICI-204219	1990	Oral	Hui (1991); Makker (1993); Spector (1992); Taylor (1991)
MK-571	1990	Intravenös/Oral	Manning (1990); Margolskee (1991); Rasmussen (1992)
Verlukast (MK-679)	1992	Oral	Dahlen (1993); Ford-Hutchinson (1993): Lammers (1992)
L-648051	1992	Inhalation	Rasmussen (1993)
Pranlukast (ONO-1078)	1993	Oral	Fujimura (1993)
5-Lipoxygenase-Inhibitoren (Biosyntheseinhibitoren)			
Docebenone (AA861)	1986	Oral	Fujimura (1986)
Piripost (U-60257)	1986	Inhalation	Mann (1986)
Zileuton (A-64077)	1990	Oral	Israel (1990)
MK-886 und MK-0591	1993	Oral	Ford-Hutchinson (1993); Diamant (1994)
ZD-2138	1991	Oral	Hui (1991)
Bay-X-1005	1993	Oral	Dahlen (1993)

Tabelle verändert übernommen aus: Chanarin N, Johnston SL (1994) Leukotrienes as a target in asthma therapy. Drugs 47 (1): 12–24 [22]

Synthesehemmer

Die direkte Hemmung in den durch Eisen katalysierten Redoxmechanismus der 5-LO-Synthese gelingt durch Benzofurane (L-670,630 und L650,224), Hydroxamate (BWA4C), N-Hydroxy-Harnsäurederivate (A-64077, auch Zileuton genannt) und Indazolinone (ICI 207,968). Nicht vom Redoxmechanismus abhängige, neure 5-LO-Inhibitoren wie das Methylalkylthiazol ICI/ZD2138 und die FLAP-Inhibitoren MK-886 und MK-591 sind in prä- und klinischer Testung.

Die folgenden Medikamente sind in klinischer Testung:

Zileuton (A-64077, Abbott): Verhindert die Bronchokonstriktion nach Inhalation kalter Luft, nicht aber nach Allergenprovokation. Auch die Aspirin induzierte bronchiale Konstriktion wird verhindert. Bei leichtem Asthma bewirkt es eine Verbesserung des Erstsekundenvolumens und reduziert die Asthmasymptomatik. Bei längerer Anwendung wurden bisher keine nennenswerten Nebenwirkungen festgestellt.

ICI/ZD2138 (Zeneca): Oral verabreicht blockiert ICI/ZD2138 die 5-LO als sogenannter „Non-Redoxinhibitor“, d.h. die Substanz greift nicht ins Redoxsystem der 5-LO ein. Eine klinische Wirkung wurde vor allem bei Aspirin induziertem Asthma beobachtet.

MK-0591 (Merk, Sharp & Dohme): Dieser orale, indirekt die Leukotriensynthese durch Bindung an FLAP beeinflußende Leukotrienblocker, verhindert die Biosynthese von Leukotrienen nach Allergenprovokation bei Patienten mit leichtem bis mittelschwerem Asthma. Dabei wird vor allem die Akutphase und weniger die Spätphase des Asthmas beeinflußt.

Bay-x-1005 (Bayer): Ähnliche Wirkung wie MK-0591 mit Hemmung der Akut- und Spätreaktion der allergeninduzierten Bronchuskonstriktion.

Leukotrienantagonisten

Es gibt zwei Klassen von Antagonisten: a) Antagonisten des BLT-Rezeptors für die Dihydroxy-Leukotriene und b) Antagonisten des CysLT-Rezeptors für die Cysteinyl-Leukotriene, die in zwei Subtypen, entsprechend einem CysLT-Rezeptor 1 und CysLT-Rezeptor 2 unterteilt werden [6].

Am glatten Muskel des Bronchialbaumes aktivieren LTC4, LTD4 und LTE4 den CysLT-Rezeptor 1, während der CysLT-Rezeptor 2 auf die pulmonalen Gefäße beschränkt ist.

Die erste Generation von Leukotrienantagonisten umfaßte die Substanzen FPL-55712 (Fisons), LY 171883 (Tomleukast, Lilly), L649,923 (Merck Frosst) und YM 16638 (Yamanouchi). Sie gehören zu den Hydroxyacetophenonen, die alle klinisch geprüft (Phase II), aber wegen verschiedener Probleme (Wirkung, Tolerablität, Nebenwirkungen etc.) nicht weiter verfolgt wurden.

Die neue Generation umfaßt Substanzen wie ICI 204219 (Accollate, ICI), ein Indazolderivat oder die Quinolone MK 571 (Verlukast-Racemat, Merck Frosst), RG 12525 (Rhone-Poulance Rorer), ONO 1078 (Prankulast, Ono) und SK & F 104,353 (Smith-Kline & Beechham). Diese Substanzen sind oral und inhalativ wirksam. Gemessen an der H3-LTD4-Bindung sind sie ca. 200mal stärker als die erste Generation der Leukotrienantagonisten. Klinische Wirksamkeitsstudien wurden vor allem mit Provokationstests (Belastung, Allergeninhalation, Aspirinverabreichung und PAF-Inhalation) durchgeführt. Verglichen mit den Steroiden unterschieden sich diese Substanzen in ihrer Akutwirkung (Einzeldosenwirkung) beim belastungs- und allergeninduzierten Asthma. Im Gegensatz zu PAF-Rezeptorantagonisten schützen Leukotrienantagonisten aspirinintolerante Asthmatiker vor der asthmogenen Wirkung des Aspirins. Wie die Corticosteroide scheinen die Leukotrien-Rezeptorantagonisten die bronchiale Hyperreagibilität zu beeinflußen.

Einzeldosisstudien wie auch die Verabreichung über längere Zeit (bis 6 Wochen) ergaben gute klinische Wirksamkeit bei wenig Nebenwirkungen. Diese beschränkten sich auf Kopfschmerzen und Magen-Darm-Beschwerden (Durchfall). Wegen Hepatotoxizität wurde die Substanz MK 571 verlassen und durch das (R)-Enantiomer MK 679 ersetzt. In allen bisher durchgeführten Studien beim Menschen führte die Verabreichung von Leukotrien-Rezeptor-Antagonisten, zusammen mit Beta-2-Agonisten zu einer klinischen Verbesserung. Trotz der Schutzwirkung dieser Substanzen gegenüber Anstrengung, Aspirin und zu einem gewissen Grad gegenüber inhalativen Allergenen, zeigte keine dieser Substanzen eine Wirkung gegenüber der Spätreaktion nach allergeninduzierter Bronchokonstriktion und Entzündung. Dies läßt den Schluß zu, daß diese Pharmaka als Monotherapie des allergischen Asthmas kaum in Frage kommen können. Sie zeigen aber vielversprechende Wirkung bei anstrengungs- und aspirininduziertem Asthma, und könnten auf Grund ihres pharmakokinetischen Profils mit einer Einzeldosierung über 24 Stunden eine Schutzwirkung garantieren. Von den 5-LO-Inhibitoren sind zur Zeit Zileuton (A-64007) im klinischen Alltag eingeführt und BAY X1005 in klinischer Prüfung. Klinische Anwendungen mit den FLAP-Inhibitoren MK-0591 und MK-866 sind im Gange. Zafirleukast (ICI 204, 219), Pranlukast (ONO-1078), Verlukast (MK-0679), Montelukast (MK-0476), MK-0571, RG-12525, Probilukast (SK&F 104, 353, MCI-0826 und BAY-X7195 haben als Zweitgeneratoren-Leukotrien-Rezeptor-Anatgonisten alle die klinische Prüfungsreife erlangt. Zur Zeit sind Zafirlukast und Montelukast in verschiedensten europäischen Ländern, Nordamerika, Canada, Süd-Afrika und Japan offiziell zur Therapie zugelassen [7–10].

Montelukast (Singulair®) der Firma Merk wird in 10 mg für Erwachsene und 5 mg für Kinder über 6 Jahre in einer Einmaldosis oral und Zafirlukast (Accolate®) der Firma Zeneca in 2 × 20-mg-Dosis für Erwachsene und Kinder über 12 Jahre auch oral verabreicht. Die Wirksamkeit einerseits als Bronchodilator und andererseits als anti-entzündliches Medikament ist klinisch und experimentell belegt. Die Indikation ist bei Patienten mit generalisierten allergischen Symptomen, vor allem bei Asthma, aber auch bei Kombinationen Asthma und allergische Rhinitis, beim Aspirin-induzierten Asthma, bei belastungsinduziertem Asthma und beim nächtlichen Asthma angezeigt. Ob die Leukotrien-beeinflussenden Medikamente auch einen Corticosteroid-sparenden Effekt haben, werden erst Langzeitbeobachtungen zeigen. Für die spezielleren Indikationen, Nebenwirkungen, Dosisanpassungen und pathophysiologischen Profile sei auf die weiterführende Literatur verwiesen [11].

Hemmer von Zytokinen

Was sind Zytokine?

Zytokine sind lösliche Proteine und Glykoproteine, die von Zellen sezerniert werden und als Kommunikationsmoleküle zwischen den Zellen wirken. Die meisten Zytokine sind Differenzierungs- und/oder Wachstumsfaktoren und wirken meist zwischen hämopoietischen Zellen. Über verschiedene Zytokine wird das Immunsystem aufgebaut und gesteuert. Entsprechend ihrer Funktion als Mittler zwischen Leukozyten werden diese Zytokine als Interleukine (IL) bezeichnet. Zytokine binden an spezifische Rezeptoren auf der Oberfläche der jeweiligen Zielzellen, die ihrerseits mit der intrazellulären Signalübermittlung verknüpft sind.

Leider ist die Nomenklatur der Zytokine wenig systematisch und bezieht sich vielfach auf die historisch entdeckten biologischen Wirkungen der beteiligten Zellen. Aus rationalen Gründen wurden die Interleukine mit Nummern versehen. Zur vertieften Kenntnis des Wirkungsspektrums und der molekularen Eigenschaften der Zytokine sowie zu deren spezifischen Rezeptoren sei auf die Spezialliteratur verwiesen [z.B. 12, 13]. In Tabelle 3 ist eine Auswahl von Zytokinen mit ihren wichtigsten spezifischen Eigenschaften aufgelistet.

Da die T-Lymphozyten eine zentrale regulatorische Funktion im Aufbau und der Aufrechterhaltung der Immunantwort einnehmen, sind auch die von aktivierten T-Zellen gebildeten Zytokine von entscheidender Bedeutung im gesamten, normalen und pathologischen Immungeschehen. Interessanterweise lassen sich bestimmte Sezernierungsmuster von Zytokinen feststellen. Entsprechend ihrer Zytokinproduktion werden T-Lymphozyten mit erhöhter IL-2 und IFNγ und tiefer IL-4 und IL-5-Produktion als Th1-Zellen bezeichnet. Umgekehrt produzieren Th2-Zellen vermehrt IL-4 und IL-5 mit wenig IFNγ und IL-2. Typischerweise sind die T-Zellen mit einem Th2-Zytokinmuster an den allergischen Entzündungsprozessen beteiligt, während die Th1-Zellen eher bei der nichtparasiätren Abwehr und der verspäteten Immunreaktion beteiligt sind. Gerade bei der Unterdrückung von Entzündungen geht es deshalb darum, ein Th2-Zytokinmuster mit IL-4 und IL-5 in ein Th1-Muster mit hohem IFNγ und IL-2 überzuführen.

Zytokin-Inhibitoren

Zur Zeit sind keine Pharmaka auf dem Markt, die selektiv die Synthese einzelner Zytokine mit Wirkung auf bestimmte immunologische Vorgänge unterdrücken. Abgesehen von gentechnisch hergestellten Proteinen oder Analogen sind keine Pharmaka über das experimentelle Stadium hinausgekommen. Oftmals ist jedoch die Wirkung bekannter immunsuppressiver Substanzen auch mit der Inhibition der Zytokinsynthese verbunden. Sie wirken meist unspezifisch auf die Proteinsynthese. Daher kann eine gewisse Selektivität höchstens aufgrund der unterschiedlichen Dosisabhängigkeit der Synthese einzelner Zytokine erwartet werden. Nachstehend wird die Wirkung der hauptsächlich verwendeten immunsupressiven Stoffklassen oder einzelner Vertreter auf die Zytokine besprochen.

Glucocorticoide

Die Klasse der Glucocorticoide (GC) enthält eine große Anzahl bekannter und vielfach angewandter Entzündungshemmer mit immunregulatorischer Wirkung. Diese beruht auf der Bindung an GC-Rezeptoren der Ribosomen des Golgi-Apparates. Dieser Rezeptor ist direkt an der Regulation der Genexpression beteiligt. Entsprechend dieser zentralen Wirkung wird durch GC die Bildung verschiedenster zellulärer Proteine tangiert. Gesichert ist die inhibitorische Wirkung durch Modulation von DNA bindenden Transkriptionsfaktoren, die zur Proteinproduktion notwendig sind [14]. Dieser grundsätzliche Mechanismus kann in verschiedenen Zelltypen festgestellt werden. Bei der Behandlung entzündlicher Krankheiten der Lunge, wie sie auch die verschiedenen Formen des Asthmas darstellen, werden durch GC hauptsächlich die Zytokine IL-4 und IL-5 vermindert, während die Synthese von IFNγ und IL-2 erst bei höheren Dosen beeinflußt wird. IL-4 ist zur Bildung von IgE notwendig. IFNγ unterdrückt diese Bildung durch Inhibition der IL-4-Synthese in T-Lymphozyten. IL-5 ist an der Bildung, Entwicklung und Lebenszeitverlängerung von eosinophilen Granulozyten beteiligt. Durch GC wird also das Muster der Zytokinproduktion in T-Zellen verändert, wobei zu-

Tabelle 3. Herkunft und Wirkung von Zytokinen

Zytokine zur Vermehrung und Differenzierung von Leukozyten		
Zytokin	Herkunft	Wirkung
c-Kit Ligand	Knochenmarkszellen	Aktivierung von Stammzellen
IL-3	T-Zellen	Wachstum, Differenzierung unreifer Vorläuferzellen
Granulozyten-Makrophagen-CSF	T-Zellen, Phagozyten, Endothelzellen, Fibroblasten	Differenzierung von Granulozyten und Monozyten
Makrophagen-CSF	Phagozyten, Endothelzellen, Fibroblasten	Differenzierung von Monozyten
Granulozyten-CSF	Phagozyten, Endothelzellen, Fibroblasten	Differenzierung von Granulozyten
IL-7	Fibroblasten, Knochemark-Stromazellen	Wachstum und Differenzierung von B-Zellen
Zytokine zur Aktivierung, Vermehrung und Differenzierung von Lymphozyten		
IL-2	T-Zellen	Wachstum und Zytokinproduktion von T-Zellen
IL-4	T-Zellen, Mastzellen, Granulozyten	IgE-Induktion in B-Zellen, Wachstum von T-Zellen
Transforming growth factor β (TGFβ)	T-Zellen, Phagozyten, andere Zellen	Regulation des Wachstums und der Aktivierung von Leukozyten
Zytokine der natürlichen Immunität		
Tumor necrosis factor (TNFα)	Phagozyten, T-Zellen	Aktivierung von Neutrophilen und Endothelzellen (Entzündung), Fieber, Muskelkatabolismus (Kachexie), Bildung von Akutphase-Proteinen
IL-1	Phagozyten	Koaktivator von T-Lymphozyten Aktivierung von Endothelzellen Entzündung), Fieber, Muskelkatabolismus (Kachexie), Bildung von Akutphaseproteinen
IFNα IFNβ	Phagozyten Fibroblasten, andere Zellen	Aktivierung von NK-Zellen, antiviraler, antiproliferativer Effekt auf alle Zellen; erhöht MHC-Klasse I
IL-6	Phagozyten, Endothelzellen, T-Zellen	Kostimulator von T-Lymphozyten, Wachstum von B-Zellen, Bildung von Fibrinosen in der Leber
Chemokine z.B. IL-8, RANTES, Groα, β, MIP-1 α, β, MCP-1, NAP-2, etc.	Phagozyten, Endothelzellen, Fibroblasten, Granulozyten, T-Zellen, Plättchen	Chemotaxis, Migration und Aktivierung von Leukozyten
Zytokine der immunbedingten Entzündung		
IFNγ	T-Zellen, NK-Zellen	Aktivierung von Phagozyten, Endothelzellen, NK-Zellen, Erhöhung von MHC-I und II, Inhibition von IL-4 in T-Zellen
Lymphotoxin (LT, TNFβ)	T-Zellen	Aktivierung von Neutrophilen, Endothelzellen, NK-Zellen

Tabelle 3. Fortsetzung

Zytokine zur Vermehrung und Differenzierung von Leukozyten		
Zytokin	Herkunft	Wirkung
IL-5	T-Zellen	Entwicklung, Überleben und Aktivierung von Eosinophilen, Wachstum und Aktivierung von B-Zellen
IL-10	T-Zellen	Aktivierung von B-Zellen, Unterdrückung von IgE Inhibition von Phagozyten und T-Zellen, Induktion von Anergie (Immuntoleranz)
IL-12	Makrophagen	Aktivierung, Wachstum und Differenzierung von T-Zellen und NK-Zellen
IL-13	T-Zellen	Aktivierung, Wachstum und Differenzierung von B-Zellen, stimuliert die IgE-Produktion

IL Interleukin; *CSF* colony stimulating factor; *IFN* interferon; *TNF* tumor necrosis factor; *TGF* transforming growth factor.

gunsten der Zytokine, die eine normale Immunität auslösen (IL-2, IFNγ), die proinflammatorischen Zytokine IL-4 und IL-5 vermindert werden. Bezeichnenderweise wird **in vitro** auch der umgekehrte Effekt beobachtet. Im Gegensatz zu den Cyclosporinen, die auf alle Zellen völlig unspezifisch wirken, unterdrücken GC die Zytokinproduktion in T-Zellen nur während ihrer antigenspezifischen Aktivierung [15]. Außerdem werden memory-B-Zellem durch GC nicht in ihrer Antikörperproduktion eingeschränkt [15]. Dadurch wird zumindest ex vivo, aber wohl auch in vivo nur eine spezifische Immunantwort unterdrückt und die totale IgE- und IgG-Synthese jedoch erhöht [15]. Solche gegenläufige Effekte kommen zusätzlich dadurch zustande, daß IL-2 und IL-4 zusammen die Bindung der GC an den entsprechenden Rezeptoren in T-Lymphozyten vermitteln und IL-4 somit wiederum an der Aktivität von GC beteiligt ist. Durch die GC-Behandlung wird auch die Bildung der Zytokine TNFα, G-CSF und GM-CSF unterdrückt. Gleichzeitig laufen auch andere Prozesse als Zytokin- und Zytokinrezeptor-Regulation ab, die für die Wirkung von GC ebenso wichtig sind. Eine gewisse Selektivität der Wirkung auf verschiedene Zytokine kann deshalb nur durch die Dosis oder die Veränderung der Bindungsstärke von GC an den Rezeptor erreicht werden. Entscheidend in der GC Behandlung ist deshalb die genaue Einhaltung der Dosis-Wirkungsbeziehung und die Kontrolle des Therapieverlaufes durch Messung des zellulären und molekulären Immunzustandes. Die klinisch beobachtete Steroid-Resistenz beruht größtenteils auf der fehlenden regulatorischen Wirkung von GC auf die spezifischen Translationsfaktoren zur Zytokinproduktion.

Neben den T-Lymphozyten reagieren auch andere Zellen in gleicher Weise mit GC. Entsprechend wird in Monozyten/Makrophagen und in B-Lymphozyten die Produktion von IL-1 und TGFβ unterdrückt. Dadurch werden indirekt ebenfalls die Chemokine IL-8, RANTES und MIPα unterdrückt. Chemokine sind vor allem an der Migration und Chemotaxis von Immunzellen beteiligt und werden durch IL-1 und TNFα aktivierte Endothelzellen und Epithelzellen sezerniert. Durch Wirkung der GC auf das regulatorische Netzwerk der Zytokine kann eine Vielfalt von Effekten ausgelöst werden, die ihren Ursprung nicht in der Unterdrückung einzelner Zytokine und in der generellen Unterdrückung der Proteinsynthese haben. Durch GC wird deshalb nicht nur die Bildung, Entwicklung und Lebenszeit der Entzündungszellen beeinflußt, sondern auch deren Rekrutierung in das entzündete Gewebe; so beispielsweise bei Lungenfibrose, interstitiellen Lungenkrankheiten und Asthma. Allgemein gilt es deshalb zu beachten, daß sich eine Suppression einzelner Zytokine immer auf das gesamte Netzwerk zellulärer und molekularer immunologischer Interaktionen auswirkt.

Cyclosporine und Makrolide

Zu den genannten Substanzen gehören die bekannten Immunsuppressiva der Cyclosporine (Cs), FK506, 506BD und Rapamycin. Ihre klinische Verwendung bei Immunopathien und ihr therapeutischer Effekt beruhen auf der Inhibition der T-Zell-Aktivierung. Die T-Zellen werden durch autokrin wirkendes IL-2 aktiviert. Die Wirkung der Makrolide wird durch ihre Bindung an Zytophiline ausgelöst, einer Familie von Enzymen mit cis-trans-Isomerase-Aktivität. Zytophiline kommen in allen aktivierten Zellen vor [16–18]. Allerdings sind die Mengen der Zytophiline unterschiedlich in verschiedenen Zellen, wobei ihr Vorkommen in hämatopoietischen Zellen, vor allem in T-Lymphozyten, aber auch in der Niere am höchsten ist. Diese Mengenverhältnisse reflektieren sich in der speziellen Empfindlichkeit dieser Zellen gegenüber den Zytophilinliganden und Makroliden. Durch Bindung des Zytophilin-Ligand-Komplexes an Calcineurin, einem Kalziumtransportmolekül, wird die Phosphataseaktivität dieses Enzyms verändert und die Gentranskripition in den betroffenen Zellen blockiert. Auf dieser Ebene treffen sich die Wirkungsmechanismen der Makrolide und Glucocorticoide. Dabei ist nicht nur die T-Zellaktivierung und ihre IL-2-Produktion betroffen, sondern die Protein- und Zytokinproduktion allgemein. Durch Eingriff in das Zytokinnetzwerk werden wiederum Adhäsions- und Transmigrationsvorgänge von Immunzellen bei Entzündungsprozessen unterdrückt. Analog zu den Glucocorticoiden wird die Selektivität der Makrolide über ihre Bindungsstärke und eingesetzte Menge an die Zytophiline gesteuert. Am selektivsten scheint das Rapamycin auf die Produktion des Zytokins IL-2 in T-Lymphozyten zu wirken. Rapamycin hemmt bevorzugt die Proliferation IL-2-aktivierter T-Zellen in der G1/s-Phase durch Inhibition der Synthese verschiedener Transkriptionsfaktoren, die an der Bildung von IL-2-Rezeptoren beteiligt sind.

Von den Zytokinen ist die Synthese von IL-2 am stärksten gehemmt. Gleichzeitig wird durch die Inhibition der T-Zellproliferation und der damit verbundenen Bildung weiterer Zytokine mit einem großen Wirkungsspektrum, eine allgemein supprimierende Wirkung auf das gesamte Immunsystem erzielt. Eine individuell angepaßte Kombinationstherapie von Glucocorticoiden mit Makroliden erlaubt eine Senkung der einzelnen Komponenten. Dadurch wird es möglich, eine gewisse Selektivität zu erzielen und dosisabhängige Nebenwirkungen beider Stoffklassen zu vermindern.

Retinoide

Eine Reihe von Retinoiden besitzt immunregulatorische Eigenschaften. Am stärksten ist diese Wirkung bei der all-trans-Retinolsäure ausgeprägt. Durch Bindung an Retionidrezeptoren, die Transkriptionsfaktoren der Proteinsynthese darstellen, wird die Proliferation der immunologisch aktiven und regulatorischen Zellen herabgesetzt.

Ebenfalls wird die Bildung der mRNA verschiedener Zytokine blockiert. Wie bei allen Substanzen, welche die Proteinsynthese auf der Ebene der Gentranskription beeinflussen, ist die Spezifität der Wirkung dosisabhängig. Zur Inhibition der IgE- und IgG-Antikörpersynthese, die durch IL-4 induziert wird, sind **in vitro** nur 3–10 nM Retinolsäure nötig [19], während für dieselbe Wirkung eine 100× größere Vitamin-A-Menge benötigt wird. Bei diesen Mengen wird die Bildung von TNFα und IFNγ erhöht, wodurch das Zytokinmuster aktivierter T-Zellen zugunsten der Th1-Zytokine IL-2/IFNγ verschoben wird und die Bildung der Th2-Zytokine IL-4 und IL-5 unterdrückt wird. Dosisabhängig kann die Verschiebung des Zytokinspektrums aber auch im umgekehrten Sinn verlaufen und die mRNA-Bildung von IL-2, IFNγ und TNFα unterdrücken. Dadurch entsteht ein Th2-Zytokinmuster, welches wiederum die allergischen Entzündungsprozesse fördert. Durch Retinolsäure wird ebenfalls die Synthese von TGFβ blockiert, wodurch die Kollagenproduktion in Fibroblasten vermindert wird [20]. Diese TGFβ-induzierte Kollagenproduktion spielt eine wichtige Rolle in der Pathogenese der Lungenfibrose. Sowohl die Kollagene vom Typ 1 als auch vom Typ 2 werden durch alltrans-Retinolsäure und andere Retinoide gleichermaßen unterdrückt. Untersucht ist die Wirkung von 13-cis Retinolsäure, 9-cis Retinolsäure und verschiedenen Etretinolen. Auch hier ist die Wirkung stark dosisabhängig und für jedes einzelne Retinoid verschieden [21].

Cromoglycate

Die von T-Zellen sezernierten Zytokine können auch von anderen aktivierten immunologischen Effektorzellen gebildet werden. Insbesondere betrifft dies die Mastzellen und Eosinophilen. Durch ihre Zytokinproduktion werden sie in ein Netzwerk immunologischer Aktivierungsvorgänge eingegliedert, die vor allem für die T-Zellunabhängige Sekundärantwort verantwortlich sind. Mastzellen binden über den spezifischen IgE-Rezeptor Antikörper der IgE-Klasse, die nach Antigenvernetzung Mastzellen aktivieren und die Degranulierung einleiten. Dadurch, daß die Mastzellen auch große Mengen an IL-4 und IL-5 nebst weiteren Zytokinen freisetzen können, sind diese Vorgänge bei der chronischen Entwicklung IgE-vermittelter Allergien von grundlegender Bedeutung. Die Zytokine werden nicht wie bei den T-Lymphozyten nur bei Stimulation gebildet, sondern sie sind vorgeformt und in der Granula eingelagert, wie dies für IL-8 in Eosinophilen eindeutig gezeigt wurde. Durch Degranulierung werden die Zytokine zusammen mit den pharmakologisch aktiven Mediatoren freigesetzt. Die sezernierten Zytokine der Mastzellen und Basophilen entsprechen weitgehend einem Th2 -Spektrum, während Eosinophile vor allem IL-8, aber auch GM-CSF und IL-5 in hohen Mengen sezernieren. Die Wirkung von Cromoglycat beruht nicht auf der direkten Suppression der Zytokinproduktion, sondern der Stabilisation und Verhinderung der Degranulation von Mastzellen. Dadurch werden Zytokine, die IgE-Antikörper induzieren (IL-4) und das Überleben von Eosinophilen im Blut und im Gewebe vermitteln (IL-5, GM-CSF, IL-3), nicht ausgeschüttet; sie bleiben somit wirkungslos.

Literatur

1. Konno S, Asano K, Okamoto K, Adactin M (1994) Inhibition of cytokine production from human perpheral blood leukocytes by anti-allergic agents. Eur J Pharmacol 264: 265–268
2. Adamus WA, Heur H, Meade CJ, Schilling JC (1990) Inhibitory effects of the new PAF acether antagonist WEB 2086 on pharmacological changes induced by PAF inhalation in

human beings. Clin Pharmacol Ther 47: 456–462
3. Robaut C, Mundot S, Florh A, Tahroui L (1988) Pharmacological profile of novel potent and specific PAF rezeptor antagonists. Prostaglandins 35: 838–844
4. Chung F (1988) New approaches to asthma: antagonists of PAF. New drugs for asthma. IBC, London
5. Chung FK (1995) Leukotriene receptor antagonists and biosynthesis inhibitors: potential breakthrough in asthma therapy. Eur Respir J 8: 1203–1213
6. von Sprecher A, Beck A, Gerspacher M, Bray MA (1992) Peptidoleukotriene Antagonists, state of the art. Chimia 46: 304–331
7. Lipworth BJ (1999) Leukotrien-receptor antagonists. Lancet 353: 57–62
8. Papi A, Caramori G, Fabbri LM (1998) Current asthma therapies and issues in asthma management. Eur Respir Rev 8: 341–347
9. Lu S, Reiss TF (1998) The dose selection of montelukast sodium (MK-0476). Eur Respir Rev 8: 361–365
10. Barnes NC (1998) The role of leukotriene receptor antagonists in the management oft asthma. Eur Respir Rev 8: 356–357
11. Drazen JM, Israel E, Wenzel SE (1998) Should antileukotriene therapie be used instead of inhaled corticosteroids in asthma? Yes or no. Editorial Am J Respir Crit Care Med 158: 1697–1701
12. Tallard RE, Gearing AJH (1994) The cytokine facts book (Acad Press)
13. Aggarwal BB, Guttermann JU (1992) Human cytokines: handbook for basic and clinical research. Blackwell Scientific, Oxford
14. Rao A (1994) NF-ATp: A transcriptional factor required for the co-ordinate induction of several cytokine genes. Immunol Today 15: 274–281
15. Akdis CA, Blesken T, Akdis M, Alkan SS, Heusser CH, Blaser K (1997) Glucocorticoids inhibit antigen-specific and enhance total IgE and IgG4 production due to differential effects on T and B cells in vitro. Eur J Immunol 2351–2357
16. Wong, RL, Winslaw CM, Cooper KD (1993) The mechanisms of action of cyclosporin A in the treatment of psoriasis. Immunol Today 14: 69–74
17. Erlanger B (1992) Do we know the site of action of cyclosporin? Immunol Today 13: 487–489
18. Schreiber SC, Cabtree GR (1992) The mechanism of action of cyclosporin and FK506. Immunol Today 13: 136–142
19. Tokuyama H, Tokuyama Y, Nkanishi K (1995) Retinoids inhibit IL-4 dependent IgE and IgG production by LPS-stimulation murine splenic B cells. Cell Immunol 162: 153–158
20. Redlich CA, Delisser HM, Elias JA (1995) Retinoic acid inhibition of transforming growth factor bbb-induced collagen production by human lung fibroblasts. Am J Resp Cell Mol Biol 12: 287–295
21. Fegan C, Bailgy-Wood R, Coleman S, Philipps SA, Neale L, Hoy T, Whittaker JA (1995) All-trans retonoic acid enhances human LAK activity. Eur J Haematol 54: 95–100
22. Chanarin N, Johnston SL (1994) Leukotrienes as a target in asthma therapy. Drugs 47 (1): 12–24

Expektorantien

Pharmakotherapie mit mukoaktiven Pharmaka

H. Matthys

Einführung

Die vielfältigen Mechanismen, die an der Atemwegsobstruktion (Schleimhautentzündung, Ödem, Bronchospasmus, elastischer Retraktionsverlust des Lungenparenchyms) beteiligt sind, machen es schwierig, die klinische Relevanz von Expektorantien zu objektivieren. Die Besserung von klinischen „Scores", Lungenfunktionsmessungen (Spirometrie, Flußvolumenkurven, Ganzkörper-Plethysmographie) körperlicher Leistungsfähigkeit, arteriellen Blutgasen, mukoziliärer und tussiver Clearance, rheologischen in vitro-Messungen und biochemischen Daten sind ebenso unzuverlässig wie die Messung des Sputumvolumens oder die makroskopische Beschreibung von Farbe und viskoelastischen Eigenschaften des Sputums. Man sollte daher immer mehrere Wirksamkeitskriterien evaluieren, was statistisch höhere Fallzahlen verlangt, da intraindiviuelle Cross-over Studien selten realisierbar sind.

Ziel und Zweck der Behandlung mit Expektorantien, d.h. mit Sekretomotorika (Sekrethemmer!) und Sekretolytika (Sekretkonzentratoren!) bestehen darin, die Produktion von überflüssigem Sputum (Mukus ist einerseits Verpackungsmaterial, andererseits Oberflächenschutzfaktor) zu vermindern und gleichzeitig die Elimination inhalierter Partikel durch die mukoziliäre und tussive Clearance zu fördern [7]. Dadurch soll die bronchiale Obstruktion beseitigt, d.h. die Entzündung in den Atemwegen und die überschießende Sekretproduktion gehemmt werden. Sputum ist eine Mischung von periziliärer Flüssigkeit, angereichert mit mukösen (aus submukösen Drüsen und epithelialen Becherzellen) Begleitstoffen wie Bakterien, Pilzen, Viren sowie toxischen physikalischen und chemischen Substanzen. Die bronchiale Klärfunktion umfaßt verschiedenste Transportmechanismen: mukoziliärer Transport, tussive und resorptive Clearance, Phagozytose sowie transepithelialer Transport.

Definitionen

Expektorantien sind Substanzen, welche die Elimination von Bronchialsekret, inhalierte partikuläre Schadstoffe eingeschlossen, durch Abhusten fördern und damit bronchialreinigend wirken.

Sekretomotorika sind Substanzen, welche den Output des Bronchialsekrets fördern bzw. steigern (z.B. Jodide, ätherische Öle, Amilorid etc.).

Sekretolytika oder **Mukolytika** sind Substanzen, welche die rheologischen Eigenschaften des Sekrets ändern (z.B. Zysteinderivate).

Sekrethemmer sind Substanzen, welche die Sekretabsonderung in den Bronchialbaum hemmen (z.B. Atropin, topische Steroide).

Allgemein ist die Wirksamkeit von Sekretomotorika und Sekretolytika sowie Sekrethemmern und Sekretkonzentratoren im klinischen Alltag weder einfach zu beurteilen, noch zu messen [21].

Sputum ist eine Mischung von Speichel, Nasen- und Bronchialsekret, welches zu unterschiedlichen Anteilen expektoriert oder verschluckt wird. Extrovertierte Menschen neigen eher zur Expektoration, introvertierte zum Verschlucken der Atemwegssekrete. Eine internationale Arbeitsgruppe hat unlängst vorgeschlagen, Pharmaka, die die Expektoration beeinflussen, als **mukoaktive Medikamente** zu bezeichnen [21]. Dazu würden dann allerdings auch viele Bronchospasmolytica (z.B. β_2-Agonisten, Theophyllin etc.) und Antiphlogistica (Glucokortikoide) in erster Linie zählen.

Krankheitsbilder mit Mukusproblemen der Atemwege

Krankheiten, welche mit mukoaktiven Medikamenten behandelt werden, sind die chronische Bronchitis (nicht obstruktive und obstruktive Form mit mehr oder weniger Emphysem = COPD), die Bronchiektasen inklusive das dyskinetische Ziliensyndrom und die Mukoviszidose. Beim Asthma bronchiale ist die Therapie mit mukoaktiven Medikamenten kaum sinnvoll, da andere Medikamente das Abhusten von Sekret deutlich besser fördern. So die Beta-2-Sympathikomimetika und Parasympathikolytika (ausgenommen Atropin [4]), Theophyllin [10, 11] sowie insbesondere die systemischen und topischen Steroide (18). Die Bronchospasmolytika (β_2-Adrenergica, Anticholinergika, Theophyllin) erweitern das Lumen und beschleunigen die ziliäre Funktion; die systemischen und topischen Steroide wirken entzündungshemmend [11, 12, 18, 22, 23].

Da wäßriges Sekret gegen die Schwerkraft ziliär nicht transportiert werden kann, sind Detergentien (Tacholiquin) bei wäßrigem Sputum und Lungenödem kontraindiziert. Auch bei Pneumonien gibt es keine wissenschaftlich begründete Indikation für den Einsatz von Expektorantien, wenn auch viele Antibiotika immer wieder als Kombinationspräparate mit sog. mucusaktiven Substanzen auf den Markt kommen. Bei der Mukoviszidose und beim Asthma scheinen inhalierte Diuretika als mukoaktive Substanzen zur Förderung der mukoziliären und tussiven Clearance mindestens prophylaktisch wirksam zu sein (Amilorid und Furosemid [1]). Die Expektoration wird auch durch hypertone Kochsalzlösung gefördert, was für diagnostische Zwecke (Eosinophilen-, Pneumocystis carinii- und Tb-Bakterien-Nachweis) verwendet wird.

Biochemie des Mukus

Der Bronchialmukus von Normalpersonen besteht chemisch aus 95% Wasser, 2% Glykoproteinen (Muzinen), 1% Lipiden und 1% Proteinen und 1% Asche (Elektrolyte). Bei Hypersekretion variieren die Mukusanteile, insbesondere nehmen die Glykoproteine und der Gesamtanteil an Proteinen im mukösen Sputum zu. Im purulenten Sputum treten vermehrt DNA-Proteine und Lipide auf. Daher wird zur Verflüssigung von purulentem Sputum von Mukoviszidose-Patienten die rhDNase als Sekretolytikum eingesetzt. Mukoaktive Substanzen können das Sputum beeinflussen, indem sie die Disulfidbrücken zwischen den Glykoproteinen (Zysteinderivate) oder die Sekretion von Glykoproteinen (Sulfo- und Sialomucine) sowie den Wasseranteil (Antioxidantien, ACC, Vitamin E, Phytosubstanzen) modifizieren.

Physikalische Eigenschaften des Mukus

In-vitro-Messungen der viskoelastischen Eigenschaften sind immer problematisch, da die Messung nicht unter BTPS-Bedingungen stattfindet, wie sie im Bronchialbaum herrschen (Körpertemperatur, Gaspartialdrucke, Wassersättigung etc). Dies gilt auch für die biochemischen Untersuchungen des Sekrets.

Zu den verschiedenen Meßmethoden der viskoelastischen Eigenschaften des Mukus gehört auch die Spinnbarkeit sog. Filance-Technik (20). In diese Technik gehen die wesentlichen rheologischen Eigenschaften wie Elastizität, Viskosität und Adhäsivität des Sputums ein. Untersuchungen über den Schleimtransport am Froschgaumen haben unsere Kenntnisse über die Wirkung mukoaktiver Medikamente auf die bronchiale Eliminationsgeschwindigkeit von Sekreten unterschiedlicher rheologischer Eigenschaften vertieft [12–16] (Abb. 1).

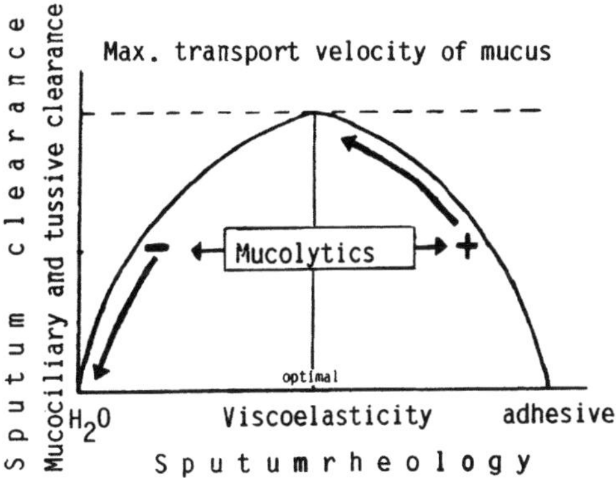

Abb. 1. Beeinflussung der Mukustransportgeschwindigkeit durch die rheologischen Eigenschaften des Sputums. H_2O und adhäsives Sputum können durch die Cilien nicht transportiert werden. Optimal viskolastisches Sputum wird am schnellsten aus dem Bronchialbaum entfernt

Lungenfunktionsteste

Die Messung der statischen und dynamischen Lungenvolumina, der maximalen exspiratorischen Flußvolumenkurve und des Strömungswiderstandes haben sich als Wirksamkeitskriterien nicht bewährt, da die mukoaktiven Pharmaka sich nur selten auf diese Meßwerte auswirken. Dagegen beeinflussen diese Pharmaka die mukoziliäre und tussive Clearance, die wir mit radioaktiven Aerosolen messen oder mit Röntgenkontrastmittel respektive fiberbronchoskopisch mit großen Tracerpartikeln in der Trachea beobachten können. Bei der radioaktiven Partikelmessung ist es wichtig, gleiche Ausgangsbedingungen hinsichtlich bronchialer Obstruktion, Schleimhautentzündung und Deposition der möglichst monodispersen Tracer-Substanzen zu haben, wenn man die Wirksamkeit mukoaktiver Pharmaka mit Placebo vergleicht (14). Die Messung der mukoziliären und tussiven Clearance ist eine aufwendige Untersuchung; sie erlaubt aber am ehesten klinisch relevante Aussagen über die Wirksamkeit von Expektorantien.

Klinische Zeichen und Symptome

Die Exazerbation einer chronischen Bronchitis ist unschwer feststellbar: Frequenz und Schwere des Hustens, Sputumvolumen und evtl. Atemnot nehmen zu. Die makroskopischen Veränderungen der Sputumbeschaffenheit, die Sputumfarbe und die Beschwerden des Patienten werden als klinische „scores" linear aufaddiert. Fieber, Leukozytose und andere Infektparameter

(CRP) können ebenfalls als Exazerbationszeichen herangezogen werden. Auch ist der bakterielle Nachweis von Erregern ein wichtiger statistischer Parameter. Das Röntgenbild des Thorax ist kaum brauchbar, es sei denn zum Ausschluß bzw. Nachweis von Parenchyminfiltrationen. Mukoaktive Pharmaka wurden einerseits hinsichtlich der Abheilungsgeschwindigkeit von akuten Episoden überprüft, andererseits in der Langzeittherapie hinsichtlich der Verhinderung von Exazerbationen. Die prophylaktische Wirksamkeit von mukoaktiven Substanzen in der Langzeittherapie, vor allem in den Wintermonaten, ist eher positiv zu beurteilen als die Wirksamkeit dieser Pharmaka in der Akuttherapie von Exzerbationen (N-Azetylzystein, Ambroxol). Doch gibt es mehr positive als negative klinisch-pharmakologische Studien, die zeigen, daß N-Acetylcystein die Häufigkeit der Exazerbationen, den Antibiotikabedarf und die Hospitalisierungsbedürftigkeit vermindert (siehe spezieller Teil). Ähnliche Studien existieren auch für Ambroxol und Bisolvon, wenn auch nicht auf so breiter Basis wie für das N-Azetylzystein (2–3 × 600 mg/die). Die moderne Hypothese über die Wirksamkeit von mukoaktiven Substanzen geht dahin, daß sie vorwiegend als Antioxidantien wirken und weniger die rheologischen Eigenschaften des Sputums primär beeinflussen. Die antioxidative Wirkung soll für die Reduktion der Exazerbation verantwortlich sein [15, 16]. In klinischen Studien wurden als primäre Wirsamkeitskriterien mukoaktiver Substanzen die Häufigkeit von Exazerbationen, deren Dauer sowie der Verbrauch von Begleitpharmaka (Antibiotika, Bronchodilatatoren, Steroide) gewertet. Sekundärer Wirksamkeitsparameter kann u.a. die Hustenfrequenz sein. Diese sollte allerdings unter standardisierten Bedingungen nachts objektiviert werden. Es ist zu beachten, daß Antitussiva keine Expektorantien sind, da sie per definitionem primär den Husten und erst sekundär die Expektoration unterbinden. Damit schaffen sie höchstens eine vorübergehende Erleichterung des Schlafs durch zentrale Hustenunterdrückung. Besondere Vorsicht mit Antitussiva ist bei Patienten mit OSAS oder respiratorischer Insuffizienz mit Overlap-Syndrom [17, 19] geboten.

Lebensqualität

Inwieweit die Lebensqualität, ökonomische Faktoren und das soziale Umfeld des Patienten neben pulmonaler Funktion, körperlicher Leistungsfähigkeit, Blutgasen, biochemischen oder anderen Sputummarkern und Schlafstudien als Wirksamkeitsparameter herangezogen werden sollen, ist umstritten. Wir wissen zuwenig über diese Faktoren und ihre Bedeutung zur Evaluation mukoaktiver Medikamente (Task group on mucoactive drugs 1994) [21].

Literatur

1. App EM, King M, Helfesrieder R, Köhler D, Matthys H (1990) Acute and long-term amiloride inhalation in cystic fibrosis lung disease. Am Rev Respir Dis 141: 605–612
2. App EM, Tomkiewicz RP, Hahn HL, Engler H, Vergin H, King M (1997) The effect of tasulfidine a bronchosecretolytic agent on mucus rheology and clearability and the inbesartion with acetyl choline in ferrets. Pulm Pharmacol Ther 10: 271–276
3. Auernhammer W, Konietzko N, Matthys H (1977) Problems in evaluating the effect of secretolytika agents on the mucociliary system by means of radioactive particles. Resp 34: 92–99
4. Barthlen G, Virchow Chr, Rühle KH, Köhler D, Kasper D, Matthys H (1984) Der Einfluß von Atropin auf die mucoziliäre Clearance 24 Stunden nach Applikation. Prax Klin Pneumol 38: 465–468
5. Braga PC, Allegra L (1988) Methods in bronchial mucology. Raven Press, New York
6. Giese M, App EM, Deroix A, Burkert A, Schams A (1997) Recombinant human (rhD-

Nase) influences phospholipid composition surface activity, rheology and consecutively clearance indices of cyotic fibrosis sputum. Pulm Pharmacol Ther 10: 21–27

7. Köhler D, Vastag E (1991) Bronchiale Clearance. Pneumologie 45: 313–32
8. Konietzko N, Nakhoesteen JA, Mizera W (1982) Ciliary beat frequency of biopsy samples taken from normal persons and patients with various lung disease. Chest 80, p 855
9. Konietzko N (Hrsg) (1995) Bronchitis. Urban und Schwarzenberg, München
10. Lefcoe NM, Toogood JH, Blennerhassattm S, Baskerville J, Patterson NAM (1982) The addition of an aerosol anticholinergic to an oral beta agonist plus theophylline in asthma and bronchitis. Chest 82, p 300
11. Matthys H, Köhler D (1980) Effect of theophylline on mucociliary clearance in man. Eur J Respir Dis [Suppl] 109, p 98
12. Matthys H, Vastag E, Daikeler G, Köhler D (1982) Die mukoziliäre Clearance des Bronchialbaums unter Methylxanthinen, Betamimetika und Sekretolytika. In: Nolte D, Krijci G (Hrsg) Methylxanthine bei obstruktiven Atemwegserkrankungen. Dustri, München, S 11–121
13. Matthys H (1986) Klinische Evaluation von bronchialreinigenden Substanzen. Therapiewoche 36: 1145–1151
14. Matthys H (1987) Obstruktive Atemwegserkrankungen – Bedeutung der mucoziliären und tussiven Clearance. Therapiewoche, Schweiz 10: 907–913
15. Matthys H (1987) In: Braga PC, Allegra L (Hrsg) Raven Press, New York, S 377–393
16. Matthys H (Hrsg) (1991) N-Acetylcystein (NAC). Neue wissenschaftliche Erkenntnisse und mögliche Ansätze als Antioxidans. Atemwegs Lungenkrkh 1 [Suppl] 17
17. Matthys H (1991) Husten und Antitussiva. Münch Med Wschr 133: 487–489
18. Matthys H, Müller S, Herceg R (1994) Theophylline versus Budesonide in the treatment of mild to moderate bronchial asthma. Respir 61: 241–248
19. Matthys H, Barthlen G, Virchow Chr (1999) Handbuch Schlafmedizin. Dustri, München
20. Puchelle E, Zahn IM (1987) Rheological properties other than viscoelasticity and adhesivity. In Braga PC, Allegra L (Hrsg) Raven Press, New York, S. 135–139
21. Task group on mucoactive drugs (1994) Recommendations for guidelines on clinical trials of mucoactive drugs in chronic bronchitis and chronic obstuctive pulmonary disease. Chest 106: 1532–1537
22. Vastag E, Matthys H, Witt J, Hoch K, Köhler D, Diakeler G (1984) Wirksamkeit von Theophyllin-Ethylendiamin auf die mukoziliäre Clearance. Therapiewoche 34, S 2062
23. Vastag E, Köhler D, Fischer J, Daikeler G, Matthys H (1982) Der Einfluß von Hexoprenalin und Aminophyllin auf den ziliären Schleimtransport des Bronchialsystems bei Patienten mit chronisch obstruktiven Atemwegserkrankungen. Atemwegs Lungskrkh 8, S 205

Sekretolytika und Sekretomotorika

C. A. Stey und T. C. Medici

Einleitung

Die Geschichte der Pharmaka, welche die Expektoration beeinflussen, läßt sich ca. 5000 Jahre zurückverfolgen. Bereits die Assyrer verwendeten chromolynhaltige und anticholinerg wirkende Substanzen. In Ägypten wurde das Erhitzen und Verdampfen von Duftstoffen, die dann eingeatmet wurden (per fumum), zur Therapie von Atembeschwerden eingesetzt. Im Alten Testament wird der Zwiebel eine Wirkung als Expektorans zugeschrieben. Im 12. Jahrhundert empfahl Maimonides heiße Hühnersuppe mit Ingwer und Koriander zur Behandlung des Asthmas [53]. Heute wissen wir, daß das Einatmen des Dampfes einer warmen Hühnersuppe den Schleimtransport in der Nase fördert [54].

Über die Jahrhunderte wurde eine große Anzahl von sekretaktiven Heilmitteln beschrieben, deren Wirksamkeit und therapeutischer Nutzen in der Folge wissenschaftlich nicht nachweisbar waren. Umso erstaunlicher ist es, daß sich diese Heilmittel bis in die Gegenwart einer fast enthusiastischen Beliebtheit und Anerkennung erfreuen. So wurden in England 1975 24 Millionen Rezepte für Expektorantien ausgestellt, sie kosteten 20 Millionen $. In der ehemaligen BRD beliefen sich 1989 die Kosten für Hustenmittel, d.h. Sekretolytika und Sekretomotorika, auf 817 Millionen DM (Wissenschaftliches Institut der Dt. Krankenkassen). Ein hoher finanzieller Aufwand für Arzneimittel, deren Wirksamkeit fraglich ist.

Je nach Wirkung werden Expektorantien *traditionell* in *Sekretomotorika* und *Sekretolytika* eingeteilt [7, 26]. Als Sekretomotorikum wird ein Pharmakon bezeichnet, das den Sekretoutput steigert. Sekretolytika sind Pharmaka, die das Bronchialsekret verflüssigen. Inwieweit diese pharmakologischen Effekte, die in Tierexperimenten und in vitro-Untersuchungen erzielt wurden, klinisch bedeutsam und von therapeutischem Nutzen sind, wird durch neuere Kenntnisse über die Pathophysiologie der Expektoration und die Ergebnisse kontrollierter klinisch-pharmakologischer Studien in Frage gestellt. So besteht einerseits bei Patienten mit Atemwegserkrankungen schon eine Hypersekretion, deren weitere Stimulation bei mangelhafter Clearance unerwünscht ist. Andererseits ist die Annahme, daß ein flüssiger, wenig visköser oder elastischer

Schleim besser transportiert wird, nicht ganz zutreffend. Auch ist das Abhusten von flüssigem Schleim, vor allem wenn keine genügende Atemstromstärke zum Abscheren desselben von der Bronchialwand erzeugt werden kann, viel beschwerlicher als die Expektoration von wenig adhäsivem, aber genügend konsistentem Sputum [50].

Sekretolytika

Viele auf den sezernierten Mukus wirkende Pharmaka zerstören die für dessen Transport unerläßliche Gelmatrix, indem sie chemische Bindungen innerhalb und zwischen den Biopolymeren auflösen. Sie wirken deshalb sekretolytisch oder mukolytisch (Abb. 1). Zu diesen „echten“ Sekretolyten gehören Thiole mit freier SH-Gruppe, Proteasen, Bromhexin, hypertone Salzlösungen und Mineralsalze. Davon abzugrenzen, weil nicht lytisch wirkend, sind Thiole mit blockierter SH-Gruppe, sogenannte „Mukoregulatoren“ und „Surfactant-aktive“ Pharmaka wie Ambroxol.

Thiole (Zysteinderivate)

Man unterscheidet Thiole mit einer freien reaktiven (N-Azetylzystein) und blockierten SH-Gruppe (S-Karboxymethylzystein). Erstere depolymerisieren Muzine und sIgA durch Aufbrechen der Disulfidbrücken (echte Sekretolytika); letztere beeinflussen die Fließeigenschaften des Sekretes, indem sie die Zusammensetzung der Muzine ändern. Sie werden deshalb auch als „Mukoregulatoren“ bezeichnet.

N-Azetylzystein

Chemische Zusammensetzung und Wirkung

N-Azetylzystein ist ein Derivat des Zysteins. Die Wirkung besteht in einer Depolymerisierung von Mukus-Glykoproteinen durch Zerstörung von S-S Brücken (Abb. 1).

Pharmakokinetik

N-Azetylzystein wird nach oraler Applikation fast vollständig resorbiert. Maximale Serumkonzentrationen werden nach ca. 1 Stunde erreicht. Es findet sich vor allem in der Leber und den Nieren, aber auch in den Lungen. Im Organismus ist N-Azetylzystein teils in freier Form vorhanden, teils an Proteine mit labilen S-S-Brücken gebunden und teils in den Nachfolgesubstanzen Zystein

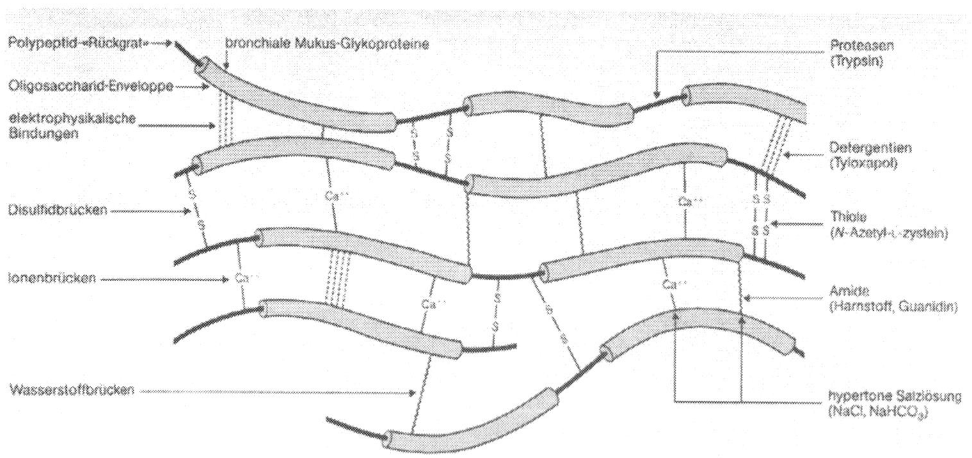

Abb. 1. Angriffspunkte von Sekretolytika an der Gelstruktur des Bronchialsekrets

oder Glutathion eingebaut. Die Halbwertszeit beträgt 1–2 Stunden. Die Ausscheidung erfolgt in Form inaktiver Metaboliten über die Nieren.

Nach peroraler Verabreichung von 600 mg N-Azetylzystein, entsprechend 3,5 mmol Zystein-Äquivalent verschwindet das Pharmakon in kürzester Zeit aus dem Blut. Die Bioverfügbarkeit beträgt maximal 19,8 %, und es kommt zu einem marginalen Anstieg der Nachfolgesubstanzen Zystein und Glutathion [6]. In der Bronchiallavage-Flüssigkeit erscheint das N-Azetylzystein nicht, und der Zystein- und Glutathiongehalt wird kaum gesteigert [8]. Diese Beobachtungen erstaunen nicht, da die tägliche Zystein- und Methioninaufnahme durch die Nahrung schon 15–20 mmol und der Gesamt-GSH-Pool des menschlichen Organismus 150 mmol Zystein-Äquivalent beträgt, d.h. etwa das 50fache des zugeführten N-Azetylzysteins. Setzt man die als 600 mg N-Azetylzytein täglich zugeführten 3,5 mmol Zystein-Äquivalent in Beziehung zum gesamten GSH-Pool und der aufgenommenen Zysteinmenge, ist ein klinischer Effekt zweifelhaft.

Wird N-Azetylzystein inhaliert, gelangt nur ein kleiner Teil des Pharmakons (<20 %) in die Bronchien; 80 % werden verschluckt, resorbiert und metabolisiert wie bei peroraler Verabreichung. Der im Bronchialbaum deponierte Anteil scheint aber genügend groß zu sein, um eine Mukolyse zu bewirken.

Indikation

- Akute und chronische Atemwegserkrankungen mit und ohne Hypersekretion;
- Lokal
  Mucusplugging bei Asthma bronchiale, durch Sekretpfröpfe verursachte Atelektasen.

Überprüfung des Effektes

Inhalative Therapie. Die sekretolytische Wirksamkeit von inhaliertem N-Azetylzystein ist in vitro und in vivo gut dokumentiert. 10- oder 20 %iges N-Azetylzystein setzt die Viskoelastizität des Sputums herab, oft aber ohne wesentliche Besserung von klinischen Befunden und Atemfunktion [29, 40]. Bessern sich Klinik und Ventilation, ist dies vermutlich durch die gleichzeitige Inhalation eines Bronchodilatators verursacht, dessen Verabreichung wegen des Bronchospasmus notwendig ist, den inhaliertes N-Azetylzystein verursacht.

Perorale Therapie. Die Resultate von kontrollierten Kurz- oder Langzeittherapien mit N-Azetylzystein sind widersprüchlich. Einerseits wurde das Sputum verflüssigt, das Abhusten erleichtert, die Atemfunktion gebessert und die Frequenz der Exazerbationen herabgesetzt [2, 5, 42, 62]. Andererseits wurde das Pharmakon als unwirksam beurteilt [9, 45, 51].

Für die Verminderung der Häufigkeit von Exazerbationen wird weniger die mukolytische als die antioxidative Wirkung angeführt [8]. Tatsächlich wirkt N-Azetylzystein in hoher Dosierung antioxidativ. Ob die Therapie mit täglich 600 mg N-Azetylzystein einen solchen Effekt hat, ist aber aufgrund der Pharmakokinetik fraglich.

Unerwünschte Wirkungen/Interaktionen

Unerwünschte Wirkungen sind bei der peroralen Anwendung selten und äußern sich als Magenunverträglichkeit, Urtikaria, Kopfschmerzen, Ohrensausen und Fieber. Bei der inhalativen Anwendung ist das Auftreten eines Bronchospasmus bei bis zu 20 % beschrieben [4, 39].

Die Wirksamheit von Penizillinen und Cephalosporinen, Makroliden, Amphotericin B und Tetrazyclin wird durch N-Azetylzystein reduziert. Schwangerschaftskategorie B. Es ist unbekannt, ob N-Azetylzystein in die Muttermilch übergeht.

Darreichungsform/Dosierung

N-Azetylzystein. Inhalativ: Erwachsene 1 Ampulle (= 300 mg) 1–2×/d, Kinder $^1/_2$ Ampulle täglich
Peroral: Erwachsene 400–600 mg/d, Kinder 200–300 mg/d
Intravenös: als Mucolytikum Erwachsene 2–3 Ampullen 2–3×/d, Kinder 1–1$^1/_2$ Ampullen 2–3×/d

2-Mercaptoäthansulfat (MESNA), S-Karboxymethylzystein, Erdostein

Chemische Zusammensetzung und Wirkung

Zu den Thiolen gehören auch die schwefelhaltigen Verbindungen MESNA, S-Karboxymethylzystein und Erdostein. Wie N-Azetylzystein weist MESNA eine freie SH-Gruppe auf, und seine mukolytische Wirkung beruht auf der Zerstörung der S-S-Brücken der Biopolymere. Dagegen sind S-Karboxymethylzystein und Erdostein Zysteinderivate mit blockierter SH-Gruppe, deren pharmakologische Wirkung auf einer qualitativen Änderung der Muzinsynthese beruht [15, 49]. So wird das Verhältnis von Sialo- zu Fukomuzinen zugunsten der ersten verschoben, was die Fließeigenschaften des Sekrets normalisiert. Diese Pharmaka bezeichnet man deshalb auch als mukoregulatorische Expektorantien.

Pharmakokinetik

MESNA ist gut löslich und durch die Schleimhäute leicht resorbierbar. Es wird als Disulfid durch die Nieren (98%) ausgeschieden. Die Toxizität von MESNA und seinen Metaboliten ist gering. Die Plasma-Halbwertszeit beträgt 15–30 Minuten für MESNA und 70 Minuten für DIMESNA.
Karbozystein wird rasch im Magen-Darm-Trakt resorbiert. Nach oraler Verabreichung von 750 mg Karbozystein wird die maximale Plasmakonzentration nach 1,4 ± 0,2 Stunden erreicht. Die Plasma-Halbwertszeit beträgt 1,7 ± 0,2 Stunden. 32 Stunden nach Einnahme ist der größte Teil der verabreichten Menge über die Nieren ausgeschieden. Die Ausscheidung erfolgt in unveränderter Form (4–30%) oder als inaktive Metaboliten.
Erdostein enthält zwei blockierte SH-Gruppen, die nach metabolischer Transformation in der Leber freigesetzt werden. Die maximale Plasmakonzentration wird nach oraler Verabreichung von 900 mg Erdostein nach 1,2 Stunden bzw. für die drei aktiven Metaboliten nach 3,2, 7,3 und 2,7 Stunden erreicht. Die Eliminationshalbwertszeit beträgt 1,4 Stunden.

Indikationen

a) MESNA: Als Aerosol: Bei Mukoviszidose, Asthma, chronischer Bronchitis, Emphysem, Bronchiektasen. Zur Erleichterung der Expektoration in der postoperativen Phase und zur Prophylaxe pulmonaler Komplikationen.
Zur Behandlung pulmonaler Atelektasen als Folge von Schleimansammlungen.
Als Instillat: Zur Verhinderung von Sekretansammlungen und zur Erleichterung der bronchialen Reinigung in der Intensivpflege, Reanimation und Anästhesie.
Zur Drainage bei Sinusitis maxillaris.
b) Karbozystein: Akute und chronische Atemwegserkrankungen mit zähflüssigem Sekret (akute, chronische Bronchitis, Tracheobronchitis, Rhino-Pharyngitis). Außerdem bei seromuköser Sinusitis, Otitis.
c) Erdostein: Akute und chronische Atemwegserkrankungen mit zähflüssigem Sekret, vor allem Bronchitis.

Überprüfung des Effektes

Die Ergebnisse von kontrollierten Studien mit MESNA oder S-Karboxymethylzystein bei chronischer Bronchitis entsprechend weitgehend den Ergebnissen mit N-Azetylzystein. Auf der einen Seite wurde unter S-Karobxymethylzystein eine Besserung der klinischen Befunde und Lungenfunktion, sowie eine Zunahme des Sekrets und Abnahme der Viskosität beobachtet. Auf der anderen Seite konnten keine solchen Effekte festgestellt werden. Auch die mukoziliäre Clearance blieb unverändert, im Gegensatz zur Therapie mit MESNA, Guaiphenesin, Bromhexin und hypertoner Kochsalzlösung [1, 16, 29, 46, 60]. Wie in klinischen placebokontrollierten Studien gezeigt wurde, reduziert Erdostein sowohl Hustenstärke und Frequenz als auch die Sputumviskosität. Daneben konnte bei Rauchern ein antioxidativer Effekt nachgewiesen werden [15].

Nebenwirkungen und Interaktionen

a) MESNA: Es empfiehlt sich, zur Vermeidung von Husten, die Lösung auf Körpertemperatur zu erwärmen. Wenn Bronchospasmen auftreten, muß die Behandlung abgesetzt werden. Erbrechen und Gelbfärbung der Zähne wurden beobachtet. Selten retrosternales Brennen bei Inhalation einer Konzentration von 20%.
MESNA kann mit Antibiotika, Corticosteroiden oder Bronchodilatatoren inhalativ gegeben werden. MESNA ist mit Aminophyllin, Erythromycin und Oxytetrazyclin nicht kompatibel. Die Wirkung von Aminoglykosiden wird eingeschränkt.
Bei Urinuntersuchungen auf Ketonkörper können durch MESNA falsch-positive Resultate angezeigt werden.
b) Karbozystein: In höherer Dosierung wurden Brechreiz und Magenschmerzen beschrieben. Keine Interaktionen mit Antibiotika (Penizillin, Tetrazyclin, Cephalosporin, Makroliden, Trimethoprim, Sulfonamiden) und Theophyllin.
Schwangerschaftskategorie B.
c) Erdostein: leichte gastrointestinale Nebenwirkungen

Darreichungsform/Dosierung

MESNA: Ampullen 20% zu 3 ml mit 600 mg MESNA zur Inhalation und Instillation
Als Aerosol wird das Präparat unverdünnt oder verdünnt zu gleichen Teilen mit physiologischer Kochsalzlösung angewandt. 1–2 Ampullen verteilt auf 1–4 Applikationen pro Tag.
Als Instillat: Stündlich durch endotrachealen Tubus oder Tracheotomie-Kanüle bis zur Verflüssigung und Expektoration des Sekrets. 1–2 ml verdünnt mit der gleichen Menge physiologischer Kochsalzlösung.
Karbozystein: Dosierung: 3× 750 mg bei Erwachsenen. Kinder von 1–5 Jahren 1–2× 250 mg, Kinder über 5 Jahre 3× 250 mg pro Tag.
Erdostein: Kapseln zu 300 mg, 2× 300 mg pro Tag

Bromhexin

Chemische Zusammensetzung und Wirkung

Bromhexin, ein Vascinderivat (N-cyclohexyl-N-methyl-[2-amino-3,5-dibrombenzyl]-amin), führt zur Vermehrung lysosomenartiger Sekretgranula in den serösen Drüsenzellen, deren Produkte (lysosomale hydrolytische Enzyme) die Muzine intra- und extrazellulär destruieren und damit den zähen Schleim verflüssigen [25].

Pharmakokinetik

Bromhexin wird nach oraler Verabreichung vollständig resorbiert. Die biologische Verfügbarkeit liegt bei 20%, da ca. 80% der Dosis im First-Pass-Effekt durch die Leber metabolisiert werden. Dabei entstehen biologisch aktive Metaboliten. Bromhexin wird zu 99% an Plasmaproteine gebunden. Die

Elimination erfolgt zu 99% metabolisch. Bei schweren Lebererkrankungen ist eine Verringerung der Clearance nicht auszuschließen. Die Kinetik der Wirksubstanz wird durch Nierenerkrankungen nicht verändert.

Indikationen

Akute und chronische Atemwegserkrankungen mit und ohne Hypersekretion.

Überprüfung des Effekts

Die klinische Wirkung von Bromhexin ist unsicher und widersprüchlich. So wurden bei chronischen Bronchitikern sowohl eine Verbesserung von klinischen Befunden und Atemfunktion als auch keine solchen Wirkungen nach täglich 24 mg Bromhexin festgestellt [1, 23, 33]. Nach Verdoppelung der Dosis wurde eine Zunahme des Sputumvolumens und eine Verminderung der Viskosität beobachtet [28]. In einer Studie des Research Committee der British Thoracic und Tuberculosis Association 1973 unterschieden sich weder Symptome noch Befunde von Bronchitikern nach 2–3 Wochen Therapie mit 48 mg Bromhexin pro Tag im Vergleich zu Placebo [10].

Nebenwirkungen/Interaktionen

Gastrointestinale Nebenwirkungen leichter Art. Durch die Inhalation des Wirkstoffes kann Hustenreiz, bei Asthmatikern ein Bronchospasmus ausgelöst werden. Zur Vermeidung ist die Anwendung eines Bronchospasmolytikums zu empfehlen.
Schwangerschaftskategorie B. Der Wirkstoff geht in die Muttermilch über.
Bei therapeutischer Dosierung ist eine nachteilige Wirkung auf den Säugling unwahrscheinlich.

Darreichungsform/Dosierung

Bromhexin: Peroral: 8–16 mg 3×/d
Zur Inhalation: Die Lösung wird 1 : 1 mit physiologischer Kochsalzlösung verdünnt. Erwachsene und Kinder über 10 Jahre 2–3× täglich 2 ml. Kinder von 5–10 Jahren 2× täglich 1 ml.

Ambroxol

Chemische Zusammensetzung und Wirkung

Ambroxol, ebenfalls eine Weiterentwicklung eines Vascins (N-trans-4-[2-amino-3,5-dibrombenzylamino-]cyclohexanol) stimuliert die Produktion von Surfactant in den Pneumozyten Typ II [48]. Surfactant scheint die Adhäsion des Mukus herabzusetzen und dadurch dessen Transport und Abhustbarkeit zu verbessern [52]. Außerdem stimuliert Ambroxol die Schlagfreqzenz der Flimmerhaare und wirkt in sehr hoher Dosis sekretomotorisch.

Pharmakokinetik

Ambroxol wird nach oraler Gabe rasch und vollständig resorbiert. Die Bioverfügbarkeit beträgt 60%. Maximale Serumkonzentrationen werden nach 0,5–3 Stunden erreicht. Die Plasmaproteinbindung beträgt 90%. Die Lunge weist hohe Wirkstoffkonzentration auf. Die Elimination von Ambroxol erfolgt durch Metabolisierung in der Leber. Die Metaboliten sind inaktive wasserlösliche Konjugate. Die Ausscheidung erfolgt renal und liegt bei ca. 90%. Die Halbwertszeit beträgt 7–12 Stunden [32].

Indikationen

Akute und chronische Atemwegserkrankungen mit und ohne Hypersekretion.

Überprüfung des Effekts

Klinische Studien mit Ambroxol ergeben die gleichen Resultate wie mit Bromhexin. Zum Teil besserten sich klinische Befunde und

Lungenfunktion von Bronchitikern, z.T. blieben sie unverändert [17, 27]. Das gilt auch für die mukoziliäre Clearance. Wie N-Azetylzystein scheint die Langzeit-Ambroxol-Therapie die Häufigkeit von Exazerbationen bei chronischen Bronchitikern zu reduzieren. Auf welchem Wirkprinzip diese Reduktion beruht, ist unbekannt; ein antioxidativer Effekt wird diskutiert [19].

Unerwünschte Wirkungen/Interaktionen

Leichte gastrointestinale Nebenwirkungen. Allergische Reaktionen wurden selten beobachtet. Ambroxol erhöht die Antibiotikaspiegel von Amoxicillin, Erythromycin und Cefuroxim. Bei Inhalation Bronchospasmus möglich. Deshalb zusätzlich Gabe eines Bronchospasmolytikums.
Schwangerschaftskategorie B.

Darreichungsform/Dosierung

Dosierung peroral: Erwachsene 2× täglich 30–60 mg, bzw. 2× 75 mg Retard Kapseln. Saft: Erwachsene 2× täglich 10–20 ml. Kinder bis 2 Jahre 2× täglich 2,5 ml. 2–5 Jahre 2× täglich 5 ml. Über 5 Jahre 2× täglich 10 ml.
Lösung zur Inhalation: Erwachsene und Kinder über 5 Jahre 1–2× 2–3 ml täglich. Kinder unter 5 Jahren 1–2× 2 ml täglich.
Ampullen: 2–3× 1 Ampulle pro Tag langsam i.v. oder i.m. Auch die s.c. Applikation ist möglich. Kinder bis 2 Jahre 2× täglich 1/2 Ampulle. 2–5 Jahre 3× täglich 1/2 Ampulle. Über 5 Jahre 2–3× täglich 1 Ampulle.

Proteasen

Trypsin und Chymotrypsin

Beide zerstören in vitro die Peptidbrücken der Biopolymere und verflüssigen dadurch den Schleim (Abb. 1). Die Substanzen werden nicht mehr zur Mukolyse angewandt, da sie durch die DNS des purulenten Bronchialsekretes inaktiviert werden [36]. Zudem verursachen sie als Aerosole erhebliche lokale und systemische Nebenwirkungen wie Entzündungen der Bronchialschleimhaut, Bronchospasmus, anaphylaktischer Schock [34]. Peroral verabreicht werden die Enzyme im Magen-Darm-Trakt zum Teil abgebaut und der Rest kaum resorbiert.

Desoxyribonuklease

Chemische Zusammensetzung und Wirkung

Rekombinierte humane Desoxyribonuklease (rhDNase) ist die gentechnisch hergestellte Version eines natürlicherweise beim Menschen vorkommenden Enzyms, welches extrazelluläre DNS spaltet. Dadurch werden mukolytisch wirksame Sputumproteasen aktiviert, die durch die DNS gehemmt wurden [37]. Außerdem zerstört die DNase die DNS-Fasern, welche für die erhöhte Viskoelastizität des purulenten Sputums verantwortlich sind [11, 55].

Pharmakokinetik

In Übereinstimmung mit tierexperimentellen Ergebnissen zeigt sich, daß inhalierte rhDNase nur geringfügig systemisch absorbiert wird. Die Sputumkonzentrationen von rhDNase nehmen nach Inhalation rasch ab. Immunreaktive Konzentrationen und enzymatische Aktivität bestehen aber im Sputum über mindestens 6 Stunden weiter [22].

Indikationen

Mukoviszidose

Überprüfung des Effekts

Hohe DNS-Spiegel machen das Sputum zäh und schlecht abhustbar. Wie in vitro- und in vivo-Studien zeigen, kann rekombinante

humane rhDNase oder Dornase alfa die Vuskosität des Sputums herabsetzen [56].
In placebokontrollierten Studien wurde sowohl eine Verbesserung der Lungenfunktion als auch eine leichte Reduktion der respiratorischen Infekte und Symptome nachgewiesen [22]. Dagegen konnte bei hospitalisierten Patienten mit Exazerbationen kein zusätzlicher therapeutischer Effekt erzielt werden [64]. Außerdem ist aufgrund der von Cramer [14] durchgeführten Metanalyse der genaue Stellenwert des Therapeutikums in der Behandlung von Mukoviszidosepatienten noch unklar. Eine Kosten-Nutzen-Analyse für die Langzeittherapie fehlt.

Unerwünschte Wirkungen/Interaktionen

Pharyngitis, Laryngitis, Exanthem und Antikörperbildung (<5%)
Schwangerschaftskategorie B. Es ist unbekannt, ob rhDNase in die Muttermilch übergeht. Die Anwendung bei stillenden Frauen wird nicht empfohlen.

Darreichungsform/Dosierung

Ampullen zu 2,5 ml Inhalationslösung (2,5 mg) Dornase alfa entsprechend 2'500 U.
Dosierung: Für Kinder mit zystischer Fibrose ab dem 5. Altersjahr empfiehlt sich eine Dauerbehandlung mit täglich 2,5 mg entsprechend 2'500 U rhDNase.

Blande Aerosole (Wasser, hypertone Salzlösungen, Mineralsalze und Detergentien)

Chemische Zusammensetzung und Wirkung

Sie verflüssigen den Schleim, indem sie Ionenbrücken (Wasser, hypertone NaCl, $NaHCO_3$-Lösungen) und hydrophobe Bindungen (Detergentien) zwischen den Biopolymeren zerstören oder, wie Kaliumjodid, endogene Sputumproteasen aktivieren (Abb. 1) [37]. Detergentien wie Tyloxapol sollen auch die Oberflächenspannung des Sekrets herabsetzen.

Indikationen

Akute und chronische Atemwegserkrankungen mit und ohne Hypersekretion.

Überprüfung des Effekts

Die Verabreichung von aerolisiertem Wasser oder 0,9% NaCl-Lösung wird oft zur Sekretolyse und Erleichterung der Expektoration verwendet, obwohl die Wirksamkeit dieser Therapie unbewiesen ist [24]. Da über 90% der inhalierten Menge verschluckt werden, gelangen nur kleine Wassermengen in den Bronchialbaum, die rasch absorbiert werden. Somit ändern Wasseraerosole vermutlich weder Sekret noch mukoziliäre Clearance. Außerdem reizen Wasseraerosole die Bronchien; Husten und Bronchospasmus sind die Folge.
Das gilt auch für Detergentien. So wirkt inhaliertes Tyloxapol, das neben 2% $NaHCO_3$ und 5% Glycerin als wirksame Detergens in verschiedenen Aerosolen enthalten ist, kaum besser als die Inhalation von Wasser oder 2% $NaHCO_3$-Lösung. Weder wurden die Lungenfunktion noch die subjektiven Befunde gebessert, noch die Viskosität des Sekrets geändert. Das Sputumvolumen kann etwas zunehmen, vermutlich als Folge der osmotischen Wirkung des 2% $NaHCO_3$. Außerdem ist bekannt, daß die Inhalation detergentienhaltiger Lösungen oft einen Bronchospasmus verursacht [20, 44].
Dagegen wirken inhalierte hypertone Salzlösungen (2–10% NaCl oder 2–7,5% $NaHCO_3$-Lösungen) osmotisch und deshalb hypsersekretorisch [46]. Die Inhalation von 1,2 molarer NaCl-Lösung beschleunigt die mukoziliäre Clearance in demselben Ausmaß wie Bromhexin oder Guaifenesin,

ohne aber Symptome und Ventilation von Bronchitikern zu verbessern.

Nebenwirkungen/Interaktionen

Husten, Bronchospasmus.

Darreichungsform/Dosierung

Wasser: Dampf/Aerosol. 1–5 ml mehrmals pro Tag als befeuchtende Therapie; größere Volumen zur Inhalation über Vernebler über 15–30 min. mehrmals pro Tag.
Kochsalzlösung: isoton (0,9%), hyperton (2–10%). Die isotone Lösung ist meistens Trägersubstanz für die Inhalation anderer broncholytisch wirkender Medikamente, kann aber auch alleine zur Befeuchtung oder in steigender Konzentration zur Sekretolyse in Form von mehrmaligen täglichen Inhalationen angewandt werden.
Natriumbikarbonat: 1,4–7%ige Lösung zur Inhalation. 2–30 ml mehrmals pro Tag.

Sekretomotorika

Nach der Definition steigern Sekretomotorika den Output, d.h. das Volumen des Bronchialsekrets. Ihre Wirkung kommt vor allem durch Reizung der Magenschleimhaut, d.h. durch Stimulation des afferenten Vagus, zustande. Es handelt sich somit um einen durch Acetylcholin vermittelten Effekt. Bekanntlich fördert Acetylcholin den Chlorionen- und damit Wassertransport des Bronchialepithels und stimuliert die Produktion und Sekretion von Muzinen in den Bronchialdrüsen und Becherzellen [43, 59]. Außerdem bewirkt Acetylcholin eine Zunahme der Schlagfrequenz der Flimmerhaare [31]. Die Folge dieser Wirkungen wäre ein gesteigerter Sekrettransport, wenn nicht zwei Umstände diese Leistung beeinträchtigten: 1. Da die Sekretomotorika auch die Sekretion der Drüsen und Becherzellen steigern, nimmt der Load zu, den die Flimmerhaare zu transportieren haben, was den Transport behindert. 2. Um die Effekte beim Menschen zu erzielen, sind oft hohe Dosen von Sekretomotorika erforderlich, die wegen den Nebenwirkungen nicht toleriert werden.
Trotzdem werden Sekretomotorika in niedriger Dosierung, allein oder in Kombination mit Antitussiva und Broncholytika zur Behandlung von Atemwegserkrankungen oft eingesetzt. Im Gegensatz zu zahlreichen tierexperimentellen Untersuchungen mit Mineralsalzen, Guaiakolen und Terpenen liegen nur wenige kontrollierte klinische Studien vor. Wie daraus hervorgeht, wird vor allem die Hustenfrequenz durch die Sekretomotorika gebessert, die Menge des ausgehusteten Sekrets und die Expektoration aber wenig beeinflußt.

Mineralsalze

Kaliumjodid

Chemische Zusammensetzung und Wirkung

Jod ist ein essentielles Spurenelement, dessen Salze in Mineralien und im Meerwasser vorkommen. Die wichtigen anorganischen Jod-enthaltenden Verbindungen sind Kaliumjodid und Natriumjodid; eine organische Verbindung das Jod-Glyzerin.
Mehrere Mechanismen sind für die günstige Wirkung der Jodide auf die Bronchialmukosa verantwortlich: 1. Stimulation bronchialer Drüsen, 2. Reizung der Magenschleimhaut und Stimulation des afferenten Vagus, 3. Potenzierung mukolytisch wirkender Proteasen, 4. Stimulation der Ziliaktivität und 5. entzündungshemmender Effekt [7, 37].

Pharmakodynamik

Jod wird im Dünndarm als Jodid zu nahezu 100% resorbiert. Das Verteilungsvolumen entspricht etwa 38% des Körpergewichtes. Der physiologische Plasmaspiegel liegt zwischen 0,1 und 0,5 µg Jodid pro dl. Jodid wird neben der Schilddrüse in Speicheldrüsen, Brustdrüsen und im Magen angereichert. Im Speichel und Magensaft sowie in der Milch beträgt die Jodid-Konzentration etwa das 30fache der Plasma-Konzentration [35].

Jod wird in der Schilddrüse in die Vorstufen der Schilddrüsenhormone eingebaut. Bei hoher Jodid-Zufuhr kommt es durch Verminderung des Einbaus und durch verminderte Koppelung der Jod-Thyrosine zu einer vorübergehenden Hemmung der Schilddrüsenhormon-Synthese. Jodid wird zum größten Teil mit dem Harn ausgeschieden; die ersten Spuren sind schon nach 10 Min., die Hauptmenge (ca. 80%) in 48 Std. nachweisbar. Ein Rest befindet sich nach 10–20 Tagen immer noch im Körper. Die Ausscheidung erfolgt durch die Nieren, teilweise auch durch die Speichel-, Schweiß- und Talgdrüsen.

Indikationen

Akute und chronische Atemwegserkrankungen mit und ohne Hypersekretion.

Überprüfung des Effekts

Die Wirksamkeit der Jodide ist umstritten und nicht eindeutig belegt. In unkontrollierten Untersuchungen erleichterte Kaliumjodid die Expektoration, verminderte den Husten und besserte die Atemnot [3, 35]. Dagegen zeigten in einer kontrollierten Studie 18% von Kindern mit Asthma eine wesentliche 46% eine geringe und 36% überhaupt keine Besserung der Beschwerden [18]. In einer weiteren placebokontrollierten Studie besserte organisches Jod-Glyzerol die Frequenz und den Schweregrad des Hustens bei Bronchitikern [47]. Obwohl Kaliumjodid mukolytisch wirken soll, nimmt die Viskosität des Sekrets oft nicht ab [18, 35].

Nebenwirkungen und Interaktionen

Mit Ausnahme von Jod-Glyzerol ist die Jodidtherapie durch häufige Nebenwirkungen gekennzeichnet. 11% von Patienten bei hoher Dosierung 41% erlitten eine Nebenwirkung [3]; bei 14% muß das Pharmakon deshalb abgesetzt werden [35]. Nebenwirkungen sind metallischer Mundgeruch, Magenschmerzen, Reizung der Schleimhäute, allergische Manifestationen (Iododerma bullosum oder tuberosum, Dermatitis exfoliativa, angioneurotisches Ödem), Fieber, Arthralgien, Erbrechen oder Durchfall, Hyper-, selten auch Hypothyreose. Gefährdet sind Patienten mit vorbestehender Schilddrüsenerkrankung, Neugeborene und Föten nach Gabe hoher Joddosen bei der Mutter. Thyreostatika zeigen eine verminderte Wirksamkeit bei gleichzeitiger Einnahme von Kaliumjodid. Die Kombination von Kaliumjodid und Lithiumsalzen begünstigt die Entstehung von Strumen und Hypothyreosen. Bei Patienten, die mit Kalium-sparenden Diuretika behandelt werden, besteht die Gefahr einer Hyperkaliämie. Die Gabe von Jodid in großen Mengen kann eine geplante Radio-Iod-Therapie unmöglich machen.

Darreichungsform/Dosierung

Kombinationspräparate mit Kaliumjodid, Codeinphosphat und Ephedrin-Hydrochlorid. Dosierung je nach Zusammensetzung. Kaliumjodid® 65 mg Tabletten werden nur zur Vorbeugung im Falle einer Gefährdung durch Emissionen von radioaktivem Jod eingesetzt, nicht als Sekretomotorikum.

Ammoniumchlorid

Chemische Zusammensetzung und Wirkung

Die expektorierende Wirkung von Ammoniumchlorid beruht einerseits auf einer direkten Stimulation der Bronchialdrüsen, andererseits auf einer Vaguswirkung durch Reizung des Magens [7].

Pharmakokinetik

Nach peroraler Verabreichung wird Ammoniumchlorid schnell vom Gastrointestinaltrakt resorbiert. Ammoniumchlorid wird in der Leber zu Harnstoff metabolisiert. Das entstehende Wasserstoffion reagiert mit Bicarbonat, während das Chlorid-Gegenion renal eliminiert wird. Bei Leber- oder Nierenerkrankungen ist die Elimination von Ammoniumchlorid vermindert.

Indikationen

Akute und chronische Atemwegserkrankungen mit und ohne Hypersekretion.

Überprüfung des Effekts

Im Gegensatz zu den zahlreichen Tierversuchen existieren kaum kontrollierte Studien über die klinische Wirksamkeit von Ammoniumchlorid. In den Untersuchungen von Forbes [21] sowie Simon [57] wurden weder die Symptome noch die Lungenfunktion noch die Sputumviskosität durch Ammoniumchlorid beeinflußt.

Unerwünschte Wirkungen/Interaktionen

Kopfschmerzen, Hyperventilation, Bradykardie, Konfusion, Schläfrigkeit, Tetanie, Hyperglykamie, Glucosurie und Hyperreflexie. Bei Patienten mit Niereninsuffizienz besteht die Gefahr einer Hyperchlorämie mit konsekutiver metabolischer Azidose. Ein Kaliumdefizit wird gelegentlich beobachtet.
Schwangerschaftskategorie C. Ammoniumchlorid ist mit Chlortetrazyclin, Nitrofurantoin, Sulfadiazin und Pavarin inkompatibel.

Darreichungsform/Dosierung

Erwachsene: 4–12 g pro Tag in mehreren Dosen verteilt, mit Zeitintervallen von 4–6 Std. zwischen 2 Dosen. Nach 3–4 Tagen sollte eine Pause von einigen Tagen eingelegt werden, bevor die Behandlung wieder begonnen wird.

Guaiakole

Guaiakole (Guaiakol, Guaiakolkarbonat, Guaiakolsulfonsäure, Guaiakolbenzoat, Glycerylguaiakol [Guaifenesin]) sind Abkömmlinge des Kreosots. Sie sind Bestandteil vieler Hustenmittel; entweder liegen sie als Monosubstanz oder in Kombination mit Bronchodilatatoren, Antihistaminika etc. vor. *Guaifenesin* ist das wichtigste Guaiakol

Chemische Zusammensetzung und Wirkung

Guaiakol wurde 1826 von Unverdorben aus Guaiakresinen des Guaiakbaumes isoliert, Kreosot vier Jahre später von Reichenbach. Schon 1842 war Kreosot ein wesentliches Präparat der Englischen Pharmacopoea [58]. Wegen des vermuteten bakteriziden Effekts wurde Guaiakol in der Therapie der Tuberkulose verwendet. An seiner Stelle wurden später Derivate verwendet, da sie weniger Nebenwirkungen hatten. Von den verschiedenen Abkömmlingen wird heute nur noch das gut wasser- und alkohollösliche Guaifenesin therapeutisch verwendet.
Die sekretomotorische Wirkung der peroral verabreichten Guaiakole beruht einerseits auf der Reizung der Magenschleimhaut. Andererseits sollen die Guaiakole auch direkt auf die Drüsen der Bronchialschleimhaut wirken [7].

Pharmakokinetik

Guaifenesin wird nach oraler Gabe rasch und vollständig aus dem Magen-Darm-

Trakt resorbiert. Maximale Konzentrationen des unveränderten Wirkstoffes können 15–30 Min. im Plasma nachgewiesen werden. Die Proteinbindung beträgt ca. 37%. Die Plasma-Halbwertszeit liegt im Mittel bei 1 Std. Guaifenesin wird rasch und nahezu vollständig als β-(2-methoxy-phenoxy)-Milchsäure durch die Nieren ausgeschieden.

Indikationen

Akute und chronische Atemwegserkrankungen mit und ohne Hypersekretion.

Überprüfung des Effekts

Die Ergebnisse kontrollierter Studien sind widersprüchlich: Einerseits beeinflußt das Pharmakon weder Symptome noch Lungenfunktionswerte noch Sputumcharakteristika noch die mukoziliäre Clearance von Bronchitikern. Andererseits war Guaifenesin wirksam, vor allem in der hohen Dosierung von 2,4 g/d verglichen mit der üblichen Dosis von 0,4–0,8 g/d [13, 30, 40, 47, 61].

Unerwünschte Wirkungen/Interaktionen

Allergische Reaktionen, Schwindel, Nausea, Erbrechen, Sodbrennen, Bradykardie, Bronchospasmus, Dyspnoe, Granulozytopenie, Hautausschlag und Pruritus. Guaifenesin kann die Wirkung sedierender und/oder muskelrelaxierender Pharmaka verstärken. Guaifenesin ergibt falsch positive Resultate im Urin für Hydroxyindolessigsäure-Test.
Schwangerschaftskategorie C.

Darreichungsform/Dosierung

Guaifenesin wird peroral verabreicht. Die tägliche Dosis beträgt 0,4–0,8 g täglich; sie kann bis auf 2,4 g pro Tag gesteigert werden. Die meisten Kombinationspräparate enthalten 0,5–0,1 g pro Dosis.

Ipecacuanhae und ätherische Öle

Obwohl diese Phytotherapeutika über Jahrhunderte zur Therapie von Lungenerkrankungen angewendet wurden, ist nur wenig über ihre pharmakologische Wirkung und ihren therapeutischen Nutzen bekannt. Insbesondere fehlen kontrollierte klinisch-pharmakologische Studien.

Chemische Zusammensetzung und Wirkung

Die für die sekretomotorische Wirkung von *Ipecacuanhae radix* (Brechwurz) verantwortlichen Substanzen sind die beiden Hauptalkaloide Emetin und Cephaelin, die in den Therapeutika in einer Konzentration vo 2–9% enthalten sind [63].
Die Wirkstoffe der *ätherischen Öle* sind Monoterpene und Phenylpropan-Verbindungen. Monoterpene leiten sich vom 2,6-Dimethyloctadien ab. Sie liegen teils monozyklisch, teils bizyklisch vor. Die Phenylpropan-Verbindungen leiten sich aus dem Zuckerstoffwechsel ab und besitzen phenolischen Charakter. Die Verbindungen sind leicht flüchtig, mit Wasserdampf destillierbar und permeieren wegen ihrer starken Lipophilie leicht in die Haut

Pharmakokinetik

Die Alkaloide der Brechwurzel wirken peroral bei geringer Dosierung (ca. 0,4 mg Emetin, entsprechend etwa 20 mg Wurzelpulver) reizend auf die Magenschleimhaut und über die Erregung des Vagus auf reflektorischem Wege stimulierend auf die Bronchialsekretion [7]. Bei höherer Dosierung (0,5–2 g) wirkt die Ipecacuanha-Wurzel emetisch.

Die für die *ätherischen Öle* angegebenen Wirkungen decken sich oft nicht mit den Ergebnissen experimenteller Untersuchungen, da die Wirkungen von der Dosierung, der Applikationsweise und der Art des verwendeten Öls abhängen. So wurden bei niedriger Dosierung sekretomotorische Effekte beobachtet, während es bei hohen Dosen zu einer Hemmung der Sekretproduktion und zur Lähmung der Zilientätigkeit kam [7].

Indikationen

Akute und chronische Erkrankungen der Atemwege mit und ohne Hypersekretion.

Überprüfung des Effekts

In den Studien mit Fertigpräparaten, die meistens eine Kombination von ätherischen Ölen enthalten (Ausnahme Sobrerol), wurde einerseits eine Besserung der Symptome und Lungenfunktionswerte sowie eine Reduktion der Exazerbationen beobachtet [12, 38]. Andererseits waren keine wesentlichen Veränderungen der Parameter feststellbar [41].

Nebenwirkungen/Interaktionen

Bei längerer Medikation kann es unter *Ipecacuanhae* zu gastrointestinalen Nebenwirkungen kommen. Bei höherer Dosierung (0,5–2 g) emetische Wirkung.

Die Inhalation von *ätherischen Ölen* führt bei Asthmatikern, Kindern oder Allergikern oft zu lokalen Reizungen mit Husten und Bronchospasmus. Stark 3-Caren-haltige Pinusöle oder Eukalyptusöle können nephrotoxisch wirken. Mentholhaltige Präparate sind bei Säuglingen sowohl bei oraler als auch lokaler Applikationsweise kontraindiziert, da Laryngospasmen, Dyspnoe und allergische Reaktionen beobachtet wurden. β-Pinen-haltige Öle (Pinusöle) wirken in hohen Dosen nephrotoxisch. Thujon, Thymol und Terpentinöl hepatotoxisch. Das ätherische Öl der Alantwurzel wirkt wegen des Gehaltes an Alantolacton allergisierend [63].

Darreichungsform/Dosierung

Ipecacuanhae Radix wird in Form von Sirup verwendet und als Bestandteil in Kombinationspräparaten.

Hustensirup Tag (Dipect®): Erwachsene und Jugendliche ab 12 Jahren 15 ml 2–3× während des Tages. Kinder bis 12 Jahre 2–3× 10 ml.

Hustensirup Nacht (Dipect®): Erwachsene und Jugendliche ab 12 Jahren 15–20 ml. Kinder bis 12 Jahre 10–15 ml.

Kapseln: Erwachsene und Jugendliche ab 14 Jahren morgens und mittags je 1 Kapsel, abends 1–2 Kapseln.

Ätherische Öle: Wenige Präparate enthalten nur ein ätherisches Öl oder eine Terpenverbindung (Sobrerol). Die meisten Präparate sind Mischpräparate in Kombination mit Saponinen und Emetin, Ephedrin, Codein, Bromhexin und/oder Guaiakolderivaten sowie Ammoniumsalzen. Ätherische Öle kommen peroral, inhalativ oder perkutan zur Anwendung.

Literatur

1. Aylward M (1973) A between patient, double blind comparison of S-carboxymethylcysteine and bromhexine in chronic obstructive bronchitis. Curr Med Res Opin 1: 219–227
2. Aylward M, Maddock J, Dewland P (1980) Clinical evaluation of acetylcysteine in the treatment of patients with chronic obstructive bronchitis: a balanced double blind trial with placebo control. Eur J Respir Dis 61 [Suppl] 111: 81–89
3. Bernecker G (1969) Potassium iodide in bronchial asthma. BMJ 4, p 236

4. Bernstein JI, Ausdenmoore RW (1964) Iatrogenic bronchospasm appearing during clinical trials of a new mucolytic agent, acetylcysteine. Dis Chest 46: 469–470
5. Boman G, Bäcker V, Larsson S, Melander B, Wählander L (1983) Oral acetylcysteine reduced exacerbation rate in chronic bronchitis: report of a trial organized by the Swedish society of pulmonary diseases. Eur J Respir Dis 64: 405–415
6. Borgström L, Kagedal B, Paulsen O (1986) Pharmakokinetics of N-acetylcysteine in man. Eur J Clin Pharmacol 31: 217–222
7. Boyd EM (1954) Expectorants and respiratory tract fluid. Pharmacol Rev 5: 521–542
8. Bridgeman MME, Marsden M, Selby C, Morrison D, MacNee W (1994) Effect of N-acetylcysteine on the concentrations of fluids in plasma, bronchoalveolar lavage fluid and lung tissue. Thorax 49: 670–675
9. British Thoracic Society Research Committee (1985) Oral N-acetylcysteine and exacerbation rates in patients with chronic bronchitis and severe airway obstruction. Thorax 40: 832–835
10. British Thoracic and Tuberculosis Association (1973) A controlled trial of the effects of bronchesine on the symptoms of out-patients with chronic bronchitis. Brit J Dis Chest 67: 49–60
11. Bürgi H (1973) Fibre systems in sputum. Bull Physio Path Resp 9: 191–196
12. Castiglioni LL, Gramolini L (1986) Effect of long-term treatment with sobrerol on the exacerbations of chronic bronchitis. Respir 50: 202–217
13. Cohen BM (1983) Antitussive effect of guaifenesine. Chest 84: 118–119
14. Cramer GW, Bosso JA (1996) The role of dornase alfa in the treatment of cystic fibrosis. Ann Pharmacother 30: 656–661
15. Dechant KL, Noble S (1996) Erdosteine. Drugs 52: 875–881
16. Edwards GF, Steel AE, Scott JK, Jordan JW (1976) S-carboxymethylcysteine in the fluidification of sputum and treatment of chronic airway obstruction. Chest 70: 506–513
17. Ericsson CH, Jukasz J, Jonsson E, Mossberg B (1986) Ambroxol therapy in simple chronic bronchitis: effects on subjective symptoms and ventilatory function. Eur J Respir Dis 69: 248–255
18. Falliers LJ, Cann WPM, Chia H, Ellis EF, Yazdi N (1966) Controlled study of iodotherpy for childhood asthma. J Allergy 38: 183–192
19. Felix K, Pairet M, Zimmermann R (1996) The antioxidative activity of the mucoregulatory agents: ambroxol, bromhexine and N-acetyl-L-cysteine. A pulse radiolysis study. Life Sci 59: 1141–1147
20. Fevrier D, Bachofen H (1975) Vergleich von Tyloxapol (Tacholiquin, Alevaire) mit physiologischer Kochsalzlösung als Inhalationslösungen. Schweiz Med Wschr 105: 810–815
21. Forbes J, Wise L (1957) Expectorants and sputum viscosity. Lancet 2, p 767
22. Fuchs HJ, Borowitz DS, Christiansen DH, Morris EM, Nash ML, Ramsey BW, Rosenstein BJ, et al (1994) Effect of aerosolized recombinant human DNase on exacerbations of respiratory symptoms and on pulmonary function in patients with cystic fibrosis. The Pulmozyme Study Group. N Engl J Med 331: 637–642
23. Gent M, Knowlson PA, Prime FJ (1969) Effect of bromhexine on ventilatory capacity in patients with a variety of chest diseases. Lancet 2: 1094–1096
24. Gibson LE (1974) Use of water vapor in the treatment of lower respiratory disease. Am Rev Respir Dis 110: 100–103
25. Gieseking R, Baldamus U (1968) Elektronenmikroskopische Befunde an der menschlichen Bronchialschleimhaut nach Behandlung mit Bisolvon. Beitr Klin Tuberk 137: 1–18
26. Gordonoff T (1938) Physiologie und Pharmakologie des Expektorationsvorganges. Ergebn Physiol 40, p 53
27. Guyatt GH, Townsend M, Kazim F, Newhouse MT (1987) A control trial of ambroxol in chronic bronchitis. Chest 92, 618–620
28. Hamilton WF, Palmer KN, Gent M (1970) Expectorant action of bromhexine in chronic obstructive bronchitis. Brit Med J 3: 260–261
29. Hirsch SR, Viernes PF, Kory RC (1970) Clinical and physiological evaluation of mucolytic agents nebulized with isoproterenol: 10% N-acetylcysteine versus 10% 2-mercaptoethane sulphonate. Thorax 25: 737–743
30. Hirsch SR, Viernes PF, Kory RC (1973) The expectorant effect of glyceril guaiacolate in patients with chronic bronchitis: a controlled in vitro and in vivo study. Chest 63: 9–14
31. Iravani S, Melville GN (1981) Mucociliary function in the respiratory tract as influenced

by physiochemical factors. In: Widdicombe JG (ed) Respir Pharmacol. Pergamon Press, Oxford, pp 477–487

32. Janssen TJ, Guelen PJ, Vree TB, Botterblom MH, Valducci R (1988) Bioavailability of ambroxol sustained release preparations. Part II: Single and multiple oral dose studies in man. Arzneimittelforschung 38: 95–97
33. Langlands JHM (1970) Double-blinde clinical trial of bromhexine as a mucolytic drug in chronic bronchitis. Lancet 1: 448–450
34. Leggat PO, Verity C, Newell DJ (1961) Controlled trial of isoprenaline and chymotrypsin by inhalation. BMJ 2, p 88
35. Leonardy JG (1968) The use of iodides in bronchial asthma. South Med J 61: 959–962
36. Liebermann J (1968) Measurement of sputum viscosity in a cone-plate viscometer. II. An evaluation of mucolytic agents in vitro. Am Rev Respir Dis 97: 662–672
37. Liebermann J, Kurnick MB (1964) The induction of proteolysis in purulent sputum by iodides. J Clin Invest 43: 1892–1896
38. Linsenmann P, Swoboda M (1986) Therapeutische Wirksamkeit ätherischer Öle bei chronisch-obstruktiver Bronchitis. Therapiewoche 36: 1162–1166
39. Mant TG, Tempowski JH, Volans GN, Talbot JC (1984) Adverse reactions to acetylcysteine and effects of overdose. Br Med J Clin Res Ed 289: 217–219
40. Medici TC, Chodosh S (1975) Klinisch-pharmakologische Studien zur Bronchosekretolyse. Pneumologie 152: 25–44
41. Medici TC, Shang H, Grosgurin P, Berg P, Achermann R, Wehrli R (1985) No demonstrable effect of sobrerol as an expectorant in patients with stable chronic bronchitis. Bull Eur Physiopath Respir 21: 477–483
42. Multicenter Study Group (1980) Long term oral acetylcysteine in chronic bronchitis. A double blind controlled study. Eur J Resp Dis 61 [Suppl] III: 93–108
43. Nadel JA (1977) Autonomic control of airway smooth muscle and airway secretions. Am Rev Respir Dis 115: 117–126
44. Paez PN, Miller WF (1971) Surface active agents in sputum evaluation. A blind comparison with normal saline solution and distilled water. Chest 60: 312–317
45. Parr ED, Huitson A (1987) Oral fabrol (oral N-acetylcysteine) in chronic bronchitis. Br J Dis Chest 81: 341–348
46. Pavia D, Thomson ML, Clarke SW (1978) Enhanced clearance of secretions from human lung after administration of hypertonic aerosol. Am Rev Respir Dis 117, p 199
47. Petty TL (1990) The national mucolytic study: Results of a double blind, placebo-controlled study of iodinated glycerol in chronic obstructive bronchitis. Chest 97: 75–83
48. Prevost MC, Soula G, Douste-Blazy L (1979) Biochemical modifications of pulmonary sufactant after bromhexine derivate injection. Respir 37: 215–219
49. Puchelle E, Aug F, Polu JM (1978) S-Carboxymethylcysteine in patients with chronic bronchitis. Eur J Clin Pharmacol 14: 177–184
50. Puchelle E, Girard F, Zahm JM (1976) Rheology of bronchial secretions and mucociliary transport. Bull Eur Physiopathol Respir 12: 771–779
51. Rasmussen JB, Glennow C (1988) Reduction in days of illness after long-term treatment with N-acetylcysteine controlled release tablets in patients with chronic bronchitis. Eur Respir J 1: 351–355
52. Reifenrath R (1983) Surfactant action in bronchial mucus transport. In: Cosmi EV, Scarpelli EM (eds) Pulmonary surfactant system. Elsevier, Amsterdam, p 339
53. Rosner F (1981) Moses Maimonides' treatise on asthma. Thorax 36: 245–251
54. Saketkhoo K, Januszkiewicz A, Sackner MA (1978) Effects of drinking hot water, cold water, and chicken soup on nasal mucus velocity and nasal airflow resistance. Chest 74: 408–410
55. Shah PL, Scott SF, Knight RA, Hodson ME (1996) The effects of recombinant human DNase on neutrophil elastase activity and interleukin-8 levels in the sputum of patients with cystic fibrosis. Eur Respir J 9: 531–534
56. Shah PL, Scott SF, Knight RA, Marriott C, Ranasinha C, Hodson ME (1996) In vivo effects of recominant human DNase 1 on sputum in patients with cystic fibrosis. Thorax 51: 119–125
57. Simon SW, Harmon GA (1961) A comparison of various expectorant drugs employing a new method for determining sputum viscosity. J Allergy 32: 493–500
58. Stevens ME, Ronan AK, Sourkes TS, Boyd EM (1943) On the expectorant action of creosote and the guaiacols. Canad Med Ass J 48: 124–135
59. Sturgess S, Reid L (1972) An organ culture study of the effect of drugs on the secretory

activity of the human bronchial submucosal gland. Clin Sci 43: 533–543

60. Thomson ML, Pavia D, Jones JL, Quiston TACM (1975) No demonstrable effect of S-carboxymethylcystein on clearance of secretions from human lung. Thorax 30: 669–673
61. Thomson ML, Pavia D, Nicol MWM (1973) A preliminary study of the effect of guaiaphenesin on mucociliary clearance from the human lung. Thorax 98: 742–747
62. Verstraeten JM (1980) Mucolytic treatment in chronic airway obstruction. Double-blind clinical trial with acetylcysteine, bromhexin and placebo. Eur J Respir Dis 61 [Suppl] 111: 77–82
63. Wagner H, Wiesenmauer M (1995) Phytotherapie. Phytopharmaka und pflanzliche Homöopathie. Gustav Fischer, Stuttgart
64. Wilmott RW, Amin RS, Colin AA, DeVault A, Dozor AJ, Eigen H, Johnson C, et al (1996) Aerosolized recombinant human DNase in hospitalized cystic fibrosis patients with acute pulmonary exacerbations. Am J Respir Crit Care Med 153: 1914–1917

Antioxidantien

R. Buhl

Physiologische Belastung der Lunge mit Oxidantien

Die Lunge exponiert den Menschen über die Atmung wie kein anderes Organ den Gefahren seiner Umwelt in Form einer Vielzahl potentiell schädlicher gasförmiger, flüssiger und partikulärer Verunreinigungen. So enthält die Atemluft auch freie Radikale, Atome oder Moleküle, die ein oder mehrere ungepaarte Elektronen besitzen und dadurch eine ausgeprägte Reaktionsfähigkeit gewinnen. Vom Sauerstoffmolekül abgeleitete freie Radikale werden auch als Oxidantien bezeichnet. Beide Begriffe werden in der Medizin oft synonym gebraucht, da die medizinisch relevanten freien Radikale meist reaktive Sauerstoffspezies oder daraus entstehende Verbindungen sind. Freie Radikale stellen angesichts ihrer hohen Reaktivität mit allen zellulären und extrazellulären Gewebestrukturen eine ständige Bedrohung für die empfindlichen pulmonalen Gewebe dar. Oxidantien können eine Zelle irreversibel schädigen, indem sie strukturelle Bestandteile angreifen, mit vitalen Stoffwechselprozessen interferieren, oder die DNA verändern. Die extrazelluläre Inaktivierung wichtiger Moleküle kann deren Funktion beeinträchtigen und dadurch indirekt Schäden hervorrufen.

„Physiologische" Oxidantien in der Atemluft können natürlich vorkommende Luftverunreinigungen wie Ozon oder die gasförmigen Sauerstoffverbindungen des Schwefels und des Stickstoffs sein. Über die exogenen Oxidantien hinaus ist auch die gesunde Lunge einer dauernden endogenen Belastung mit hochreaktiven freien Radikalen ausgesetzt, die bei physiologischen Prozessen entstehen, beispielsweise bei der Infektabwehr oder im Zellstoffwechsel. In pathophysiologischer Hinsicht besonders wichtige Oxidantien sind das Superoxid Anion ($O_2^{\cdot-}$; Abb. 1), das Hydroxyl-Radikal (OH°), nichtradikalische Spezies wie Wasserstoffperoxid (H_2O_2), aber auch aus Oxidantien entstehende aggressive Verbindungen wie die hypochlorige Säure (HOCl).

Superoxid Anionen entstehen intrazellulär als Nebenprodukt der mitochondrialen Zellatmung. Eine weitere Hauptquelle des $O_2^{\cdot-}$ nicht nur in der Lunge stellen phagozytisch aktive Zellen dar. Makrophagen, Monozyten und Granulozyten bilden $O_2^{\cdot-}$ durch eine membranständige NADPH-Oxidase

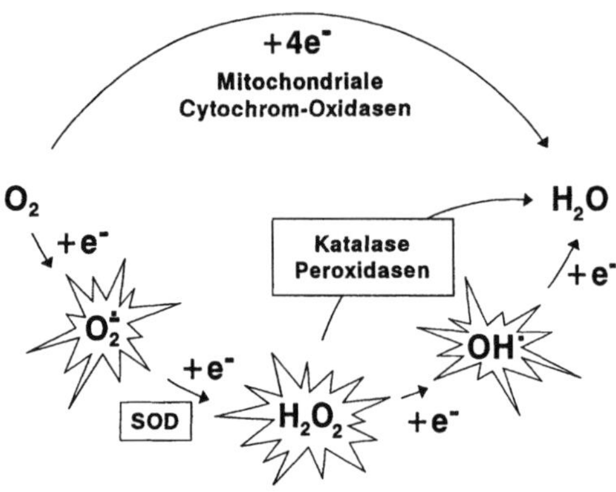

Abb. 1. Reduktion molekularen Sauerstoffs: der Komplex der mitochondrialen Zytochrom-Oxidasen reduziert Sauerstoff durch praktisch simultane Abgabe von 4 Elektronen an das Sauerstoffmolekül zu Wasser. Die erzeugte Energie wird in Form von Adenosintriphosphat gespeichert. Freie Radikale entstehen nicht. Allerdings entgehen zwischen 1% und 5% des molekularen Sauerstoffs diesem Stoffwechselweg und erfahren eine schrittweise univalente Reduktion zunächst zum Superoxid-Anion *($O_2^{\dot{-}}$)*. $O_2^{\dot{-}}$ kann auch durch die phagozytäre NADPH-Oxidase gebildet werden. Die anschließende Reduktion zu Wasserstoffperoxid *(H_2O_2)* wird meist durch die Superoxid-Dismutase katalysiert. H_2O_2 kann dann direkt durch Katalase oder Peroxidasen zu Wasser reduziert und damit neutralisiert werden. Die Reaktionen spiegeln die zentrale Bedeutung der 3 Enzymfamilien wider. Alternativ kann H_2O_2 meist unter Katalyse durch Eisen zum hochtoxischen Hydroxylradikal *(OH°)* reduziert werden, aus dem unter Aufnahme des 4. Elektrons ebenfalls Wasser entsteht (modifiziert nach [20])

und benutzen die bakteriziden Eigenschaften der Oxidantien, um phagozytierte Infektionserreger abzutöten. Da $O_2^{\dot{-}}$ sehr gut diffusibel ist, werden unweigerlich Radikale auch nach extrazellulär freigesetzt, so daß selbst die Infektabwehr eine Oxidantienbelastung des tiefen Respirationstraktes verursacht. Wasserstoffperoxid kann direkt als Nebenprodukt enzymatischer Reaktionen oder indirekt durch Dismutation des $O_2^{\dot{-}}$ gebildet werden. Besonders schnell läuft die Reaktion unter Katalyse durch das Enzym Superoxid Dismutase (SOD) ab. Das Hydroxylradikal OH° entsteht wahrscheinlich über die sogenannte Fenton-Reaktion, d.h. die durch Übergangsmetalle (z.B. Eisen) vermittelte Interaktion von $O_2^{\dot{-}}$ und H_2O_2 im entzündeten Gewebe. Neutrophile Granulozyten können H_2O_2 unter Katalyse durch das Enzym Myeloperoxidase in die noch aggressivere HOCl umwandeln [7, 13, 22, 24].

Antioxidative Protektion der Lunge

Zur Kontrolle der destruktiven Potenz endogener und exogener Oxidantien verfügt die Lunge über ein fein abgestimmtes, mehrfach redundantes System intra- und extrazellulärer antioxidativ wirksamer Schutzmechanismen, die eine Schädigung des Organs verhindern. Dabei wird die Oxidantien-Belastung durch Antioxidantien neutralisiert, so daß konzeptionell ein Gleichgewicht zwischen Oxidantien und Antioxidantien besteht. Antioxidantien wandeln freie Radikale in weniger reaktive Spezies um und limitieren dadurch deren pharmakodynamische oder toxische Wirkung. Die Zellen der Lunge schützen sich wie die Zellen nahezu aller Gewebe durch zelluläre antioxidative Enzymsysteme sowie groß- und kleinmolekulare Antioxidantien. Wichtige zelluläre antioxidative Enzyme sind die Superoxid Dismutase, Katalase und das Glutathion-System. Zu den kleinmolekularen zellulären Antioxidantien zählen vor allem Glutathion und die Vitamine β-Karotin, C und E (α-Tocopherol).

Die anatomischen und funktionellen Besonderheiten der Lunge bedingen jedoch eine erhebliche Belastung des Organs auch mit extrazellulären Oxidantien endogener und exogener Natur, gegen die intrazelluläre antioxidative Schutzmechanismen, wenn überhaupt, nur begrenzt wirksam sind. Im tiefen Respirationstrakt können extrazelluläre Oxidantien beispielsweise die feingewebliche Architektur beeinträchtigen, indem sie Strukturproteine verändern (z.B. Kollagen), indem sie Moleküle mit protektiver Funktion oxidieren (z.B. die Antiprotease α1-Antitrypsin), oder indem sie Mediatoren inaktivieren, die für das geordnete Zusammenspiel verschiedener Zellpopulationen unverzichtbar sind (z.B. Zytokine). Es überrascht daher nicht, daß viele Komponenten antioxidativer Schutzsysteme auch im Extrazellulärraum nachweisbar sind. Die den tiefen Respirationstrakt auskleidende Epithelial Lining Fluid (ELF) der Lunge enthält größere Mengen Katalase, die wahrscheinlich aus im Rahmen des normalen Zellumsatzes untergegangenen Zellen freigesetzt wird. Auch Superoxid Dismutase wurde in der ELF nachgewiesen, einschließlich einer von Zellen sezernierten Sonderform. Andere großmolekulare Antioxidantien im tiefen Respirationstrakt sind Laktoferrin, Coeruloplasmin, Transferrin und Albumin. Die antioxidative Wirkung dieser Substanzen beruht auf dem Prinzip der Kompartimentalisierung, indem Metallionen (z.B. Eisen, Kupfer) gebunden werden und dadurch nicht mehr für prooxidative Reaktionen zur Verfügung stehen. Die hohen Glutathion-Spiegel in der ELF der Lunge, die die Plasma-Spiegel um ein Vielfaches übersteigen, belegen die dominierende Rolle des Glutathion-Systems auch unter den extrazellulären nichtenzymatischen Antioxidantien. Darüber hinaus wurden in der ELF die antioxidativen Vitamine C und E nachgewiesen [6, 10, 21].

Oxidantien und Lungenerkrankungen

Im Rahmen einer Vielzahl von Erkrankungen kann die Belastung der Lunge mit freien Radikalen stark zunehmen. An erster Stelle ist Zigarettenrauchen zu nennen, das den Respirationstrakt einer enormen Belastung mit Oxidantien aussetzt. Ein einziger Zug aus einer Zigarette enthält ca. 10^{15} hochreaktive freie Radikale, von denen ein nicht unerheblicher Teil trotz der kurzen Halbwertszeit vieler Radikale langlebig genug ist, um das alveoläre Gewebe zu erreichen. Zusätzlich ist die Raucherlunge noch den Folgen der stets mit Inhalationsrauchen verbundenen chronischen Entzündung des tiefen Respirationstraktes ausgesetzt. Das Lungenemphysem des Zigarettenrauchers zeigt exemplarisch die pathogenetische Schlüsselrolle oxidativer Prozesse auf. α1-Antitrypsin, die wichtigste Antiprotease der Lunge, wird durch Oxidantien inaktiviert und dadurch die Proteolyse der Lungengerüstsubstanz durch die neutrophile Elastase begünstigt. In gleicher Weise gehen andere akute und chronische entzündliche Lungenerkrankungen mit einer Vermehrung und Aktivierung der Entzündungszellen im Respirationstrakt und damit einer über das normale Maß hinausgehenden Oxidantien-Belastung der pulmonalen Gewebe einher, so die idiopathische Lungenfibrose, die exogen allergische Alveolitis, die Lunge bei Mukoviszidose, der akute Lungenschock (ARDS), die akute und chronische Bronchitis, das Asthma bronchiale, die Sarkoidose, Pneumokoniosen und Atemwegserkrankungen durch Schadstoffbelastungen der Atemluft. Der Sauerstofftoxizität liegt maßgeblich der vermehrte Anfall von $O_2^{\cdot-}$ im Lungengewebe zugrunde, der direkt dem Sauerstoffpartialdruck in den Atemwegen und Alveolen proportional ist. Umgekehrt beruht der Wirkungsmechanismus vieler Zytostatika auf einer Verstärkung der $O_2^{\cdot-}$-Bildung in Mitochondrien und/oder Mikrosomen. Auch in der Reperfusionsphase nach Ischämien oder nach Exposition gegen energiereiche Strahlung steigt die Oxidantienbelastung der Lunge an [1, 2, 6–8, 13, 16, 22, 24].

Tabelle 1. Antioxidative Strategien

Prävention	Verhinderung der Entstehung von Oxidantien
Neutralisierung	Limitierung der Wirkung von Oxidantien durch Antioxidantien
Kompartimentalisierung	Begrenzung der Entstehung von Oxidantien auf optimal durch Antioxidantien geschützte Kompartimente (z.B. Mitochondrien)
Reparatur	Wiederherstellung von durch Oxidantien verursachte Schäden (z.B. DNS-Reparaturenzyme)

Therapie von Lungenerkrankungen mit Antioxidantien

Ist das Gleichgewicht zwischen Oxidantien und Antioxidantien bei Lungenerkrankungen durch eine gesteigerte Belastung der alveolären Strukturen mit Oxidantien und/oder einen verringerten Bestand der Lunge an Antioxidantien gestört, so ist das Lungengewebe der Patienten ständig toxischen Sauerstoffradikalen ohne adäquaten Schutz ausgeliefert. Selbst wenn die pulmonale Dysbalance zwischen Oxidantien und Antioxidantien nur einen Teilaspekt der zugrundeliegenden pathophysiologischen Prozesse widerspiegelt, so ergeben sich aus der Funktion der Antioxidantien die Grundzüge eines neuen therapeutischen Konzepts, und es stellt sich unmittelbar die Frage nach einer antioxidativen Therapie. Prinzipiell kann eine Belastung durch freie Radikale durch unterschiedliche Strategien verringert werden (Tabelle 1). So könnte die Oxidantien-Belastung bei Lungenerkrankungen theoretisch durch Intervention in verschiedenen Stadien des Krankheitsprozesses gesenkt werden (Abb. 2). Würde es gelingen, die Rekrutierung von Entzündungszellen in die Lunge zu unterbinden, so wäre eine Hauptquelle von Oxidantien ausgeschaltet. Antiinflammatorische Medikamente (z.B. Glukokortikosteroide) sind in dieser Hinsicht jedoch nicht zuverlässig wirksam und in der Dauertherapie mit erheblichen Nebenwirkungen belastet. Wäre der die Zellen aktivierende Stimulus bekannt, wie bei den exogen allergischen Alveolitiden, so ließe sich durch Karenz die Radikalbildung vermeiden. Schließlich wäre noch die Unterdrückung der Produktion und/oder Freisetzung von Oxidantien durch Entzündungszellen in der Lunge als antioxidative Strategie denkbar. Allerdings zeigt das Krankheitsbild der chronischen Granulomatose, ein genetisch bedingter Defekt der NADPH-Oxidase mit konsekutiver Unfähigkeit der Entzündungszellen zur Abtötung phagozytierter Infektionserreger, die damit verbundene Gefahr schwerer bakterieller Infektionen auf. Als zunächst am ehesten praktikable und erfolgversprechende Form einer antioxidativen Therapie der Lunge bietet sich daher die Neutralisierung freier Radikale durch Aufbau und Unterhalt eines antioxidativen Schutzschirmes an, dessen Komponenten mit freien Radikalen und nicht-radikalischen aggressiven Verbindungen unter Entstehung nicht oder minder toxischer Produkte reagieren.

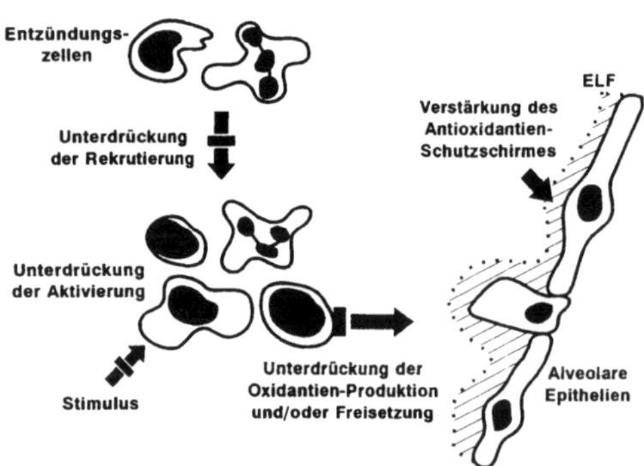

Abb. 2. Strategien einer antioxidativen Therapie der Lunge (Einzelheiten vgl. Text)

Die Schlüssigkeit dieses therapeutischen Konzepts belegt eindrucksvoll die Paracetamol-Intoxikation, die unbehandelt zu Leberschäden, in schweren Fällen zu letal verlaufenden Leberzellnekrosen führt. Ursächlich ist die Entstehung von Paracetamol-Metaboliten mit Radikalfunktion in der Leber, die unter Glutathion-Verbrauch entgiftet werden können. Bei Überdosierung erschöpfen sich die Glutathion-Vorräte der Leber, Toxine akkumulieren und schädigen das Leberparenchym. Dagegen können Medikamente, beispielsweise N-Acetylcystein, Methionin oder Penicillamin, bei rechtzeitiger Gabe die zur Glutathion-Synthese in der Leber erforderlichen Cysteinäquivalente bereitstellen und einen Leberschaden durch Aufrechterhaltung normaler Glutathion-Spiegel zuverlässig verhindern. Die Verstärkung des antioxidativen Schutzschirmes durch Therapie mit Antioxidantien sollte daher auch bei Erkrankungen der Lunge von Nutzen sein, die mit einer gesteigerten Belastung des pulmonalen Gewebes mit toxischen Radikalen einhergehen [5, 8, 10, 13, 14, 20, 21].

Glutathion und das Glutathion-System

An der Lunge des Zigarettenrauchers erhobene Befunde lenkten erste Überlegungen zu einer Antioxidantien-Therapie der Lunge auf das Glutathion-System. Überraschenderweise sind die Glutathion-Spiegel in der ELF der Raucherlunge mehr als doppelt so hoch wie bei gesunden Nichtrauchern. Möglicherweise versucht sich die zunächst gesunde Lunge des Rauchers durch Verstärkung der antioxidativen Schutzmechanismen, speziell der Glutathion-Konzentration in der ELF, vor der enormen mit Zigarettenrauchen verbundenen Oxidantien-Belastung zu schützen.

Glutathion (GSH), ein Tripeptid aus den Aminosäuren Glutaminsäure, Cystein und Glyzin, kann durch die leicht oxidierbare freie Sulfhydrylgruppe des Cystein-Restes direkt Radikale inaktivieren, indem 2 Moleküle Glutathion unter Entstehung von Glutathiondisulfid (GSSG), der oxidierten Form des Glutathions, miteinander reagieren. Seine eigentliche antioxidative Wirkung entfaltet Glutathion jedoch erst im Glutathion-Redoxzyklus im Zusammenspiel mit den Enzymen Glutathion Peroxidase und Glutathion Reduktase, so daß oxidiertes Glutathion unmittelbar wieder in den reduzierten Zustand überführt werden kann (Abb. 3).

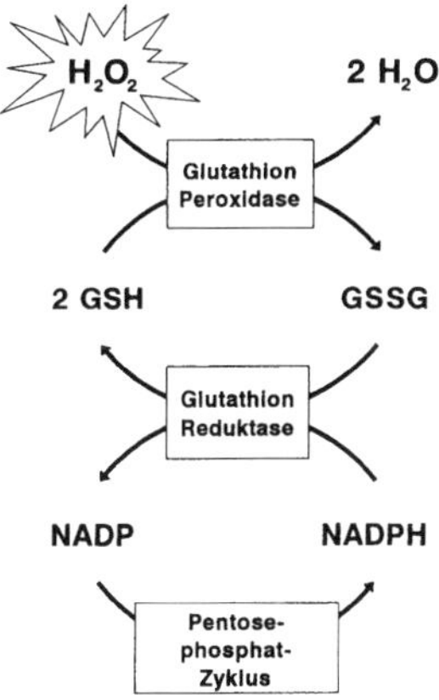

Abb. 3. Der Glutathion-Redoxzyklus: reduziertes Glutathion *(GSH)* reagiert mit Peroxiden (z.B. H_2O_2) unter Katalyse durch die Glutathion-Peroxidase, es entstehen nicht-toxische Verbindungen (z.B. Wasser). Das oxidierte Glutathion (GSSG) wird anschließend unter Katalyse durch die Glutathion-Reduktase und NADPH-Verbrauch wieder zu GSH reduziert

Dieses Konzept einer antioxidativen Therapie wurde am Modell einer Aerosol-Therapie mit Glutathion bei Patienten mit idiopathischer Lungenfibrose (Idiopathic Pulmonary Fibrosis, IPF) bestätigt. Die IPF ist charakterisiert durch eine Infiltration des alveolären Gewebes mit Entzündungszellen, die vermehrt Radikale freisetzen. Möglicherweise als Folge der chronischen Oxidantien-Belastung sind die Glutathion-Spiegel in der ELF der IPF-Lunge auf ca. 50% der normalen Werte erniedrigt. Das dadurch noch vergrößerte Ungleichgewicht zwischen Oxidantien und schützenden Antioxidantien konnte durch Aerosol-Therapie mit Glutathion wieder normalisiert werden. Parallel dazu nahm auch die zelluläre Oxidantien-Freisetzung ab, so daß die Oxidantien-Belastung insgesamt verringert wurde. Die Befunde belegen prinzipiell, daß der antioxidative Schutzschirm in der Lunge therapeutisch verstärkt werden kann [4–6, 8, 16].

N-Acetylcystein

N-Acetylcystein (NAC) bewirkt als Glutathion-Prodrug eine Erhöhung der Glutathion-Spiegel des Organismus, indem NAC nach oraler oder intravenöser Gabe in der Leber deacetyliert und Cystein unmittelbar zur Glutathion-Synthese verwendet wird. Auf diese Weise steigert NAC die Glutathion-Spiegel im Plasma. Dieser Effekt ist besonders ausgeprägt bei bestehendem Glutathion-Mangel und wird in der Therapie der Paracetamol-Intoxikation ausgenutzt.

Nach Therapie mit NAC steigen auch die Glutathion-Spiegel in der Lunge an. Diese Wirkung läßt sich für eine antioxidative Therapie nutzen. So zeigten Patienten mit Lungenfibrose sowohl unter oraler als auch unter intravenöser Therapie mit NAC einen Anstieg der Glutathion-Konzentrationen in der Lunge. Eine mehrmonatige NAC-Therapie beeinflußte auch den klinischen Verlauf der Erkrankung günstig. Bei Patienten mit akutem Lungenversagen konnte durch intravenöse Therapie mit NAC in Dosen, wie sie bei der Paracetamol-Intoxikation gebräuchlich sind, ein ähnlich positiver Effekt dokumentiert werden. Obgleich es sich stets nur um kurze Therapiephasen handelte, sollte es prinzipiell möglich sein, einen Glutathion-Mangel in der Lunge durch N-Acetylcystein auch langfristig zu korrigieren. Allerdings lagen die verwendeten Dosen (> 1,5 g/Tag) zum Teil erheblich über den derzeit für NAC empfohlenen und gebräuchlichen Dosierungen. Obwohl keine gravierenden Nebenwirkungen auftraten, stellt sich diese Frage bei längeren Therapiephasen erneut [1, 3, 5, 18, 19, 23].

Secretory Leukoprotease Inhibitor (SLPI)

SLPI ist die neben α1-Antitrypsin wichtigste Antiprotease in der Lunge. Das SLPI-Molekül weist 8 Disulfidbrücken auf, die von insgesamt 16 Cysteinresten gebildet werden. Diese Cysteinreste stehen nach Abbau des Moleküls offenbar für den Cysteinstoffwechsel und damit die Glutathion-Synthese in der Lunge zur Verfügung, da eine Steigerung der SLPI-Konzentration in der ELF mit kurzer Latenz von einer gleichsinnigen Steigerung der Glutathion-Konzentration gefolgt ist. Parallel dazu nehmen sowohl die antiproteolytische als auch die antioxidative Kapazität der Lunge zu. Das Lungenemphysem des Zigarettenrauchers zeigt beispielhaft, daß Oxidation und Proteolyse und antiproteolytische und antioxidative Funktionen bei vielen Lungenerkrankungen untrennbar verknüpft sind. Die Möglichkeit, durch Therapie mit einer einzigen Substanz sowohl den antioxidativen als auch den antiproteolytischen Schutzschirm des Respirationstraktes zu verstärken, wird erstmals den pathobiochemischen Mechanismen solcher Erkrankungen gerecht, die eine komplexe Störung beider Schutzprinzipien aufweisen. Das duale Wirkprinzip des SLPI könnte eine therapeutische Option für derartige, bislang nicht oder nur unzureichend behandelbare Lungenerkrankungen sein. Erste Erfahrungen mit SLPI beim Menschen sind positiv, wobei in diesem Zusammenhang besonders wichtig ist, daß das SLPI-Molekül nicht glykosilisiert und damit eine gentechnische Herstellung problemlos möglich ist [5, 11, 15].

Perspektiven einer Antioxidantien-Therapie von Lungenerkrankungen

Prinzipiell sind für eine antioxidative Therapie alle Substanzen oder Mechanismen geeignet, die den antioxidativen Schutzschirm der Lunge verstärken. Eine weitere Alternative zur Korrektur eines Glutathion-Mangels könnte **Nacystelyn** sein, ein Lysinsalz des N-Acetylcysteins, das wie NAC als Glutathion-Prodrug wirkt. Dies gilt auch für die α-**Liponsäure,** die in anderer Indikation bereits am Menschen angewandt wird. In diese Kategorie gehören auch **Glutathion-Ester**, wobei sowohl Mono- als auch Diäthylester verfügbar sind. Diese Verbindungen werden im Gegensatz zu Glutathion in intakter Form direkt in die Zelle aufgenommen und erst dort die Esterbindung(en) durch zelluläre Esterasen gespalten, so daß intrazellulär Glutathion und Äthanol anfallen. Berichte über eine Anwendung der Glutathion-Ester am Menschen liegen noch nicht vor [5, 12].

Unter den Vitaminen besitzen vor allem die **Vitamine A, C und E** antioxidative Wirksamkeit, wobei α-Tocopherol und Karotinoide in erster Linie im lipophilen Milieu von Bedeutung sind, insbesondere für die Integrität von Membranstrukturen. Zigarettenraucher weisen einen Vitamin E-Mangel in der Lunge auf. Dagegen ist Vitamin C ein zytoplasmatisches Antioxidans, wobei ein Synergismus zwischen Vitamin C und dem Glutathion-System besteht, indem sich die Redoxsysteme gegenseitig regenerieren und dadurch in ihrer Funktion ergänzen können. Bei Patienten mit Lungenerkrankungen wurden Vitamine als antioxidative Therapeutika noch nicht angewandt.

Ambroxol besitzt ebenfalls eine antioxidative Wirkung. Möglicherweise liegt über eine Hemmung der Phospholipase A_2 eine membranprotektive Komponente mit zugrunde. In vitro-Befunde deuten zudem auf eine Modulation proinflammatorischer Zytokine und einen direkten Einfluß auf den oxidativen Stoffwechsel von Entzündungszellen hin [17, 25].

Die antioxidativen Enzyme **Superoxid Dismutase** und **Katalase** bieten sich ebenfalls für eine antioxidative Therapie an. SOD vom Rind war in Deutschland als Medikament zugelassen (Peroxinorm®). Problematisch war das immunogene Potential, so daß die Anwendung hauptsächlich auf die lokale Therapie entzündlicher Gelenkerkrankungen beschränkt blieb. Erfahrungen über den Einsatz bei pneumologischen Erkrankungen liegen nicht vor. Inzwischen ist humane rekombinante SOD verfügbar, und es gelang bereits, im Tiermodell durch ein SOD-Aerosol die extrazellulären SOD-Konzentrationen in der Lunge und dadurch die gegen Superoxid Anionen gerichtete antioxidative Kapazität der ELF zu steigern. Möglicherweise lassen sich durch die Verwendung von Liposomen auch die intrazellulären SOD-Spiegel erhöhen.

Zukunftsperspektiven einer Verstärkung des antioxidativen Schutzschirmes der Lunge eröffnet die Gentechnologie. Der Transfer von Genen der Antioxidantien-Familie oder die Mehrexpression vorhandener genetischer Information in Geweben, die einer vermehrten Oxidantien-Belastung ausgesetzt sind, sollte das Ausmaß der dadurch verursachten Schäden verringern helfen. Diese antioxidative Strategie wurde im Tiermodell bereits erfolgreich angewandt [9].

Obwohl die Beteiligung oxidativer Prozesse an der Pathogenese einer Vielzahl von Lungenerkrankungen und die Wirksamkeit antioxidativer Therapieprinzipien als gesichert gelten kann, wird dieses therapeutische Potential in der Pneumologie bislang kaum genutzt. Eine Antioxidantien-Therapie von Lungenerkrankungen mit einem Ungleichgewicht zwischen Oxidantien und Antioxidantien sollte daher über einen längeren

Zeitraum klinisch geprüft werden, um den Erfolg oder Mißerfolg der Behandlung nicht nur an zellbiologischen oder biochemischen Parametern, sondern auch nach klinischen Kriterien beurteilen zu können.

Literatur

1. Bargon J, Sanders S, Caspary W, Buhl R (1995) Therapie der zystischen Fibrose im Erwachsenenalter – Gegenwart und Zukunft. Pneumologie 49: 573–583
2. Barnes PJ (1990) Reactive oxygen species and airway inflammation. Free Radic Biol Med 9: 235–243
3. Behr J, Maier K, Degenkolb B, Krombach F, Vogelmeier C (1997) Antioxidative and clinical effects of high-dose N-acetylcysteine in fibrosing alveolitis. Am J Respir Crit Care Med 156: 1897–1901
4. Borok Z, Buhl R, Grimes GJ, Bokser AD, Hubbard RC, Holroyd KJ, Roum JH, Czerski DB, Cantin AM, Crystal RG (1991) Effect of glutathione aerosol on oxidant-antioxidant imbalance in idiopathic pulmonary fibrosis. Lancet 338: 215–216
5. Buhl R, Bargon J, Caspary W (1995) Therapie von Lungenerkrankungen mit Antioxidantien. In: Böhles H (Hrsg) Oxidativer Stress in der Kinderheilkunde – Theoretische Spekulation oder praxisrelevante Tatsache? Springer, Berlin Heidelberg New York Tokyo, pp 163–187
6. Cantin AM, Bégin RO (1991) Glutathione and inflammatory disorders of the lung. Lung 169: 123–138
7. Cross CE, Eiserich JP, Halliwell B (1997) General biological consequences of inhaled environmental toxicants. In: Crystal RG, Weibel ER, Barnes PJ (eds) The lung. Scientific foundations. 2nd edn. Lippincott-Raven Press, Philadelphia, pp 2421–2438
8. Crystal RG, Bast A, Roshan-Ali Y, eds (1991) Oxidants and antioxidants: pathophysiological determinants and therapeutic agents. Am J Med 91 [Suppl] 3C: 1S-145S
9. Curiel DT, Pilewski JM, Albelda SM (1996) Gene therapy approaches for inherited and acquired lung diseases. Am J Respir Cell Mol Biol 14: 1–18
10. Davis WB, Pacht ER (1997) Extracellular antioxidant defenses. In: Crystal RG, Weibel ER, Barnes PJ (eds) The lung. Scientific foundations. 2nd edn. Lippincott-Raven Press, Philadelphia, pp 2271–2278
11. Gillissen A, Birrer P, McElvaney NG, Buhl R, Vogelmeier C, Hoyt RF, Hubbard RC, Crystal RG (1993) Recombinant secretory leukoprotease inhibitor augments glutathione levels in respiratory epithelial lining fluid. J Appl Physiol 75: 825–832
12. Gillissen A, Jaworska M, Orth M, Coffiner M, Maes P, App EM, Cantin AM, Schultze-Werninghaus G (1997) Nacystelyn,a novel lysine salt of N-acetylcysteine,to augment cellular antioxidant defence in vitro. Respir Med 91: 159–168
13. Halliwell B, Gutteridge JMC (1989) Free radicals in biology and medicine. 2nd edn. Oxford University Press, New York, pp 1–526
14. Maxwell SRJ (1995) Prospects for the use of antioxidant therapies. Drugs 49: 345–361
15. McElvaney NG, Nakamura H, Birrer P, Hébert CA, Wong WL, Alphonso M, Baker JB, Catalano MA, Crystal RG (1992) Modulation of airway inflammation in cystic fibrosis. In vivo suppression of interleukin-8 levels on the respiratory epithelial surface by aerosolization of recombinant secretory leukoprotease inhibitor. J Clin Invest 90: 1296–1301
16. Meier-Sydow J, Weiss SM, Buhl R, Rust M, Raghu G (1994) Idiopathic pulmonary fibrosis: current clinical concepts and challenges in management. Semin Respir Crit Care Med 15: 77–96
17. Meister A (1994) Glutathione, ascorbate, and cellular protection. Cancer Res 54: 1969s–1975s
18. Meyer A, Buhl R, Kampf S, Magnussen H (1995) Intravenous N-acetylcysteine and lung glutathione of patients with pulmonary fibrosis and normals. Am J Respir Crit Care Med 152: 1055–1060
19. Meyer A, Buhl R, Magnussen H (1994) The effect of oral N-acetylcysteine on lung glutathione levels in idiopathic pulmonary fibrosis. Eur Respir J 7: 431–436
20. Reilly PM, Schiller HJ, Bulkley GB (1991) Pharmacologic approach to tissue injury mediated by free radicals and other reactive oxygen metabolites. Am J Surg 161:488-503
21. Repine JE, Heffner JE (1997) Lung antioxidants. In: Crystal RG, Weibel ER, Barnes PJ (eds) The lung. Scientific foundations. 2nd edn. Lippincott-Raven Press, Philadelphia, pp 2259–2270
22. Schraufstätter IU, Cochrane CG (1997) Oxi-

dants: types, sources, and mechanisms of injury. In: Crystal RG, Weibel ER, Barnes PJ (eds) The lung. Scientific foundations. 2nd edn. Lippincott-Raven Press, Philadelphia, pp 2251–2258

23. Suter PM, Domenighetti G, Schaller M-D, Laverrrière M-C, Ritz R, Perret C (1994) N-acetylcysteine enhances recovery from acute lung injury in man. Chest 105: 190–194

24. Warren JS, Ward PA (1997) Consequences of oxidant injury. In: Crystal RG, Weibel ER, Barnes PJ (eds) The lung. Scientific foundations. 2nd edn. Lippincott-Raven Press, Philadelphia, pp 2279–2288

25. Winsel K (1992) Antioxidative und entzündungshemmende Eigenschaften von Ambroxol. Pneumologie 46: 461–475

Antitussiva

U. H. Cegla

Klinische Aspekte des Hustens

Hippokrates lehrte, daß Husten die Stimme der Lunge sei und wies schon auf die akustischen Komponenten im Sinne einer Differentialdiagnose hin.

Chevalier Jackson bezeichnete Husten als den „Wachhund" der Lunge und betonte damit seinen funktionalen Aspekt.

Derzeitig ist der Arzt gefordert, die Bedeutung des Symptoms Husten zu interpretieren: Husten kann physiologisch sein, wenn er die Expektoration von Brochialsekret oder Fremdkörpern unterstützt; ein pathologischer Husten begleitet die mehr als 100 bekannten Erkrankungen [42].

Bei einigen Erkrankungen kann Husten pathognomonische Bedeutung haben; wie bei anderen Symptomen muß auch Husten im Kontext der Erkrankung interpretiert werden, bevor eine Behandlung eingeleitet wird.

Es ergeben sich so 3 unterschiedliche therapeutische Strategien, die bei Patienten mit Husten angewendet werden können.

1. Eine kausale bzw. ätiologische Therapie, d.h. eine Therapie, die sich nach den spezifischen Ursachen des Hustens richtet, so sie identifizierbar sind. Gabe von β_2-Sympathikomimetika bei einer Bronchokonstriktion, Gabe von Cardiaca bei einer Linksherzinsuffizienz, Entfernung von Fremdkörpern, Entfernen von Haaren aus dem Gehörgang oder Gabe von Antacida bei gastroösophagealem Reflux, Aufgabe des Rauchens usw.

2. Die zweite therapeutische Strategie besteht in symptomatischer Therapie. Sie ist dann indiziert, wenn keine Ätiologie des Hustens feststellbar ist, aber eine Indikation zur Unterdrückung des Hustens besteht: entweder weil der Reizhusten den Patienten schwächt, ermüdet oder evtl. zu Hustensynkopen führt – also die Gefahr von sekundären Komplikationen besteht.

3. Die dritte Strategie beinhaltet keine Therapie bei Patienten mit Husten. Dieses Vorgehen ist dann indiziert, wenn der Husten eine physiologische Rolle für das Entfernen von Bronchialsekreten spielt. Auch ein Husten von kurzer Dauer, der den Patienten nicht weiter beeinträchtigt, wird nicht therapiert. Bei Husten, der den Nachtschlaf stark stört, kann zur Nacht ein Hustenmedikament verschrieben werden.

Husten und Hustenmedikamente stehen im Blickfeld der pharmazeutischen Industrie; in den Vereinigten Staaten werden mehr als 600 verschiedene Hustenmedikamente verkauft. Hustenmedikamente stellen die am fünfthäufigsten verkauften Medikamentenklasse dar [48, 68].

Hustenmedikamente wirken auf der Ebene der Hustenrezeptoren oder am Hustenzentrum selbst. Somit lassen sich die Medikamente in zentral und peripher wirkende unterteilen.

Zentral wirkende Antitussiva

Da das Hustenzentrum in Höhe der Medulla oblongata im Zentralnervensystem liegt, wird jede Substanz, die die Aktivität des zentralen Nervensystems hemmt, auch das Hustenzentrum dämpfen.

Eine solch generalisierte Zugangsweise der „Hustenmedikation" ist nicht praktikabel, da eine Reihe von Nebenwirkungen des ZNS zu erwarten wären.

Durch pharmakologische Untersuchungen wurden jedoch die Medikamente „ausgefiltert", die eine „spezifische" Hemmung des Hustenzentrums bedingen.

Opium und Opiode

Opium ist in diesem Zusammenhang seit Jahrhunderten nicht nur wegen seiner zentralen analgetischen Wirksamkeit, sondern auch wegen seiner antitussiven Wirksamkeit bekannt.

Chemisch gehören die Opium-Alkaloide zur Klasse der Phenanthren-Alkaloide (Morphin, Codein und Thebain) oder zu der der Benzylisokinole (Papaverin und Noscapin).

Die Opiode und ihre Abkömmlinge haben verschiedenste pharmakologische Eigenschaften und können daher klinisch als Analgetika, Antitussiva, Sedativa, Antidiarrhoica und als Ergänzungsmedikamente zur Behandlung des cardiogenen Lungenödems verwandt werden [33].

Leider bestehen auch unerwünschte Effekte, die den klinischen Gebrauch dieser Medikamente einschränken. Obwohl Morphin und Heroin sehr wirksam in der Behandlung des Hustens sind, ist die Gefahr der Abhängigkeitsentwicklung und Sucht so groß, daß diese in der Regel nur bei Patienten mit terminalen Carcinomen und unbehandelbarem Husten angewandt werden.

Codein

Codein, der Methyläther des Morphins, ist weniger toxisch als Morphin, wurde 1932 isoliert und stellt heute die Referenzsubstanz für die Evaluation antitussiver Medikamente dar.

Codein wurde von P. J. Robiquet im Jahre 1932 isoliert. Der Name stammt vom griechischen Kodeia, was „Kopf" bedeutet, da die Substanz ja aus dem Kopf (Kapsel des Mohns) gewonnen wurde.

Zwischen 30 und 60 mg Codein oral gegeben verändern die CO_2-Antwortkurve des Menschen nicht signifikant. Bei Vorhandensein einer Hypoxie kommt es zur Depression der Atmung, eindeutige Veränderungen der Atemfrequenz sind nicht feststellbar.

Codein hemmt ferner die intestinale Beweglichkeit, verlängert die Entleerungszeit des Magens und vermindert die Peristaltik.

Bei Patienten mit Hochdruck kommt es zu keiner nennenswerten Senkung des arteriellen Blutdrucks.

Bei Patienten mit Angina pectoris und Myocardinfarkt kann durch Codein der myocardiale Schmerz beseitigt werden; bei Patienten mit Pleuritis und Pericarditis nimmt Codein die Schmerzen und den Hustenreiz. Codein ist in der Lage, den Husten, der durch verschiedenste Reize hervorgerufen wird, zu unterdrücken.

Die Möglichkeit der Suchtentwicklung ist für Codein geringer als für andere Narkotika.
Präparate:
Codeinum phosphoricum® Compretten 30 mg,
Codeinum phosphoricum® Compretten forte 50 mg,
Codicompren® retard: 50 mg Codeinphosphat.
Dosierung:
Erwachsene: 5–30 mg, höchste Einzeldosis 100 mg, höchste Tagesdosis 300 mg.
Kinder: 0,2–0,3 mg/kg/Körpergewicht.
Wirkungseintritt nach 20 Minuten, Wirkdauer 4–6 Stunden, bei retardierten Präparaten bis 12 Stunden [40].
Den hervorragenden antitussiven Eigenschaften steht eine Reihe unerwünschter Nebenwirkungen gegenüber: Zunahme eines induzierten Bronchospasmus, Abnahme des Atemminutenvolumens, insbesondere bei bestehender Schädigung des Atemzentrums, Übelkeit, Obstipation, Erbrechen.
Codein kann die Effekte anderer Opiate und zentral wirkender Anästhetika wie Tranquilizer, Hypnotica, trizyklische Antidepressiva und Monoaminooxidaseninhibitoren sowie von Alkohol und anderen Inhibitoren des ZNS verstärken.

Detromethorphan

Morphin und andere Opiumphenantrenalkaloide sind aktiv links drehende Substanzen. Ihr rechsdrehendes Isomer kommt im Opium nicht vor. Das Dextromethorphan, das keine analgetische Wirksamkeit besitzt, hat dafür antitussive Wirsamkeit [1, 21, 23].
Dextromethorphan ist ein zentral wirkendes Antitussivum; die Wirksamkeit wird durch Hemmung der Summationsfähigkeit des Hustenzentrums (Hahn 1968) erklärt. Die antitussive Wirksamkeit entspricht der des Codeins. Bei Erwachsenen kann durch Inhalation von Dextromethorphan auch schwerster, therapieresistenter Husten gelindert werden [32].
Dextromethorphan gilt darüber hinaus in der Schwangerschaft als sicheres Antitussivum. Unter der Geburt besteht zumindest theoretisch die Gefahr einer Atemdepression [59].
Dextromethorphan zeigt trotz der Ähnlichkeit mit Morphin im Vergleich zum linksdrehenden Isomer bei Dosen zwischen 6 und 100 mg keine morphinartigen Effekte. Allerdings sind auch Fälle von Dextromethorphanabusus beschrieben worden mit Dosen bis zu 1,5 g/die. In diesen Fällen fanden sich erhöhte Aufmerksamkeit mit exzessiver Wahrnehmung von Details, Erweiterung der Pupillen, leichte Ataxie und Sprachschwierigkeiten [9].
Präparate:
Arpha® Hustensirup:
1 ml = 1,3 mg Dextromethorphanhydrobromid.
Dosierung:
3–6 × 10–30 mg (tägliche Maximaldosis 120 mg) [53].
Wirkungsbeginn nach 15–30 Minuten, Wirkungsdauer 10 mg für 4 Stunden, 20 mg 8 Stunden [43]. 30 mg 10–12 Stunden [6].

Noscapin

Noscapin wurde im Jahre 1817 synthetisiert [12]; es handelt sich um ein Isoquinolonalkaloid des Opiums [28].
Noscapin führt zu einer begrenzten Lokalanästhesie und hat analgetische Wirkung am Zentralnervensystem des Menschen [9].
Noscapin gehört zu den zentral wirksamen Antitussiva; es dämpft das Hustenzentrum und zeigt in hohen Dosen eine Unterdrückung des Hustenreflexes [24].
Die Substanz ist pharmakologisch mit dem Papaverin verwandt und zeigt spasmolytische Eigenschaften an der glatten Muskula-

tur des Bronchialsystems, des Darmes, den Gallengängen und der Harnröhre [18].
Die Bronchialsekretion wird verstärkt [49].
Eine Beeinträchtigung der ciliaren Motilität erfolgt nicht [12].
Ferner findet sich eine geringgradige antiallergische Wirkung, die beim allergischen „Husten" nachweisbar ist [62].
Die antitussive Wirksamkeit ist im Vergleich zum Codein 2–6× so stark ausgeprägt [6] und in anderen Studien etwa gleichwertig [38].
Präparate:
Capval® Dragee = 25 mg Noscapin als Resinat,
Capval® Tropfen 1 ml = 28 mg Noscapinhydrochlorid,
Capval® Saft 100 ml = 5 mg Noscapin als Resinat.
Dosierung:
2–4 × 25–50 mg, Erwachsene vertragen auch wesentlich höhere Dosen [20].
Wirkungsdauer 2–4 Stunden.
Die häufigsten Nebenwirkungen nach der Gabe von Noscapin bestehen in Übelkeit und Müdigkeit. Es sind allerdings auch allergische Reaktionen, vasomotorische Rhinitis und Conjunctivitis beschrieben worden. Fälle von zentraler Erregung finden sich nur bei sehr hohen Dosen [32].

Dihydrocodein

Dihydrocodein ist ein zentral wirkendes Antitussivum mit Einfluß sowohl auf die Häufigkeit als auch auf die Stärke des Hustenstoßes.
Die Wirkstärke entspricht etwa der des Codeins [55]. Die analgetische Wirkung ist stärker ausgeprägt als beim Codein und hält länger an [64]. Die Substanz hat ferner einen deutlichen atemdepressiven Effekt [10]. Die Dyspnoe bei Emphysematikern und Patienten mit chronisch obstruktiver Bronchitis wird gesenkt [35].
Präparate:
Paracodin® Tablette
= 10 mg Dihydrocodeinhydrogentartrat,
Paracodin® retard Kapsel
= 20 mg Dihydrocodein (an Kationenaustauscher) + 5 mg Dihydrocodeinhydrogentartrat,
Paracodin®-N Tropfen – 20 Tropfen (1 g)
= 10 mg Dihydrocodeinthiocyanat,
Paracodin®-N Sirup – 1 Teelöffel (5 ml)
= 12 mg Dihydrocodeinhydrogentartrat,
Paracodin® retard Saft – 1 Teelöffel (5 ml)
= 11 mg Dihydrocodein (an Kationenaustauscher).
Remedacen® Kapsel
= 30 mg Dihydrocodein (an Kationenaustauscher),
Remedacen® Saft – 1 Eßlöffel (15 ml)
= 30 mg Dihydrocodein (an Kationenaustauscher),
Tiamon® Mono Tablette
= 10 mg Dihydrocodeinhydrogentartrat,
Tiamon® Mono Retardkapsel
= 35 mg Dihydrocodeinhydrogentartrat.
Dosierung:
3 × 10–30 mg für Erwachsene,
0,25–0,5 mg/kg/Körpergewicht für Kinder.
Wirkungseintritt nach 20 Minuten,
Wirkungsdauer der Retardform 6–7 Stunden.
In höheren Dosen kann die Reaktionsfähigkeit beeinträchtigt sein; vor allen Dingen im Zusammenhang mit Sedativa und Alkohol. Ferner wird Obstipation beobachtet.

Hydrocodon (Dihydrocodeinon)

Hydrocodon ist das stärkste im Handel befindliche Antitussivum. Die Wirksamkeit ist etwa doppelt so stark wie die des Morphins und 5–6× so stark wie des Codeins. Außerdem hat die Substanz analgetische Wirksamkeit [41].
Hydrocodon führt innerhalb kurzer Zeit zur Abhängigkeit; es unterliegt deshalb der

Betäubungsmittelverordnung. Die maximal verschreibbare Dosis pro Patient und Tag beträgt 200 mg.
Präparate:
Dicodid® Tablette
= 10 mg Hydrocodonhydrogentartrat.
Dicodid® Ampullen
= 15 mg Hydrocodonhydrochlorid.
Dosierung:
2–3 × täglich 5–10 mg (subkutan) bis 0,6 mg/kg/Körpergewicht [44].
Wirkungseintritt nach 5–30 Minuten (oral).
Wirkdauer 4 Stunden [37] bis 10 Stunden (Firmenangabe).
Die Substanz ist für Kinder unter 12 Jahren nicht geeignet.
Bei normaler Dosierung kommt es zur Depression des Atemzentrums; bei Patienten mit erhöhtem Atemwegswiderstand kann Hydrocodon durch die Verminderung des Atemantriebs das Gefühl der Besserung (Abnahme der Dyspnoe) hervorrufen [57].
Die Reaktionsfähigkeit ist häufig vermindert.

Zentral wirkende nicht opiode Pharmaka

In Ergänzung zu den zentral wirkenden Opioden umfaßt die Gruppe der antitussiven Medikamente auch eine Reihe von Medikamenten verschiedener chemischer Strukturen, die nicht vom Opium abgeleitet sind und als nichtopiode, zentral wirkende Antitussiva bezeichnet werden. Allerdings zeigen einige dieser Medikamente auch periphere Wirksamkeit, die in einigen Fällen die zentrale Wirksamkeit als Antitussivum unterstützt.

Butamirat

Diese Substanz wirkt sowohl zentral durch Hemmung des Hustenreflexes als auch peripher durch eine leichte Bronchospasmolyse [61].
Weiterhin wird der Substanz eine sekretolytische Wirksamkeit zugeschrieben [69].
Die Wirkstärke entspricht dem Codein, die Verträglichkeit ist aber deutlich besser. Die Wirksamkeit soll der des Hydrocodons vergleichbar sein, jedoch schneller einsetzen [69].
Es soll vor allen Dingen bei Carcinompatienten anderen Antitussiva überlegen sein [16].
Präparate:
Sinecod® Retarddragee
= 20 mg Butamiratdihydrogencitrat,
Sinecod® Lösung – 20 Tropfen
= 5 mg Butamiratdihydrogencitrat,
Sinecod® Sirup – 1 Teelöffel
= ca. 2,4 mg Butamiratdihydrogencitrat.
Dosierung: 3–5 × 6 mg.
Wirkungseintritt nach 15 Minuten. Wirkdauer kürzer als 6 Stunden (nicht retardiert) (Materazzi, 1984).

Butetamat

Diese Substanz ist mit Butamirat chemisch sehr eng verwandt; es handelt sich um eine zentral wirkende Substanz, die auch peripher eine leichte Bronchospasmolyse induziert [41].
Präparate:
Pertix® Saft: 5 ml (1 Teelöffel = 6 g)
= 14,5 mg Butetamatdihydrogencitrat,
Aspectonetten®
= 5 mg Butetamatdihydrogencitrat.
Dosierung: 2–3 × 15–30 mg.
Keine Angaben zu Nebenwirkungen.

Clobutinol

Clobutinol ist ein zentrales, nichtnarkotisches Antitussivum. Die hustenstillende Wirkung entspricht etwa $^2/_3$ der des Codeins [51]. Die parenterale Applikation (i.v., i.m., i.c.) hat sich bei Bronchoskopie, Bronchografie und schwerem Husten bewährt [41].
Mehr als 1000 Patienten erhielten die Sub-

stanz als Zusatz zur Lokalanästhesie bei Bronchoskopien, Bronchografien, Broncho-Spirometrien und während Pleurabiopsien. Die Substanz besitzt anästhetische Wirksamkeit. In den meisten Studien erfolgte eine solitäre Auswertung von Clobutinol. Clobutinol unterdrückt Husten und vermindert die Menge an nötigen Lokalanästhetika bei endoskopischen Eingriffen. Weitere Untersuchungen zeigten eine anästhetische Wirksamkeit während chirurgischer Maßnahmen prä- und postperativ. Die Substanz hat trotz gewisser Strukturähnlichkeiten mit Normethadon keine atemhemmende oder suchterregende Wirkung [45].
In der Pädiatrie wird die Substanz unter anderem bei Keuchhusten eingesetzt [7]; schon nach 2 Tagen Therapie zeigen die Kinder eine ausgeprägte Abnahme des Hustens und klinische Besserung [15].
Präparate:
Silomat® Dragee
= 40 mg Clobutinolhydrochlorid,
Silomat® Tropfen 0,67 ml (20 Tropfen)
= 40 mg Clobutinolhydrochlorid,
Silomat® Saft 10 mg (2 Teelöffel)
= 40 mg Clobutinolhydrochlorid,
Silomat® Ampullen
= 20 mg Clobutinolhydrochlorid.
Dosierung: 3–4 × 40–80 mg.
Wirkungsbeginn nach 15–60 Minuten, bei i.v.-Gabe rascher [36, 67].
Wirkungsdauer 3–6 Stunden [47].
Bei hohen Dosen kommt es zu Benommenheit, Schwindel, Schlafstörungen, Magenschmerzen, Sodbrennen und Schwitzen [52].

Isoaminil

Isoaminil ist ein zentral wirkendes Antitussivum. Die Wirkstärke entspricht dem des Codeins [26, 39].
Isoaminil hat keine zentral dämpfende Wirkung und beeinträchtigt die mucociliäre Clearance nicht. Über einen schwachen, papaverinähnlichen Effekt kommt es zur Bronchospasmolyse [19].
Präparate:
Peracon® Dragee
= 40 mg Isoaminilhydrogencitrat,
Peracon® Tropfen – 20 Tropfen (1 ml)
= 50 mg Isoaminilhydrogencitrat.
Dosierung: 3–5 × 40 mg bei Erwachsenen und 3 mg/kg/Körpergewicht bei Kindern [50].
Wirkungseintritt nach 15 Minuten, Wirkdauer 6 Stunden.
Durch Strukturähnlichkeit mit Normethadon werden dem Isoaminil leichte analgetische, aber auch atemdepressive Wirkungen zugeschrieben [45]. Andere haben derartige Effekte nicht gefunden [46].

Pentoxyverin (Carbetapentan)

Die Substanz greift überwiegend zentral an, hat aber auch periphere Wirksamkeit. Die antitussive Wirksamkeit entspricht dem Codein mit allerdings etwas verzögertem Wirkungseintritt [60]. Die Substanz hat ferner bronchospasmolytische Wirkung [40] sowie eine oberflächenanästhetisierende Wirkung, die 2 × stärker sein soll, als die des Procains. Es kommt zur Verminderung der Bronchialsekretion [8], auch zentral werden atropinähnliche Effekte, allerdings mit nur teilweiser Dämpfung des ZNS beschrieben [58].
Präparate:
Sedotussin® Dragee
= 25 mg Pentoxyverindihydrogencitrat,
Sedotussin® Filmtablette
= 50 mg Pentoxyverindihydrogencitrat,
Sedotussin® forte Kapsel
= 75 mg Pentoxyverindihydrogencitrat,
Sedotussin® Tropfen 1 ml
= 30 mg Pentoxyverindihydrogencitrat,
Sedotussin® Saft 10 ml
= 15 mg Pentoxyverindihydrogenchlorid,
Sedotussin® Suppositorien 8 mg/20 mg

= 8 bzw. 20 mg Pentoxyverindihydrogenat, Tussa® Tablinen = 25 mg Pentoxyverinhydrogencitrat.
Dosierung:
3 × 25–50 mg für Erwachsene,
3 × 1–2 mg/kg/Körpergewicht für Kinder [29].
Wirkungsbeginn nach 15–25 Minuten, Wirkdauer 3–6 Stunden [27].
Gelegentlich kommt es zu gastrointestinalen Beschwerden und Müdigkeit.

Oxeladin

Oxeladin ist wie Levopropoxyphen ein Phenylalkylamin. Die Substanz wurde 1958 synthetisiert und war das erste synthetische Antitussivum, das in die britische Pharmakopöe aufgenommen wurde [3].
Die antitussive Wirksamkeit erfolgt zentral, die Substanz besitzt lokalanästhetische, hohe spasmolytische Wirksamkeit und nach intravenöser Gabe auch blutdrucksenkende Wirkung [2, 13].
Äquimolar ist Oxeladin schwächer antitussiv wirksam als Codein.
In klinischen Studien wird neben der guten antitussiven Wirksamkeit und einer Verkürzung des Bronchospasmus bei Asthmatikern die gute Verträglichkeit der Substanz hervorgehoben [36].
Präparate:
Dorex® retard Kapsel
= 50 mg Oxeladinhydrogencitrat, stas-Hustenstiller® Tropfen – 20 Tropfen (1 g)
= 20 mg Oxeladinhydrogencitrat, stas-Hustenstiller® Saft – 1 Teelöffel (5 g)
= 10 mg Oxeladinhydrogencitrat.
Dosierung:
3–4 × täglich 5–20 mg, in der Retardform 2 × 40 mg.
Kinder: siehe Packungsbeilage.
Wirkungseintritt nach 20–40 Minuten, Wirkdauer 5–7 Stunden [36].
Die Reaktionsfähigkeit kann verlangsamt werden.

Pipazetat

Pipazetat ist ein zentral wirkendes Antitussivum. Beim Menschen können 60 bis 120 mg Pipazetat den Husten durch Inhalation von Acetylcholin bei über 50 % der Behandelten verhindern [11, 17].
Studien, die an Patienten mit Atemwegserkrankungen durchgeführt wurden, haben gezeigt, daß Pipazetat und Codein gleichwertige Substanzen sind [14].
Auch bei Kindern und Heranwachsenden mit schweren Lungenaffektionen wirkte die Substanz schnell und sicher.
Pipazetat hat sich auch beim Reizhusten infolge von Neoplasien sowie zur Vorbereitung der Bronchoskopie bewährt [5, 15, 17].
Im Gegensatz zu diesen positiven Mitteilungen, haben 2 placebokontrollierte Untersuchungen keine nennenswerte Differenz zwischen Pipazetat und Placebo feststellen können [22, 23].
Präparate:
Transpulmin® Hustensaft N – 10 ml
= 2 Teelöffel = 20 mg Pipazetat-HCl.
Dosierung:
Erwachsene: 3 × 1–2 Eßlöffel,
Kinder: 3 × 1 Eßlöffel.
Die Verträglichkeit der Substanz ist gut, Nebenwirkungen finden sich in Form von gastrointestinalen Beschwerden.

Prenoxdiazin

Dieser Substanz wird eine schwache, zentrale antitussive Wirksamkeit sowie eine Hemmung des emperimentellen Bronchospasmus (papaverinähnlich) und eine auffallend starke lokalanästhetische Wirkung bescheinigt [63].
In klinischen Studien, die partiell auch doppelblind durchgeführt wurden, ergab sich gegenüber Placebo eine deutlich antitussive Wirkung, die mit dem Codein vergleichbar war. Die Wirkung setzt gegenüber Codein langsamer ein, hält dafür aber länger an.

Insgesamt ist die Literatur über diese Substanz spärlich.
Präparate:
Lomapect® Dragee: 100 mg Prenoxdiazinhydrochlorid.
Dosierung: 2–4 × 100 mg.
Wirkungseintritt nach 15–30 Minuten. Wirkdauer 3–6 Stunden [65].

Peripher wirkende Pharmaka

Benproperin

Benproperin gehört zu den Antitussiva mit peripheren Wirkungsanteilen, bei denen erst in sehr hohen Dosen auch eine zentrale Wirksamkeit auf das Hustenzentrum nachgewiesen ist [22, 34].
Es wird eine selektive Anästhesie der pleuralen Rezeptoren sowie der Rezeptoren des Tracheobronchialbaums diskutiert; dies ist wahrscheinlich die Ursache für die auffallend gute antitussive Wirksamkeit bei pleuralem Husten [54]. Die Substanz ist dem Codein gleichwertig [25] bzw. als überlegen in der Literatur geschildert [56].
Nach Firmenangaben wirkt die Substanz im Tierversuch atemanregend und soll einer Hemmung des Atemzentrums durch Morphin entgegenwirken.
Präparate:
Tussafug® Dragee
= 25 mg Benproperindihydrogenphosphat,
Tussafug® Saft 1 Teelöffel (5 ml)
= 15 mg Benproperinembonat.
Dosierung:
2–4 × 25–50 mg pro Tag bei Erwachsenen,
1–2 mg/kg/Körpergewicht bei Kindern.
Wirkungseintritt nach 30 Minuten (bei trockenem Reizhusten angeblich schneller), Wirkdauer über 5 Stunden [53].

Nedocromil

Nedocromil gehört gemäß den Guidelines der GINA zu den 3 Controller-Medikamenten beim Asthma.
Über die Wirksamkeit beim Asthma hinaus kommt dieser Substanz eine besondere Bedeutung bei der Behandlung des asthmatischen Hustens, z.B. in der Form des cough variant-Asthmas, zu.
Nedocromil-Natrium blockiert die Chloridkanäle der Zellmembran, ohne in die Zelle einzudringen. Hierdurch werden alle Zellen in einen normalen „Funktionszustand" zurückversetzt.
Dieser Mechanismus schlägt eine Brücke zwischen der Wirkung von Nedocromil-Natrium auf Entzündungszellen und der Wirkung auf diejenigen Zellen, die für das Entstehen der Symptome verantwortlich sind. Da Nedocromil nicht in die Zelle eindringt, erklärt sich so auch das weitgehende Fehlen unerwünschter Nebenwirkungen. Nedocromil hemmt die Aktivierung sensorischer Nerven, hier insbesondere auch wenn es um die Volumenhomöostase der Zellen geht und die unmittelbare Mediatorfreisetzung.
Darüber hinaus konnte anhand einer Vielzahl von Provokationsstudien mit Antigenen, Anstrengung, Kaltluft, hyper- und hypotonen Salzlösungen, SO_2, Metabisulfit, Tachykinin und Capsaicin gezeigt werden, daß schon eine Einmaldosis von Nedocromil-Natrium die Symptome Husten und Bronchokonstriktion hemmt.
Klinische Studien haben gezeigt, daß der Asthmahusten mittels Nedocromil-Natrium schon nach 24 Stunden statistisch signifikant zurückgeht. Die Substanz kann somit als wirksames Antitussivum beim Asthma angesehen werden [4].
Präparate:
Halamid Dosieraerosol, Tilade Dosieraerosol,
1 Sprühstoß à 138,5 mg enthält 2 mg Nedocromil-Natrium.
Dosierung:
Zu Beginn 4 × täglich 2 Sprühstöße, im Laufe der Therapie kann unter Peak-flow-

Kontrolle (der Spread zwischen morgens und abends sollte <15% sein) die Dosierungshäufigkeit und -menge zurückgenommen werden.

Eine weitere Gruppe von Medikamenten, die indirekt an den peripheren „Rezeptoren" wirkt, umfaßt Lokalanästhetika, mukoaktive Medikamente, Bronchodilatatoren, Antihistaminika, Ganglienblocker sowie Placebo.

Wobei sich ein Placeboeffekt bei 735 Patienten in 25% aller „Behandelten" feststellen ließ [13].

Auch Präparate wie Clonazepam, Benzodiazepam und Nitrazepam weisen i.v. bei der Katze eine antitussive Wirkung auf, die 35fach größer ist, als die von Codein [10, 30]. Dieser Effekt ist nicht durch eine Relaxation der Muskulatur bedingt.

Chlorpromazin und andere neuroleptische Phenothiazide wurden von Eddy und Mitarbeitern (1970) auch als mögliche Antitussiva eingestuft. Es ist allerdings nicht bekannt, ob diese Pharmaka, deren zentrale sedative Eigenschaften bekannt sind, auch „peripher" auf den Husten einwirken.

Benzodiazepine und Neuroleptika sind keine spezifischen Hustenmedikamente, sie seien aber hier erwähnt, da sie bei psychosomatisch bedingtem Husten wirksam sein können.

Außer diesen „Reinsubstanzen" werden abenteuerliche Substanzmischungen angeboten, ohne daß eine logische Begründung für die Kombination besteht, und ohne daß die Wirkung nachgewiesen ist.

Trotz dieses „Handicaps" haben viele Patienten eine Vorliebe für Mischpräparate und wenden sie als selbstverschriebene Heilmittel bei weniger schweren Formen des Hustens, bei Reizungen des Rachens oder bei Erkältungen kurzfristig an; ein Placeboeffekt dürfte bei der Wirkung dieser Substanzen eine nicht unbedeutende Rolle spielen.

Literatur

1. Abelmann WH, Gaensler EA, Badger TT (1954) Chemical evaluation of toryn, a new synthetic cough depressant. Dis Chest 25: 532–541
2. Archibald DW, Slipp LB, Shane SJ (1959) The evaluation of a cough suppressant: an exercise in clinical pharmacology. Can Med Assoc J 80: 734–736
3. Asahina J, Ono M (1956) Quantitative determination of codeine and hydrocodeine in the antitussive and expectorant drug by paper chromatography. Eisei Shirkenjo Hokuku 74: 61–64
4. Barnes PJ, Holgate ST, Laitinen LA, Pauwels R (1995) Asthma mechanisms, determinants of severity and treatment: the role of nedocromil sodium. Clin Exp Allergy 25: 771–787
5. Bently KW (1954) The Chemistry of the Morphine Alkaloids. Claredon Press, Oxford
6. Bickerman HA (1954) The experimental production of cough in human subjects induced by citric acid aerosols. Am J Med Sci 228, p 156
7. Bickerman HA, German E, Cohen BM, Itkin SE (1957) The cough response of healthy human subjects stimulated by citric acid aerosol. II. Evaluation on antitussive agents. Am J Med Sci 234: 191–205
8. Bickerman HA (1962) Clinica pharmacology of antitussive agents. Clin Pharm Ther 3, p 353
9. Boissier JR, Pagny J (1960) Comparative experimental action of 3 antitussive agents derived from phenyl-aminopropane. Therapia 15: 93–96
10. Boselt G, Hartmann W, Fabel H (1985) Atemdepressiver Effekt von Antitussiva. Vergleichende Untersuchung von Clobutinol, Noscapin und Hydrocodon. Atemw Lungenkrkh 12: 538–542
11. Brinda A (1901) Sull'azione respiratoria della morfina a di alcuni suoi succedanei. Ricerche di farmacologia e terapia sperimentale. Arch Int Pharmacodyn 9, p 63
12. Cahen R, Coucherle A (1964) Étude pharmacologique de la nicotinyldihydrocodeine. CR Soc Biol Paris 158: 1021–1024
13. Calesnick B, Christensen JA (1967) Latency of cough responses as a measure of antitussive agents. Clin Pharmacol Ther 8: 374–380
14. Carlson HE (1933) The effect of morphine and codeine on the small intestine. Am J Dis Child 45: 440–445

15. Cass LJ, Frederik WS, Andosca JB (1954) Quantitative comparison of dextromethorphan hydrobromide and codeine. Am J Med Sci 227: 291–296
16. Charpin J, Weibel MA (1990) Comparative evaluation of the antitussive activity of butamirate citrate linctus versus clobutinol syrup. Respir 57: 275–279
17. Chen, JYP, Biller HF, Montgomery EG (1960) Pharmacology studies of a new antitussive, alpha(dimethylaminoethyl)-ortho-chlorbenzhydrol hydrochloride. J Parmacol Exp Ther 128: 384–391
18. Chopra RN (1935) Narcotine: Its pharmacological action and therapeutic uses. Ind J Med Res 18, p 35
19. Christoffel P, Kolberg H (1958) Die antitussive Wirkung eines Aminonitrils. Med Klin 53: 1507–1509
20. Dahlstrom B, Mellstrand T, Löfdahl CG, Johanssen M (1982) Pharmacocinetic properties of noscapine. Eur J Clin Pharm 22: 535–539
21. De Gregorio M (1960) Antitussiva activity in man and pharmaco-therapeutic characteristics of oxolamine. Min Med 51: 4086–4090
22. Domenjoz R (1952) Evaluation of cough sedatives. Arch Exp Pathol Pharmacol 215: 19–24
23. Eddy NB, Friebel H, Kahn KJ, Halbach H (1970) Codeine and its alternates for pain and cough relief. World Health Organisation, Geneva
24. Engelhorn R, Weller E (1966) Der Einfluß von Codein, Dextromethorphan und Narkotin auf exspiratorisch entladende Neurone der Medulla oblongata der Katze. Arch Exp Path Pharm 254: 170–193
25. Fornaroli E, Zacco R (1970) Considerazioni chimico-farmacologiche si preparati antitosse. Minerva Med 61: 2072–2079
26. Friebel H (1960) Über den Hustenreflex und seine Dämpfung durch zentral wirkende Pharmaka. Klin Wschr 38, p 621
27. Göcht R, Virchow C (1960) Klinische Erfahrungen bei der Behandlung des Reizhustens mit Sedotussin. Landarzt 36, p 171
28. Graham JDP (1962) Evaluation of isoamile citrate as an antitussive. J New Drugs 2: 43–49
29. Günthner W, Krieger E (1972) Husten und Auswurf. Dustri, München
30. Hahn KJ (1968) Pharmakologie der Antitussiva. Beitr Klin Tuberk 138, p 343
31. Hara S, Yanaura S (1959) A method of inducing and recording cough and examination of the action of some drugs with this method. Jpn J Pharmacol 24: 532–537
32. Haslreiter E (1961) Aerosolversuche mit einem Hustenhemmer. Zbl Aerosal Forsch 10: 135–141
33. Jaffe JH, Martin WR (1980) Opioid analgetics and antagonists. In: Goodmann LS, Gilmann A et al (eds) The pharmacological basis of therapeutic. MacMillan, New York pp 444–534
34. Johansen SH, Jorgensen M, Dryberg V (1963) The effect of Pirexyl on normal and depressed respiration. Acta Pharmacol Toxicol 20: 181–185
35. Johnson MA, Woodcock AA, Geddes DM (1983) Dihydrocodeine for breathless in pink puffers. Br Med J 286: 675–677
36. Kleibel F (1974) Objektive Prüfung eines (oxeladin citricum) Hustenblockers. Therapiew 24, p 2977
37. Kleibel F (1976) Vergleichende Untersuchungen über Antitussiva. Therapiew 26, p 7178
38. Konzelt H, Rothlin E (1954) Zur Wirkung von Narkotin auf den Hustenreflex und auf die Bronchialmuskulatur. Experientia, Basel 10: 472
39. Krause D (1958) Pharmakologie des α-(Isoprophyl)-α-(β-dimethylaminopropyl)-phenylacetonitril-citrat. Arzneim Forsch 8: 553–554
40. Krieger E (1972) Lungenfunktionsanalytische Untersuchungen mit dem Hustenblocker Pentoxyverin. Arzneim Forsch 22, p 389
41. Kurz H (1989) Antitussiva und Expektorantien. Wiss Verlagsges, Stuttgart
42. Leith DE, Butler JP, Sneddon SL, Brain JD (1986) Cough. In: Handbook of physiology, Sect. III. The respiratory system. American Physiological Society, Bethesda, pp 315–335
43. Matthys H, Bleicher B, Bleicher U (1983) Dextromethorphan and codein: Objective assessment of antitussive activity in patients with chronic cough. J Int Res 11: 92–100
44. Morrow PL, Faris EC (1987) Death associated with inadvertent hydrocondone overdose in a child with a respiratory tract infection. Am J For Med Path 8: 60–63
45. Moser U (1985) Antitussiva und Expektorantien. Dtsch Apoth Ztg 125: 997–1003
46. Muysers K, Siehoff F (1960) Atemphysiologische Untersuchungen vor und nach Verabreichung von Alpha-(Isopropyl)-Alpha-(β-dimethylaminopropyl)-phenyl-actonitril. Arzneim Forsch 10: 663–664
47. Nagorny S (1960) Klinische Erfahrungen mit

dem neuen peroral und parenteral anwendbaren Hustenmittel Silomat. Med Klin 55: 2254–2255

48. Pharmaceutical Data Services (1984) Business barometer: share of total Rx's-leading therapeutic categories. Drugs Topics, p 38
49. Plisnier, H, Hernalsteen L (1959) Action du chlorhydrate de narcotine sur la sécrétion bronchique. CR Soc Biol 153: 363–364
50. Prime FJ (1965) Report of the antitussive action of isoaminile (Dimypril). Clin Trials J 2: 121–125
51. Renovanz HD, Liebrich KG (1965) Prüfung von Hustenmitteln. Arzneim Forsch 15: 1392–1411
52. Reynolds JEF, Prasad AB, Martindale (1982) The extra pharmacopoeia. Pharmaceutical Press, London
53. Reynolds JEF (1989) Dextromethorphan, Martindale, p 908
54. Rubinstein K, Pedersen JGA, Hermansen K, Hint H, Opreesnik J (1962) Priexal et myt hostenstillende middel. Ugeskr Laeger 125: 175–178
55. Rühle KH, Matthys H (1979) Vergleich zweier Antitussiva mittels Tussometrie. In: Renovanz HD, Rensch H (Hrsg) Tussometrie. Dustri, München, p 63
56. Ryde C (1962) Klinisk prövning af ett nytt hostlindrande medel. Sv. Läkartidn 59: 3056–3060
57. Sackner, MA (1984) Effects of hydrocondone bitartrate on breathing patterns of patients with chronic obstructive lung disease. Mt Sinai J Med 51: 222–226
58. Salem H, Aviado DM (1964) Antitussive drugs. Am J Med Sci 247, p 585
59. Spielmann H, Steinhoff R (1990) Taschenbuch der Arnzeimittelverordnung in Schwangerschaft und Stillperiode. Fischer, Stuttgart
60. Stefko PL, et al (1961) Experimental investigations of nine antitussive drugs. J Pharmaceut Sci 50, p 216
61. Szyk B, Kalo J, Winkler J, Mihoczy L (1987) Klinische Untersuchungen mit Butamirat-Zitrat bie Asthma bronchiale und nach Azetylcholin-Provokation. Prax Klin Pneumol 41: 971–973
62. Tanaka C (1961) Pharmacology of narcotine. Fol Pharmacol Jap 57: 538–548
63. Tardos L, Erdely J (1966) Pharmakologische Untersuchung des neuen Antitussivums 3-(2,2-Diphenyläthyl)-5-(2-piperidinoäthyl)-1.2.4-oxadiazol. Arzneim Forsch 16: 617–621
64. Weiß B, Rossi GB (1962) Potentiation of the activity of narcotic analgesis by a trifluorinated Phenothiazine. Arch Internat Pharmacodyn Thera 137: 333–346
65. Wiesner O, Maieron B (1973) Bericht über die Multicenter-Untersuchung eines neuen Prenoxidazin enthaltenden Antitussivums. Allgemeinmed 49: 805–809
66. Widdicombe JG (1954) Respiratory reflexes from the trachea and bronchi of the cat. J Physiol 123: 55–70
67. Wölfel H (1962) Hustenbehandlung aus chirurgischer Sicht. Med Mschr 16, p 821
68. Ziment I (1978) Respiratory pharmacology and therapeutics. Saunders, Philadelphia, p 286
69. Zürcher HP (1966) Klinische Testung in Doppelblindversuch mit Sinecod-Hommel. Schweiz Rundsch Med 55: 1402–1408

Antiinfektiosa

Antivirale Substanzen

D. Michel und T. Mertens

Gemessen an der großen Zahl von Viren (ca. 200), die den Respirationstrakt infizieren können, sind nur wenige Erkrankungen therapierbar. Die Viren, die am häufigsten Erkrankungen der unteren Atemwege verursachen können, sind in Tabelle 1 aufgelistet [8, 10]. In der Regel werden nur schwere Infektionen durch humane Herpesviren (Zytomegalievirus, Varicella-Zoster-Virus und Herpes-simplex-Virus), Orthomyxoviren (Influenza) sowie Paramyxoviren (RSV), häufig bei immunsupprimierten Patienten, therapiert. Präventiv stehen Schutzimpfungen gegen das Varicella-Zoster-Virus, das Masernvirus und die Influenza A/B-Viren zur Verfügung.

Die Bestimmung des therapeutischen Effektes einer Substanz bei Patienten erfordert immer exakt durchgeführte, kontrollierte Studien. Die Wirksamkeit kann auf verschiedene Weise ermittelt werden:

Tabelle 1. Virale Erreger bronchopulmonaler Erkrankungen

Erkrankung	Virus	Familie
Tracheitis	Influenza A/B	Orthomyxoviridae
	HSV	Herpesviridae
Bronchitis/Bronchiolitis	RSV, Parainfluenza	Paramyxoviridae
	Influenza A/B	Orthomyxoviridae
	Rhino, ECHO, Coxsackie	Picornaviridae
	Adeno	Adenoviridae
	Corona	Coronaviridae
Pneumonie	Influenza A/B	Orthomyxoviridae
	Adeno	Adenoviridae
	RSV, Parainfluenza, Masern	Paramyxoviridae
	HCMV, VZV, HSV	Herpesviridae
	Hanta	Bunyaviridae
	ECHO	Picornaviridae

HSV Herpes-simplex-Virus; *RSV* respiratory syncytial virus; *VZV* Varicella-Zoster-Virus; *HCMV* humanes Zytomegalievirus; *ECHO* entric cytopathogenic human orphan virus.

1. Durch quantitative longitudinale Erfassung virusassoziierter Krankheitssymptome (aus Sicht des Virologen indirekt);
2. Durch den Nachweis einer schnelleren Abnahme isolierbarer, infektiöser Viruspartikel (je nach Virus aus dem Nasensekret, der bronchoalveolären Lavage, dem Sputum oder einem Rachenabstrich);
3. Als Abnahme der mittels Polymerase-Ketten-Reaktion quantitativ/semiquantitativ nachweisbaren viralen Genome, z.B. aus der bronchoalveolären Lavage, oder der mittels Antigennachweis erfaßbaren viralen Antigene.

Eine weitere indirektere Möglichkeit der Therapiekontrolle ist die Abnahme von Virusantigen positiven Leukozyten (z.B. pp65-Antigen beim Zytomegalievirus).

Es ist anzumerken, daß keine ausreichenden Studien zur Behandlung spezifisch respiratorischer Erkrankungen beim Varicella-Zoster-Virus (VZV) und Herpes-simplex-Virus (HSV) durchgeführt wurden. Da diese Erkrankungen oft lebensbedrohlich verlaufen, sind heute aus ethischen Gründen solche Studien nicht mehr durchführbar. Daher ergeben sich die Indikationen in diesen Fällen aus den therapeutischen Erfolgen bei anderen schwerwiegenden Erkrankungen durch diese Erreger.

Chemotherapie von Erkrankungen durch α-Herpesviren (Herpes-simplex-Virus, Varicella-Zoster-Virus)

HSV-Infektionen des Respirationstraktes sind bei immungesunden und immundefizienten/immunkompromittierten Patienten selten. Sie manifestieren sich gelegentlich bei älteren Patienten als HSV-Tracheitis. Bei konnatal infizierten und erkrankten Neugeborenen ist eine Lungenbeteiligung häufig. Unbehandelt haben HSV-Pneumonien eine sehr schlechte Prognose (Letalität 80%).

Die VZV-Pneumonie tritt bei Erwachsenen mit einer Häufigkeit von 1 pro 400 Infektionen auf (oft klinisch uncharakteristisch als Tachypnoe, Husten, Dyspnoe oder Fieber, aber mit radiologischen Veränderungen). Häufiger ist sie bei immunkompromittierten Kindern (Studie: 20% mit VZV entwickelten eine Pneumonie, Letalität 15–18%) (Abb. 1).

Aciclovir (INN)

Zovirax®, Generika

Entwicklung

Aciclovir wurde 1974 im Auftrag der Burroughs Wellcome im Rahmen der Suche nach Stoffen zur Hemmung der Adenosindesaminase synthetisiert [13, 14]. Seit Anfang der achtziger Jahre ist Aciclovir als Virustatikum im Handel.

Formel

9-[(2-Hydroxyethoxy)methyl]guanin

Pharmakodynamik

Die hohe Virusselektivität des Aciclovirs ist darin begründet, daß die Substanz in infizierten Zellen durch die virale Thymidinkinase (TK) zum Monophosphat phosphoryliert wird. Diese Reaktion ist in nicht-infizierten Zellen oder nach einer Infektion mit TK-defizienten Viren kaum zu beobachten. Zelluläre Enzyme konvertieren das Monophosphat zum ACV-Triphosphat, ein effektiver Inhibitor der viralen DNA-Polymerase, der im Falle des Einbaus in das virale Genom einen Abbruch der Polymerisation verursacht.

Die Bioverfügbarkeit von oral verabreichtem ACV ist mit 15–21% niedrig. ACV ist zu 9–24% an Plasmaproteine gebunden. Die

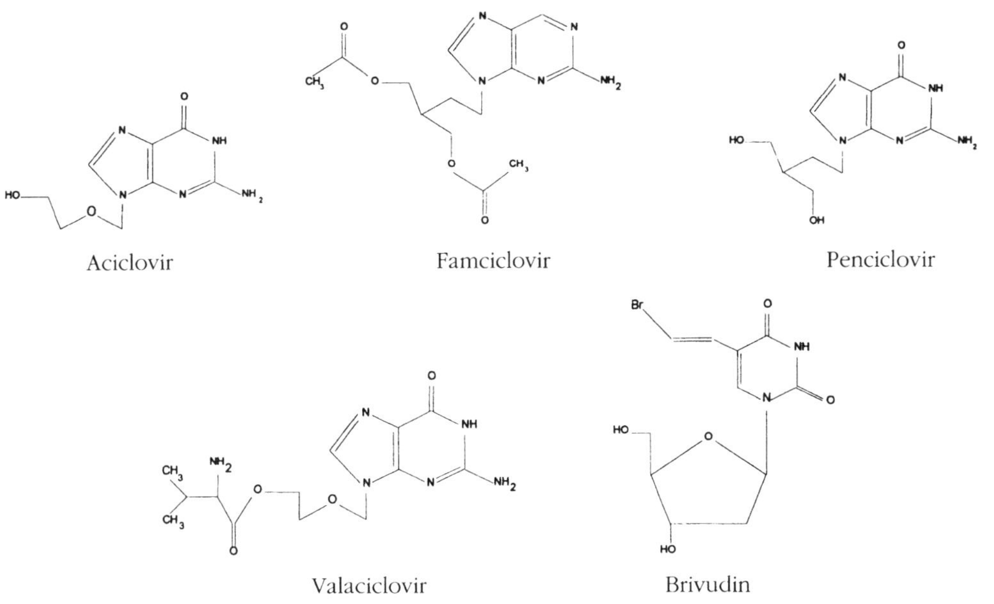

Aciclovir Famciclovir Penciclovir

Valaciclovir Brivudin

Abb. 1. Chemotherapie von HSV- und VZV-Erkrankungen

Halbwertszeit der Elimination aus dem Plasma liegt bei etwa 2–3 h. ACV ist liquorgängig, hier können 50 % des Serumspiegels erreicht werden. Eine Anreicherung findet hauptsächlich in Darm, Niere, Leber und Lunge statt, ferner ist die Substanz plazentagängig. Beim nierengesunden Patienten erfolgt die Ausscheidung zu 60–90 % in unveränderter Form renal durch tubuläre Sekretion und glomeruläre Filtration. Die Eliminationshalbwertszeit ist bei Neugeborenen mit 2,5 bis 4 h länger als bei Erwachsenen, bei Nierendysfunktion kann sie bis auf 20 h ansteigen (cave!). ACV ist hämodialysierbar. Dadurch es ist möglich, die Plasmakonzentration um 60 % innerhalb von 6 h zu reduzieren.

Indikation

Systemische Behandlung von schweren HSV- und VZV-Infektionen, insbesondere bei immunsupprimierten Patienten. Die Wirksamkeit von ACV bei der VZV- bzw HSV-Pneumonie wurde aus logistischen Gründen bislang nicht in größeren Studien gezeigt, dennoch ist angesichts der sehr gut belegten Wirkung bei anderen schweren Manifestationen von einer guten Wirksamkeit auszugehen.

Darreichungsform

Infusion: mit einer Dosierung von 5–10 mg/kg/KG alle 8 h (Infusionsdauer mindestens 1 h). Bei VZV ist eine Dosissteigerung bis 15 mg/kg/KG alle 8 h möglich. Falls möglich oral 5 × täglich eine Tablette (je 400/800 mg)

Nebenwirkungen

ACV ist insgesamt sehr sicher und besitzt nur zwei bedeutsame Nebenwirkungen: eine neurologisch/psychiatrische und eine renale. Beide scheinen durch hohe Plasmakonzentrationen begünstigt, zumindest die renale Komponente kann durch Dosisreduktion, langsame Infusion und ausreichende Hydratation minimiert werden. Bisher wurden keine kanzerogenen Eigenschaften beobachtet, auch mutagene Wirkungen wurden nicht eindeutig nachgewiesen, da Hinweise aus **in vitro**-Studien im Hochdosisbereich (bis 200 mg/kg/KG) **in vivo** nicht bestätigt werden konnten.

In einer Langzeitstudie (n = 950) mit oral appliziertem ACV (über 12 Monate, multizentrisch, placebo-kontrolliert) traten Übelkeit, Erbrechen, Diarrhöe, Magenschmerzen, Ausschlag und Kopfschmerz mit einer Häufigkeit von < 5 % auf.

Bei Niereninsuffizienz, dehydrierten Patienten oder gleichzeitiger Verabreichung nephrotoxischer Substanzen besteht bei zu schneller i.v.-Applikation die Gefahr einer Nierenschädigung durch auskristallisierendes ACV im distalen Tubulus. Reversible neurologische Erscheinungen, wie Verwirrtheit, Halluzinationen, Psychosen, sind möglich, in extrem seltenen Fällen besteht die Gefahr eines Komas. An der Haut kann ACV reversible Exantheme, eine Urtikaria oder Gesichtserytheme hervorrufen.

Kontraindikation

Da ACV plazentagängig ist, sollte während der Schwangerschaft eine klare Indikation vorliegen, ansonsten ist die Substanz kontraindiziert, da im Tierversuch teratogene Eigenschaften nicht völlig ausgeschlossen werden konnten (prospektive Studie von 651 ACV-behandelten Schwangeren aus 18 Ländern, davon 466 im ersten Trimester: die Rate an Spontanaborten und Geburtsdefekten [2–7 %] war vergleichbar mit unbehandelten Schwangeren). Während der Anwendung sollte nicht gestillt werden, da es zu einer Anreicherung in der Muttermilch kommen kann, allerdings ist noch nichts über eine Schädigung der Säuglingsniere bekannt geworden.

Interaktionen

Die gleichzeitige Gabe von Probenecid verringert die renale Ausscheidung von ACV.

Besonderheiten

Bei niereninsuffizienten Patienten wird das Dosierungsintervall bei i.v.-Gabe auf 12–24 h verlängert. Bei Langzeittherapie immundefizienter Patienten (z.B. bei AIDS-Patienten) können ACV-resistente Virusvarianten auftreten, die zu einem Therapieversagen führen.

Aussehen der Substanz

Weißes, geruchloses und amorphes Pulver. Das Natriumsalz ist temperatur-, aber nicht lichtempfindlich.

Valaciclovir (INN)

Valtrex®

Entwicklung

Zur Erhöhung der Bioverfügbarkeit von ACV nach oraler Gabe wurde der L-Valylester des Aciclovirs, Valaciclovir, entwickelt [2, 16].

Formel

2-[(2-Amino-1,6-dihydro-6-oxo-9H-purin-9-yl)methoxy]ethyl-(5)-2-amino-3-methylbutyrat]

Pharmakodynamik

Nach oraler Applikation wird Valaciclovir (ValACV) zu mehr als 50 % im Gastrointestinaltrakt resorbiert und durch den First-Pass-Effekt schnell zum aktiven Metaboliten ACV hydrolisiert. Durch die Metabolisierung wird eine Bioverfügbarkeit an ACV von ca. 54 % erreicht [17]. Weniger als 1 % wird als ValACV renal unverändert und 85 % als ACV ausgeschieden. Mit der Einführung von ValACV ist es möglich geworden, ACV-Serumkonzentrationen, die ansonsten nur durch eine i.v.-Applikation von ACV möglich sind, durch orale Gabe zu erreichen.

Indikation

Pneumonie durch VZV oder HSV, wenn eine orale Therapie möglich ist (siehe oben). Zugelassen ist die Substanz für die Frühbehandlung des Herpes zoster.

Darreichungsform

3× täglich 2 Filmtabletten (enthält je 500 mg Valaciclovir).

Interaktionen

Cimetidin und Probenecid verringern die renale Eliminierung des aktiven Metaboliten ACV um bis zu 30%.

Famciclovir

Famvir® Zoster

Entwicklung

Penciclovir [9-(4-Hydroxy-3-hydroxymethyl-butyl)guanin] (PCV) wurde 1985 erstmals in reiner Form synthetisiert. Da PCV schlecht oral resorbiert wird, wurde nach einer modifizierten Substanz gesucht, die eine höhere Bioverfügbarkeit besitzt. Famciclovir (FCV), die diacetylierte Form des Penciclovirs, erfüllt diese Forderung und ist zusätzlich leicht herzustellen [5, 15]. Seit 1995 ist FCV in Deutschland zugelassen.

Formel

2-[2-(2-Amino-9H-purin-9-yl)ethyl]-1,3propandiyl)diacetat, (Diacetyl-6-desoxy Analogon des Penciclovirs)

Pharmakodynamik

Nach oraler Gabe wird FCV schnell resorbiert und zum eigentlich wirksamen Hauptmetaboliten Penciclovir umgewandelt, wodurch eine hohe Bioverfügbarkeit (77%) [1] erreicht wird. Weniger als 20% der Substanz sind an Plasmaproteine gebunden. Die Eliminationshalbwertszeit beträgt 2 h, die Ausscheidung erfolgt überwiegend renal über tubuläre Sekretion.

Indikation

Pneumonien durch VZV und ggf. HSV, wenn eine orale Therapie möglich ist. Zugelassen ist das Medikament zur Frühbehandlung des Zoster und des primären Herpes genitalis hierbei ist nach Abschluß der Virusvermehrung (keine Vesikelneubildung, beginnende Verkrustung) von der Einnahme abzusehen.

Darreichungsform

3× täglich eine Filmtablette (enthält je 250 mg Famciclovir).

Nebenwirkungen

Es treten selten Kopfschmerz und Übelkeit auf.

Interaktionen

Medikamente, die über den gleichen Mechanismus ausgeschieden werden, z.B. Probenecid, Penicillin, nichtsteroidale Antiphlogistika und Diuretika (Furosemid und Thiazide), können zu einer Erhöhung der PCV-Konzentration im Plasma führen.

Besonderheiten

Es liegen mangels entsprechender Studien noch keine ausreichenden Daten über die Behandlung von Patienten unter 18 Jahren, Immunsupprimierten, Patienten mit disseminiertem Zoster und Zoster mit okulärer Beteiligung, vor.

Brivudin (INN)

Helpin®

Entwicklung

Brivudin (BVDU) wurde 1974 entwickelt, die antivirale Wirkung gegen Herpesviren wurde 1980 gezeigt [18]. 1990 wurde die Substanz in der DDR zur Behandlung von schweren Herpesvirusinfektionen zugelassen.

Formel

(E)-5-(2-Bromovinyl-2'-desoxyuridin)

Pharmakodynamik

BVDU wird nach oraler Gabe im Gastrointestinaltrakt gut resorbiert, unterliegt aber einem hohen First-Pass-Effekt. Durch Metabolisierung zum Hauptmetaboliten Bromovinyluracil (BVU) liegt die Bioverfügbarkeit bei ca. 33%. Die Plasmaproteinbindung **in vitro** beträgt 96–99%. Die Eliminationshalbwertszeit beträgt 12 bis 15 h. BVDU und seine Metabolite werden innerhalb von ca. 6 Tagen ausgeschieden. Die renale Elimination beträgt ca. 65%, die fäkale ca. 21%.

Indikation

BVDU ist wirksam gegen durch VZV und Herpes-simplex-Virus Typ 1 (HSV-1) verursachte Erkrankungen bei Immunkompromittierten, ist aber deutlich weniger wirksam gegen HSV-2 [6]. Dieser Umstand macht bei Therapie von HSV-Erkrankungen mit BVDU eine vorherige HSV-Subtypisierung nötig. Die zugelassenen Indikationen sind HSV-1 und VZV-Erkrankungen bei Patienten mit Tumorgrundleiden oder Immundefekt. Bei Nierenfunktionsstörung ist u.U. eine Dosisanpassung erforderlich.

Darreichung

4× 125 mg/Tag (eine Tablette) bei Erwachsenen, bei Kindern 3× täglich (5 mg/kg/KG).

Nebenwirkungen

BVDU ist im allgemeinen gut verträglich. Es wurden gastrointestinale Störungen wie Übelkeit, Appetitlosigkeit, Erbrechen, Abdominalschmerzen und Diarrhöe beobachtet. Gelegentlich kam es zu Proteinurie, Glukosurie, zu reversiblen Veränderungen des Blutbildes, Anstieg der Leberenzymwerte und Retentionswerte sowie Kopfschmerz und orthostatischer Dysregulation.
Im Tierversuch ergaben sich subklinische Zeichen einer Toxizität erst nach einer täglichen Verabreichung über mehr als 13 Wochen (300 mg/kg/KG/Tag). Intoxikationszeichen waren: leicht erhöhte Organgewichte von Leber, Milz und Nieren sowie eine geringgradige zentrolobuläre Hepatozytenhypertropie. Unbeeinflußt waren Körpermassenentwicklung, die hämatologischen Parameter, die Werte für mikrosomale Proteine und Leberenzyme.

Interaktionen

Im Gegensatz zu ACV darf BVDU nicht zusammen mit 5-Fluorouracil verabreicht werden. Der Metabolit BVD hemmt den Abbau von 5-Fluorouracil und erhöht so die Halbwertszeit von 5-Fluorouracil von ca. 20 min auf 5 h. Möglicherweise kann BVDU Medikamente, die eine hohe Plasmaproteinbindung haben, verdrängen und so deren Plasmakonzentration erhöhen. Gegebenenfalls muß bei diesen Substanzen eine Dosisanpassung vorgenommen werden.

Besonderheiten

Da keine ausreichenden Erfahrungen vorliegen, ist Brivudin bei Patienten mit eingeschränkter Nierenfunktion nur mit Vorsicht anzuwenden.

Chemotherapie von Erkrankungen, die durch das Zytomegalievirus (β-Herpesvirus) verursacht werden

Die Zytomegalievirus-Pneumonie ist bei Immungesunden sehr selten. Bei Immunkom-

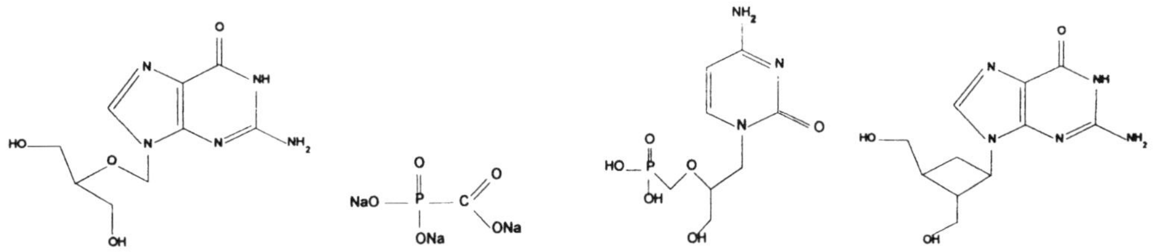

Ganciclovir Foscarnet Natrium Cidofovir Lobucavir

Abb. 2. Chemotherapie von HCMV-Erkrankungen

promittierten manifestiert sich eine interstitielle Pneumonie dagegen häufiger (Studien: bei 15–40% aller allogenen Knochenmarkempfängern ca. ab der 6.–7. Woche nach Transplantation, mit einer Letalität von 60–80%) (Abb. 2).

Ganciclovir (INN)

Cymeven®, Cymeven-oral

Ganciclovir (GCV) ist auch unter den Bezeichnungen DHPG oder 2'NDG bekannt. Die Möglichkeit der Behandlung schwerer HCMV-Infektionen begann in den späten achtziger Jahren mit der Einführung der i.v.-applizierbaren Substanz [7, 11].

Formel

2-Amino-9[2-hydroxy-1-(hydroxymethyl) ethoxymethyl]-9H purin-6(1H)-on bzw.
9-(1,3-Dihydroxy-2-propoxymethyl)guanin

Pharmakodynamik

Die selektive Wirkung von GCV besteht darin, daß das virale Protein UL97 die initiale Phosphorylierung der Substanz zum Monophosphat katalysiert. Nachdem zelluläre Enzyme die Phosphorylierung zum GCV-Triphosphat vorgenommen haben, kann es im Falle eines Einbaus in das virale Genom zu einem Abbruch der Polymerisation kommen. GCV hat eine geringe orale Bioverfügbarkeit (2–6%) und muß daher bei Erkrankungen i.v. verabreicht werden [12]. Bei Personen mit normaler renaler Funktion erfolgt keine Akkumulation (Applikation 2,5 mg/kg/KG i.v. alle 8 h über 24 Tage). Die Halbwertszeit im Plasma beträgt 2–3 h, dabei sind 1–2% an Plasmaproteine gebunden, allerdings erreicht das GCV-Triphosphat eine intrazelluläre Halbwertszeit von ca. 6 h. GCV wird zu fast 100% unverändert renal ausgeschieden.

Indikation

Eine bedeutsame Indikation für die GCV-Therapie ist die HCMV-assoziierte interstitielle Pneumonie. Es ist zu beachten, daß eine GCV-Monotherapie bei bereits manifester Pneumonie zwar die Virusproduktion beendet, aber dennoch nicht sicher das weitere fortschreiten einer interstitiellen Pneumonie verhindert (Autoimmunmechanismus?)! Studien zeigten, daß eine gleichzeitige Gabe von HCMV-Immunglobulinen eine bessere Prognose verspricht (Besserung der Pneumonie bis zu 71%). Die Immunantwort besitzt eine besondere Bedeutung in der Balance zwischen Virus und Wirt, wobei der zellulären Immunantwort (CD8+ T-Lymphozyten) eine wichtige Funktion zukommt. Die zugelassenen Indikationen für GCV sind lebens- und augenlichtbedrohende HCMV-Erkrankungen bei immunkompromittierten Patienten (HCMV-Retinitis bei AIDS-Erkankten) sowie generalisierte HCMV-Erkrankungen bei Immunkompromittierten (nach Transplantation von soliden Organen oder Knochenmark).
Zur Sekundärprophylaxe wird in klinischen Studien auch GCV oral eingesetzt.

Darreichungsform

Initialtherapie 2× täglich 5 mg/kg/KG i.v. für 1 h über 14 d, als Erhaltungstherapie (i.d.R. nur bei AIDS-Patienten) einmal täglich 6 mg/kg/KG an fünf Tagen der Woche. Oral: 3× täglich 4 Kapseln (Kapsel mit 1000 mg).

Nebenwirkungen

Bei ca. 32% der GCV-behandelten Patienten muß die Therapie infolge zu starker Nebenwirkungen unter- oder sogar abgebrochen werden. Dabei sind häufig Fieber und Hautausschlag zu beobachten. Viele Patienten (z.B. AIDS-Erkrankte mit Retinitis) erhalten gleichzeitig mehrere Medikamente, so daß verschiedene Nebenwirkungen, die nur in Einzelfällen auftraten, kritisch bewertet werden sollten.

Bei etwa 40% der Patienten tritt eine Neutropenie auf (bei AIDS-Patienten ausgeprägter als bei anderen, z.B. Transplantatempfängern). Einige Studien zeigten, daß eine Dosisreduktion (2,5 mg/kg/KG 3× täglich, statt 5 mg/kg/KG 2× täglich) eine Reduktion der Neutropenie erbrachte. Bei 20% wurde eine Thrombozytopenie und bei 2% Anämien beobachtet. Es sollten daher während der Therapie mehrfach hämatologische Parameter kontrolliert werden. Beeinträchtigungen des ZNS (Psychosen, Tremor, Anfälle, Halluzinationen, Kopfschmerz, usw.) wurden bei 5% der Patienten beobachtet. Bei 2% der Patienten wurden anormale Leberwerte gefunden.

Unter GCV-Therapie traten selten auf: Eosinophilie, Hyper-und Hypotonie und es wurden 2 Fälle mit Hämolyse sowie Einzelfälle von Retina-Ablösung beschrieben (wahrscheinlich eher krankheitsbedingt). Generell sind alle hämatologischen Nebenwirkungen des GCV schnell reversibel, wenn die Medikation ausgesetzt wird (bereits nach 3 bis 7 Tagen), allerdings ist dann oft mit einer Verschlechterung der HCMV-Erkrankung zu rechnen. Bei Niereninsuffizienz muß die GCV-Dosis der Funktionseinschränkung angepaßt werden. Hodenatrophie, Einschränkung der Spermiogenese und eine teratogene Wirkung wurden im Tierexperiment beobachtet, konnten beim Menschen (Studie bei 32 Männern) aber nicht sicher nachgewiesen werden (cave!), trotzdem sollte während und bis zu 6 Monaten nach der Behandlung kein Kind gezeugt werden.

Kontraindikation

Patienten mit Neutrophilenzahlen unter 500 µl oder Thrombozyten unter 25 000 µl sollten kein GCV i.v. erhalten. Frauen sollten unter GCV-Behandlung eine Schwangerschaftsverhütung betreiben und während einer Schwangerschaft oder während der Stillzeit kein GCV anwenden.

Interaktionen

GCV erhöht die Gefahr der Schädigung des Knochenmarks durch andere hämatotoxische Wirkstoffe (z.B. Trimethoprim, Doxorubicin, Amphotericin B, 5-Flucytosin) und erhöht die Neurotoxizität von β-Lactamantibiotika. Zidovudin und GCV haben bezüglich der hämatologischen Effekte überlappende Toxizitätsprofile (Casereport: Panzytopenie bei einem Patienten) und sollten daher gemeinsam in niedrigeren Dosen verabreicht werden als für die Monotherapie empfohlen. Es wurden bei 6 Patienten, die GCV in Kombination mit Imipenem/Cilastatin erhielten, generalisierte zerebrale Anfälle beschrieben. Probenecid reduziert die GCV-Clearance und erhöht dessen Plasmakonzentration.

Besonderheiten

Bei Niereninsuffizienz muß die Dosis der

Funktionseinschränkung angepaßt werden. Bei der Langzeitbehandlung (z.B. AIDS-Patienten) können GCV-resistente Virusvarianten auftreten, die zu einem Therapieversagen führen können. Zur weiteren Medikation sollte ein Verabreichen von Foscarnet Natrium erwogen werden.

Weitere Entwicklungen

Das Guanosidanalogon Lobucavir ist zur oralen Anwendung bestimmt und verfügt über eine hohe Bioverfügbarkeit (51–80 %). Das Nukleotidanalogon Cidofovir (HPMPC) ist seit 1996 in den USA und in Frankreich und seit 1998 in Deutschland unter dem Handelsnamen **Vistide®** zugelassen. Die Substanz hat eine stärkere antivirale Wirkung als GCV und Foscarnet und ist unabhängig von der initialen Phoshorylierung durch virale Enzyme, da sie bereits als Monophosphat vorliegt [1, 4]. Allerdings ist das Medikament stark nephrotoxisch, und es wurden bereits einige Fälle von Nierenversagen nach erfolgter Applikation dokumentiert. Es muß eine ausreichende Hydratation durchgeführt werden, zudem muß ein Monitorung der Nierenfunktion während der Therapie erfolgen. Cidofovir ist kontraindiziert bei Patienten mit einem Serum-Kreatinin-Level >15 mg/l, einer Kreatinin Clearance ≤ 55 ml/min oder einem Urin-Protein ≥1 g/l. Kontraindiziert ist die gleichzeitige Gabe von Medikamenten, die über ein eigenes nephrotoxisches Potential verfügen (z.B. Foscarnet, Amphotericin B oder Aminoglykosid-Antibiotika).
Die gleichzeitige Gabe von Probenecid vermag die renale Toxizität zu vermindern.

Darreichungsform

Initialtherapie 5 mg/kg/KG i.v. (60 Minuten) 1× wöchentlich. Erhaltungstherapie: 5 mg/kg/KG i.v. (60 Minuten) 1× alle 2 Wochen (ab 3. Woche).

Foscarnet Natrium (INN)

Foscarvir®

Foscarnet ist das Trinatriumsalz der Phosphonoameisensäure und wurde bereits 1924 synthetisiert. Erst 1978 wurde die antivirale Wirkung gegen HSV gezeigt [3].

Formel

Trinatriumphosphonoformiat

Pharmakodynamik

Anders als GCV muß Foscarnet nicht durch ein virales Enzym aktiviert werden, sondern bindet direkt an die virale Polymerase und verhindert die Polymerisation durch eine Blockierung der Pyrophosphatspaltung der natürlichen Desoxytriphosphate. Nach der i.v. Applikation werden Plasmakonzentrationen zwischen 75 und 500 μmol/l erreicht. Die Pharmakodymanik des Foscarnet folgt einem 3-Kompartimente-Modell. Die Substanz wird in die Knochen eingelagert. Die renale Elimination erfolgt ohne Metabolisierung, nach einer Woche sind 88% ausgeschieden.

Indikation

Eine Indikation für die Foscarnet-Therapie ist eine Pneumonie verursacht durch GCV-resistentes HCMV oder bei Patienten mit niedrigen Neutrophilen- oder Thrombozytenzahlen (Hämatotoxizität des GCV). Zugelassen ist die Substanz für die Therapie von lebens- und augenlichtbedrohenden Erkrankungen durch HCMV und durch ACV-resistente HSV bei AIDS-Patienten.

Kontraindikation

Bei Patienten unter 18 Jahren, Dialysepatienten, Patienten, die Pentamin i.v. erhalten und während der Schwangerschaft ist Foscarnet kontraindiziert.

Darreichungsform

3× täglich 40–60 mg/kg/KG als Infusion (60 Minuten), eine Erhaltungsinfusion täglich von 90–120 mg/kg/KG/Tag.

Nebenwirkungen

Bei 20–30% der Patienten treten Übelkeit und Erbrechen auf, bei 16% werden Exantheme, Schüttelfrost und Muskelschwäche beobachtet. Ein Temperaturanstieg kommt bei 60% vor.

20–50% der Patienten entwickeln eine Anämie mit Abnahme der Hämoglobinkonzentrationen ≥10 g/l, mit Tiefpunkt nach ca. 14 Tagen (Studie: 6 von 15 AIDS-Patienten entwickelten eine Anämie, die eine Transfusion von Erythrozytenkonzentraten erforderte). Durch hohe Konzentrationen an ausgeschiedenem (nicht metabolisiertem) Foscarnet können oberflächliche Hautirritationen und Penis-/Vaginalulzerationen auftreten. Diese können durch eine verstärkte Genitalhygiene nach dem Wasserlassen vermindert werden. An der peripheren Infusionsstelle tritt häufig eine Phlebitis oder Thrombophlebitis auf. Diese können durch eine Verdünnung des Foscarnets 1:2 mit 5% Dextrose oder physiologischer Kochsalzlösung minimiert werden. Erhöhte Serum-Kalzium Konzentrationen traten bei mehr als 66% der AIDS- und 20–25% der knochenmarktransplantierten Patienten auf. Hyperphosphatämie wurde bei fast allen AIDS-Patienten innerhalb der ersten 2 Wochen nach Beginn der Foscarnet-Therapie beobachtet (z.B. Anstieg über 1,8 mmol/l bei 4/10 Patienten). Der zugrunde liegende Mechanismus ist wahrscheinlich der Austausch von Foscarnet gegen Phosphat in den Knochen. Bei 20–60% der AIDS-Patienten kommt es zu Einschränkungen der renalen Funktion (meist reversibel), zu beobachten als 2- bis 3fach erhöhter Serum-Kreatinin-Spiegel. Eine Dosisanpassung und eine vermehrte Hydratation mit physiologischer Kochsalzlösung (2,5 l/Tag) kann die Gefahr einer Nierenschädigung vermindern.

Weniger häufig treten Thrombozytopenien auf (z.B. 3/20 und 6/26 AIDS-Patienten). Seltene Nebenwirkungen sind: abnormale Leberfunktionen mit Anstieg von ALAT, ASAT und γ-GT, Ataxie, Neuropathie, Tremor, Kopfschmerz, Halluzinationen, Parästhesien, Ermüdungserscheinungen und Hypästhesie, Diarrhöe und Abdominalschmerz.

Interaktionen

Foscarnet kann bei einer Unterfunktion der Niere auskristallisieren, daher ist die gleichzeitige oder anschließende Gabe von Medikamenten, die eine Schädigung der Niere hervorrufen können (Aciclovir, Pentamidin, Suramin, Cotrimoxazol, Amphotericin B, Cisplatin) zu vermeiden. Pentamidin kann das Hervorrufen einer Foscarnet-bedingten Hypokalzämie verstärken. Zusammen mit Trimethoprim/Sulfametoxazol kann es zu einer stärkeren Abnahme der Hämoglobin- und Thrombozytenkonzentration kommen. Da Foscarnet nicht myelotoxisch ist, kann es in Kombination mit Zidovudin verabreicht werden.

Chemotherapie von Erkrankungen durch Orthomyxoviren

Zwei Formen der Pneumonie sind mit Influenzaviren assoziiert: (a) die primäre virale Influenzapneumonie und (b) die sekundäre bakterielle Infektion. Die Häufigkeit von Tracheobronchitis/Pneumonie nach einer Influenzainfektion liegt durchschnittlich bei 9,5%. Allerdings ist dabei eine starke Streuung in Abhängigkeit vom Lebensalter zu beobachten. Bei den 5- bis 50jährigen liegt die Rate bei 4–8%, während bei den über 60jährigen die Rate bis auf 73% ansteigt (Abb. 3).

Ribavirin

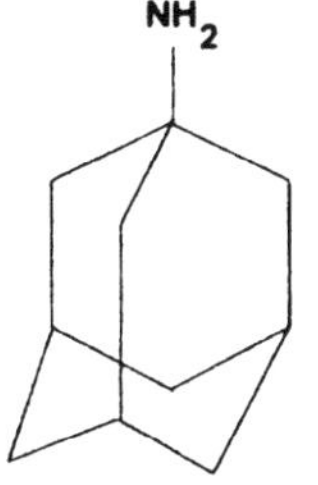

Amantadin

Abb. 3. Chemotherapie von RSV-Erkrankungen Chemotherapie von Influenza-Erkrankungen

Amantadin (vINN)

PK-Merz® und Generika,
Amantadin®-ratiopharm, Viregyt®

Entwicklung

Die Substanz wurde 1960 synthetisiert und vor allem als Antiparkinsonmittel verabreicht. Seit 1966 wird sie in den USA für die Behandlung von Influenza-A-Infektionen eingesetzt [8].

Formel

1-Adamantanamin,
1-Adamantanaminsulfat

Pharmakodynamik

Nach oraler Gabe wird Amantadin schnell und nahezu vollständig resorbiert, mit einem Plasmamaximum nach ca. 2 h. Nach einer 100-mg-Einzeldosis wird bei jungen Erwachsenen ein Plasmamaximum von 0,2–0,3 µg/ml erreicht (bei älteren Individuen ca. 50 % höher). Die Substanz ist zu ca. 70 % an Plasmaproteine gebunden. Die Eliminationshalbwertszeit liegt bei 10–30 h. Es erfolgt eine komplette renale Exkretion in unveränderter Form. Bei niereninsuffizienten Patienten kommt es zu einer Verlängerung der Halbwertszeit auf bis zu 70 h. Amantadin ist gegen alle getesteten Influenza-A-Viren bereits in geringen Konzentrationen wirksam (<1 µg/ml, gut im Mensch zu erreichen). Gegen RSV, Influenzaviren B/C und Parainfluenza müssen Konzentrationen von >10 µg/ml (bis 50 µg/ml) erreicht werden. Amantadin passiert die Plazenta und wird mit der Muttermilch ausgeschieden.

Indikation

Die Anwendung gegen das Influenzavirus A kann in Epidemiezeiten prophylaktisch oder in den ersten 24 h nach Beginn der Krankheitserscheinungen erfolgen. Eine Prophylaxe sollte bei älteren, nicht geimpften Individuen vorgenommen werden. Eine nachträgliche Impfung kann auch unter Amantadin-Behandlung durchgeführt werden. Die Prophylaxe ist kein Ersatz für eine Schutzimpfung mit dem aktuellen Impfstoff! Weiterhin ist Amantadin für die Behandlung der Parkinsonschen Krankheit zugelassen. Amantadin ist **kontraindiziert** in der Schwangerschaft, da im Tierversuch teratogene Wirkung beobachtet wurde, obwohl diese Beobachtung beim Menschen bisher nicht bestätigt werden konnte. Weiterhin soll die Substanz nicht in der Stillzeit verabreicht werden, da eine Exkretion über die Brustmilch möglich ist, allerdings wurden Schädigungen des Säuglings bisher nicht dokumentiert. Amantadin sollte nicht Personen verabreicht werden, die unter Verwirrtheits-, Erregungszuständen oder schweren Leber- und Nierenfunktionsstörungen leiden.

Darreichungsform

Amantadin ist erhältlich in 100-mg-Tabletten oder Kapseln und als Infusionslösung (500 ml = 200 mg Amantadin). Dosierung: 200 mg (2 × 100 mg) täglich über 10 Tage.

Nebenwirkungen

Bei etwa 10% der Erwachsenen treten Nebenwirkungen in den ersten 2–3 Tagen auf. Im Vordergrund stehen dabei die Stimulation des ZNS (Wirkung auf Katecholamin-Freisetzung) und gastrointestinale Symptome (Übelkeit, Erbrechen). Eine Überdosierung wird in der Regel vom Körper schwer toleriert. Bei Patienten mit Hinweisen auf eine Herzinsuffizienz war das Auftreten von peripheren Ödemen zu beobachten.

Interaktionen

Es sind Wirkungsverstärkung von Sympathomimetika (zentrale Wirkung) und Pharmaka mit anticholinergen Wirkungen möglich. Außerdem wird die Alkoholtoleranz vermindert. Diuretika (Triamteren) können die Plasmaclearance von Amantadin reduzieren.

Besonderheiten

Eine verzögerte renale Clearance bei älteren Patienten macht unter Umständen eine Dosisreduktion erforderlich (Intoxikationserscheinungen). Patienten mit gestörter renaler Funktion können hohe Plasmaspiegel erreichen, die zu Halluzinationen und Konfusionen führen können.

Aussehen der Substanz

Amanthadin ist ein wasserlösliches, kristallines Pulver.

Zanamivir, GG 167 (Relenza®)

Die Hemmung der Influenzavirus Neuraminidase ist ein neues antivirales Prinzip. Zanamivir, der erste Neuraminidasehemmer, befindet sich noch in Phase III der klinischen Erprobung und kann ebenfalls prophylaktisch oder frühzeitig bei Influenza-Erkrankungen (durch Influenzavirus-A und -B) eingesetzt werden. Zanamivir ist bei Amantadinresistenz protektiv und umgekehrt. Biologisch bedeutsame Resistenzmutationen gegen Zanamivir finden sich besonders im Bereich der aktiven Bindungsstelle der viralen Neuraminidase (z.B. die Arg^{152}-Lys-Mutation führt zu einer 1000fachen Abnahme der Neuraminidase-Funktion), es gibt jedoch auch Hinweise, daß Mutationen im viralen Hämagglutiningen (z.B. Thr^{198}-Ile) durch Verminderung der Virusadsorption die antivirale Wirkung von Zanamivir zusätzlich verringern können.

Chemotherapie von respiratorischen Erkrankungen, die durch das Respiratory Syncytial Virus (RSV) verursacht werden

Respiratorische Erkrankungen durch RSV bei Kindern manifestieren sich zu 42–90% als Bronchiolitis, zu 5–40% als Pneumonie und zu 10–30% als Tracheobronchitis. Während einer Epidemie konnte bei ca. 89% der Kinder, die wegen respiratorischer Erkrankungen hospitalisiert wurden, RSV isoliert werden. Die Häufigkeit von Erkrankungen des unteren Atemtraktes durch RSV liegt etwa bei 23 pro 1000 (Abb. 3).

Ribavirin (vINN)

Virazole®

Werdegang der Entwicklung

Die Erstsynthese erfolgte 1972 durch Wissenschaftler des ICN Nucleic Acid Research Institute [9]. Ursprünglich war die Substanz für die orale Behandlung von Influenza-A/B-Infektionen gedacht, aber Studien zeigten einen nur mäßigen Erfolg. 1986 wurde die Substanz als Aerosol von der FDA (USA) für die Behandlung von RSV-Infektionen freigegeben. Mit gutem Erfolg wurde Ribavirin oral und i.v. bei Lassa- und Hantaanvirus-Infektionen eingesetzt.

Formel

1-β-D-Ribofuranosyl-1,2,4-triazol-3-carboxamid

Pharmakodynamik

Oral appliziertes Ribavirin wird zu 50% im Gastrointestinaltrakt resorbiert. Es findet keine Bindung an Plasmaproteine statt. Die Plasmahalbwertszeit beträgt 9–12h (aber 40d in Erythrozyten). 50% des Ribavirins werden nicht metabolisiert (deribosyliert) innerhalb von 72h renal eleminiert. Ribavirin und seine Metabolite akkumulieren besonderes in der Leber und den Erythrozyten.

Klassische Indikation

Die Behandlung mit Ribavirin wird in der Literatur kontrovers diskutiert, da oft die tatsächlich therapeutische Wertigkeit bei RSV-Infektionen unklar blieb [9]. Zu beachten sind die hohen Kosten für die Substanz (1994: 6g 6500$) und das Erfordernis eines speziellen Respirationsgerätes (Collison Aerosol Generator), welches die notwendige Partikelgröße des Aerosols erzeugen kann (im Durchschnitt 1,3µm im Durchmesser) [8]. Eine Therapie mit Ribavirin als Aerosol ist empfohlen bei RSV-Infektionen von: Hochrisikokindern (kongenitale Herzfehler, bronchopulmonale Dysplasie, zystische Fibrose, Frühgeborene, Immundefizienz, Transplantatempfänger und Kinder unter Chemotherapie), stationär behandelten Kindern mit ernsten pulmonalen Erkrankungen ($PaO_2 < 65$ mm Hg oder erhöhter $PaCO_2$) und allen beatmeten Patienten. Ferner sollte eine Behandlung erwogen werden bei stationären Patienten mit RSV-Infektionen des unteren Atemtraktes, die zu dieser Zeit noch nicht bedrohlich sind, aber eine schlechte Prognose haben: Neugeborene unter 6 Wochen, bei schweren Grunderkrankungen (multiple angeborene Anomalien, neurologische oder metabolische Erkrankungen).

Kontraindikation

Dies betrifft vor allem das Pflegepersonal, das während der Behandlung von Patienten dem Aerosol ausgesetzt sein kann. Frauen im gebärfähigen Alter (vor allem aber bei Schwangerschaft) sollten vor der Inhalation geschützt werden. Tritt eine Schwangerschaft während der Applikation auf, sollte eine genetische Beratung erwogen werden. In der Stillzeit ist Ribavirin kontraindiziert bis zu 6 Monaten nach Applikation. Männer sollten während und bis zu 6 Monaten nach einer Behandlung (z.B. Lassavirus) kein Kind zeugen.

Darreichungsform

Trockensubstanz (6g) wird in 300 ml H_2O gelöst und über 12–18h als Aerosol verabreicht.

Nebenwirkungen

Schwere Nebenwirkungen sind selten (amerikanische Studie n = 26432).
Selten: Bronchospasmen (<1%) oder Hautirritationen, Kopfschmerz (<0,07%), Hämolyse. Bei Patienten mit Blutbildverände-

rungen sollte der hämatologische Status beobachtet werden und Ribavirin mit Vorsicht verabreicht werden. Hohe Dosen, 1200 mg/Tag (15 mg/kg/KG/Tag) über 10–14 Tagen, können zu einer Anämie führen. Diese Anämie ist nach Absetzen des Medikamentes reversibel. Dosen von 600 bis 900 mg/Tag für 28 Tage wurden gut toleriert. Vereinzelte Erhöhung der ASAT und des Bilirubins.
Tierversuche ergaben teratogene, karzinogene und mutagene Eigenschaften (keine Daten beim Menschen).

Aussehen der Substanz

Ribavirin ist eine farb-, geruchs- und geschmacklose kristalline Substanz, gut wasserlöslich und bei Raumtemperatur stabil.

Literatur

1. Alrabiah FA, Sacks SL (1996) New antiherpesvirus agents. Drugs 52: 17–32
2. Beutner KR, Friedman DJ, Forszpaniak C, Andersen PL, Wood M (1995) Valaciclovir compared with aciclovir for improved therapy for herpes zoster in immunocompetent adults. Antimicrob Agents Chemother 39: 1546–1553
3. Chrisp P, Clissold SP (1991) Foscarnet, a review of its antiviral activity, pharmacokinetic properties and therapeutic use in immunocompromised patients with cytomegalovirusretinitis. Drugs 41: 104–129
4. De Clercq E (1993) Antivirals for the treatment of herpesvirus infections. J Antimicrob Chemother 32: 121–132
5. Degreef H, Famciclovir herpes zoster clinical study group (1994) Famciclovir, a new oral antiherpes drug: results of the first controlled clinical study demonstrating its efficancy and safty in the treatment of uncomplicated herpes zoster in immunocompetent patients. Antimicrob Agents 4: 241–246
6. Dolin R (1985) Antiviral chemotherapy and chemoprophylaxis. Science 227: 1296–1303
7. Faulds D, Heel RC (1990) Ganciclovir, a review of its antiviral activity, pharmacokinetic properties and therapeutic efficancy in cytomegalovirus infections. Drugs 39: 597–638
8. Galasso J, Whitley RJ, Merigan TC (ed) (1990) Antiviral agents and viral diseases of man. Raven Press, New York
9. Jeffries DJ, De Clercq E (ed) (1995) Antiviral chemotherapy. Wiley, West Sussex
10. Mandell GL, Bennett JE, Dolin R (ed) (1995) Principles and practice of infectious diseases. Wiley, New York
11. Markham A, Faulds D (1994) Ganciclovir, an update of its therapeutic use in cytomegalovirus infections. Drugs 48: 455–484
12. Morse GD, Shelton M, O'Donnel AM (1993) Comparative pharmakokinetics of antiviral nucleoside analogues. Clin Pharmacokinet 24: 101–123
13. O'Brien JJ, Campoli-Richards DM (1989) Aciclovir, an updated review of its antiviral activity, pharmacokinetic properties and therapeutic efficancy. Drugs 37: 233–309
14. Reißer C, Baehr M (1994) Aciclovir: Indikationen, Eigenschaften und Verarbeitung in der Eigenproduktion. Krankenhauspharmazie 15: 1–8
15. Vere Hodge RA (1993) Famciclovir and penciclovir. The mode of action of famciclovir including its conversion to penciclovir. Antiviral Chem Chemother 4: 67–84
16. Wellcome Foundation (1994) Valaciclovir, product monograph
17. Weller S, Blum R, Doucett M, Burnette T, Cederberg D, de Miranda P, Smiley L (1993) Pharmacokinetics of the acyclovir pro-drug valaciclovir after escalating single- and multiple-dose administration to normal volunteers. Clin Pharmacol Therap 54:5595–605
18. Wutzler P, DeClercq E., Wutke K, Färber I (1995) Oral brivudin vs. intravenous aciclovir in the treatment of herpes zoster in immunocompromised patients: a randomized double-blind trail. J Med Virol 46: 252–257

Antibiotika

J. Eller und H. Lode

Antibakterielle Therapie

Penicilline

1928 entdeckte Alexander Fleming die Hemmung des Wachstums eines Staphylokokkenstammes durch einen Schimmelpilz. Erst 1940 wurde durch eine englische Arbeitsgruppe aus Oxford Penicillin G isoliert.

Penicilline gehören zur großen Gruppe der β-Lactam-Antibiotika. Sie sind Derivate der 6-Aminopenicillansäure und als neutrale Salze und Esterverbindungen gut wasserlöslich. Die verschiedenen Penicilline unterscheiden sich durch die Substitution an der 6-ständigen Aminogruppe. Die natürlichen Penicilline sind Stoffwechselprodukte verschiedener Schimmelpilze. Durch Zusatz von Säuren entstehen biosynthetische und durch Acylierung die weit wichtigeren halbsynthetischen Penicilline.

Penicilline wirken bakterizid. Da ihr Wirkungsmechanismus auf der Hemmung der Mureinsynthese und damit auf den Zellwandaufbau der Bakterien beruht, wirken sie vorwiegend auf proliferierende Keime, auf ruhende Keime wirken sie zumeist bakteriostatisch.

Neue pharmakodynamische Erkenntnisse weisen auf eine optimale Wirkung der β-Laktam-Antibiotika hin, wenn sich ihre Konzentration möglichst lange (Zeitabhängigkeit/> 40–60% des Dosierungsintervalls) um den Faktor 5–10 oberhalb der minimalen Hemmkonzentration des jeweiligen Erregers befindet.

Penicillin G und Oralpenicilline

Penicillin G (Clemipen©) und Oralpenicilline (Penicillin V: Isocillin©, Megacillin oral©; Propicillin: Baycillin©): Die Serum-Halbwertszeit beträgt 30–40 min., die Plasma-Eiweißbindung 50–60%. Sie werden zu ca. 90% renal ausgeschieden. Es besteht gute Diffusion in die Haut und Schleimhäute sowie Lunge, Leber und Galle.

Depotpenicilline: Langsame Resorption nach intramuskulärer Gabe mit deutlich niedrigeren Serumkonzentrationen. Therapeutisch wirksame Serumkonzentrationen länger als 24 Stunden.

Wirkungsspektrum

Das Wirkungsspektrum liegt hauptsächlich

im grampositiven Bereich, es besteht eine ausgezeichnete Wirksamkeit gegen grampositive und gramnegative Kokken: Streptokokken, Meningokokken, Pneumokokken, β-Laktamase negative Staphylokokken und Gonokokken. Des weiteren: Spirochäten (insbesondere Treponemen, Leptospiren, Borrelien), Diphtheriebakterien, Clostridien, Bacteroides (mit Ausnahme von B. fragilis), Bacillus anthracis, Actinomyces spp., Listerien, Erysipelothrix, Pasteurellen und Erreger des Rattenbißfiebers. Wichtige gramnegative Keime wie H. influenzae, Enterobakterien und Pseudomonas spp. werden nicht erfaßt.

Indikation

Die klassische Indikation ist wegen der hohen Bakterizidie bei empfindlichen Erregern neben der Behandlung von Spirochäten (Depotpenicilline) immer noch die Therapie von Pneumokokken- (Cave: resistente Stämme) und Streptokokken-Infektionen (insbesondere die typische Pneumonie). Hochdosierte i.v. Therapie bei Endokarditis lenta, Meningitis, Milzbrand, Tetanus, Gasbrand und allen schweren Infektionen durch empfindliche Erreger. Prophylaxe des rheumatischen Fiebers. Dosierung: 10–20 Mio. E in 4–6 Dosen. Kinder: Penicillin V: 40.000–120.000 IE/kg KG in 4–6 Dosen. Penicillin G: 25.000–50.000 IE/kg KG in 3 Dosen. Bei eingeschränkter Nierenfunktion Dosisreduktion (siehe Tabelle 1).

Nebenwirkungen

Hauptgefahr ist die allergische Reaktion, insbesondere bei i.v. Applikation. Bei hohen Dosen ist neben Elektrolytverschiebungen auf die mögliche Neurotoxizität (Krämpfe, Verwirrtheitszustände) zu achten. Gelegentlich reversible Neutropenie. Herxheimersche Reaktion. Bei Depotpenicillinen Hoigné-Syndrom. Bei oraler Gabe sind allergische Reaktionen selten. Die Penicillinallergie (Klärung bei unklarer Allergieanamnese und vitaler Indikation durch Prick-, Scratch- und Intrakutantest mit 20 μl (1000 E/ml), anschließend langsame Infusion mit 200–500 E/ml unter Überwachung) ist eine absolute Kontraindikation.

Penicillinasefeste Penicilline

Oxacillin (Stapenor©, Cryptocillin©), Dicloxacillin (Dichlor-Stapenor©), Flucloxacillin (Staphylex©). Sowohl parenterale als auch enterale Gabe möglich. Die enterale Resorption dieser Substanzen ist gut, hängt jedoch vom Füllungszustand des Magens ab. Die Präparate sollten deshalb ein bis zwei Stunden vor den Mahlzeiten eingenommen werden. Die Serum-Halbwertszeit liegt zwischen 0,5 und 0,75 Stunden. Die Proteinbindung ist mit bis zu 97% sehr hoch. Die penicillinasefesten Penicilline werden zu 30–50% renal und zum Teil auch biliär ausgeschieden.

Wirkungsspektrum

Wie Penicillin G; die Bakterizidie ist jedoch wesentlicher schwächer, dafür werden auch penicillinasebildende Staphylokokken erfaßt.

Indikation

Penicillinasebildende Staphylokokken, wie z.B. bei Pneumonien und Bronchiektasen. Jedoch ist das Spektrum der penicillinasefesten Penicilline sehr eng, so daß sie nur bei bekanntem Keimbefund eingesetzt werden sollten. Bei oraler Gabe 4×0,5–1 g, parenteral 4×1–2 g. Kinder: orale Gabe: 50–100 mg/kg KG in 4 Dosen. Parenteral: 100–200 mg/kg KG in 4 Dosen. Bei eingeschränkter Nierenfunktion Dosisreduktion (siehe Tabelle 1).

Nebenwirkungen

Wie bei Penicillin G. Kontraindikation: Penicillinallergie.

Ampicillin und Ampicillinderivate

Ampicillin (Binotal©, Amblosin©, Pen-Bristol©), Amoxicillin (Amoxypen©, Clamoxyl©), Bacampicillin (Penglobe©), Epicillin (Spectacillin©). Kombinationen mit β-Laktamase Inhibitoren: Amoxicillin/Clavulansäure (Augmentan©) und Ampicillin/Sulbactam (Unacid©). Sowohl parenterale als auch enterale Gabe möglich. Die enterale Resorption liegt für Ampicillin zwischen 30 und 40 %, Amoxicillin hingegen wird besser (70 %) resorbiert und sollte deshalb bei der oralen Therapie bevorzugt werden. Die Serum-Halbwertszeit beträgt ca. 1 h, die Substanzen werden überwiegend renal ausgeschieden.

Wirkungsspektrum

Wie Penicillin G, jedoch bessere Empfindlichkeit von Enterokokken, Listerien und Haemophilus influenzae, die aber gelegentlich Resistenzen (β-Laktamase, positive Stämme) aufweisen. Auch andere gramnegative Keime werden, allerdings mit variablen und zunehmenden Resistenzen, miterfaßt: Salmonellen, Shigellen und E. coli. Es besteht eine Primärresistenz gegen Enterobacter spp., Klebsiellen, indolpositive Proteusarten und Pseudomonas spp. Die β-Laktamase Inhibitoren erweitern das Spektrum auf (β-Laktamase bildende) Stämme von Staphylococcus aureus, Haemophilus influenzae, Gonokkokken, Bacteroides fragilis, Proteus mirabilis und P. vulgaris sowie teilweise von E. coli und Klebsiellen. Auch die Anaerobier werden miterfaßt.

Indikationen

Mittel der Wahl bei Haemophilus und Enterokokkeninfektionen (bei nachgewiesener Empfindlichkeit), Listeriose und invasive Salmonelleninfektionen. Harnwegs-, Atemwegs- und HNO-Infektionen mit empfindlichen Erregern. Amoxicillin eignet sich für die Therapie von akuten Infektexazerbationen der einfachen chronischen Bronchitis und unkomplizierter ambulant erworbener „typischer" Pneumonien. Da durch die Kombination mit β-Laktamasen-Hemmern auch Anaerobier in das Wirkungsspektrum eingeschlossen sind, können diese auch bei der Therapie von Lungenabszessen eingesetzt werden. Zusätzlich bieten sich diese Kombinationen auf Grund ihres erweiterten Spektrums im gramnegativen Bereich auch für Infektexazerbationen einer fortgeschrittenen chronischen Bronchitis an. Dosierungen: Ampicillin i.v.: 3–4×0,5–2 g (bis max. 3×05 g). Amoxicillin p.o.: 2–3×0,5–1 g. Amoxicillin plus Clavulansäure: 3–4×01,2–2,2 g i.v., 3×625 mg p.o. Sultamicillin (Ampicillin plus Sulbactam): 3–4×0,75–3 g i.v., 2–3×750 mg p.o. Kinder: Ampicillin i.v.: 100–400 mg/kg KG in 4 Dosen. Amoxicillin: 50–100 mg/kg KG in 3 Dosen. Amoxicillin plus Clavulansäure: 60 mg/kg KG in 3 Dosen i.v., 37,5–75 mg/kg KG in 3 Dosen p.o.. Sultamicillin (Ampicillin plus Sulbactam): 150 mg/kg KG in 3 Dosen i.v., 20–50 mg/kg KG in 2 Dosen p.o.. Bei eingeschränkter Nierenfunktion Dosisreduktion (siehe Tabelle 1).

Nebenwirkungen

Gelegentlich Exantheme, Urticaria, Fieber, Anaphylaxie. Gastrointestinale Nebenwirkungen wie Durchfälle (speziell Sultamicillin) und Übelkeit durch Störung der Darmflora. Gelegentlich pseudomembranöse Kolitis. Kontraindikation: Penicillinallergie (Kreuzallergie zu Penicillin G!).

Carboxypenicilline

Ticarcillin (nur in Kombination mit Clavulansäure erhältlich [Betabactyl©], Temocillin [Temopen©]). Temocillin ist z.Zt. nicht im Handel erhältlich. Ticarcillin – in der Kombination mit Clavulansäure – ist ebenso wie

Tabelle 1. Dosierungen verschiedener Antibiotika bei eingeschränkter Nierenfunktion

	Dosis		Dosis bei eingeschränkter Nierenfunktion					
			Cr-Cl >50 ml/min		Cr-Cl 10–50 ml/min		Cr-Cl <10 ml/min	
	enteral	parenteral	enteral	parenteral	enteral	parenteral	enteral	parenteral
Penicillin G	–	6 × 0,5–4 Mio IE	–	100 %	–	100 %	–	max. 10 Mio IE/d
Penicillin V	4 × 0,5–1,5 Mio IE	–	100%	–	100 %	–	max 1,5 Mio IE/d	
Oxacillin								
Dicloxacillin								
Flucoxacillin	4 × 0,25–1 g	4 × 1–2 g	100 %	100 %	4 × 0,5 g	4 × 1–2 g	3 × 0,5 g	3 × 1 g
Ampicillin	–	3–4 × 0,5–2 g	–	3 × 0,5–2 g	–	2 × 0,5–2 g	–	2 × 0,5–1 g
Amoxicillin	3 × 0,5–1 g	3–4 × 0,5–2 g	3 × 0,5–1 g	3 × 0,5–2 g	2–3 × 0,5–1 g	2 × 0,5–2 g	1 × 0,5–1 g	2 × 0,5–1 g
Amoxicillin/ Clavulansäure	3 × 0,625 mg	3 × 1,2–2,2 g	100 %	100 %	100 %	2 × 0,6 g	1–2 × 0,625 g	1 × 0,6 g
Ampicillin/ Sulbactam	2 × 375–750 mg	3 × 0,75–3 g	100 %	100 %	2 × 375 mg	max. 2 × 3 g	1 × 375 mg	max. 1 × 3 g
Ticarcillin/ Clavulansäure	–	3–4 × 5 g	–	3–4 × 3 g	–	3 × 1–2 g	–	2 × 1–2 g
Mezlocillin	–	3–4 × 2–5 g	–	3 × 2 g	–	2 × 2 g	–	2 × 1 g
Azlocillin	–	3–4 × 2–5 g	–	2–4 × 1–2 g	–	3 × 1 g	–	2 × 1 g
Piperacillin	–	3–4 × 2–4 g	–	3 × 2 g	–	2 × 2 g	–	2 × 2 g
Piperacillin/ Tazobactam	–	3 × 4/0,5 g	–	100 %	–	3 × 4/0,5 g	–	2 × 4/0,5 g
Cefalotin	–	2–3 × 0,5–2 g	–	3 × 1,5 g	–	2 × 1,5 g	–	1 × 1 g
Cefazolin	–	2–3 × 0,5–2 g	–	3 × 1,5 g	–	2 × 1,5 g	–	1 × 1 g
Cefuroxim	–	3–4 × 0,75–1,5 g	–	3 × 1,5 g	–	3 × 0,75–1,5 g	–	1 × 0,75 g
Cefamandol	–	3–4 × 1–2 g	–	100 %	–	3 × 1–2 g	–	2 × 1 g
Cefotiam	–	2–3 × 1–2 g	–	2 × 2 g	–	2 × 1–2 g	–	2 × 1 g
Ceftriaxon	–	1 × 1–2 g	–	100 %	–	100 %	–	100 %
Ceftizoxim	–	2–3 × 1–2 g	–	100 %	–	100 %	–	1 × 1 g
Cefmenoxim	–	2–3 × 1–2 g	–	100 %	–	100 %	–	1 × 1 g
Ceftazidim	–	2–3 × 1–2 g	–	100 %	–	1–2 × 1,5 g	–	1 × 0,5 g
Cefepime	–	2 × 1–2 g	–	100 %	–	2 × 0,5–1 g	–	1 × 0,5–1 g

Tabelle 1. Fortsetzung

	Dosis		Dosis bei eingeschränkter Nierenfunktion					
			Cr-Cl >50 ml/min		Cr-Cl 10–50 ml/min		Cr-Cl <10 ml/min	
	enteral	parenteral	enteral	parenteral	enteral	parenteral	enteral	parenteral
Cefpirom	–	2 × 1–2 g	–	100 %	–	2 × 0,5–1 g	–	1 × 0,5–1 g
Cefsoludin	–	3 × 1–2 g	–	100 %	–	2 × 1–2 g	–	1 × 1 g
Cefalexin	3–4 × 0,5–1 g	–	100 %	–	2–3 × 0,5 g	–	1 × 0,5 g	–
Cefaclor	3 × 0,25–0,5 g	–	100 %	–	100 %	–	2 × 0,5 g	–
Cefradoxil	1–2 × 1 g	–	100 %	–	1–2 × 0,5 g	–	0,5 g alle 36 h	–
Loracarbef	2 × 200–400 mg	–	100 %	–	1 × 400 mg	–	400 mg alle 72 h	–
Cefixim	2 × 200 mg	–	100 %	–	100 %	–	100 %	–
Ceftibuten	1 × 400 mg	–	100 %	–	1 × 200 mg	–	1 × 100 mg	–
Cefuroxim-Axetil	2 × 250–500 mg	–	100 %	–	100 %	–	100 %	–
Cefpodoxim-Proxetil	2 × 100–200 mg	–	100 %	–	1 × 200 mg	–	200 mg alle 48 h	–
Cefotiam-Hexetil	2–3 × 200–400 mg	–	100 %	–	100 %	–	2 × 200 mg	–
Cefetamet-Pivoxil	2 × 500 mg	–	100 %	–	2 × 125–250 mg	–	1 × 125 mg	–
Aztreonam	–	2–3 × 1–2 g	–	100 %	–	2 × 1 g	–	1 × 1 g
Imiprenem/ Cilastatin	–	3–4 × 0,5–1 g	–	4 × 0,5 g	–	3 × 0,5 g	–	2 × 0,5 g
Meropenem	–	3 × 0,5–1 g	–	3 × 1 g	–	2 × 0,5–1 g	–	1 × 0,5 g
Tetracyclin	4 × 250–500 mg	–	–	–	–	–	–	–
Doxycyclin	1 × 100–200 mg	1 × 100–200 mg 4 × 500 mg	100 %	100 %	100 %	100 %	100 %	100 %
Vancomycin	–	2 × 1 g	–	1–2 × 1 g	–	1 g alle 1–4 Tage	–	1 g alle 4–7 Tage
Teicoplanin	–	max. 6 mg/kg/Tag	–	100 %	–	Dosis alle 2 Tage	–	Dosis alle 3 Tage
Clindamycin	4 × 150–450 mg	4 × 300–600 mg	100 %	100 %	100 %	100 %	50 %	50 %
Ciprofloxacin	2 × 500-750 mg	2 × 200–400 mg	100 %	100 %	100 %	100 %	50 %	50 %
Ofloxacin	2 × 200–400 mg	2 × 200–400 mg	100 %	100 %	1 × 200 mg	1 × 200 mg	1 × 100 mg	1 × 100 mg
Pefloxacin	1 × 800 mg	–	100 %	–	100 %	–	50 %	–
Metronidazol	2–3 × 400 mg	3 × 500 mg	100 %	100 %	100 %	100 %	2 × 400 mg	2 × 500 mg

Temocillin nur parenteral anwendbar. Bei parenteraler Applikation beträgt die Serum-Halbwertszeit 3,5–5 h. Die Ausscheidung erfolgt überwiegend renal (90 %).

Wirkungsspektrum

Ticarcillin hat ein ähnliches Wirkungsspektrum wie Ampicillin, sein Vorteil liegt in seiner Pseudomonas-Aktivität. Durch die Kombination mit der Clavulansäure ist es auch β-Laktamase stabil. Temocillin als β-Laktamase-festes Penicillin hingegen ist nicht Pseudomonas-aktiv und besitzt ein schmales Spektrum im gramnegativen Bereich: hohe Aktivität gegen Haemophilus influenzae, Enterobakterien und Gonokokken. Bei Enterobacter cloacae, Serratia spp. und Providencia müssen mögliche Resistenzen beachtet werden.

Indikation

Ticarcillin/Clavulansäure kann bei nachgewiesenen bzw. wahrscheinlichen Infektionen mit Pseudomonas und Stenotrophomonus maltophiliu angewandt werden: z.B. Infektexazerbationen bei Bronchiektasen mit Pseudomonas-Kolonisation oder Ventilator-assoziierte Pneumonien. Ein synergistischer Effekt mit Aminoglykosiden ist nachgewiesen. Temocillin wird wegen seines schmalen Spektrums in der Pneumologie kaum eingesetzt (Indikation: urologische und gynäkologische Infektionen). Dosierung: Ticarcillin/Clavulansäure: 3×5,2 g i.v., Temocillin: 2×1–2 g/Tag. Bei eingeschränkter Nierenfunktion Dosisreduktion.

Nebenwirkungen

Allergische Reaktionen (Kreuzallergie zu Penicillin). Thrombozytenfunktionsstörungen sind möglich.

Acylaminopenicilline

Mezlocillin (Baypen©), Azlocillin (Securopen©), Piperacillin (Pipril©) und Apalcillin (Lumota©, z.Zt. nicht im Handel) sind nicht Penicillinase-feste nur parenteral anwendbare Breitspektrumantibiotika. Piperacillin ist auch in einer Kombination mit einem β-Laktamase-Hemmer (Tazobactam) erhältlich (Tazobac©). Die Serum-Halbwertszeiten liegen je nach Präparat zwischen 0,8 und 1,3 h. Sie werden überwiegend renal (70–80 %), aber auch biliär (ca. 15 %) ausgeschieden. Apalcillin wird zu einem etwas größeren Anteil (ca. 40 %) biliär eliminiert.

Wirkungsspektrum

Für Mezlocillin identisch wie bei Ampicillin, zusätzlich gegen einen Teil der Stämme von indolpositiven Proteusarten, Providencia, Serratia, Klebsiellen, Enterobacter, Pseudomonas und Bacteroides (z.T. auch B. fragilis) wirksam. Bessere Aktivität gegen Enterokokken als Ampicillin, Azlocillin und Piperacillin. Ein Synergismus mit Aminoglycosiden ist gegen Pseudomonas, Klebsiellen, Serratia und Proteus nachgewiesen. Auch bei schweren Enterokokkeninfektionen (z.B. Sepsis) sollte eine Kombination mit einem Aminoglykosid angestrebt werden. Apalcillin und Azlocillin besitzen gegenüber dem Mezlocillin eine bessere Pseudomonaswirksamkeit. Piperacillin weist gegenüber einigen Enterobakterien eine stärkere Aktivität bei sonst gleichen Wirkungsspektrum auf. Durch die Kombination mit Tazobactam werden auch die sonst resistenten penicillinasebildenden Staphylokokken und ampicillinresistenten Haemophilusstämme ebenfalls erfaßt. Gleichzeitig besteht auch eine bessere Wirksamkeit gegen Anaerobier.

Indikation

Kalkulierte Therapie bei schweren Allgemeininfektionen. Die Kombination mit einem Aminoglykosid und/oder penicillinasefesten Penicillin bzw. Sulbactam oder Tazobactam ist empfehlenswert. Azlocillin und Apalcillin werden vorwiegend bei nachgewiesenen oder wahrscheinlichen Pseudomonasinfektionen (z.B. infizierte Verbrennungen, Beatmungs-/Aspirationspneumonie, Sepsis bei myeloischer Insuffizienz) angewandt. Auch bei diesen beiden Penicillinen empfiehlt sich bei unbekannten Erregern die Kombination mit einem β-Lactamase-Hemmer bzw. einem penicillinasefesten Antibiotikum. Zum Teil ist auch hier ein Synergismus mit Aminoglykosiden bei der Behandlung von Pseudomonasinfektionen nachgewiesen. Dosierungen: Mezlocillin: 3 – 4 × 2 – 5g. Azlocillin: 3 – 4 × 2 – 5g. Piperacillin: 3 – 4 × 2 – 4 g. Tazobactam: 3 × 4,5 g. Kinder: Mezlocillin: 300 mg/kg KG in 2–3 Dosen. Azlocillin: 300 mg/kg KG in 4 Dosen. Piperacillin: 200–300 mg/kg KG in 3 Dosen. Bei eingeschränkter Nierenfunktion Dosisreduktion (siehe Tabelle 1).

Nebenwirkungen

Wie Penicillin. Bei allen Präparaten nach hoher Gesamtdosis gelegentlich reversible Neutropenie. Bei Apalcillin Erhöhung der Serumtransaminasen und Durchfälle möglich.

Cephalosporine

Cephalosporine gehören wie die Penicilline zu der Gruppe der β-Laktam-Antibiotika. Sie sind Derivate der 7-Amino-Cephalosporansäure, die aus Cephalosporin C gewonnen wird. Cephalosporin C wurde erstmals 1945 aus dem Pilz Cephalosporium acremonium isoliert.

Durch Veränderungen am Grundgerüst, dem Cephemringsystem, wurde eine Vielzahl von halbsynthetischen Cephalosporinen entwickelt. Sie wirken durch Hemmung der Zellwandsynthese bakterizid auf sensible Keime. Im Vergleich zu den Penicillinen haben die Cephalosporine eine bessere Stabilität gegenüber der β-Laktamase. Für die meisten neueren Vertreter dieser Gruppe gilt, daß ein deutlich erweitertes Spektrum im gramnegativen Bereich auf Kosten der Aktivität gegen grampositive Keime, insbesondere Staphylococcus aureus, geht. Das Spektrum empfindlicher Erreger im gramnegativen Bereich variiert bei den verschiedenen Derivaten erheblich, so daß ein gezielter Einsatz oft nur nach Antibiogramm möglich ist. Gegen Enterokokken sind sämtliche Cephalosporine unwirksam („Enterokokkenlücke").

Die Cephalosporine werden nach dem Zeitpunkt ihrer Entwicklung und nach ihrem antibakteriellen Spektrum in vier Generationen eingeteilt: Die Vertreter der ersten Generation (Cephalotin, Cefazolin, und Cefazedon) zeigen Aktivität gegenüber den meisten grampositiven und einigen gramnegativen Keimen. Die zweite Generation (Cefamandol, Cefuroxim und Cefotiam) schließt Enterobakterien in ihr Spektrum ein. Bei Cephalosporinen der dritten Generation (Cefotaxim, Cefmenoxim, Ceftriaxon, Cefoperazon und Ceftazidim) findet sich ein deutlich erweitertes Spektrum im gramnegativen Bereich, teilweise wird auch Pseudomonas aeruginosa erfaßt. Die vierte Generation (Cefipime, Cefpirom) zeichnet sich durch ein erweitertes Spektrum aus, welches Enterobakterien, Staphylokokken und Pseudomonas aeruginosa umfaßt.

Parenterale Cephalosporine

Die Einteilung in Generationen ist unserer Meinung nach für die Klinik nicht entscheidend, wir fassen die einzelnen Substanzen im folgenden nach Gruppen mit ähnlichem Wirkungsspektrum zusammen.

Cefazolingruppe (Basiscephalosporine)

Cefalotin (Cephalotin©, Cepovenin©), Cefazolin (Elzogram©, Gramaxin©), Cefazedon

(Refosporin©). Die Serum-Halbwertszeit beträgt 1,5–2,2 h, die Spitzenspiegel liegen zwischen 50–70 mg/l. Die Ausscheidung erfolgt überwiegend renal, bei Cefazedon ist die renale Elimination etwas geringer.

Wirkungsspektrum

Es besteht eine gute Empfindlichkeit von grampositiven Erregern (Staphylokokken, Streptokokken, Pneumokokken, Diphtheriebakterien, Bacillus anthracis) und Neisserien (Menigokokken, Gonokokken). Cefazolin und Cefazedon schließen auch einige Enterobakterien in ihr Spektrum ein (E. Coli, Klebsiellen und Proteus mirabilis). Allerdings muß dabei das Resistogramm der Keime beachtet werden, da Resistenzen bestehen. Resistent sind auch die übrigen Enterobakterien, Bacteroides fragilis und Enterokokken. Auch Methicillin-resistente Staphylokokken sind zumindest klinisch als nicht empfindlich zu werten.

Indikation

Cefazolin und Cefazedon sind bei ambulant erworbenen Pneumonien (Patienten ohne schwere Grunderkrankugen) und Wundinfektionen indiziert. Auch Methicillin-empfindliche Staphylokokken sind im Gegensatz zu den meisten Penicillinen auf Grund der Penicillinasefestigkeit sensibel. Dosierungen: 2–3 × 0,5–2 g. Bei eingeschränkter Nierenfunktion Dosisreduktion (siehe Tabelle 1). Kinder: 60–100 mg/kg KG in 3 Dosen.

Nebenwirkungen

Gelegentlich treten allergische Reaktionen auf. Die Penicillinallergie stellt keine Kontraindikation dar, da Kreuzallergien selten sind (< 10 %). Reversible Neutropenien und bei sehr hohen Dosen und vorgeschädigter Niere Nephrotoxizität werden beobachtet. Positiver Coombs-Test, Phlebitis, Transaminasenanstieg, gastrointestinale Beschwerden. Kontraindikation: Cephalosporinallergie.

Cefuroximgruppe

Cefuroxim (Zinacef©), Cefamandol (Mandokef©), Cefotiam (Spizef©) sind ausschließlich parenteral anwendbar. Die Serum-Halbwertszeit liegt ungefähr bei 1 h, die Spitzenspiegel dabei bei 15–25 mg/l. Die Substanzen werden überwiegend renal ausgeschieden.

Wirkungsspektrum

Gute Staphylokokkenwirksamkeit bei Methicillin-empfindlichen Erregern. Cefuroxim und Cefotiam sind besonders wirksam gegen Streptokokken, Gonokokken und Meningokokken. Insbesondere Haemophilus influenzae (auch ampicillinresistente Stämme) sind gut sensibel. Das Spektrum ist im Vergleich zur Cefazolingruppe im gramnegativen Bereich erweitert. Nicht erfaßt werden Pseudomonas spp.

Indikation

Schwere ambulant erworbene Infektionen der tiefen Atemwege (Pneumonien und Infektexacerbation der chronisch obstruktiven Bronchitis), da die Cephalosporine dieser Gruppe gut gegen Methicillin-sensible Staphylokokken und Haemophilus influenzae (auch nicht bekapselte Stämme) wirken; postoperative Harnwegs- und Wundinfektionen. Bei Enterobakterien besteht ein Synergismus mit Aminoglykosiden. Dosierung: Cefuroxim: 3–4 × 0,75 – 1,5 g i.v. Cefotiam: 2 – 3 × 1 – 2 g i.v.. Cefamandol: 3 – 4 × 1 – 2 g i.v.. Bei eingeschränkter Nierenfunktion Dosisreduktion (siehe Tabelle 1). Kinder: Cefuroxim, Cefotiam und Cefmandol: 50–100 mg/kg/d in 3 Dosen. I.m. Gabe möglich.

Nebenwirkungen

Wie bei der Cefazolingruppe, allerdings ohne Nephrotoxizität. Bei Cefamandol muß eine mögliche Hypoprothrombinämie mit Blutungsneigung beachtet werden. Daher Kontrolle der Prothrombinzeit und bei parenteraler Ernährung oder Leberfunktionsstörung Vitamin-K-Prophylaxe. Bei Cefamandol besteht zudem eine Alkoholunverträglichkeit. Kontraindikation: Cephalosporinallergie.

Cefoxitingruppe

Cefoxitin (Mefoxitin©), Cefotetan (Apatef©). Die Halbwertszeit von Cefoxitin liegt bei 0,75 h, bei Cefotetan bei 3,5 h. Beide Substanzen werden überwiegend renal ausgeschieden, Cefotetan zu einem geringen Teil auch biliär.

Wirkungsspektrum

Breites Spektrum im gramnegativen Bereich mit zusätzlicher Wirksamkeit gegen Bacteroides einschließlich B. fragilis. Schwächer dafür gegen Staphylokokken, Streptokokken und Haemophilus influenzae. Pseudomonas und Enterokokken sind resistent.

Indikation

Im Vergleich zur Cefuroximgruppe besteht eine gute Anaerobierwirksamkeit, daher können sie bei der Behandlung des Lungenabszesses eingesetzt werden. Weitere Indikationen: Peritonitis, Gangrän, perioperative Prophylaxe. Dosierungen: Cefoxitin: 3–4 × 1 – 2 g. Cefotetan: 2 × 1 – 2 g. Bei eingeschränkter Nierenfunktion Dosisreduktion. Kinder: Cefoxitin: 80–160 mg/kg in 3 Dosen. Cefotetan: 20–60 mg/kg in 2 Dosen. I.m. Gabe möglich.

Nebenwirkungen

Wie bei der Cefazolingruppe. Kontraindikation: Cephalosporinallergie.

Cefotaximgruppe

Cefotaxim (Claforan©), Ceftriaxon (Rocephin©), Ceftizoxim (Ceftix©), Cefmenoxim (Tacef©), Cefoperazon (Cefobis©), Ceftazidim (Fortum©), Cefodizim (Modivid©). Die Halbwertszeiten dieser Gruppe liegen zwischen 1 bis 2 h. Ceftriaxon hingegen besitzt mit 6–9 h eine deutliche längere Halbwertszeit und auch deutlich höhere Spitzenspiegel (12–18 mg/l).

Wirkungsspektrum

Diese Gruppe zeichnet sich durch eine hohe Stabilität gegenüber β-Laktamasen von gramnegativen Erregern aus. Es besteht im Vergleich zu den anderen Gruppen ein erweitertes Spektrum (z.T. auch Pseudomonasstämme) und eine stärkere Aktivität bei gleichzeitig ausgezeichneter Wirksamkeit gegen grampositive Erreger. Ceftazidim hat das breiteste Spektrum aller Cephalosporine mit besonders guter Wirksamkeit gegen Pseudomonas aeruginosa und andere gramnegative Problemkeime. Zu beachten ist bei Ceftazidim eine relativ schlechte Staphylokokkenwirksamkeit. Cefoperazon hat ein ähnliches Wirkungsspektrum wie Cefotaxim bei zusätzlicher Wirksamkeit gegen Pseudomonas aeruginosa. Die Wirksamkeit gegen Pseudomonas ist jedoch schwächer als die von Ceftazidim. Wie bei allen Cephalosporinen sind Enterokokken resistent.

Indikation

Schwere Infektionen bei Verdacht auf Beteiligung von Problemkeimen, wie z.B. die nosokomiale Pneumonie. Ceftazidim bei bekannten oder vermuteten Pseudomonasinfektionen, wie z.B. der späten Respiratorassoziierten Pneumonie oder Infektexazerbation der zystischen Fibrose bzw. Bronchiektasen bei Pseudomonas – Besiedelung. Ceftriaxon eignet sich bei schweren Infektionen wegen seiner langen Halbwertszeit (ca. 8 h) zur täglichen Einmalgabe. Dosierungen: Cefotaxim, Cefmenoxin, Ceftizoxim, Cefodizim und Ceftazidim: 2–3 × 1 – 2 g. Ceftriaxon 1 × 1 – 2 g. Bei eingeschränkter Nierenfunktion Dosisreduktion (siehe Tabelle 1). Kinder: Cefotaxim: 50–200 mg/kg in 3–4 Dosen, Ceftriaxon: 50–80 mg/kg KG einmal täglich, Cefmenoxim und Ceftizoxim: 50–120 mg/kg KG in 3 Dosen, Ceftazidim: 50–150 mg/kg/d in 3 Dosen. I.m. Gaben sind möglich.

Nebenwirkungen

Wie bei den übrigen Cephalosporinen. Kontraindikation: Cephalosporinallergie.

Cefepime, Cefpirom (Viertgenerationcephalosporine)

Cefpirom (Cefrom©) und Cefipime (Maxipime©) sind neuere parenterale Cephlosporine, die strukturelle Verwandschaft zu Ceftazidim besitzen. Die Serumspitzenspiegel liegen für beide Medikamente nach i.v. Gabe von jeweils 1 g zwischen 30 und 40 mg/l. Die Halbwertszeit beträgt 2 h, beide Medikamente werden unverändert hauptsächlich renal ausgeschieden.

Wirkungsspektrum

Die Spektren beider Substanzen sind ähnlich denen der Cefotaximgruppe, wobei Cefpirom im Vergleich zu Cefotaxim eine stärkere Aktivität gegen Pseudomonas aeruginosa (jedoch schwächer als Ceftazidim), gegen Entrobacter spp. und Acinetobacter spp. hat. Auch gegen Staphylokokken und Pneumokokken ist eine bessere Wirksamkeit im Vergleich zu Ceftazidime zu verzeichnen. Cefipime hingegen hat ein fast identisches Wirkungsspektrum wie Ceftazidim mit jedoch besserer Aktivität gegen Staphylokokken. Beide Substanzen sind resistent gegen MRSA. Es besteht Kreuzresistenz zu anderen Cephalosporinen. Resistent sind auch Enterokokken, Listerien, Clostridien und Anaerobier. Dosierung: 2 × 1–2 g i.v.. Bei eingeschränkter Nierenfunktion Dosisreduktion (siehe Tabelle 1).

Nebenwirkungen

Ähnlich den anderen Cephalosporinen. Kopfschmerzen (Cefepime). Thrombozyto- und Neutropenie sind möglich (Cefpirom). Kontraindikation: Cephalosporinallergie.

Andere Cehalosporine

Cefsoludin (Pseudocef©). Schmalspektrumantibiotikum mit guter Pseudomonasaktivität. Die Indikation besteht daher einzig in einer nachgewiesenen Pseudomonasinfektion. Ansonsten nur in Kombination mit einem Breitspektrumantibiotikum. Dosierung: 3 × 1 – 2 g.

Cefoperazon (Cefobis©). Cefoperazon besitzt ein ähnliches Wirkungsspektrum wie Cefotaxim bei zusätzlicher Wirksamkeit gegen Pseudomonas. Allerdings ist die Aktivität gegen Pseudomonas schwächer als bei Ceftazidim. Dosierung: 2 × 1–2 g.

Oralcephalosporine

Cefalexin (Oracef©,Ceporexin©), Cefadroxil (Bisocef©), Cefaclor (Panoral©), Cefuroxim-Axetil (Elobact©, Zinnat©), Cefixim (Cephoral©), Cefpodoxim-Proxetil (Orelox©, Podomoxef©). Loracarbef (Lorafem©) als Carbacephem. Die pharmakokinetischen Daten sowie die Dosierungen sind in Tabelle 2, die Wirkungsspektra in Tabelle 3 aufgelistet.

Wirkungsspektrum

Im wesentlichen gleiches Wirkungsspektrum der älteren Derivate wie Cefazolin. Bei den Enterobakterien ist zudem eine variable Empfindlichkeit zu beachten. Die neueren

Tabelle 2. Pharmakokinetische Daten von Oralcephalosporinen

Generikum	Handelsname	Dosis [mg]	Dosierung Erwachsene	Dosierung Kinder (kg/Tag)	C_{max} [mg/l]	t_{max} [h]	$t^1/_2$ [h]	Urin-Recovery [%]
Ältere Cephalosporine								
Cefalexin	Ceporexin®	500	3 × 0,5–1 g	50–100 mg (4 ×)	15	1,3	1,0	95
Cefaclor	Panoral®	500	3 × 1 g	30–50 mg (3 ×)	12	1,0	0,9	75
Cefradoxil	Bidocef®	500	1–2 × 1–2 g	50–100 mg (2 ×)	14	1,6	1,4	85
Neuere Cephalosporine								
Cefprozil	*	500	3 × 0,5–1 g		12	2,0	1,0	71
Loracarbef	Lorafem®	400	2 × 0,4 g	15–30 mg (2 ×)	19	1,1	1,2	(86)
Cefixim	Cephoral®	400	2 × 200 mg/1 × 400 mg	8 mg (2 ×)	3,7	3,7	3,8	(20)
Ceftibuten	Keimax®	400	1 × 400 mg	9 mg (1 ×)	17	2,0	2,3	(71)
Neuere Cephalosporinester								
Cefuroxim-Axetil	Elobact®	500	2 × 250–500 mg	20–30 mg (2 ×)	8,0	1,8	1,2	37
Cefpodoxim-Proxetil	Orelox®	200	2 × 100–200 mg	5–12 mg (2 ×)	2,4	2,1	3,6	38
Cefotiam-Hexetil	*	400	2 × 400 mg		4,8	1,4	2,0	31
Cefetamet-Pivoxil	Globocef®	500	2 × 500 mg	20 mg (2 ×)	4,1	4,0	2,3	51

* Noch nicht im Handel.

Tabelle 3. Wirkungsspektrum von Oralcephalosporinen

	Pneumokokken	Staph. aureus	Haemophilus influenzae	Moraxella catarrhalis	E. coli	Klebsiella sp.	Proteus spp.	Serratia spp.
Ältere Cephalosporine								
Cefalexin	+++	++	+	+	++	++	±	∅
Cefaclor	++	++	++	+	++	++	±	∅
Cefradoxil	+++	++	+	+	++	++	±	∅
Neuere Cephalosporine								
Cefprozil	+++	+++	+++	++	++	++	++	∅
Loracarbef	+++	++	+++	+++	++	++	++	+
Cefixim	+++	∅	+++	+++	+++	+++	+++	++
Ceftibuten	++	∅	+++	+++	+++	+++	+++	+++
Neuere Cephalosporinester								
Cefuroxim-Axetil	+++	++	+++	+++	++	++	++	∅
Cefpodoxim-Proxetil	+++	+	+++	+++	+++	+++	+++	++
Cefotiam-Hexetil	+++	++	+++	+++	++	++	++	∅
Cefetamet-Pivoxil	+++	∅	++	++	++	++	++	+

(+++) Sehr gute Aktivität; (++) gute Aktivität; (+) mäßige Aktivität; (∅) keine Aktivität.

Oralcephalosporine sind gut gegen Haemophilus influenzae wirksam. Einige der Substanzen (Cefixim, Ceftibuten und Cefetamet-Pivoxil) weisen ein sehr breites Spektrum im gramnegativen Bereich bei eingeschränkter Aktivität gegen Staphylococcus aureus auf.

Indikationen

Infektionen der oberen und tiefen Atemwege, aber auch Harnwegs- und Hautinfektionen. Dosierungen bei eingeschränkter Nierenfunktion (siehe Tabelle 1).

Nebenwirkungen

Im Vordergrund stehen gastrointestinale Beschwerden, gelegentlich auch allergische Reaktionen. Sonst wie bei den parenteralen Cephalosporinen. Kontraindikation: Cephalosprinallergie.

Andere β-Lactam-Antibiotika

Monobactame

Die Monobactame zeichnen sich durch eine hohe Stabilität gegen β-Lacatamase aus. Bisher steht nur ein Präparat zur Verfügung: Aztreonam (Azabactam©)
Die Serum-Halbwertszeit beträgt bei normaler Nierenfunktion 1,7–2 h. Die Ausscheidung erfolgt überwiegend renal.

Wirkungsspektrum

Fast alle gramnegativen Keime einschließlich Pseudomonas aeruginosa werden erfaßt. Primäre Resistenzen hingegen bestehen bei allen grampositiven Bakterien, Enterokokken, Acinetobacter, Alcaligenes und Anaerobier.

Indikation

Infektionen mit Enterobakterien (z.B. Harnwegsinfekte, Infektionen der unteren Atemwege oder Meningitis). Dosierung: 2–3 × 1–2 g. Kinder: 30–50 mg/kg KG in 3 Dosen. Bei eingeschränkter Nierenfunktion Dosisreduktion (siehe Tabelle 1).

Nebenwirkungen

Gelegentlich allergische Reaktionen, gastrointestinale Beschwerden, Transaminasenanstieg. Es besteht keine Kreuzallergie mit anderen β-Laktam-Antibiotika. Kontraindikation: Überempfindlichkeit gegen Aztreonam.

Carbapeneme

Hochwirksame Gruppe von β-Laktamen, die sich im Grundgerüst von Penicillinen und Cephalosporinen unterscheiden. Imipenem/Cilastatin (Zienam©), Meropenem (Meronem©). Nur i.v. applizierbare Antibiotika mit kurzer Serum-Halbwertszeit (1 h). Die Proteinbindung beträgt 15–25 %. Die Ausscheidung erfolgt überwiegend renal.

Wirkungsspektrum

Ausgesprochenes Breitbandantibiotikum mit guter Wirksamkeit gegen fast alle grampositiven und gramnegativen Bakterien einschließlich Enterokokken, Pseudomonas aeruginosa und Anaerobier. Meist noch wirksam bei multiresistenten Pseudomonaseruginosa-Stämmen. Auch Nokardien werden durch die Carbapeneme erfaßt. Unwirksam bei Pseudomonas cepacia und Stenotrophomonas maltophilia.

Indikation

Monotherapie bei schweren Allgemeininfektionen (z.B. Sepsis oder nosokomiale Pneumonie). Gut als kalkulierte Therapie bei noch unbekannten Erregern möglich. Keine Kreuzallergie zu Penicillinen und Cephalosporinen. Es wird ein gezielter Einsatz empfohlen, da die Entwicklung von Resistenzen, insbesondere bei Problemkeimen, möglich ist. Dosierungen: Imipenem/Cilastatin: 3–4×0,5–1g. Meropenem: 3×0,5–1 g. Kinder: Imipenem/Cilastatin: 60 mg/kg KG in 4 Dosen. Meropenem: 30–60 mg/kg KG in 3 Dosen. Bei eingeschränkter Nierenfunktion Dosisreduktion (siehe Tabelle 1).

Nebenwirkungen

Gelegentlich gastrointestinale Begleiterscheinungen. ZNS-Störungen in Form von Myoklonien, Verwirrtheitszuständen und generalisierten Anfällen (seltener bei Meropenem). Transaminasenanstieg, allergische Hautreaktionen. Reversible Leukopenien. Positiver Coombs-Test. Interaktion mit Ganciclovir: Erhöhung der Krampfneigung! Kontraindikationen: Carbapenem-Allergie, Schwangerschaft und Neugeborene (< 3 Monate).

Tetrazykline

Breitspektrumantibiotika, die erstmals 1945 aus Streptomyces aureofaciens isoliert wurden. Sie wirken ausschließlich bakteriostatisch.

Tetracyclin-HCL (Achromycin©, Hostacyclin©, Supramycin©, Steclin©), Oxytetracyclin (Macocyn©, Terramycin©, Terravenös©). Minocyclin (Klinomycin©), Democlocyclin (Ledermycin©), Doxycyclin (Vibramycin©, Vibravenös©, Supracyclin©), Rolitetracyclin (Reverin©). Die Serumhalbwertszeit beträgt für Tetracyclin, Oxytetracyclin und Rolitetracyclin 8–9 h und für Doxycyclin und Minocyclin 15–17 h. Die Ausscheidung erfolgt renal und biliär. Tetracyclin und Oxytetracyclin stehen zur oralen und Rolitetracyclin zur i.v. Therapie zur Verfügung. Die anderen Präparate können sowohl enteral als auch parenteral verabreicht werden.

Wirkungsspektrum

Zahlreiche grampositive und gramnegative Bakterien einschließlich Anaerobier, Sporenbildner, Aktinomyceten, Spirochäten sowie Rickettsien, Mykoplasmen und Chlamydien werden gut erfaßt. Bei Enterokokken und Methicillin-empfindlichen Staphylokokken besteht unterschiedliche Empfindlichkeit. Hohe Resistenzraten finden sich bei Enterobakterien. Zu beachten sind zunehmende Resistenzraten bei den häufigen Erregern von Atemwegs- und Harnwegsinfektionen. Keine Wirkung gegen Pseudomonas, Proteus, Serratia, Providencia und Morganella.

Indikation

Tetracycline sind Mittel der Wahl bei Mykoplasmen- und Chlamydien-Infektionen. Auch die bei uns seltene Melioidose kann mit Tetracyclinen behandelt werden. Auf Grund ihres Wirkungsspektrums eignen sich Tetracycline für die Behandlung unkomplizierter Infektionen der oberen Atemwege, für akute Infektexazerbationen der chronischen Bronchitis und bei atypischen Pneumonien. Auch zur Behandlung von Reisediarrhöen und unkomplizierten Harnwegsinfektionen. Zu beachten sind allerdings variable und teilweise zunehmende Resistenzen bei einigen Erregern wie den Pneumokokken und die nur bakteriostatische Wirkung der Tetracycline. Sie gelten als Reservemittel bei Penicillinallergie. Tetracycline können auch auf Grund ihres niedrigen pH-Wertes in Lösung zur Pleurodese eingesetzt werden. Dosierungen: Tetracyclin/Oxytetracyclin: 4×250–500 mg p.o. Kinder >9 Jahre: 20–30 mg/kg KG in 3 Dosen. Doxycyclin/Minocyclin: initial 200 mg, dann 1×100 mg i.v. oder p.o.. Bei eingeschränkter Nierenfunktion sollten Tetracyclin, Oxytetracyclin und Minocyclin nicht eingesetzt werden. Für Doxycyclin keine Dosisreduktion.

Nebenwirkungen

Häufig sind gastrointestinale Störungen (Durchfälle und Übelkeit). Gelegentlich pseudomembranöse Enterokolitis, Stomatitis und Ösophagitis bei oraler Gabe. Photodermatose und irreversible Schmelzdefekte mit gelblicher Zahnverfärbung bei Anwendung während der Zahnentwicklung sind zu beachten. Gelegentlich auch Hepatotoxizität. Bei Minocyclin häufig Schwindelerscheinungen. Kontraindikation: Kinder bis zum 9. Lebensjahr, schwere Lebererkrankungen und Niereninsuffizienz.

Aminoglycoside

Streptomycin wurde 1943 als zweites Antibiotikum nach Penicillin eingeführt. Die Aminoglycoside wirken bakterizid auf proliferierende Keime, indem sie in die Proteinsynthese der Bakterien eingreifen.
Gentamicin (Refobacin©), Tobramycin (Gernebcin©), Netilmicin (Certomycin©), Amikacin (Biklin©). Aminoglycoside werden enteral nicht resorbiert. Bei i.v. Gabe liegt die Halbwertszeit bei 1,5 bis 2,5 h. Die Ausscheidung der Substanzen erfolgt renal. Bei Kindern, Patienten mit Niereninsuffizienz sowie lebensbedrohlicher Infektionen sollte zur Optimierung der Therapie bzw. zur Verhinderung ernsthafter Nebenwirkungen ein Drug Monitoring durchgeführt werden. Die Talspiegel (vor Applikation) sollten möglichst unter 2 mg/l (Amikacin <5 mg/l) liegen.

Wirkungsspektrum

Sehr gute Wirksamkeit gegen Enterobakterien, Staphylokokken und Pseudomonas aeruginosa (besonders Amikacin). Teilweise variable Resistenzlage bei Hospitalkeimen. Nur geringe Aktivität gegen Haemophilus influenzae und Neisserien. Pneumokokken und Enterokokken werden kaum erfaßt. Allerdings besteht ein synergistischer Effekt mit geeigneten Penicillinen bei Enterokokken (Endokarditits). Ebenso bei Pseudomonas aeruginosa kann eine Wirkungssteigerung in Kombination mit Azlocillin, Piperacillin oder Ceftazidim erzielt werden.

Indikation

Ungezielte und gezielte Therapie bei schweren Infektionen mit gramnegativen Erregern. Eine Kombinationstherapie mit geeigneten Penicillinen oder Cephalosporinen ist wegen des nachgewiesenen Synergismus anzustreben. Monotherapie nur bei Harnwegsinfektionen mit empfindlichen Erregern. In zunehmenden Maße wird heute empfohlen, die gesamte Tagesdosis als Einmalgabe zu verabreichen, da die bakterizide Wirkung der Aminoglykoside konzentrationsabhängig ist und die Substanzen einen sogenannten postantibiotischen Effekt besitzen. Gleichzeitig soll durch Einmalgabe die Rate der Nebenwirkungen reduziert werden. Ausnahme: infektiöse Endokarditis. Dosierungen: Gentamicin und Tobramycin: 3–5 mg/kg KG pro Tag entweder als Einmaldosis oder bei Endokarditis in 3 Dosen. Bei eingeschränkter Nierenfunktion gibt man eine Initialdosis von 1–1,5 mg/kg KG. Die weitere Dosis richtet sich dann nach der Kreatinin-Clearance: Cr-Cl 50–80 ml/min: 120 mg Maximaldosis; Cr-Cl 30–50 ml/min: 80 mg Maximaldosis; Cr-Cl 10–30 ml/min: 40 mg Maximaldosis; Cr-Cl <10 ml/min: 20 mg Maximaldosis. Netilmicin: 4–7,5 mg/kg KG pro Tag, Amikacin: 15 mg/kg KG pro Tag. Dosisreduktion bei Niereninsuffizienz: Initaldosis Amikacin/Netilmicin: 7,5 mg/kg/2 mg/kg, dann weiter nach Cr-Cl: 50–80 ml/min: 500 mg/300 mg Maximaldosis; Cr-Cl: 30–50 ml/min: 400 mg/200 mg Maximaldosis; Cr-Cl: 10–30 ml/min: 200 mg/100 mg Maximaldosis; Cr-Cl: <10 ml/min: 125 mg/30 mg Maximaldosis. Kinder: Gentamicin und Tobramycin: 3–7,5 mg/kg KG pro Tag, Netilmicin: 6–7,5 mg/kg KG pro Tag, Amikacin: 15 mg/kg KG pro Tag. Die i.m. Gabe ist möglich.

Nebenwirkungen

Die Ototoxizität (häufig irreversibel) der Substanzen, besonders bei eingeschränkter Nierenfunktion und Überdosierung, ist zu beachten. Nephrotoxizität (etwas weniger bei Tobramycin). Überdosierung und lange Therapiedauer (>10 Tage) erhöhen das Risiko von Ototoxizität und Nephrotoxizität. Selten Allergie. Gleichzeitige Gabe von Cyclosporin, Cisplatin, Vancomycin, Aciclovir oder Amphotericin B erhöht die Nephrotoxizität der Aminoglykoside. Durch Furosemid wird die Ototoxizität gesteigert. Kontraindikation: Schwangerschaft.

Makrolide

Erythromycin ist 1952 als erste Substanz der Makrolid-Antibiotika aus Streptomyces erythtreus isoliert worden. Makrolide werden meist oral gegeben. Erythromycin ist auch als Ester- bzw. Salzverbindung verfügbar und damit parenteral anwendbar. Obwohl die verschiedenen Substanzen hinsichtlich ihrer chemischen Struktur ähnlich sind, gibt es große Unterschiede in den pharmakokinetischen Eigenschaften. Auch die antibakteriellen Potenzen sind zum Teil unterschiedlich. Die halbsynthetischen Derivate Roxithromycin, Clarithromycin und Azithromycin sind säurestabil. Daraus resultiert eine längere Halbwertszeit und bessere Resorption sowie gastrointestinale Verträglichkeit.

Erythromycin (Erycinum©, Paediathrocin© u.a.), Roxithromycin (Rulid©), Clarithromycin (Klacid©), Azithromycin (Zithromax©), Josamycin (Wilprafen©), Spiramycin (Rovamycine©, Selectomycin©).

In Tabelle 4 sind die pharmakokinetischen Daten und die jeweiligen Dosierungen verschiedener Makrolide aufgelistet.

Wirkungsspektrum

Gute Empfindlichkeit von grampositiven Erregern wie Streptokokken, Pneumokokken, Listerien, Aktinomyzeten, Bacillus anthracis, Chlamydien und Mykoplasma pneumoniae. Auch Spirochäten, Legionellen, Moraxella catarrhalis, Enterokokken, Meningokokken und Diphtheriebakterien sind sensibel. Staphylokokken und Haemophilus influenzae sind variabel empfindlich. Clarithromycin und Azithromycin sind zusätzlich gegen Mykobakterium avium complex wirksam und sind auch gegen die meisten Haemophilus influenzae-Stämme aktiv. Josamycin und Spiramycin haben im Vergleich zu den Standardsubstanzen eine geringere Aktivität und deshalb kaum therapeutische Bedeutung.

Indikation

Akute bakterielle Infektionen der Atemwege (AECB, Pneumonie). Mittel der Wahl bei der Legionellenpneumonie. Reservemittel bei Penicillinallergie. Erythromycin kann als Keuchhustenprophylaxe eingesetzt werden. Clarithromycin und Azithromycin werden zusätzlich in der Behandlung und Prophylaxe atypischer Mykobakteriosen eingesetzt. Dosierung: siehe Tabelle 4. Keine Dosisreduktion bei eingeschränkter Nierenfunktion.

Nebenwirkungen

Gastrointestinale Beschwerden. Gelegentlich Allergie. Intrahepatische Cholestase, insbesondere bei Lebervorschädigung. Steigerung der Toxizität von Cyclosporin, Theophyllinen und Carbamazepin. Mögliche Erhöhung der Serumspiegel von Digoxin, Phenytoin, Warfarin, Prednisolon und Benzodiazepinen. Relative Kontraindikation: Leberinsuffizienz. Keine i.v. Gabe von Erythromycin in der Schwangerschaft.

Lincosamide

Clindamycin (Sobelin©), Lincomycin (Albiotic©). Die Serumspiegel liegen bei oraler Gabe von 150 mg Clindamycin bei 3 mg/l, bei i.v. Gabe von 600 mg bei 10 mg/l. Die

Tabelle 4. Pharmakokinetische Daten der Makrolide

	Dosis [mg]	HWZ [h]	C_{max} [h]	AUC [mg/l · h]	Bioverfüg-barkeit	Einfluß der Nahrung auf die Resorption	Ausscheidung	Dosierung
Erythromycin	500	1,7	1,8	7,0	variabel, ca. 25 %	+	vorwiegend biliär	p.o. 4 × 0,25–0,5 g i.v. 4 × 0,25–1 g
Roxythromycin	300	10,5–11,9	10,8	116–132	vollständige Resorbtion	+	vorwiegend biliär, renal 12 %	p.o. 1 × 300–400 mg
Clarithromycin	400	4,7	2,1	17,4	50 %	–	biliär 60 %, renal 40 %	2 × 250–500 mg
Azithromycin	500	10–40	0,45	3,4	40 %	–	biliär	1 × 500 mg für 3 Tage

Halbwertszeit beträgt 1,5–4,2 h. Ausscheidung: renal und biliär.

Wirkungsspektrum

Grampositive Kokken mit Schwerpunkt auf den Staphylokokken und Anaerobiern. Lincomycin ist schwächer wirksam als Clindamycin.

Indikation

Nachgewiesene oder vermutete Infektionen mit Anaerobiern wie z.B. die abszedierende Pneumonie. Clindamycin gilt als Reservemittel bei Staphylokokkeninfektionen (z.B. Penicillinallergie). Dosierung: parenteral (i.v.) 4×300–600 mg, p.o. 4×150–450 mg. Kinder: 15–40 mg/kg KG in 3–4 Dosen. Bei stark eingeschränkter Nierenfunktion Dosisreduktion (siehe Tabelle 1).

Nebenwirkungen

Gastrointestinale Beschwerden sind häufige Nebenwirkungen. Bei oraler Gabe besteht die mögliche Gefahr der pseudomembranösen Enterokolitis durch Überwucherung der Darmflora mit toxinbildenden Clostridium-difficile-Stämmen. Gelegentlich Allergie und Hepatotoxizität. Leberinsuffizienz gilt als relative Kontraindikation.

Glykopeptidantibiotika

Vancomycin (Vancomycin Lilly©, Vancomycin Lederle©, Vancon 500©), Teicoplanin (Targocid©). Die Serumspitzenspiegel liegen bei Vancomycin bei einer Gabe von 1 g i.v. bei 25–35 mg/l, für Teicoplanin nach 0,4 g i.v. bei 32 mg/l. Die Halbwertszeit ist für Teicoplanin mit 30–60 h deutlich länger als für Vancomycin (4–8 h). Die Ausscheidung erfolgt für beide Substanzen überwiegend renal.

Wirkungsspektrum

Beide haben ihr Wirkungsspektrum ausschließlich im grampositiven Bereich. Der Schwerpunkt liegt dabei auf Staphylococcus aureus, da auch Methicillin-resistente Staphylococcus-aureus-Stämme (MRSA) gut erfaßt werden. Auch andere grampositiven Kokken wie Streptokokken und Enterokokken werden gut erfaßt. Bedeutung hat auch die Wirksamkeit der Glykopeptidantibiotika gegen Clostridium difficile.

Indikation

Vancomycin und Teicoplanin gelten als ausgesprochene Reservemittel bei Staphylokokkeninfektionen wie etwa der nosokomialen Pneumonie oder Sepsis, Endokarditis oder Osteomyelitis. Als Indikation gilt neben MRSA auch die Penicillinallergie. Bei der pseudomembranösen Enterocolitis empfiehlt sich die orale Gabe von Vancomycin oder Teicoplanin. Bei Enterokokkenendokarditis ist die Kombination mit Aminoglykosiden empfehlenswert.
Dosierungen: Vancomycin: 2×1 g oder 4×0,5 g i.v. Zu beachten ist eine Infusionszeit von 1 h. Teicoplanin: i.v. oder i.m. initial 3 Dosen à 400 mg im Abstand von 12 h, dann 1×400–600 mg. Pseudomembranöse Colitis: Vancomycin: 4×125 mg p.o., Teicoplanin: 2×200 mg p.o.. Bei eingeschränkter Nierenfunktion Dosisreduktion (siehe Tabelle 1).

Nebenwirkungen

Zu beachten ist die Ototoxizität beider Substanzen, insbesondere bei Niereninsuffizienz. Flush-Syndrom bei zu schneller i.v. Injektion. Allergien sind selten, vereinzelt auch bis zum anaphylaktischen Schock. Kontraindikation: Schwangerschaft und Stillzeit, für Vancomycin akutes Nierenversagen und Schwerhörigkeit.

Chinolone

Chinolone sind eine neue Gruppe von synthetischen bakteriziden Chemotherapeutika, die Struktur und Funktion der bakteriellen Nukleinsäure beeinflussen. Bisher bekannte Angriffspunkte sind die Topoisomerasen II und IV.

Die zum Teil in Deutschland schon nicht mehr erhältlichen Nalidixin, Pipemidsäure (Deplaston©), Cinoxacin (Cinoxacin©) und Rosoxacin sind oral anwendbare Chemotherapeutika, die hohe Spiegel im Urin erreichen und deshalb nur Bedeutung bei der Behandlung unkomplizierter Harnwegsinfektionen haben.

Durch die Einführung eines Fluoratoms und weitere chemische Veränderungen wurden neuere, sogenannte Fluorchinolone, entwickelt. Die alte Bezeichnung Gyrasehemmer sollte heute nicht mehr benutzt werden. Die Fluorchinolone zeichnen sich durch eine deutlich bessere antibakterielle Wirksamkeit und gute pharmakokinetische Eigenschaften aus.

Eine Expertengruppe der Paul-Ehrlich-Gesellschaft für Chemotherapie hat eine Einteilung der in Deutschland verfügbaren Fluorchinolone in vier Gruppen vorgenommen. Diese richtet sich nach dem antibakteriellen Spektrum, der Pharmakokinetik und der Indikationen.

Wirkungsspektrum

Gruppe 1: Norfloxacin (Barazan©) und Pefloxacin (Peflacin©) sind orale Fluorchinolone mit eingeschränkter Indikation zur Therapie von Harnwegsinfektionen. Zusätzliche Indikationen für Norfloxacin sind die bakterielle Enteritis, Gonorrhoe und Prostatitis; Pefloxacin ist wegen seiner längeren Halbwertszeit zur Einmaltherapie der unkomplizierten Zystitis zugelassen.

Gruppe 2: Enoxacin (Enoxor©), Fleroxacin (Quinodis©), Ofloxacin (Tarivid©) und Ciprofloxacin (Ciprobay©) sind oral und intravenös anwendbare Fluorchinolone mit breiter Indikation. Sie besitzen eine sehr hohe in vitro Aktivität gegen Haemophilus influenzae und Enterobakterien, jedoch nur eine mittlere bzw. schwächere antibakterielle Wirksamkeit gegen Staphylokokken, Pneumokokken, Enterokokken und „atypische" Erreger wie Chlamydien und Mykoplasmen. Gegenüber Pseudomonas aeruginosa besteht unterschiedliche Aktivität. Ciprofloxacin gehört hier zu den aktivsten und stellt zur Zeit das einzige oral verfügbare Chemotherapeutikum gegen Pseudomonas aeruginosa dar.

Gruppe 3: Levofloxacin (Tavanic©), Sparfloxacin (Zagam©) und Grepafloxacin (Vaxar©) haben eine verbesserte Aktivität gegen grampositive Erreger wie Staphylokokken, Streptokokken, Pneumokokken und Enterokokken. Dazu kommt eine bessere Wirksamkeit gegen „atypische" Erreger wie Chlamydien und Mykoplasmen. Diese Substanzen haben im allgemeinen eine hohe Bioverfügbarkeit und längere Halbwertszeiten als die meisten Substanzen der Gruppe I und II.

Gruppe 4: Trovafloxacin* (Trovan©), Gatifloxacin (noch nicht im Handel), Moxifloxacin (noch nicht im Handel) und Clinafloxacin (noch nicht im Handel) haben neben der verbesserten Aktivität gegen grampositive und „atypische" Erreger auch Wirksamkeit gegen Anaerobier. Die Gruppen III und IV unterscheiden sich durch ihr renales Ausscheidungsverhalten. Eine relativ geringe Ausscheidung über die Nieren liegt bei Grepafloxacin, Moxifloxacin, Sparfloxacin, Trovafloxacin und Clinafloxacin vor (Tabelle 5). Daraus ergeben sich für die Substanzen der Gruppen III und IV als Hauptindikation alle Formen von Atemwegsinfektionen und – je nach renalem Ausscheidungsverhalten – auch Harnwegsinfektionen.

* Trovafloxacin wurde kürzlich wegen vermehrt beobachteter Lebertoxizität aus dem Handel gezogen.

Tabelle 5. Pharmakokinetische Daten und Dosierung der Fluorchinolone

	Dosis [mg]	HWZ [h]	Ausscheidung	Dosierung
Norfloxacin	400	3,3	renal (50–60 %)	2× 400 mg p.o.
Pefloxacin	400	10,5	renal (50–60 %)	1× 800 mg p.o.
Enoxacin	400	4,9	renal	2× 400 mg p.o.
Ofloxacin	400	5,0	renal (80–95 %)	2× 400 mg i.v./p.o.
Ciprofloxacin	400	3,3	renal (50–70 %) intestinal (15–30 %)	2× 500–750 mg p.o. 2× 200–400 mg i.v.
Fleroxacin	400	11,2	renal	1× 200–400 mg
Sparfloxacin	200	18,3	renal	1× 400 mg initial, dann 1× 200 mg p.o.
Levofloxacin	500	6–8	renal	1× 500 mg i.v./p.o.
Grepafloxacin	400	12	überwiegend hepathisch	1× 400–600 mg p.o.
Trovafloxacin (Alatrofloxacin i.v.)	200	11	überwiegend hepathisch	1× 200–300 mg i.v./p.o.

Indikationen

In der Pneumologie finden sowohl die klassischen (Gruppe II) wie auch die neueren Fluorchinolone (Gruppe III und IV) breite Anwendung. Ambulant erworbene Infektionen wie die akute Infektexazerbation der chronisch-obstruktiven Bronchitis sowie die Pneumonie stellen die Hauptindikationen dar. Zum Indikationskatalog gehören über die erwähnten Indikationen noch die nosokomiale Pneumonie und die akute Sinusitis.

Bei den Substanzen der Gruppe II war bisher die nicht ausreichende Aktivität im grampositiven Bereich, insbesondere aber gegen Pneumokokken, der limitierende Faktor. Die Schwäche wurde durch die Entwicklung der neueren Fluorchinolone geschlossen. Auch gegen Methicillin-resistente Staphylococcus aureus-Stämme zeigen die neueren Fluorchinolone der Gruppe III und IV bessere Wirksamkeit. Die „atypischen Erreger" wie Chlamydien und Mykoplasmen werden von den Substanzen der Gruppe III und IV ausreichend erfaßt. Bei Pseudomonas aeruginosa weist Ciprofloxacin die beste Aktivität auf und bleibt damit weiter das einzige effektive orale Chemotherapeutikum gegen diesen Problemkeim. Trovafloxacin, Gatifloxacin, Moxifloxacin und Clinafloxacin unterscheiden sich von den anderen bisher erhältlichen Fluorchinolonen unter anderem durch eine therapeutisch ausreichende Aktivität gegen anaerobe Bakterien.

Einige Substanzen (Ciprofloxacin, Levofloxacin und Trovafloxacin) bieten die Möglichkeit der Sequenztherapie (Ciprofloxacin, Levofloxacin und Alatrofloxacin/Trovafloxacin). Generell aber zeichnen sich die Fluorchinolone durch eine ausgezeichnete Bioverfügbarkeit aus, sodaß die orale Applikation bevorzugt werden sollte. Insbesondere in der Pneumologie finden die Fluorchinolone wegen ihrer guten Gewebepenetration breite Anwendung. Dosierung: siehe Tabelle 5. Bei einigen Substanzen muß bei eingeschränkter Nierenfunktion eine Dosisreduzierung erfolgen (siehe Tabelle 1). Bei den überwiegend hepatisch metabolisierten Fluorchinolonen sollte bei mäßiggradiger Beeinträchtigung der Leberfunktion eine verzögerte Elimination berücksichtigt werden. Erfahrungen bei Patienten mit schwerer Leberinsuffizienz liegen nicht vor.

Bei gleichzeitiger Einnahme mit Magnesium-, Kalzium- oder Aluminium-haltigen

Antazida oder anderen Präparaten (z. B. Eisen) kann es zu erheblichen Einbußen der Bioverfügbarkeit kommen. Eine Interaktion mit dem Abbau von Theophyllin oder anderen Arzneistoffen, die durch hepatische Monooxygenasen metabolisiert werden, ist bei einigen Substanzen (z. B. Ciprofloxacin) zu beachten.

Nebenwirkungen

Bei insgesamt guter Verträglichkeit sind die häufigsten Nebenwirkungen gastrointestinale Beschwerden wie Übelkeit, Erbrechen oder Durchfälle. Gelegentlich finden sich Allergien. ZNS-Störungen (häufiger: Schlaflosigkeit, Müdigkeit, Kopfschmerzen; sehr selten: Krämpfe, Halluzinationen, Psychosen, Sehstörungen) sind selten. Bei Trovafloxacin kann es zu Beginn der Therapie besonders bei jüngeren Frauen zu einem Gefühl von Benommenheit, das im Englischen als „dizziness“ bezeichnet wird, kommen. Durch eine abendliche Gabe des Medikaments kann dieser Begleiterscheinung vorgebeugt werden. Grepafloxacin und Sparfloxacin können eine Verlängerung des QT-Intervalls auslösen, die zu Torsades de Pointes führen können.

Alle Fluorchinolone besitzen eine unterschiedlich ausgeprägte Neigung zu phototoxischen Reaktionen. Deshalb sollte eine Sonnenexposition generell vermieden werden.

Bei Kindern und Jugendlichen sowie in der Schwangerschaft und Stillzeit sind Chinolone kontraindiziert, da Schäden bei der Gelenkknorpelbildung im Tierversuch nachgewiesen sind.

Sonstige Antibiotika

Chloramphenicol (Paraxin©, Leukomycin© u.a.), Thiamphenicol (Urfamycine©)

Oral und parenteral anwendbare Breitbandantibiotika mit guter Wirksamkeit gegen die meisten grampositiven und gramnegativen Erreger sowie Chlamydien, Mykoplasmen und Treponemen. Resistent sind Pseudomonas aeruginosa sowie einige Stämme von Staphylococcus aureus und verschiedene Enterobakterien. Auch vereinzelt Resistenzen bei Haemophilus influenzae, Pneumokokken und Meningokokken.

Wegen seiner potentiellen Nebenwirkungen sollte Chloramphenicol nur zur Behandlung lebensbedrohlicher Infektionen, wenn kein gleichwertiges Chemotherapeutikum zur Verfügung steht, eingesetzt werden: z.B. Meningitis bei Penicillin- und Cephalosporinallergie. In der Pneumologie hat Chloramphenicol kaum Bedeutung. Dosierung: 3–4 × 0,5 g i.v. oder p.o. Kinder: 50–100 mg/kg KG in 4 Dosen. Keine Dosisreduktion bei eingeschränkter Nierenfunktion.

Nebenwirkungen

Aplastische Knochenmarksschädigung (Inzidenz: 1 : 10.000–40.000) mit meist irreversibler Panmyelopathie. Die Letalität beträgt mehr als 50 %. Auftreten dieser Nebenwirkung meist nach 2–4 Wochen Latenzzeit. Absolute Kontraindikation: hämatologische Erkrankungen und Knochenmarkvorschädigung.

Metronidazol (Clont©, Flagy© u.a.), Ornidazol (Tiberal©), Tinidazol (Simplotan©)

Oral und parenteral anwendbare Chemotherapeutika mit bakterizider Wirkung gegen Anaerobier mit Ausnahme von Propionibakterien und Aktinomyzeten. Wirksam auch gegen Amöben, Lamblien und Trichomonaden. Gut wirksam bei Clostridium difficile.

Dementsprechend Einsatz bei nachgewiesenen oder vermuteten Anaerobierinfektionen sowie pseudomembranöser Ent-

erokolitis (Mittel der Werke). Bei Verdacht auf aerobe Keime stets Kombination mit einem β-Laktam-Antibiotikum. Dosierung: 2–3×400 mg p.o., 3×500 mg i.v.. Kinder: 20–30 mg/kg KG in 3 Dosen. Bei eingeschränkter Nierenfunktion Dosisreduktion (siehe Tabelle 1).
Gastrointestinale Beschwerden sind häufig, gelegentlich ZNS-Symptome (Schwindel, Ataxie, Krämpfe), Alkoholintoleranz, bei längerer Anwendung periphere Neuropathie, gelegentlich irreversible Neutropenien.

Cotrimoxazol (Bactrim©, Eusaprim©)

Cotrimoxazol (TMX) ist eine Kombination aus Sulfamethoxazol (SMX) und Trimethoprim (TMP), die vorwiegend bakteriostatisch wirkt. Diese ist sowohl enteral als auch parenteral anwendbar. Die Halbwertszeit beträgt 9–12 h, die Ausscheidung erfolgt überwiegend renal.

Wirkungsspektrum

Cotrimoxazol ist wirksam gegen zahlreiche grampositive und gramnegative Erreger wie Pneumokokken, Streptokokken, Staphylokokken (nicht MRSA), E. coli, Klebsiellen, Moraxella catarrhalis und Legionellen. Wichtig ist die Wirkung gegen Nokardien und Pneumocystis carinii. Primär resistent sind Anaerobier, Mykoplasmen und Pseudomonas aeruginosa.

Indikation

In der Pneumologie hat Cotrimoxazol vorwiegend Bedeutung bei der Behandlung der Pneumocystis-carinii-Pneumonie. Dosierung bei PcP: 15–20 mg TMP/100 SMZ/kg KG pro Tag in 4 Dosen für 21 Tage. Zur Prophylaxe: 1 TMX forte Tablette alle 48 h oder 1 TMX Tablette täglich. Übliche Dosierung bei anderen Indikationen (z.B. Stenotrophomonas maltophilia): 2×160 TMP/800 SMZ mg p.o. oder 8–20 mg TMP/40–100 mg SMZ/kg KG in 2–4 Dosen. Bei eingeschränkter Nierenfunktion Dosisreduktion: Cr-Cl: 15–30 ml/min: 50% der Dosis, eine Cr-Cl. <15 ml/min gilt als relative Kontraindikation.

Nebenwirkung

Allergische Hautreaktionen, gastrointestinale Beschwerden wie Übelkeit und Erbrechen. Gelegentlich Hämatotoxizität (vor allem bei längerer hochdosierter Gabe), selten Agranulozytose. Kontraindikation: Schwangerschaft.

Literatur

1. Fassbender M, Lode H, Schaberg T, Borner K, Koeppe P (1993) Pharmacokinetics of new oral cephalosporines, including a new carbacephem. Clin Infect Dis 16: 646–653
2. Lode H (1986) Initial therapy in pneumonia. Clinic, radiographic, and labotatoty data important for the choice. Am J Med 80: 70–74
3. Gustaferro CA, Steckelberg JM (1991) Cephalosporin antimicrobial agents and related compounds. Mayo Clin Proc 66: 1064—1073
4. Pennington JE (1994) Respiratory infections: diagnosis and management, 3rd edn. Raven Press, New York
5. Redvold KA, Piscitelli SC (1993) New oral macrolides and fluorochinolone antibiotics: an overview of pharmacokinetics, interactions and safety. Clin Infect Dis 17 [Suppl] 1: 192–199
6. Simon C, Stille W (1997) Antibiotikatherapie in Klinik und Praxis, 9. Aufl. Schattauer Verlag
7. Stahlmann R, Lode H (1999) Fluorochinolones. In: Waldvogel F, Gorey L, Stamm WE (Hrsg) Clinical infectious diseases. Oxford University Press New York, Oxford
8. Wiseman LR, Wagstoff AJ, Bridgen MN, Bryson HM (1995) Meropenem: a review of its antibacterial activity, pharmacokinetic properties and clinical efficacy. Drugs 50: 73
9. Wright AJ, Wilkowske CJ (1991) The penicillins. Mayo Clin Proc 66: 1047–1063
10. Yang J, Grossmann RF (1996) New antibiotics for community-aquired pneumonia. Seminars in respiratory medicine 17: 243–253

Antimykotische Therapie

A. Schaffner

Geschichte der Antimykotika

Noch vor wenigen Jahrzehnten galten Gewebs-invasive Mykosen als Rarität. Es ist deshalb nicht verwunderlich, daß bis zu diesem Zeitpunkt keine großen Anstrengungen zu Entwicklung von Antimykotika unternommen worden sind. Entsprechend standen dem Kliniker bis zu den fünfziger Jahren nur lokal wirksame Desinfizienzien und schwach antimykotisch wirksame Substanzen zur Verfügung. Im Jahre 1951 entdeckten zwei Angestellte der New York State Division of Laboratories and Research ein Antibiotikum einer **Streptomyces-Species** mit breitem Wirkspektrum gegen zahlreiche Pilze. Dieses Präparat wurde von E. R. Squibb & Sons als Nystatin (zu Ehren des New York State Laboratoriums) lizenziert. Dieser Erfolg führte zur systematischen weiteren Suche nach Antimykotika durch diese Firma und 1956 zur Entdeckung und Isolation des chemisch verwandten Amphotericin B in Kulturüberständen von **Streptomyces nodosus.** Trotz hervorragender Wirksamkeit blieb der Erfolg des Präparates gegen invasive Mykosen vorerst aus: Amphotericin B wurde kaum resorbiert und auch die Infusion einer Suspension der sehr gut verträglichen wasserunlöslichen Kristalle führte zu ungenügenden Blut- und Gewebsspiegeln. Erst eine galenische Modifikation und Infusion von Amphotericin B als Deoxycholatkomplex zu Beginn der sechziger Jahre ließ das antimykotische Potential dieser Substanz, noch heute die wirksamste Therapie für die meisten invasiven Mykosen, zur Geltung kommen. Der Wirksamkeitsgewinn war jedoch mit einer erheblichen Zunahme der Toxizität verbunden. Es ist vielleicht Ironie, daß heute alle Anstrengungen unternommen werden, das Rad der Amphotericin-Geschichte zurückzudrehen und durch Galenik die Toxizität von Amphotericin B zu vermindern, zum Preis allerdings einer erheblichen Wirkungseinbuße.

Auf der Suche nach Pyrimidinantagonisten mit antitumoraler Wirkung stießen anfangs der sechziger Jahre Roche-Wissenschafter auf 5-Fluorocytosin, welches über genügend selektive Toxizität für Pilze verfügte, um ins Armamentarium der Antimykotika aufgenommen zu werden. Die Entdeckung der dritten Gruppe der heute gebräuchlichen Antimykotika, der Azolide, erfolgte 1969 durch Wissenschafter der Firma Bayer, die in Screeningversuchen mit Imidazolderivaten auf eine starke und breitspektrig wirkende Substanz stießen, die heute noch als Clotrimazol zur topischen Behandlung von Mykosen eingesetzt wird. Auf diese Entdeckung folgte die gezielte Entwicklung von weiteren verwandten Imidazolen, die heute z.T. zur Standardbehandlung von Systemmykosen eingesetzt werden, wie Miconazol (Janssen, 1969), Ketoconazol (Janssen, 1978), oder im letzten Jahrzehnt die mit ihnen strukturell nahe verwandten Triazole Itraconazol (Janssen) und Fluconazol (Pfizer).

Struktur und Wirkmechanismus der wichtigsten Antimykotika

Die antimykotische Therapie basiert auf einigen wenigen Substanzklassen mit einer sehr beschränkten Anzahl von Angriffsmechanismen für die Entfaltung einer selektiv antimykotischen Toxizität (Tabelle 1). Die Tabelle zeigt klar, warum die für die antibakterielle Wirkung wichtigen β-Laktam-Antibiotika und ihnen verwandte Substanzen, die die Peptidoglykansynthese der bakteriellen Zellwand beeinträchtigen, für diese Klasse von Organismen selektiv sind und warum die meisten heute zur Verfügung stehenden Antimykotika, deren Angriffspunkt Ergosterol ist, das hauptsächliche Sterol der Pilzzellmembran, keine wesentliche antibakterielle Wirkung entfalten können.

Amphotericin B

Amphotericin B ist ein kaum wasserlösliches Heptaen-Makrolid mit 7 Doppelbindungen und einem an den Hauptring gebundenen Mykosamin (Abb. 1). Wegen der beschränkten Wasserlöslichkeit kommt Amphotericin B für die parenterale Applikation meist als Deoxycholatkomplex (Fungizone®) zur Anwendung. Wie die nicht systemisch zur Anwendung kommenden Polyenantimykotika (z.B. Nystatin) erzeugt Amphotericin B durch Reaktion mit der Zellmembran eine erhöhte Permeabilität für kleine Moleküle, die als K^+- oder Mg^{++}-Verlust erfaßt werden kann. Höhere Konzentrationen führen auch zur Unfähigkeit der Pilzzelle Makromoleküle zurückzuhalten und schließlich zur Zellzerstörung. Diese Effekte beruhen auf der Bildung von Komplexen zwischen Sterolen und Amphotericin, die die physiko-chemischen Eigenschaften der Zellmembran beeinträchtigen. Die Selektivität der Toxizität für die Pilzzelle basiert auf der ca. 50fach größeren Affinität von Amphotericin B zu Ergosterol als zu Cholesterol dem quantitativ wichtigsten Sterol der Säugetierzellmembran. Aus diesem Umstand wird auch ersichtlich, daß höhere Amphotericin-B-Konzentrationen Säugetierzellen auf eine ähnliche Weise wie Pilzzellen schädigen können. Als weiterer Wirkmechanismus wird zusätzlich zur Inter-

Tabelle 1. Vergleich von Angriffspunkten für eine selektive antimikrobielle Toxizität

	Pilze	Bakterien	Viren	Mensch
Zellwand	(Chitin)	Peptidoglykan	–	–
Zellmembran	Ergosterol	Phospholipide	Cholesterin	Cholesterin
Proteinsynthese	–	++	+	(+)
DNS/RNS-Synthese	+	+++	+++	(++)

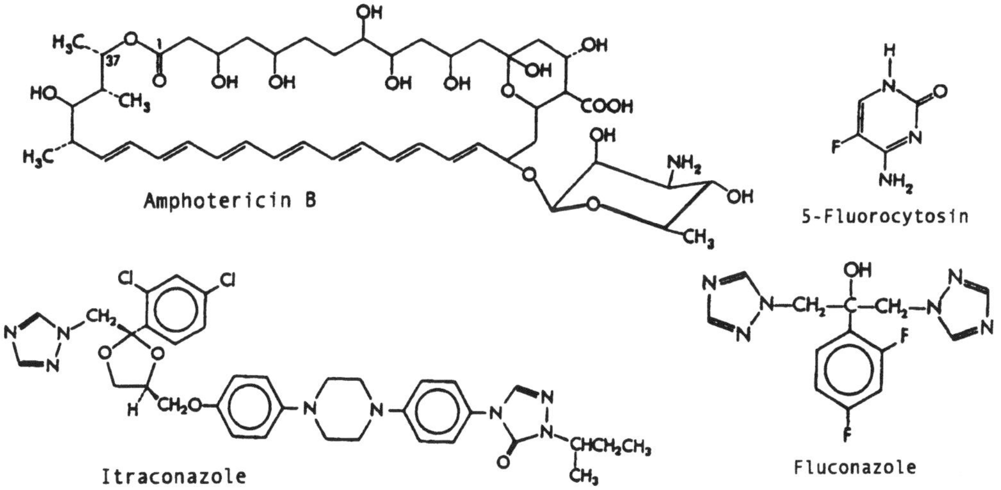

Amphotericin B

5-Fluorocytosin

Itraconazole

Fluconazole

Abb. 1. Strukturformeln der wichtigsten heute gebräuchlichen systemisch wirksamen Antimykotika

aktion mit Ergosterol eine oxidative Schädigung der Pilzzelle durch Amphotericin B diskutiert.

Azole (Miconazole, Fluconazole, Itraconazole)

Die Imidazole, die, mit Ausnahme weniger Indikationen (Miconazol) kaum mehr systemisch gebraucht werden, sind strukturell mit denen aus ihnen hervorgegangenen N-substituierten Triazolen verwandt (Abb. 1) und teilen mit diesen auch ihren hauptsächlichen Wirkmechanismus. Ein Bi- oder Tri-Azolring bildet die gemeinsame Grundstruktur dieser Azolide, die aber wegen der zusätzlich vorhandenen Molekülgruppen in bezug auf manche physikochemische Eigenschaften wesentliche Unterschiede aufweisen. Beispielsweise sind viele der gebräuchlichen Azolide kaum wasserlöslich (Ketoconazol, Miconazol, Itraconazol), während das fluorierte bis-Triazol Fluconazol eine gute Wasserlöslichkeit aufweist und damit mit gängigen intravenösen Lösungen verabreicht werden kann, während die anderen Substanzen nicht oder nur mit Mühe in eine parenteral verwendbare galenische Form gebracht werden können.

Die Azolide verfügen über einen gemeinsamen antimykotischen Wirkmechanismus. Alle gegen Pilze wirksamen Azolide binden sich mit Stickstoffatomen der Azolringe an das Eisenatom des Hämringes von Cytochrom P-450 der Pilze und hemmen die Funktion dieser Klasse von Oxidoreduktasen.

Durch die Hemmung von Cytochrom P-450 wird in empfindlichen Pilzen eine NADPH-abhängige Oxygenase gehemmt. Damit steht die für die 14α-Demethylierung von Sterolen notwendige, aus der Cytochrom-abhängigen Atmung stammende Energie, für diesen, die Ergosterolsynthese limitierenden Schritt, nicht zur Verfügung. Als Konsequenz werden „falsche“ C^{14}-Sterole wie Lanosterol oder Methylfecosterol, 24-Methylen-Hydrolanosterol oder Obtusifoliol in die Zellmembran eingebaut. Sekundär wird auch der gesamte Fettstoffwechsel der Zelle gestört. Ebenfalls als Sekundärfolgen müssen Veränderungen im Aufbau der Chitinwand angesehen werden, deren Ursache wahrscheinlich in strukturel-

len Veränderungen der membranständigen Syntheseenzyme zu suchen sind.
Es bestehen insbesondere für die neueren Azolide erhebliche Affinitätsunterschiede für Cytochrome von Säugetierzellen und Pilzen. Durch eine um einen Faktor von 10^4–10^8 geringere Reaktionsbereitschaft mit Cytochromen P-450 des humanen Stoffwechsels (z.B. Corticosteroid-, Testosteron, Lebermetabolismus) im Vergleich zu mykotischen Cytochrom P-450 erklärt sich die hervorragende Selektivität der neuen Azolide (Itraconazol, Fluconazol) gegen Pilze. Diese Entwicklung bedeutet sicher einen Fortschritt im Vergleich zu den älteren systemisch verwendeten Imidazolen (z.B. Ketoconazol), deren Affinität zu Pilz-Cytochromen „nur" etwa 10^{3-4}mal höher war und die deshalb in höherer Dosierung Cytochrom-P-450-abhängige Schritte des humanen Intermediärstoffwechsels ebenfalls beeinflußten.
Der antimykotische Effekt von Azoliden kann jedoch nicht in jedem Falle nur mit der Hemmung der Ergosterolsynthese erklärt werden. Beispielsweise Miconazol hat auch unter anaeroben Bedingungen (also unabhängig von der Atmungskette und deshalb unabhängig von der C^{14}-Demethylierung) Aktivität gegen Pilze, dies im Gegensatz zu Ketoconazol, welches nur unter aeroben Bedingungen wirkt. Als weitere Wirkmechanismen werden beispielsweise autooxidative Schädigungen durch die Einwirkung von Azoliden auf Peroxidasen und Katalasen von Pilzen diskutiert. Schließlich muß darauf hingewiesen werden, daß nicht restlos geklärt ist, warum gewisse Azolide gegen die einen, nicht aber gegen andere Pilze eine antimykotische Wirkung entfalten. Beispielsweise hemmt Ketoconazol die Ergosterolsynthese von **Aspergillus fumigatus** ebenso wie Itraconazol, aber nur letzteres entfaltet in vivo und in vitro eine brauchbare Wirkung gegen diese Pilzspezies, ein Umstand, der auf zusätzliche Wirkungsmechanismen von Azolen hinweist.

Flucytosin

Flucytosin (= 5-Fluorocytosin, 5-FC) ein fluoriertes Pyrimidin wie das Zytostatikum 5-Fluorouracil (5-FU) unterscheidet sich von diesem lediglich durch eine Amino-(Imino-)gruppe in Position 6 des Pyrimidinrings. Flucytosin ist gut wasserlöslich. Die antimykotische Wirkung von Flucytosin beruht auf der Deaminierung von 5-FC zu 5-FU durch pilzeigene Deaminasen in der Pilzzelle. Der Besitz zweier Enzyme ist Voraussetzung für die Empfindlichkeit von Pilzen gegen 5-FC, eine Cytosin-Permease, welche für die Aufnahme von 5-FC ins Zytoplasma verantwortlich ist und eine Deaminsase für die Umwandlung von 5-FC in 5-FU. Die selektive Toxizität gegen Pilze beruht darauf, daß die Säugetierzelle nicht über solche Enzyme verfügt. Auch die Resistenz von Pilzen gegenüber 5-FC basiert auf dem Fehlen des einen oder anderen Systems. Als wahrscheinlichsten Wirkmechanismus für 5-FU in der Pilzzelle wird eine weitere Verstoffwechselung in Fluordesoxyuridin angenommen, einem potenten Inhibitor der Thymidylatsynthetase, somit der DNS-Synthese. Ein weiterer Metabolit, Fluoruridylsäure, interferiert mit der RNS-Synthese.

Andere Antimykotika

Die ebenfalls in die Ergoserolsynthese eingreifenden Squalenoxidaseinhibitoren wie Naftifin, Tolnaftat, Terbinafin werden für Oberflächenmykosen eingesetzt und finden z.Zt. bei invasiven Mykosen keinen Einsatz. Sie antagonisieren z.T. in vitro die Wirkung von Azolen. Rifampicin wird von einigen Autoren in Kombination mit Amphotericin B bei einzelnen Fällen von invasiver Aspergillose eingesetzt. Es wird angenommen, daß Amphotericin B die Permeabilität der

Pilzzelle für Rifampicin erhöht und damit die Pilzzelle diesem Präparat zugänglich macht. Die Verwendung von Hydroxistilbamidin, Sulfonamiden und Tetracyklinen für bestimmte in den Subtropen endemische Mykosen gehört der Vergangenheit an.

Pharmakologie und Galenik der wichtigsten Antimykotika

Amphotericin B

Amphotericin B kommt systemisch zur Hauptsache in Form eines Deoxycholatkomplexes in 5% Glukose als Infusion zur Anwendung. Alternative Darreichungsformen in Lipidlösungen, in Liposomen oder als Lipidkomplex werden zur Zeit geprüft. Dabei sind drei Dinge unzweifelhaft: 1. Diese zum Deoxycholatkomplex alternativen Darreichungsformen sind weniger toxisch, 2. sie sind weniger wirksam, und 3. sie sind teurer. Es ist klar, daß das Verhältnis dieser Unterschiede zwischen neuer und alter galenischer Form den Ausschlag über den künftigen Stellenwert dieser Amphotericin-B-Präparate geben muß. Nur vergleichende klinische Studien mit klaren Endpunkten vermögen diese Fragen zu beantworten. Weil es schwer vorstellbar ist, daß Amphotericin B durch galenische Veränderung der Darreichungsform selektiv leichter seinen Weg zum Ergosterol der Pilzmembran finden soll, ohne zugleich leichteren Zugang zum Cholesterol der Wirtsmembran zu finden, wenden auch heute noch viele Zentren ausschließlich Amphotericin B in Form des billigeren Deoxycholatkomplexes an.

Pharmakokinetisch ist Amphotericin B unvollständig untersucht. Bei oraler Verabreichung ist die Resorption aus dem Gastrointestinaltrakt gering, für Systemmykosen muß das Medikament parenteral verabreicht werden. Im Plasma wird Amphotericin B stark an Lipoproteine gebunden und ist nur schwach dialysierbar. Detaillierte Angaben zur Gewebeverteilung existieren nicht. In einem bikompartimentalen Modell kann ein rasch äquilibrierendes zentrales Kompartiment mit einem Volumen von 1,3 l/kg, von einem über mehrere Tage sättigbaren, trägeren Kompartiment von 2,7 l/kg unterschieden werden. Ein weiteres Kompartiment, in welchem Amphotericin B möglicherweise sequestriert wird, ist hierbei nicht berücksichtigt. Die renale Elimination beträgt <3%, auch die fäkale Ausscheidung von Amphotericin B ist nicht bedeutend. Über eine Verstoffwechselung ist wenig bekannt. Hingegen kann in parenchymatösen Organen, wie z.B. in der Leber, noch über Jahre Amphotericin B nachgewiesen werden. Entsprechend diesen Daten muß die Amphotericin-B-Dosierung nicht an die Nieren- oder Leberfunktion angepaßt werden. Ein wichtiges ungelöstes Problem ist jedoch, ob Amphotericin B, welches in parenchymatösen Organen sequestriert wird, antimykotisch aktiv ist: Auf Grund von tierexperimentellen Untersuchungen wird nämlich bei rascher Infusion von Amphotericin-B-Deoxycholat ein größerer Anteil des Antimykotikums in der Leber sequestriert als bei langsamer Infusionsgeschwindigkeit, so daß neben der Dosis auch noch die Infusionsgeschwindigkeit die Wirkung von Amphotericin B beeinflußt. Eine Korrelation zwischen Blutplasmaspiegel und klinischer Wirkung konnte in klinischen Studien nicht hergestellt werden. Die Liquoirgängigkeit von Amphotericin B und der Übertritt ins Kammerwasser sind gering.

Azole (Miconazol, Itraconazol und Fluconazol)

Auf Grund der großen Unterschiede in ihren physiko-chemischen Eigenschaften bestehen auch große Unterschiede zwischen den

Azolen in bezug auf ihre pharmakologischen Eigenschaften. **Miconazol** wird schlecht aus dem Gastrointestinaltrakt resorbiert und muß deshalb parenteral verabreicht werden. Um die Substanz in Lösung zu bringen, bedarf es eines Lösungsvermittlers (Glycerylricinoleat), der für einen erheblichen Teil der Toxizität von Miconazol verantwortlich ist. Miconazol wird zu einem wesentlichen Teil in der Leber metabolisiert und die Hauptmenge wird fäkal ausgeschieden. Nach Infusion von 500 mg Miconazol werden Plasmaspitzenspiegel von 2–9 mg/l erreicht. Die Bluthirnschranke ist erheblich. **Itraconazol** ist zur Zeit nur in oraler Form verfügbar als Kapsel oder als Sirup. Die Resorption des Wirkstoffes hängt bei der Kapsel von der Einnahme einer begleitenden fetthaltigen Mahlzeit ab, was beim Sirup nicht der Fall ist, der deshalb am besten nüchtern eingenommen wird. Die erwähnten Verumständungen beeinflussen die Bioverfügbarkeit wesentlich und sind bei der Verordnung zu beachten. Bei verschiedenen schweren Erkrankungen ist die Bioverfügbarkeit vermindert. Maximale Plasmaspiegel werden 3–4 Stunden. nach der Einnahme gemessen, nach Erreichen eines Steadystates (Aufsättigungsphase von 1–2 Wochen!) werden mit einer Tagesdosis von 100–200 mg Itraconazol Plasmaspiegel von 1–2 mg/l erreicht. Im Blut beträgt die Eiweißbindung >99%. Itraconazol wird in der Leber in einem erheblichen Maße zu z.T. aktiven Metaboliten verstoffwechselt. Die Ausscheidung ist im wesentlichen leberabhängig, ca. ein Drittel des Wirkstoffes wird in Form von Metaboliten im Urin ausgeschieden. Die Bluthirnschranke ist hoch. **Fluconazol** weist von den registrierten Azoliden die besten pharmakologischen Eigenschaften auf. Nach oraler Applikation werden >90% des als Kapsel oder Sirup verfügbaren Fluconazols unabhängig von der Nahrungsaufnahme resorbiert. Wegen seiner guten Wasserlöslichkeit stellt die parenterale Applikation in Form von Kurzinfusionen keine Probleme dar. Die lange Eliminations-Halbwertszeit von beinahe 30 Stunden ermöglicht die einmal tägliche Dosierung. Die Plasmaproteinbindung beträgt um 12%. Die Elimination erfolgt zur Hauptsache über die Nieren, >80% der Substanz werden unverändert im Urin ausgeschieden. Bei intakter Bluthirnschranke beträgt der Liquorspiegel über 50%, des Plasmaspiegels, bei entzündlich veränderten Meningen mehr.

Flucytosin

Flucytosin verfügt ebenfalls über gute pharmakokinetische Eigenschaften. Nach oraler Applikation beträgt die Bioverfügbarkeit >90%. Nebst einer oralen Form (Tabletten) wird das Präparat als gebrauchsfertige 1%ige wäßrige Infusionslösung angeboten. Die Elimination erfolgt fast ausschließllich in unveränderter Form über die Nieren. Die Halbwertszeit beträgt bei normaler Nierenfunktion beim Erwachsenen 3–6 Stunden. Bei Nierenfunktionseinbuße ist die Flucytosindosis linear dem Funktionsverlust anzupassen, um toxische Nebenwirkungen zu verhindern.

Indikationen der Antimykotika

Indikationen der antimykotischen Therapie können in drei Kategorien unterteilt werden: Prophylaxe, empirische respektive vorsorgliche Therapie und gezielte Therapie bei feststehender Diagnose einer Mykose (Tabelle 2). In ganz wenigen speziellen Situationen ist eine **systemische antimykotische Prophylaxe** mit den heute zur Verfügung stehenden Präparaten sinnvoll. Unbestritten ist eine Prophylaxe mit Fluconazol in Knochenmarkstransplantationszentren mit einer Inzidenz von inva-

Tabelle 2. Indikationskategorien für eine Therapie mit systemisch wirksamen Antimykotika

Kategorie	Beispiel	Beurteilung
Prophylaxe	Allogene Knochenmarkstransplantation	wirksam
	Chemotherapie assoziierte Neutropenie	umstritten
	Multiorganversagen	nicht indiziert
Empirische Therapie	Antibiotikaresistentes Fieber und Aplasie	wirksam
	Neues Lungeninfiltrat in der Aplasie	unumstritten
	Multiorganversagen, Hefekolonisation	umstritten
Gezielte Therapie	Candidämie	wirksam
	Invasive pulmonale Aspergillose	wirksam
	Aspergillom	umstritten
	Allergische Bronchopulmonale Aspergillose	umstritten

siven Mykosen mit empfindlichen Hefen von mehr als 8–10 % bei Transplantierten. In Zentren mit weniger invasiven Candida albicans Mykosen und bei anderen Tumorpatienten erscheint eine Prophylaxe nicht zweckmäßig. Sie ist mit der Entwicklung von resistenten Mykosen und Nebenwirkungen vergesellschaftet, kostspielig und gegen Schimmelpilzmykosen unwirksam. Eine **empirische** oder **vorsorgliche antimykotische Therapie** ist in vielen Situationen indiziert, weil die Diagnose einer invasiven Mykose häufig nicht zeitgerecht gestellt werden kann. Bei Leukämiepatienten mit antibiotikarefraktärem Fieber in der Aplasie (<500 Neutrophile Granulozyten/mm^3 Blut), das über mehr als 4 Tage anhält, ohne daß ein bakterieller Erreger nachgewiesen werden kann, ist eine vorsorgliche Behandlung mit Amphotericin-B-Infusionen (1 mg/kg/Tag) angezeigt. Treten in der Aplasie unter Antibiotika neue Lungeninfiltrate oder eine Sinusitis auf, sollten die 4 Tage nicht abgewartet und unverzüglich eine Amphotericin B Behandlung begonnen werden. Obschon keine entsprechenden klinischen Studien vorliegen, empfiehlt es sich, dieselbe Strategie auf intensiv immunsupprimierte Transplantatträger (Abstoßungstherapie) oder andere vergleichbare Situationen auszudehnen. Bei Patienten mit Multiorganversagen auf Intensivstationen sollte eine vorsorgliche Therapie erwogen werden, falls aus drei oder mehr Lokalisationen Hefen nachgewiesen werden, besonders wenn ein Nierenersatzverfahren angewendet werden muß, eine parenterale Ernährung zum Einsatz kommt, oder ein Zustand nach Enterotomie oder Pankreatitis besteht. In dieser Situation können Amphotericin-B-Desoxycholat (0,5–1 mg/kg/Tag) oder Fluconazol (10 mg/kg/Tag, anzupassen bei eingeschränkter Nierenfunktion) eingesetzt werden.

Bei nachgewiesener Mykose kann eine **gezielte Therapie** gewählt werden. Für die wichtigsten Mykosen sind Therapieempfehlungen in Tabelle 3 zusammengefaßt. Auch hier sind gewisse Indikationen umstritten: Bei Aspergillom kann, falls nicht eine schwere Hämoptoe zu raschem chirurgischem Handeln zwingt, eine Itrakonazolbehandlung mit 400 mg Itrakonazol/Tag versucht werden. Bei allergischer bronchopulmonaler Aspergillose ist von einer Itrakonazoltherapie nur ein „Begleiteffekt" zu erwarten, Grundpfeiler der Therapie dieser Affektion bleibt die Steroidbehandlung. Für beide Indikationen gibt es keine kontrollierten Studien, die eine Wirksamkeit der an und für sich kaum toxischen Itrakonazoltherapie belegen würden.

Bei der Abwägung, ob eine Azoltherapie

Tabelle 3. Gezielte antimykotische Therapie nach Erreger und klinischem Syndrom

Erreger	Klinisches Syndrom	AmB hoch	AmB-niedrig	Plus 5-FC	Flucona-zol	Itracona-zol	Micona-zol	Bemerkungen
Candida spp.	Soor							Candida spp. sind nicht alle
	Ösophasgitis							empfindlich auf Azole oder
	Fungämie							auf Amphotericin B
	Akute disseminierte Candidiasis							
	Chronische disseminierte Candidiasis							Sobald stabil: Fluconazol
Aspergillus spp.	Invasive Aspergillose							Stabile Patienten: Itraconazol
	Aspergillom							Wirksamkeit beschränkt
	Allergische bronchopulmonale Asp.							Wirkung fraglich
Zygomyceten	Pneumonie, disseminierte							Desferal stopp, Azidosekorrektur
	Mucormykose							
Pseudallescheria	Pneumonie, disseminierte Pseudall.							
Trichosporon spp.	Trichosporonose, Fungämie							Empfindlichkeitsprüfung
Fusarium spp.	Disseminierte Fusariose, Pneumonie							
Malassezia furfur	Fungämie							
Penicillium spp.	Pneumonie, disseminierte Penicilliose							P. marneffei bei AIDS
Cryptococcus	Meningitis, Disseminierte							AmB & 5-FC wirksamer
	Cryptokokkose							
	Limitierte Pneumonie							Meningitis oft asymptomatisch!
Histoplasma	Histoplasmose							AmB wirkt rascher
Coccidioides	Coccidioidiomykose							Bei Meningitis Fluconazol
Blastommyces	Balstomykose							AmB wirkt rascher
Sporothrix	Sporotrichose							

AmB hoch Amphothericin B-Desoxycholat 1,0–1,5 mg/kg/Tag; 1. Wahl
AmB tief Amphotericin B-Desoxycholat 0,5–0,8 mg/kg/Tag; 2. Wahl
Eine Kombination Azol–Amphotericin B ist mit Ausnahme der Cryptokokkose zu vermeiden.

oder eine notwendigerweise parenterale Behandlung mit Amphotericin-B-Deoxycholat eines gegen beide Klassen von Antimykotika empfindlichen Pilzes, kann davon ausgegangen werden, daß Amphotericin B rascher wirkt, aber mit erheblichen Nebenwirkungen und Unannehmlichkeiten verbunden ist. Bei einer akut bedrohlichen Situation wird deshalb Amphotericin B vorzuziehen sein, andernfalls darf der Azoltherapie der Vorzug gegeben werden (Tabelle 3). Eine Kombination von Azolen mit Amphotericin B ist hingegen zu vermeiden, indem Azole durch Elimination von Ergosterol aus der Zellmembran Amphotericin B seiner Zielstruktur berauben. Gegen eine sequentielle Therapie erst mit Amphotericin B gefolgt von Azolen ist hingegen nichts einzuwenden.

Für alle Antimykotika und die meisten Indikationen sind optimale Dosierungen der Antimykotika nicht bekannt. Grundsätzlich sollte bei akut lebensbedrohlichen invasiven Mykosen, z.B. bei Tumorpatienten, Transplantatträgern mit opportunistischen Mykosen oder AIDS-Patienten mit disseminierter Cryptokokkose oder Histoplasmose, aggressiv mit hohen Dosen behandelt werden. Im Falle von Amphotericin-B-Deoxycholat sollte in diesen Fällen die Richtdosis 1 mg/kg/Tag betragen. Bei extremer Abweichung vom Normgewicht muß diese jedoch berücksichtigt werden. Am ersten Behandlungstag empfiehlt es sich in der Regel nicht, eine initiale Tagesdosis von 50 mg zu überschreiten. Die Amphotericin-B-Dosis kann anschließend unter Berücksichtigung der Nierenfunktion um 5–10 mg/Tag gesteigert bis die maximal tolerierte Dosis in der Regel von 1 mg/kg/Tag bis maximal 1,5 mg/kg/Tag erreicht wird. Gelegentlich muß die Dosis bei nachhaltiger und schwerer Einbuße der Nierenfunktion unter 1 mg/kg/Tag abgesenkt werden. Für eine alternierende 2tägige Therapie gibt es keine Rationale.

Neben der gezielten Pharmakotherapie von invasiven Mykosen darf die Beseitigung von prädisponierenden Faktoren nicht vernachlässigt werden. Gerade bei invasiven Schimmelpilzmykosen kann von der Pharmakotherapie alleine mit den heute zur Verfügung stehenden Medikamenten keine Heilung erwartet werden, wenn die zugrunde liegenden Abwehrstörungen nicht behoben werden können. Glucocorticoiddosen sind deshalb bei diesen Patienten soweit wie möglich zu reduzieren, und dem Knochenmark sollte durch Aufschieben einer Zytoystatikatherapie oder durch Unterstützung mit Wachstumsfaktoren die Möglichkeit zur Erholung gegeben werden.

Überprüfung der antimykotischen Therapie

Zur Überprüfung der antimykotischen Therapie genügt in der Regel der klinische Verlauf, die Messung von Entzündungsparametern sowie bildgebende radiologische Untersuchungen, welche das Ansprechen respektive die Abheilung einer Mykose dokumentieren. In den meisten Fällen von radiologisch darstellbaren Mykosen wird eine Therapie solange durchgeführt, bis die Veränderungen verschwunden oder bei wiederhergestellter phagozytärer Abwehr weitgehend zurückgebildet sind. Resistenzprüfungen, die ein Ansprechen auf die antimykotische Therapie voraussagen, sind abgesehen von der Empfindlichkeitsprüfung auf Flucytosin nur in wenigen speziellen Fällen angezeigt. Da Flucytosin zur Entfaltung seiner Wirkung zweier Pilzenzyme bedarf, der Cytosinpermease und -deaminase, ist es sinnvoll, mit der Empfindlichkeitsprüfung die Erfüllung dieser Voraussetzung zu überprüfen. Antimykotikaspiegel werden nur in wenigen Zentren gemessen. Die Messung von Flucytosinspiegeln hat sich bewährt, indem myelotoxische Spiegel

(>100 mg/l) und therapeutisch ungenügende Spiegel (<20 mg/l), die der Resistenzentwicklung Vorschub leisten, vermieden werden können. Außerhalb von klinischen Studien sind andere Blutspiegelmessungen z.Zt. nicht sinnvoll.

Nebenwirkungen von Antimykotika

Einige Antimykotika haben ein beträchtliches Nebenwirkungspotential (Tabelle 4), das im Falle von Amphotericin-B-Desoxycholat besondere Maßnahmen verlangt: Im Gegensatz zu Amphotericin B haben die neuen Azolide wie Itraconazol und Fluconazol eine sehr gute Verträglichkeit. Ketoconazol mit seiner größeren Affinität zu Cytochrom P-450 des Menschen hatte im Vergleich dazu wesentlich mehr Nebenwirkungen (Tabelle 4) und ist deswegen und wegen seiner ungünstigen pharmakokinetischen Eigenschaften weitgehend obsolet geworden.

Um die obligaten Nebenwirkungen von Amphotericin-B-Deoxycholat zu mitigieren, haben sich mehrere Maßnahmen bewährt:

- Durch die tägliche Gabe von Kochsalzlösung vor Beginn der Amphotericin-B-Infusion kann die Nephrotoxizität vermindert werden. Bewährt haben sich 500–1000 ml 0,9 % NaCl, falls der Patient diese Maßnahme toleriert.
- Die parallele Verwendung von nephrotoxischen Medikamenten ist soweit wie möglich zu vermeiden.
- Durch Zusatz von 25–50 mg Hydrocortison-hemisuccinat in der Amphotericin-B-Infusion (andere Steroide führen zu Ausfällung) kann die febrile Reaktion vermindert werden. Höhere Glucocorticoiddosen sind nicht wirksamer und zusätzlich immunsuppressiv (cave Prednisolon- und Prednison-Präparate sind 5× stärker immunsuppressiv als Hydrocortison).
- Einem Schüttelfrost kann, falls nicht Kontraindikationen vorliegen, mit Morphinen (z.B. 50 mg Pethidin i.v. begegnet werden).

Falls eine relevante Nierenfunktionseinbuße auftritt, muß die Indikation von Amphotericin-B-Deoxycholat überprüft werden. Die Amphotericin-B-bedingte Nierenfunktionsstörung ist jedoch passager und meistens ist ein Nierenersatzverfahren nicht notwendig, um der Funktionseinbuße zu begegnen. eine transiente Funktionsverschlechterung mit Anstieg der Nierenretentionswerte kann in der Regel toleriert werden. Ab einer Kreatininerhöhung auf Werte über 250 µmol/l (Kreatininclearance unter 30 ml/min) sollte entweder passager die Amphotericin-B-Dosis reduziert, oder eine alternative Therapie eingesetzt werden. Der Wechsel auf eine andere galenische Form von Amphotericin B muß z.Zt. noch als experimentell angesehen werden, da nicht belegt ist, ob äquivalent wirksame Dosen, die mit Sicherheit weit höher sind als diejenigen von Amphotricin-B-Deoxycholat wirklich auch weniger toxisch sind.

Interaktionen von Antimykotika mit anderen Medikamenten

Auch das Potential zu Arzneimittelinteraktionen muß für die einzelnen Atnimykotika respektive Antimykotikagruppen spezifisch betrachtet werden. Arzneimittelinteraktionen im engeren Sinne einer pharmakokinetischen oder pharmakodynamischen Interaktion von Relevanz sind nur für die Gruppe der Azole bekannt. Dabei handelt es sich im wesentlichen um Interferenzen in der Verstoffwechselung eines Azolids mit einem zweiten Medikament. Besondere Vorsicht ist bei gleichzeitiger Behandlung mit Koumarinen, Phenytoin und Ciclosporin und oralen Antidiabetika geboten, deren Wirkung durch Azole in der Regel verstärkt, respektive deren Blutspiegel erhöht wird, oder die den Spiegel der vorwiegend hepatisch metabolisierten Azole erniedrigen. Bei gleichzeitiger Behandlung mit Itraconazol oder Ketoconazol und Antihistaminika sind schwerwiegende Rhythmusstörungen beobachtet worden.

Auf einer anderen Ebene der Interferenz liegt die Möglichkeit der kumulativen Nephrotoxizität bei gleichzeitiger Behandlung mit Amphotericin-B, Ciclosporin, Aminoglykosiden oder Vankomycin. Zu erwähnen ist hier auch die zu erwartende Anhebung der Flucytosinspiegel bis in potentiell myelotoxische Bereiche bei unerkannter Amphoericin-B-bedingter Einschränkung der Nierenfunktion.

Besonderheiten der Anwendung von Antimykotika bei bestimmten Patientengruppen

Wie für zahlreiche andere Medikamente gilt, daß bei Schwangeren systemisch wirksame Antimykotika nur bei strenger Indikation gegeben werden sollen. Für Amphotericin B gibt es keine Hinweise für eine fetale Schädigung (Tierversuche, klinische Erfahrung). Für Fuconazol konnten im Tierversuch bei unrealistisch hohen Dosen fetale Wirkungen beobachtet werden, klinische Erfahrungen bestehen kaum. Dasselbe gilt auch für die anderen Anzole. Indikationen für Flucytosin gibt es in der Schwangerschaft kaum, entsprechend sind auch hier die Erfahrungen beschränkt.

Auf mögliche Probleme bei der Resorption von Itraconazol bei Schwerkranken (z.B. Tumorpatienten) sowie die Anwendung von Amphotericin-B-Deoxycholat bei vorbestehender Nierenfunktionsstörung wurde bereits im Abschnitt Pharmakokinetik hingewiesen.

Zukunftsperspektiven der antimykotischen Therapie

Da die antimykotische Therapie bei Patienten mit fortbestehender phagozytärer Abwehrstörung mit den heute zur Verfügung stehenden Präparaten großteils unbefriedigend bleibt, ist eine Verstärkung des antimykotischen Armamentariums anzustreben. Neben der Suche nach wenig toxischen, pharmakokinetisch befriedigenden Breitspektrumazoliden, die gegen Aspergillen und Candida zugleich wirken, sind Be-

Tabelle 4. Wichtigste Nebenwirkungen von Antimykotika

Amphotericin B-Deoxycholat	Fieber, Schüttelfrost, Nausea, Erbrechen. Einschränkung der Nierenfunktion. Hypokaliämie, Hypomagnesiämie, tubuläre Azidose, renaler Diabetes Insipidus. Anämie. Hypotonie, Schock.
Flucytosin	Dosis-abhängige Myelosuppression. Colitis (selten); idiosynkratische toxische „Hepatitis"; Arzneimittelexanthem; gastro-intestinale Unverträglichkeit.
Fluconazol	Leberfunktionsstörungen; Arzneimittelexanthem; gastro-intestinale Unverträglichkeit.
Itraconazol	Leberfunktionsstörungen; Arzneimittelexanthem; gastro-intestinale Unverträglichkeit.
Ketoconazol	Hepatotoxizität, Suppression der Glucocorticoid und Testosteronsynthese; Arzneimittelexanthem; gastro-intestinale Unverträglichkeit.
Miconazol	Phlebitis, Pruritus, Nausea. Bei rascher Infusion kardiovaskuläre Komplikationen (Wahrscheinlich durch Lösungsvermittler).

strebungen die Pilzzellwandsynthese durch Hemmung der Chitinsynthese anzugreifen zu erwähnen. Rein theoretisch sollte es möglich sein, durch diese Strategie hochspezifische, d.h. für den Wirt kaum toxische Substanzen zu finden. Daneben verdienen Anstrengungen durch galenische Modifikation die therapeutische Breite von Amphotericin-B zu vergrößern, unsere künftigen Aufmerksamkeiten, sowie klinische Studien über die Verbesserung der Wirtsabwehr immunsupprimierter Patienten durch Zytokine.

Literatur

1. Brajtburg J, Powderly WG, Kobayashi GS, Medoff G (1990) Amphotericin B: current understanding of mechanisms of action. Antimicrob Agents Chemother 34: 183–188
2. Collette N, van der Auwera P, Lopez AP, Heymans C, Meunier F (1989) Tissue concentrations and bioactivity of amphotericin B in cancer patients treated with amphotericin B deoxycholate. Antimicrob Agents Chemother 33: 362–368
3. Denning DW (1994) Treatment of invasive aspergillosis. J Infec 28 [Suppl] 1: 25–33
4. Denning DW, Lee JY, Hostetler JS, Pappas P, Kauffman CA, Dewsnup DH, Galgiani JN, Graybill JR, Sugar AM, Catanzaro A (1994) NIAID mycoses study group multicenter trial of oral itraconazole therapy for invasive aspergillosis. Am J Med 97: 135–144
5. Goa KL, Barradell LB (1995) Fluconazole. An update of its pharmacodynamic and pharmacokinetic properties and therapeutic use in major superficial and systemic mycoses in immunocompromised patients. Drugs 50: 658–690
6. Gokhale PC, Barapatre RJ, Advani SH, Kshirsagar NA, Pnadya SK (1993) Pharmacokinetics and tolerance of liposomal amphotericin B in patients. J Antimicrob Chemother 32: 133–139
7. Grant SM, Clissold SP (1989) Itraconazole. A review of its pharmacodynamic and pharmacokinetic properties, and therapeutic use in superficial and systemic mycoses. Drugs 37: 310–344
8. Francis P, Walsh TJ (1992) Approaches to management of fungal infections in cancer patients. Oncology Huntingt 6: 133–147
9. Francis P, Walsh TJ (1992) Current approaches to the management of fungal infections in cancer patients, part I. Oncology Huntingt 6: 81–92, 97–100
10. Khoo SH, Bond J, Denning DW (1994) Administering amphotericin B – a practical approach. J Antimicrob Chemother 33: 203–213
11. Lyman CA, Walsh TJ (1992) Systemically administered antifungal agents. A review of their clinical pharmacology and therapeutic applications. Drugs 44: 9–35
12. Medoff G, Kobayashi GS (1980) Strategies in the treatment of systemic fungal infections. N Engl J Med 302: 145–155
13. Pahls S, Schaffner A (1994) Aspergillus fumigatus pneumonia in neutropenic patients receiving fluconazole for infection due to Candida species: is amphotericin B combined with fluconazole the appropriate answer? Clin Infect Dis 18: 484–486
14. Pahls S, Schaffner A (1994) Comparison of the activity of free and liposomal amphtericin B in vitro and in a model of systemic and localized murine candidiasis. J Infect Dis 169: 1057–1061
15. Polak A (1979) Pharmakokinetics of amphotericin B and flucytosine. Postgrad Med 55: 667–670
16. Polak A (1978) Synergism of polyene antibiotics with 5-fluorocytosine. Chemotherapy 24: 2–16
17. Schaffner A, Schaffner M (1995) Effect of prophylactic fluconazole on the frequency of fungal infections, amphtericin B use, and health care costs in patients undergoing intensive chemotherapy for hematologic neoplasias. J Infect Dis 172: 1035–1041
18. Schaffner A (1994) Prophylaxis and treatment of fungal infections in cancer patients. Baillière's Clin Infect Dis 1: 499–522
19. Schaffner A, Bohler A (1993) Amphotericin B refractory aspergillosis after intraconazole: evidence for significant antagonism. Mycoses 36: 421–424
20. Schaffner A, Frick PG (1985) The effect of ketoconazole on amphotericin B in a model of disseminated aspergillosis. J Infect Dis 151: 902–910
21. Smith EB (1990) History of antifungals. J Am Acad Dermatol 23: 776–778
22. Sugar AM (1995) Use of amphotericin B with azole antifungal drugs: what are we doing?

Antimicrob Agents Chemother 39: 1907–1912
23. Walsh TJ, Peter J, McGough DA, Fothergill AW, Rinaldi MG, Pizzo PA (1995) Activities of amphotericin B and antifungal azoles alone and in combination against Pseudoallescheria boydii. Antimicrob Agents Chemother 39: 1361–1364
24. Walsh TJ, De Pauw B, Anaissie E, Martino P (1994) Recent advances in the epidemiology, prevention and treatment of invasive fungal infections in neutropenic patients. J Med Vet Mycol 32 [Suppl] 1: 33–51
25. Walsh TJ, Melcher GP, Lee JW, Pizzo PA (1993) Infections due to Trichosporon species: new concepts in mycology pathogenesis, diagnosis and treatment. Curr Top Mycol 5: 79–113
26. Walsh TJ (1993) Management of immunocompromised patients with evidence of an invasive mycosis. Hematol Oncol Clin North Am 7: 1003–1026
27. Wasan KM, Morton RE, Rosenblum MG, Lopez Berestein G (1994) Decreased toxicity of liposomal amphotericin B due to association of amphotericin B with high-density lipoproteins: role of lipid transfer protein. J Pharm Sci 83: 1006–1010

Tuberkulose

O. Brändli

Therapie der Tuberkulose

Einleitung/Allgemeinmaßnahmen

Die frühere stationäre Therapie in Sanatorien ist heute durch eine meistens **ambulant durchgeführte, medikamentöse Kurzzeittherapie** in Allgemeinspitälern oder bei Hausärzten abgelöst worden. Zur Verhinderung der Resistenzentwicklung einerseits muß **initial immer eine Mehrfachkombination von mindestens drei Medikamenten verabreicht,** zur Verhinderung von Rückfällen andererseits die Behandlung lange genug, d.h. **während insgesamt mindestens sechs Monaten,** weitergeführt werden.

Eine **Hospitalisation zu Beginn** ist aus folgenden Gründen notwendig: 1. Sicherung der Diagnose, 2. Isolation bei ansteckender Tuberkulose, während im Mittel zwei Wochen, 3. schwere Erkrankung (Nebenwirkungen, Compliancemangel), 4. Therapieprobleme, 5. ungünstige soziale Verhältnisse. Häufig erfolgt sie auch wegen Begleitkrankheiten, insbesondere wegen AIDS oder Medikamenten-Resistenz.

Bei Beginn einer Tuberkulosebehandlung müssen folgende Punkte berücksichtigt werden, welche für die Motivation des Patienten zur lange dauernden Medikamenteneinnahme wichtig sind:

1. Information von Patient/Angehörigen/ Mitarbeitern:

Die Information über die Auswirkungen dieser in der Bevölkerung gefürchteten Krankheit erfolgt am besten mündlich **und** schriftlich und in der Muttersprache des Patienten, bei Fremdsprachigen mit Hilfe eines Übersetzers. Bei der Information der Angehörigen und Mitarbeiter ist einerseits der Angst vor Ansteckung und andererseits der Gefahr des Verlusts des Arbeitsplatzes und dem Datenschutz Beachtung zu schenken.

2. Wahl, Dosis und Verabreichungsform der Medikamente:

Gültige Therapieschemata [1, 2, 3, 4, 5] oder der Rat eines Pneumologen oder Infektiologen sind hilfreich. Durch Verwendung von Kombinationspräparaten und mit einer einmal täglichen Verabreichung wird die Patienten-Compliance erleichtert. Trotz etwas geringerer Resorption muß die Einnahme nicht unbedingt auf nüchternen Magen, sondern kann morgens zum Frühstück oder bei Nausea auch abends vor dem Zubettgehen erfolgen.

3. Nebenwirkungen:

Eine Orientierung über die zu erwartenden Nebenwirkungen – wie Rotverfärbung des Urins durch RMP – fördert das Vertrauensverhältnis zwischen Arzt und Patient, welches bei Auftreten weiterer Nebenwirkungen die Durchführung der Therapie erleichtert.

4. Kontagiosität:

Bei ansteckender Tuberkulose können durch Isolation während etwa zwei Wochen, mit Demonstration des Schutzes durch Maskentragen und Umgebungsuntersuchung Ansteckungsfälle vermieden werden. Der beste Schutz ist aber die frühzeitige, ununterbrochen weitergeführte Chemotherapie des Patienten und die präventive Chemotherapie der Kontaktpersonen.

5. Kontrollierte und intermittierende Medikamentenabgabe:

Im Spital ist die direkt überwachte, tägliche Medikamentenabgabe (DOT, Directly Observed Therapy) die Regel. Zu Hause soll sie, wenn immer möglich und insbesondere bei Verdacht auf ungenügende Compliance, ebenfalls überwacht erfolgen [5a]. Nach Abschluß der in der Regel zweimonatigen Initialbehandlung kann sie auch intermittierend zwei- bis dreimal wöchentlich in entsprechend höherer Dosierung durchgeführt werden.

6. Regelmäßige Kontrollen:

Engmaschige Sputum- und allenfalls Röntgenuntersuchungen zur Beurteilung des Krankheitsverlaufs, medikamenten-spezifische Untersuchungen auf Nebenwirkungen und insbesondere regelmäßige Compliance-Kontrollen (Urinfarbe oder Nachweis von INH-Metaboliten) sind wichtig für den Therapieerfolg!

Kombinationstherapie

Die Wahl der Medikamentenkombination zu Beginn der Therapie ist für den Therapieerfolg entscheidend, damit die Tuberkulose auch bei Initialresistenz ohne sekundäre Resistenzentwicklung abheilt:

INH ist wegen seiner großen therapeutischen Breite, seines niedrigen Preises und der relativ geringen Nebenwirkungsrate Bestandteil jedes Therapieschemas. RMP wird ebenfalls während der gesamten Behandlungsdauer von mindestens 6 Monaten, PZA nur während der Initialphase von 2 Monaten verabreicht. Kommen in der Bevölkerungsgruppe, aus welcher der Patient stammt, mehr als 4% INH-resistente Mykobakterien vor, wird anfänglich und bis zum Erhalt der Resistenzergebnisse zusätzlich EMB oder SM gegeben.

Die intermittierende Therapie (zwei-, ev. dreimal wöchentlich in entsprechend höherer Dosierung) nach einer Initialphase von mindestens 2 Wochen mit täglicher Gabe ergibt ähnlich gute Resultate wie die tägliche Verabreichung (Tabelle 1) [7]. Eine gesamte Therapiedauer von 6 Monaten ist meistens ausreichend, um das Auftreten von Rezidiven zu verhindern. Dies gilt auch für HIV-positive und AIDS-kranke Tuberkulosepatienten sowie für extrapulmonale Tuberkulosen. Bei extrapulmonalen Tuberkulosen gibt es allerdings mehr Erfahrungen mit 9 bis 12 Monaten Therapiedauer, insbesondere bei Kindern.

Fixe Medikamentenkombinationen (Rifater®, Rimactazid®, Rifoldin-INH® etc.) erleichtern die Rezeptur und ganz besonders die Tabletteneinnahme. Sie reduzieren auch das Risiko sekundärer Resistenzentwicklung infolge Monotherapie.

Eine direkt überwachte Therapie im Spital, vor allem aber ambulant zu Hause, am Arbeitsplatz oder in Praxen, Ambulatorien, Notunterkünften oder Gefängnissen kann täglich oder intermittierend zwei- bis dreimal wöchentlich, besonders in Kombination mit SM-Injektionen, durchgeführt werden.

Tabelle 1. Hauptmedikamente, Wirkungsweise, Dosis, Nebenwirkungen

Hauptmedikamente (Kurzbezeichnung, Einführung)	Wirkungsweise	Dosis mg/kg KG/Tag (intermittierend 2×/Woche	Minimale Hemmkonzentration microg/ml	Serumspiegel nach 2–4 Std. microgr/ml	Wichtigste Nebenwirkungen	Interaktionen	Kontrolluntersuchungen
Isoniazid (INH, 1952)	bakterizid, Mechanismus unbekannt	5–10 p.o. (i.v.) max. 300 mg (400 Erwachsene) (15 interm.)	0,025–0,05	0,2–5	5%; Hautveränderungen (2%), Fieber (1%), Hepatitis (0,3–2,3%), Polyneuropathie (0,2%) Transaminaseerhöhung ohne Symptome häufig	Alkohol (↑) Phenytoin (↑) Cyclosporin (↓)	Transaminasen
Rifampicin (RMP, 1966)	bakterizid, Hemmung der DNA-abhängigen RNS-Polymerase	10 p.o. (i.v.) max. 600 mg (10 interm.)	0,05–0,8	2–10	4%; Rotverfärbung von Urin, Hautveränderungen (1%), Fieber (0,5%), Nausea (1,5%), Hepatitis, grippeähnliche Symptome (v.a. bei intermitt. Therapie), Thrombopenie, Leukopenie, Leberenzyminduktion	Antikonzeptiva, Proteasehemmer, Kumarine, Cyclosporin, Haloperidol, Fluconazol, Ketoconazol, Methadon, Steroide, Thyroxin, Verapamil, Theophyllin	Transaminasen
Pyrazinamid (PZA, 1952)	bakterizid	25 p.o. max. 2500 mg	12	20–60	1%; Gelenkbeschwerden, Hyperurikämie (obligat, asymptomatisch), Hepatitis (selten)	–	Transaminasen
Ethambutol (EMB, 1967)	bakteriostatisch	20 p.o. (i.v.), nach 2 Monaten 15 (45 interm)	>5	2–5	1%; Optikusneuritis, dosisabhängig: 5% mit 25 mg/kg, 1% mit 15 mg/kg, periphere Neuropathie, Hyperurikämie	–	Visus, Farbensehen (vor Therapiebeginn, monatlich zu wiederholen)
Streptomycin (SM, 1944)	bakterizid, Wirkung auf ribosomale Proteine	15 i.m. (i.v.), max. 1000 mg (15 interm)	2–10	25–30	8%; Vestibularisschäden, Parästhesien, Nausea, Schwindel, Tinnitus, Hochtonschwerhörigkeit (1%), Hautveränderungen (4%), selten Niereninsuffizienz	–	Audiogramm

Einzelne Medikamente

Isoniazid (INH)

INH ist nach wie vor das meist verwendete Medikament in der Tuberkulose-Behandlung. Damit werden wegen seines günstigen Kosten-Nutzen-Verhältnisses und der geringen Nebenwirkungen alle INH-empfindlichen Tuberkulosen behandelt. Weltweit wird jedoch eine zunehmende Resistenz-Entwicklung beobachtet.
INH ist von allen antituberkulösen Wirkstoffen am stärksten bakterizid gegen schnellwachsende Mykobakterien.

Chemisch

Isonikotinsäure hydrazid.

Wirkungsmechanismus

Minimale inhibitorische Konzentration 0,025 µg/ml. Primäre („natürliche") INH-Resistenz 1 auf 10^6 Mykobakterien. Rasche Resistenz-Entwicklung bei Monotherapie in vitro und in vivo, dessen molekulargenetische Ursache zum Teil bekannt ist [8].

Pharmakodynamik

Nahezu vollständige Resorption nach oraler Einnahme üblicher Dosen von 5 mg pro kg Körpergewicht mit Spitzenkonzentrationen von 3 bis 5 µg/ml innert 1 bis 2 Stunden. Diffundiert leicht in Gewebe und Körperflüssigkeiten, auch in Liquor. Ausscheidung im Urin innert 24 Stunden, nach Azetylierung (Azetylisoniazid) und Hydrolyse (Isonikotinsäure). Genetische Unterschiede aufgrund der Aktivität der N-Azetyltransferase mit verschiedener Azetylierungsgeschwindigkeit: Durchschnittliche Halbwertszeit 1 bis 3 Stunden; rasche Azetylierer 70 Minuten, langsame Azetylierer 3 Stunden. Diese Unterschiede beeinflussen weder Therapieerfolg noch Nebenwirkungsrate.
Eine gleichzeitige Nahrungsaufnahme verringert die Resorption, was jedoch in Anbetracht der großen therapeutischen Breite bei empfindlichen Mykobakterien bedeutungslos ist.

Indikation

Tägliche Therapie: Alle Formen der Tuberkulose 5 mg pro kg Körpergewicht, Kinder 10 bis maximal 15 mg pro kg Körpergewicht.
Präventive Chemotherapie: 5 mg pro kg Körpergewicht, Kinder 10 mg pro kg Körpergewicht, bis zu einer Maximaldosis von 300 mg!
Intermittierende Chemotherapie (2 oder 3× wöchentlich): 15 mg pro kg Körpergewicht für Kinder und Erwachsene, maximal 900 mg.
Kontraindiziert bei schwerer Lebererkrankung, peripherer Polyneuropathie.
In der Schwangerschaft, insbesondere Frühschwangerschaft, soll INH nicht präventiv verabreicht werden.

Darreichungsformen

Tabletten zu 150 mg (Rimifon®) Ampullen à 250 mg. Die Tabletten dürfen zermörsert werden.
Kombinationstabletten mit RMP, EMB und PZA.

Nebenwirkungen

Die Nebenwirkungen sind bei Behandlungsbeginn häufig und dosisabhängig. Am häufigsten (bis 10 %) treten leichter Schwindel und Nausea in den Stunden nach Tabletteneinnahme auf. Hautveränderungen, Magen-Darm-Störungen, periphere Polyneuropathie und hämatologische Veränderungen (Thrombopenie, Leukopenie) sind selten.

Hepatitis

Die wichtigste Nebenwirkung sind Leberschäden, wahrscheinlich verursacht durch direkte toxische Wirkung von Metaboliten (Monoazetyl-Hydrazin). Sie führen häufig zu asymptomatischem Anstieg der Transaminasen. Diese können das 3- bis 5fache der oberen Normgrenze betragen. Eine medikamentöse Hepatitis, histologisch von einer Virus-Hepatitis nicht unterscheidbar, kommt in etwa 1% der Behandlungsfälle vor, abhängig vom Alter, vorbestehender Lebererkrankung, Alkoholkonsum und medikamentösen Interaktionen.

Das Alter ist der wichtigste Risikofaktor: bei unter 35jährigen werden nur in 0,3%, bei über 35jährigen in 1,2 bis 2,3% Hepatitiden beobachtet. Vorbestehende Lebererkrankungen (virale Hepatitis), Alkoholkonsum und eventuell auch die gleichzeitige Einnahme von Paracetamol erhöhen das Hepatitis-Risiko. Der Azetylatorphenotyp hat keinen signifikanten Einfluß. Die Hepatitis kann während der ganzen Therapiedauer auftreten, sodaß monatliche klinische Kontrollen und Information der Patienten über die Hepatitis-Symptome (Anorexie, Gelbwerden, Diarrhöe) notwendig sind. Die Transaminasen-Kontrolle ist insbesondere im Alter von unter 35 Jahren sowie bei präventiver Chemotherapie fakultativ.

Periphere Polyneurophatie

Bei normaler Nahrungsaufnahme und ohne vorbestehende neurologische Erkrankung ist das Vorkommen einer peripheren Polyneuropathie bei Dosen von 5 mg pro kg Körpergewicht selten (weniger als 1%). Deshalb ist eine Substitutionstherapie mit Pyridoxin weder bei der Kombinations- noch Monotherapie (präventive Therapie) von normalgewichtigen Patienten ohne Alkoholabusus notwendig. Untergewichtige, Schwangere und andere Patienten, die für eine Polyneuropathie prädisponiert sind, sollten mindestens 15 mg, maximal 40 mg, Vitamin B6 einnehmen.

Als weitere seltene Nebenwirkungen müssen Opticusneuritis, psychische Veränderungen, Konzentrations- und Gedächtnisstörungen sowie ein Medikamenten-induzierter Lupus erythematodes erwähnt werden. Persistierende Leberschäden oder erhöhte Häufigkeit von Tumoren konnten nicht nachgewiesen werden.

Überdosen an INH, z.B. eingenommen in suizidaler Absicht, führen zu Koma, Krämpfen, metabolischer Azidose und Hyperglykämie, welche durch Pyridoxin behebbar sind.

Überprüfung des Effektes

Mittels eines einfachen Papierstreifentests (Bacto-INH-Test) sind im Urin Isonikotinsäure und andere Abbauprodukte 2 bis maximal 24 Stunden nach Einnahme von INH nachweisbar. Die Blaufärbung des Teststreifens entspricht einer Konzentration von mehr als 2 µg/ml Isonikotinsäure im Urin.

Interaktionen

Bei gleichzeitiger Einnahme von INH und **Alkohol** werden höhere Blutalkoholspiegel erreicht und es wird eine verminderte Alkoholtoleranz beobachtet.

INH hemmt den Abbau von **Phenytoin** und führt bei mit beiden Medikamenten behandelten Patienten zu Phenytoin-Toxizität. Die Phenytoin-Dosis muß anhand des Blutspiegels bestimmt werden. Interaktion mit Cyclosporin im Sinne eines Absinkens der Cyclosporin-Vollblutspiegel.

Rifampicin (RMP)

Zusammen mit INH ist RMP die wirksamste Substanz und das Hauptmedikament gegen Tuberkulose.

Chemisch

Halbsynthetisches Derivat eines Produktes von Streptomyces mediterranei, 3-4-methylpiperazinyl-iminomethyl-rifamycin.

Wirkungsmechanismus

Hemmung der DNS-abhängigen RNS-Polymerase von Bakterien, nicht aber der menschlichen Zellen. Breites Spektrum, nicht nur M. tuberculosis (MIC 0,2 mcg/ml), sondern auch viele grampositive und -negative Erreger werden gehemmt. Natürliche Resistenz 1 auf 10^7 bis 10^8. Bei Monotherapie rasche Resistenzentwicklung [10].

Pharmakodynamik

1 bis 4 Stunden nach Einnahme von 600 mg Spitzenkonzentrationen von 7 (4–32) µg/ml. Deacetylierung und vorwiegend hepatische Ausscheidung (bis 30% renal). Halbwertszeit von 1,5 bis 5 Stunden, verlängert bei Leberfunktionsstörung. Durch Induktion des eigenen Abbaus wird innert der ersten 14 Therapietage die Halbwertszeit bis zu 40% verkürzt. Verteilt sich gut in allen Geweben und Körperflüssigkeiten; schlecht liquorgängig. Bioverfügbarkeit initial 93%, nach 3 Wochen oraler oder intravenöser Therapie durch Abbau um 45 resp. 32% abnehmend [11].

Gleichzeitige Nahrungsaufnahme verringert die Resorption ohne therapeutische Konsequenz [12]. Hingegen sind bei AIDS-Kranken therapeutisch relevante Resorptionsstörungen festgestellt worden.

Präparate

Kapseln zu 150 und 300 mg, Drag. zu 450 und 600 mg, Amp. zu 300 und 600 mg, Sirup zu 20 mg/ml. Kombinations-Drag. (Rimactacid®, Rifoldin-INH®) enthaltend INH (100 mg) und RMP (150 mg) sowie Rifater® enthaltend INH (50 mg), PZA (300 mg) und RMP (120 mg). Orangerotes Pulver.

Nebenwirkungen

Rotverfärbung von Urin und anderen Körperflüssigkeiten (Tränen, Schweiß, Stuhl etc.) sowie Kontaktlinsen ist fast die Regel und ist für uninformierte Patienten angsteinflößend. Hautveränderungen (1 bis 5%), gastrointestinale Beschwerden (1 bis 2%) sind relativ selten.

Transaminasenerhöhungen sind häufig: In bis zu 15% bei regelmäßigen Kontrollen. Leberschäden (ungefähr 1%) treten vor allem in Kombination mit INH auf (2%). RMP verursacht durch Enzyminduktion einen Anstieg von toxischen Abbauprodukten des INH und verursacht selber nur selten Leberschäden.

Bei intermittierender Gabe oder Dosen über 600 mg treten Nebenwirkungen vermehrt auf. Auch wurde ein grippeähnliches Krankheitsbild mit Fieber, Muskelschmerzen sowie Thrombopenie, selten haemolytische Anämie beobachtet.

Interaktionen

RMP induziert mikrosomale Leberenzyme. Dadurch wird die Halbwertszeit vieler Medikamente verkürzt und der Plasmaspiegel gesenkt. Dies gilt für: Orale Antikonzeptiva (Informationspflicht gegenüber Frauen im gebärfähigen Alter), Coumarine, Methadon (Entzugserscheinungen!), Korticosteroide, Cyclosporin (Blutspiegelkontrolle, insbesondere beim Absetzen von RMP wegen Toxizitätsgefahr), Proteasehemmer, Fluconazol, Ketozonazol, Chinidin, Thyroxin, Verapamil, Haloperidol, Sulfapyridin etc. Bei intravenöser Verabreichung ist die Enzyminduktion weniger ausgeprägt.

Pyrazinamid (PZA)

Aktiv vor allem bei pH 5,0 bis 5,5, d.h. gegen in Makrophagen persistierende Mykobakterien. Resistente Keime sind selten. Sie treten bei Fehlen des Enzyms Pyrazinamidase auf, welches für die Spaltung in die wirksame Form notwendig ist.

Pharmakodynamik

Minimale inhibitorische Konzentration 12,5 µg/ml (bei pH 5,5). Nach oraler Einnahme von 25 mg/kg/Körpergewicht Spitzenkonzentrationen von 20 bis 50 µg/ml mit sehr guter Liquor-Gängigkeit.

Indikation

25 mg/kg/Körpergewicht bis max. 2500 nur während der ersten beiden Behandlungsmonate.

Präparate

Tabletten à 500 mg (Pyrazinamid®, Pyrafat®), Kombinationstabletten mit INH und RMP.

Nebenwirkungen

Hepatische Nebenwirkungen sind unter der heute verwendeten Dosierung von 25 mg/kg/Körpergewicht nicht häufiger als bei Gabe von INH und RMP allein. Während eine Erhöhung der Harnsäure durch Hemmung der renalen Ausscheidung obligat ist, sind Arthritiden sehr selten.

Interaktionen

Keine.

Ethambutol (EMB)

Dank einem Screening-Programm 1961 entdeckt. Unbekannter Wirkungsmechanismus. Nur in Kombinationstherapie zur Resistenzverhinderung zu verwenden.

Chemisch

EMB-Dihydrochlorid; (N, N-) 1-Hydroxymethylpropyl)-Aethylen-Diamindihydrochlorid, $C_{10}H_{24}N_2O_2$.

Pharmakodynamik

Minimale inhibitorische Konzentration 5 µg/ml. Nach oraler Einnahme von 25 mg pro kg/Körpergewicht Spitzenkonzentrationen von 5 µg/ml. Ungenügende Liquorgängigkeit. Plasmahalbwerszeit 4 Stunden. Vorwiegend renale Ausscheidung, abhängig von Nierenfunktion.

Indikation

Bei täglicher Gabe in den ersten beiden Monaten 20 mg/kg, anschließend 15 mg pro kg Körpergewicht. Bei intermittierender zweimal wöchentlicher Gabe maximal 40 mg/kg Körpergewicht. Keine Monotherapie!

Präparate

Tabletten à 100 und 400 mg, Ampullen à 400 und 1000 mg (Myambutol®), Kombinationstabletten mit INH.

Nebenwirkungen

Verursacht, vor allem in einer Dosis von über 20 mg/kg/Körpergewicht und bei längerer Therapiedauer, meist reversible Sehstörungen in Form einer Opticusneuritis. Vor Therapiebeginn sind Augenkontrollen (Farbsehen, Sehschärfe) notwendig, und die Patienten auf die Möglichkeit von Sehstörungen hinzuweisen. Während der Therapie sind die Augenkontrollen in 4wöchigen Abständen zu wiederholen. Weil Augenkontrollen bei Kleinkindern schwer durchführbar sind, ist EMB in dieser Altersgruppe nicht anwendbar.

Interaktionen

Keine.

Streptomycin (SM)

1943 von Waksman aus Streptomyces griseus isoliert. Es wurde 1944 als erstes Medikament gegen Tuberkulose angewendet.

Chemisch

Aminoglykosid.

Wirkungsmechanismus

Bei Monotherapie rasche Resistenzentwicklung durch Änderung der ribosomalen Pro teinstruktur der Mykobakterien, dem Angriffspunkt von SM.

Pharmakodynamik

Minimale inhibitorische Konzentration 10 µg/ml. Oral nicht resorbiert, deshalb als (schmerzhafte) IM-Injektion oder als Kurzinfusion über mindestens 30 min. zu verabreichen. Spitzenkonzentrationen von 25–30 µg/ml innert 30 bis 90 Minuten nach Injektion von 1 g. Renale Ausscheidung mit Halbwertszeiten von 2 bis 3 Stunden, korreliert linear mit Plasmakreatinin.
Wegen schlechter Liquorgängigkeit früher auch intrathekal verabreicht.

Indikation

Bei täglicher Gabe 15 mg/kg/Körpergewicht, bei intermittierender zwei- bis dreimal wöchentlicher Gabe 25 mg/kg/Körpergewicht bis maximal 1 g täglich IM oder als Kurzinfusion über 30 Minuten in Kombination mit anderen Tuberkulosemedikamenten. Keine Monotherapie!
Kontraindiziert während Schwangerschaft (Hörverlust beim Fötus).

Präparate

Trockenamp. zu 1000 mg, schwer erhältlich und von verschiedenem Reinheitsgrad.

Nebenwirkungen

Fieber (2,8 %). Otoxizität durch irreversible Zerstörung vorwiegend der vestibulären, aber auch der kochleären Haarzellen, was initial Kopfweh, dann Schwindel und Nystagmus verursacht. Reversible Nierenschädigung.

Interaktionen

Keine bekannt.

Zukunftsaspekte

Es bestehen Hoffnungen, daß SM durch Liposomenverkapselung in die Makrophagen direkt an die Mykobakterien gebracht werden kann.

Reservemedikamente (Nebenmedikamente, 2nd line drugs)

Mit zunehmender Resistenzentwicklung gegen die Hauptmedikamente erhalten zum Teil die schon früher verwendeten, heute nur noch schwer erhältlichen Tuberkulosepräparate wieder neue Bedeutung. Zudem werden weitere Antibiotika auf ihre Wirksamkeit gegen Mykobakterien geprüft (Tabelle 2).

Parenteral verabreichte Medikamente

Amikacin, Capreomycin und Kanamycin

Sind wie SM Aminoglykoside mit ähnlicher Pharmakokinetik und gleichem Nebenwirkungsspektrum. Sie werden anstelle von SM intramuskulär oder als Kurzinfusion verwendet. Während Amikacin und Kanamycin wegen ähnlicher Struktur eine Kreuzresistenz zeigen, ist eine solche mit SM selten. Capreomycin ist strukturell verschieden und weist keine Kreuzresistenz mit den anderen Aminoglykosiden auf.
Prothionamide (Infusionslösung à 500 mg) und Paraaminosalicylsäure (PAS-Infusion à 500 ml 4,8 %) können ebenfalls parenteral verabreicht werden.

Oral verabreichte Medikamente

Thioacetazon (TSC)

TSC wurde 1946 als eines der ersten synthetischen Tuberkulosemedikamente eingeführt.
Chemisch ein Acetamid, als Conteben bekannt, wird es von der Firma Bayer in der

Tabelle 2. Selten verwendete Medikamente, Dosis, Nebenwirkungen

Selten verwendete Medikamente (Kurzbezeichnung) (Präparatename)	Dosis mg/kg KG/Tag	Minimale Hemm-konzentration µg/ml	Serum-spiegel µg/ml	Nebenwirkungen	Kontrollunter-suchungen
Amikacin (Amikin®)	15 i.m./i.V. max. 1 gr	0,5–1	11–23	Ototoxizität, Nephrotoxizität	Audiogramm Kreatinin
Capreomycin (CM) (Capastat®)	15 i.m. max. 1 g	1,25–2,5	20–30	Nephrotoxizität (36 %), Ototoxizität (11 %), Eosinophilie, Parästhesien, Fieber, Leukozytose, schmerzhafte Injektion	Audiogramm, Kreatinin
Kanamycin	15 i.m./i.v.	1,5–3	35–45	Ototoxizität, Nephrotoxizität	Audiogramm, Kreatinin
Thioazetazon (TSC)	2,5 p.o. max. 150/Tag			Hautallergie, Knochenmarksdepression, hämolytische Anämie, Anorexie, Erbrechen, Hepatitis	
Ethionamid (ETH) (Trecator®)	10–15 p.o. initial 250, max. 750/Tag	0,6–2,5	1–5	Nausea, Erbrechen (bis 50 %), metallischer Geschmack, orthostatische Hypotonie, Depression, Polyneuropathie, Hepatitis (5 %)	Leber
Prothionamid (PTH) (in Isoprodian®)	175–350 mg/Tag p.o.			Nausea, Transaminasenanstieg	Leber
Para-Amino-Salicylsäure (PAS)	200 p.o. max. 10–12 g	?	40–70	10–30 %; gastrointestinal, Allergie, Hautallergie, akute hämolytische Anämie (bei Glucose-6-phosphat-dehydrogenase-Mangel)	
Cycloserin (CS)	15 p.o., max. 750	5–20	20–35	ZNS: Schwindel, Kopfweh, Hyperreflexie, Psychosen, kontraindiziert bei Epilepsie; mit Pyridoxin 100 mg verabreichen	Serumspiegel
Dapson (DDS) (in Isoprodian®)	100 mg/Tag p.o.			Anämie, Methämoglobinämie	Blutbild
Clofazimin (Lampren®)	100 mg/Tag p.o. (bis 200 mg)	0,3–1,0	0,7–3,5	reversible Hautverfärbung (75–100 %), trockene Haut (20 %), Nausea, Erbrechen, Abdominalschmerz (50 %)	
Ofloxazin (Tarivid®)	400–800 mg/Tag	0,5–2	3,2–5,3		
Ciprofloxacin (Ciproxin®)	750–1500 mg/Tag p.o. (i.v.)	0,25–1	0,6–3,7	gastrointestinal, ZNS: Schwindel, Kopfweh, Transaminasenanstieg, Interaktion mit Alkohol, Theophylline (↑)	Leber
Rifabutin (Mycobutin®)	150–300 mg/Tag p.o.	0,03–0,06	0,4–0,7	gastrointestinal, Leukopenie, Thrombopenie, Muskel- und Gelenkschmerzen	Blutbild Leber

Schweiz und in Deutschland nicht mehr vertrieben. Es wird in einer Dosis von 2,5 mg/kg Körpergewicht oder maximal 200 mg täglich verabreicht. Nebenwirkungen sind besonders bei Patienten mit AIDS häufig und schwer. Gefürchtet sind Hautallergien (Stevens-Johnson-Syndrom), hämolytische Anämie und Knochenmarksdepression. In menschlichen Zellkulturen sind Chromosomenschädigungen beobachtet worden [13].
Heute wird es wegen seines niedrigen Preises nur noch in Entwicklungsländern verwendet.
TSC wirkt auch gegen Lepra.

Ethionamid (ETH)

ETH (Trecator®, Tabl. à 250 mg, in Frankreich erhältlich), ein Isonikotinsäurederivat, ist wegen seiner sehr guten Liquorgängigkeit eine Alternative zu INH in der Therapie der tuberkulösen Meningitis. Es gehört jedoch zu den am schlechtesten verträglichen Medikamenten (Magenunverträglichkeit mit Nausea und Erbrechen, neurologische Nebenwirkungen und Hepatitis [5%]). Außerdem hemmt es die Jodaufnahme und führt zu Hypothyreose. Es ist wie PTH teratogen.

Prothionamid (PTH)

PTH ist chemisch mit INH nahe verwandt, zeigt jedoch keine Kreuzresistenz. Bei gleichzeitiger Gabe mit INH ergeben sich bis zu 70% höhere Serumspiegel von PTH. Im Handel als Peteha® (Tabl. à 250 mg), Isoprodian® und auch als Infusionslösung, hat es eine Halbwertszeit von 2–3 Stunden. Es hat eine gute Magenverträglichkeit, führt aber zu Leberschäden, neurotoxischen und allergischen Reaktionen sowie Alkoholintoleranz. PTH ist teratogen.

Paraaminosalicylsäure (PAS)

PAS wirkt wie Sulfonamide durch kompetitive Verdrängung der Paraaminobenzoesäure. Wegen der kurzen Halbwertszeit von ca. 1 Stunde bei vorwiegend renaler Ausscheidung muß es oral in 3–4 Einzeldosen täglich verabreicht werden. Die hohe Dosis von bis zu 16 g, in der Regel 12 g pro Tag ist wegen gastrointestinalen Nebenwirkungen nur mit langsamer Steigerung zu verabreichen. PAS soll wegen der Magenunverträglichkeit nicht mit ETH zusammen gegeben werden.

Cycloserin (CS)

CS ist strukturell D-Alanin ähnlich; es verhindert dessen Einbau in Mukopeptide der Bakterienzellwand. CS wurd ursprünglich aus Streptomyces orchidaceus gewonnen und wird heute synthetisiert. Es wird oral fast vollständig resorbiert und renal ausgeschieden. Die Halbwertszeit beträgt 10 Stunden.
Toxische Nebenwirkungen treten bereits bei therapeutischen Dosen von 12 bis 15 mg/kg Körpergewicht auf, so daß der Einsatz nur in Ausnahmefällen in Frage kommt. Wegen Nebenwirkungen wie Schwindel, Kopfschmerzen, Konzentrationsschwäche, Psychosen oder epileptiformen Anfällen soll es bei psychotischen und krampfanfälligen Patienten nicht verwendet werden. Gleichzeitige Gabe von Pyridoxin soll die neurotoxischen Nebenwirkungen vermindern.

Dapson (DDS)

DDS, ein Diaminodiphenylsulfon mit Sulfonamid-ähnlicher Struktur, hemmt die Folsäuresynthese und ist gegen Lepra wirksam, möglicherweise auch gegen Tuberkulose in Kombination mit PTH und INH [14].
DDS ist in Isoprodian® mit 50 mg pro Tabl. enthalten und soll in einer Dosis von 50 bis 100 mg pro Tag verabreicht werden. Als Nebenwirkungen finden sich hämolytische Anämie, Methämoglobinämie und periphere Polyneuropathie.

Interaktion mit RMP (Abfall der Serumspiegel).

Clofazimin

Clofazimin hat einen schwachen bakteriziden Effekt auf Mykobakterium leprae ohne Kreuzresistenz mit DDS und RMP. Die minimale inhibitorische Konzentration für M. avium variiert zwischen 0,1 und 1,0 mg/ml, diejenige für M. tuberculosis ist unbekannt. Neben einer direkten mykobakteriziden Wirkung scheint Clofazimin zusammen mit Gamma-Interferon die menschliche Makrophagenfunktion zu stimulieren.

Die Serumhalbwertszeit beträgt 15 bis 20 Tage, sodaß erst nach 30 bis 40 Tagen eine „steady state"-Konzentration erreicht wird. Lampren®-Kapseln à 50 und 100 mg, bis max. 200 mg täglich.

Rötliche bis dunkelbraune Verfärbung der Haut, insbesondere an lichtexponierten Stellen, sowie der Haare und Augen treten bei fast allen Patienten auf, Nebenwirkungen von seiten des Verdauungstraktes bei 50%.

Interaktionen mit DDS (Wirkungsverminderung), RMP (verminderte Resorption von RMP) und INH (erhöhte Konzentration von Clofazimin).

Chinolone (Ofloxazin, Ciprofloxazin, Sparfloxazin)

Chinolone beeinträchtigen die DNS-Synthese durch Hemmung der bakteriellen Gyrase mit in vitro nachgewiesener Aktivität gegen M. tuberculosis. Die minimale inhibitorische Konzentration von Ofloxazin und Ciprofloxazin beträgt 1–2 mg/ml, von Sparfloxazin nur 0,5 mg/ml. Die Serumspitzenkonzentrationen nach Verabreichung von 400 mg Ofloxazin oder 750 mg Ciprofloxazin betragen 2,7 bis 5,3 mg/ml. Diese Dosierungen müssen deshalb ein- bis zweimal täglich verabreicht werden.

Nebenwirkungen sind vor allem Schwindel, Kopfschmerzen, gastrointestinale Beschwerden und Interaktion mit Theophyllin (verlängerte Halbwertszeit).

Rifabutin

Ein halbsynthetisches Ansamycin-Antibiotikum ($C_{46}H_{62}H_4O_{11}$), das sowohl gegen M. tuberculosis als auch nichttuberkulöse Mykobakterien wirksam ist. Minimale Hemmkonzentration für M. tuberculosis 0,03 bis 0,06 µg/ml, maximale Plasmaspiegel 0,4–0,7 µg/ml. Die tägliche Dosis zur Behandlung der Tuberkulose beträgt 15 mg, als Prophylaxe von M. avium-Infektionen 300 mg täglich (Mycobutin®, Tabl. 150 mg).

Kreuzresistenz mit RMP in 30–50% der M. tuberculosis-Stämme. Nebenwirkungen vor allem gastrointestinal, Leukopenie, Thrombopenie, Muskel- und Gelenkschmerzen und Überempfindlichkeitsreaktionen. Dosisanpassung bei Kreatinin-Clearance unter 30 ml/min. Interaktionen mit Fluconazol (Uveitis!), Cyclosporin und oralen Antikonzeptiva (Wirkungsverlust).

Experimentelle Medikamente

Rifapentin

Rifapentin, ein lang wirksamens Rifamycin-Derivat, mit Kreuzresistenz gegen RMP, steht vor der Markteinführung (Priftin®, Tabl. 150 mg). In vivo zwei- bis viermal aktiver. Minimalinhibitorische Konzentration von 0,025–0,1 µg/ml. Halbwertszeit von 14 bis 20 Stunden mit Serumspitzenkonzentrationen von 20 µg/ml. Nur ein- bis zweimal wöchtlich in einer Dosis von 600 mg zu verabreichen.

„Neue" Makrolide

Das semisynthetische Makrolid Clarithromycin weist gegen M. tuberculosis eine minimale inhibitorische Konzentration von über 10 µg/ml auf, gegen M. avium von 2–8 und gegen M. marinum von 4 µg/ml. Nach oraler Gabe von 250 mg sind Serumspitzenkonzentrationen von 1–2 µg/ml erreichbar. Experimentell werden Dosen von 2× 500–1000 mg verabreicht (Klazid®, Tabletten à 250 mg). Nebenwirkungen gastrointestinal. Interaktionen mit Theophyllinen und Carbamazepin. Weitere Derivate Roxitromycin (Rulid®) und Azithromycin (Zithromax®).

β-Laktam-Antibiotika

Währen β-Laktam-Antibiotika allein gegen Mykobakterien unwirksam sind, wurde für die Kombination sowohl von Ampicillin als auch Ticarcilin mit Clavulansäure eine gewisse Hemmung des Wachstums von Mykobakterien unter den erreichbaren Serumspitzenkonzentrationen beobachtet.

Liposomen-verkapselte Aminoglykoside

Im Tierversuch können SM, Amikacin und Gentamycin (sowie Clofazimin und RMP) dank Mikroverkapselung in multilamellaren Liposomen mit mehrfach geringerer Dosierung appliziert werden.

Implantierbare Polymere

INH und RMP werden in Form von 6 bis 8 cm langen Stäben mit einer Wirkungsdauer von mehr als 1 Monat mit Erfolg beim Tier implantiert.

Immunmodulatoren

Erste Studien an HIV-infizierten Patienten mit disseminierter M.avium-Erkrankung und mit multiresistenter Lungentuberkulose haben eine klinische Besserung nach zusätzlicher Behandlung mit Interferon Gamma gezeigt [15].

Besondere Situationen

Tuberkulöse Meningitis

Bisher gibt es keine kontrollierten Studien über die wirksamste Medikamentenkombination und Therapiedauer der Meningitis tuberkulosa. Zur Verbesserung der auch heute noch schlechten Kurz- und Langzeitprognose ist ein rascher Therapiebeginn entscheidend.

Eine wirksame Therapie ist nur mit liquorgängigen Medikamenten möglich, die eine geringe Proteinbindung, niedriges Molekulargewicht und hohe Lipidlöslichkeit aufweisen. Sehr gut liquorgängig sind PZA, INH und ETH. SM, welches früher intrathekal verabreicht wurde, ergibt Liquorkonzentrationen von nur 7 bis 21 % der Serumkonzentration, RMP von 4 bis 11 %. Trotzdem wird bei Meningitis wegen der disseminierten Tuberkuloseherde initial die übliche Dreifachkombination von RMP, INH und PZA verwendet; in Gebieten mit hoher INH-Resistenzrate wird eine Vierfachkombination von RMP, INH, PZA und SM empfohlen [16]. Bei bekannter INH-Resistenz wird ETH in der üblichen Dosis von 15 mg/ml Körpergewicht anstelle von INH verabreicht. Bei Bewußtseinstrübung können PZA und ETH per Nasensonde, die übrigen Medikamente i.v. verabreicht werden.

Trotz guter Resultate einer nicht randomisierten Studie aus Thailand mit einer Therapiedauer von nur 6 Monaten, soll wegen der Schwere des Krankheitsbildes eine Therapiedauer von 9 Monaten nicht unterschritten werden [17].

Bei Vorliegen von neurologischen Ausfällen oder Koma ist eine gleichzeitige Steroidtherapie angezeigt. Trotzdem können Tuberkulome initial im CT oder MRI eine Größenzunahme zeigen.

Tuberkulose und HIV

Die Tuberkulose ist eine Indikatorkrankheit für das Vorliegen einer HIV-Infektion, tritt bereits in frühen Stadien der HIV-Erkrankung auf und ist gekennzeichnet durch atypische klinische und radiologische Präsentation und rascheren Krankheitsverlauf [22]. Gleichzeitig beschleunigt die Immunreaktion auf die Tuberkulose die HIV-Replikation und damit das Fortschreiten der HIV-Erkrankung. Dies zwingt zu frühzeitiger invasiver Diagnostik und sofortigem Therapiebeginn, schon bei bloßem klinischen Verdacht und noch vor dem Erregernachweis.

Wegen des vermehrten Vorkommens von resistenten Erregern und der größeren Bakterienzahl muß die Initialbehandlung mit einer Viererkombination erfolgen. Um die Therapiechancen zu erhöhen, ist eine **gleichzeitige antiretrovirale Therapie** in jedem Fall anzustreben, obwohl Interaktionen die Therapie wesentlich erschweren: RMP ist ein potenter Induktor des Zytochroms P450 und führt zu einer starken Erniedrigung des Serumspiegels insbesondere der verwendeten Proteaseinhibitoren. Gleichzeitig hemmen die Proteaseinhibitoren ihrerseits das Zytochrom P450 , was zu einem Ansteigen des RMP-Spiegels führt. Es wird deshalb empfohlen, anstelle von RMP Rifabutin zu verwenden, welches Zytochrom P450 weniger stark induziert. Unter dieser kombinierten Therapie können zudem paradoxe Reaktionen mit initial noch zunehmendem Fieber, Lymphknotenvergrößerungen und sich verschlechterndem Röntgenbefund auftreten.

Die **Therapiedauer** ist abhängig von Compliance, Zeitpunkt der Kulturnegativierung und klinischem Ansprechen und sollte in der Regel von 6 auf **9 Monate** ausgedehnt werden.

Patienten mit fortgeschrittener AIDS-Erkrankung können **suboptimale Serumkonzentrationen** der oral verabreichten Tuberkulosemedikamente zeigen. Bei ungenügendem Ansprechen der Therapie müssen deshalb Serumspiegelbestimmungen zum Beispiel von INH und entsprechende Dosisanpassungen vorgenommen werden. In jedem Fall muß sorgfältig geprüft werden, ob nicht eine Indikation für eine direkt überwachte Chemotherapie vorliegt.

Auch die präventive Chemotherapie muß bei gleichzeitiger HIV-Erkrankung auf 9 Monate verlängert werden, wenn INH allein verwendet wird. Neuere Erfahrungen zeigen, daß eine Behandlung mit Rifabutin oder RMP kombiniert mit PZA während nur 2 Monaten als Alternative versucht werden könnte.

Tuberkulose bei Kindern

Neuere Studien zeigen, daß mit einer initialen Dreierkombination, unter Einschluß von PZA, und mit einer Therapiedauer von insgesamt sechs Monaten die gleichen Resultate wie bei Erwachsenen erzielt werden können [18]. Die INH-Dosierung soll 10 mg pro kg Körpergewicht nicht überschreiten, da bei höheren Konzentrationen, besonders in Kombination mit RMP, Lebernebenwirkungen nachweisbar sind. EMB wird wegen der erschwerten Virusprüfung bei Kleinkindern nicht verwendet. Wenn immer möglich soll die Behandlung direkt überwacht und mit Kombinationstabletten erfolgen. In der Erhaltungsphase (3. bis 6. Behandlungsmonat) empfiehlt es sich, die intermittierende Therapie, d.h. zweimal wöchentlich mit INH 20–30 mg pro kg Körpergewicht (max. 900 mg) und RMP 10 bis 15 mg pro kg Körpergewicht (max. 600 mg), direkt überwacht, durchzuführen. Bei gleichzeitiger HIV-Infektion und bei tuberkulöser Meningitis wird eine Behandlungsdauer von 9 Monaten empfohlen.

Schwangerschaft

Die medikamentöse Therapie ist für Mutter und Kind, auch in bezug auf Teratogenität, weniger gefährlich als die unbehandelte Tuberkulose. Empfohlen werden INH, RMP und EMB, mit einer Therapiedauer von 9 Monaten. PZA sollte wegen möglicher teratogener Wirkungen, SM wegen kongenialer Ototoxizität nicht verwendet werden. Die zusätzliche Gabe von Vitamin B6 wird empfohlen. Außer bei HIV-Infizierten mit frischer Konversion sollen Schwangere nicht präventiv mit INH behandelt werden.

Begleitkrankheiten

Bei **Immunabwehrschwäche** infolge immunsupprimierender Therapie, Niereninsuffizienz, Unterernährung oder Alkoholismus muß die Medikamentenkombination individuell angepaßt und die Therapiedauer oft verlängert werden. Bei Silikosepatienten (gestörte Makrophagenfunktion) Verlängerung der Therapiedauer um mindestens zwei Monate.

Liegt eine **Niereninsuffizienz** vor, können INH, RMP und PZA in üblicher Dosierung, EMB dagegen nur unter Bestimmung der Serumkonzentration verwendet werden. Das Auftreten einer Opticusschädigung ist nicht vom Spitzen-, sondern vom Basisspiegel abhängig. SM und andere Aminoglycoside sind bei Niereninsuffizienz kontraindiziert. Unter Dialyse sind regelmäßige Blutspiegelkontrollen angezeigt.

Leberinsuffizienz

Steigen die Transaminasen über das Fünffache der oberen Normgrenze an, müssen sämtliche hepatotoxischen Medikamente abgesetzt werden und muß zum Beispiel auf SM und EMB gewechselt werden. Nach Normalisierung können unter engmaschiger Transaminasenkontrolle INH, RMP und PZA einschleichend in dieser Reihefolge wieder verabreicht werden.

Therapie von Rückfällen und multiresistenten Tuberkulosen

Die Ursachen von Rückfällen sind meistens Behandlungsfehler und/oder mangelnde Compliance.

Sofern eine **mangelnde Compliance** als Ursache vermutet wird, sollte die Therapie mit der üblichen Kombination von vier Haupt-Medikamenten **direkt überwacht** erfolgen. Bei **Verdacht auf Sekundärresistenz** werden mindestens zwei bisher noch nie verwendete Medikamente zusätzlich verabreicht.

Bei **Verdacht auf Multiresistenz** (Resistenz auf INH und RMP oder weitere Medikamente), wie sie bei initialer INH-Resistenz und bei Kontaktpersonen von Patienten mit multiresistenter Tuberkulose vermutet werden kann, müssen mindestens drei bisher noch nie verabreichte Medikamente verwendet werden. Davon sollte mindestens ein Medikament parenteral verordnet werden.

Wenn immer möglich, Hauptmedikamente verwenden. In zweiter Linie Aminoglycoside (Amikazin) parenteral und Chinolone. Mehrfachkombinationstherapie bis zur Negativierung der Kultur, dann noch während mindestens zwölf Monaten zwei wirksame Medikamente weiter verabreichen.

Therapie der Tuberkulose-Infektion

Mit im Vergleich zu anderen präventiven Maßnahmen gut vertretbaren Kosten und bis zum Alter von 35 bis 55 Jahren niedrigem

Tabelle 3. Indikationen zur präventiven Chemotherapie der Tuberkulose

Risikogruppen	Tuberkulintestinduration (RT23 2TE, mm)	Therapiedauer (Monate)
HIV/AIDS	>5 oder	19 (bei CD4<400 ev. dauernd)
	Anergie bei CD4<500 µl und weiteren Risikofaktoren	19
Kontakt mit Tbc		
– Kinder <15 J.	alle	(6–) 9
– Erwachsene	>10	6
Frische Konvertoren	>10 und Zunahme innert 2 Jahren ≥10 mm	6
Tuberkulöse Residualherde (bis 55 Jahre)	alle	6 ev. Kombinationschemotherapie
Andere Risikofaktoren (IV-Drogen, Silikose, Diabetes...)	>10	6
Spontan positive		
– Kinder <15 Jahren	>10	6
– Jugendliche 15–25 Jahre	>15	6

Hepatitisrisiko können Krankheitsausbruch und Weiterverbreitung der Tuberkulose auf Kontaktpersonen durch präventive Chemotherapie zu einem hohen Prozentsatz vermieden werden [19, 20].

Indikationen (Tabelle 3)

Der größte Risikofaktor für die Progression einer tuberkulösen Infektion zur manifesten Tuberkulose-Krankheit ist eine **HIV-Infektion** [20]. Bei AIDS-Patienten scheint dieses Risiko mindestens 30% zu betragen. Die Indikation für eine präventive Chemotherapie ist deshalb hier nicht nur bei einer Tuberkulintest-Reaktion ≥5 mm, sondern bei CD4-Zahlen <500/µl und bei IV-Drogenabhängigen auch bei Anergie gegeben, insbesondere in Regionen, wo die Tuberkulose-Prävalenz in diesen Bevölkerungsgruppen hoch ist [20a].

Kontaktpersonen von neu entdeckten ansteckenden Tuberkulosen zeigen ebenfalls ein erhöhtes Erkrankungsrisiko. Insbesondere Kinder und Jugendliche bis 15 Jahren sollten auch dann präventiv behandelt werden, wenn ihre Tuberkulintests initial noch negativ sind. Die präventive Chemotherapie kann abgebrochen werden, wenn der Test bei Wiederholung nach 2 bis 3 Monaten negativ bleibt.

Bei **Personen in Risikogruppen,** welche regelmäßig mittels Tuberkulintest überprüft werden, werden frische Konvertoren präventiv behandelt, wenn ihr Tuberkulintest >10 mm innert 2 Jahren zugenommen hat. Hier muß durch initiale Doppeltestung vermieden werden, daß fälschlicherweise eine Boosterreaktion, das Wachrufen einer früher durchgemachten Tuberkuloseinfektion oder Infektion mit nichttuberkulösen Mykobakterien oder BCG-Impfung durch die Testung, für die Testgrößenzunahme verantwortlich ist.

Bei Personen mit auf Tuberkulose **verdächtigen Röntgenbefunden** im Thoraxbild muß vor Einleitung einer präventiven Chemotherapie durch Vergleich mit früheren Aufnahmen und bakteriologische Untersuchungen ausgeschlossen werden, daß es sich um eine aktive Tuberkulose handelt. Sonst besteht die Gefahr, daß wegen der Monotherapie die Resistenzentwicklung begünstigt wird.

Patienten mit anderen **Risikofaktoren** (IV-Drogenabhängige ohne bekannte HIV-Infektion, Silikose, Niereninsuffizienz, Diabetes mellitus, Dauertherapie mit Corticosteroiden, insbesondere in einer Dosis von mehr als 15 mg täglich, immunosupressive Therapie sowie stark Untergewichtige) können ebenfalls präventiv behandelt werden, ebenso wie Spontanpositive mit deutlich vergrößerter Tuberkulinreaktion ohne diese Risikofaktoren bis zu einem Alter von 25 bis 35 Jahren.

Durchführung der präventiven Chemotherapie

INH als Monotherapie wird in einer täglichen Einmalgabe von max. 300 mg (5 mg pro kg Körpergewicht für Erwachsene, 10 mg pro kg Körpergewicht für Kinder) während sechs bis zwölf Monaten verabreicht. Eine Therapiedauer von sechs Monaten wird trotz etwas geringerer Wirksamkeit in allen Situationen mit Ausnahme von Kindern (neun Monate) und Personen mit HIV-Infektion (neun Monate) empfohlen.

Zur Compliance-Verbesserung ist die rechtzeitige Abgabe von höchstens einer Monatsration angezeigt. Bei fraglich zuverlässigen Patienten wird die direkt überwachte Abgabe z.B. zweimal wöchentlich mit einer Dosis von 15 mg pro kg Körpergewicht empfohlen, obwohl entsprechende Studien fehlen.

Die zusätzliche Gabe von Vitamin B6 sowie monatliche Transaminasenkontrollen sind nicht notwendig, wenn die folgenden Vorsichtsmaßnahmen beachtet werden:

Präventive Therapie in der Regel nur bis zum Alter von 35 (bis 55) Jahren mit monatlichen klinischen Kontrollen und Information des Patienten über mögliche Nebenwirkungen wie Nausea, Erbrechen, Gewichtsabnahme und Ikterus. Keine präventive Chemotherapie während Schwangerschaft und unmittelbar postpartal wegen erhöhtem Hepatitisrisiko.

Präventive Chemotherapie bei Resistenz

Bei möglicher oder nachgewiesener Infektion durch Kontakt mit Tuberkulose-Kranken mit Resistenz auf INH kann RMP allein während sechs Monaten verabreicht werden. Bei Resistenz auf INH und RMP wird die Kombination von EMB und PZA oder Chinolon und PZA während sechs Monaten empfohlen.

Tabelle 4. Medikamentenkombinationen bei nichttuberkulösen Mykobakterien

Mykobakterium	Organbefall	Medikamenten-kombination	Bemerkungen
Kansasii	Lunge	INH, RMP, EMB	
Avium, Intracellulare	Lunge	INH, RMP, EMB, SM	
	Lymphknoten	–	chirurgische Exzision
	disseminiert	RMP, EMB, Clofazimin, Amikacin oder Ciprofloxazin; oder Clarithromycin, EMB, Rifabutin	prophylaktisch bei HIV/AIDS: Rifabutin, 300 mg/Tag
Chelonae, Fortuitum	Lunge, Haut, disseminiert	Amikacin, Ciprofloxacin, Cefoxitin, Imipenem oder Clarithromycin resp. Azithromycin	
Malmoense	Lunge	INH, RMP, EMB	
Marinum	Haut	Doxycyclin oder Cotrimoxazol oder RMP + EMB	nur 3 Wochen bis 3 Monate

Alternativen

Erste Untersuchungen zeigen, daß an Stelle der sechsmonatigen präventiven Therapie mit INH auch mit täglicher oder sogar nur zweimal wöchentlicher direkt überwachter Gabe von RMP und PZA während einer Dauer von nur zwei Monaten das Erkrankungsrisiko an Tuberkulose nebenwirkungsarm verringert werden kann [23].

Therapie der nichttuberkulösen Mykobakteriosen

Nichttuberkulöse Mykobakterien sind ubiquitär in Wasser und Erde nachweisbar, befallen Lunge, Haut und Weichteile und sind außer bei Immunsupprimierten meist apathogen. Eine Chemotherapie soll deshalb erst bei wiederholtem Nachweis über einen Zeitraum von mindestens zwei Wochen eingesetzt und deren Erfolg sorgfältig dokumentiert werden. Die Behandlungsdauer beträgt meist mehr als zwölf Monate, je nach Zeitpunkt der Kulturnegativierung.
Nichttuberkulöse Mykobakterien sind in vitro meist gegen Standardmedikamente resistent. Kontrollierte Studien über die in Tabelle 4 vorgeschlagenen Medikamentenkombinationen fehlen [24, 25]. Es ist deshalb sehr wichtig, daß aufgrund des Schweregrades der Symptome des Patienten und nicht nur wegen des zufälligen Nachweises dieser Mykobakterien behandelt wird.

Literatur

1. Deutsches Zentralkomitee zur Bekämpfung der Tuberkulose (1994) Richtlinien zur Chemotherapie der Tuberkulose. Pneumologie 48: 367–372
2. Schweizerische Vereinigung gegen Tuberkulose und Lungenkrankheiten (1996) Richtlinien für die Tuberkulose-Therapie. Bull BAG 16: 9–13
3. Schweizerische Vereinigung gegen Tuberkulose und Lungenkrankheiten (1991) Richtlinien für die präventive Chemotherapie der Tuberkulose (Therapie der Tuberkulose-Infektion). Bull BAG 4: 1–3
4. American Thoracic Society (1994) Treatment of tuberculosis and tuberculosis infection in adults and children. Am J Respir Crit Care Med 149: 1359–1374
5. Joint Tuberculosis Committee of the British Thoracic Society (1998) Chemotherapy and management of tuberculosis: recommendations 1998. Thorax 53: 536–548
6. Moore RD, Chaulk CP, Griffiths R et al (1996) Cost-effectiveness of directly observed versus self-administrated therapy for tuberculosis. Am J Respir Crit Care Med 154: 1013–19
7. Cohn DL, Catlin BJ, Peterson KL et al (1990) A 62-dose, 6-mo-therapy for pulmonary and extrapulmonary tuberculosis. A twice weekly, directly observed, and cost-effective regimen. Ann Intern Med 112: 407–415
8. Zhang Y, Heym B, Allen B, Young D, Cole S (1992) The catalase-peroxidase gene and isoniazid resistance of mycobacterium tuberculosis. Nature 358: 591–593
9. Ellard GA, Humphries MJ, Allen BW (1993) Cerebrospinalfluid drug concentrations and the treatment of tuberculous meningitis. Am Rev Respir Dis 148: 650–655
10. Telenti A, Imboden P, Marchesi F et al (1993) Detection of rifampicin-resistance mutations in Mycobacterium tuberculosis. Lancet 241: 647–650
11. Loos U, Musch E, Mikus G et al (1985) Pharmacokinetics of oral and intravenous Refampicin during chronic administration. Klin Wochenschr 63: 1205–1211
12. Siegler DI, Byrant M, Burley DM et al (1974) Effect of meals on Rifampicin absorption. Lancet 2: 197–198
13. Meyer H, Baumann HR, Leuenberger P, Sonntag R (1988) Drugs used in Tuberculosis. Myler's Side effects of drugs, 11. Auflage. In: Dukes MNG (ed) Elsevier Science Publishers, Amsterdam, pp 633–650
14. Kittel H (1979) Behandlung der offenkavernösen Lungentuberkulose, vergleichende Studie mit der Kombination Isoprodian und Rifampicin. Dtsch Med Wschr 104: 477–479
15. Condos R, Rom WN, Schluger NW (1997) Treatment of multidrug-resistant pulmonary tuberculosis erith interferon-g. Lancet 349: 1513–1515
16. Humphries M (1992) The management of tuberculous meningitis. Thorax 47: 577–581

17. Jacobs FR, Sunakorn P, Chotpitayasunonah T et al (1992) Intensive short course chemotherapiy for tuberculous meningitis. Pediatr Inf Dis J 11: 194–198
18. American Academy of Pediatrics (1992) Chemotherapy for tuberculosis in infants and children. Pediatrics 89: 161–165
19. Ferebee A (1970) Controlled chemoprophylaxis trials in tuberculosis. A general review. Adv Tuberc Res 17: 28–106
20. International Union against tuberculosis Committee on prophylaxis: efficacy of various durations of isoniazid preventive therapy for tuberculosis – five years of follow-up in the IUAT trial. Bull WHO 60: 555–564
21. Pape JW, Jean SS, Ho JL, Hafner A, Johnson WD Jr (1993) Effect of isonazid prophylaxis on incidence of active tuberculosis and progression of HIV infection. Lancet 342: 268–272
22. Centers for Disease Control and Prevention (1998) Prevention and treatment of tuberculosis among patients infected with human immunodeficiency virus: principles of therapy and revised recommendations. MMWR 47: 1–58
23. Magdorf K, Arizzi-Rasche AF, Geiter LJ, O'Brien RJ, Wahn U (1994) Compliance und Toleranz neuer antituberkulotischer Kurzzeit-Chemopräventionsregime im Kindesalter – eine Pilotstudie. Pneumologie 48: 761–764
24. American Thoracic Society (1990) Diagnosis and treatment of disease caused by nontuberculous mycobacteria. Am Rev Respir Dis 142: 940–953
25. Masur M et al (1993) Recommendation on prophylaxis and therapy for disseminated mycobacterium avium complex disease in patients infected with the human immunodificiency virus. N Engl J Med 329: 898–904

Antiparasitäre Therapie

A. Schaffner

Einleitung

Im Rahmen dieses Werkes soll nur auf diejenigen Aspekte der antiparasitären Therapie eingegangen werden, die für die Behandlung pulmonaler Erkrankungen relevant sind. Somit wird nur die Behandlung von Parasitosen besprochen, bei denen die pulmonale Pathologie eine wesentliche Rolle spielt. Für Erkrankungen, bei denen der Lungenbefall in der Regel nur eine untergeordnete Rolle spielt, wie z.B. der Amöbiasis, bei den durch Protozoen hervorgerufenen Infektionen oder der Hydatidosen bei den Helminthosen, wird auf parasitologische Werke verwiesen.

Geschichte der antiparasitären Therapie

Die Geschichte der Therapie pulmonaler parasitärer Erkrankungen ist entsprechend der verschiedenen Erreger respektive Krankheitsbilder derart vielfältig, daß hier nur auf die Geschichte der Therapie der wichtigsten pulmonalen Parasitose hingewiesen werden soll. Es ist dies die zumindest aus therapeutischer Sicht den Parasitosen zuzurechnende Pneumozystis carinii Pneumonie. Im Jahre 1958 berichteten die Ungarn Ivady und Paldy, daß das von ihnen empirisch gewählte aromatische Diamidin Pentamidin bei einem Fall von „plasmozytärer Pneumonie", deren Erreger wenige Jahre zuvor als P. carinii identifiziert worden war, wirksam schien. Bis 1962 behandelten diese Autoren unkontrolliert 212 Kinder mit Pentamidin und senkten dabei die Mortalität dieser Pneumonie von 50% in historischen Kontrollen auf weniger als 4%. Im Jahre 1966 wurden von Frenkel und Mitarbeitern in Tierversuchen Sulfadiazin und der Folatantagonist Pyrimethamin als wirksame PC-Therapie erkannt, eine Entdeckung, welche zur späteren Entwicklung der heutigen Standardtherapie mit Sulfamethoxazol kombiniert mit dem Folatantagonisten Trimethoprim führte, die sich als weniger toxisch und etwas wirksamer als die auch heute noch alternativ verwendete Penthamidintherapie erwies.

Struktur, Wirkmechanismus, Pharmakologie, Nebenwirkungen und Galenik der wichtigsten Medikamente gegen durch Protozoen hervorgerufene Lungeninfektionen

Folatantagonisten zur Behandlung von Protozoeninfektionen

Als Folantantagonisten werden Trimethoprim und Pyrimethamin und das neuere Trimetrexate zur Behandlung der PC-Pneumonie verwendet. Bei beiden etablierten Folatantagonisten handelt es sich um Diaminopyrimidine, welche systematisch synthetisiert und auf ihre antimikrobielle Aktivität hin geprüft wurden. Strukturell weisen beide Substanzen, wie der Name der Stoffklasse anzeigt, als wesentliches Merkmal einen Diaminopyrimidinring auf. Pyrimethamin ist ein in Wasser kaum lösliches, weißes Pulver, Trimethoprim ein mäßig gut lösliches, blaßgelbes kristallines Pulver. Bei beiden Substanzen handelt es sich um Inhibitoren der zur Folatsynthese notwendigen Tetrahydrofolatreduktasen von verschiedensten Mikroorganismen wie Bakterien, Malariaplasmodien, Pneumocystis, Toxoplasma und anderen mehr. Sowohl die selektive antimikrobielle Toxizität wie auch Unterschiede in der Aktivität gegen empfindliche Mikroorganismen werden durch die Affinität der entsprechenden Tetrahydrofolatreduktase erklärt sowie der Fähigkeit der Säugerzelle, im Gegensatz zu Parasiten, exogene Folsäure zu verwenden. Pyrimethamin und Trimethoprim werden praktisch vollständig aus dem Gastrointestinaltrakt resorbiert. Pyrimethamin weist eine sehr lange Eliminationshalbwertszeit von ca. 90 Stunden auf und wird innerhalb von 24 Stunden nur zu 1–2% unverändert im Urin ausgeschieden. Im Urin treten verschiedene Metabolite auf. Die Proteinbindung beträgt um 87% und die Liquorkonzentration beträgt ca. 50% der Plasmakonzentration. Trimethoprim weist eine Eliminationshalbwertszeit von rund 11 Stunden auf und wird renal, zu 80% in unveränderter Form, ausgeschieden. Die Plasmaproteinbindung beträgt ca. 45%. Die Liquorgängigkeit ist gut. Als Nebenwirkung finden sich bei beiden Präparaten nebst einer möglichen gastrointestinalen Unverträglichkeit hämatologische Nebenwirkungen, insbesondere durch ihre zytotoxischen Eigenschaften (Thrombozyto- und Leukopenie, megaloblastäre Anämie), im Falle von Trimethoprim und Erythrozyten auch über den Weg einer Methämoglobinbildung. Pyremethamin wird ausschließlich in Tablettenform auf den Markt gebracht, eine parenterale Form existiert nicht. Zur Malariaprophylaxe und -therapie wird auch eine Kombination mit einem langwirksamen Sulfonamid angeboten. Trimethoprim wird zur Hauptsache als Co-Trimoxazol in Kombination mit Sulfamethoxazol in verschiedenen oralen Formen sowie zur intravenösen Therapie in Ampullenform angeboten. Trimethrexat, welches nebst seiner Bedeutung als Zytostatikum, gegen P. carinii eingesetzt wurde, scheint weniger wirksam als Co-Trimoxazol zu sein. Das lipophile Trimetrexate muß wegen seiner geringen Spezifität für Mikrooragnismen zusammen mit Folinsäure verabreicht werden. Die Elimination Trimetrexate erfolgt vor allem durch Metabolismus, mit einer renalen Elimination von weniger als 5% der unveränderten Substanz.

Sulfonamide und Dapson

Dapson, ein Sulfon, und die Sulfonamide sind chemisch eng verwandt und werden hier zusammen besprochen. Strukturell ist den Sulfonen und Sulfonamiden mindestens ein Benzenring mit einem direkt anhängenden Schwefelatom gemeinsam.

Diese gemeinsame Struktur ist denn auch für die wesentliche Wirkung dieser Substanzen verantwortlich, welche als PABA-Analoga die mikrobielle Folsäuresynthese hemmen. Dapsone ist in Tablettenform für die Behandlung resp. Prophylaxe der P. carinii-Pneumonie im Handel. Die Resorption aus dem Gastrointestinaltrakt ist praktisch vollständig. Die Elimination erfolgt größtenteils renal (70–80%), wobei vorwiegend Metabolite eliminiert werden. Die Eliminationshalbwertszeit beträgt ca. 22 Stunden. Dapson wird in der Haut, Muskulatur und parenchymatösen Organen eingelagert. Auch auf Grund eines enterohepatischen Kreislaufes verbleibt ein Teil des Medikamentes lange im Körper. Eine auf der Bildung von Methämoglobin basierende, dosisabhängige Hämolyse, die bei normalen Individuen ab Tagesdosen von ≥100 mg regelmäßig auftritt, stellt die wichtigste Nebenwirkung dar, welche die Anwendung bei Patienten mit Glukose-6-phosphat-Dehydrogenasemangel verbietet. Die Sulfonamide bilden bei einheitlichem Wirkmechanismus eine in bezug auf pharmakokinetische Eigenschaften eine sehr heterogene Gruppe. Hier soll nur kurz auf Sulfamethoxazol eingegangen werden, ein Sulfonamid, welches relativ langsam, jedoch praktisch vollständig aus dem GI-Trakt resorbiert wird und beim Erwachsenen mit einer Halbwertszeit von 6–12 Stunden renal zur Hauptsache in acetylierter Form eliminiert wird. Als Nebenwirkungen tritt eine breite Palette von Hypersensitivitätsreaktionen auf, welche von häufigsten makulopapulösen Arzneimittelexanthemen, fixierten Arzneimittelexanthemen bis zu Serumkrankheit ähnlichen Bildern oder einem sog. Stevens-Johnson-Syndrom reicht. Auch ein Erythema nodosum kann Ausdruck einer Sensibilisierung gegen Sulfonamide sein. Im weitern können Leberzellnekrosen, Hämatozytopenien und gastrointestinale Unverträglichkeiten auftreten. Sulfonamide sollten wie Dapson bei Glukose-6-Phosphat-Dehydrogenasemangel gemieden werden.

Pentamidin

Pantamidin ist ein aromatisches Diamidin mit breitem Wirkspektrum gegen verschiedene Protozoen und Pilze wie Trypanosomen, Leishmanien, Pneumocystis, Bastomyces. Als Wirkmechanismus kommen Interaktionen mit der parasitären DNS-Synthese und Mitochondrien oder andere Mikroorganellen in Frage, ohne daß der oder die Wirkmechanismen im einzelnen aufgeklärt sind. Pentamidin wird als wasserlösliches Isethionat-Salz zur parenteralen oder topischen pulmonalen Therapie auf den Markt gebracht. Pentamidin wird nach parenteraler Applikation in parenchmatösen Organen angereichert und iin unveränderter Form nur in geringen Mengen ausgeschieden. Die Eliminationshalbwertszeit beträgt ca. eine Woche. Die Plasmaproteinbindung um 70%. Bei systemischer Therapie ist Penthamidin relativ schlecht verträglich. Die Toxizität betrifft eine Verschlechterung der Nierenfunktion, (orthostatische) Hypotonie, Tachykardie, Schwindel, Hypoglykämien, Hyperglykämien, Diabetes mellitus, hämatologische (Thrombozyto- und Leukopenie), sowie gastrointestinale Nebenwirkungen (Nausea, Erbrechen, Abdominalschmerzen, Pankreatitis). Pentamidin wird zur parenteralen Therapie (intramuskuläre Injektionen oder Infusionstherapie) in Ampullenform oder zur topischen Behandlung als Lösung zur Aerosoltherapie angeboten.

Atovaquon

Atovaquon ist ein kürzlich eingeführtes orales Hydroxynaphtoquinon mit Aktivität nicht nur gegen Plasmodien, sondern auch gegen Pneumocystis carinii und Toxoplasma gondii. Nebst seiner Wirkung auf die parasitäre Dihydroorotatdehydrogenase werden andere zur Zeit noch unbekannte Wirkmechanismen postuliert. Die Bioverfügbarkeit von oralem Atovaquon ist beschränkt. Die Ausscheidung geschieht überwiegend fäkal mit einer Eliminationshalbwertszeit von 50–70 Stunden. Die Verträglichkeit von Atovaquon erscheint besser als die von Cotrimoxazol oder intravenösem Penthamidin, so daß trotz geringerer Wirksamkeit bei der Behandlung von PC-Pneumonien ungefähr ähnlich viele Patienten mit milder PC-Pneumonie erfolgreich mit diesem Präparat eine Behandlung abschließen wie mit den alternativen Therapien. Hauptsächliche Nebenwirkungen sind ein makulopapulöses Arzneimittelexanthem, Fieber und eine gastrointestinale Unverträglichkeit.

Struktur, Wirkmechanismus, Pharmakologie, Nebenwirkungen und Galenik der wichtigsten Medikamente gegen durch Helminthen hervorgerufene Lungenerkrankungen

Mebendazol, Albendazol

Mebendazol und Albendazol sind Benzimidazolderivat-Anthelminthika mit breitspektriger Wirkung gegen verschiedene Wurmstadien. Benzimidazolderivate hemmen selektiv die parasitäre Glukoseaufnahme und schädigen den mikrotubulären Apparat spezifisch von Parasitenzellen und führen schließlich zu dessen Nekrose. Nach oraler Applikation wird das schwerlösliche Mebendazol nur zu maximal 10% resorbiert. Die Elimination erfolgt nach Konjugation überwiegend über die Galle. Außer Überempfindlichkeitsreaktionen ist die Verträglichkeit therapeutischer Dosen gut. In Folge des Abgangs großer Wurmmassen können gelegentlich gastrointestinale Störungen auftreten. Die Resorption von Albendazol aus dem Gastrointestinaltrakt ist im Vergleich zu Mebendazol besser, wenn auch sehr variabel und abhängig von der Einnahme von fetthaltiger Nahrung. Wegen der raschen Konversion zum ebenfalls therapeutisch aktiven Sulphoxidmetaboliten läßt sich die unveränderte Substanz im Plasma praktisch nicht nachweisen. Die Serumhalbwertszeit von Albendazolsulfoxid beträgt 10–12 Stunden. Liquorspiegel betragen um 40–50% der entsprechenden Serumspiegel. Die Verträglichkeit von Albendazol ist gut. Signifikante Toxizität kann selten als Hepatoxizität oder Beeinträchtigung der Blutbildung in Erscheinung treten.

Thiabendazol

Thiabendazol ist ebenfalls ein schwerlösliches Bezimidazol. Nebst Wirkungen auf den parasitären mikrotubulären Apparat hemmt Thiobendazol im Parasiten die Freisetzung von Acetylcholinesterase, was zur Lähmung des Wurmes führt. Zusätzlich hemmt Thiabendazol mitochondriale Enzyme und führt so und durch andere nicht geklärte Mechanismen zum Tod von empfindlichen Larven und Eiern. Die Absorption nach oraler Gabe ist rasch. Die Elimination erfolgt renal nach Glukuronierung oder Sulfatierung. Auch bei diesem Präparat treten häufig gastrointestinale und leichte zentralnervöse Nebenerscheinungen auf. Schwerwiegende Nebenwirkungen wie delirante Zustände, Konvulsionen, Lebertoxizität oder ein Steven-Johnson-Syndrom sind selten berichtet worden.

Ivermectin

Ivermectin ist eine Mischung von zwei makrozyklischen Laktonen mit antihelminthischer Wirkung mit nicht gesichertem

Wirkmechanismus. Möglicherweise spielt eine Interaktion mit synaptischen GABA-Rezeptoren von empfindlichen Helminthen eine wichtige Rolle. Beim Menschen spielt dieser Mechanismus bei therapeutischen Dosen keine Rolle, weil die Substanz die Blut-Hirnschranke praktisch nicht passiert. Nach inkompletter Resorption aus dem Gastrointestinaltrakt beträgt die Eliminationshalbwertszeit 18–38 Stunden. Die Elimination erfolgt praktisch ausschließlich fäkal. Im Urin werden <als 2% von Ivermectin in unveränderter Form ausgeschieden. Ivermectin ist abgesehen von seltenen hypotensiven Reaktionen gut verträglich.

Diethylcarbamazepin

Diethylcarbamazepin ist ein Piperazinderivat mit Wirkung gegen verschiedene Mikrofilarien sowie adulten Würmern von Loa loa und Wucheria. Bekannte Wirkungsmechanismen sind eine Lähmung und Immobilisation des Parasiten durch Hyperpolarisation, Membranveränderungen bei Mikrofilarien sowie einer helmithiziden Wirkung auf Filarien, deren Mechanismus ungeklärt ist. Diethylcarbamazepin wird rasch aus dem Gastrointestinaltrakt absorbiert und nach extensivem Metabolismus z.T. über den Harntrakt eliminiert. Die Plasmahalbwertszeit beträgt 10–12 Stunden. Toxische Nebenwirkungen in Form von gastrointestinaler Unverträglichkeit und Kopfschmerzen sind zwar häufig, aber nicht ernsthafter Natur. Im weitern können zugrunde gehende Parasiten zu lokalen Störungen und Symptomen führen. Zur oralen Therapie steht das gut wasserlösliche Diethylcarbazincitrat zur Verfügung.

Praziquantel

Praziquantel ist ein Pyrazinoisoquinolinderivat mit breitem Wirkspektrum gegen Cestoden und Trematoden. Die Wirkung beruht einerseits auf einer Lähmung des Parasiten durch nicht näher geklärte Einwirkung auf parasitäre Kalziumkanäle, andererseits werden morphologische Veränderungen beim Parasiten beobachtet, die kaum auf dieser Wirkung beruhen können. Trotz der guten Aufnahme aus dem Gastrointestinaltrakt ist wegen eines ausgeprägten Firstpass-Effektes in der Leber die Bioverfügbarkeit des Präparates gering. Die Plasmahalbwertszeit beträgt beim Gesunden um 1,5 Stunden, ist aber bei Lebererkrankungen wesentlich länger. Im Urin werden nur Spuren des unveränderten Medikamentes ausgeschieden. Um 80% werden in Form verschiedener Metabolite innerhalb eines Tages im Urin eliminiert. Als hauptsächliche Toxizität treten gastrointestinale und zentralnervöse Störungen auf. Medikamentös bedingtes Fieber und eine Bluteosinoiphile wurden ebenfalls berichtet. Praziquantel steht in Tablettenform zur oralen Therapie zur Verfügung.

Pyrantel

Pyrantel ist ein Acetylcholinagonist, welcher bei gleichzeitiger Hemmung der Cholinesterase zur spastischen Paralyse intestinaler Würmer führt. Ein wesentlicher Faktor zur selektiven antiparasitären Wirksamkeit beruht auf der sehr geringen Aufnahme des Präparates aus dem Gastrointestinaltrakt. Entsprechend gut ist die Verträglichkeit mit seltenen Überempfindlichkeitsreaktionen oder gastrointestinaler Unverträglichkeit.

Indikationen von Antiparasitika bei wichtigen Lungenparasitosen

Die wichtigsten Indikationen zur Behandlung von Parasitosen mit Lungenbeteiligung sind in Tabelle 1 zusammengefaßt. Dosen

Tabelle 1. Indikation für Antiparasitika bei Lungenparasitosen

Lungenparasitose	Therapie 1. Wahl	Bemerkungen
P. carinii-Pneumonie	Cotrimoxazol (20 mg/kg/Tag Trimethoprim 100 mg/kg/lg Sulfomethoxazol in 3–4 Dosen für 21 Tage	Bei Hypoxie (pO_2 < 70 mm Hg) Prednison initial 2 × 40 mg für 5 Dosisreduktion bei Niereninsuffizienz. Bei AIDS Rückfallprophylaxe!
T. gondii-Pneumonie	Pyrimethamin 25–100 mg p. os plus Sulfadiazin 4–6 gr/Tag für 3–4 Wochen	Gleichzeitige Gabe von Folinsäure. Auf guten Urinfluß achten. Dosisreduktion bei Niereninsuffizienz. Bei AIDS Rückfallprophylaxe!
Strongyloidiasis	Albendazol 2 × 400 mg p. os für 3 Tage	Alternative Ivermectin oder Thiabendazol
Paragonomiasis	Praziquantel 25 mg/kg 3 × täglich für 2 Tage mit dem Essen	
Ascariasis (Löfflersyndrom)	Albendazol 400 mg einmalige Dosis oder Pyrantelpamoat 11 mg/kg (max 1 gr) einmalige Dosis	Alternative Mebendazol
Hakenwurminfektionen	Albendazol 400 mg einmalige Dosis Pyrantel pamoat 11 mg/kg (max 1 gr) für 3 Tage	Bei allergischen Reaktionen oft Antihistaminika oder Glukokortikoide indiziert
Toxocarabefall	Albendazol 400 mg 2 × täglich für 5 Tage oder Diethylcarbamazine	Eventuell zusätzlich Steroide
Tropische Filariasis	Diethycarbamazin per os 5–6 mg kg/Tag für 2–4 Wochen	Rückfälle werden identisch therapiert

werden für Erwachsene mit normaler Nieren- und Leberfunktion angegeben. Auf Besonderheiten wird hingewiesen, nebst der kurzen Darstellung der Präparate im vorangegangenen Text empfiehlt es sich zusätzlich, die entsprechende Herstellerinformation zu konsultieren.

Literatur

1. Albonico M, Smith PG, Hall A, Chwaya HM, Alawi KS, Savioli L (1994) A randomized controlled trial comparing mebendazole and albendazole against Ascaris, Trichuris and hookworm infections. Trans R Soc Trop Med Hy 88: 585–589
2. Bundy DAP, Guyatt HL (1995) Anthelmintic chemotherapy: the individual and the community. Curr Opin Infct Dis 8: 466–472
3. Cabrera BD, Sy FS (1978) Oxantel-pyrantel in various regimens for the treatment of soil transmitted helminthiasis in rural and urban communities. Drugs 15 [Suppl] 1: 78–86
4. Das SS, Simpson AJH (1993) Therapy of protozoan infections in patients with impaired immunity. Curr Opin Infct Dis 6: 784–793
5. Fulton B, Wagstaff AJ, McTavish D (1995) Trimetrexate. A review of its pharmacodynamic and pharmacokinetic properties and therapeutic potential in the treatment of Pneumocystis carinii pneumonia. Drugs 49: 563–576
6. Girard PM, Landman R, Gaudebout C, Olivares R, Saimot AG, Jelazko P, Certain A, Boue F, Bouvet E, The PRIO Study Group (1993) Dapsonepyrimethamine compared with aerosolized pentamidine as primary prophylaxis against pneumocystis carinii pneumonia and toxoplasmosis in HIV-infection. N Engl J Med 328: 1514–1520
7. Hanjeet K, Mathias RG (1991) The efficacy of treatment with albendazole. Acta Trop 50: 111–114
8. Jorde UP, Horowitz HW, Wormser GP (1993) Utility of dapsone for prophylaxis of Pneumocystis carinii pneumonia in trimethoprim-sulfamethoxazole-intolerant, HIV-infected individuals. AIDS 7: 355–359
9. Katz M (1986) Anthelmintics. Current concepts in the treatment of helminthic infections. Drugs 32: 358–371
10. Mallolas J, Zamora L, Gatell JM, Miro JM, Vernet E, Valls ME, Soriano E, SanMiguel JG (1993) Primary prophylaxis for Pneumocystis carinii pneumonia: a randomized trial comparing cotrimoxazole, aerosolized pentamidine and dapsone plus pyrimethamine. AIDS 7: 59–64
11. Sattler FR, Cowan R, Nielsen DM, Ruskin J (1988) Trimethoprim-sulfamethoxazole compared with pentamidine for treatment of Penumocystis carinii pneumonia in the acquired immunodeficiency syndrome. A prospective, noncrossover study. Ann Intern Med 109: 280–287
12. Spencer CM, Goa KL (1995) Atovaquone. A review of its pharmacological properties and therapeutic efficacy in opportunistic infections. Drugs 50: 176–196

Immunotherapeutika

Immunmodulation

K. Ch. Bergmann

Der prophylaktische oder kurative Einsatz von Immunmodulatoren, die früher als Immunstimulatoren bezeichnet wurden, erfolgt überwiegend bei gehäuften bzw. rezidivierenden Atemwegsinfekten. Atemwegsinfekte treten besonders häufig bei Kindern auf. Die Vermeidung bzw. Vorbeugung von Atemwegsinfekten ist wichtig, da sie ein potentielles Risiko für weitere Komplikationen einschließlich des Gehörsystems bzw. für folgende chronische Atemwegsinfektionen im Erwachsenenalter darstellen.

Bakterielle und pflanzliche Immunmodulatoren werden seit mehr als 50 Jahren zur Vermeidung von Atemwegsinfekten eingesetzt, ihre klinische Wirksamkeit aber war und ist noch immer Gegenstand kontroverser Diskussionen.

Die biologische Wirksamkeit von Immunmodulatoren wurde in zahlreichen Publikationen beschrieben [4]. Viele von ihnen stellen allerdings keine rationell nachvollziehbare Verbindung zu ihrer klinischen Effektivität her. Die Anerkennung oder Ablehnung von Medikamenten durch Ärzte und staatliche Autoritäten geschieht aber in der Regel auf der Basis klinischer Ergebnisse.

Indikationen zur Benutzung von Immunmodulatoren

Die höchste Inzidenz von Atemwegsinfekten wird bei kleinen Kindern unter sieben Jahren, bei älteren Personen über 65 Jahre und in immunsuprimierten Personen aller Lebensalter angetroffen. Rezidivierende virale oder bakterielle Infektionen des oberen und unteren Atemtraktes können zu chronischer Rhinitis, Sinusitis, Tracheitis, Bronchitis und infektionsausgelöstem Asthma führen oder exacerbieren. Diese Erkrankungen werden als Indikationen zur Benutzung von Immunmodulatoren betrachtet [3].

Die Häufigkeit respiratorischer Infekte bei Kindern ist von ihrem Lebensalter abhängig [6]. Von „rezidivierenden Atemswegsinfekten“ sollte daher bei einem Kind nur dann gesprochen werden, wenn die Zahl der bei ihm auftretenden Infekte oberhalb der zwei Standardabweichungen der „natürlicherweise“ auftretenden Infektionshäufigkeit bei meist gesunden Kindern seines Lebensalters liegt. Bei Erwachsenen und bei

Älteren sollte der Ausdruck rezidivierende Atemwegsinfekte reserviert werden für Personen mit vier oder mehr Atemwegsinfekten pro Jahr, die zu einem Arztbesuch führen.

Klinischer Wert von Immunmodulatoren

Der klinische Wert von Immunmodulatoren muß sich an vier Hauptparametern messen lassen.

1. Beweis einer relevanten Immunantwort beim Menschen;
2. Nachweis einer erhöhten Widerstandsfähigkeit gegen virale und bakterielle Infektionen des Atemtraktes;
3. Nachweis einer Kostenersparnis durch die Benutzung von Immunmodulatoren;
4. Dokumentation fehlender Nebenwirkungen.

Immunreaktionen nach der oralen oder inhalativen Applikation von Immunmodulatoren beim Menschen wurden in den letzten 10 Jahren vielfach beschrieben. Dazu gehört der Nachweis des Auftretens von Antikörper-produzierenden Plasmazellen im Blut und im Bronchialgewebe, ein Anstieg bzw. eine Normalisierung von Immunglobulinen, speziell IgM, IgG und teilweise IgE sowie der T-Zell- und Nk-Zell-Aktivität. Daneben wurde in Broncho-Alveolarflüssigkeiten eine Stimulation der Aktivität von Alveolarmakrophagen beschrieben, eine Normalisierung des Verhältnisses von Helfer- zu Suppressor-Zellen, des Eiweißgehaltes, von IgA- und IgG-Konzentrationen sowie ein Anstieg von Gamma-Interferon, letzteres auch in Nasensekreten [7].

Zum Nachweis einer verbesserten Widerstandsfähigkeit des Atemtraktes gegen Infekte konnten die folgenden Feststellungen getroffen werden:

1. Eine verminderte Zahl von Exacerbationen bei chronischen Infektionen;
2. Eine Verkürzung des Zeitraumes akuter Exacerbationen;
3. Eine verminderte Benutzung von Antibiotika;
4. Verbesserte endoskopische Befunde im Sinne einer Normalisierung;
5. Reduzierung von obstruktiven oder bronchitischen Episoden;
6. Verminderung der unspezifischen bronchialen Hyperreaktivität.

In einer Anzahl kontrollierter klinischer Studien, die sich überwiegend auf die orale Applikation von Immunmodulatoren beziehen, konnte ein Vorteil bei der Benutzung dieser Parameter in den mit Immunmodulatoren behandelten Gruppen gegenüber den Placebo-Gruppen belegt werden [2].

Es ist sehr schwierig, die Kosteneffektivität von Immunmodulatoren anstelle von oder zusätzlich zu anderen Medikamenten wie Antibiotika zu berechnen, insbesondere wegen ihres unterschiedlichen Zeitverlaufes der nachweisbaren Effekte. Antibiotika sind innerhalb von Tagen wirksam, während Immunmodulatoren Wochen oder Monate benötigen. In acht Placebo-kontrollierten Doppelblindstudien mit mehr als 1000 Patienten konnte die Benutzung von Antibiotika um 20 bis 42 % gesenkt werden, der Verlust an Arbeitstagen wurde um 16 % reduziert und die Hospitalisierungsrate in Tagen/Jahr war bei den mit einem oralen Immunmodulator behandelten Personen um 19 % vermindert.

Bei der Benutzung von Immunmodulatoren wurden bisher sehr wenige Nebenwirkungen beobachtet [5], in der Diskussion sind aber einige eventuell immunpharmakologisch auslösbare Effekte. Dazu gehört die Diskussion um eine mögliche Induzierung einer Sensibilisierung bzw. Auslösung einer allergischen Reaktion einschließlich der Bindung von Immunkomplexen. In eigenen Untersuchungen bei der inhalativen wiederholten Applikation eines bakteriellen Im-

munmodulators konnte eine solche Sensibilisierung nicht belegt werden [1].
Die Auslösung einer bisher klinisch latenten Erkrankung, insbesondere eines Autoimmunprozesses, kann in Erwägung gezogen werden, wurde bisher aber nicht belegt. Grippeähnliche Reaktionen mit leichten Temperatursteigerungen, Frösteln oder leichten Blutdruckabfällen sind mögliche Auswirkungen einer Aktivierung von Gamma-Interferon.
Präklinische Prüfungen zur Immuntoxizität (pharmakologische Sicherheitsprüfungen), Einzelfallbeobachtungen, die Evaluierungen während des Verlaufes kontrollierter klinischer Studien und die sorgfältige Erfassung von gemeldeten Nebenwirkungen nach der Zulassung von Immunmodulatoren können unser Wissen um Nebenwirkungen dieser Präparate weiter vervollständigen.
Insgesamt haben die in den letzten 10 Jahren publizierten Daten relevante Immunantworten, eine verbesserte Abwehranlage in einem bemerkenswerten Anteil der behandelten Patienten, eine möglicherweise günstige Kosteneffektivität und eine niedrige, Placebo-vergleichbare Häufigkeit von Nebenwirkungen demonstriert.

Am häufigsten eingesetzte Präparate

Broncho-Vaxom

Zusammensetzung

Extrakt aus acht Bakterien: Haemophilus influenzae, Diplococcus pneumoniae, Moraxella catarrhalis, Staphylococcus aureus, Klebsiella pneumoniae und ozaenae, Streptococcus pyogenes und viridans.

Pharmakodynamik

Die oral aufgenommenen Antigene stimulieren im Dünndarm in den Peyer'schen Plaques junge B-Lymphozyten zur Reifung, Wanderung über den Ductus thoracius in das periphere Blut in verschiedene Schleimhäute und sekretorische Drüsen und hier zu einer Antikörperbildung.

Indikation

Rezidivierende Infektionen der Atemwege, z.B. chronische Bronchitis, chronische Nasennebenhöhleninfekte.

Effekte

Stimulierung unspezifischer (u.a. Induktion von Interferon-Synthese, Makrophagenaktivierung, T- und B-Lymphozytenaktivierung) und spezifischer Abwehrmechanismen, die in Doppelblindstudien zu signifikanten Reduktionen von Dauer, Schweregrad und Anzahl der Infektrezidive sowie des Antibiotikabedarfs führten.

Nebenwirkungen

Rate unerwünschter Ereignisse in Studien nicht höher als bei Plazebopräparaten.

Besonderheiten

Für Kindesalter (1–16 Jahre) kleinere Kapsel.

IRS 19

Zusammensetzung

Je nach Lösung Antigene aus je 15 Milliarden folgender Keime:
Diplococcus pneumoniae, Haemophilus influenzae, Streptococcus pyogenes und faecalis, Staphylococcus aureus, Klebsiella pneumoniae, Moraxella, Neisseria catarrhalis, flava und perflava, Gaffkya tetragena.

Pharmakodynamik

Lokale Stimulierung humoraler und zellvermittelter, spezifischer und unspezifischer

Abwehrmechanismen im Atemtrakt mit u.a. Erhöhung des lokalen Interferonspiegels, Anstieg von Sekret-IgA und Stimulierung von Alveolarmakrophagen.

Indikation

Chronische Bronchitis, infektbedingtes Asthma, chronische Rhinitiden, Sinusitiden und Pharyngitiden (Therapie und Prophylaxe).

Effekte

Reduzierung der Zahl und Verkürzung aufgetretener Atemwegsinfekte, antientzündliche Wirkung bei akut und chronisch infizierten Atemwegsschleimhäuten.

Nebenwirkungen

Sehr gute Verträglichkeit bei Kleinkindern (ab 12 Monate) und Erwachsenen, Atopikern und Nichtatopikern. Keine Sensibilisierungen durch die im Präparat enthaltenen Antigene.

Besonderheiten

Zur Rezidivprophylaxe im unteren Atemtrakt Anwendung des Lysat als Aerosol (Düsenvernebler) 2–3 ×/Woche mit je 2,5 ml empfohlen.

Luivac

Zusammensetzung

Je Tablette 3 mg Lysat aus je 1×10^9 Keimen von Staphylococcus aureus, Streptococcus mitis, pyogenes, pneumoniae, Klebsiella pneumoniae, Branhamella catarrhalis, Haemophilus influenzae.

Pharmakodynamik

Bei oraler Aufnahme gleicher Wirkungsmechanismus wie Broncho-Vaxom.

Indikation

Rezidivierende Infektionen der Atemwege.

Effekte

Stimulierung überwiegend unspezifischer Abwehrmechanismen.

Nebenwirkungen

Gelegentlich leichte Störungen im Magen-Darm-Trakt.

Besonderheiten

Wie bei allen Immunstimulantien Wirkungsminderung durch Immunsuppressiva möglich.

Ribomunyl

Zusammensetzung

Kombination isolierter Proteoglycane aus Klebsiella und Ribosomen aus Klebsiella pneumoniae, Streptococcus pneumoniae und pyogenes, Haemophilus influenzae.

Pharmakodynamik

Stimulation humoraler und zellvermittelter Abwehrmechanismen einschließlich Makrophagen und NK-Zellen durch hohe Antigenität der Ribosomenfraktionen.

Indikation

Rezidivierende bakterielle Infektionen der oberen und unteren Atemwege, z.B. chronische Bronchitis.

Effekte

Stimulierung spezifischer und unspezifischer Abwehrmechanismen bei oraler und subkutaner Applikation.

Nebenwirkungen

Gelegentlich an der Injektionsstelle lokales Erythem.

Besonderheiten

Orale und subkutane Applikation auch in Kombination möglich.

Literatur

1. Bergmann KCh, Schwarting HH (1987) Inhalative Anwendung eines polyvalenten Bakterienlysats bei Patienten mit rezidivierenden Atemwegsinfekten ohne nachweisbare Nebenwirkungen. Allergologie 10: 455–458
2. Bergmann KCh (1995) Orale Immuntherapeutika bakterieller Herkunft bei Atemwegsinfekten. Atemw Lungenkrkh 21: 206–213
3. Derenne JPh, Delclaux B (1992) Clinical experience with OM-85 BV in upper and lower respiratory tract infections. Respiration 59: 28–31
4. Fontanges R, Bottex C, Burckhart MF, Cristau B (1988) Der Wirkungsmechanismus von Broncho-Vaxom. 7. SEP-Kongreß, 5.–8. 9. 1988, Budapest
5. Heintz B, Schlenter WW, Kirsten R, Nelson K (1989) Clinical efficacy of Broncho-Vaxom in adult patients with chronic purulents sinusitis – a multicentric, placebocontrolled, double-blind study. Int J Clin Pharmacol Ther Toxicol 27: 530–534
6. Monto AS, Napier JA, Metzner HL (1971) The tecumseh study of respiratory illness. Am J Epidemiol 94: 269–279
7. Munteanu J, Schöttler R, Milatovic D, Emslander HP, Emmerich B, Daum S (1987) Die Beeinflussung der lokalen Abwehrmechanismen der Lunge durch die orale Einnahme eines Immuntherapeutikums. Atemw Lungenkrkh 8: 402–405

Immunglobulintherapie bei Patienten mit Lungenerkrankungen

M. M. Eibl

Wirkungsmechanismus

Immunglobuline wurden ursprünglich, da sie eine Vielzahl polyklonaler Antikörper enthalten, ausschließlich zur Behandlung von Patienten mit Hypogammaglobulinämie oder Agammaglobulinämie eingesetzt [24, 37]. Durch die Entwicklung von Immunglobulinen zur intravenösen Applikation, die die Verabreichung von wesentlich höheren Dosen ermöglicht, wurde diese Behandlung auch bei Patienten mit schweren entzündlichen Erkrankungen und mit Autoimmunerkrankungen angewandt und führte bei einem Teil dieser Patienten zu einer Besserung der Symptomatik, die durch andere Therapien nicht erzielt werden konnte [14, 16, 45]. Man erkannte, daß Immunglobuline nicht nur durch die Zufuhr von Antikörpern wirksam sind, sondern auch die Entzündungsreaktion modulieren und die Immunantwort durch eine Reihe verschiedener Mechanismen beeinflussen. Immunglobuline modulieren z.B. die Produktion, Sekretion und die biologische Aktivität von inflammatorischen Zytokinen und können die Komplementaktivierung beeinflussen. Weitere Wirkungsmechanismen umfassen Fc-Rezeptorblockade, Einfluß auf das Idiotypen-Netzwerk, etc. [9, 27].

Immunglobulintherapie bei Antikörperdefizienz

Rezidivierende sinubronchiale und pulmonale Infektionen treten bei Patienten mit primärer oder sekundärer Störung der Antikörperproduktion häufig auf. Antikörpermangel kann bei Patienten mit Hypogammaglobulinämie, IgG-Subklassendefizienz, aber auch bei Menschen mit normalem oder nur leicht erniedrigtem Immunglobulinspiegel auftreten. Die meisten Patienten mit primärer Immundefizienz sind in der pädiatrischen Population zu finden [35, 45], doch bestimmte Formen des primären Antikörpermangelsyndroms, z.B. die *Common Variable* Immundefizienz, treten üblicherweise erstmals in der zweiten oder dritten Lebensdekade auf, und die Patienten können praktisch in jedem Alter die ersten Symptome entwickeln. Die Patienten zeigen häufig Infektionen der oberen und unteren Atemwege [37], die durch kapselhältige Bakterien wie Haemophilus influenzae, Streptococcus pneumonia oder Staphylococcus aureus verursacht werden. Rezidivierende sinubronchiale Infektionen können obstruktive Lungenerkrankungen zur Folge haben. Komplikationen von Lungenerkrankungen sind oftmals der Grund für die signifikant hohe Morbidität, häufige Hospitalisierungen und eine höhere frühe Mortalität in dieser Patientengruppe [35].

Patienten mit sekundären Antikörperdefizienzen können Symptome entwickeln, wie z.B. sinubronchiale Infektionen, die den bei Patienten mit primären Antikörpermangelsyndromen ähnlich sind. Solche Formen von sekundären Immundefizienzen wurden bei Patienten mit malignen hämatologischen Erkrankungen (chronische lymphozytäre Leukämie) [10], bei anderen Formen von Krebs (Melanom) [32], bei HIV-infizierten Kindern, etc. [47] beobachtet. In diesen Patientengruppen sind Komplikationen durch Infektionen für einen beträchtlichen Teil der Morbidität und Mortalität verantwortlich. Eine Reihe kontrollierter klinischer Studien bei Patienten mit sekundärer Immundefizienz hat ergeben, daß die Behandlung mit intravenösen Immunglobulinen (IVIG) den klinischen Zustand der Patienten verbessern konnte [10, 16, 47].

Patienten mit Knochenmarks- und Organtransplantationen stellen eine wichtige Gruppe von Patienten mit sekundärer Immundefizienz mit speziellen Problemen dar. Die hauptsächlich, aber nicht ausschließlich durch Zytomegalievirus-Infektion verursachte interstitielle Pneumonie hat bei dieser Patientenpopulation lebensbedrohliche Komplikationen zur Folge. In einigen klinischen Studien mit unterschiedlichen IVIG-Dosierungen wurde die Wirksamkeit dieser Behandlung dokumentiert, besonders hinsichtlich der Prophylaxe dieser Erkrankung [30, 49].

Indikation und Dosierung zur Substitution

Immunglobulinsubstitution ist die Therapie der Wahl bei primären und sekundären Antikörpermangelsyndromen. Alle Patienten mit signifikant erniedrigtem IgG-Spiegel und/oder schweren Antikörperbildungsstörungen sollten Immunglobuline erhalten. Serum-IgG-Spiegel unter 200 mg/dl sind selbst bei symptomfreien Patienten eine absolute Indikation, da die klinische Erfahrung zeigt, daß die Langzeitprognose von der frühzeitigen Behandlung abhängt. Bei Patienten mit chronisch obstruktiver Lungenerkrankung ist auch bei weniger schwerer Hypogammaglobulinämie (IgG-Werte von 300–500 mg/dl) eine Immunglobulinsubstitution indiziert. Bei Patienten ohne Beeinträchtigung der Lungenfunktion wird eine Dosis von 350–500 mg/kg IVIG pro Monat empfohlen. Eine Dosis von 500–600 mg/kg IVIG pro Monat führte bei Patienten mit chronisch obstruktiver Lungenerkrankung zu einer Verbesserung der Lungenfunktion (diese Dosis kann auch aufgeteilt und in zwei Teilen von 250–300 mg/kg alle zwei Wochen verabreicht werden) [8, 14, 16, 35, 36, 49] .

Antiinflammatorische und immunmodulierende Wirkung

Die entzündungshemmende und immunmodulierende Wirkung intravenöser Immunglobuline wurde als erstes aufgrund von Einzelbeobachtungen vermutet. Vor über einem Jahrzehnt berichteten Imbach et al. [22], daß ein antikörperdefizienter Patient mit Thrombozytopenie nach Behandlung mit Immunglobulinen einen Anstieg der Thrombozyten aufwies. Eine besondere entzündungshemmende Wirkung von IgG wurde bei Kindern mit **Kawasaki-Syndrom** beobachtet [33, 34]. Die Akutphase dieser Erkrankung ist durch eine starke entzündliche Reaktion gekennzeichnet, die mit einer Dysregulation der Zytokinfreisetzung, einer Erhöhung der aktivierten CD4+ T-Lymphozyten und der aktivierten B-Zellen im peripheren Blut sowie einer Erhöhung der Adhäsionsmoleküle auf den Endothelzellen einhergeht. Die Behandlung mit hochdosierten Immunglobulinen wirkt diesen Reaktionen binnen kurzer Zeit entgegen und führt zu einer Niedermodulierung der entzündlichen Reaktion. Diese Niedermodulierung ist wahrscheinlich einer Reihe verschiedener Mechanismen zuzuschreiben, z.B. einer echten Niederregulierung der Zytokingentranskription, der Induktion eines IL-1-Rezeptorantagonisten, der die IL-1-Transkription und die Interaktion von IL-1 mit dessen Rezeptor hemmt. Diese entzündungshemmende Wirkung von IVIG wird wahrscheinlich durch den nieder affinen Fc-γ-Rezeptor ausgelöst [16].

Darüber hinaus wurde gezeigt, daß intravenöses Gammaglobulin spezifische Immunreaktionen nieder-reguliert, wobei der Wirkungsmechanismus noch nicht geklärt ist [42]. Kazatchkine hat als erster darauf hingewiesen, daß die Entwicklung von Autoantikörpern durch intravenöse Immunglobuline nieder-moduliert werden kann und dies auf die Wirkung auf das Idiotypen-Netzwerk zurückgeführt [13]. Möglicherweise ist die Verbesserung des klinischen Zustandes, die IVIG bei einigen Formen von Autoimmunerkrankungen bewirkt, ebenfalls diesem Wirkungsmechanismus zuzuschreiben (Asthma Review).

Therapieversuche mit Immunglobulin bei Asthma, Bronchiektasien und Vaskulitis

Asthma

Asthma wird generell als multifaktorielle, reversible obstruktive Lungenerkrankung mit Atemwegs-Hyperreaktivität beschrieben, und die Rolle der Entzündung bei der Perpetuierung dieser Krankheit ist allgemein bekannt [40].

Eines der Hauptziele bei der Behandlung von Asthma ist es, die Entzündung unter Kontrolle zu bringen. Zu diesem Zweck werden Corticosteroide mittels Inhalation oder oraler Gabe verabreicht. Während die Anfälle in den meisten Fällen durch Inhalation von Steroiden unter Kontrolle gebracht werden können, kann ein Teil der Patienten nur mit systemischer Corticosteroidtherapie [46] behandelt werden, die jedoch schwere Nebenwirkungen hat, weshalb besonders für diese Gruppe von Patienten die entzündungshemmenden Eigenschaften von IVIG möglicherweise in der Therapie wirksam eingesetzt werden könnten [18, 39].

Da Asthmaanfälle sehr häufig nach Atemwegsinfektionen und IgE-mediierten Allergien auftreten, wurden im Zusammenhang mit der Pathogenese von Asthma auch Immundefizienzen und eine Störung der Immunregulation diskutiert [20, 51]. Klinische Studien haben zwar gezeigt, daß – im Vergleich zur Bevölkerung im allgemeinen – ein größerer Teil der Asthmapatienten Antikörperdefizienzen aufweist [12, 28, 31]; eine echte Korrelation zwischen dem Schweregrad des Asthmas und einer Beeinträchtigung der humoralen Immunantwort konnte jedoch nicht hergestellt werden.

Bei Erwachsenen treten Asthmaanfälle bekannterweise nach akuten viralen Infektionen, z.B. Influenza und Rhinovirusinfektionen auf, während bei kleineren Kindern Anfälle nach Infektionen mit *respiratory syncytial virus* ausgelöst werden. Bei einer Untergruppe von Patienten mit chronischem Asthma haben rezidivierende Sinusitis und/oder Bronchitis zusätzliche Komplikationen im Verlauf der Krankheit zur Folge [41]. Kinder mit rezidivierender Bronchiolitis [17] entwickeln häufig Asthma, was möglicherweise auf eine Hypersensibilität gegenüber viralen Erregern zurückzuführen ist. Kinder mit Bronchiolitis wiesen IgE-Antikörper gegen RSV und gegen Parainfluenzavirus sowie erhöhte Histaminspiegel auf. Die klinische Erfahrung zeigt, daß die Prophylaxe und Therapie viraler und/oder bakterieller Erkrankungen durch Impfung bzw. Antibiotikabehandlung eine positive Wirkung auf die klinische Manifestation von Asthma hat.

Die Möglichkeit der Behandlung von Asthmapatienten mit Immunglobulinen wurde in den letzten vier Jahrzehnten immer wieder diskutiert [1, 29, 36]. Die möglichen Wirkungsmechanismen von IVIG bei Asthma sind noch nicht geklärt. Die Zufuhr spezifischer Antikörper kann eine positive Wirkung hinsichtlich der Prophylaxe viraler Infektionen haben und könnte auch – wie bei antikörperdefizienten Patienten – eine Prävention von chronisch-rezidivierenden Sinobronchialinfektionen bewirken. Hochdosierte Immunglobuline könnten ein wirksames Mittel zur Kontrolle der lokalen entzündlichen Reaktionen sein, die in der Pathophysiologie von Asthma eine wichtige Rolle spielen. Überdies könnten die immunregulierenden Funktionen der Immunglobuline die Produktion von IgE beeinflussen, was zu einer verringerten IgE-Produktion führen sowie Auswirkungen auf die Affinität des produzierten IgE haben könnte.

Die verfügbaren Ergebnisse von klinischen Studien stützen sich nur auf Einzelfälle. Sie zeigen, daß für eine Untergruppe von Asthmapatienten – sowohl Kinder als auch Erwachsene –, besonders jene, die zur Kontrolle ihrer Krankheit hochdosierte systemische Steroidtherapie benötigen, die Behandlung mit intravenösen Immunglobulinen von Vorteil sein kann [23, 29].

Mittels kleiner offener und/oder kleiner kontrollierter Studien konnte bei einzelnen Patienten eine signifikante Reduktion der benötigten Steroide (um über 50%) erreicht werden. Zur Erhärtung dieser Ergebnisse sind jedoch größere kontrollierte Studien erforderlich. Zur Zeit werden mehrere kleine Studien durchgeführt, die hoffentlich Antworten auf die wichtigsten Fragen hinsichtlich der klinischen Wirksamkeit bringen werden. Es müssen mehrere Punkte geklärt werden, z.B. welche Patientenpopulation diese Behandlungsmethode benötigt und bei welchen Patienten eine therapeutische Wirksamkeit zu erwarten ist. Erwiesene leichte humorale Immundefizienzen, z.B. IgG-Subklassendefizienz, IgA-Defizienz etc., reichen derzeit für die Indikation einer IVIG-Therapie nicht aus, besonders wenn die Krankheit mit anderen Behandlungsmethoden unter Kontrolle gebracht werden kann.

Bronchiektasien

Zwei kleine klinische Studien haben gezeigt, daß bei immundefizienten Patienten, die bereits eine obstruktive Lungenerkrankung und/oder Bronchiektasien aufwiesen, niedrigdosierte Therapie mit IVIG keine Verbesserung der Lungenfunktion zur Folge hatte, während die Lungenfunktion mit hochdosiertem IVIG verbessert werden konnte. Diese Ergebnisse könnten darauf hinweisen, daß die alleinige Zufuhr von Antikörpern – eine monatliche Dosis von 200–300 mg IgG pro kg, die ausreichend zur Prävention rezidivierender viraler und bakterieller Infektionen beurteilt wird – zu keiner Reduktion der bereits bestehenden Lungenpathologie führt. Hingegen ist hochdosiertes IVIG (600 mg/kg oder mehr), das erwiesenermaßen die entzündliche Reaktion beeinflußt, in diesem Zusammenhang wirksam [6, 36].

Sowohl theoretische Überlegungen als auch die Ergebnisse der Behandlung von Einzelfällen weisen darauf hin, daß IVIG auch bei nicht antikörperdefizienten Patienten mit bestimmten Formen von Bronchiektasien wirksam sein könnte. Diese Annahme muß

jedoch durch kontrollierte klinische Studien untermauert werden, bevor diese Therapie als wirksame zusätzliche Behandlung für diese Patienten empfohlen werden kann.
Im Rahmen experimenteller Studien wurde gezeigt, daß Immunglobuline aktivierte Komplementkomponenten auffangen und durch ihre Hemmung der Komplementaktivierung eine zusätzliche entzündungshemmende Wirkung aufweisen.
Vorläufige Ergebnisse weisen darauf hin, daß die positive Wirkung von IVIG bei Dermatomyositis möglicherweise auf den Einfluß von IVIG auf die Komplementaktivierung zurückzuführen ist [5, 11].

Vaskulitis

Die konventionelle Therapie der systemischen Vaskulitis umfaßt die Behandlung mit Steroiden und Zytostatika, die zu Beginn in hohen Dosen und in der Folge als niedrigere Erhaltungsdosis verabreicht werden. Da die Patienten auf diese Behandlung nur in begrenztem Ausmaß ansprachen und aufgrund der beträchtlichen Morbiditiät infolge der Nebenreaktionen dieser Therapie tauchte der Wunsch nach neuen therapeutischen Strategien auf; die Therapie mit IVIG wird in diesem Zusammenhang diskutiert [14, 20]. Überzeugende klinische Erfahrung lieferte das Kawasaki-Syndrom, das als eine pädiatrische Form der ANCA-Vaskulitis gilt, und bei der die Behandlung mit hochdosiertem IVIG eindeutig die Entwicklung von Koronaraneurysmen verhindern konnte [33]. In klinischen Studien über systemische Vaskulitis wurde IVIG bei Patienten angewandt, die auf hochdosierte Steroidtherapie, Therapie und Zytostatika nicht ansprachen [7, 25]. Die Ergebnisse waren vielversprechend und hatten größere Studien zur Folge. In einer dieser Studien wurden 16 Patienten behandelt [25, 26]. Acht dieser 16 Patienten waren bei der Nachuntersuchung ein Jahr später noch immer in Remission. Die Zytostatika- und Steroiddosis konnte ebenfalls leicht vermindert werden. IVIG wurde von den meisten Patienten gut vertragen. Eine gefürchtete Nebenreaktion ist jedoch eine Verschlechterung der Nierenfunktion bei Patienten mit erhöhtem Plasma-Kreatinin [44]. Eine Beeinträchtigung der Nierenfunktion wurde nach Gabe hoher Dosen bestimmter IVIG-Produkte beschrieben; bei Einzelpatienten, die andere Produkte erhalten hatten, wurde diese Reaktion nicht beobachtet. Dieser wichtige Aspekt muß noch in kontrollierten klinischen Studien geklärt werden.

Applikationsformen

Früher wurden die Patienten mit IgG zur intramuskulären Applikation behandelt [3, 24]. Diese Produkte enthielten 16% Immunglobulin. Die Nachteile der intramuskulären Anwendung waren vielfach – die Injektionen waren schmerzhaft, die verabreichbare Menge begrenzt, an der Injektionsstelle kam es zu Eiweißzerfall, und das lokale Depot wurde nur langsam und unvollständig resorbiert. Die in-vivo-Recovery im Serum betrug 25–50% des verabreichten IgG, und die höchsten Serumspiegel wurden erst einige Tage nach der Gabe erreicht [15].
Während der letzten Jahre wurden Studien zur Testung der subcutanen Verabreichung von intramuskulären Immunglobulinen durchgeführt. Dieser Applikationsweg erlaubt die Gabe höherer Dosen, z.B. 100 mg/kg/Woche; die Produkte müssen jedoch frei von quecksilberhältigen Konservierungsstoffen sein, um das Risiko einer Quecksilbervergiftung auszuschließen, und die Virusfreiheit muß mittels PCR-Screening des Ausgangsmaterials und/oder adäquater Virusinaktivierung gewährleistet sein. Diese Applikationsweise könnte besonders für Patienten interessant sein, die zu Hause behandelt werden und/oder in Situationen, in

denen der venöse Zugang Probleme bereitet.

Unterschiede zwischen den Produkten

Seit über zehn Jahren sind etliche intravenöse Immunglobulinprodukte verfügbar. Bei der frühen Generation von Präparaten, die mittels intensiver Enzymbehandlung (Pepsin) oder chemischer Modifizierung hergestellt wurden, fehlte die Fc-Funktion, die Halbwertszeit war kurz (zirka 24 Stunden beim pepsinbehandelten Produkt), die Wirksamkeit hinsichtlich des Schutzes gegenüber Infektionen war geringer, und die Fc-mediierten Funktionen waren zum Großteil verlorengegangen [38, 43]. Sobald Produkte verfügbar wurden, die 7S-Immunglobulin enthielten, betrachtete man daher diese Produkte als nicht zufriedenstellend.

Verfügbare intravenöse Immunglobulinprodukte

Die derzeit auf dem Markt befindlichen IVIG-Produkte enthalten meist intaktes 7S-IgG (siehe Tabelle 1). Ihre Herstellung erfolgt entweder mittels Behandlung mit minimalen Mengen Proteasen oder Hydrolasen, die die Aggregate abtrennen, aber nicht das IgG-Molekül spalten, oder mittels Reinigung des IgG durch Chromatographie unter Zugabe von Dextran, Sepharose etc. Diese Produkte unterscheiden sich in ihrem elektrophoretischen Profil, der Zusammensetzung der Subklassen und in ihrem Aggregatgehalt, erfüllen jedoch die Erfordernisse hinsichtlich der Sicherheit, des Antikörpergehalts, in-vivo-Halbwertszeit und der klinischen Wirksamkeit. Die Möglichkeit, große Mengen verabreichen zu können und das überaus geringe Risiko von Nebenwirkungen sind Vorteile, die für diesen Applikationsmodus sprechen. Die in-vivo-Recovery von IVIG beträgt beinahe 100% der infundierten Dosis, kommt nach 3–4 Tagen mit dem extravaskulären Pool ins Gleichgewicht, ungefähr 70% der applizierten Menge bleibt im Blut, und die Halbwertszeit beträgt 3–4 Wochen [10, 14, 45, 47].

Nebenwirkungen

Bereits bei intramuskulären Immunglobulinprodukten kam es zu Nebenreaktionen [Barandun S, Isliker H, 1986], die auch nach Verabreichung von intravenösem Immunglobulin auftreten können [14, 45]. Die Symptomatologie der Nebenreaktionen ist stereotyp: das klinische Bild kann Rückenschmerzen, Dyspnoe, Exanthem, Fieber, Tachycardie, leicht erhöhten oder erniedrigten Blutdruck oder Kollaps umfassen. Schwere Reaktionen sind selten und werden bei Patienten mit Hypogammaglobulinämie am Beginn der Behandlung und bei Patienten mit akuten Infektionen häufiger beobachtet. Nebenreaktionen können in den meisten Fällen verhindert werden, indem man mit einer langsamen Infusionsrate beginnt und sie allmählich steigert. Bei einzelnen Patienten, die zu Reaktionen neigen, kann die Gabe von Aspirin vor der Infusion das Risiko von Nebenreaktionen verringern.

Unerwünschte Reaktionen sind in den meisten Fällen auf Immunglobulinaggregate zurückzuführen [8, 10, 14]. Die Annahme, daß vor allem eine durch Aggregate verursachte antikomplementäre Aktivität für Nebenreaktionen verantwortlich ist, ist nicht richtig; wahrscheinlicher ist, daß IgG-Aggregate die Freisetzung vasoaktiver Mediatoren auslösen. Die Annahme, daß IgA-Antikörper die Hauptursache für Nebenreaktionen sind, muß mit Vorbehalt betrachtet werden, da die schwersten Reaktionen bei agammaglobulinämischen Patienten beobachtet wurden, die mit Sicherheit keine Art von Antikörpern bilden können, und etliche Patienten mit Antikörpern gegen IgA zeigten bei Verabreichung von IVIG keine Nebenreaktionen. Bei zwei Patienten wurde eine Korrelation zwischen IgE-Antikörpern gegen IgA und einer anaphylaktischen Reaktion festgestellt, doch herrscht allgemein Übereinstimmung darüber, daß Nebenreaktionen nur selten von IgE-Antikörpern gegen IgA verursacht werden. Die meisten Reaktionen sind anaphylaktoider Natur und auf aggregiertes IgG zurückzuführen.

HIV und andere Retroviren werden durch die derzeitigen Fraktionierungsmethoden wirksam aus IVIG-Produkten entfernt, wodurch das Risiko einer Übertragung von HIV ausgeschlossen wird, was auch der Grund dafür ist, daß AIDS noch nie durch ein Immunglobulinprodukt übertragen wurde. In einigen Fällen wurde ein gehäuftes Auftreten von Non-A Non-B-Hepatitis bei Patienten beschrieben, die bestimmte Lots von IVIG erhalten hatten [19]. Die meisten der berichteten Virusübertragungen traten nach Gabe von Produkten auf, die mittels Chromatographie gereinigt werden. Die Wichtigkeit strenger Kontrollen von Plasmaspenden und die Bedeutung einwandfreier Herstellungspraktiken ist allgemein anerkannt. Die einzelnen Schritte der Virusabtrennung und -inaktivierung im Verlauf der Plasmafraktionierung müssen jetzt genau dokumentiert werden. Die laufende Erfahrung mit einer Reihe von Produkten weist darauf hin, daß die Verabreichung von Immunglobulin auf intravenösem Weg eine sichere Behandlungsmethode darstellt [14, 34, 35, 45].

Literatur

1. Armentia A, Fernandez A, Sanchez P, de la Fuente R, Sanchis E, Mendez J, Parra I, Puyo M (1993) Asthma and vasculitis. Response to intravenous immunoglobulins. Allergol Immunopathol 21: 47–52
2. Arnaout AM, Colten HR (1984) Complement C3 receptors: structure and function. Mol Immunol 21: 1191–1199
3. Aronson DL, Finlayson JS (1980) Historical and future therapeutic plasma derivates (epilogue). Semin Thromb Hemost VI: 121–139
4. Barandun S, Isliker H (1986) Development of immunoglobulin preparations for intravenous use. Vox Sang 51: 157–160
5. Basta M, Kirschbom P, Frank MM, Fries LF (1998) Mechanism of therapeutic effect of high-dose intravenous immunoglobulin. Attenuation of acute, complement-depen-

Tabelle 1.

Produkt	Gehalt	IgG-Konzentration	Hersteller
Alphaglobin®	7S IgG	5%	alpha. Therapeutic
Endobulin®	7S IgG	5%	Immuno
Gammagard® S/D	7S IgG	5%	Baxter
Gamma-Venin® HS	5S IgG	5%	Behring
Gammonativ A. E. RP.	7S IgG	5%	Pharmacia
Globuman® Berna i.v.	7S IgG	5%	Berna
Intragam® 2,5 g	7S IgG	5%	Serotherapeutisches Institut
Intraglobin® F	7S IgG	5%	Biotest-Pharma
Octagam®	7S IgG	5%	Octapharma
Pentaglobin i.V. A. E. RP.	IgA, IgM, IgG	IgA, IgM: je 0,6% IgG 3,8%	Biotest-Pharma
Polyglobin® N	7S IgG	5%	Bayer Pharma
Purimmun®	7S IgG	5%	Armour Pharma
Sandoglobulin®	7S IgG	3% oder 6%	Sandoz
Venimmun®	7S IgG	5%	Behring

dent immune damage in a guinea-pig model. J Clin Invest 84: 1974–1981
6. Bernatowska-Matuszkiewicz E, Pac M, Skopcynska H, Pum M, Eibl MM (1991) Clinical efficacy of intravenous immunoglobulin in patients with severe inflammatory chest disease and IgG3 subclass deficiency. Clin Exp Immunol 85: 193–197
7. Boman S, Ballen JL, Seggev JS (1995) Dramatic responses to intravenous immunoglobulin in vasculitis. J Intern Med 238: 375–377
8. Buckley RH, Schiff RI (1991) The use of intravenous immune globulin in immunodeficiency diseases. N Engl J Med 325: 110–117
9. Clarkson SB, Bussel JB, Kimberly RP, Valinski JE, Nachman RL, Unkeless JC (1986) Treatment of refractory immune thrombocytopenic purpura with anti-Fcγ receptor antibody. N Engl J Med 314: 1236–1239
10. Cooperative Group for the Study of Immunoglobulin in Chronic Lymphocytic Leukemia: Intravenous immunoglobulin for the prevention of infection in chronic lymphocytic leukemia: a randomized, controlled clinical trial. N Engl J Med 319: 902–907
11. Dalakas MC, Illa I, Dambrosia JM, Soueidan SA, Stein DP, Otero C, Dinsmore ST, McCrosky S (1992) A controlled trial of high-dose intravenous immune globulin infusions as treatment for dermatomyositis. N Engl J Med 329: 1993–2000
12. De Baets F, Kint J, Pauwels R, Leroy J (1992) IgG subclass deficiency in children with recurrent bronchitis. Eur J Pediatr 151: 274–278
13. Dietrich G, Kaveri S-V, Kazatchkine MD (1992) Modulation of autoimmunity by intravenous immune globulin through interaction with the function of the immune/idiotypic network. Clin Immunol Immunopathol [Suppl] 62: S 73–S 81
14. Dwyer JM (1992) Manipulating the immune system with immune globulin. N Engl J Med 326: 107–116
15. Eibl MM, Wedgwood RJ (1989) Intravenous immunoglobulin: a review. Immunodef Rev 1 [Suppl]
16. Eibl MM, Rosen FS (1995) Intravenous gamma globulin and plasmapheresis. Samter's immunologic diseases, 5th edn, vol 2, pp 1529–1536
17. Everard ML (1995) Bronchiolitis. Origins and optimal management. Drugs 49: 885–896
18. Fireman P, Friday G (1992) Asthma. A role for IVIG therapy? Clin Rev Allergy 10: 135–142
19. Healey CJ, Sabharwal NK, Daub J, Davidson F, Yap PL, Fleming KA, Chapman RWG, Simmonds P, Chapel H (1996) Outbreak of acute hepatitis C following the use of anti-hepatitis C virus-screened intravenous immunoglobulin. Gastroenterology 4: 1120–1126
20. Hamilos DL, Christensen J (1991) Treatment of Churg-Strauss syndrome with high-dose intravenous immunoglobulin. J Allergy Clin Immunol 98: 823–824
21. Hamilos DL, Young RM, Peter JB, Agopian MS, Ikle DN, Barka N (1992) Hypogammaglobulinemia in asthmatic patients. Ann Allergy 68: 472–481
22. Imbach P, Barandun S, d'Apuzzo V, Baumgartner C, Hirt A, Morell A, Rossi E, Schöni M, Vest M, Wagner HP (1981) High-dose intravenous gamma globulin for idiopathic thrombocytopenic purpura in childhood. Lancet 1: 1228–1231
23. Jakobsson I, Croner S, Kjellman NI, Pettersson A, Vassella C, Bjorksten B (1994) Slight steroid-sparing effect of intravenous immunoglobulin in children and adolescents with moderately severe bronchial asthma. Allergy 49: 413–420
24. Janeway CA, Rosen FS, Merler E, Alper CA (1967) The gamma globulins. Litte, Brown and Co, Boston
25. Jayne, DR, Esnault V, Lockwood CM (1993) ANCA anti-idiotype antibodies and the treatment of systemic vasculitis with intravenous immunoglobulin. A Autoimmun 6: 207–219
26. Jordan SCm, Toyoda M (1994) Treatment of autoimmune diseases and systemic vasculitis with pooled human intravenous immune globulin. Clin Exp Immunol 97 [Suppl] 1: 31–38
27. Kazatchkine MD, Dietrich G, Hurez V, Ronda N, Beton B, Rossi F, Kaveri SV (1994) V region-mediated selection of autoreactive repertoires by intravenous immunoglobulin (iv Ig) Immunol Rev 139: 79–107
28. Klaustermeyer WB, Gianos ME, Kurohara ML, Dao HT, Heiner DC (1992) IgG subclass deficiency associated with corticosteroids in obstructive lung disease. Chest 102: 1137–1142
29. Levison AI, Wheatley LM (1991) Intravenous immunoglobulin: a new therapeutic approach in steroid-dependent asthma? J Allergy Clin Immunol 88: 552–554
30. Ljungman P, Biron P, Bosi A, Cahn JY, Goldstone AH, Gorin NC, Link H, Messin C, Michallet M, Richard C (1994) Cytomegalovirus interstitial pneumonia in autologous bone

marrow transplant recipients. Infectious disease working party of the European Group for bone marrow transplantation. Bone Marrow Transplant 13: 209–212
31. Montanaro A (1994) Asthma and immune deficiency syndromes. J Asthma 31: 227–229
32. Morell A, Barandun S (1988) Prophylactic and therapeutic use of immunoglobulin for intravenous administration in patients with secondary immunodeficiency associated with malignancies. Pediatr Infect Dis J [Suppl] 7: 587–591
33. Newburger JW, Takahashi M, Burns JC, Beiser AS, Chung KJ, Duffy CE, Glode MP, Mason WH, Reddy V, Sanders SP, Shulman ST, Wiggins JW, Hicks RV, Fulton DR, Lewis AB, Leung DYM, Colton T, Rosen FS, Melish ME (1986) The treatment of Kawasaki syndrome with intravenous gamma globulin. N Engl J Med 315, p 341
34. Newburger JW, Takahashi M, Beiser AS, Burns JC, Bastian J, Chung KJ, Colan SD, Duffy CE, Fulton DR, Glode MP, Mason WH, Meissner BC, Rowley AH, Shulman ST, Reddy V, Sundel RP, Wiggins JW, Colton T, Melish ME, Rosen FS (1991) A single intravenous infusion of gamma globulin as compared with four infusions in the treatment of acute Kawasaki syndrome. N Engl J Med 324, p 1633
35. Report of a WHO Scientific Group: Primary immunodeficiency diseases (1992) Immunodeficiency reviews 3: 195–236
36. Roifman CM, Levinson H, Gelfand EW (1987) High-dose versus low-dose intravenous immunglobulin in hypogammaglobulinemia and chronic lung disease. Lancet 1: 1075–1077
37. Rosen FS, Cooper MD, Wedgwood RJ (1995) The primary immunodeficiencies. N Engl J Med 333: 431–440
38. Schreiber JR, Barrus VA, Silber GR (1985) Decreased protective efficacy of reduced and alkylated human immune serum globulin in experimental infection with Haemophilus influenza type b. Infect Immun 57: 142–148
39. Schuster A, Wahn V (1993) Intravenös verabreichte Immunoglobuline bei Asthma bronchiale: eine therapeutische Alternative? Infusionsther Transfusionsmed 20 [Suppl] 1: 141–144
40. Sheffer AL (1992) International consensus report on diagnosis and treatment of asthma – international asthma management project. Clin Exp Allergy 22: R7
41. Silk HJ (1994) Immunodeficiency syndromes and reactive airway disease. J Asthma 31: 231–241
42. Smiley JD, Talbert MG (1995) Southwestern Internal Medicine Conference: High-dose intravenous gamma globulin therapy: how does it work? Am J Med Sci 309: 5–303
43. Steele RW, Augustine RA, Tannenbaum AS, Marmer DJ (1985) Intravenous immune globulin by hypogammaglobulinemia: a comparison of opsonizing capacity in recipient sera. Clin Immunol Immunopathol 34: 275–283
44. Stewart RRC, Winney RJ, Cash JD (1993) Letter to the editor: renal toxicity of intravenous immunoglobulin. Vox Sang 65, p 244
45. Stiehm ER (1991) New uses for intravenous immunoglobulin. N Engl J Med 325: 123–125
46. Tanizaki Y, Kitani H, Mifune T, Mitsunobu F, Kajimoto K, Sugimoto K (1993) Effects of glucocorticoids on humoral and cellular immunity and on airway inflammation in patients with steroid-dependent intractable asthma. J Asthma 30: 485–492
47. The National Institute of Child Health and Human Development Intravenous Immunoglobulin Study Group (1991) Intravenous immune globulin for the prevention of bacterial infections in children with symptomatic human immunodeficiency virus infection. N Engl J Med 325: 73–80
48. Unkeless JC, Seigliano E, Freedman VH (1988) Structure and function of human and murine receptors for IgG. Ann Rev Immunol 6: 251–281
49. Valantine HA (1995) Prevention and treatment of cytomegalovirus disease in thoracic organ transplant patients: evidence for a benefical effect of hyperimmune globulin. Transplant Proc [Suppl] 27: 49–57
50. Wayne DRW, Davies MJ, Fox CJV, Black CM, Lockwood CM (1991) Treatment of systemic vasculitis with pooled intravenous immunoglobulin. Lancet 337: 1137–1139
51. Zora JA, Silk HJ, Tinkelman DG (1993) Evaluation of postimmunization pmeumococcal titers in children with recurrent infections and normal levels of immunoglobulin. Ann Allergy 70: 283–288

Impfungen

H. Burgmann und S. Breyer

Sinn der Impfung

Unter den größten Errungenschaften der Medizin in den letzten 200 Jahren fanden sich die Antisepsis, Antibiotika und die Impfungen.

Sinn der Schutzimpfung (aktive Immunisierung) ist es, eine effektive Immunität durch die Produktion von adäquaten Antikörpertitern und geprimten Populationen von Memory-Zellen zu induzieren. Dadurch soll bei erneuten Antigenkontakt ein rascher und suffizienter Schutz gegen die Infektion gewährleistet sein.

Geschichte der Impfung [1]

Bereits vor Jahrhunderten machte man die Beobachtung, daß Überlebende von schweren Infektionen dieselbe Infektion selten ein zweites Mal akquirierten. Tukydides berichtete, daß während der Pestepidemie in Athen die Schwerstkranken von Personen gepflegt wurden, die diese Krankheit bereits früher einmal überlebt hatten.

Edward Jenner (1749–1823), ein Landarzt von Gloucestershire, zeigte, daß eine Inoculation von Kuhpocken, die nicht humanpathogen sind, den Impfling vor den Pocken schützt.

Louis Pasteur entwickelte den ersten Impfstoff, der aus lebenden, chemisch attenuierten Rabieserregern bestand; er war der erste, der den Begriff der Impfung einführte.

Nach dem Ersten Weltkrieg entdeckte Ramon, wie man Bakterientoxine inaktiviert, ohne die Immunogenität zu zerstören.

Mechanismus der Impfung [1–3]

Antigene benötigen die Interaktion von B- und T-Zellen, um eine Immunantwort hervorzurufen. T-Zellen erkennen Polypeptide von relativ kurzer Länge gemeinsam mit spezifischen MHC-Molekülen. Gelegentlich können Antigene aber eine B-Zell-Proliferation direkt, ohne der Mithilfe von T-Helfer-Zellen, hervorrufen.

Der erste Schritt ist die T-Helfer-Zellen-Aktivierung durch Antigenpräsentation mittels Makrophagen, ein Schritt, der durch Adiuvantien erleichtert wird. Durch die Mithilfe von Interleukinen kommt es entweder zur Bildung von T-Helfer-1-Zellen, die in der Ausbildung der zell-mediierten Immunantwort involviert sind – oder T-Helfer-2-Zellen, die für die Produktion der humoralen Antwort verantwortlich sind. T-H1-Zellen produzieren Interleukin-2 und Interferongamma, T-H2-Zellen produzieren Interleukin-4, -5 und -10. Zell-mediierte und humorale Immunität können simultan wirken.

Nach der ersten Antigenexposition dauert es einige Tage bis die primäre humorale oder zell-mediierte Immunität nachweisbar ist. Die ersten Antikörper erscheinen nicht vor 7–10 Tagen und gehören meist der IgM-Klasse an. Im weiteren Verlauf ändert sich die Immunglobulinklasse, und es sind dann IgG nachweisbar. Dieser Switch von IgM zu IgG benötigt T-Zell-Kooperation.

Nach einer weiteren Antigenpräsentation wird eine verstärkte humorale und zellmediierte Immunantwort beobachtet. Diese zweite Antwort findet sich schon nach 4–5 Tagen und ist von Memory-Zellen abhängig.

Meist wird der Erfolg einer Immunantwort an Hand der zirkulierenden Antikörper gemessen. Für manche virale Impfstoffe (Masern, Röteln) korreliert die Antikörperkonzentration mit dem klinischen Schutz. Allerdings muß man sich immer vor Augen halten, daß Serokonversion nur die humorale Antwort zeigt. Die Messung der zellmediierten Immunität ist meist nur speziellen Forschungslaboratorien vorbehalten.

Man kann drei verschiedene Arten von Impfstoffen unterscheiden:

1. Lebendimpfstoffe: Lebendimpfstoffe enthalten attenuierte Organismen. Sinn der Attenuation ist es, einen modifizierten Organismus zu schaffen, der die natürlichen Eigenschaften der Originalmikrobe hat, ohne aber eine Erkrankung hervorzurufen. Die Immunität, die durch lebende Organismen hervorgerufen wird, ist effektiver als die durch abgetötete Impfstoffe induzierte. Durch Vermehrung des Organismus wird ein größerer und länger anhaltender Antigenload erzeugt. Attenuation kann durch Veränderung der Wachstumsbedingungen der Keime erzeugt werden. Pasteur war als erster in der Lage, lebende, nicht virulente Cholerabazillen und Anthrax-Erreger durch Erhöhung der Inkubationstemperatur und Verwendung eines anaeroben Milieus zu züchten.

Nachteile der Lebendimpfung sind die Gefährdung von Impflingen mit Immundefekten, Aktivitätsverlust des Impfstoffes bei schlechter Lagerung und häufiger zu erwartende milde Impfreaktionen. Beispiele für Lebendimpfstoffe sind BCG, Masern, Mumps und Röteln.

2. Totimpfstoffe: Die Erreger sind inaktiviert, nicht vermehrungsfähig. Sie sind daher apathogen. Nachteile sind, daß eine sehr hohe Keimzahl eingebracht werden muß und daß sie wegen geringer Immunogenität wiederholt appliziert werden müssen. Der Impfschutz ist meist zeitlich begrenzt und erfordert Auffrischungsimpfungen. Beispiel für Totimpfstoffe ist Pertussis.

3. Erregeranteile oder Stoffwechselprodukte von Erregern: Ein ganzer Parasit oder Bakterium enthält zahlreiche Antigene, die meisten davon sind nicht wichtig für die protektive Immunantwort, im Gegenteil, manche Antigene können Hypersensitivität hervorrufen. Impfung mit isolierten protektiven Antigenen könnte diese Nebenwirkungen verringern.

Die denaturierten Toxine von Tetanus und Diphtherie haben bereits lange Tradition. Dabei müssen die Giftstoffe zuerst detoxifiziert werden, was durch Formaldehydbehandlung erreicht wird. Die Toxoide werden an ein Adiuvans adsorbiert, um eine effektivere Immunantwort zu erreichen. Diese Impfstoffe induzieren die Bildung von neutralisierenden Antikörpern. Diphtherie- und Tetanustoxine sind zwar exzellente Impfstoffe, es werden aber Anstrengungen unternommen, um die Epitope zu finden, die für die Protektion verantwortlich

sind und gleichzeitig die Epitope zu entfernen, die für die Lokalreaktion verantwortlich sind.
Es gelang durch Purifikation von Polysacchariden bekapselter Bakterien, Impfstoffe gegen Haemophilus influenzae und Streptococcus pneumoniae zu entwickeln.
Durch die Weiterentwicklung der Molekularbiologie wurde die Produktion von rekombinaten Impfstoffen möglich, sogenannten Subunitimpfstoffen, wie z.B. gegen Hepatitis A. Diese rekombinaten Impfstoffe sind äußerst effektiv und nahezu nebenwirkungsfrei.
Diese Impfstoffe erfordern ebenfalls eine regelmäßige Boosterung.

Adiuvantien [1]

Adiuvantien sind mineralische oder biologische Stoffe, die die immunisierende Wirkung von Antigenen verstärken, selbst jedoch nicht antigen wirken. Es gibt mehrere Hypothesen über die Wirksamkeit der Adiuvantien wie

1. Depoteffekt: Adiuvantien bewirken eine längere lokale Antigenpräsentation, entweder extracellulär oder innerhalb von Makrophagen.
2. Durch lokale Gewebsirritation kommt es zur Anlockung von Makrophagen und zur Bildung von Granulomen. Die Makrophagen-vermittelte Antigenpräsentation ermöglicht die Interaktion mit Antikörper-produzierenden Zellen.
3. Die Adiuvantien wirken durch direkte Stimulierung des Immunsystems, wie z.B. Aktivierung von T-Helfer-Zellen, B-Zellen bzw. Makrophagen. Dabei sind auch Interleukine involviert, wie z.B. Interleukin 2.

Beim Menschen finden Aluminiumhydroxyd und Aluminiumphosphat breite Anwendung als Adiuvantien. Neue Möglichkeiten der Antigenpräsentation beinhalten z.B. Liposomen als Antigen-Transportvehikel. Die Liposomen wirken als Storage-Vakuolen innerhalb von Makrophagen und erlauben eine langsame Freisetzung des Antigens.
Eine andere Neuerung ist die Antigenpräsentation mittels ISCOM (Immunostimulating Complex), der aus einer hydrophoben Matrix und dem Antigen besteht. Diese Komplexe sind säure- und galle-resistent und produzieren bei oraler Verabreichung sowohl systemische als auch lokal sekretorische IgA-Immunität.

Darreichungsform

Bei Lebendimpfstoffen ist neben der parenteralen Applikation auch oft die orale Applikation möglich. Durch Ausscheidung der Impftypen kann sogar eine gewisse Herdimmunität in der Umgebung des Geimpften hervorgerufen werden.
Im folgenden Kapitel soll vor allem auf Impfungen zur Prävention von bronchopulmonalen Infekten eingegangen werden, im speziellen gegen bakterielle Infekte wie Tuberkulose, Meningokokken, Pneumokokken, Haemophilus, Diphtherie, Pertussis und virale Infektionen wie Masern, Mumps, Grippe und Varicella Zoster.

BCG (Bacille-Calmette-Guérin) [3–12]

Name

BCG sec „Berna“, BCG-Vaccine „Sero“.

Zusammensetzung

Antibakterieller Lebendimpfstoff; 1 ml des rekonstituierten Impfstoffes enthält 8–32 Millionen lebende attenuierte BCG-Bakterien (Mycobacterium bovis). Die Impfung verhindert nicht die Ansteckung und nicht die pulmonale Tuberkulose, sondern schützt vor den schweren Komplikationen wie tuberkulöse Meningitis und Miliartuberkulose.

Impfschema

Für Kinder unter 1 Jahr: 0,05 ml rekonstituierter Impfstoff, für Kinder über 1 Jahr und Erwachsene 0,1 ml rekonstituierter Impfstoff.

Nebenwirkungen

An der Impfstelle entwickelt sich innerhalb eines Monats ein livides, etwa erbsgroßes Knötchen mit oder ohne zentrale Einschmelzung und Sekretion. Diese lokale Läsion verschwindet normalerweise innerhalb von 2–5 Monaten und hinterläßt bei praktisch allen Geimpften eine kleine, oberflächliche Narbe. Gelegentlich kommt es zu einer vorübergehenden Schwellung der regionären Lymphknoten bis Mandelgröße (Primärkomplex), die jedoch keiner Behandlung bedarf.

Verstärkte Impfreaktion: Ulceration kann auch bei korrekter Impftechnik vorkommen, sie sollte spätestens nach 4 Monaten abgeheilt sein.

Seltene Impfkomplikationen sind: Lymphknoten mit Abszedierung, perforierter Lymphknoten.

Sehr seltene Impfkomplikationen bzw. Impffolgen sind:

a) Affektion der Haut (Skrofuloderm, Lupus vulgaris, Erythema nodosum);
b) Conjunktivitis phlyktaenulosa;
c) Vergrößerte Mediastinal- und Hiluslymphknoten über 2 cm in längster Ausdehnung;
d) Knochen- und Gelenksentzündungen und
e) im Prinzip ist eine Dissemination von BCG-Keimen in die verschiedensten Organe möglich.

Applikation

Streng intrakutan, vorzugsweise an der Außenseite des linken Oberarmes.

Schutzdauer

Abhängig vom Alter zwischen 2–10 Jahren, beim Neugeborenen etwa 5 Jahre.

Kontraindikationen

Angeborene (familiäre) und erworbene Immundefekte, HIV-positive Personen [13].

Mit dem BCG-Impfstoff wurden mehr Menschen immunisiert als mit irgendeinem anderen Impfstoff (bisher ungefähr 3 Milliarden Menschen). Im Jahre 1992 erhielten etwa 100 Millionen Kinder die BCG-Immunisierung. Trotzdem ist diese Impfung eine der kontroversiellst diskutierten, denn trotz groß angelegter Studien ist auch heute noch die Effektivität und der Impact der BCG-Impfung auf die öffentliche Gesundheit nicht eindeutig geklärt. Die Abnahme der Inzidenz der Tbc-Infektion war in Ländern mit staatlichen BCG-Programmen wie England und Schweden nicht geringer als in Ländern, die nicht über solch ein Programm verfügten, wie z.B. die Niederlande. Die Impfung schützt zwar vor der Generalisierung, aber nicht vor der Infektion.

Es wurden Anstrengungen unternommen, den vor etwa 70 Jahren entwickelten Impfstoff durch einen neuen zu ersetzen. Dieser neue Impfstoff sollte rekombinant die Antigene enthalten, die für die Induktion der zellulären Immunantwort wichtig sind.

Derzeit besteht die Tendenz, nur mehr bei besonderer Exposition, z.B. aktive Erkrankungen in unmittelbarer Umgebung oder aber auch bei Beziehung zu Ländern mit erhöhter Tuberkulose-Inzidenz, eine BCG-Impfung durchzuführen. Geimpft wird daher primär im Säuglingsalter, bei erhöhtem familiären Risiko bzw. im späteren Leben nur nach negativer Tuberkulinprobe. Durch die BCG-Impfung könnte die Aussagekraft der Tuberkulinprobe stark beeinträchtigt sein [14, 15], die genaue Interpretation muß mit Vorsicht vorgenommen werden (die BCG-induzierte Tuberkulinsensitivität korreliert aber nicht mit der impfstoffinduzierten Protektion).

Diphtherie

Name

Diphtherie-Pertussis-Tetanus-Adsorbatimpfstoff „Sero", Diphtherie-Tetanus-Adsorbatimpfstoff „Merieux", Di-Te-Anatoxal „Berna", DT-Impfstoff „Behringwerke", dT-Impfstoff Berna, dT-reduct „Sero".

Zusammensetzung

Diphtherie-Toxoid an Aluminiumhydroxid adsorbiert.

1 Impfdosis (0,5 ml) enthält: monovalenten Impfstoff für Kinder mit 75 internationalen Toxoideinheiten; wird meist in Kombination verabreicht, gemeinsam mit Pertussis bzw. Tetanus.

Impfschema

Grundimmunisierung besteht aus drei Teilimpfungen. Die erste Teilimpfung (0,5 ml) erfolgt ab dem 3. Lebensmonat. Die zweite und dritte Teilimpfung (je 0,5 ml) erfolgt im Abstand von jeweils 4–6 Wochen. Die Impfung führt zu einer antitoxischen Immunität. Für die Auffrischungsimpfung bei Kindern ab dem 7. Lebensjahr und bei Erwachsenen ist ein Diphtherie-Tetanus-Adsorbatimpfstoff mit verminderter Diphtherieantigenkonzentration zu verwenden (mindestens 2 E Diphtherietoxoid).

Nebenwirkungen

Vorübergehende Schwellung bzw. Rötung an der Injektionsstelle [16], selten allergische Reaktionen. Seltene Reaktionen sind Kopfschmerzen, Kreislaufreaktionen und Schweißausbrüche, Schüttelfrost, Fieber, Muskel- und Gelenksschmerzen und Affektion des Gastrointestinaltraktes [17, 18].

Applikation

Intramuskulär vorzugsweise in den Musculus vastus lateralis oder in den Musculus deltoideus, bei Blutgerinnungsstörungen ausnahmsweise subkutan.

Schutzdauer

5–10 Jahre.

Schutzmechanismus

Induktion von antitoxischen Antikörpern der IgG-Klasse, Schutzgrenze: 0,03 IE/ml.

Kontraindikationen

Akute fieberhafte Erkrankungen und Überempfindlichkeit gegen Bestandteile des Impfstoffes.

Die Impfung gegen die Diphtherie wird generell empfohlen [19–23], vor allem nach dem epidemieartigen Auftreten der Diphtherie in der Gemeinschaft unabhängiger Staaten [24–27] – ehemalige Sowjetunion (die Zahl gemeldeter Diphtherieerkrankungen stieg von 839 im Jahre 1989 auf 47.802 im Jahre 1994) – und durch die Gefahr der laufenden Einschleppung durch Immigration. Serologische Studien in Westeuropa und den USA zeigten bis zu 60 % Susceptilität für Diphtherie bei den über 20jährigen. 1994 wurden zumindest 20 importierte Fälle von Diphtherie in Europa berichtet.

Als Toxoidimpfstoff ist die Diphtherieimpfung nicht in der Lage, den Erreger zu eliminieren, daher die ständige Gefahr der Wiedereinschleppung. In Österreich wurde die Empfehlung gegeben, generell mit jeder Tetanusauffrischung auch mit Diphtherie kombiniert zu impfen.

Haemophilus influenzae Typ B [28–35]

Name

Act-HIB-Trockenstechampulle, HibTITER-Stechampulle, Prohibit-Stechampulle.

Zusammensetzung

Eine Impfdosis (0,5 ml) enthält gereinigtes Kapselpolysaccharid (Haemophilus influenzae Typ B). Das Kapselpolysaccharid von Haemophilus Influenzae Typ B gehört zu den T-Zell-unabhängigen Antigenen, die B-Lymphozyten direkt stimulieren können. HiB-Konjugatimpfstoff stellt eine neue Entwicklung dar, und zwar die kovalente Bindung zwischen den Kapselpolysacchariden von Haemophilus influenzae Typ B und dem Diphtherie-Toxoid. Die Impfung schützt vor der invasiven Erkrankung durch den Haemophilus influenzae Typ B [36], wie z.B. Meningitis purulenta, Epiglottitis, Sepsis etc., jedoch nicht vor Infektionen, die durch andere Serotypen hervorgerufen werden.

Impfschema

Impfung generell empfohlen für alle Säuglinge und Kleinkinder bis zum vollendeten 5. Lebensjahr. Allerdings auch bei Asplenie und selektivem IgG2-Mangel. Bei Erstimpfung zwischen dem 3. und 12. Lebensmonat sind drei Teilimpfungen zur Erfüllung des erforderlichen Impfschutzes nötig. Erste Teilimpfung (0,5 ml) ab Beginn des 3. Lebensmonats, zweite Teilimpfung (0,5 ml) 6–8 Wochen später. Abschluß der Grundimmunisierung (0,5 ml) vorzugsweise zu Beginn des 2. Lebensjahres, frühestens jedoch 6–8 Wochen nach der zweiten Teilimpfung. Bei gesunden Kindern ab 5 Jahren wird die Impfung im allgemeinen für nicht notwendig erachtet. Bei chronisch kranken Kindern und Risikokindern, z.B. splenektomierten [37], über 5 Jahre eine Injektion, Auffrischungsimpfungen bei Bedarf [38–40].

Nebenwirkungen

In seltenen Fällen (10 %) treten milde lokale Nebenwirkungen wie Rötung, Schwellung, Induration und Schmerzhaftigkeit im Bereich der Impfstelle auf. Systemische Nebenwirkungen, wie Fieber über 38,5 °C rektal gemessen, treten nur in Ausnahmefällen auf (2 %). Lokale sowie systemische Nebenwirkungen klingen normalerweise innerhalb von 2–3 Tagen ab.

Applikation

Intramuskuläre Injektion in den mittleren Bereich des Musculus vastus lateralis oder in den Musculus deltoideus. Bei Blutgerinnungsstörungen wird die subkutane Injektion empfohlen.

Schutzdauer

Etwa 3 Jahre. In der Bundesrepublik Deutschland (vor 1990) erkrankten etwa 3200 bis 4000 Kinder jährlich an der Hämophilus-influenzae-Infektion. Bei etwa 1200 Kindern waren postinfektiöse schwere Schäden zu verzeichnen, zumeist am Zentralnervensystem als Folge der fast immer perakut verlaufenden bakteriellen Meningitis, aber auch Schäden am Gehör bis zur Ertaubung. Wegen der perakuten Verlaufsform, besonders der bakteriellen Meningitis, kam es – auch bei prompt einsetzender Antibiotikabehandlung – nicht selten (über 30 %) zu Spätschäden. 4–8 % (abhängig vom Alter) der Kinder mit Hib-Meningitis starben.

Diese Erkenntnisse und die erfolgreiche Anwendung eines Hämophilus-influenzae-B-Diphtherie-Konjugatimpfstoffes in Skandinavien führten zur Einführung der Hämophilus-Impfung in Deutschland im Frühjahr 1990. In einem 24monatigen Beobachtungszeitraum kam es zu einer drastischen Abnahme der invasiven Hämophilus-Erkrankung. In der Literatur wird eine Schutzrate von 83–94 % berichtet.

Bei gesunden Probanden wird eine Serumantikörperkonzentration von mindestens 0,15 µg/ml als protektiv angenommen. Bei Risikogruppen im Erwachsenenalter (z.B.

Postsplenektomie) wird vermutet, daß die Antikörperkonzentration mindestens um das 4fache erhöht sein muß, damit diese Patienten polysaccharidbekapselte Antigene clearen können.

Meningokokken [41–47]

Name

Mencevax ACWY-Trockenstechampulle.

Zusammensetzung

Lyophilisat aus Meningokokken-Polysaccharidkapselantigenen der Gruppe A, C, W135 und Y. Wird vor allem als Reiseimpfung empfohlen.

Impfschema

Impfung ab dem 2. Lebensjahr, vorher werden keine Polysaccharidkapselantikörper gebildet.

Nebenwirkungen

Leichte Lokalreaktionen, Abgeschlagenheit selten.

Applikation

Intramuskulär oder subkutan.

Schutzdauer

3 Wochen nach der Impfung bis 3, maximal 5 Jahre.

Nachteil der Meningokokkenimpfung ist, daß sie unwirksam ist gegen den bei uns endemischen Stamm B. Das B-Kapsel-Antigen ist nicht sehr immunogen [48–53], weil es Ähnlichkeit mit einem humanen Protein hat. In der Literatur finden sich vereinzelt Berichte über einen Impfstoff gegen Gruppe-B-Meningokokken [49], der eine hohe Rate von Serokonversion hervorrufen soll. Allerdings fehlen noch großangelegte Studien, die die Effektivität beweisen. Um diese beträchtliche Lücke des Impfstoffes zu schließen, sind in den letzten Jahren andere Ansatzpunkte betreffend der Immuninduktion unternommen worden. Eine neue Generation von Impfstoff macht sich die Tatsache zunutze, daß die Meningokokken Eisen benötigen, um humanpathogen zu werden. Die Bakterien besitzen einen Transferrinrezeptor, um Eisen zu inkorporieren. Dieser Rezeptor ist nun Ziel des neuen Impfstoffes. Erste Untersuchungen im Tierversuch zeigten erfolgversprechende Resultate.

Pneumokokken

Name

Pneumo 23 Vaccine „Sero" (Pasteur Merieux).

Zusammensetzung

Eine Dosis à 0,5 ml enthält je 50 mcg Polysaccharid pro Pneumokokkenkapseltyp. Pneumo 23 enthält 23 Pneumokokkenkapseltypen.

Impfschema

1malige Applikation. Impfung empfohlen ab dem Alter von 2 Jahren (vorher keine Polysaccharidkapselantikörperbildung möglich). Indikationen für die Impfung nach dem „Immunization Practices Advisory Committee" (ACIP): Milzexstirpation, bei selektivem IgG2-Mangel, generell auch zu empfehlen im höheren Alter (≥65 Jahre) [54, 55] und vor allem für chronisch Kranke (M. Hodgkin, Diabetes mellitus, Alkoholismus, kardiovaskuläre Erkrankungen, chronische Niereninsuffizienz, Lymphom) [56–61].

Nebenwirkungen

Lokale Reaktion wie Rötung oder Schwellung in etwa 50%, systemische Reaktionen in weniger als 1%, bei Boosterung Arthus-ähnliche Reaktion möglich.

Applikation

Subkutan, bevorzugt in den hinteren oberen Anteil des Oberarms.

Schutzdauer

3–5 (9) Jahre, eventuell Wiederimpfung nach 5–10 Jahren bei Indikation empfohlen [56, 57, 62, 63]. Die jährliche Inzidenz der Pneumonie bei Personen älter als 60 Jahre beträgt 25 : 1000 und ist somit dreimal höher als bei der jungen Bevölkerung. Da nur in etwa 30–40% ein Erreger kultiviert wird, ist die genaue Pneumokokkeninzidenz nur schwer zu bestimmen. In verschiedenen Studien wird in 15–30% Streptococcus pneumoniae als kausales Agens der Pneumonie angegeben [57].

Seit 1983 ist ein Impfstoff lizensiert, der 23 Kapseltypen enthält [59, 60, 64, 65]. Diese Kapseltypen sind für etwa 85% aller Pneumokokkenbakteriämien in den Vereinigten Staaten verantwortlich. Nachteil des Impfstoffes ist, daß Polysaccharide hauptsächlich von T-Zell-unabhängigen Mechanismen erkannt werden, und der Proband entwickelt somit kein T-Zell-Gedächtnis, das für die Boosterung notwendig ist. Ein Impfstoff für Säuglinge bzw. Kinder bis 2 Jahre ist in Entwicklung. In 80–95% kommt es bei gesunden Probanden nach der Impfung mit dem derzeit verwendeten Impfstoff zu einem Antikörperanstieg [57]. Über die Effizienz des Impfstoffes gibt es in der Literatur kontroversielle Aussagen. Es konnte eine hohe Effizienz dieses Impfstoffes nachgewiesen werden, z.B. bei der Reduktion der Pneumokokkenerkrankungen bei Goldminenarbeitern in Südafrika. Studien bei älteren und immunkompromittierten Patienten zeigten hingegen eine geringere Protektionsrate. In einer Case-Control-Studie von Shapiro et al. fand sich eine Gesamtprotektionsrate von 56% [66]. Unter den immunkompetenten Patienten war die Protektion 61%, allerdings in starker Abhängigkeit vom Alter, 93% bei Patienten unter 55 Jahren und 85% bei Patienten über 85 Jahre. Shapiro et al. [66] berichten über eine Abnahme der Effizienz mit der Zeitdauer nach der Impfung und dem Alter. In der Publikation von Butler et al. [57] konnte keine Abnahme der Impfstoffeffizienz 9 Jahre oder mehr nach Impfung beobachtet werden. Diese Gruppe schlüsselt die Effektivität auch nach der zugrunde liegenden Erkrankung auf. Bei Diabetikern wird über eine Effizienz von 84%, bei Asplenie von 73%, chronic pulmonary disease von 65% und bei congestiver Kardiomyopathie von 69% berichtet.

Bei geplanter Milzexstirpation oder immunsuppressiver Therapie sollte die Impfung etwa 2 Wochen vor dem geplanten Eingriff bzw. der Therapie durchgeführt werden [38, 40]. Bei traumatisch bedingter Splenektomie sollte die Impfung kurz nach dem Eingriff durchgeführt werden [67]. Patienten mit HIV sollten vor Ausbildung der Symptome immunisiert werden, andererseits entwickeln Patienten mit AIDS ebenfalls Antikörper. Eine bereits durchgeführte Impfung war früher eine Kontraindikation für eine Revaccination, wenn diese innerhalb von 13 Monaten durchgeführt wird. Andererseits fanden andere Studien eine ähnlich hohe Rate von Nebenwirkungen unabhängig vom Zeitraum zwischen Erstimpfung und Revaccination. Es gibt bisher keine eindeutigen immunologischen Studien, die beweisen, daß und zu welchem Zeitpunkt eine Revaccination von Vorteil ist. Revaccination muß nicht unbedingt zusätzlichen Schutz bedeuten. In einigen Studien wurden geringere Antikörperkonzentrationen nach Revaccination im Vergleich zur Erstimpfung beobachtet.

Die Revaccination ist ein in der Literatur kontroversiell diskutiertes Thema. Laut den

Empfehlungen der amerikanischen Gesellschaft für Immunisation aus dem Jahre 1989 sollte die Revaccination bei Patienten mit hohem Risiko nach 6 Jahren durchgeführt werden. Die schwedischen Empfehlungen legen eine Revaccination bei Kindern nach 3–5 Jahren und bei Erwachsenen nach 5–10 Jahren nahe. Da bis heute noch kein protektiver Antikörperspiegel bekannt ist, sind noch weitere Studien zur Klärung der Boosterung notwendig.

Pertussis [68–71]

Name

Infanrix-DTPa (SmithKline Beecham), P-Immun, siehe Diphtherie.

Zusammensetzung

Azellulärer Impfstoff enthält filamentöses Hämagglutinin (min 25 µg), Pertussis-Toxoid (min 25 µg), Pertactin (min 8 µg), Diphtherie-Adsorbatimpfstoff (min 30 IE), und Tetanus-Adsorbatimpfstoff (min 40 IE); Ganzkörperimpfstoff: inaktivierte Keime von B. pertussis meist in Kombination mit Di- und Tetanustoxoid. 1 Dosis (0,5 ml) enthält $1–2 \times 10^{10}$ hitzeinaktivierte Keime.

Impfschema

Ganzkeim-Pertussis-Impfung wird nur bei Säuglingen bzw. bei Kindern empfohlen [36, 74]. Ab dem 3. Monat 3× im Abstand von 4 Wochen (4. Impfung nach 12 Monaten). Azellulären Impfstoff: Grundimmunisierung ab vollendetem 2. Lebensmonat, 4 und 8 Wochen nach der 1. Impfung. Auffrischung wird im 2. Lebensjahr (ab dem 15. Lebensmonat) und im Vorschulalter empfohlen.

Nebenwirkungen

Durch die Einführung des azellulären Impfstoffes haben die beträchlichen Nebenwirkungen des Ganzkeimimpfstoffes an Bedeutung verloren [75–77].

Schutzdauer

Ganzkeim-Vakzine: 3–5 Jahre. Nach Schätzungen der WHO gab es 1992 weltweit noch 51 Millionen Keuchhustenfälle. Auch heute endet jeder 1000. Fall tödlich. Die einzige wirksame Maßnahme gegen Keuchhusten ist die Schutzimpfung. Der Verdacht, die Ganzkeim-Vakzine habe in Einzelfällen zu bleibenden neurologischen Schäden geführt, ist heute ausgeräumt. Dennoch stehen viele Ärzte und Eltern dem bisher in Deutschland eingesetzten Ganzkeim-Impfstoff skeptisch gegenüber, denn nach der Impfung sind hohes Fieber oder sogar Fieberkrämpfe keine Seltenheit. Der seit 1994 in Deutschland zugelassene, azelluläre Impfstoff enthält die für die Ausbildung einer Immunität wichtigen drei Antigene (Pertactin, filamentöses Hämagglutinin, Pertussis-Toxin) und zeichnet sich durch eine viel bessere Verträglichkeit aus. Hohes Fieber und Fieberkrämpfe konnten in den vorliegenden Studien nicht beobachtet werden.

Es wird daher heute dringend empfohlen, die Impfung durchzuführen.

Pseudomonas aeruginosa

Impfstoff in Erprobung. Die chronische Lungeninfektion mit Pseudomonas aeruginosa ist eine der wichtigen Komplikationen bei Patienten mit zystischer Fibrose. Ein einmal angesiedelter Keim ist nur sehr schwer zu eradizieren – häufige pulmonale Infekte sind die Folge. Ziel einer Impfung ist somit, die Ansiedlung des Keims zu verhindern. Es wird bereits seit Jahren versucht, einen Impfstoff zu entwickeln, allerdings erreichte noch keiner breitere Anwendung [78–88]. Im Jahre 1991 berichteten Schaad et al. in „The Lancet" über die sichere und immunogene Anwendung eines konjugierten octovalenten O-Polysaccharid-Toxin-Impfstoffes [89], der die Bildung hoher Konzentrationen opsonierender und neutralisierender Antikörper bewirkte. Im Rattenmodell konnte nach Gabe eines Pseudomonas-Impfstoffes eine erhöhte bakterielle Clearance im Vergleich zur Gabe von Kochsalz gefunden werden. In einer Phase-1-Untersuchung wurden ein octo valenter Pseudomonas-O-Polysaccharidimpfstoff und ein 24 valenter Klebsiella-Kapsulapolysaccharid-Impfstoff gleichzeitig an gesunde Freiwillige verabreicht [90]. Beide Impfstoffe erwiesen sich als sicher (leichte lokale Nebenwirkungen wie Erythem und Schwellungen) und gleichzeitig immunogen, so daß sie gleichzeitig verabreicht werden können. Weitere Studien müssen aber die Anwendbarkeit dieses Impfstoffes belegen.

Influenza-Impfung

Name

Begrivac-Spritzampulle, Inflexal Berna-Spritzampullen, Influvac, Sandovac, Vaxigrip.

Zusammensetzung

0,5 ml Suspension enthält Untereinheiten von inaktivierten Influenzaviren in der letztgültigen WHO-empfohlenen Zusammensetzung. Wirtsystem sind bebrütete Hühnereier.

Inflovac z.B. ist ein Subunitimpfstoff zur aktiven Immunisierung gegen durch die Influenzaviren hervorgerufene echte Grippe oder Influenza. Die Auswahl der Stämme von Influenzaviren erfolgt gemäß den Empfehlungen der WHO, sodaß ein wirksamer Schutz gegen alle üblichen saisonal vorkommenden epidemienahen Virusstämme gewährleistet ist. Diese Empfehlung erfolgt in mindestens jährlichem Abstand aufgrund des antigenen Drifts oder Shifts.

Impfschema

Wird empfohlen für besonders gefährdete Personen [20, 54, 91–105], das sind chronisch Kranke wie Diabetiker, ältere Personen ab dem 60. Lebensjahr, für besonders exponierte Personen, z.B. Gesundheitsdienste [106], öffentlicher Verkehr. Für Erwachsene und Kinder ab dem vollendeten 3. Lebensjahr beträgt die Impfdosis 0,5 ml, die Impfung sollte vorzugsweise im Herbst erfolgen. Sie kann aber auch zu jedem anderen Termin vorgenommen werden. Bei Patienten mit zytostatischer oder immunsuppressiver Therapie und Personen mit Immundefekten (angeboren, erworben) oder Störung des Immunsystems werden zwei Impfungen benötigt, die im Abstand von mindestens 4 Wochen durchgeführt werden müssen, um einen ausreichenden Impfschutz zu erzielen.

Nebenwirkungen

Gelegentlich können Lokalreaktionen wie leichte Rötung und Schwellung an der Impfstelle auftreten (33%). Allgemeinreaktionen wie Abgeschlagenheit, Kopfschmerzen, Kreislaufreaktionen, Temperaturerhöhung, Schweißausbrüche, Schüttelfrost, Muskel-/Gelenksbeschwerden oder Beschwerden des Magen-Darm-Traktes werden gelegentlich beobachtet. Diese Nebenwirkungen klingen im allgemeinen innerhalb von 2 Tagen ab. Allergische Reaktionen, in sehr seltenen Fällen bis zum Schock wurden beobachtet. In der Literatur findet man ein gering erhöhtes Risiko für Guillain-Barré-Syndrom, vor allem bei Patienten zwischen 18 und 64. Es fand sich kein Beweis eines erhöhten Risikos für Personen, die älter als 65 Jahre sind.

Applikation

Die Injektion erfolgt intramuskulär (bevorzugt deltoideus).

Schutzdauer

Bei Änderung der Stammzusammensetzung sollte die Impfung jährlich durchgeführt werden.

Kontraindikation

Wenn sich Hypersensitivität gegen Hühnereiweiß in der Anamnese findet, sollte die Verabreichung des Impfstoffes vorsichtig erfolgen (ev. s.c. bzw. in fraktionierten Portionen).

In den letzten Jahren fand man heraus, daß die Influenza-Impfung eine Effektivität von 60–80% hat, vor allem bei der Prävention von Komplikationen wie der Inzidenz von Pneumonie bzw. der Reduktion der Mortalität. Die Protektion korreliert mit der Produktion von Serum-Antihemagglutinin Antikörpern. Bei jungen Erwachsenen findet sich eine Protektionsrate von etwa 65–80%. Bei älteren Menschen hingegen ist durch die Impfung nur in 30–40% Schutz gegen die Erkrankung gegeben. Allerdings verläuft die Erkrankung bei geimpften Personen viel milder [107].

Wegen der Antigenvariation ist der Schutz aber nicht sicher gewährleistet. Es gibt daher mehrere Ansatzpunkte, den Impfstoff zu verbessern, wie

1. Beifügung eines Core-Antigens zu den abgetöteten Viren, um eine influenza-spezifische zytotoxische T-Zell-Aktivität hervorzurufen;
2. Ein besseres Adiuvant, das eine höhere Antikörperantwort ermöglicht;
3. Entwicklung eines lebenden, kälte-attenuierten Virus, das auch nasal verabreicht werden kann;
4. Konstruktion chimerischer Influenza-Viren, die eine höhere Immunogenität hervorrufen;
5. Entwicklung eines intranasalen Impfstoffes, der an ein Cholera-Subunit-B-Toxin gebunden ist.

Welcher dieser Ansätze sich durchsetzt, wird die Zukunft zeigen.

Masern [36, 108–114]

Name

Attenuvax (Masern Vakzine), M.M.-Vax (Masern-Mumps), M-M-R-Vax, Rimevax-Trockenstechampulle.

Zusammensetzung

Lyophilisierte Masern einer weiter abgeschwächten Masern-Virus-Linie, die auf den nacheinander abgeschwächten Edmonston-Enders-Stamm und Schwarz-Stamm zurückgehen. Impfstoff wird auf Hühnerembryonen gezüchtet.

Impfschema

1× 0,5 ml im 14. Monat, als Kombinationsimpfstoff (z.B. Masern-Mumps), 2. Impfung im 7. Lebensjahr, nicht als Boosterung, sondern zum Schluß von Impflücken.

Nebenwirkungen

Lokalreaktionen (4–55%), Fieber (≥39,4 °C) 5 bis 21 Tage nach der Impfung in 5–15%, Hautausschlag in 5%, thrombozytopenische Purpura (1 : 30.000–400.0000) innerhalb von 2 Monaten, Encephalitis in 1 : 1 Million Impfungen (kausaler Zusammenhang fragwürdig; ähnlich wie der Zusammenhang zwischen Impfung und Subakuter sklerosierender Panencephalitis, Sensoneurale Taubheit, Optikus-Neuritis, IDDM) [17, 115].

Applikation

Streng subkutan, immer volle Dosis.

Schutzdauer

Mindestens 10 Jahre, wahrscheinlich lebenslang.

Kontraindikation

Die Impfung ist in der Schwangerschaft und

bei immunsupprimierten Patienten mit Ausnahme der HIV-Infizierten kontraindiziert.

Mumps [116–120]

Name

Mumpsvax, Pariorix-Trockenstechampulle, M-M-R-Vax, M.M.-Vax.

Zusammensetzung

Mumpsvirus-Lebendvakzine des Jerryl-Lynn-Stammes oder des Urabe-Stammes. Gezüchtet in Zellkulturen von Hühnerembryonen.

Impfschema

1× 0,5 ml im 14. Monat als Kombinationsimpfstoff (mit Masern und Röteln) Wiederholung mit 7 Jahren zur Schließung von Impflücken

Nebenwirkungen

Gelegentlich geringe Schwellungen der Speicheldrüse.
Applikation subkutan.

Schutzdauer

Mindestens 10 Jahre, wahrscheinlich lebenslang.

Varicella Zoster [121–131]

Name

SK u. F. Varicalla-Lebendvirus-Impfstoff, Varicella-Impfstoff SB.

Zusammensetzung

Die Trockenstechampulle (eine Dosis = 0,5 ml nach Resuspension) enthält mindestens 2000 Plaque-bildende Einheiten des OKA-Varicellen-Virusstammes. Der Varicellen-Impfstoff ruft eine modifizierte, attenuierte, essentiell nicht ansteckende Varicellen-Infektion hervor. Es wurde eine Serokonversionsrate von etwa 90 % erreicht. Der Schutz bei der Infektion mit Varicellen-Virus wird auf etwa 90 % geschätzt.

Impfschema

Einmalige Impfung (0,5 ml). Kindern, die aufgrund einer Immunsuppression der erhöhten Gefahr einer lebensbedrohlichen Komplikation nach Wildvirus-Infektion ausgesetzt sind, wird, um eine sichere Konversion zu erhalten, eine zweimalige Applikation des Impfstoffes im Abstand von maximal 3 Monaten empfohlen.
Gabe vorzugsweise an antikörpernegative Pflege- und Kontaktpersonen (Geschwister) von Immunsupprimierten, aber als einzige Lebendimpfung auch bei gewissen Formen der Immunsuppression erlaubt (z.B. in der Remission nach Chemotherapie).

Nebenwirkungen

Lokale Reaktionen an der Injektionsstelle gewöhnlich leicht, bei weniger als 1 % wurden 2–3 Wochen nach der Impfung einige Pappeln beobachtet, die aber nicht von Fieber begleitet waren. In einer Studie fand sich nur bei 2 von 560 gesunden Impflingen ein leichter Temperaturanstieg. Bei Risikopatienten zeigten sich nach einigen Tagen bis einigen Wochen nach der Impfung plattrig-bläschenartige Eruptionen, die manchmal von leichtem Fieber begleitet waren.

Applikation

Subkutan.

Schutzdauer

Mehrere Jahre, eventuell lebenslang.

Kontraindikation

Der Varicellen-Impfstoff sollte nicht verabreicht werden, wenn der Patient gerade mit immunsuppressiven Therapeutika behandelt wird. Weiters sollte er nicht an Patienten verabreicht werden, deren zelluläres Immunsystem inkompetent ist.

Besonderheiten

OPSI (Overwhelming postsplenectomy infection)

Patienten nach Milzexstirpation oder funktioneller Asplenie haben ein erhöhtes Risiko für das sogenannte OPSI. In einer Studie aus Westaustralien fand sich bei 1490 Splenektomien ohne folgender Prophylaxe eine Infektionsrate von 0,42 auf 100 Patientenjahre, das bedeutet 1 splenektomierter Patient erleidet eine schwere Sepsis in 200 Jahren. Das entspricht einer ungefähr 12,6fach höheren Inzidenz verglichen mit dem Normalkollektiv [40]. Das Risiko für die Infektion korreliert aber mit dem Grund der Splenektomie und dem Alter. Milzentfernungen nach Traumata haben das geringste Risiko (1,4 %) während bei Thallasämie mit einem beträchlich erhöhten Risiko zu rechnen ist (24,8 %) [58]. Junge Patienten scheinen am gefährdetsten zu sein, die Mortalität bei Kindern unter 16 Jahren war 2,2 %, im Vergleich zu 0,8 % bei Erwachsenen. Die Mehrzahl der Infektionen findet in den Jahren nach der Splenektomie statt [38]. Pimpl et al. [132] beschreibt 202 Postsplenektomie-Patienten, die an Sepsis verstorben sind: 50 % starben innerhalb der ersten drei Monate, weitere 28,2 % in den ersten drei Jahren nach dem Eingriff. Der häufigste Erreger ist Streptococcus pneumoniae (50–60 %), es finden sich aber auch zu einem geringeren Prozentsatz Haemophilus influenzae, Escherichia coli, Pseudomonas aeruginosa und Neisseria meningitidis.

S. pneumoniae Serotyp 23 ist wahrscheinlich der häufigste verantwortliche Keim [38, 40, 58, 62, 133], aber Infektionen mit 14 anderen Serotypen wurden beobachtet. Der derzeit verwendete Pneumokokkenimpfstoff hat eine Effektivität von wahrscheinlich 80 %. Es konnte in einer Studie gezeigt werden, daß durch Impfung gegen die Pneumokokken die Inzidenz an OPSI in splenektomierten dänischen Kindern vermindert werden konnte, allerdings wurden Septikämien auch bei geimpften Kindern beobachtet. Da die Inzidenz der OPSI nicht sehr hoch ist, ist es schwer, signifikante Reduktionen der Inzidenz und Mortalität zu bestimmen. Groß angelegte Studien sind dafür notwendig. Somit wird heute die Empfehlung gege-ben, bei geplanter Splenektomie zumindest 2 Wochen vor dem geplanten Eingriff die Impfung durchzuführen. Bei posttraumatischen Milzentfernungen sollte kurz nach der Operation, am besten gleich im Krankenhaus, die Impfung durchgeführt werden [67]. Es ist allerdings bis heute nicht bekannt, bei welchen Antikörperkonzentrationen Impfschutz besteht. Weiters wird empfohlen, zumindest nach 6 Jahren eine Auffrischungsimpfung durchzuführen. Allerdings werden diese Empfehlungen kontroversiell diskutiert [38, 40, 57, 63].

Da auch Haemophilus influenzae am OPSI-Syndrom maßgeblich beteiligt sein kann, wird bei Postsplenektomie-Patienten auch eine Impfung empfohlen. Allerdings ist auch hier kein Antikörpertiter bekannt, bei dem Impfschutz besteht. Je nach Risikogruppe ist zumindest eine 4fach höhere Ak-Konzentration als beim Gesunden zur Eliminierung polysaccharidbekapselter Antigene notwendig. Studien zeigten, daß solche Ak-Titer durch eine einmalige Impfung möglich sind, ob bei bestehender Indikation eine Auffrischung notwendig ist, ist bisher noch nicht untersucht. In Übereinstimmung mit der Pneumokokkenimpfung wäre aber auch gegen Hämophilus influenzae wahrscheinlich eine Boosterung empfehlenswert. Der optimale Zeitpunkt der Revaccination ist nicht bekannt.

Da in unseren Breiten neben Meningokokken der Gruppe B in den letzten Jahren vermehrt auch Meningokokken der Gruppe C vorkommen, ist eine Impfung bei Risikogruppen empfehlenswert.

HIV [3]

Lebend-inaktivierte Impfstoffe sollten normalerweise bei immunsupprimierten Personen inkl. symptomatisch HIV-Infizierter kontraindiziert sein. Bisher konnten aber limitierte Studien bei HIV-infizierten Personen kein erhöhtes Risiko für Nebenreaktionen von lebendattenuierten Impfstoffen mit Ausnahme der BCG-Impfung bei Patienten mit AIDS gefunden werden. Daher wird die Empfehlung ausgegeben, asymptomatische HIV-Patienten wie gesunde Personen zu impfen inkl. der Masernimpfung.
Wegen schwerer Maserninfektionen bei symptomatischen HIV-Infizierten sollte die Masernimpfung alleine oder gemeinsam mit Mumps und Röteln bei allen HIV-infizierten Kindern durchgeführt werden. Pneumokokkenimpfung wird bei Personen älter als 2 Jahre empfohlen´und jährliche Grippeimpfungen ab dem 6. Lebensmonat.
Die Einführung und massive Nutzung von Impfungen führte zur globalen Ausrottung der Pocken und zu einer dramatischen Reduktion der Inzidenzrate anderer Erkrankungen. Masern, Polio, Diphtherie und Röteln konnten großteils bis zu 90% in den Entwicklungsländern reduziert werden.
Bei vielen Ärzten gibt es Ängste und Unsicherheiten bei der Beurteilung von Nebenwirkungen. Nebenwirkungen sind einerseits Impfreaktionen, die in einem gewissen Prozentsatz zu erwarten sind und für den Preis eines dauerhaften Schutzes in Kauf genommen werden können, und Impfkomplikationen andererseits, die mit dem Impfstoff nicht im direkten Zusammenhang stehen, z.B. Abszeßbildung durch Sekundärinfektionen, Allergien, Blutungen, Befall zusätzlicher Organsysteme oder Generalisierung bei Immundefekten. Die Entscheidung, eine Impfung durchzuführen, beinhaltet Risikoabschätzung der Erkrankung, des Benefits einer Impfung und des Risikos, das mit der Impfung assoziiert ist.
Erwachsene ohne spezielle Immunsuppression sollten immun sein gegen Diphtherie, Tetanus, Masern, Mumps, und Röteln. Influenza wird für Patienten, die älter als 65 Jahre sind bzw. Patienten mit chronischen Erkrankungen empfohlen. Pneumokokkenimpfung wäre für ältere Patienten und chronisch Kranke von Vorteil.

Wir danken Herrn Univ.-Prof. DDr. E. G. Huber für die Durchsicht des Skriptums und seine wertvollen Anmerkungen.

Literatur

1. Roitt I (1994) Prophylaxis. Essential immunology, 8th edn. Blackwell, Oxford, pp 272–292
2. Ada GL (1990) The immunological principles of vaccination [see comments]. Lancet 335: 523–526
3. Mandell GL, Bennett JE, Dolin R (1995) Immunization. Anonymous principles and practice of infectious diseases, 4th edn. Churchill Livingston, New York, pp 2770–2790
4. Bloom RB (1994) Tubercolosis: pathogenesis, protection and control, 1st edn. ASM Press, New York
5. Brewer TF, Colditz GA (1995) Bacille Calmette-Guerin vaccination for the prevention of tuberculosis in health care workers. Clin Infect Dis 20: 136–142
6. Brewer TF, Colditz GA (1995) Relationship between bacille Calmette-Guerin (BCG) strains and the efficacy of BCG vaccine in the prevention of tuberculosis. Clin Infect Dis 20: 126–135
7. Dabis F, Lepage P, Msellati P et al (1994) [Routine vaccinations in children and adults infected with HIV] Sante 4: 173–182
8. Polkey MI, Rees PJ (1994) Tuberculosis: current issues in diagnosis and treatment. Br J Clin Pract 48: 251–255

9. Lugosi L (1992) Theoretical and methodological aspects of BCG vaccine fromt he discovery of Calmette and Guerin to molecular biology. A review. Tuber Lung Dis 73: 252–261
10. Expanded programme on immunization (EPI) (1992) Programme review. Wkly Epidemiol Rec 67: 109–111
11. Control and prevention of tuberculosis in Britain: an updated code of prctice (1990) Subcommittee of the Joint Tuberculosis Committee of the British Thoracic Society [see comments]. BMJ 300: 995–999
12. Abrahams EW (1986) Protection by BCG vaccination – a review of Australian epidemiology. Dev Biol Stand 58: 231–235
13. O'Brien KL, Ruff AJ, Louis MA et al (1995) Bacillus Calmette-Guerin complications in children born to HIV-1-infected women with a review of the literature. Pediatrics 95: 414–418
14. Ciesielski SD (1995) BCG vaccination and the PPD test: what the clinician needs to know. J Fam Pract 40: 76–80
15. Bleiker MA, Meijer J, Styblo K, Sutherland I (1983) The persistence of tuberculin sensitivity following oral BCG vaccination in The Netherlands. Tubercle 64: 255–263
16. Wiersbitzky S, Bruns R, Schmidt U (1993) [Extremely marked local reaction (erythema, swelling, pain) after the 1st and 2nd DPT vaccination?]. Kinderarztl Prax 61: 235–236
17. Stratton KR, Howe CJ, Johnston RB (1994) Adverse events associated with childhood vaccines other than pertussis and rubella. Summary of a report from the Institute of Medicine. JAMA 271: 1602–1605
18. Farrington P, Pugh S, Colville A et al (1995) A new method for active surveillance of adverse events from diphtheria/tetanus/pertussis and measles/mumps/rubella vaccines. Lancet 345: 567–569
19. Update (1994) Childhood vaccine-preventable diseases, United States 1994. MMWR Morb Mortal Wkly Rep 43: 718–720
20. Hofmann F (1994) [Vaccination in adults]. Ther Umsch 51: 577–582
21. Rix BA, Zhobakas A, Wachmann CH, Bakasenas V, Ronne T (1994) Immunity from diphtheria, tetanus, poliomyelitis, measles, mumps and rubella among adults in Lithuania. Scand J Infect Dis 26: 459–467
22. Jilg W (1995) [Vaccinations in adulthood (editorial)]. Dtsch Med Wochensch 120: 49–50
23. Rieger J, Kuhlmann D (1994) [Diphtheria immunity in the German population]. Gesundheitswesen 56: 667–671
24. From the Centers for Disease Control and Prevention. Diphtheria epidemic (1995) New Independent States of the Former Soviet Union, 1990–1994. JAMA 273: 1250–1251
25. From the centers for disease control and prevention. Diphtheria acquired by U.S. citizens in the Russian Federation and Ukraine 1994. JAMA 273: 1251–1252
26. Diphtheria epidemic (1995) New Independent States of the Former Soviet Union, 1990–1994. MMWR Morb Mortal Wkly Rep 44: 177–181
27. Ivanov VA (1994) Diphtheria in Russia [letter]. Lancet 343, p 675
28. Leads from the MMWR (1989) Update: haemophilus influenzae type b vaccine. JAMA 261, p 1118
29. Eskola J, Kayhty H, Takala AK et al (1990) A randomized, prospective field trial of a conjugate vaccine in the protection of infants and young children against invasive Haemophilus influenzae type b disease [see comments]. N Engl J Med 323: 1381–1387
30. Murphy TV, White KE, Pastor P et al (1993) Decllining incidence of Haemophilus influenzae type b disease since introduction of vaccination [see comments]. JAMA 269: 246–248
31. Campbell H, Carter H (1993) Rational use of Haemophilus influenzae type b vaccine. Drugs 46: 378–383
32. Scholz H, Noack R (1993) [Haemophilus influenzae infection and their prevention by vaccination]. Kinderarztl Prax 61: 189–191
33. Siwek J (1991) Haemophilus b conjugate vaccines: good news, bad news [editorial]. Am Fam Physician 43: 1218, 1220
34. Granoff DM, Shackelford PG, Suarez BK, et al (1986) Haemophilus influenzae type B disease in children vaccinated with type B polysaccharide vaccine. N Engl J Med 315: 1584–1590
35. Munoz AI (1980) Haemophilus influenzae infections: a brief review. Clin Pediatr Phila 19: 86–90
36. Update: childhood vaccine-preventable diseases (1994) United States, 1994. MMWR Morb Mortal Wkly Rep 43: 718–720
37. Kafidi KT, Rotschafer JC (1988) Bacterial vaccines for splenectomized patients. Drug Intell Clin Pharm 22: 192–197
38. Styrt B (1990) Infection associated with as-

plenia: risk, mechanisms, and prevention. Am J Med 88: 33N–42N

39. Schilling RF (1995) Estimating the risk for sepsis after splenectomy in hereditary spherocytosis. Ann Intern Med 122: 187–188
40. Read RC, Finch RG (1994) Prophylaxis after splenectomy. J Antimicrob Chemother 33: 4–6
41. Golovina LI, Kuvakina VI, Alliluev AP, Basnak'ian IA, Sivko RI (1995) [Immune bacteriolysis reaction in the assessment of immunological effectiveness of serogroup B meningococcal vaccine]. Klin Lab Diagn 26–29
42. Committee to Advise on Tropical Medicine and Travel (CATMAT) (1995) Statement on meningococcal vaccination for travellers. Can Commun Dis Rep 21: 25–29
43. Khoo SH, St Clair Roberts J, Mandal BK (1995) Safety and efficacy of combined meningococcal and typhoid vaccine. BMJ 310: 908–909
44. Jackson LA, Schuchat A, Reeves MW, Wenger JD (1995) Serogroup C meningococcal outbreaks in the United States. An emerging threat [see comments]. JAMA 273: 383–389
45. Twumasi PA Jr, Kumah S, Leach A, et al (1995) A trial of a group A plus group C meningococcal polysaccharide-protein conjugate vaccine in African infants. J Infect Dis 171: 632–638
46. Guidelines for control of meningococcal disease (1994) Laboratory Centre for Disease Control. Canadian Consensus Conference on Meningococcal Disease. Can Med Assoc J 150: 1825–1839
47. Biselli R, Fattorossi A, Matricardi PM, Nisini R, Stroffolini T, D'Amielo R (1993) Dramatic reduction of meningococcal meningitis among military recruits in Italy after introduction of specific vaccination. Vaccine 11: 578–581
48. Nicoll A, Begg N (1993) Immunizations in children. Curr Opin Pediatr 5: 60–67
49. de Moraes JC, Perkins BA, Camargo MC et al (1992) Protective efficacy of a serogroup B meningococcal vaccine in Sao Paulo, Brazil [published erratum appears in Lancet 1992 Dec 19–26; 340 (8834–8835): 1554]. Lancet 340: 1074–1078
50. Bjune G, Hoiby EA, Gronnesby JK et al (1991) Effect of outer membrane vesicle vaccine against group B meningococcal disease in Norway [see comments]. Lancet 338: 1093–1096
51. Sierra GV, Campa HC, Varcacel NM et al (1991) Vaccine against group B Neisseria meningitidis: protection trial and mass vaccination results in cuba. NIPH Ann 14: 195–207
52. Halstensen A, Lehmann AK, Guttormsen HK, Vollset SE, Bjune G, Naess A (1991) Serum opsonins to serogroup B meningococci after disease and vaccination. NIPH Ann 14: 157–165
53. Hoiby EA, Rosenqvist E, Froholm LO et al (1994) Bactericidal antibodies after vaccination with the Norwegian meningococcal serogroup B outer membrane vesicle vaccine: a brief survey. NIPH Ann 14: 147–155
54. Stein BE (1994) Vaccinating elderly people. Protecting from avoidable disease. Drugs Aging 5: 242–253
55. Mayon White RT (1994) Vaccination for the elderly [editorial]. Br J Hosp Med 51: 265, 267
56. Fedson D, Henrichsen J, Makela PH, Austrian R (1989) Immunization of elderly people with polyvalent pneumococcal vaccine. Infection 17: 437–441
57. Butler JC, Breiman RF, Campbell JF, Lipman HB, Broome CV, Facklam RR (1993) Pneumococcal polysaccharide vaccine efficacy. An evaluation of current recommendations. JAMA 270: 1826–1831
58. Bruyn GA, van Furth R (1991) Pneumococcal polysaccharide vaccines: indications, efficacy and recommendations. Eur J Clin Microbiol Infect Dis 10: 897–910
59. Hedlund JU, Kalin ME, Ortqvist AB, Henrichsen J (1994) Antibody response to pneumococcal vaccine in middle-aged and elderly patients recently treated for pneumonia. Arch Intern Med 154: 1961–1965
60. Fedson DS, Shapiro ED, LaForce FM et al (1994) Pneumococcal vaccine after 15 years of use. Another view. Arch Intern Med 154: 2531–2535
61. McBean AM, Babish JD, Prihoda R (1991) The utilization of pneumococcal polysaccharide vaccine among elderly Medicare beneficiaries, 1985 through 1988. Arch Intern Med 151: 2009–2016
62. Kalin M, Linne T, Eriksson M et al (1986) IgG and IgM antibody responses to pneumococcal vaccinatin in splenectomized children and in children who had non-operative management of splenic rupture. Acta Paediatr Scand 75: 452–456
63. Konradsen HB, Henrichsen J (1991) The need for revaccination 10 years after primary

pneumococcal vaccination in splenectomized adults [letter; comment]. Scand J Infect Dis 23, p 397
64. Zimmerli W, Schaffner A, Scheidegger C, Scherz R, Spath PJ (1991) Humoral immune response to pneumococcal antigen 23-F in an asplenic patient with recurrent fulminant pneumococcaemia. J Infect 22: 59–69
65. Hebert JC, Fisher JM, Ershler WB (1989) Serum antibody responses to pneumococcal vaccine after splenic autotransplantation. J Trauma 29: 355–359
66. Shapiro ED, Berg AT, Austrian R et al (1991) The protective efficacy of polyvalent pneumococcal polysaccharide vaccine [see comments]. N Engl J Med 325: 1453–1460
67. Caplan ES, Boltansky H, Snyder MJ et al (1983) Response of traumatized splenectomized patients to immediate vaccination with polyvalent pneumococcal vaccine. J Trauma 23: 801–805
68. Rabinovich R, Robbins A (1994) Pertussis vaccines. A progress report [editorial; comment]. JAMA 271: 68–69
69. Dyson S (1995) Whooping-cough vaccination: historical, social and political controversies. J Clin Nurs 4: 125–131
70. Miller E, White JM, Fairley CK (1994) Pertussis vaccination [letter]. Lancet 344: 1575–1576
71. Novelli V, al Ansari H, Mok Q, Tasker R (1994) Pertussis vaccination: is there a need for a booster dose? [letter]. Lancet 344: 1225–1226
72. Preston NW (1994) Pertussis vaccination: neither panic nor complacency. Lancet 344: 491–492
73. Matthews RC (1993) Pertussis vaccination [letter; comment]. Lancet 342, p 493
74. Preston NW (1995) Measles and pertussis: the timing of vaccination [letter]. Lancet 345: 858–859
75. Howson CP, Fineberg HV (1992) Adverse events following pertussis and rubella vaccines. Summary of a report of the Institute of Medicine. JAMA 267: 392–396
76. Edwards KM, Decker MD, Graham BS, Mezzatesta J, Scott J, Hackell J (1993) Adult immunization with acellular pertussis vaccine. JAMA 269: 53–56
77. Cowan LD, Griffin MR, Howson CP et al (1993) Acute encephalopathy and chronic neurological damage after pertussis vaccine. Vaccine 11: 1371–1379
78. Pier GB, DesJardin D, Grout M et al (1994) Human immune response to Pseudomonas aruginosa mucoid exopolysaccharide (alginate) vaccine. Infect Immun 62: 3972–3979
79. Johansen HK, Espersen F, Cryz Jr SJ et al (1994) Immunization with Pseudomonas aeruginosa vaccines and adjuvant can modulate the type of inflammatory response subsequent to infection. Infect Immun 62: 3146–3155
80. Speert DP (1989) Prevention of severe lower respiratory infections in patients with cystic fibrosis. Semin Respir Infect 4: 266–271
81. Cryz SJ Jr, Sadoff JC, Furer E (1989) Octavalent Pseudomonas aeruginosa O-polysaccharide-toxin A conjugate vaccine. Microb Pathog 6: 75–80
82. Homma JY, Tanimoto H (1988) A multicomponent Pseudomonas aeruginosa vaccine consisting of toxoids of protease, elastase, exotoxin A and a common protective antigen (OEP): basic concept of vaccination and prospect of clinical application. Kitasato Arch Exp Med 61: 81–93
83. Cryz SJ Jr, Sadoff JC, Ohman D, Furer E (1988) Characterization of the human immune response to a Pseudomonas aeruginosa O-polysaccharide-toxin A conjugate vaccine. J Lab Clin Med 111: 701–707
84. Cryz SJ Jr, Furer E, Sadoff JC, Germanier R (1987) A polyvalent Pseudomonas aeruginosa O-polysaccharide-toxin A conjugate vaccine. Antibiot Chemother 39: 249–255
85. Montie TC, Drake D, Sellin H, Slater O, Edmonds S (1987) Motility, virulence, and protection with a flagella vaccine against Pseudomonas aeruginosa infection. Antibiot Chemother 39: 233–248
86. Cryz SJ Jr, Furer E, Cross AS, Wegmann A, Germanier R, Sadoff JC (1987) Safety and immunogenicity of a Pseudomonas aeruginosa O-polysaccharide-toxin A conjugate vaccine in humans. J Clin Invest 80: 51–56
87. Cryz SJ Jr, Lang AB, Sadoff JC, Germanier R, Furer E (1987) Vaccine potential of Pseudomonas aeruginosa O-polysaccharide-toxin A conjugates. Infect Immun 55: 1547–1551
88. Pennington JE, Pier GB, Sadoff JC, Small GJ (1986) Active and passive immunization strategies for Pseudomonas aeruginosa pneumonia. Rev Infect Dis 8 [Suppl] 4: 426–433
89. Schaad UB, Lang AB, Wedgwood J, et al (1991) Safety and immunogenicity of Pseudomonas aeruginosa conjugate A vaccine in cystic fibrosis. Lancet 338: 1236–1237

90. Edelman R, Taylor DN, Wasserman SS et al (1994) Phase 1 trial of a 24-valent Klebsiella capsular polysaccharide vaccine and an eight-valent Pseudomonas O-polysaccharide conjugate vaccine administered simultaneously. Vaccine 12: 1288–1294
91. Nicholson KG, Snacken R, Palache AM (1995) Influenza immunization policies in Europe and the United States. Vaccine 13: 365–369
92. Prevention and control of influenza recommendations of the Advisory Committee on Immunization Practices (ACIP) (1995) Centers for disease control and prevention. MMWR Morb Mortal Wkly Rep 44: 1–22
93. Rothbarth PH, Kempen BM, Sprenger MJ (1995) Sense and nonsense of influenza vaccination in asthma and chronic obstructive pulmonary disease. Am J Respir Crit Care Med 151: 1682–1685
94. Catton M (1995) Influenza vaccination: reaching those at risk [editorial]. Aust Fam Physician 24: 285, 287
95. Morgan R, King D, Turnbull CJ (1995) Influenza vaccination: do the aged reap the benefit? Postgrad Med J 71: 22–23
96. Marwick C (1995) Influenza vaccine first to reach immunization goal [news]. JAMA 273, p 765
97. Fedson DS (1994) Influenza and pneumococcal vaccination of the elderly: newer vaccines and prospects for clinical benefits at the margin. Prev Med 23: 751–755
98. Ghendon Y (1994) Influenza vaccines: a main problem in control of pandemics. Eur J Epidemiol 10: 485–486
99. LaForce FM, Nichol KL, Cox NJ (1994) Influenza: virology, epidemiology, disease and prevention. Am J Prev Med [Suppl] 10: 31–44
100. Fiebach N, Beckett W (1994) Prevention of respiratory infections in adults. Influenza and penumococcal vaccines. Arch Intern Med 154: 2545–2557
101. Mullooly JP, Bennett MD, Hornbrook MC et al (1994) Influenza vaccination programs for elderly persons: cost-effectiveness in a health maintenance organization. Ann Intern Med 121: 947–952
102. Govaert TM, Thijs CT, Masurel N, Sprenger MJ, Dinant GJ, Knottnerus JA. The efficacy of influenza vaccination in elderly individuals. A randomized double-blind placebo-controlled trial [see comments]. JAMA 272: 1661–1665
103. Implementation of the Medicare Influenza Vaccination Benefit – United States, 1993 (1994) MMWR Morb Mortal Wkly Rep 43: 771–773
104. Prevention and control of influenza: part I, Vaccines. Recommendations of the Advisory Committee on Immunization Practices (ACIP) (1994) MMWR Morb Mortal Wkly Rep 43: 1–13
105. Wiselka M (1994) Influenza: diagnosis, management, and prophylaxis [see comments]. BMJ 308: 1341–1345
106. Ballada D, Biasio LR, Cascio G et al (1994) Attitudes and behavior of health care personnel regarding influenza vaccination. Eur J Epidemiol 10: 63–68
107. Gardner P, Schaffner W (1993) Immunization of adults [see comments]. N Engl J Med 328. 1252–1258
108. Vaccination coverage surveys in county health departments (1995) Kansas, 1993–1994. MMWR Morb Mortal Wkly Rep 44: 244–247
109. Measles (1995) United States, 1994. MMWR Morb Mortal Wkly Rep 44: 486–487, 493
110. Clements CJ, Cutts FT (1995) the epidemiology of measles: thirty years of vaccination. Curr Top Microbiol Immunol 191: 13–33
111. Atkinson WL, Kaplan JM, Clover R (1994) Measles virology, epidemiology, disease and prevention. Am J Prev Med 10 [Suppl] 22–30
112. Osterhaus AD, de Vries P, van Binnendijk RS (1994) Measles vaccines: novel generations and new strategies. J Infect Dis 170 [Suppl] 1: 42–55
113. Cutts FT, Markowitz LE (1994) Successes and failures in measles control. J Infect Dis 170 [Suppl] 1: 32–41
114. Cutts FT (1993) Measles control in young infants [letter, comment]. Lancet 341: 1162
115. Baxter T, Radford J (1995) Measles vaccination as a risk factor for inflammatory bowel disease [letter]. Lancet 345: 1363–1364
116. Herzog C (1995) [Mumps epidemiology – worldwide]. Soz Praventivmed 40: 93–101
117. Fahlgren K (1988) Two doses of MMR vaccine – sufficient to eradicate measles, mumps and rubella? Scand J Soc Med 16: 129–135
118. Gugelmann R (1995) Why we need to continue to immunize against mumps. Soz Praventivmed 40: 124–127
119. Albonico HU (1995) [Arguments against routine mumps vaccinatin]. Soz Praventivmed 40: 116–123

120. Hess U (1995) [Mumps vaccines: Vaccination failures from an immunological viewpoint]. Soz Praventivmed 40: 110–115
121. Varicella vaccine (1995) Med Lett Drugs Ther 37: 55–57
122. Sloan DS (1995) Immunization against chickenpox. Pregnant women should be screened [letter]. BMJ 310, p 873
123. Skinner GR, Davies J (1995) Immunization against chickenpox. Good argument exists for universal vaccination [letter]. BMJ 310: 873
124. Simini B (1994) Varicella-zoster vaccination for health care workers [letter; comment]. Lancet 343: 1363
125. Levin MJ, Murray M, Zerbe GO, White CJ, Hayward AR (1994) Immune responses of ederly persons 4 years after receiving a live attenuated varicella vaccine. J Infect Dis 170: 522–526
126. Lebel RR (1994) Routine childhood varicella vaccination [letter; comment]. JAMA 271: 1906
127. Struewing JP, Hyams KC, Tueller JE, Gray GC (1993) The risk of measles, mumps and varicella among young adults: a serosurvey of US Navy and Marine Corps recruits. Am J Public Health 83: 1717–1720
128. Change in source of information: availability of varicella vaccine for children with acute lymphocytic leukemia (1993) MMWR Morb Mortal Wkly Rep 42: 499
129. Takahashi M (1992) Current status and prospects of live varicella vaccine. Vaccine 10: 1007–1014
130. Levin MJ, Murray M, Rotbart HA, Zerbe GO, White CJ, Hayward AR (1992) Immune response of elderly individuals to a live attenuated varicella vaccine. J Infect Dis 166: 253–259
131. Gershon AA, LaRussa P, Hardy I, Steinberg S, Silverstein S (1992) Varicella vaccine: the American experience. J Infect Dis 166 [Suppl] 1: 63–68
132. Pimpl W, Dapunt O, Kaindl H, Thalhamer J (1989) Incidence of septic and thrombo-embolic-related deaths after splenectomy in adults. Br J Surg 76: 517–521
133. Leads from the MMWR (1989) Recommendations of the Immunization Practices Advisory Committee. Pneumococcal polysaccharide vaccine. JAMA 261: 1265–1267

Substitutionstherapie
Sauerstoff-Langzeittherapie

E. W. Russi

Allgemeines

Verschiedene Lungenkrankheiten gehen in einem weit fortgeschrittenen Stadium mit einer **chronisch respiratorischen Insuffizienz** einher. Die Anreicherung der eingeatmeten Luft mit Sauerstoff bildet in diesen Fällen einen zentralen Bestandteil der Therapie. Diese Art von Behandlung wird **Langzeit-Sauerstofftherapie** (LOT) genannt. Sie soll nicht verwechselt werden mit der kurzfristigen, d.h. nur wenige Tage bis Wochen dauernden Verabreichung von Sauerstoff bei spontan atmenden oder beatmeten Patienten, die an einer akuten respiratorischen Insuffizienz leiden.

Bei den häufigsten Erkrankungen, die eine LOT nötig machen, ist die Hypoxämie vorwiegend auf eine Verteilungsstörung (z.B. bei obstruktiven Lungenkrankheiten) oder eine Diffusionsstörung (z.B. bei Lungenfibrosen) zurückzuführen. Deshalb ist es in der Regel möglich, durch Zufuhr von lediglich 1 bis 2 Litern O_2 pro Minute über die Nase, entsprechend einer inspiratorischen O_2-Konzentration von 0,24% bis 0,28%, eine genügende Oxygenierung des arteriellen Blutes, d.h. eine Sättigung von 90% zu erreichen. Patienten mit forgeschrittener chronisch obstruktiver Lungenkrankheit (COPD) entwickeln nicht selten eine Störung der Atemregulation. Diese läßt sich in der Regel aufgrund der Blutgase, die eine Hyperkapnie belegen, vermuten. Ein weiterer Anstieg des $paCO_2$ führt bei diesen Patienten zu keiner Steigerung der Ventilation, nur die Hypoxämie wirkt noch als ventilationssteigernder Atemstimulus. Die Verabreichung schon kleinerer Mengen Sauerstoff (z.B. 2 Liter/Minute) kann zu einer progredienten Hyperkapnie mit CO_2-Narkose führen. Die Sauerstoffzufuhr muß deshalb klinisch und blutgasmäßig kontrolliert erfolgen. Es gilt eine Dosis zu finden, die zu einer Sättigung des arteriellen Blutes von 90% führt, ohne daß sich eine Bewußtseinstrübung und/oder eine progrediente Hyperkapnie entwickelt.

Die Anfänge der wissenschaftlich begründeten Verabreichung von Sauerstoff gehen in die frühen zwanziger Jahre zurück [1]. Erste unkontrollierte Studien mit kleinen Fallzahlen lieferten Hinweise, daß COPD-Patienten mit forgeschrittener Hypoxämie von einer LOT profitieren [3, 4]. Es fand sich eine Reduktion des Hämatokrit, der pulmonalen

Hypertonie, eine Rückbildung von Ödemen und eine im Vergleich zu historischen Kontrollen reduzierte Mortalität.

Ziele der LOT

Die LOT ist eine einschneidende, aufwendige und teure Therapie. Die Indikation für diese Behandlungsart darf deshalb nicht leichtsinnig gestellt werden. Sie hat sich auf wissenschaftlich fundierte Kriterien zu stützen.

Die LOT erstrebt folgende **Ziele:**

- Eine Verlängerung der Lebenserwartung;
- Eine Verbesserung der Lebensqualität;
- Eine günstige Beeinflussung der physiologischen Parameter der Grunderkrankung.

Verlängerung der Lebenserwartung

Die Indikation für eine LOT bei Patienten mit COPD stützt sich auch heute noch auf zwei klassische Studien, die vor über zehn Jahren publiziert wurden [5, 6]. Im „British Medical Research Council (MRC) Trial" wurden 87 Patienten, bei denen eine Hypoxämie vorlag und die anamnestisch mindestens einmal eine Rechtsherzdekompensation durchgemacht hatten (Ödeme an den unteren Extremitäten), randomisiert [5]. Sie erhielten entweder eine übliche antiobstruktive Pharmakotherapie oder zusätzlich Sauerstoff über die Nase während einer Dauer von mindestens 15 Stunden pro Tag. Im Verlauf von drei Jahren war die Mortalität der mit Sauerstoff behandelten Gruppe 45,2% und damit tiefer als jene von 66,7% der Gruppe, die keinen Sauerstoff erhalten hatte. In einer zweiten großen prospektiven in den USA durchgeführten Studie, dem „Nocturnal Oxygen Therapy Trial" (NOTT), wurden 203 Patienten mit einer COPD und Hypoxämie randomisiert [6]. Eine Gruppe wurde angewiesen, sich dauernd Sauerstoff zuzuführen, was mit einer durchschnittlichen Therapiedauer von 17,7 Stunden pro Tag realisiert wurde. Die andere wurde instruiert, während 12 Stunden täglich am Sauerstoff zu verbringen. Die Patienten litten im Vergleich zu jenen, die am MRC-Trial teilgenommen hatten, unter etwas weniger fortgeschrittenen Formen der Erkrankung. Die Mortalität betrug über 12 Monate 20,6% und über 24 Monate 40,8% bei denen, die 12 Stunden O_2 erhielten und 11,9% bzw. 22,4% bei jenen, die „dauernd" unter O_2 standen. Die Schlußfolgerungen, die aus diesen Studien (Abb. 1) gezogen werden können, lauten: **„No oxygen is bad, some oxygen is better and oxygen most of the time is best."** Andere randomisierte

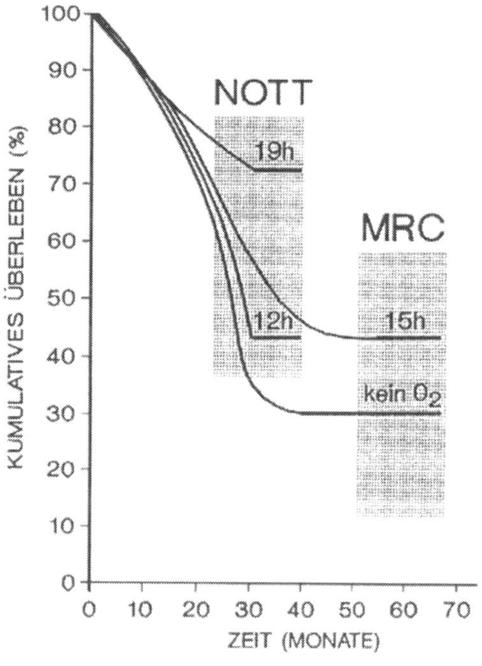

Abb. 1. Kumulatives Überleben der Patienten, die in der NOTT-Studie unter 19 bzw. 12 Stunden Sauerstoff pro Tag standen, und Überleben jener Patienten, die in der MRC-Studie entweder keinen Sauerstoff oder 15 Stunden pro Tag Sauerstoff erhielten

und kontrollierte Studien, die einen längeren Zeitraum umfassen, gibt es nicht. Hingegen war die schlechte Prognose von Patienten, die an einer COPD mit Hypoxämie und Cor pulonale litten, schon vor dreißig Jahren belegt worden [7, 8]. In den meisten Studien betrug das Überleben ohne Verabreichung von Sauerstoff für drei Jahre 32 bis 53% und für fünf Jahre 18–37%. Im Vergleich zu diesen historischen Kontrollen beträgt das Überleben unter Sauerstoff nach drei Jahren 50% bis 68% und nach fünf Jahren 32% bis 53%. Von 72 Patienten mit COPD und Hypoxämie betrug in einer zwölf Jahre dauernde Beobachtung unter Verabreichung von Sauerstoff gemäß dem MRC-Protokoll, d.h. während mindestens 15 Stunden pro Tag, das Überleben nach fünf Jahren 62%, nach zehn Jahren allerdings nur noch 26% [9].

Verbesserung der Lebensqualität

Andere Therapie-Ziele als eine Verlängerung des Überlebens zu studieren ist viel schwieriger. Zur Beurteilung werden subjektive Angaben sowie neuropsychologische Tests, Kriterien für emotionale Störungen, Angaben über die Mobilität im Alltag sowie die körperliche Belastbarkeit herangezogen. Heaton et al. [10] führten bei Patienten der NOTT-Studie neuropsychologische Tests durch und untersuchten sie im Hinblick auf ihr emotionales Befinden und ihre Lebensqualität. Nach sechs Monaten Sauerstoff-Therapie war eine leichte Verbesserung der neuropsychologischen Leistungen festzustellen, und auch einfache sensorische, motorische sowie verbalsprachliche Fähigkeiten hatten sich etwas verbessert. Eine Verminderung von emotionalen Störungen und eine Besserung der Lebensqualität ließ sich jedoch nicht konstatieren. Die Interpretation, daß das Ausbleiben einer weiteren Verschlechterung bereits als Therapieerfolg zu werten sei, wurde aber nicht auf den Vergleich mit einer Kontrollpopulation abgestützt. Im Rahmen der MRC-Studie wurde die Lebensqualität der Patienten nicht untersucht. Ein Unterschied in der Anzahl Hospitalisations- oder Arbeitstage zwischen den behandelten und den nicht behandelten Patienten konnte nicht festgestellt werden [5]. 26 Patienten, die an einer schweren COPD litten, waren nach sechs Monaten Sauerstofftherapie weniger depressiv (p allerdings: 0,06) [11]. In der subjektiven und objektiven Bewertung der täglichen Aktivität und der körperlichen Belastbarkeit waren aber keine Unterschiede festzustellen. Hingegen zeigte eine allerdings unkontrollierbare Studie bei 30 vorwiegend an COPD leidenden Patienten in über 80% unter einer LOT eine Verbesserung des Wohlbefindens, der Atemnot sowie eine günstige Beeinflussung der Anstrengungstoleranz und des Schlafmusters [12].

Insgesamt ist die Evidenz, daß die LOT die Lebensqualität der Patienten günstig beeinflußt, spärlich. Solche Studien sind, u.a. wegen der Schwierigkeit, eine vergleichbare Kontrollpopulation einzubeziehen, außerordentlich anspruchsvoll.

Verlauf von physiologischen Parametern unter LOT

Obwohl belegt ist, daß die LOT das Überleben verlängert, ist es viel schwieriger nachzuweisen, daß physiologische Meßgrößen günstig beeinflußt werden. In der MRC-Studie war der Verlauf der spirometrischen Meßwerte, der arteriellen Blutgase und der Hämatokrit zwischen behandelten und unbehandelten Patienten nicht verschieden. Allerdings kam es in der unbehandelten Gruppe im Gegensatz zu den Patienten, die Sauerstoff erhielten, zu einem signifikanten Anstieg des pulmonalen Gefäßwiderstandes [5]. In der NOTT-Studie stellte sich bei jenen Patienten, die während der Nacht Sauerstoff erhielten, ein größerer Abfall des Hämatokrit und des pulmonalen Gefäßwiderstandes ein [6]. Hoher Hämatokrit und erhöhter pulmonaler Gefäßwiderstand korrelierten mit einem schlechteren Überleben. In der unkontrollierten Langzeitstudie von Cooper [9] bestand nach 12 Monaten LOT kein Unterschied im mittleren Pulmonalisdruck und im pulmonalen Gefäßwiderstand. Immerhin konnte bei mehreren Patienten, die mehr als fünf Jahre später nochmals untersucht wurden, eine Stabilisierung der pulmonalen Hämodynamik festgestellt werden. Die Gruppe von Weitzenblum untersuchte 24 Patienten mit schwerer COPD über längere Zeit vor (im Mittel 53 Monate) und während (im Mittel 44 Monate) der LOT [13]. Es fand sich unter LOT eine weniger ausgeprägte Abnahme der Sekundenkapazität, eine Stabilisierung der Blutgaswerte und eine geringgradige Verbesserung verglichen mit der Zeit vorher, wo sich alle diese Meßwerte sukzessive verschlechtert hatten.

Zusammenfassend: Aus verschiedenen Studien ergeben sich Hinweise, daß der Verlauf der sekundären pulmonalen Hypertonie durch die LOT verzögert, gestoppt oder gar verbessert wird. Wie weit die dokumentierte Verlängerung des Überlebens auf diesen Effekt zurückzuführen ist, bleibt unklar. Einen weiteren Abfall der Sekundenkapazität scheint die LOT nicht aufhalten zu können. Auch andere Parameter, wie die Blutgase, scheinen im Verlauf durch diese Therapie unbeeinflußt.

Indikation zur LOT

COPD

Folgende **Kriterien** qualifizieren für eine LOT [14, 15]:

– paO_2 <7,3 kPa (55 mm Hg) mit oder ohne Hyperkapnie;

– paO_2 = 7,3 – 8,0 kPa (55–60 mm Hg) mit oder ohne Hyperkapnie, falls Zeichen für eine Rechtsherzinsuffizienz vorhanden sind (Ödeme).

Zudem sollen folgende **Voraussetzungen** erfüllt sein:

– Dokumentierte Nikotinabstinenz (HbCO);

– Optimale Ausschöpfung der inhalativen, medikamentösen und physikalischen Therapiemöglichkeiten;

– Stabiler Zustand der Grunderkrankung über zwei Monate;

– Kooperationsbereitschaft und Motivation des Patienten, diese aufwendige Therapie für mindestens 15 Stunden pro Tag durchzuführen.

Andere fortgeschrittene Lungenkrankheiten

Obwohl Sauerstoff in der palliativen Behandlung der respiratorischen Insuffizienz von fortgeschrittenen Stadien interstitieller Lungenkrankheiten, der Cystischen Fibrose (Mukoviszidose) und bei ausgedehntem Tumorbefall der Lunge häufig eingesetzt wird, gibt es keine Daten, die bei diesen Erkrankungen eine der COPD vergleichbar Wirkung belegen. Trotzdem kann auch in diesen Fällen analog den für die COPD geltenden Indikationskriterien eine LOT verschrieben werden [14, 15], und die Versicherungen sind bereit, die Kosten dafür zu übernehmen.

Spezielle Indikationen

Hypoxämie während des Schlafes: Bei Patienten mit COPD kann, auch wenn das paO_2 während des Tages über 8 kPa beträgt, die Sauerstoffsättigung während des Schlafes auf unter 90 % abfallen:

a) falls zusätzlich ein Obstruktives Schlafapnoe Syndrom besteht („Overlap-Syndrom“);

b) REM-Schlaf-assoziierte Atemstörungen auftreten.
Bei diesen Patienten kann ein Cor pulmonale und/oder ein erhöhter Hämatokrit gefunden werden. Besteht ein Obstruktives Schlafapnoe-Syndrom, so ist die Therapie der Wahl das Atmen über ein nCPAP („nasal continuous airway pressure"). Die Bedeutung der Behandlung von REM-Schlaf-assoziierten Abfällen der Sauerstoffsättigung durch nächtliche Verabreichung von Sauerstoff ist noch unklar [16].

Hypoxämie unter körperlicher Belastung: Bei gewissen Patienten kommt es unter körperlicher Belastung zu einem Abfall der Sauerstoffsättigung. Es gibt Hinweise, daß die Belastbarkeit durch Verabreichung von Sauerstoff verbessert werden kann [17]. Es ist aber zu bedenken, daß Patienten, die nur eine Sauerstofftherapie für eine körperliche Belastung benötigen, über eine besonders hohe Kooperationsbereitschaft verfügen müssen.

Praktische Durchführung der LOT

Technische Optimierungen der O_2-Zufuhr bilden die Voraussetzung für eine gute Compliance der für eine LOT als geeignet selektionierten Patienten. Ein modernes Verfahren für die LOT hat diversen Anforderungen gerecht zu werden. Dem Patienten soll komfortabel und kosmetisch akzeptabel, möglichst wartungsarm, nicht störanfällig und auch mobil ausreichend Sauerstoff zur Verfügung stehen [18].

Stationäre LOT

Das Problem der kontinuierlichen Sauerstoffzufuhr unter häuslichen Bedingungen ist heute weitgehend gelöst. Der Patient ist durch einen genügend langen Zuleitungsschlauch mit einem elektrisch betriebenen O_2-Konzentrator verbunden. Geräte neuerer Generation sind wartungsarm, wenig störanfällig, relativ leise und weisen bei Flußraten von bis zu 2 l/min eine gute (>95%) und bis zu 4 l/min eine befriedigende (>85%) und gleichbleibende O_2-Konzentrationsleistung auf [19]. Zur Überbrückung von Pannen (insbesondere Stromausfällen) sollte Sauerstoff in einer Druckflasche zur Verfügung stehen.

Mobile LOT

Um auch bei größtmöglicher Mobilität des Patienten eine kontinuierliche O_2-Zufuhr zu gewährleisten, sind langlebige, zuverlässige und leicht transportable O_2-Quellen unerläßlich. Dazu eignet sich Flüssig-Sauerstoff, der vom Patienten selbst von einem größeren häuslichen Reservoir abgefüllt werden kann. Basiert die häusliche Sauerstoffversorgung auf einem Konzentrator, so kommen für den mobilen Gebrauch kleine Zylinder mit komprimiertem Sauerstoff zum Einsatz (1 l: 200 l O_2, 2 kg; – 2,5 l: 500 l O_2; 4,4 kg). Die naturgemäß begrenzte Lebensdauer solcher mobiler O_2-Quellen kann durch geeignete Einsparmethoden wesentlich verlängert werden.
Die Verabreichung von Sauerstoff erfolgt in der Regel über eine Nasenbrille. Diese Applikationsform ist nicht nur unökonomisch, sondern auch kosmetisch störend und führt häufig zu einer lästigen Austrocknung und Schädigung der Nasenschleimhaut. Nur ein Bruchteil des kontinuierlich zugeführten Sauerstoffs steht in der frühen Inspiration, der für die Aufnahme von Sauerstoff wichtigsten Phase des Atemzyklus, zur Verfügung. Das Prinzip der transtracheal O_2-Zufuhr beruht auf der Beobachtung, daß durch die Annäherung der O_2-Quelle an die pulmonale Gasaustauschfläche, die Oxygenierung des arteriellen Blutes verbessert werden kann. Durch Umgehung der oberen Atemwege kommt es zu einer Verkleinerung des Totraumes, der zudem als O_2-Reservoir ausgenützt wird.

Die Technik der transtrachealen Sauerstoffverabreichung ist nicht neu. Heimlich [20] beschrieb 1982 die Zufuhr von O_2 über einen modifizierten Venenkatheter (Erie-Trachette) und berichtete später über seine Erfahrungen bei 100 Patienten [21]. Wir benutzen den von Christopher und Spofford [22] entwickelten, materialtechnisch ausgereiften SCOOP-Katheter. Das Einlegen des TK wird von den Patienten als wenig invasiv empfunden und kann nach unserer Erfahrung ambulant erfolgen. In geübten Händen treten keine relevanten unmittelbaren Komplikationen auf. Die mit transtrachealer O_2-Zufuhr erreichtbare O_2-Einsparung beträgt rund 50% [23, 24]. Durch Zwischenschalten eines inspiratorisch sich öffnenden Unterbrecherventils ist eine weitere Einsparung möglich. Das von uns gewählte O_2-Sparventil (Oxymatic, Oxytron) arbeitet äußerst zuverlässig. Die Patienten gewöhnen sich rasch an die Möglichkeit einer individuellen, der körperlichen Aktivität angepaßten Aktivierungsfrequenz. In der Regel läßt sich so mit einer 1-Liter-O_2-Druckflasche eine Autonomie von bis zu 8 Stunden erzielen. Damit werden eine längere Unabhängigkeit von der häuslichen O_2-Quelle und eine bessere Mobilität möglich.

Unsere bisherigen Erfahrungen mit rund achtzig Patienten zeigen, daß die Patienten, ganz im Gegensatz zur vorangehenden Periode mit nasaler Applikation, den Sauerstoff jetzt während annähernd 24 Stunden benützen.

Literatur

1. Barach AL (1992) The therapeutic use of oxygen. JAMA 79: 693–698
2. Campell EJM (1960) A method of controlled oxygen administration which reduces the risk of carbon dioxide retention. Lancet II: 12–14
3. Neff TA, Petty TL (1970) Long-term continous oxygen therapy in chonic airway obstruction: mortality in relationship to cor pulmonale, hypoxia and hypercapnia. Ann Intern Med 72: 621–626
4. Stark RD, Finnegan P, Bishop JM (1973) Long-term domiciliary oxygen in chronic bronchitis with pulmonary hypertension. BMJ 3: 467–470
5. British Medical Research Council (1981) Long term domicilary oxygen therapy in chronic hypoxic cor pulmonale complicating chronic bronchitis and emphysema. Lancet I, pp 681–685 (MRC-trial)
6. Nocturnal Oxygen Therapy Trial Group (1980) Continous or nocturnal oxygen therapy in hypoxemic chronic obstructive lung disease. A clinical trial. Ann Int Med 93: 391–398 (NOTT-trial)
7. Boushey SF, Coates EO (1964) The prognostic value of pulmonary function tests in emphysema with special reference to arterial blood studies. Am Rev Respir Dis 90: 553–563
8. Renzetti AD, McClement JH, Litt BD (1966) The Veteran Administration Cooperative Study of Pulmonary Function III. Mortality in relation to respiratory function in COPD. Am J Med 41: 115–129
9. Cooper CB, Waterhouse J, Howard P (1987) Twelve year clinical study of patients with hypoxic cor pulmonale given long-term domiciliary oxygen therapy. Thorax 42: 105–110
10. Heaton RK, Grant I, McSweeny AJ, Adams KM, Petty TL (1983) Psychological effect of continous and nocturnal oxygen therapy in hypoxic chronic obstructive pulmonary disease. Arch Intern Med 143: 1941–1947
11. Lahdensuo A, Ojanen M, Ahonen A, Laitinen J, Poppuis H, Salorinne Y, Tammivaara R, Tukiainen P, Venho K, Vilkaa V (1989) Psychological effects of continuous oxygen therapy in hypoxaemic chronic obstructive pulmonary disease patients. Eur Respir J 2: 977–980
12. Dilworth JP, Higgs CMB, Jones PA, White RJ (1990) Acceptability of oxygen concentrators – the patients view. Br J Gen Pract 40: 417–483
13. Weitzenblum E, Oswald M, Apprill M, Ratomahars J, Kessler R (1991) Evolution of physiological variables in patients with chronic obstructive pulmonary disease before and during long-term oxygen-therapy. Respir 58: 126–131
14. Deutsche Gesellschaft für Pneumologie

(1993) Empfehlungen zur Sauerstoff-Langzeit-Therapie bei schwerer chronischer Hypoxämie. Pneumologie 47: 2–4
15. Schweiz. Vereinigung gegen Tuberkulose und Lungenkrankheiten (1989) Richtlinien für die kontinuierliche O_2-Heimbehandlung bei Patienten mit chronischer Ateminsuffizienz. Beilage zum Bulletin des Bundesamtes für Gesundheitswesen 3: 18–19
16. Anthonisen NR (1983) Long-term oxygen therapy. Ann Int Med 99: 519–527
17. Leach RM, Davidson AC, Chinn S (1992) Portable liquid oxygen and exercise ability in severe respiratory disability. Thorax 47: 781–789
18. Tiep BL (1990) Portable oxygen therapy: including oxygen conserving methodology. Futura Co. Mount Sisco, NY, p 10549
19. Wisthal B, Petro W, Konietzko N (1986) Sauerstoff-Langzeit-Heimtherapie – Technische Aspekte der Sauerstoffproduktion, Applikation und Akzeptanz durch Patienten mit chronisch respiratorischer Insuffizienz. Prax Klin Pneumol 40: 429–437
20. Heimlich HJ (1982) Respiratory rehabiliation with transtracheal oxygen system. Ann Otol Rhinol Laryngol 92: 643–647
21. Heimlich HJ, Carr GC (1985) Transtracheal catheter technique for pulomary rehabilitation. Ann Otol Rhinol Laryngol 94: 502–504
22. Christopher KL, Spofford BT, Brannin PK, Petty TL (1986) Transtracheal oxygen therapy for refractory hypoxemia. Transtracheal JAMA 256: 494–497
23. Häggi J, Anderhub HP, Kronauer Chr, Russi EW (1988) Transtracheale O_2-Applikation zur Sauerstoff-Langzeittherapie. Schweiz Med Wschr 118: 1321–1324
24. Christopher KL, Spofford BT, Petrun MD, McCarty DC, Goodman JR, Petty TL (1987) A program for transtracheal oxygen delivery. Assessment of safety and efficacy. Ann Int Med 107: 802–808

α1-Antitrypsin-Substitution

N. Konietzko

Einführung

Der **α_1-Antitrypsinmangel** – abgekürzt **α_1-AT-Mangel** – ist eine angeborene Erkrankung, die auf eine Genmutation des Chromosoms 14 zurückzuführen ist. Der Defekt wird autosomal kodominant vererbt. Die Inzidenz des schweren α_1-AT-Mangels liegt mit 1/4000 ähnlich hoch wie die der zystischen Fibrose (Mukoviszidose). Damit gehört der α1-AT-Mangel zu den häufigsten Erbkrankheiten der weißen Rasse. Insgesamt gibt es 70 verschiedene Mutationen dieses Gens. Die verschiedenen Phänotypen werden nach dem **Pi-(Proteinasen-inhibitor)-System** benannt. Gesunde haben einen Phänotyp PiMM. Das häufigste pathologische Gen ist das Z-Allel, das durch Spontanmutation vor etwa 5000 Jahren in Skandinavien entstanden ist. Somit erklärt sich auch das auffallende Nord-/Südgefälle des **PiZZ-Phänotyps** und die Beschränkung auf die weiße Rasse. Das normale Genprodukt ist ein aus 394 Aminosäuren bestehendes, mit Kohlenhydratketten versehenes Glykoprotein mit einem Molekulargewicht von 53.000 Dalton (Abb. 1). Die Synthese dieses Glykoproteins erfolgt in den Hepatozyten. Bei den meisten Genmutationen ist die Freisetzung von α1-AT aus dem endoplasmatischen Retikulum gestört. Entsprechend ist der Plasma-Serum-Spiegel erniedrigt [2, 9, 13, 31, 39]. Im Kindesalter

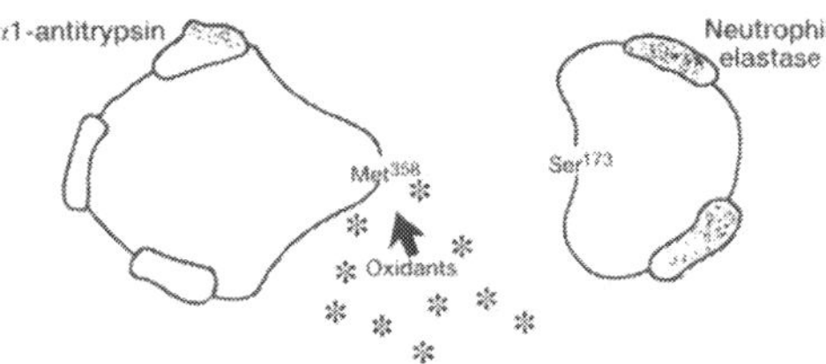

Abb. 1. Interaktion zwischen Alpha-1-Antitrypsin und neutrophiler Elastase: Das Methionin^{358}-Molekül stellt die aktive inhibitorische Stelle des α_1-AT dar; diese paßt wie ein Schlüssel zum Schloß in das entsprechende gegenüberliegende Ser^{173}-Ende des Elastasemoleküls. Wenn neutrophile Elastasen *(NE)* ein Proteinsubstrat, wie etwa Elastin oder Kollagen attackieren, wird ein Teil des Proteins in die entsprechende Tasche eingebunden und spaltet damit ein Peptid des Zielproteins ab. Das gespaltene Protein wird freigesetzt und ermöglicht der Elastase eine erneute Attacke. Im Gegensatz dazu führt die Interaktion von Alpha-1-AT und NE zu einer Komplexbildung mit resultierender Inhibition von NE. Durch Oxydantien wird das Alpha-1-AT inaktiviert

Tabelle 1.

Alpha-1-AT-Mangel Klinische Manifestationen
1. *Lungenerkrankungen* (100%)
Lungenemphysem (100%)
Chronische Bronchitis (90%)
Asthma bronchiale (20%)
Bronchiektasen (bis 10%)
2. *Lebererkrankungen* (17%)
Leberzirrhose (3–30%)
Cholestase, neonatal (11%)
Hepatozelluläres Karzinom (um 1–9%)
3. *Autoimmunerkrankungen* (um 1%)
Panniculitis (Weber-Christian)
Rheumatoide Arthritis
Lupus erythematodes
Uveitis anterior
4. *Sonstige* (unter 1%)
Pankreatitis
Glomerulonephritis (Kinder)
Atopische Dermatitis

tritt bei 11% der α1-AT-Mangelträger eine **Cholestase** auf, die in einem Viertel der Fälle in eine **Hepatitis** übergeht. Gehäuft sind außerdem **Leberzirrhose,** und das **hepatozelluläre Leberkarzinom** [30, 33]. Zu den anderen Organmanifestationen siehe Tabelle 1.

Die häufigste Manifestation des schweren angeborenen α1-AT-Mangels ist das Lungenemphysem. Etwa 1 bis 2% aller Patienten mit **Lungenemphysem** in Mitteleuropa haben einen schweren α_1-AT-Mangel, in der Bundesrepublik Deutschland wird die Zahl mit schwerem α_1-AT-Mangel auf über 10.000 geschätzt. Von diesen sind allerdings nur weniger als 1000 identifiziert. Die Erkrankung manifestiert sich im frühen Erwachsenenalter und führt im Median Mitte der 5. Lebensdekade zum Tod an schwerem Lungenemphysem. Raucher erkranken in der Regel 10 Jahre früher als Nichtraucher [4, 5, 11, 30, 32, 35]. Die **Pathogenese** der Erkrankung wird in einer **Imbalance von Proteasen** und **Antiproteasen** gesehen. Proteasen, insbesondere die Elastasen in der Lunge, stammen zu etwa 90% aus den Granulozyten. Zu einem kleinen Teil kommen Proteasen auch aus Alveolarmakrophagen und Bakterien (z.B. IgA-Proteasen). Zu einem vermehrten Granulozyteninflux in die Lunge kommt es bei Infekten und bei Irritationen der Lunge durch Schadstoffe, wie z.B. inhalatives Zigarettenrauchen (Abb. 2). Bei Überwiegen der Proteasen – wie beim schweren α_1-AT-Mangel zum Pi-ZZ-Typ – kommt es zur enzymatischen Zerstörung von Protein in der Lunge. Liegt der α1-AT-Serumspiegel, wie etwa bei heterozygoten Merkmalsträgern, über 35% des Sollmittelwertes, wird im allgemeinen keine erhöhte Lungenemphysemrate beobachtet (Abb. 3) [12, 22]. **Pathologisch-anatomisch** entsteht durch die proteolytische Zerstörung des Lungengewebes ein panlobuläres Emphysem mit Betonung der Lungenbasis und häufig Ausbildung von großen Blasen (Bullae!). Die **klinische Diagnose** des Lungenemphysems gelingt, auch in der Frühphase der Erkrankung, durch Kombination von Funktionsuntersuchung (Spirometrie, Ganzkörperplethysmographie, Blutgasanalyse unter Belastung) und bildgebenden Verfahren (Perfusionsszintigraphie, hochauflösende Computertomographie = HRCT). Die **Progredienz** der Erkrankung läßt sich anhand der Verschlechterung der Lungenfunktion, insbesondere des Atemstoßes (ΔFEV_1/Jahr), objektiv erfassen [1, 19, 23]. **Präventive Maßnahmen** beinhalten die Schutzimpfung (Influenza-Vakzine, Pneumokokken-Vakzine), Antibiotika bei bakteriellen Infektionen des Respirationstraktes und Meidung inhalativer Schadstoffe (Rauchen, Beruf!). Das therapeutische Ziel der Substitutionsbehandlung ist die Wiederherstellung der physiologischen Balance zwischen **Proteasenbelastung** und **Antiproteasenschutz der Lunge** (siehe Abb. 2c) [15, 27, 29, 30, 34, 42, 48].

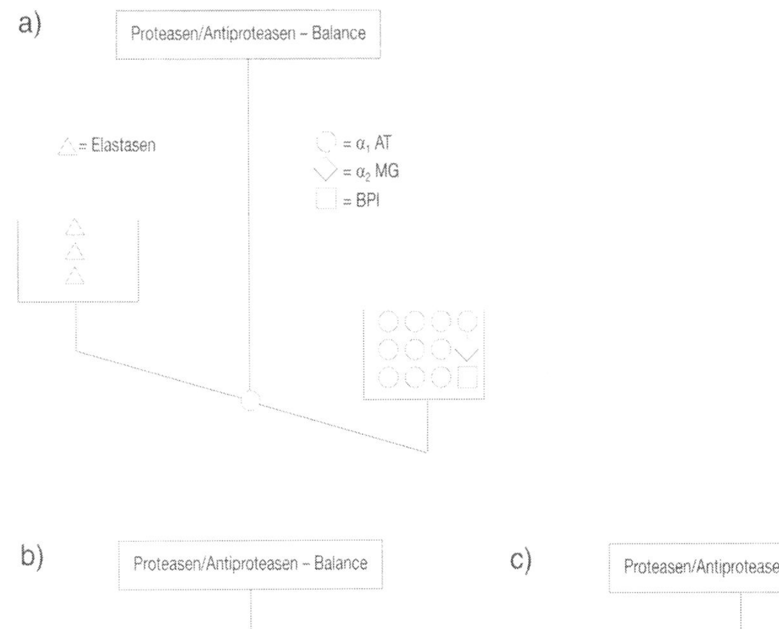

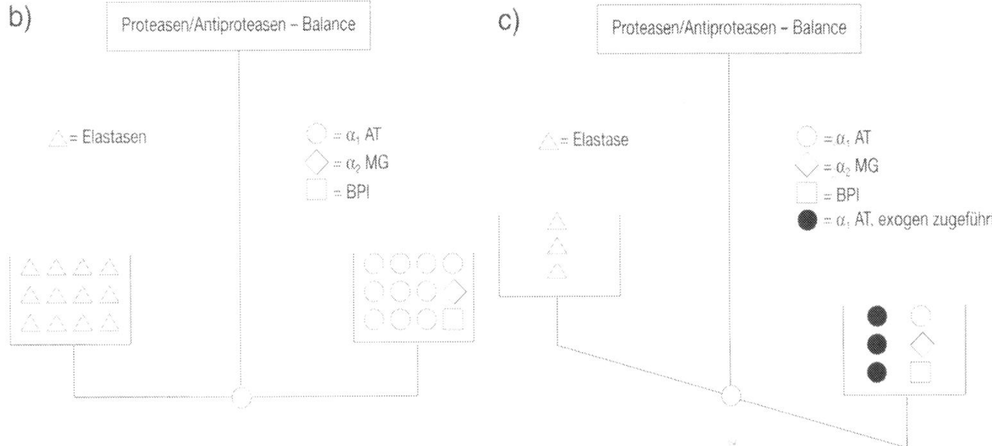

Abb. 2. Beim Nichtraucher (a) mit normalem Alpha-1-AT überwiegen die Antiproteasen (Alpha-1-Antitrypsin *α_1-AT*, Alpha-2-Makroglobulin *α_2-MG*, Bronchialer Proteinase-Inhibitor *BPI*) die geringgradig in der Lunge vorhandenen Elastasen. Beim Raucher (b) nimmt die Elastasenbelastung stark zu. Beim rauchenden Patienten mit schwerem Alpha-1-AT-Mangel überwiegen die aus Granulozyten und Makrophagen stammenden Proteasen, es kommt zur „Lungenandauung". Beim gleichen Patienten (c) kann durch Verminderung der Proteasenbelastung der Lunge, etwa durch Raucherentwöhnung und Infektbekämpfung, das Gleichgewicht wieder hergestellt werden, wenn zugleich exogen Antiproteasen substituiert werden. Es kommt zu einem labilen Gleichgewicht zwischen Proteasen und Antiproteasen

Medikament

Humanes α1-AT zur intravenösen Substitutionstherapie wird aus gepooltem Humanplasma gesunder Spender hergestellt. Dabei wird zunächst das Plasma tiefgefroren und nach Auftauen das Kryopräzipitat vom flüssigen Anteil durch Fraktionierung getrennt. Zu den Proteinfraktionen gehören Albumin, Immunglobuline und die Cohn-Fraktion IV-1. Aus dieser Cohn-Fraktion wird das humane α1-AT-Konzentrat durch Ausfällen und Chromatographie isoliert. Es liegt zur Infusion als sterile, stabile lyophilisierte Substanz vor (Prolastin HS).

Zur Virusinaktivierung wird Prolastin HS®

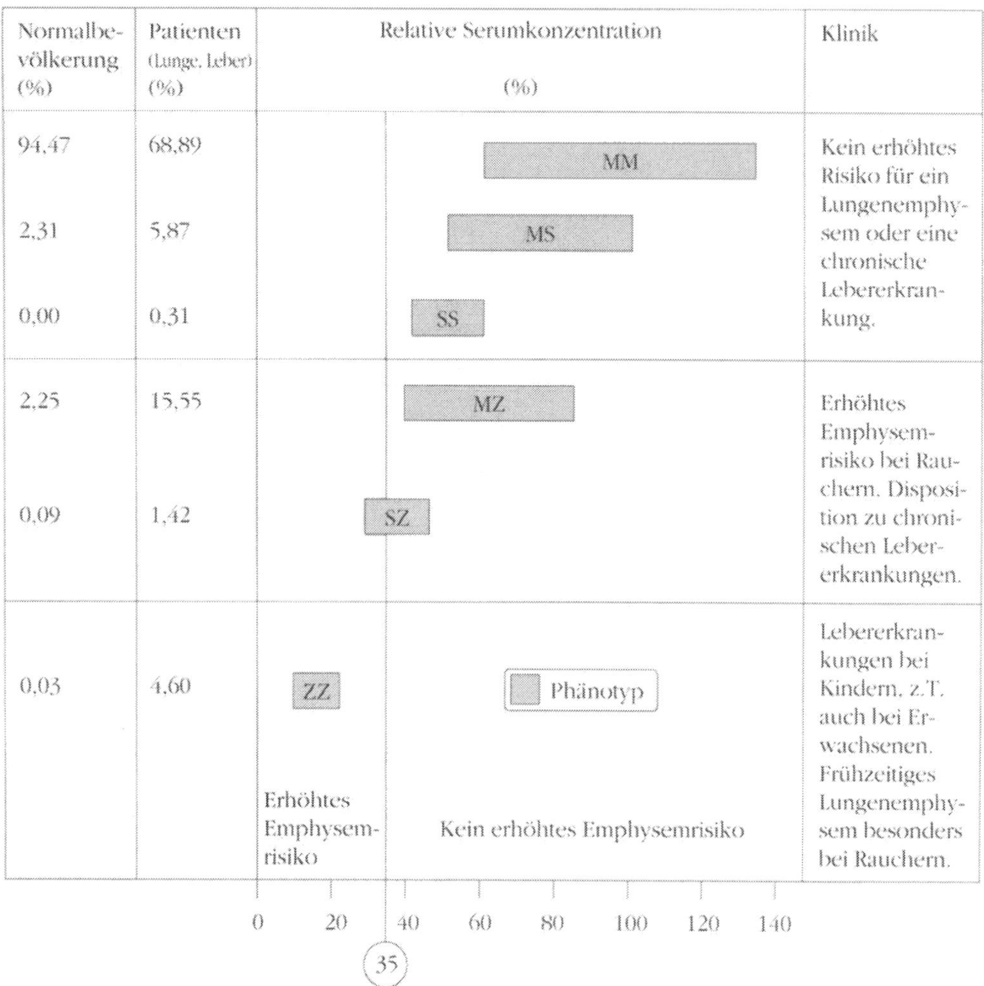

Abb. 3. Alpha-1-Antitrypsin-Frequenzen in der Normalbevölkerung und bei Patienten mit Lungen- und Lebererkrankungen, relative Serumskonzentrationen und klinische Bedeutung der einzelnen Phänotypen. Bei Alpha-1-Antitrypsin-Konzentrationen unter 35% des Sollmittelwertes besteht ein erhöhtes Emphysem-Risiko

10 Std. lang in Lösung bei 60°C hitzebehandelt; damit wird das Risiko der Übertragung infektiösen Materials erheblich reduziert. Darüber hinaus wird vor der weiteren Verarbeitung jede Plasmaspende mit den von dem Gesundheitsbehörden anerkannten Methoden auf HBS-Ag und Antikörper gegen HIV und HCV sowie auf pathologische GPT-Werte getestet [10, 37, 45].

Pharmakodynamik

Die **Serumhalbwertszeit** von α1-AT liegt bei 4,5 Tagen. Anhand von bronchoalveolären Lavagen, 48 Std. nach Infusion, konnte gezeigt werden, daß intravenös infundiertes Prolastin HS® in beträchtlichem Ausmaß in das Interstitium und den Alveolarbereich penetriert. Die **biologische Aktivität** der Substanz konnte sowohl für das Serum wie auch die bronchoalveoläre Lavage nachgewiesen werden [3, 20, 24, 36]. Bei 20 Patienten mit angeborenem schweren α1-AT-Mangel (PIZZ) und ausgeprägtem Lungenemphysem konnte nach intravenöser Infusion von 60 mg Prolastin HS®/kg Körpergewicht ein Anstieg des

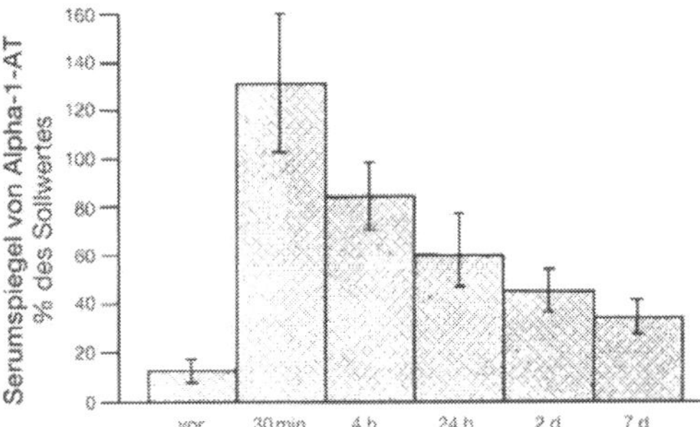

Abb. 4. Konzentrationen von Alpha-1-AT im Serum in der ersten Woche der Substitutionstherapie (nach Konietzko et al 1988)

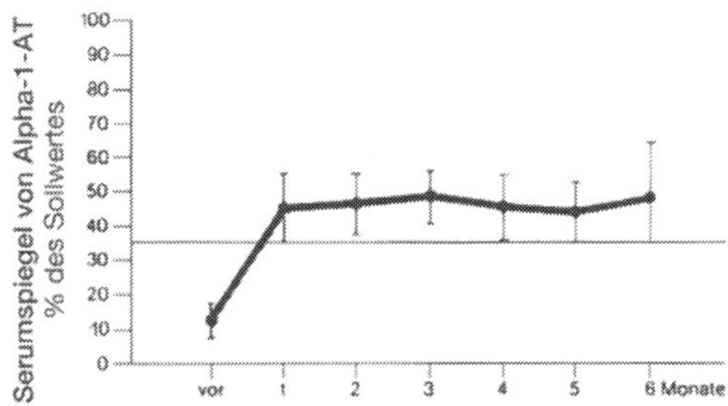

Abb. 6. Minimalkonzentrationen von Alpha-1-AT im Serum in den 6 Monaten der Substitutionstherapie, gemessen unmittelbar vor der jeweils nächsten Infusion (nach Konietzko et al. 1988)

Serumspiegels auf 130% der Norm bei einem Ausgangswert von 13% der Norm erzielt werden (siehe Abb. 4). Diesem Anstieg folgte ein exponentieller Abfall der Serumspiegel im Verlauf der nächsten Tage. Der niedrigste Wert am Ende der 1. Woche, unmittelbar vor der nächsten Infusion, lag bei 35% der Norm, also bei einem Serumspiegel, von dem angenommen wird, daß er gegenüber Elastasen noch protektiv ist. Ebenso kam es zu einem deutlichen Anstieg der freien Inhibitoren, sowohl gegen Trypsin als auch gegen Leukozytenelastase, der um ein Vielfaches über dem Ausgangswert lag (Abb. 6). Wiederholte man die Infusion wöchentlich, so konnte über 6 Monate bei den genannten 20 Patienten ein konstanter Serumspiegel, dessen Talwert immer im protektiven Bereich lag, gehalten werden

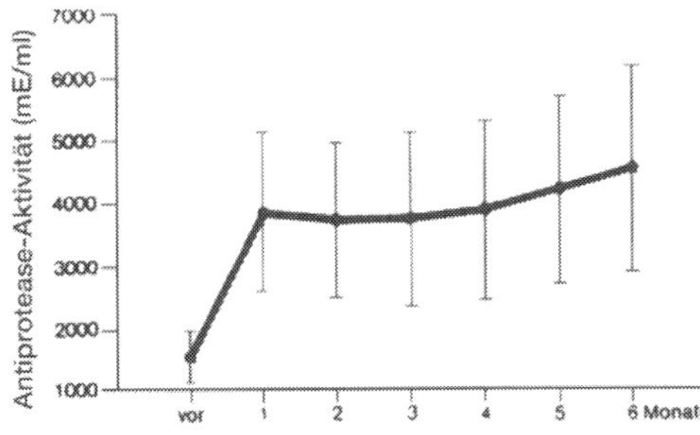

Abb. 5. Antiprotease-Aktivität im Serum, gemessen gegen Granulozyteneastase (nach Konietzko et al. 1988)

(Abb. 6). Daraus kann der Schluß gezogen werden, daß der Serumspiegel auch im weiteren Verlauf unter fortgesetzter Infusion konstant bleibt [18, 36, 38, 40, 44, 47].

Indikation

Die **Indikation** zur α1-AT-Substitution ist unter folgenden Voraussetzungen gegeben [6, 8, 21, 28, 43, 45, 46]:

- α1-AT-Serumspiegel unter 35% des Sollmittelwertes, d.h. unter 50 mg/dl nephelometrisch oder unter 80 mg/dl mittels radialer Immundiffusion gemessen.
- Vorliegen eines Lungenemphysems (FEV_1 < 65% des Sollmittelwertes) oder kontinuierliche Verschlechterung der Lungenfunktion (ΔFEV_1 > 120 ml/Jahr), auch wenn noch kein Lungenemphysem diagnostiziert werden kann.

Keine Indikation für eine Substitutionstherapie stellen dar:

- das „ordinäre" Emphysem mit einem normalen α1-AT-Spiegel im Serum,
- heterozygote Formen des α_1-AT-Mangels (z.B. PiMZ) mit nur geringer Erniedrigung des Serumspiegels mit Ausnahme einiger Fälle von PiSZ (siehe Abb. 3).

Strittig und wissenschaftlich nicht erwiesen ist die Wirksamkeit der α1-AT-Substitution nach erfolgreicher Lungentransplantation bei Patienten mit schwerem α1-AT-Mangel. Die der Transplantation folgende Phase ist gekennzeichnet durch Abstoßungsreaktionen und/oder Infektionen und damit auch mit einer erhöhten Elastasenbelastung der Lunge vergesellschaftet. Aus diesen pathogenetischen Überlegungen macht die Substitution mit α1-AT-Konzentrat Sinn. Nach Lebertransplantation, die vereinzelt bei Kindern wegen fortgeschrittener Leberzirrhose durchgeführt wurde, normalisierte sich der α1-AT-Spiegel im Serum [47a].

Kontraindikationen zur α1-AT-Substitutionstherapie werden gesehen bei:

- Fortgesetztem **Zigarettenrauchen** (die Oxydantien des Zigarettenrauchens inaktivieren das zugeführte α1-AT).
- Bekannter **Überempfindlichkeit** gegenüber Eiweiß und Blutprodukten.
- Komplettem **IgA-Mangel.**
- Dekompensiertem **Cor pulmonale.**

Überprüfung des Effektes

Die Kontrolle des protektiven Serumspiegels sollte zumindest im ersten Monat der Substitutionsbehandlung mit Prolastin HS® durch Bestimmung des **Talspiegels** (am 7. Tag nach der Infusion und unmittelbar vor der nächsten Infusion) erfolgen. Der Wert sollte dabei über 35% des Sollmittelwertes liegen, d.h. also über 50 mg/dl bei der nephelometrischen Untersuchung und über 80 mg/dl bei der radialen Immundiffusionstechnik.

Die **zeitliche Streckung der Infusion,** wie sie von Hubbard et al. [20, 46] vorgeschlagen wurde, etwa in Form von 4wöchentlichen Intervallen, aber Vervierfachung der Einzeldosis, ist nicht empfehlenswert: Über 7–10 Tage im Monat wird der protektive Serumspiegel unterschritten, die hohe Volumenbelastung verlangt gelegentlich gleichzeitige Plasmapherese [47a].

In mehreren Studien konnte nachgewiesen werden, daß es durch die α1-AT-Infusion nicht nur zu einer Erhöhung des immunologisch meßbaren α1-AT-Spiegels im Serum und der Lungenspülflüssigkeit kommt, sondern auch zu einer Anhebung der **biologischen Antiproteasenaktivität** im Serum und in der Lungenspülflüssigkeit [15, 24, 47].

Der Beweis dafür, daß es gelingt, mit der Substitutionstherapie die Progredienz des Lungenemphysems zu stoppen oder zu verlangsamen, steht nach wie vor aus, wenn man dazu randomisierte, placebokontrollierte Studien fordern wollte.

Der **Nachweis der Wirksamkeit** ist aus verschiedenen Gründen schwierig: Zum einen ist der Verlauf des Lungenemphysems sehr chronisch, oft jahrzehntelang, und sehr variabel [5, 7, 25, 26, 48]. Zum andern fehlen geeignete biologische Marker, welche die Zerstörung von Lungengewebe anzeigen und im positiven Fall unter Substitution die angestrebte Verlangsamung derselben widerspiegeln, und somit letztlich die Wirksamkeit der Therapie beweisen.

Der derzeit am besten geeignete Parameter ist die jährliche Veränderung des Atemstoßes (ΔFEV_1/Jahr), auch wenn dieser intraindividuell nicht unerheblich schwankt und zeitlich hinter der Entwicklung herhinkt. Erste Ergebnisse einer deutsch-dänischen multizentrischen, prospektiven, aber nicht placebokontrollierten Studie zeigen, daß Patienten mit schwerem α1-AT-Mangel eine langsamere Progredienz ihres Emphysems aufweisen, wenn sie substituiert werden, verglichen mit historischen Daten eines dänischen Patientenkollektivs: Der Abfall von FEV_1 in der substituierten Gruppe war signifikant geringer als in der unbehandelten Gruppe mit einem jährlichen Abfall (ΔFEV_1/Jahr) von 53 ml (95% CI 48–58 ml) und 75 ml (95% CI 63–87 ml), respektive ($p = 0{,}02$). Die Stratifizierung nach verschiedenen Schweregraden zeigte, daß der Effekt nur bei mittelschwer ausgeprägtem Lungenemphysem ($FEV_1 = 31$–65% Soll) signifikant war (41c, 47b) (Tabelle 2).

Zu ähnlichen Ergebnissen kam die US-ame-

Tabelle 2. FEV_1-Abfall (ΔFEV/Jahr) für die substituierten deutschen und die nicht substituierten dänischen Patienten mit schwerem α_1-Antitrypsin-Mangel, Stratifizierung nach initialer FEV_1 in % Sollwert (aus 41c).

	Gruppen				
	Behandelt	(Deutsch)	Unbehandelt	(Dänisch)	
Initiales FEV_1 (% Soll)	Patienten (n)	ΔFEV_1 (ml/Jahr)	Patienten (n)	ΔFEV_1 (ml/Jahr)	p-Wert
≤ 30%	75	24,2 (23,6)	27	30,9 (36,3)	0,6
31–65%	112	61,8 (25,3)	58	82,8 (49,3)	0,04
>65%	11	162,0 (28,7)	12	140,0 (83,2)	0,7
Alle	198	53,0 (37,6)	97	74,5 (59,6)	0,02

rikanische „Alpha-1-Antitrypsin-Deficiency Registry Study Group" anhand einer Verlaufsstudie bei 927 Patienten mit schwerem α_1-Antitrypsinmangel: Bei einer Subgruppe mit mittelschwerem Lungenemphysem (FEV_1 = 35–49% Soll) war der jährliche Abfall bei den substituierten signifikant langsamer als bei den nicht substituierten (ΔFEV_1 = 66,4 ml/Jahr respektive ΔFEV_1 = 93,2 ml, p = 0,03). Beim Gesamtkollektiv fand sich dagegen kein signifikanter Unterschied zwischen Patienten unter Substituierten und solchen, die nicht α_1-Antitrypsin-Konzentrat erhielten [41a]. Allerdings war die Mortalität bei den substituierten signifikant geringer als bei den nicht substituierten (risk ratio = 0,64, p = 0,02). Auch bei dieser Studie handelte es sich nicht um eine randomisierte, sodaß die Frage: „Verlangsamt Substitutiontherapie das Fortschreiten des Lungenemphysmes bei schwerem α_1-Antitrypsinmangel?" nicht mit hinreichender Sicherheit bejaht werden kann, auch wenn das Konzept schlüssig erscheint und der Vergleich mit historischen Kollektiven eine positive Antwort gibt. Eine dänisch-holländische Plazebo-kontrollierte Studie zu dieser Frage ist noch nicht abgeschlossen.

Alternative Applikationen

Neben der geschilderten intravenösen Substitutionstherapie wird derzeit die Möglichkeit einer inhalativen Substitutionstherapie mit α1-AT-Konzentration geprüft. Nach ersten Untersuchungen scheint zumindest die Deposition des Medikaments auch bei Patienten mit fortgeschrittenem Lungenemphysem im Bereich der Alveolen gesichert. Die Vorteile der Inhalationstherapie liegen auf der Hand: die niedrigere Dosis, die benötigt wird, und die bessere Praktikabilität, d.h. Applikation der Substanz durch den Patienten selbst zu Hause.

Nebenwirkungen

Seit 1989 liegen Erfahrungen mit mehr als 50.000 Infusionen mit Prolastin HS® vor. Dabei wurden 71 unerwünschte Nebenwirkungen berichtet bei insgesamt 35 Patienten (19 Männer, 16 Frauen). 32 davon wurden als geringgradig, 15 als mittelschwer und keine einzige als schwer eingruppiert. 10 unerwünschte Reaktionen wurden durch den behandelnden Arzt anderweitig klassifiziert. Die Mehrheit der Nebenwirkungen beinhaltet die typischen Reaktionen, wie sie bei Fremdeiweiß-Infusionen beobachtet werden, und zwar Fieber und Schüttelfrost bei 16, Urtikaria bei 12, Erbrechen bei 10 und Müdigkeit bei 2 Patienten. Insgesamt äußerten 10 Patienten eine Verstärkung der Atemnot (Tabelle 3). Bei einem Patienten wurden Hepatitis-B-Oberflächenantikörper gefunden, der Titer blieb positiv. Während

Tabelle 3.

Unerwünschte Wirkungen bei 50.000 Infusionen (siehe auch Text)	
Fieber/Schüttelfrost	n = 16
Urtikaria	n = 12
Atemnot	n = 12
Übelkeit	n = 10
Müdigkeit	n = 2
Schwindelgefühl	n = 2
Blutdruckabfall	n = 2
Kopfschmerz	n = 2
Herzbrennen	n = 2
Anti-HBS positiv	n = 1
Husten	n = 1
Meteorismus	n = 1
Hautausschlag	n = 1
Andere	n = 7

der Zeit der Beobachtung entwickelte der Patient zu keiner Phase klinische Zeichen der Hepatitis, die übrigen leberspezifischen Labordaten waren immer im Normbereich. Die Anti-HBC und Anti-HBE sowie das Anti-HBS-Antigen blieben während der gesamten Beobachtungsphase negativ. Obwohl eine Übertragung von Hepatitis B nicht komplett ausgeschlossen werden kann, ist der Zusammenhang zwischen Infusion mit Prolastin und Hepatitis-Entwicklung sehr unwahrscheinlich. HIV-Infektionen wurden nicht beobachtet. Bei einem Patienten wurde eine IgE-vermittelte, akute allergische Reaktion beobachtet (35a).

Interaktionen

Interaktionen mit Medikamenten oder anderen Arbeitsprodukten konnten nicht beobachtet werden.

Besonderheiten

Theoretisch ist zu erwarten, daß während Phasen einer vermehrten Elastasenbelastung des Organismus die intravenös zugeführten Antiproteasen vermehrt verbraucht werden und damit der Antiproteasenschutz sinkt. Eine solche Abnahme des immunologisch gemessenen α1-AT im Serum wurde jedoch nicht beobachtet.

Zukunftsaspekte

Bei Vorliegen einer Leberzirrhose, die sich im ersten Lebensjahr bei schwerem α1-AT-Mangel entwickeln kann, ist in einzelnen Fällen die Leber transplantiert worden. Der zugrunde liegende genetisch Defekt läßt sich damit beheben, die α1-AT-Serumwerte werden normal. Allerdings ist das Risiko einer **Lebertransplantation** nach wie vor weit größer als der Nutzen für die Lunge, der damit langfristig erzielt werden kann.
Bei Patienten mit schwerem α1-AT-Mangel und Lungenemphysem werden in zunehmendem Maße erfolgreich **Lungentransplantationen** vorgenommen. Dabei konnte man nicht nur mit bilateral sequentiellen, sondern auch mit einseitigen Lungentransplantationen gute Ergebnisse erzielen [45]. Ob nach der Transplantation eine Substitution sinnvoll und erfolgreich ist, ist z.Zt. noch ungeklärt. Entsprechende Studien dazu fehlen.
Als therapeutische Konzepte für die Zukunft kommen durchaus auch **gentechnologische Verfahren** in Betracht. So ist es beispielsweise bei Mäusen gelungen, bei entnommenen Fibroblasten defekte durch gesunde Gene zu ersetzen. Nach der Implantation der Zellen in das Peritoneum wurden bei diesen Mäusen normale α1-AT-Serumspiegel gemessen. Ein weiterer gentechnologischer Ansatz ist die Erzeugung von transgenen Schafen. Diese Tiere scheiden in der Milch in großen Mengen hochkonzentriertes α1-AT aus, dieses könnte zukünftig als preiswerte Substitutionsquelle genutzt werden. Auch sind kleine Mengen von Antiproteasen mit differenten biologischen Eigenschaften, z.B. kürzerer Halbwertszeit oder Resistenz gegenüber Oxy-

dantien, gentechnologisch schon produziert worden und es steht zu hoffen, daß damit die Palette unserer therapeutischen Möglichkeiten auch auf dem Sektor der Antiproteasen, die ja auch bei anderen pulmonalen Erkrankungen, wie z.B. dem ARDS, der Lungenfibrose und der Mukoviszidose, eine große Rolle spielen, erweitert wird [41, 45].

Literatur

1. Baur X, Bencze K, Hauck R et al (1989) Verlauf und Prognose des schweren Alpha-1-Proteinaseninhibitor-Mangel. In: Konietzko N (Hrsg) Lungenemphysem bei schwerem Alpha-1-Proteinaseninhibitor-Mangel. Dustri, München, S 53–62
2. Beatty K, Bieth J, Travis J (1980) Kinetics of association of serine proteinases with native and oxodized alpha-1-antichymotrypsin. J Biol Chem 255: 3931–3934
3. Becker M, Konietzko N (1987) Substitutionstherapie mit Alpha-1-Antitrypsin bei PIZ-Patienten mit progressivem Lungenemphysem. Prax Klin Pneumol 41: 610–612
4. Black LF, Hyatt RE, Stubbs SE (1972) Mechanism of expiratory airflow limitation in chronic obstructive pulmonary disease associated with alpha-1-antitrypsin deficiency. Am Rev Respir Dis 105: 891–899
5. Buist AS et al (1993) The natural history of airflow obstruction in PIZ emphysema. Report on NHLBI workshop. Am Rev Respir Dis [Suppl] 12: 43–45
6. Buist AS et al (1989) Guidelines for the approach to the patient with severe hereditary alpha-1-antitrypsin deficiency. Am Rev Respir Dis 140: 1494–1497
7. Burrows B (1985) A clinical trial of efficacy of antiproteolytic therapy: can it be done? Am Rev Respir Dis 127: 42–43
8. Braun J, Welle S, van Wees J et al (1990) Dauersubstitution bei homozytoten Alpha-1-Antitrypsin-Mangel. Dtsch Med Wschr 115: 889–894
9. Carrell RW, Jeppsson J-O, Laurell C-B et al (1982) Structure and variation of human alpha-1-antitrypsin. Nature 298: 329–334
10. Coan MH, Dobkin M (1989) Alpha-1-Proteinasen-Inhibitor-Herstellung und Charakterisierung. In: Konietzko N (Hrsg) Lungenemphysem bei schwerem Alpha-1-Proteinaseninhibitor-Mangel. Dustri, München, S 70–77
11. Cohen AB (1986) Unraveling the mysteries of alpha-1-antitrypsin deficiency. N Engl J Med 314: 778–779
12. Eriksson S (1964) Pulmonary emphysema and alpha-1-antitrypsin deficiency. Acta Med Scan 175: 197–205
13. Fagerhol MK, Gedde-Dahl T (1969) Genetics of the Pi serum types. Family studies the inherited variants of serum alpha-1-antitrypsin. Hum Hered 19: 354–359
14. Fournel MA, Newgren JO, Betancourt CM, Irwin RG (1988) Preclinical evaluation of alpha-1-proteinase inhibitor. Am J Med 84 [Suppl] 6A: 43–47
15. Gadek JE, Fells GA, Zimmermann RL et al (1981) Antielastases of the human aleveolar structures: Implications for the protesase-antiprotease-theory of emphysema. J Clin Invest 68: 889–898
16. Gadek JE, Klein HG, Holland PV et al (1981) Replacement therapy of alpha-1-antitrypsin deficiency: reversal of protesase-antiprotease imbalance with the alveolar structures of PIZ subjects. J Clin Invest 68: 1158–1165
17. Gillessen A, Schmidt EW, Rasche B, Ulmer WT (1989) Biochemical reaction of alpha-1-antitrypsin during the substitution therapy of patients with homozygote Pi-ZZ defizit. Klin Wochenschr 67: 328–335
18. Graf HJ, Konietzko N (1992) Substitutionstherapie bei schwerem alpha-1-Proteaseninhibitor-Mangel und Lungenemphysem. Deutsches Ärzteblatt, 89. Jahrgang/Heft 33. A1: S 2701–2703
19. Hochstraßer K (1989) Proteasen-Inhibitoren und Pathophysiologie des Lungenemphysems. In: Konietzko N (Hrsg) Lungenemphysem bei schwerem Alpha-1-Protaseninhibitor-Mangel. Dustri, München, S 1–15
20. Hubbard RC, Crystal RG (1988) Alpha-1-antitrypsin augmentation therapy for alpha-1-antitrypsin deficiency. Am J Med 84 [Suppl] 6A: 52–62
21. Hubbard RC, Sellers S, Czerski D et al (1988) Biochemical efficacy and safety of monthly augmentation therapy for Alpha-1-antitrypsin deficiency. JAMA 260: 1259–1264
22. Hutchinson DCS, Tobin MJ, Cook PJL (1983) Alpha-1-antitrypsin deficiency: clinical and physiological features in heterozygotes of Pi Type SZ. Br J Dis Chest 77: 28–34

22a Hutchinson DCS, Hughes MD (1997) Alpha-

1-antitrypsin replacement therapy: will its efficacy ever be proved? Eur Respir J 10: 2191–2193
23. Janoff A, White R, Carp H et al (1979) Lung injury induced by leukocytic proteases. Am J Pathol 97: 111–129
24. Konietzko N, Becker M, Schmidt EW et al (1988) Substitutionstherapie mit Alpha-1-AT bei Patienten mit Alpha-1-AT-Mangel und progredientem Lungenemphysem. Dtsch Med Wschr 113: 369–373
25. Konietzko N, Schulz V, Eckert G (1988) Die Progredienz des Lungenemphysems bei schwerem Alpha-1-AT-Mangel. Eine retrospektive, multizentrische Studie der „Wissenschaftlichen Arbeitsgemeinschaft für die Therapie von Lungenkrankheiten e.V. (WATL)". Med Klin 83: 1–6
26. Konietzko N (1989) Lungenemphysem – neue pathogenetische Konzepte – neue therapeutische Ansätze? In: Konietzko N (Hrsg) Lungenemphysem bei schwerem Alpha-1-Proteinaseninhibitor-Mangel. Dustri, München, S 81–107
27. Konietzko N (1990) Alpha-1-antitrypsin substitution - treatment or prevention of emphysema. Lung 168: 592–598
28. Konietzko N (1991) Alpha-1-Proteinasen-Inhibitor-Substitution: Wann und wie? Pneumologie 45: 485–487
29. Konietzko N, Eberhard D, El Beheidy T (1991) Lungenemphysem bei Alpha-1-AT-Mangel. Atemw Lungenkrkh 17: 593–599
30. Kueppers F, Black LF (1974) Alpha-1-antitrypsin and its deficiency. Am Rev Respir Dis 110: 176–194
31. Kummer F (1989) Alpha-1-Proteinase-Inhibitor-Mangel-Genetik und Epidemiologie. In: Konietzko N (Hrsg) Lungenemphysem bei schwerem Alpha-1-Proteinaseninhibitor-Mangel. Dustri, München, S 24–30
32. Larsson C (1978) Natural history and life expectancy in severe alpha-1-antitrypsin deficiency, PiZ. Acta Med Scand 204: 345–351
33. Laurell C-B, Eriksson S (1963) The electrophoretic alpha-1-globulin pattern of serum in alpha-1-antitrypsin deficiency. Scand J Clin Lab Invest 15: 132–140
34. Liebermann J (1976) Elastase, collagenase, emphysema, and alpha-1-antitrypsin deficiency. Chest 70: 62–67
35. Morse JO (1978) Alpha-1-antitrypsin deficiency. N Engl J Med 299: 1045–1048
35a Meyer FJ, Wencker M, Teschler H, Steveling H, Sennekamp J, Costabel U, Konietzko N (1998) Acute allergic reaction and demonstration of specific IgE antibiotics against alpha-1-protease inhibitor. Eur Respir J 12: 1028–1032
36. Moser KM, Smith RM, Spragg RG et al (1988) Intravenous administration of alpha-1-proteinase inhibitor in patients of PiZ and PiM phenotype: preliminary report. Am J Med 84 [Suppl] 6A: 70–74
37. Pannell R, Johnson D, Travis J (1974) Isolation and properties of human plasma alpha-1-proteinase inhibitor. Biochemistry 13: 5439–5445
38. Schmidt EW, Rasche B, Ulmer WT et al (1988) Replacement therapy for alpha-1-protease inhibitor deficiency in PiZ subjects with chronic obstructive lung disease. Am J Med 84 [Suppl] 6A: 63–69
39. Schultze HE, Heide K, Haupt K (1962) Alpha-1-Antitrypsin aus Humanserum. Klin Wschr 40: 427–429
40. Schwaiblmair M, Knitza R, Eberl-Lehmann P et al (1991) Alpha-1-Proteinasen-Inhibitor-Substitutionstherapie während der Schwangerschaft bei einer 43jährigen Patientin mit homozygotem ZZ-Phänotyp. Atemw Lungenkrkh 17: 83–84
41. Smith RM, Spragg RG (1988) Production and administration to doggs of aerosols of alpha-1-proteinase inhibitor. Am J Med 84 [Suppl] 6A: 48–51
41a The Alpha-1-Antitrypsin Deficiency Registry Study Group (1998) Survival and FEV_1 decline in individuals with serve deficiency of α_1-antitrypsin. Am J Respir Crit Care Med 158: 49–59
41b Seevsholm N, Kok-Jensen A, Dirksen A (1995) Decline in FEV_1 among patients with severe hereditary α_1-antitrypsin deficiency type pit. Am J Respir Crit Care Med 152: 1922–1925
41c Seevsholm N, Wencker M, Barik N, Viskum K, Dirksen A, Kok-Jensen A, Konietzko N (1997) Does α_1-antitrypsin augmentation therapy slow the annual decline in FEV_1 in patients with severe hereditary α_1-antitrypsin deficiency? Eur Respir J 10: 2260–2263
42. Ulmer WT, Schmidt EW, Schwabl U (1989) Lungenemphysem. Fortschr Med 107: 201–204
43. Viskum K, Kok-Jensen A (1990) Criteria for alpha-1-antitrypsin substitution. Lung 64–69: 586–591
44. Weber D, Becker M, Konietzko N (1987) Ergebnis einer 18monatigen Substitutionstherapie-

pie bei Patienten mit alpha-1-AT-Mangel und Lungenemphysem. Atemw Lungenkrkh 13: 567–572

45. Wencker M, Konietzko N (1994) Prävention und Therapie des Lungenemphysems bei Alpha-1-Proteaseinhibitor-Mangel. Atemw Lungenkrkh 20: 212–216
46. Wewers MD, Casolaro MA, Sellers SE et al (1987a) Replacement therapy for alpha-1-antitrypsin deficiency associated with emphysema. N Engl J Med 316: 1055–1062
47. Wewers MD, Casolaro MA, Crystal RG (1987b) Comparison of alpha-1-antitrypsin levels and antineutrophil elastase capacity of blood and lung in a patient with the alpha-1-antitrypsin phenotype null-null before and during alpha-1-antitrypsin augmentation therapy. Am Rev Respir Dis 135: 539–543

47a WHO (1998) α_1-AT-Mangel. Pneumologie 51: 885–918

47b Wencker M, Barik N, Buhl R, Seidel R, Konietzko N (1998) Long-term treatment of α_1-antitrypsin deficiency related pulmonary emphysema with human α_1-antitrypsin. Eur Respir J: 428–433

48. Wu MC, Eriksson S (1988) Lung function, smoking and survival in severe alpha-1-antitrypsin deficiency PiZZ. J Clin Epidem 14: 1157–1165

Der Einsatz von Surfactant in der Neonatologie

A. Pollak, M. Hayde, H. R. Salzer und G. Trittenwein

Einleitung

Das Atemnotsyndrom oder „Respiratory Distress Syndrome" (RDS) ist eine der Hauptursachen neonataler Mortalität und Morbidität. Die Inzidenz beträgt 2,2 bis 4,1 Prozent bezogen auf alle Lebendgeburten, die Mortalität liegt zwischen 11 und 24 Prozent [1]. Es besteht eine inverse Beziehung zwischen der Inzidenz und dem Gestationsalter [2]. Während über 60% der vor der 28. Schwangerschaftswoche (SSW) geborenen Kinder ein RDS entwickeln, erkranken daran nur mehr 5 Prozent nach der 37. SSW [3]. Mehr als 45% der Neugeborenen mit einem Geburtsgewicht unter 1500 g entwickeln ein RDS mit einer Mortalität von bis zu 30 Prozent. Wichtigste Ursache dieser häufigsten pulmonalen Erkrankung des Neugeborenen ist der angeborene Surfactantmangel (Surfactantmangelsyndrom).

Historische Aspekte der Surfactanttherapie

Der Nachweis der Existenz einer Substanz (im weiteren Surfactant, eine Wortverkürzung von „surface-active-agent", genannt), die die Oberflächenspannung der Luft-Wasser-Grenzfläche in der Lunge extrem herabsetzt, gelang Pattle und Clements schon 1955 [4, 5]. Vier Jahre nach dieser für das Verständnis der Physiologie der gesunden Lunge bedeutenden Publikation konnten Avery und Mead erstmals nachweisen, daß ein Mangel an Surfactant eng mit dem Auftreten eines Krankheitsbildes, des Atemnotsyndromes des unreifen Neugeborenen, korreliert ist [6]. Sie zeigten, daß das Lungenaspirat Neugeborener mit RDS eine deutlich höhere Oberflächenspannung aufweist, als das Aspirat von Neugeborenen mit anderen Erkrankungen. Seit dieser Veröffentlichung hat eine Vielzahl von Untersuchungen bestätigt, daß RDS grundsätzlich als Surfactant-Mangel zu verstehen ist [7–9]. Diese Erkenntnis hat in weiterer Folge zur Entwicklung und Applikation von verschiedenen Surfactantpräparationen (SP) geführt. Nachdem erste Versuche der Applikation in Form eines Sprühnebels von Dipalmitoylphosphatidylcholin (DPPC) direkt in den Inkubator erfolglos waren [10, 11], ließ das Interesse an der Surfactantverabreichung vorübergehend nach. Erst die intratracheale Applikation durch Enhorning und Robertson 1972 erbrachte im Tierversuch die erhoffte Verbesserung der Lungenbelüftung und führte zu den ersten klinischen Studien an Neugeborenen [12].

1980 berichtete Fujiwara [13] über die erfolgreiche Substitution bei Patienten mit RDS in einer zunächst nicht kontrollierten Studie. Diese Studie brachte den Durchbruch für die breite Anwendung der Surfactant-Substitutionstherapie. Bis zum heutigen Tag wurden weltweit mehr als 20.000 Neugeborene mit Surfactant behandelt, mehr als 5.000 davon im Rahmen von über 40 prospektiven, randomisierten und polacebokontrollierten Untersuchungen [14–24].

Chemische Zusammensetzung und physiologische Wirkungen von Surfactant

Um die 24. Schwangerschaftswoche kommt es in der fetalen Lunge zur Differenzierung von zwei Formen von Epithelzellen. Die flachen Typ-I-Pneumozyten (sie bedecken später 97% der Alveolenoberfläche) beginnen gemeinsam mit den Kapillaren, die nun in Kontakt mit dem Epithel treten, die Luft-Blut-Schranke aufzubauen. Die rundlichen Typ-II-Pneumozyten beginnen langsam unter dem Einfluß von Steroiden und Schilddrüsenhormon Surfactant zu synthetisieren und zu sezernieren [25, 26]. Um die 30.–34. Schwangerschaftswoche kommt es zu einem steilen Anstieg der intraalveolären Konzentration, die Lungen reifen aus, das Risiko für den Feten, post partum an einem RDS zu erkranken, wird kleiner.

Chemisch ist natürlicher Surfactant ein Komplex von Phospholipiden und Proteinen. Die Phospholipidkomponente und die spezifischen Apoproteine dieses „Lipoproteinkomplexes“ bedingen gemeinsam die **physikalischen Eigenschaften** (Fähigkeit der Reduktion der Oberflächenspannung der Alveole, Fähigkeit der neuerlichen Spreitung nach Alveolarkollaps, Fähigkeit der Anpassung der Oberflächenspannung in Abhängigkeit vom Grad der dynamischen Kompression bzw. Expansion der Lungenalveole).

Phosphatidylcholin hat mit 79 Prozent den größten Anteil an den Gesamtphospholipiden, dessen Hauptbestandteil, das DPPC, für die oberflächenaktive Wirkung des Surfactants verantwortlich ist. Phosphatidylglycerol liegt in kleineren Mengen (7,6%) vor und akkumuliert gegen Ende der Schwangerschaft. Es scheint für die Entfaltung der Lunge unmittelbar nach der Geburt von Bedeutung zu sein.

Drei surfactantspezifische Apoproteine sind Bestandteil des natürlichen Surfactant. Das größte, SP-A, ist ein Glykoprotein mit einem Molekulargewicht von 35.000 Dalton. Es unterstützt die Spreitung des Surfactants nach der Sekretion in den Alveolarraum und dürfte für den endogenen Surfactantstoffwechsel von Bedeutung sein. Die kleineren Apoproteine SP-B und SP-C (4000 bzw. 8000 Dalton) beschleunigen die Verteilung des Surfactants über die Alveolaroberfläche. Surfactantmoleküle bilden an der Grenzfläche Luft-Wasser einen monomolekularen Film, der der Oberflächenspannung, die durch die Wassermoleküle dieser Phase aufgebaut wird, entgegenwirkt.

Die physiologische Wirkung des Surfactantfilmes verhindert so den endexpiratorischen Kollaps der Alveole und ermöglicht die Ausbildung der funktionellen Residualkapazität in der Lunge bei niedrigen transpulmonalen Drücken. Nach dem ersten Atemzug bewirkt Surfactant, daß ein Teil der Lungenflüssigkeit aus dem Alveolarraum abfließen kann und spielt damit für die Physiologie der postpartalen respiratorischen Anpassung eine wesentliche Rolle. Darüber hinaus ist Surfactant an der Infektabwehr, am Sekrettransport in den Atemwegen sowie am Schutz vor Sauerstoffradikalen beteiligt.

Besondere Aspekte der Surfactant-substitutionsbehandlung

Neue Therapieansätze in der Neonatologie ergaben sich bisher meist empirisch als Modifikationen etablierter Behandlungsformen der Erwachsenenintensivmedizin (Flüssigkeits- und Elektrolyttherapie, parenterale Ernährung, Respiratorbehandlung, Antibiotika-, Kreislauf-, Nierenersatztherapie etc.). Im Gegensatz dazu wurde Surfactant von Beginn an genauestens nach den derzeit international gültigen Richtlinien der Medikamentenprüfung getestet. So liegen heute Daten von mehr als 40 randomisierten klinischen Studien über die Surfactantbehandlung bei Frühgeborenen unmittelbar post partum oder nach Diagnose eines RDS vor, die **eindeutig** eine Abnahme von Mortalität und Morbidität um 40–60 % sowie von Beatmungsinzidenz und Beatmungskomplikationen eindrucksvoll dokumentiert haben [8, 9, 16, 19, 24, 27, 30, 63].

Dieser Umstand macht die Surfactanttherapie:

- Zur **ersten Therapieform,** die **speziell** für Neugeborene entwickelt wurde;
- Zur **bestgeprüften** Therapie in der Neonatalogie überhaupt;
- Zur ersten Behandlungsform für Neugeborene, deren Zulassung von der Food and Drug Administration beschleunigt wurde. **Surfactanttherapie hat einen neuen Standard für alle zukünftigen Interventionen in der Neonatologie gesetzt [27].**

Übersicht über die bislang registrierten bzw. in klinischer Erprobung befindlichen Surfactantpräparationen (SP)

Die Klassifikation erfolgt nach dem Ursprung der verwendeten Präparationen. „Natürlicher" Surfactant wird aus bronchoalveolärer Lavage oder aus Homogenisaten von Lungen von Rindern, Kälbern und Schweinen gewonnen und chemisch modifiziert bzw. aus menschlicher Amnionflüssigkeit hergestellt und den primär synthetisch hergestellten Präparationen gegenübergestellt.

Natürliche Surfactants

Surfactant TA (Tokyo Tanabe)

Extrakt aus Rinderlungen, modifiziert durch Zugabe von Dipalmitoylphosphatidylcholin, Palmitinsäure, Triglyceriden;
enthält 48 % DPPC, 16 % PC, 4 % PG, 4 % TG, 8 % FFA, 7 % C, 1 % Proteine (SP-B, SP-C);
Klinische Studien mit Surfactant TA: [13, 15, 18, 24, 28].

Survanta® (Abbott)

ist Surfactant TA, zusätzlich modifiziert.
Enthält 88–90 % PL [50 % davon DPPC], 3 % TG, 6 % FFA, 0,2 % C, 1 % Protein;
Klinische Studien mit Survanta: [17, 29, 30].

Alveofact® (SF-RI 1) (Thomae)

modifizierter Surfactant aus bronchoalveolärer Lavage von Rindern;
enthält 99 % PL und 1 % hydrophobe Proteine (SP-B und SP-C);
Klinische Studien mit Alveofact: [31, 56-58].

Infasurf® – Calf lung surfactant (CLSE)

Extrakt homogenisierter Kälberlungen;
enthält 90–97 % PL, davon 85 % PC [70 % ist DPPC], 6 % PG, 4 % PI, 3 % PE, 1 % Sph, 5 % C und CE, 1 % Protein (SP-B und SP-C)
Klinische Studien mit CLSE: Enhorning [14, 32–34].

Curosurf® (Serono)

Extrakt homogenisierter Schweinelungen; enthält 99% PL [davon 76% PC, 4% PG, 4% PI], 1% hydrophobe Proteine B und C mit MG <15 kDa);
Klinische Studien mit Curosurf: [35–38].

Humaner Surfactant

Lipidextrakt aus Amnionflüssigkeit [5% Protein (Hydrophiles SpA sowie SpB und SpC);
Klinische Studien mit humanem Surfactant: [16, 19–21].

Synthetische Surfactants

Pumactant®

(Britannia Pharmaceutics), **ALEC** (Artificial lung expanding compound) besteht aus Dipalmitoylphosphatidylcholin und Phosphatidylglycerol (7:3);
Klinische Studien mit ALEC: [22, 39–41].

Exosurf® (Wellcome)

enthält 108 mg DPPC, 8 mg Tyloxapol (nicht ionisches Detergens), 12 mg Hexadekanol (Cetylalkohol) in 10 ml physiologischer Kochsalzlösung
Klinische Studien mit Exosurf: [42–44].

Darreichungsformen

Alle Surfactantpräparationen werden über einen liegenden Endotrachealtubus bei beatmeten Patienten verabreicht. Große Unterschiede bestehen jedoch in der Art der Verabreichung. Synthetischer Surfactant wird nach Resuspension in wäßriger Lösung über ein spezielles Ansatzstück im Bypass mittels Perfusorpumpe oder manuell während maschineller Beatmung langsam (über 5–30 min) appliziert. Natürlicher Surfactant wird über einen zusätzlichen Absaugkatheter als Bolus, fraktioniert in 4 Teilen, verabreicht. Bei dieser Verabreichungsform wird das Kind vom Respirator abgekoppelt. Durch Umlagerung des Patienten wird eine möglichst homogene Verteilung in der Lunge angestrebt. Nach jeder Applikation wird mit dem Beatmungsbeutel gebläht und der Surfactant so in tiefere Lungenabschnitte verlagert.

Zeitpunkt der Administration

Surfactant kann unmittelbar nach der Geburt verabreicht werden („prophylaktische Gabe") oder erst nach Manifestation der Erkrankung (rescue treatment, „therapeutische Gabe").

Die Vor- und Nachteile beider Strategien sollen kurz erläutert werden

Prophylaktische Surfactanttherapie

Im Konzept der prophylaktischen Surfactanttherapie werden alle Frühgeborenen, die auf Grund ihres Gestationsalters (z.B. Frühgeborene mit einem Gestationsalter von unter 30 Wochen) ein erhöhtes Risiko aufweisen, behandelt.
Der Vorteil liegt in der Verhinderung sekundärer Lungenschäden, das Frühgeborene muß nicht erst ein klinisch manifestes RDS entwickeln, um Surfactant zu erhalten. Der intratracheal applizierte Surfactant verteilt sich über die unmittelbar postnatal noch vorhandene Lungenflüssigkeit gleichmäßig in die Atemwege. Nachteile sind mögliche Verzögerungen bei der primären Reanimation sowie unter Umständen unnotwendige Behandlungen von Neugeborenen, da nur jedes 2. Kind unter 1500 g Geburtsgewicht ein primäres Surfactant-Mangelsyndrom entwickelt.

Therapeutische Surfactantgabe

Hier werden Patienten erst nach Manifestation des RDS behandelt, kein Neugeborenes erhält unnotwendigerweise Surfactant. Dagegen können aber bereits sekundäre Lungenschäden bestehen, die eine optimale Surfactantwirkung durch Austritt von Inhibitoren verhindern. Epithelschädigungen wurden bereits nach kurzzeitiger Beatmung unreifer Lungen beobachtet. Zusätzlich besteht bei einer belüfteten Lunge das Problem der ungleichen Surfactantverteilung, denn exogener Surfactant tendiert dazu, sich in belüfteten Arealen zu sammeln und atelektatische Bezirke auszulassen [55].

Wirksamkeit

Folgende Wirkungen von exogenem Surfactant gelten heute als gesichert [56]:

1. Kurzfristiger Effekt auf den Gasaustausch (Verminderung des Sauerstoffbedarfes und der Beatmungsparameter);
2. Mittelfristiger Effekt: Verminderung des pulmonalen Barotraumas (Pneumothorax, Interstitielles Emphysem);
3. Langfristiger Effekt: Signifikante Verbesserung der Überlebensrate **ohne Zunahme von entwicklungsneurologischen oder somatischen Schädigungen** auch bei kleinsten Frühgeborenen. Nachuntersuchungen ergaben auch keine Zunahme von chronischen Lungenerkrankungen, bronchopulmonaler Dysplasie (BPD) oder Asthma [63], ja sogar bessere lungenmechanische Eigenschaften Surfactant-behandelter Kinder im Vergleich zu Kontrollen [61];
4. Effekte auf die pulmonale Hämodynamik: Surfactant wirkt bei Neugeborenen mit RDS im Sinne einer Abnahme des pulmonalen Gefäßwiderstandes und einer Zunahme der ductalen Flußgeschwindigkeit [69].

Meta-Analyse von Surfactantstudien

Um Einblick in die bisherigen Erfahrungen mit der Surfactant-Therapie zu geben, wurde eine Metaanalyse von 44 placebokontrollierten, prospektiven Studien mit modifiziertem natürlichen und synthetischen Surfactant durchgeführt. Die Einteilung erfolgte nach prophylaktischem und interventionellem Einsatz der Präparate und nach der Verwendung von natürlichem und synthetischem Surfactant.

Als Quelle dienten Publikationen in Zeitschriften, Vorträge und Hinweise aus dem computergeschützten Medline-Literatursuchsystem bis einschließlich Dezember 1993. Die Ergebnisse der Einzelstudien wurden durch Addition der Fallzahlen zusammengefaßt, die statistische Signifikanz wurde mit dem Chi-Quadrat-Test für jedes Ergebnis überprüft.

Für alle angeführten Komplikationen in Behandlungs- und Kontrollgruppen wurde das prozentuale (also das relative) Risiko errechnet. In den Abbildungen (1-4) wird die Risikoverminderung und deren 95%iger Vertrauensbereich angegeben.

Prophylaxe-Studien mit natürlichem Surfactant (Abb. 1)

12 Studien mit 532 Frühgeborenen (524 Frühgeborene dienten als Kontrollen). Das summarische Ergebnis dieser Prophylaxestudien mit Surfactants natürlichen Ursprungs ergibt eine signifikante Reduktion (−16,5%) an Pneumothorax-Inzidenz (PNTX) und Mortalität (−11%). Die Häufigkeit des Auftretens von Hirnblutungen (intraventrikuläre Hämorrhagie, IVH), persistierendem Ductus arteriosus (PDA) und BPD zeigt sich in der Interventionsgruppe im Vergleich zur Placebogruppe unverändert.

	SF n = 532	K n = 524	Risikoverminderung und 95%-Vertrauensbereich	p
PNTX (%)	7,5	24		< 0,01
IVH (%)	24	25		n.s.
PDA (%)	41	37		n.s.
BPD (%)	35	45		n.s.
Letalität (%)	10	21		< 0,01
		%	20 10 0 −10	

PNTX Pneumothorax; *IVH* intraventrikuläre Blutung; *PDA* persistierender Ductus arteriosus; *BPD* bronchopulmonale Dysplasie; *SF* Surfactant; *K* Kontrollen

Abb. 1. Prophylaxe-Studien mit natürlichem Surfactant; ausgewertet wurden 12 Untersuchungen an Frühgeborenen mit 532 Probanden und 524 Kontrollen

Interventionsstudien mit natürlichem Surfactant (Abb. 2)

17 Studien (839 behandelte Babies vs. 810 Kontrollen) wurden ausgewertet. Mortalität und Komplikationsraten waren höher als in den prophylaktisch behandelten Gruppen, trotzdem fanden sich signifikante Reduktionen in Pneumothoraxfrequenz (–20%) und Mortalität (–9%).

Prophylaxe-Studien mit synthetischem Surfactant (Abb. 3)

8 Studien mit 1238 Behandelten und 1233 Kontrollen ergaben identische Resultate wie bei den mit natürlichen Surfactant behandelten Neugeborenen, aufgrund der hohen Fallzahlen erreichte auch die Reduktion der Hirnblutungsinzidenz statistische Signifikanz (–4%).

Interventionsstudien mit synthetischem Surfactant (Abb. 4)

7 Studien (663 behandelte Babies vs. 699 Kontrollen) zeigten im Gesamtbild vergleichbare Resultate wie die mit natürlichen Surfactants behandelten Neugeborenen.

	SF n = 839	K n = 810	Risikoverminderung und 95%-Vertrauensbereich	p
PNTX (%)	12	32		< 0,01
IVH (%)	28	33		n.s.
PDA (%)	44	44		n.s.
BPD (%)	22	30		n.s.
Letalität (%)	20	29		< 0,01
		%	20 10 0 −10	

PNTX Pneumothorax; *IVH* intraventrikuläre Blutung; *PDA* persistierender Ductus arteriosus; *BPD* bronchopulmonale Dysplasie; *SF* Surfactant; *K* Kontrollen

Abb. 2. Interventions-Studien mit natürlichem Surfactant; ausgewertet wurden 17 Untersuchungen mit 839 behandelten Babys versus 810 Kontrollen

	SF n = 1238	K n = 1233	Risikoverminderung und 95%-Vertrauensbereich	p
PNTX (%)	13	21		< 0,05
IVH (%)	20	24		< 0,05
PDA (%)	43	39		n.s.
BPD (%)	18	19		n.s.
Letalität (%)	10,4	16,5		< 0,01
		%	20 10 0 −10	

PNTX Pneumothorax; *IVH* intraventrikuläre Blutung; *PDA* persistierender Ductus arteriosus; *BPD* bronchopulmonale Dysplasie; *SF* Surfactant; *K* Kontrollen

Abb. 3. Prophylaxe-Studien mit synthetischem Surfactant; ausgewertet wurden 8 Untersuchungen mit 1238 behandelten Babys versus 1233 unbehandelten Kontrollen

Nebenwirkungen und Komplikationen

Mögliche immunologische Wirkungen

Die Einbringung von Fremdprotein (surfactant-assoziierte Proteine) natürlicher Surfactants in die Lunge Frühgeborener bedeutet eine Antigenexposition mit möglicher Immunisierung. In einer Untersuchung bis zu sechs Monate nach Surfactantgabe konnte keine Antikörperbildung gegen SP-B und SP-C im Serum von über 1400 untersuchten Säuglingen nachgewiesen werden, doch stehen Langzeituntersuchungen noch aus [45]. Eine andere Studie ergab, daß bei Frühgeborenen jenseits der 30. SSW Antikörper gegen bovine surfactant-assoziierte Proteine nachweisbar waren [57]. Surfactant kann zur Bildung von Immunkomplexen führen, die Funktionen zahlreicher immunkompetenter Zellen supprimieren und in die Zytokinfreisetzung sowie in die Regulation entzündlicher und zytotoxischer Prozesse eingreifen. Dennoch dürften alle diese in vitro und in vivo beobachteten Immunphänomene keine klinische Relevanz besitzen. Diese Aussage stützt sich nicht zuletzt auf die Kontrolle von vielen tausenden mit Surfactant behandelten Kindern [58].

	SF n = 663	K n = 669	Risikoverminderung und 95%-Vertrauensbereich	p
PNTX (%)	21	31		< 0,01
IVH (%)	38	40		n.s.
PDA (%)	56	64		n.s.
BPD (%)	17	20		n.s.
Letalität (%)	12	20		< 0,01
		%	20 10 0 −10	

PNTX Pneumothorax; *IVH* intraventrikuläre Blutung; *PDA* persistierender Ductus arteriosus; *BPD* bronchopulmonale Dysplasie; *SF* Surfactant; *K* Kontrollen

Abb. 4. Interventions-Studien mit synthetischem Surfactant; ausgewertet wurden 7 Untersuchungen mit 663 behandelten Babys versus 669 unbehandelten Kontrollen

Pulmonale Hämorrhagien

In einem Teil der klinischen Studien wurde beim Einsatz von künstlichem Surfactant (besonders in der Prophylaxeform) eine erhöhte Rate von Lungenblutungen beobachtet [44]. Eine jüngst durchgeführte Metaanalyse von 29 Studien ergab eine Gesamtinzidenz an Lungenblutungen von ca. 3% aller Kinder mit RDS. Der Einsatz von Surfactant führt zu einer geringgradigen Erhöhung dieses Risikos (etwa auf 5%), das aber in keiner Relation zum erwarteten Gesamtbenefit steht. Als Pathogenese kommt ein hämorrhagisches Lungenödem als Sekundärfolge nach hämodynamisch wirksamem PDA mit Erhöhung des kapillären Filtrationsdruckes in Betracht.

Intracerebrale Blutungen

Mit den verbesserten Überlebenschancen kleinster Frühgeborener nach Surfactanttherapie wäre wegen der inversen Korrelation von Gestationsalter und IVH mit einer Zunahme dieses Risikos zu rechnen gewesen. Cowan et al. [64] konnten in diesem Zusammenhang eine Abnahme der mittels Dopplerverfahren gemessenen mittleren cerebralen Blutflußgeschwindigkeit um 36% und eine Abnahme der enddiastolischen Flüsse bis gegen 0 beobachten. Dennoch wurde in kontrollierten Studien eine Zunahme der intracerebralen Blutungen nicht bestätigt, bei den synthetischen SP war es sogar zu einer Abnahme gekommen (Abb. 3). Nachuntersuchungen auch kleinster Frühgeborener mit einem Gestationsalter von 23–26 SSW ergaben Verbesserungen der Überlebensraten um etwa 20% ohne Zunahme von entwicklungsneurologischen Behinderungen [59], was ebenfalls gegen eine erhöhte cerebrale Morbidität aufgrund von Blutungen spricht.

Hämodynamisch wirksamer Ductus Botalli

Basierend auf tierexperimentellen Studien (Abfall des pulmonalen Gefäßwiderstandes nach Surfactantgabe), der Erstbeobachtung von Fujiwara [13] und einer kontrollierten Studie [63] wäre mit einer Zunahme von hämodynamisch wirksamen PDA zu rechnen gewesen, was aber in den nachfolgenden großangelegten multizentrischen Untersuchungen nie mehr bestätigt werden konnte.

Bronchopulmonale Dysplasie

Ähnliches gilt für die BPD. In Einzeluntersuchungen mit kleinen Fallzahlen wurde eine Abnahme von BPD registriert. Diese Ergebnisse konnten ebenfalls bei den großen multizentrischen Untersuchungen nicht bestätigt werden. Hier ergab sich kein Unterschied im Vergleich zu den placebobehandelten Kontrollen.

Retinopathie und andere Komplikationen

Die meisten kontrollierten Studien ergaben, daß die Frühgeborenenretinopathie, die nekrotisierende Enterokolitis, nosokomiale Infektionen und andere Komplikationen des RDS durch Surfactant nicht beeinflußt werden.

Nichtansprechen auf exogene Surfactantgabe (Therapieversager)

Obwohl eine Vielzahl von Studien die Effizienz der Surfactanttherapie belegen, reagieren je nach Untersuchung 5–80% der Patienten nicht wie erwartet. Als Ursachen für das Nichtansprechen auf eine Surfactantbehandlung („non-response") bzw. der raschen Verschlechterung nach primär gutem Ansprechen („relapse") kommen folgende Faktoren in Betracht: Lungenödem, persistierende fetale Zirkulation und Schock bedingen den Austritt von eiweißreicher Flüssigkeit mit Surfactant-Inhibitoren in die Alveole. Weiters spielen Dosierung, die chemische Zusammensetzung des Surfactant und der Zeitpunkt der Surfactantgabe eine wesentliche Rolle. **Für Erfolg oder Nichterfolg der Therapie dürfte jedoch das Gesamtmanagement des beatmeten Frühgeborenen am wichtigsten sein.** So führt übermäßige Flüssigkeitszufuhr zu Lungenödem, PDA und Verschlechterung des RDS, auch wenn zum Zeitpunkt der Geburt kein Surfactantmangel bestanden hatte [47, 48]. Zu hohes oder zu niedriges intravasales Flüssigkeitsvolumen und ein Beatmungsmanagement, das nicht adäquat an die nach Surfactant geänderte Lungenfunktion angepaßt ist (z.B. Absenken des Beatmungsmitteldruckes aufgrund verbesserter Compliance, Vermeidung von „inadvertent PEEP" etc.) werden den Therapieerfolg beeinträchtigen. All diese Probleme können jedoch bei sorgfältigem Monitoring von Beatmungs- und Kreislaufparametern vermieden werden. **Somit entscheidet wahrscheinlich die Begleittherapie über die Erfolgsrate der Surfactantbehandlung.**

Zusammenfassung: Klinische Studien

Mehr als zehn Jahre Erfahrung in der Verabreichung verschiedener SP an Frühgeborene mit RDS konnten viele Fragen beantworten. 1986 schrieb Mary Avery sehr vorsichtig, daß „Surfactantsubstitution als wirksam bezüglich Vermeidung und Milderung eines RDS angesehen werden kann" [49]. Man war von der Wirksamkeit so überzeugt, daß ab August 1990 weltweit aus ethischen Gründen keine Studien mehr durchgeführt werden durften, in denen Kontrollgruppen mit Placebo (i.e. Luftinsufflation) behandelt wurden.

Erste Antworten auf die Fragen nach Surfactant-Dosis und Sinnhaftigkeit von Wiederholungsverabreichungen konnten nach Untersuchungen im Rahmen der Collaborative European Multicenter Study Group gegeben werden [38]:

Während nach einmaliger Verabreichung von Curosurf® die Mortalität in einer Gruppe von 176 beatmeten Frühgeborenen 21% und die Pneumothoraxinzidenz 18% betrug, wies eine Gruppe von 167 insgesamt dreimal mit Surfactant behandelten Patienten nur mehr eine Mortalität von 13% und eine Pneumothoraxinzidenz von 9% auf ($p<0,05$).

Ob der prophylaktischen oder kurativen Surfactantgabe der Vorzug zu geben ist, ist nach wie vor ungeklärt, die positive Wirksamkeit bezüglich Mortalität und Morbidität ist jedoch bei beiden Gruppen erwiesen. Drei randomisierte Untersuchungen [20, 50, 51], die die beiden Verabreichungsformen direkt verglichen, erbrachten uneinheitliche Ergebnisse. Die Metaanalyse dieser Studienergebnisse zeigte einen leichten Rückgang der Pneumothoraxinzidenz bei prophylaktischer Gabe, sonst aber keine signifikanten Differenzen [52]. Lediglich bei ganz unreifen Frühgeborenen mit einem Gestationsalter von 26 Wochen oder weniger erscheint der prophylaktische Einsatz von Surfactant gerechtfertigt [50]. Betrachtet man die Wirkung der Surfactantgabe in Relation zum Gestationsalter der behandelten Patienten, so ist der Effekt der Surfactantverabreichung bei Frühgeborenen unter 30 Wochen Gestationsalter ausgeprägter als bei reiferen Frühgeborenen [53].

Surfactantdosis

Surfactantpräparate verschiedener Herkunft zeigen in vitro eine unterschiedliche Resistenz gegenüber dem Einfluß von Inhibitoren wie Albinum, Fibrinogen und Plasmaproteinen. Tabelle 1 zeigt die zur Zeit

Tabelle 1. Übersicht der am häufigsten eingesetzten Surfactantpräparationen [55]

SP	Herkunft	Empfohlene Dosierung mg/kg (ml/kg)	Wiederbehandlung	Max. kumulative Dosis mg/kg
Alveofact®	Rind	50 (1,2)	ja (max. 3×)	200
Curosurf®	Schwein	200 (2,5)	ja (max. 2×)	400
Exosurf®	synthetisch	67,5 (5,0)	ja (max. 1×)	135
Survanta®	Rind	100 (4,0)	ja (max. 3×)	400

empfohlene Dosierungsrichtlinien.

Bei Vorliegen eines durch Inhibitoren bedingten „sekundären" Surfactantmangels sind unter Umständen höhere Dosierungen erforderlich.

Im Oktober 1993 faßten Pramanik et al. [63] den Stand des Wissens über die Surfactantsubstitutionsbehandlung neu zusammen: eine beeindruckende Fülle von Daten aus Multicenter-, doppelblind-, placebo-kontrollierten, prospektiven und randomisierten Studien beweist nun, daß die Surfactantsubstitution Mortalität und Multiorganmorbidität um 40 bis 60% reduziert. Beide (die prophylaktische und die therapeutische) Verabreichungsformen sind sicher und effektiv. Weiters ist immer deutlicher geworden, daß sowohl bei prophylaktischer als auch therapeutischer Verabreichung die Überlebensrate nach drei Gaben von Surfactant der Einzelgabe überlegen ist [54].

Das gegenwärtige Wissen zum Thema: „Surfactanttherapie" wurde in den Empfehlungen eines Expertenteams im Rahmen der Ross Laboratories Special Conference „Hot Topics in Neonatology" (1992) zusammengefaßt.

Diese Empfehlungen im Sinne eines internationalen Consensus stellen die Weichen für die zukünftige Verwendung von Surfactantpräparaten.

1. Für Neugeborene über 30 Wochen Gestationsalter besteht keine Veranlassung, Surfactant prophylaktisch zu verabreichen;
2. Die prophylaktische Therapie sollte nur bei Risikoneugeborenen angewendet werden, bei denen mit hoher Wahrscheinlichkeit die Entwickung eines Atemnotsyndroms zu erwarten ist. Die Lungenreifebestimmung aus Amnionflüssigkeit sollte dabei nach Möglichkeit durchgeführt werden;
3. Kein Neugeborenes soll nur zum Zweck der Surfactantadministration intubiert werden;
4. Die Surfactantapplikation unmittelbar nach der Geburt darf auf keinen Fall die Reanimation und Stabilisierung des Neugeborenen behindern;
5. Bei manifestem Atemnotsyndrom muß die Behandlung mit Surfactant aber unverzüglich eingeleitet werden, und zwar bei allen Patienten, die eine maschinelle Beatmung und Sauerstoff benötigen. Die Lungenreifebestimmung aus Amnionflüssigkeit, Magen- oder Trachealaspirat kann hilfreich sein, ist aber bei klinisch manifestem RDS nicht notwendig.

Vergleich einzelner Surfactantpräparationen

Aufgrund der zum Teil divergierenden Ergebnisse von Einzelstudien mit unterschiedlichen SP sind mehrere kontrollierte, randomisierte Vergleichsstudien derzeit im Gange. In einer solchen jüngst veröffentlichten Untersuchung [70] an 617 Kindern mit einem Geburtsgewicht von 500 bis 1500 g (Exosurf® vs Survanta®) konnten keine Unterschiede bezüglich Mortalität und BPD gefunden werden (67 vs 62%). Ebenso bestanden keine Unterschiede in den Komplikationsraten, Aufenthaltsdauer, Beatmungstagen oder Dauer von zusätzlichem Sauerstoffbedarf. Lediglich geringe Unterschiede ergaben sich in der **initialen Ansprechbarkeit** zugunsten des natürlichen Surfactant gemessen an den benötigten mittleren Atemwegsdrucken und Sauerstoffkonzentrationen.

Kosten

Die Therapiekosten für die Behandlung mit natürlichem Surfactant in einer mittleren Dosierung von 120 bis 130 mg/kg liegen derzeit bei etwa öS 6000,–. Werden diese Aufwendungen in Relation zu den sonstigen Kosten neonatologischer Intensivpflege gesetzt, läßt sich bei einer Verkürzung der stationären Aufenthaltsdauer von 1 bis 2 Wochen im Mittel eine Abnahme der Therapiekosten kalkulieren. Entsprechende Kosten-Nutzen-Rechnungen zugunsten des Einsatzes von Surfactant liegen von englischen, amerikanischen und französischen Arbeitsgruppen vor [56, 62].

Weitere Indikationen von exogenem Surfactant

Surfactant hat neben seiner Hauptwirkung als oberflächenaktive Substanz noch zahlreiche andere wichtige Eigenschaften und Funktionen: Stabilisierung von Bronchiolen und kleinen Atemwegen, Antiödemwirksamkeit, Verminderung der Schleimviskosität und Elastizität, Verbesserung des mukoziliaren Transportes, antibakterielle und antiinflammatorische Aktivität etc. Diese Eigenschaften lassen den Einsatz von Surfactant auch bei anderen Krankheitsbildern als wirksam erscheinen [65].

Adult Respiratory Distress Syndrome (ARDS)

Da zumindest in vitro diese Inhibition in dosisabhängiger Weise wiederum reversibel zu sein scheint, wurde Surfactant bei ARDS in höheren Dosen (bis zu 4 g) mit Erfolg eingesetzt. Bei den bisherigen Veröffentlichungen handelt es sich allerdings meist nur um kleinere Fallzahlen, größere multizentrische Studien mit natürlichem und synthetischem Surfactant, meist appliziert als Aerosol, sind derzeit im Gange.

Aspirationspneumonie und kongenitale Pneumonie

Ähnlich wie beim ARDS haben biophysikalische Untersuchungen ergeben, daß neben Plasmaproteinen auch Fibrin, Mekonium Hämoglobin und Phospholipasen als Sekretionsprodukt von Bakterien endogen vorhandenen Surfactant sekundär inaktivieren und so die weitere Pathogenese dieser Pneumonien im Sinne eines sekundären Surfactantmangels bestimmen. So vermag Mekonium noch in einer 6500fachen Verdünnung die oberflächenaktive Wirksamkeit von Surfactant zu blockieren, ein Effekt, der durch hohe Surfactantkonzentrationen reversibel ist. Khammash et al. [66] berichten in einer retrospektiven Untersuchung über den erfolgreichen Einsatz von Surfactant bei 20 Neugeborenen mit Mekoniumaspiration und weiteren 29 reifen Neugeborenen mit RDS anderer Genese.

Kongenitale Zwerchfellhernie und Lungenhypoplasie

Wilcox et al. [67] konnten im Tiermodell zeigen, daß bei angeborener Zwerchfellhernie die lungenmechanischen Eigenschaften durch 2 Faktoren beeinträchtigt sind, den Parenchymschaden **und** eine abnorme Surfactantzusammensetzung. In Analogie dazu findet man bei Feten mit Zwerchfellhernie am Termin eine unreife Lecithin/Sphingomyelin-Ratio sowie fehlendes Phosphatidylglycerol in Fruchtwasserproben. Dementsprechend führt exogene Surfactantsubstitution zu einer signifikanten Verbesserung von Lungenmechanik und Gasaustausch. Entsprechende prospektive multizentrische Untersuchungen sind derzeit im Gang.

Surfactant und Extracorporale Membranoxygenierung (ECMO)

In einer kontrollierten Studie bei 56 Neugeborenen mit respiratorischem Versagen konnten Lotze et al. [68] nachweisen, daß die Surfactantsubstitution während ECMO-Therapie zu einer deutlichen Verbesserung der Lungenmechanik und Reduktion von ECMO-Dauer und Komplikationsraten führt. Auch hier werden weitere Studien zur Untermauerung dieser Surfactantindikation derzeit durchgeführt.

Zukunftsaspekte

Die Surfactanttherapie hat sich als **wirksam, sicher und weitgehend nebenwirkungsfrei** erwiesen. Die verschiedenen SP weisen zumindest in vitro bezüglich ihrer biophysikalischen Eigenschaften sowie im Tierexperiment physiologische Wirkungsunterschiede auf [69]. Da Surfactant nicht nur bei Frühgeborenen, sondern in zunehmendem Maß auch bei immunkompetenteren reifen Säuglingen und Erwachsenen eingesetzt werden wird, gewinnt der Aspekt der Antigenität der SP tierischen Ursprungs an Bedeutung. Daher konzentriert sich die Surfactantforschung derzeit auf die Entwicklung neuer synthetischer Surfactantpräparationen, die neben DPPC vor allem auch die recombinanten Proteine SP-B und SP-C enthalten. Derartige Mischungen weisen hervorragende biophysikalische und physiologische Wirkungen auf, sind weitgehend resistent gegenüber Inhibitoren und weisen darüber hinaus kein Immunisierungsrisiko auf. Ebenfalls gute Wirksamkeiten wurden für Mischungen von DPPC, PG, Palmitinsäure und synthetischen Peptiden beschrieben [69]. Neben der Entwicklung von neuen Surfactant-Präparationen wurde die Auswirkung der Surfactanttherapie in Kombinationen mit verschiedenen Beatmungstechniken, wie NO-Therapie, Hochfrequenzbeatmung, oder der nasale CPAP untersucht. Vor allem die Kombination von Surfactanttherapie mit anschließender kontinuierlicher nasaler CPAP-Beatmung hat in einigen Untersuchungen eine weitere Verbesserung der Mortalität und Reduktion der Morbidität ergeben [70, 71]. Diese innovative und nicht-invasive Therapieform hat nur einen Nachteil, die Applikation von Surfactant muß durch Intubation erfolgen, deswegen wird laufend an der Möglichkeit gearbeitet, Surfactant als Aerosol zu verabreichen [72]. Steht die Aerosoltherapie für Surfactant zur Verfügung, wird sich das Indikationsspektrum erweitern und die Therapie für andere Patientenpopulationen leichter verfügbar sein.

Verwendete Abkürzungen

BPD	Bronchopulmonale Dysplasie
C	Cholesterin
CPAP	Continous positive airway pressure Kontinuierlicher positiver Atemwegsdruck
CE	Cholesterinester
DPPC	Dipalmitoylphosphatidylcholin
FFA	Freie Fettsäuren
NO	Stickstoff-Monooxyd

PC	Phosphatidylcholin
PDA	(Patent Ductus Arteriosus) offener Ductus arteriosus Botalli
PE	Phosphatidyläthanolamin
PG	Phosphatidylglycerol
PI	Phosphatidylinositol
PL	Phospholipide
RDS	Respiratory Distress Syndrome
SP	Surfactantpräparation
SP-A, SP-B, SP-C	Surfactant-assoziiertes Protein A, B und C
Sph	Spingomyelin
SSW	Schwangerschaftswoche
TG	Triglyceride

Literatur

1. Hjalmarson O (1991) Epidemiology of neonatal disorders of respiration. Int J Technol Assess Health Care 7 [Suppl] 1: 9–15
2. Dunn PM (1965) The respiratory distress syndrome of the newborn. Immaturity versus prematurity. Arch Dis Child 40: 62–65
3. Burges WR, Chernick V (eds) (1982) Respiratory diseases of the newborn infant. Respiratory therapy in newborn infants and children. Georg Thieme Verlag, pp 185–196
4. Pattle RE (1955) Properties, function and origin of the alveolar lining layer. Nature 175: 1125–1126
5. Clements JA (1957) Surface tension of lung extracts. Proc Soc Exp Biol Med 95: 170–172
6. Avery ME, Mead J (1959) Surface properties in relation to atelectasis and hyaline membrane disease. Am J Dis Child 97: 517–523
7. Farrell PM (ed) (1982) Lung development: Biological and clinical perspectives, vols 1, 2. Academic Press, New York
8. Robertson B, van Golde LMH, Batenburg JJ (eds) (1984) Pulmonary surfactant. Elsevier, Amsterdam
9. Notter RH, Shapiro DL (1987) Lung surfactants for replacement therapy: biochemical, biophysical and clinical aspects. Clin Perinatol 14: 433–479
10. Robillard E, Alarie Y, Dagenais-Perusse P et al (1967) Microaerosol administration of synthetic dipalmitoyl lecithin in the respiratory distress syndrome: a preliminary report. Can Med Assoc J 90: 55-57
11. Chu J, Clements JA, Cotton EK et al (1972) Neonatal pulmonary ischemia: clinical and physiologic studies. Pediatrics 50: 58–66
12. Enhorning G, Robertson B (1972) Lung expansion in the premature rabbit fetus after tracheal deposition of surfactant. Pediatrics 50, p 58
13. Fujiwara T, Chida S, Watabe Y, Maeta H, Morita T, Abe T (1980) Artificial surfactant therapy in hyaline membrane disease. Lancet i: 55–59
14. Enhorning GE, Shennan A, Possmayer F, Chen CP, Milligan J (1985) Prevention of neonatal respiratory distress syndrome by tracheal instillation of sufactant: a randomized clinical trial. Pediatrics 76: 145–153
15. Fujiwara T, Konishi M, Chida S et al (1990) Surfactant replacement therapy with a single postventilatory dose of a reconstructed bovine surfactant in preterm neonates with respiratory distress syndrome. Final analysis of a multicenter, double blind, randomized trial and comparison with similar trials. Pediatrics 86: 753–764
16. Hallman M, Merritt TA, Jarvenpaa AL et al (1985) Exogenous human surfactant for treatment of severe respiratory distress syndrome: a randomized prospective clinical trial. J Pediatr 106: 963–969
17. Horbar JD, Soll RF, Schachinger H et al (1990) A European multicenter randomized controlled trial of single dose surfactant therapy for idiopathic respiratory distress syndrome. Eur J Pediatr 149: 416–423
18. Konishi M, Fujiwara T, Naito T et al (1988) Surfactant replacement therapy in neonatal respiratory distress syndrome. A multicentre, randomized clinical trial: comparison of high versus low-dose of Surfactant TA. Eur J Pediatr 147: 20–25
19. Lang MJ, Hal RT, Reddy NS et al (1990) A controlled trial of human surfactant replacement therapy for severe respiratory distress syndrome in very low birthweight infants. J Pediatr 116: 295–300
20. Merritt TA, Hallman M, Berry C et al (1991) Randomized, placebo-controlled trial of human surfactant given at birth versus rescue administration in very low birth weight infants with lung immaturity. J Pediatr 118: 581–594

21. Merritt TA, Hallman M, Bloom BT et al (1986) Prophylactic treatment of very premature infants with human surfactant. N Engl J Med 315: 785–790
22. Morley CJ, Greenough A, Miller N et al (1988) Randomized trial of artificial surfactant (ALEC) given at birth to babies from 23 to 34 weeks gestation. Early Hum Dev 17: 41–54
23. Soll RF, Hoekstra RE, Fangman JJ et al (1990) Multicenter trial of single-dose modified bovine surfactant extract (Survanta) for prevention of respiratory distress syndrome. Pediatrics 85: 1092–1102
24. Raju TNK, Vidyasagar D, Bat R et al (1987) Double blind controlled trial of single-dose treatment with bovine surfactant in severe hyaline membrane disease. Lancet i: 651–656
25. Smith B, Torday J, Girond C (1974) The growth promoting effect of cortisol on human fetal lung cells. Steroids 22: 515–524
26. Smith B (1981) Differentiation of the pneumonozyte: optimization of production of fibroblast-pneumonozyte factor by rat fetal lung fibroblasts. In: Ritzen M et al (eds) The biology of normal human growth. Raven Press, New York, pp 157–162
27. Lucey JF (1991) The surfactant era-starting off right! Pediatrics 88, p 168
28. Gitlin JD, Soll RF, Parad RB et al (1987) Randomized controlled trial of exogenous surfactant for the treatment of hyaline membrane disease. Pediatrics 79: 31–37
29. Couser RJ, Ferrara B, Ebert J, Hoekstra RE, Fangman JJ (1990) Effects of exogenous surfactant therapy on dynamic lung compliance during mechanical breathing in preterm infants with hyaline membrane disease. J Pediatr 116: 119–124
30. Hoekstra RE, Craig Jackson J, Myers TF et al (1991) Improved neonatal survival following multiple doses of bovine surfactant in very premature neonates at risk for respiratory distress syndrome. Pediatrics 88: 10–18
31. Jorch G, Rabe H, Garbe M, Michael E, Gortner L (1989) Acute and protracted effects of intratracheal surfactant application on internal carotid blood flow velocity, blood pressure and carbon dioxide tension in very low birth weight infants. Eur J Pediatr 148: 770–773
32. Kwong SM, Egan EA, Notter RH, Shapiro DL (1985) Double-blind clinical trial of calf lung surfactant extract for the prevention of hyaline membrane disease in extremely premature infants. Pediatrics 76: 585–592
33. Shapiro DL, Notter RH, Morin FC et al (1986) Double blind, randomized trial of calf lung surfactant extract administered at birth to very premature infants for prevention of respiratory distress syndrome. Pediatrics 76: 593–599
34. Dunn MS, Shennan AT, Zayack D, Possmayer F (1991) Bovine surfactant replacement therapy in neonates of less than 30 weeks' gestation: a randomized controlled trial of prophylaxis versus treatment. Pediatrics 87: 377–386
35. Noack G, Berggren P, Curstedt T et al (1987) Severe neonatal respiratory distress syndrome treated with isolated phospholipid fraction of natural surfactant. Acta Paediatr Scan 76: 756–762
36. McCord FB, Curstest T, Halliday HL et al (1988) Surfactant treatment and the incidence of intraventricular haemorrhage in severe respiratory distress syndrome. Arch Dis Child 63: 10–16
37. Collaborative European multicenter study group (1988) Surfactant replacement therapy for severe neonatal respiratory distress syndrome: an international randomized clinical trial. Pediatrics 82: 683–691
38. Speer, CP, Robertson B, Custedt T et al (1992) Randomized European multicenter trial of surfactant replacement therapy for severe RDS; single versus multiple doses of Curosurf. Pediatrics 89: 13–20
39. Morley CJ, Bangham AD, Miller N, Davis JA (1981) Dry artificial surfactant and its effect on very premature babies. Lancet i: 64–68
40. Morley CJ (1987) The Cambridge experience of artificial surfactant. In: Walters DV, Strang LB, Geubelle F (eds) Physiology of the fetal and neonatal lung. MTP Press, Lancaster 18: 255–272
41. Wilkinson A, Jenkins PA, Jeffrey JA (1985) Two controlled trials of dry artificial surfactant: early effects and later outcome in babies with surfactant deficiency. Lancet ii: 287–291
42. Bose C, Corbet A, Bose G et al (1990) Improved outcome at 28 days of age for very low birth weight infants treated with a single dose of synthetic surfactant. J Pediatr 117: 947–953
43. Phibbs RH, Ballard RA, Clements JA et al (1991) Initial clinical trial of Exosurf, a protein-free synthetic surfactant, for the prophylaxis and early treatment of hyaline membrane disease. Pediatrics 88: 1–9
44. Long W, Corbet A, Cotton R et al (1992) The

American Exosurf Neonatal Study Group I, and the Canadian Exosurf Neonatal Study Group. A controlled trial of synthetic surfactant in infants weighing 1250 g of more with respiratory distress syndrome. N Engl J Med 325: 1696–1793
45. Whitsett JA, Hull WM, Luse S (1991) Failure to detect surfactant protein-specific antibodies in sera of premature infants treated with Survanta, a modified bovine surfactant. Pediatrics 87: 505–510
46. Merritt TA, Strayer DS, Hallman N, Spragg, R (1989) Immunologic considerations regarding exogenous surfactants. In: Shapiro DL, Notter RH (eds) Surfactant replacement therapy. Alan Liss, New York, pp 145–162
47. Bell Ef, Warburton D, Stonestreet BS, Oh W (1980) Effect of liquid administration on the development of symptomatic ductus arteriosus and congestive heart failure in premature infants. N Engl J Med 302: 598–604
48. Kankaanpaa K, Hallman M (1982) Respiratory distress syndrome in very low birth weight infants with occasionally normal surfactant phospholipids. Eur J Pediatr 139: 31–34
49. Avery ME, Taeusch HW, Floros J (1986) Surfactant replacement. N Engl J Med 315: 825–826
50. Kendig JW, Notter RH, Cox C et al (1991) A comparison of surfactant as immediate prophylaxis and as rescue therapy in newborns of less than 30 weeks' gestation. N Engl J Med 324: 865–871
51. Dunn MS, Shennan AT, Zayack D, Possmayer F (1991) Bovine surfactant replacement therapy in neonates of less than 30 weeks' gestation: a randomized controlled trial of prophylaxis versus treatment. Pediatrics 87: 337–386
52. Soll RF (1991) Prophylactic surfactant vs treatment with surfactant. In: Chalmers I (ed) Oxford database of perinatal trials, version 1,2, disc issue 6, record 5675
53. Morley CJ (1992) Surfactant treatment for premature babies – a review of clinical trials. Arch Dis Child 66: 445–450
54. Corbet A, Long W (1992) Symposium on synthetic surfactant: Introduction. J Pediatr 120: 1–2
55. Wauer, RR (1993) Surfactanttherapie des neonatalen Atemnotsyndroms. Georg Thieme Verlag, Stuttgart
56. Gortner L (1993) Gegenwärtiger Stand der Surfactantanwendung beim Surfactant-Mangelsyndrom des Frühgeborenen. In: Wauer RR (ed) Surfactanttherapie des neonatalen Atemnotsyndroms. Georg Thieme Verlag, Stuttgart
57. Bartmann P, Jorch G, Pohlandt F, Gortner L (1991) Antibody response to bovine surfactant in preterm infants. Ped Res 29: 203 A
58. Bartmann P (1993) Immunreaktionen im Rahmen der Surfactant-Substitutionstherapie. In: Wauer RR (ed) Surfactanttherapie des neonatalen Atemnotsyndroms. Georg Thieme Verlag, Stuttgart
59. Ferrara TB, Hoekstra RE, Couser RJ et al (1994) Survival and follow-up of infants born at 23 to 26 weeks of gestational age: effects of surfactant therapy. J Pediatr 124: 119–124
60. Kääpa P, Seppänen P, Kero P, Saraste M (1993) Pulmonary hemodynamics after synthetic surfactant replacement in neonatal respiratory distress syndrome. J Pediatr 123: 115–119
61. Abbasi S, Buthani VK, Gerdes JS (1993) Long-term pulmonary consequences of respiratory distress syndrome in preterm infants treated with exogenous surfactant. J Pediatr 122: 446–452
62. Phibbs CS, Phibbs Rh, Wakeley A et al (1993) Cost effects of surfactant therapy for neonatal respiratory distress syndrome. J Pediatr 123: 953–962
63. Pramanik AK, Holtzmann RB, Merritt TA (1993) Surfactant replacement therapy for pulmonary diseases. Pediatr Clin North Am 40: 913–936
64. Cowan F, Whitelaw A, Wertheim D et al (1991) Cerebral blood flow velocity changes after rapid administration of surfactant. Arch Dis Child 66: 1105–1109
65. Brown DL, Pattishall EN (1993) Other uses of surfactant. Clin Perinatol 20: 761–781
66. Khammash H, Perlman M, Wojtulewitz, Dunn M (1993) Surfactant therapy in full-term neonates with severe respiratory failure. Pediatrics 92: 135–139
67. Wilcox D, Glich PL, Karamannoukian H et al (1994) Pathophysiology of congenital diaphragmatic hernia. Effect of exogenous surfactant therapy on gas exchange and lung mechanics in the lamb congenital diaphragmatic hernia model. J Pediatr 124: 289–293
68. Lotze A, Knight GR, Martin GR et al (1993) Improved pulmonary outcome after exogenous surfactant therapy for respiratory failure in term infants requiring extracorporeal

membrane oxygenation. J Pediatr 122: 261–268

69. Holm BA, Waring AJ (1993) Designer surfactants. The next generation in surfactant replacement. Clin Perinatol 20: 813–829
70. Verder H, Robertson B, Greisen G, Ebbesen F, Albertsen P, Lundstrom K, Jacobsen T (1994) Surfactant therapy and nasal continuous positive airway pressure for newborns with respiratory distress syndrome. Danish-Swedish Multicenter Study Group. N Engl J Med 331: 1051–1055
71. Verder H, Albertsen P, Ebbesen F, Greisen G, Robertson B, Bertelsen A, Agertoft L, Djernes B, Nathan E, Reinholdt J (1999) Nasal continuous positive airway pressure and early surfactant therapy for respiratory distress syndrome in newborns of less than 30 weeks gestation. Pediatrics 103: E 24
72. Suga K, Mitra A, Domingues C, Alderson PO (1998) Effect of inhaled surfactant on pulmonary deposition and clearance of technetium-99m-DTPA radioaerosol. J Nucl Med 39: 543–547

Atemanaleptica

K.-H. Rühle

Einleitung

Atemanaleptica dienen zur Stimulation bestimmter Abschnitte des zentralen Nervensystems, hier vor allem der Atem-, aber auch der Vasomotoren-Zentren in der Medulla oblongata. Werden sie in höheren Dosen appliziert, können sie krampfauslösend wirken.

Der Einsatz von Atemanaleptica wird immer dann diskutiert, wenn es im Rahmen einer zentralen Atemregulationsstörung mit vermindertem Atemantrieb zu einer verminderten alveolären Ventilation kommt. Eine verminderte alveoläre Ventilation führt zu einer Erhöhung des arteriellen PCO_2. Normalerweise erhöht sich bei normaler Chemosensitivität sofort die Ventilation. Diese wird hauptsächlich über den Partialdruck für CO_2, den pH des arteriellen Blutes und in geringerem Maße auch durch den Sauerstoffpartialdruck gesteuert. Es handelt sich hier um einen sehr exakten Rückkopplungsmechanismus, wobei trotz ausgeprägter Veränderung des pH-Wertes im Blut ein konstantes Milieu im Liquor erhalten wird. Neben dieser zentralen Atemregulation finden wir periphere Chemorezeptoren im Clomus caroticum und im Aortenbogen. Veränderungen des PO_2 und pH im Blut werden über afferente Bahnen über den Nervus glossopharyngeus und den Nervus vagus geleitet.

Eine Abnahme des pH-Wertes oder eine Abnahme des Sauerstoffpartialdruckes führt zu einer Stimulation der Ventilation. Auch bei geringer Perfusion fällt der Gewebe-PO_2 ab, so daß eine zentrale Stimulation erfolgt. Die Reaktion auf Hypoxie ist allerdings beim Menschen nicht sehr ausgeprägt. Erst bei einem Abfall der inspiratorischen Sauerstoffkonzentration von 21 auf 16% steigen das Atemzugvolumen und die Atemfrequenz an. Im Vergleich zur Stimulation durch CO_2 ist der hypoxische Reiz sehr gering. Im Rahmen einer zentralen Atemlähmung mit Dämpfung der respiratorischen Zentren durch atemdepressorisch wirksame Medikamente bleibt der alveolo-arterielle PO_2-Gradient normal oder steigt nur gering an. Bei schwergradiger Exacerbation einer chronisch obstruktiven Bronchitis mit Emphysem steigt der PCO_2 an, ohne daß es zu einer adäquaten Gegenregulation kommt. Die respiratorische Azidose wird durch Erhöhung des Bicarbonats kompensiert. Bei

PCO_2-Werten über 60–70 mm Hg entwickelt sich eine zunehmende Atemdepression und die Ventilation hängt u.a. von der Hypoxie ab, so daß z.B. bei Sauerstoffgabe die alveoläre Ventilation weiter abfällt und die Hyperkapnie zunimmt. Die klinischen Effekte einer ausgeprägten Hyperkapnie (über 70 mm Hg) sind von Patient zu Patient verschieden.

Generell kommt es zu einer Dilatation der Gehirngefäße und damit zu einer Erhöhung des cerebralen Blutflusses sowie zu einer Erhöhung des Liquordruckes. Klinisch entwickeln die Patienten zunehmende Schläfrigkeit, einen flapping Tremor und Koma sowie ein Gehirnödem, das sich auch in einem Pupillenödem bei Überprüfung des Augenhintergrundes zeigt.

Die Hyperkapnie entwickelt sich im Schlaf, abhängig von den verschiedenen Schlafstadien, wobei im Schlafstadium REM die höchsten Werte gemessen werden. Die Patienten wachen häufig morgens mit Kopfschmerzen auf und weisen eine Excess-Alkalose am Tage auf.

Hyperkapnie führt zu einer Vasodilatation durch direkten Effekt auf die Gefäßmuskulatur. Auf der anderen Seite wird die symphatische Aktivität erhöht, so daß es gleichzeitig zu einer Vasokonstriktion der peripheren Gefäße, zur Tachykardie und profusem Schwitzen kommt. Sehr ausgeprägte Hyperkapnie führt zu einer Hypotonie aufgrund einer generalisierten Vasodilation.

Indikation für Atemanaleptica

Atemanaleptica haben ihre Bedeutung bei schwer akuter und chronischer Hypoventilation praktisch vollständig verloren. Hier bieten sich die Methoden der nichtinvasiven Beatmung mittels Maskenatmung an. Eine muskuläre Ermüdung tritt immer dann ein, wenn der aktuelle Inspirationsdruck etwa 40% des maximalen Inspirationsdruckes überschreitet. Um die Atempumpe zu entlasten, wird eine kontrollierte Beatmung über mehrere Stunden durchgeführt, so daß sich die Zwerchfellmuskulatur erholen kann. Bei Wiedereinsetzen der Spontanatmung kann die Atempumpleistung für eine gewisse Zeit wieder geleistet werden, so daß bei 8–10stündigem Einsatz während des Tages eine Erschöpfung der Atempumpe mit Zunahme der Hyperkapnie verhindert werden kann.

Akute respiratorische Insuffizienz

Auch bei akuter respiratorischer Insuffizienz, z.B. Exazerbation einer COPD, sollte eine nicht invasive Maskenbeatmung über eine Mund-/Nasenmaske versucht werden. Bei Schlafmittelvergiftung oder Vergiftung mit Opiaten werden Atemanaleptica nur noch in Ausnahmefällen verwendet. Meistens werden bei zentralem Kreislaufversagen oder hypotonen Situationen peripher angreifende Substanzen, wie z.B. Sympathico-Mimetica, vorgezogen.

Bei einer Atemdepression werden die Patienten in der Regel intubiert und beatmet. In Ausnahmefällen können bei Bewußtseinsstörungen und bei nicht möglicher Sekretelimination Atemanaleptica eingesetzt werden. Es stehen heute nur noch wenige Substanzen zur Verfügung [6] (siehe auch Tabelle 1).

Pentetrazol. Es besitzt eine gute Weckwirkung bei Schlafmittelvergiftung, kann aber krampfauslösend sein. Bei kurzer Halbwertszeit muß es evtl. in kürzeren Abständen injiziert werden.

Nikethamid. Diese Substanz wirkt vor allem auf das Atemzentrum. Es werden 2–4 ml einer 25%igen Lösung intravenös verabreicht; aber auch hier ist der Effekt nur kurzfristig.

Tabelle 1. Atemanaleptica (in Deutschland nicht mehr in der Roten Liste 1999), außer Almitrindimesilat

Freiname	Handelsname	Darreichungsform	Dosis	Applikation
Amiphenazol	Daptazile	Lösung	150 mg	150 mg langsam i.v.
Doxapram	Dopram	Lösung	20 mg	0,5–1,5 mg/kg max.
Almitrindimesilat	Vectarion	Filmtablette	50 mg	initial 50–100 mg/die nach 3 Mo. 2 Mo. 50 mg 1 Mo. Pause usw.
Pentetrazol Nikethamid Theophyllin (Sonderstellung)	} s. Text			

Doxapram. Es besitzt eine etwas größere therapeutische Breite und kann kontinuierlich über eine intravenöse Infusion in einer Dosierung von 2,8 mg/min verabreicht werden. Bei Vergiftungen mit Buprenorphin, einem stark wirkenden Analgeticum, kann es neben dem Opiat-Antagonisten Naloxon zusätzlich als Antidot verwendet werden. Hier wird eine Dosierung von 0,5–1,5 mg langsam i.v. empfohlen.

Amiphenazol. In einer vergleichenden Untersuchung mit und ohne Amiphenazol an Patienten mit respiratorischer Globalinsuffizienz unter Therapie mit Beta Sympathico-Mimetica, Theophyllin und Sauerstoffsufflation von 3 l/min über eine Nasensonde wurde kontinuierlich transcutan der PO_2 und PCO_2 gemessen [12]. Es kam in der Patientengruppe unter Theophyllin und dem Atemanalepticum sogar zu einer Verminderung des Sauerstoffpartialdruckes von mehr als 10 mm Hg bei praktisch konstantem PCO_2 mit einem Mittelwert über 50 mm Hg. Interessant war die Beobachtung, daß der Sauerstoffpartialdruckabfall nur in der Kombination Atemanalepticum und Theophyllinmedikation aufgetreten war.

Dieses Phänomen konnte auch bei einer Sauerstofftherapie von 3 l/min. und der Gabe eines Atemanalepticums nachgewiesen werden. Man spricht von einem O_2-Steal-Effekt. Als Ursache kommen in Frage:

1. Eine Zunahme der Ventilations-/Perfusions-Verteilungs-Störung unter dem Atemanalepticum.
2. Denkbar wäre auch eine Reduktion des gemischt zentral-venösen Sauerstoffpartialdruckes unter dem Atemanalepticum und damit einer vermehrten Zumischung von hypoxischem Blut über die vorhandenen Shunts.

Theophyllin. Dem Theophyllin alleine konnte in diesen Versuchen zwar keine atemanaleptische Wirkung attestiert werden, wiewohl es bei der Akuttherapie und beim Apnoe-Syndrom des Neugeborenen seine Indikation behält (s. S. 57).

Wie betont, sollten Atemanaleptica nur kurzfristig appliziert werden.

Die Stimulation führt neben einer Aktivierung der Atemmuskulatur auch zu einer unerwünschten Stimulation der Skelettmuskulatur, so daß der positive Effekt durch die vermehrte Elimination von Kohlendioxyd durch eine zusätzlich vermehrte Produktion von Kohlendioxyd aus der Muskulatur aufgehoben wird.

Almitrin

Wirkungsmechanismus

Aufgrund seines Wirkungsmechanismus spielt Almitrin-Dimesilat eine Sonderrolle unter den Atemanaleptica. Die Angriffspunkte sind neben seiner zentralen Wirkung das Glomus caroticum respektive die Chemorezeptoren im Bereich des Aortenbogens. Tierexperimente erbrachten den Beweis, daß Almitrin vor allem durch Steigerung der elektrischen Aktivität afferenter Fasern, ausgehend von den Chemorezeptoren, zu einer Zunahme der alveolären Ventilation führt [4].

Werden beide Carotissinusnerven und beide Nervi vagi durchgeschnitten, wird der Effekt von Almitrin völlig aufgehoben.

Weitere Messungen zur Klärung des Wirkmechanismus von Almitrin erfolgten mittels Registrierung der afferenten Entladungsfrequenz der Chemorezeptoren. Es zeigte sich, daß nach der Gabe von Almitrin die elektrische Aktivität im Nervus hypoglossus über Stunden hinweg erhöht war.

Eine direkte Injektion von Almitrin in die Carotiden führte zu einer Stimulation der Chemorezeptoren über einen Zeitraum von etwa einer halben Stunde (Bisgard 1980). Untersuchungen an Patienten mit bilateraler Resektion des Glomus caroticum stützten die beschriebenen Beobachtungen.

Untersuchungen an Patienten mit bilateraler Glomektomie wegen extremer Dyspnoe zeigten, daß der PO_2 nach Almitrin praktisch konstant blieb. Weder alveolo-arterielle O_2-Druckdifferenz noch PCO_2, Atemantrieb (P01) oder Atemantwortkurve auf isokapnische Hypoxie änderten sich signifikant.

Almitrin führt dosisabhängig zu einer Steigerung der Ventilation, insbesondere unter Hypoxie und Hyperkapnie.

Unter progressiver Hypoxie fanden Stanley et al. (1983) unter 50 mg Almitrin einen Anstieg des Atemminutenvolumens auf 78% und auf 120% unter 100 mg Almitrin. Unter Hypokapnie ist Almitrin effektiver hinsichtlich der Steigerung der Ventilation bei Normalpersonen.

Neben der Steigerung des Atemantriebs bessert sich unter Almitrin auch die Ventilations-/Perfusions-Verteilungsstörung bei Patienten mit chronisch obstruktiver Ventilationsstörung. Melot et al. (1983) untersuchten die Ursache der Besserung der Ventilations-/Perfusions-Verteilungsstörung bei Patienten mit COLD mit Hilfe der multiplen Inertgas-Eliminationstechnik. Der arterielle PO_2 stieg von 52 +/– 4 auf 59 +/– 3 mm Hg an. Allerdings erhöhte sich auch der Lungengefäßwiderstand von 364 +/– 103 auf 438 +/– 99 dyn/s/cm 5. Nach 100 mg Almitrin nahm in Gebieten mit einem Ventilations-/Perfusions-Verhältnis bis 0,4, das entspricht einem PO_2 zwischen 35 und 55 mm Hg, der Blutfluß um etwa 4% ab, dagegen stieg die Perfusion in Gebieten mit einem Ventilations-/Perfusions-Verhältnis zwischen 0,5 und 1,8, das entspricht einem PO_2 zwischen 63 und 113 mm Hg, um 4% an. Damit wird unter Almitrin die Perfusion in besser ventilierte Gebiete umverteilt, bedingt durch eine regionale pulmonale Vasokonstriktion.

Ähnliche Ergebnisse fanden Castaing et al. (1981) mit Verschiebung der Perfusion in Gebiete mit besserem Ventilations-/Perfusions-Verhältnis (Rechtsverschiebung der Perfusion).

Zumindest kurzfristig führt die Gabe von Almitrin zu einer Erhöhung des Lungengefäßwiderstandes. So fanden Romaldini et al. (1983) eine Erhöhung des Lungengefäßwiderstandes unter der Atmung eines hypoxischen Gemisches mit 12% Sauerstoff. Der Lungengefäßwiderstand stieg um 60% und unter Luftatmung um etwa 40% an. Wurde dagegen die inspiratorische Sauerstoffkonzentration auf 100% erhöht, blieb der Lungengefäßwiderstand konstant.

Tendentiell stieg der PO2 unter 75 mg Almitrin von 55 auf 59 mm Hg und in der 100-mg-Gruppe von 58 auf 66 mm Hg an.

Faßt man die genannten Studien zusammen, so dürfte Almitrin nur in Einzelfällen sinnvoll sein. Eine Verlängerung der Lebenszeit der Patienten konnte bis jetzt nicht nachgewiesen werden, so daß eine suffiziente Sauerstofftherapie mit Anheben des PO2 über 60 mm Hg immer noch die erstrebenswerteste Option sein dürfte.

Pharmakokinetik

Almitrin wird sehr stark in peripheren lipophilen Compartimenten gebunden. Außerdem existiert ein enterophepathischer Kreislauf und das Medikament wird auch sehr stark an Bluteiweiß gebunden. Die mittlere Halbwertszeit von Almitrin liegt bei 55 Tagen. Steady state-Konzentrationen werden erst nach mehreren Monaten Behandlung erreicht. Da die Nebenwirkungen, insbesondere die Polyneuropathie, mit hohen Blutspiegeln korrelieren, sollte bei gefährdeten Patienten besonders auf diese Nebenwirkung geachtet werden. Reduktion der Dosis nach 3 Monaten oder eine Intervalltherapie können zu einer Reduktion der Nebenwirkungen beitragen.

Almitrin und nächtliche Sauerstofftherapie

Patienten mit chronisch obstruktiver Lungenerkrankung mit einem arteriellen PO_2 unter 60 mm Hg sollten mit Sauerstoff behandelt werden, um schwere hypoxämische Episoden zu verhindern. Unter Sauerstoff wird allerdings in einigen Fällen ein Anstieg des Kohlendioxydpartialdruckes beobachtet, so daß hier die Sauerstofftherapie nicht durchgeführt werden kann.

Unklar ist auch die Situation unter Sauerstofflangzeittherapie bei Patienten mit akuter Exacerbation einer chronischen Bronchitis. Gerade in dieser Phase kann es bei Anstieg des PCO_2 zu einer gefährlichen Dämpfung des Atemzentrums kommen.

Rühle et al. (1985) wiesen nach, daß im Schlaf unter Almitrin der maximale PCO_2 von 54 auf 50 mm Hg signifikant gesenkt werden konnte (Luftatmung).

Unter Sauerstoffatmung stieg der höchste PCO_2 von 50 +/−9 auf 60 +/−20 mm Hg an. Almitrin führte zu einer Reduktion des PCO_2 auf 52 +/−12 mm Hg. Allerdings stieg in diesem Akutversuch der Mitteldruck des Pap gegenüber der deutlichen Pap-Drucksenkung unter Sauerstoffatmung wieder an.

Nebenwirkungen

Bei höheren Plasmaspiegeln kommt es zu einer Zunahme peripherer Neutropathien, die bei Patienten mit chronisch obstruktiver Ventilationsstörung häufiger beobachtet werden. Winkelmann et al. (1994) fanden bei 2 Patienten mit dem höchsten Plasmaspiegel eine asymptomatische Störung der Nervenleitungsgeschwindigkeit. Bei keinem der Patienten kam es unter der niedrig dosierten Almitrintherapie zu einer klinisch manifestierten Polyneutropathie.

Dagegen zeigte sich in einer Zweijahres-Multicenterstudie (Bardsley et al. 1991) in 14% eine periphere Neuropathie, bei nur 4% in der Placebo-Gruppe. Allerdings waren in dieser Studie die Blutspiegel bei über dem Doppelten der empfohlenen (200 ng/ml) Almitrin-Konzentration. Die Störung ist reversibel, es dauert aber aufgrund der langen Halbwertzeit mehrere Monate bis zur Restitution.

Die Frage der Druckerhöhung im kleinen Kreislauf durch Almitrin spielt eine wichtige Rolle. Bei intravenöser Gabe beschrieben mehrere Autoren eine deutliche Erhöhung des Mitteldruckes in der A. pulmonalis (Pap), wie z.B. Weitzenblum et al. (1981), die eine Zunahme des Pap von 28 auf 35 mm Hg nach 60 Minuten fanden. Nach 70 Minuten fiel der Mitteldruck auf seinen Initialwert zurück. Die Dosis lag bei 0,5 mg/kg Körpergewicht. Unter einer Almitrin-Infusion mit der Hälfte der Dosis stieg der Lungengefäßwiderstand von 380 auf 500 nach 5 Minuten an [7]. Langzeituntersuchungen mit Almitrin über 1 Jahr ergaben dagegen keine Veränderungen des Pap [10]. Sie fanden einen Anstieg des PaO_2 von 57 auf 67 mm Hg, der $PaCO_2$ fiel von 45 auf 40 mm Hg ab. Der Pap lag bei den Patienten im grenzwertig normalen Bereich bei 20 mm Hg. Zu ähnlichen Ergebnissen kamen Paramelle et al. [9].

MacNee et al. (1985) beschreiben allerdings eine Persistenz des erhöhten Pap, der initial bei 17 +/−3 mm Hg in Ruhe lag und nach 3 Monaten auf 23 +/−6 mm Hg angestiegen war.

Aufgrund der langen Halbwertszeiten des Medikamentes und der mit hohen Blutspiegeln vergesellschafteten Nebenwirkungen (siehe unten) wurde in den letzten Jahren die Dosisempfehlung auf 50–75 mg reduziert. Unter 3×25 mg/die konnten Winkelmann et al. (1994) nach 6 Monaten Therapie keine Veränderung des Pap (26 mm Hg) feststellen.

In einer achtmonatigen Langzeitstudie an Patienten mit chronischer Bronchitis und Emphysem verglichen Nowak et al. (1998) 75 mg Almitrin mit 100 mg unter Hinzunahme einer Placebo-Gruppe. Auffallend war eine hohe Abbruchquote mit 59 % in der Gruppe unter Almitrin. In der Placebo-Gruppe brachen lediglich 10 % die Therapie ab. Konkrete Gründe für das Abbrechen in den Almitrin-Gruppen konnten nicht gefunden werden. Insbesondere die neurologischen Nebenwirkungen waren im Vergleich zu Placebo nicht erhöht.

Eine weitere Nebenwirkung von Almitrin besteht in einem Gewichtsverlust, der bei 5–10 % des Ausgangsgewichts liegt. Dieser Gewichtsverlust ist nicht mit gastrointestinalen Symptomen vergesellschaftet und erreicht sein Maximum nach etwa 6 Monaten. Als Ursache wird einmal die diuretische Wirkung von Almitrin diskutiert, daneben ist denkbar, daß die Mobilität der Patienten durch Almitrin verbessert wird, sie ist letztendlich unklar.

Ein geringer Prozentsatz der Patienten klagt über vermehrte Dyspnoe bzw. Beklemmungsgefühle, wahrscheinlich bedingt durch die vermehrte Stimulation der Chemorezeptoren.

Die Nebenwirkungen können durch niedrig dosierte Gabe von Almitrin bzw. durch Therapiepausen verhindert werden.

Zusammenfassend führt Almitrin gesichert zu einer Zunahme der alveolären Ventilation. Diese Stimulation beruht auf einer Steigerung der Entladungsfrequenz der Chemorezeptoren. Weitere Effekte rühren von einer Stimulation im Bereich des Nucleus tractus solitarii. Almitrin führt zu einer Verbesserung des Ventilations-/Perfusions-Koeffizienten, wahrscheinlich über eine Verbesserung der Perfusionsverteilung. Damit kommt es zu einer deutlichen Anhebung des arteriellen PO_2 bei gleichzeitig geringem Absinken des PCO_2. Der pulmonal arterielle Mitteldruck bleibt im Gegensatz zum Akutversuch trotz Verbesserung des arteriellen PO_2 in der Langzeitbeobachtung konstant.

Literatur

1. Bardsley PA, Howard P, DeBacker W, Vermeire P, Mairesse M, Ledent C (1991) Two years treatment with almitrine bismesylate in patients with hypocic chronic obstructive airways disease. Eur Respir J 4: 308–310
2. Bisgard GE (1980) The response of few-fiber carotid chemoreceptor preparations to almitrine in the dog. Can J Physiol Pharmacol 59: 396–401
3. Castaing Y, Manier G, Varene N, Guenard H (1981) Almitrine orale et distribution des rapports VA/Q dans les bronchopneumopathies chroniques obstructives. Bull Europ Physiopath Resp 17: 917–932
4. Laubie M, Schmitt H (1980) Long-lasting hyperventilation induced by almitrine: evidence for a specific effect on carotid and thoracic chemoreceptors. Europ J Pharmacol 61: 125–136
5. Melot Ch, Naeije R, Rothschild T, Mertens P,

Mols P, Hallemanns R (1983) Improvement in ventilation-perfusion matching by almitrine in COPD. Chest 83: 528–533

6. Mutschler E (1986) Arzneimittelwirkungen. Wissenschaftliche Verlags-Gesellschaft Stuttgart, Stuttgart
7. Naeije R, Melot Ch, Hallemanns R, Naeije N, Cornil A, Sergysels R (1981) Effects of almitrine in decompensated chronic respiratory disease. Bull Europ Physiopath Resp 17: 153–161
8. Nowak D, Wywiol A, Magnussen H (1998) Almitrin in der Therapie chronisch-obstruktiver Atemwegserkrankungen mit Hypoxämie – eine klinische Multicenter-Studie zum Vergleich zweier Dosierungen. Pneumologie 52: 121–127
9. Paramelle B, Levy P, Pirotte C (1983) Long-term follow-up of pulmonary arterial pressure evolution in COPD patients treated by almitrine bismesylate. Eur J Respir Dis [Suppl] 126: 333–336
10. Préfaut Ch, Bourgouin-Karaouni D, Ramonato M, Michel FB (1984) One year hemodynamic double blind study in COPD patients treated by almitrine bismesylate. Internat Symp „Lungenkreislauf IV", Prag
11. Romaldini H, Rodriguez-Roisin R, Wagner PD, West JB (1983) Enhancement of hypoxic pulmonary vasoconstriction by almitrine in the dog. Am Rev Respir Dis 128: 288–293
12. Rühle KH, Klein G, Giessen S, Costabel U, Matthys H (1984) Der Einfluß eines Atemanalepticums auf die kapillär und transcutan gemessenen Blutgase bei Patienten mit respiratorischer Globalinsuffizienz unter Sauerstoffatmung. Prax Klin Pneumol 38, p 62
13. Rühle KH, Kempf P, Mössinger B, Klein G, Costabel U, Würtemberger G, Matthys H (1988) Einfluß von Almitrin, einem Chemorezeptorenstimulator, auf die nächtliche Hyperkapnie und den pulmonalarteriellen Druck unter O_2-Atmung bei chronisch obstruktiver Lungenerkrankung. Prax Klin Pneumol 42: 411–414
14. Stanley NN, Galloway JM, Flint KC, Campbell DB (1983) Increased respiratory chemosensitivity induced by oral almitrine in healthy man. Br J Dis Chest 77: 136–146
15. Watanabe S, Kanner RE, Cutillo AG, Menlove RL, Bachand RT, Szalkowski MB, Renzetti AD (1989) Long-term effect of almitrine bysmesylate in patients with hypoxemic chronic obstructive pulmonary disease. Am Rev Respir Dis 140: 1269–1273
16. Weitzenblum E, Ehrhardt M, Schneider JC, Hirth C, Roegel E (1982) Effects hemodynamiques pulmonaries de l'almitrine intraveineuse chez les bronchiteux chroniques insuffisants respiratoires. Bull Europ Physiopath Resp 18: 765–774
17. Winkelmann BR, Kullmer TH, Kneissl DG, Trenk D, Kronenberger H (1994) Low-dose almitrine bismesylate in the treatment of hypoxemia due to chronic obstructive pulmonary disease. Chest 105: 1383–1391

Immunsuppressiva und Zytostatika

Immunsuppressiva bei bronchopulmonalen Erkrankungen

R. W. Pohl und H. Klech

Einleitung

Immunsuppressiva sind dadurch charakterisiert, daß sie eine Abschwächung und eine Unterdrückung der Reaktionsfähigkeit des Immunsystems bewirken, um so unerwünschte Immunreaktionen zu verhindern. Eine Reihe von therapeutischen Regimen – die meisten sind aus der Onkologie bzw. Rheumatologie bekannt – wurde hinsichtlich ihrer immunsuppressiven Wirkung bei verschiedenen Lungenerkrankungen untersucht. In erster Linie ging es dabei darum, eine mögliche Alternative zu der gängigen Glucocorticoidtherapie zu finden.

Diese Medikamente wurden vorrangig bei sehr schweren Krankheitsverläufen eingesetzt und sind in der Regel nur für eine Subgruppe von Patienten bestimmt. Wegen ihrer antiinflammatorischen Wirkung sind sie zumindest cortisoneinsparende Substanzen, sind jedoch selbst in höherer Dosierung hochgradig toxisch, sodaß sie derzeit nur limitiert, bei entsprechender Indikation, verabreicht werden.

Aus der Gruppe der zytostatisch bzw. zytotoxisch wirksamen Medikamente, die potentiell immunsuppressiv wirken, wird auf folgende in diesem Kapitel näher eingegangen werden:

1. Antimetabolit: Azathioprin
2. Alkylierende Substanz: Cyclophosphamid
3. Folsäureantagonist: Methotrexat
4. Antimikrobiotikum: Cyclosporin A

Es wird in weiterer Folge die Indikation von diesen Immunsuppressiva bei Asthma bronchiale und interstitiellen Lungenerkrankungen diskutiert.

Generelle Aspekte

Ein Großteil von Patienten mit interstitiellen Lungenerkrankungen und eine Subpopulation von Asthmapatienten können nur mit einer kontinuierlichen systemischen Glucocorticoidtherapie kontrolliert werden. Bei diesen schweren Verlaufsformen ist sehr oft nicht nur eine systemische Dauertherapie in niedriger Dosis erforderlich, die nicht obligat mit schweren Nebenwirkungen verbunden ist, sondern es sind auch immer wieder Dosiserhöhungen (-anpassungen) nötig, z.B. bei anhaltender Krankheitsaktivität und bei schweren Exacerbationen. Das Manage-

ment dieser Patienten ist extrem schwierig, wobei die Behandlung der Grunderkrankung, aber auch der Glucocorticoidnebenwirkungen ein Problem darstellt.
Das Auftreten von Nebenwirkungen bei chronischer Glucocorticoidtherapie ist sicherlich einer der Hauptgründe, daß sehr lange schon nach Alternativen zur gängigen antiinflammatorischen Glucocorticoidmedikation gesucht wird. Ein weiterer Grund ist eine mögliche Glucocorticoidresistenz:
Jedoch ist die Differenzierung zwischen Patienten, die eine Resistenz auf Glucocorticoide aufweisen, und denen, die eine schwere Verlaufsform ihrer entzündlichen Lungenerkrankung zeigen und deswegen nur eine geringe Verbesserung ihrer Symptomatologie unter Glucocorticoidtherapie aufweisen, nicht immer möglich.
Es wurde in einem Großteil der Studien vorrangig der Effekt einer additiven Therapie mit verschiedenen Immunsuppressiva bei bereits eingeleiteter Glucocorticoidmedikation untersucht. Es ging dabei mehr um die Frage, ob die kumulative Glucocorticoiddosis reduziert werden könne, als um die Frage des Steroidersatzes. Somit werden die hier erwähnten Immunsuppressiva vor allem als „cortisoneinsparende" Substanzen bezeichnet.

Azathioprin

Werdegang und Entwicklung

Azathioprin, erstmals von Hitchings und Elion 1961 synthetisiert, ist nach Cortison das am häufigsten verwendete Immunsuppressivum, das auch bei verschiedenen Lungenerkrankungen therapeutisch eingesetzt wird. Das Wirkprofil dieser Substanz beinhaltet unter anderem antiinflammatorische Eigenschaften, so daß Azathioprin schon seit Jahren als potenter Immunmodulator Anwendung findet. Azathioprin wird meist in Kombination mit anderen Immunsuppressiva verwendet, wie z.B. Corticosteroiden und Cyclosporin.

Chemische Zusammensetzung

Azathioprin natrium
SF: $N_9H_7N_7O_2S$
6-(1-Methyl-4-nitroimidazol-5-ylthio)purin

Wirkung und Pharmakodynamik

Azathioprin, ein Purinanalog, ist ein potenter Antagonist des Hypoxanthin und des Adenins, der sowohl Synthese als auch metabolische Vorgänge beeinflußt, wobei die Substanz in die intrazelluläre DNA inkorperiert wird und eine Zellteilung verhindert. Die antiinflammatorischen Eigenschaften beruhen vor allem auf der Modulation der T-Lymphozyten-Aktivität: Azathioprin beeinflußt die „natural killer cell"-Aktivität, die Antikörperproduktion und die antikörperabhängige zelluläre Zytotoxizität.
Azathioprin wird nach oraler Gabe gut absorbiert und wird in das 6-Mercaptopurin metabolisiert. Serumspitzenwerte werden nach 1–2 Stunden erreicht, die Halbwertszeit liegt bei fünf Stunden.
Azathioprin kann generell als langsam wirkendes Medikament bezeichnet werden, der therapeutische Effekt kann erst nach einigen Wochen nachweisbar sein (6–8 Wochen).
Die Therapie sollte mindestens 12 Wochen durchgeführt werden, bevor die Patienten als therapierefraktär bezeichnet werden. Bei Transplantationspatienten wird angenommen, daß die therapeutische Wirkung sofort einsetzt, diesbezüglich sind noch weitere Studien ausständig.

Indikationen in der Pulmologie

Patienten mit steroidabhängigem Asthma zeigten unter eine additiven Azathioprintherapie (2 mg/kg – 5 mg/kg/die) – bei gleichbleibender Glucocorticoiddosierung – über 4 Wochen keine Verbesserung sowohl der Symptomatologie als auch der Lungenfunktion.

Erste Studien dokumentierten bei Patienten mit idiopathischer Lungenfibrose (IPF) eine klinische Verbesserung unter einer Kombinationstherapie mit Azathioprin und niedrigdosiertem Glucocorticoid.

Die empfohlene Dosierung wird mit 2 mg/kg angegeben. Eine optimale Konzentration wird nicht angegeben, jedoch sollte sie nicht 200 mg/die überschreiten. Die Medikation sollte über 3–6 Monate durchgeführt werden, um einen Therapieerfolg zu garantieren.

Bei Patienten mit Sarkoidose kann unter einer Azathioprintherapie eine 50%ige Reduktion der täglichen Glucocorticoidkonzentration erzielt werden. Eine Kombinationstherapie ist bei Langzeitmedikation überlegenswert.

Empfohlene Dosierung: 3 × 50 mg/die über 3 Monate (Wiederholung der Therapie falls erforderlich).

Bei Patienten mit M. Wegener ist eine Therapie mit Azathioprin dann angezeigt, wenn ein ungenügendes Ansprechen auf Therapie mit Glucocorticoiden und Cyclophosphamid vorliegt bzw. bei Kontraindikationen gegen diese Substanzen.

Kontraindikationen

Mit besonderer Vorsicht sollte die Therapie während der Schwangerschaft bzw. Laktationsphase durchgeführt werden. Berichte über neonatale Komplikationen und chromosomalen Schädigungen liegen vor.

Überprüfung des Effektes

Klinische Symptomatologie, Lungenfunktion (VC, FEV_1, TLC, BGA, DLCO), Thoraxröntgen, (konventionell, computertomographisch), Aktivitätparameter bei interstitiellen Lungenerkrankungen (bronchoalveoläre Lavage, Serumspiegel von Antiotensin converting enzyme etc.).

Darreichungsform

Azathioprin kann sowohl per oral als auch intravenös verabreicht werden mit der Dosierung von 3–5 mg/kg/die als Initialdosis (z.B. bei Abstoßungsreaktionen). Die weitere Erhaltungstherapie liegt bei 1–3 mg/kg/die.

Nebenwirkungen

Eine Langzeittherapie mit Azathioprin kann das Karzinomrisiko wesentlich erhöhen! Im Vordergrund stehen ebenfalls hämatologische Nebenwirkungen, wie Thrombozytopenie, Leukopenie und Knochenmarkssuppression, die dosisabhängig sind und erst nach längerer Verabreichung auftreten können. Gastrointestinale Beschwerden sind am häufigsten nachzuweisen und inkludieren Übelkeit, Erbrechen, peptisches Ulcus und Durchfall. Die meisten dieser Nebenwirkungen sind bereits nach Dosisreduktion reversibel oder im Extremfall erst nach Therapieabbruch.

Interaktionen mit anderen Medikamenten

Eine gleichzeitige Gabe von Allopurinol erfordert eine Dosisreduktion ungefähr auf ein Drittel der Ausgangsdosis!

Ebenfalls sollte eine Therapie mit Captopril vermieden werden (wegen des gehäuften Auftretens von Anämien und schweren Leukopenien).

Besonderheiten

– Dosierung bei renaler Insuffizienz:
bei mittelgradiger Einschränkung (GFR

10–50ml/min) sollten 75% der üblichen Dosis verabreicht werden;
bei schwerer Einschränkung (GFR< 10 ml/min) sollten 50 % der Dosis verabreicht werden.
– Ebenfalls ist bei Lebererkrankungen Vorsicht geboten.
– Eine geplante oder eingetretene Schwangerschaft ist Kontraindikation für eine Weiterführung der Therapie.
– Azathioprin und seine Metaboliten werden in der Muttermilch ausgeschieden, deswegen sollte die Therapie während der Stillzeit vermieden werden.
– Azathioprin wird mit gutem Erfolg bei Kindern mit Herztransplantation eingesetzt.

Cyclophosphamid

Werdegang und Entwicklung

Cyclophosphamid ist ein antineoplastisches Medikament, das seit Jahren mit Erfolg als Chemotherapeutikum bei verschiedenen malignen Erkrankungen eingesetzt wird. Zusätzlich wird eine Cyclophosphamidtherapie auch bei schweren Verlaufsformen von inflammatorischen Erkrankungen durchgeführt, wie z.B. rheumatischen Erkrankungen oder therapieresistenten entzündlichen Lungenerkrankungen. Da diese Substanz signifikante Nebenwirkungen hat, sollte sie bei benignen, entzündlichen Erkrankungen nur mit Vorsicht und bei entsprechender Indikation (z.B. Glucocorticoidresistenz) eingesetzt werden.

Chemische Zusammensetzung

SF: $C_7H_{15}Cl_2N_2O_2P$
2-[Bis(2-chlorethyl)amino]-2H-1,3,2-oxazaphosphinan-2-oxid

Wirkung und Pharmakodynamik

Cyclophosphamid ist ein zyklisches Stickstofflostderivat, das erst nach Metabolisierung in der Leber in aktive Metaboliten übergeführt wird, die sowohl für die klinische Wirksamkeit, aber auch für Nebenwirkungen verantwortlich sind. Cyclophosphamid bewirkt eine Hemmung der Zellproliferation und der Proteinsynthese als Folge einer gestörten Transkription genetischer Information. Das lymphatische Gewebe erscheint besonders empfindlich auf alkylierende Substanzen zu sein, sodaß unter anderem eine Verminderung der B- und T-Lymphozyten nach Cyclophosphamidtherapie beobachtet werden kann. Die Lymphozytenfunktion ist generell supprimiert, obwohl die spezifischen Auswirkungen dieser Dysregulation noch nicht ganz geklärt sind.
Der Einsatz des antineoplastischen Effektes beginnt nach einer Therapiedauer von ungefähr einer Woche, ist in seinem vollen Ausmaß nach 2–3 Wochen erreicht.
Unter einer intermitterende Therapie in hoher Dosierung (500–1500 mg/m^2) läßt sich rascher ein Therapieeffekt nachweisen als unter niedrigdosierter Langzeitmedikation.

Indikationen in der Pulmologie

Bei Patienten mit idiopathischer Lungenfibrose beträgt die empfohlene Cyclophosphamiddosis 2 mg/kg/die, eine optimale Dosierung konnte bis jetzt noch nicht etabliert werden. Eine Langzeitmedikation ist einer intermittierenden Pulstherapie vorzuziehen. Die Therapiedauer sollte primär mindestens 3 Monate sein, optimalerweise 6 Monate, bevor eine neuerliche Evaluierung des Krankheitsverlaufes durchgeführt wird. Ist ein Therapieerfolg nachweisbar, sollte Cyclophosphamid für ein Jahr verabreicht werden.
Bei Patienten mit geringem Ansprechen auf eine Glucocorticoidmedikation kann eine additive Therapie mit Cyclophosphamid (100 mg/die) zu einem verbesserten Krank-

heitsverlauf führen. Möglicherweise kann durch Cyclophosphamid ein meist kurzfristiges Ansprechen auf eine Glukokkortikoidmedikation in eine anhaltende Verbesserung übergeführt werden.
Eine intravenöse Therapie ist nur in den äußersten Fällen angezeigt, z.B.: bei Patienten mit fulminantem Krankheitsverlauf: 2 mg/kg in den ersten fünf Tagen intravenös. Jedoch gibt es darüber keine kontrollierten klinischen Studien.
Eine Cyclophosphamidtherapie kann auch bei therapieresistenten Verlaufsformen der Sarkoidose angezeigt sein, jedoch sollte diese Medikation erst nach Ausschöpfung aller anderen therapeutischen Möglichkeiten angewandt werden. Empfohlene Dosierung: 50 mg/die durch 3 Monate.
Weitere Indikationen für eine Cyclophosphamidtherapie: z.B. Morbus Wegener, lymphomatoide Granulomatose.

Kontraindikationen

Allergische Reaktionen auf Cyclophosphamid und eine geplante oder eingetretene Schwangerschaft sind die Hauptkontraindikationen. Bei bekannten Leber- und Nierenerkrankungen sollte diese Therapie ebenfalls mit Vorsicht durchgeführt werden.

Überprüfung des Effektes

Klinische Symptomatologie; Lungenfunktion (Vc, FEV_1, TLC, BGA, DLCO), Thoraxröntgen, Computertomographie, Bronchoskopie (bronchoalveoläre Lavage, Aktivitätsparameter im Serum (z.B. ACE, ANCA).

Darreichungsform

Cyclophosphamid kann sowohl oral als auch intravenös verabreicht werden. In der Regel ist die intravenöse Therapie für einen immunsuppressiven Einsatz nicht notwendig. Die Dosisempfehlungen liegen bei 2–3 mg/kg/die per os oder bei 500–1000 mg/m^2 intravenös einmal alle 2–4 Wochen.

Nebenwirkungen

Hämatologische Nebenwirkungen stehen im Vordergrund und erfordern oft eine Dosisanpassung. Die Leukopenie ist am häufigsten nachzuweisen gefolgt von Anämie und Thrombozytopenie. In wenigen Fällen können die hämatologischen Veränderungen über einen längeren Zeitraum persistieren, obwohl Cyclophosphamid bereits abgesetzt ist. Gastrointestinale Beschwerden mit Übelkeit und Erbrechen und Haarausfall gehören weiters zu den häufigsten Nebenwirkungen einer Cyclophosphamidtherapie.
Bakterielle und opportunistische Infektionen können auch in Abwesenheit von Abnormitäten des peripheren Blutbildes auftreten. Urologische Komplikationen in Form einer hämorrhagischen Zystitis sind bei einer Langzeittherapie in niedriger Dosierung weniger oft anzutreffen. Infertilität und Amenorrhoe sind gut dokumentierte Nebenwirkungen, genauso wie teratogene Komplikationen. Es ist zu bedenken, daß die Langzeittherapie zu einem erhöhten Karzinomrisiko führt.

Interaktionen mit anderen Medikamenten

Allopurinol kann eine Cyclophosphamidakkumulation bewirken, aufgrund einer Verlängerung der Halbwertszeit. Anästhetika, wie z.B. Halothan, können eine verstärkte pharmakologische Wirkung aufweisen.

Besonderheiten

– Dosierung bei renaler Insuffizienz (gilt vor allem für eine hochdosierte Cyclophosphamidtherapie):

bei mittelschwerer Erkrankung (GFR 10–50 ml/min) sollten 75% der üblichen Dosis verabreicht werden;
bei schwerer Einschränkung (GFR <10 ml/min) sollten 50% der Dosis verabreicht werden.

– Eine Anpassung der Therapie wird generell bei einem Leukozytenwert >3000/mm oder Thrombozyten >100.000/mm durchgeführt, um Infektionen und Blutungen zu vermeiden.
– Cyclophosphamid wird auch von Patienten >65 Jahren gut toleriert.
– Bei Kindern wird Cyclophosphamid hauptsächlich in der Onkologie eingesetzt.
– Cyclophosphamid wird über die Muttermilch ausgeschieden, es sollte eine Therapie in der Stillzeit vermieden werden.

Methotrexat

Werdegang und Entwicklung

Seit den frühen siebziger Jahren gibt es vermehrt Erfahrungsberichte über die immunsuppressive Wirkung von Methotrexat, Cyclophosphamid und Azathioprin. Ähnlich wie bei den anderen Immunsuppressiva wird Methotrexat in erster Linie zur Behandlung von Neoplasien eingesetzt. Ebenso erlangte Methotrexat bei der Therapie schwerer Verlaufsformen der Psoriasis und rheumatoiden Arthritis Bedeutung. Die Therapieerfolge einer niedrigdosierten Methotrexatmedikation bei rheumatischen Erkrankungen gaben Anlaß, diese Substanz zum Beispiel auch bei schweren Asthmaverlaufsformen einzusetzen.

Chemische Zusammensetzung

SR: $C_{20}H_{22}N_8O_5$
N-4-[(2,4-Diamino-6-pteridinylmethyl)methylamino]benzoyl-L-Glutaminsäure

Wirkung und Pharmakodynamik

Methotrexat hat Einfluß auf die Thymidinsynthese und blockiert die DNA-Synthese und Zellteilung. Die antiinflammatorische und immunsuppressive Wirkung beruht auf der Suppression von chemotaktischen Mechanismen für Neutrophile, Inhibition der Produktion von Interleukin-1 aktivierter Makrophagen und der Histaminfreisetzung von basophilen Granulozyten. Möglicherweise hat Methotrexat auch Einfluß auf den Steroidmetabolismus.
Es werden ungefähr 90% einer oral verabreichten Methorexatdosis resorbiert. Serumspitzenwerte werden nach oraler Medikation innerhalb der ersten 2 Stunden erreicht, bei intravenöser Gabe nach 30–60 Minuten. Eine maximale Myelosuppression tritt nach 7–10 Tagen auf, der therapeutische Effekt bzw. die hämatopoetische Wirkung hält über 7–14 Tagen an.

Indikationen in der Pulmologie

In mehreren Studien (erstmals 1988) konnte nachgewiesen werden, daß Methotrexat eine cortisoneinsparende Wirkung bei Patienten mit schwerem Asthma bronchiale hat. Die angewandte Dosis betrug in den meisten Untersuchungen 15 mg/Woche. Eine Dosiserhöhung auf 30 mg/Woche zeigte keine zusätzliche Verbesserung des Therapieerfolges, ein gehäuftes Auftreten von Nebenwirkungen war zu beobachten. Der therapeutische Effekt wurde vor allem an der Cortisoneinsparung gemessen, dieser betrug im Schnitt 30–40%. Eine Therapiedauer länger als ein Jahr dürfte von keinem zusätzlichen Benefit sein bzw. ist nach Absetzen der Methotrexatmedikation keine anhaltende Wirkung zu erwarten.
Methotrexat sollte nur einer ausgewählten Patientenpopulation vorbehalten sein, wobei für die Selektion der Patienten keine prädiktiven Faktoren und Richtlinien existieren.
Methotrexat wird auch bei therapierefraktären interstitiellen Lungenerkrankungen

eingesetzt, wobei bei Patienten mit Sarkoidose eine Verbesserung der Lungenfunktion als auch der röntgenologischen Veränderung zu beobachten war. Vor allem erscheint eine Methotrexattherapie bei chronischer Hautveränderung (Lupus pernio) im Rahmen der Sarkoidose angezeigt zu sein, wobei eine wöchentliche Dosis von 10 mg über 3 Monate einen Rückgang der Hautveränderung erkennen ließ. Ein Absetzen der Medikation ist mit einer neuerlichen Krankheitsaktivität verbunden.

Kontraindikationen

Allergische Reaktionen auf Methotrexat: Niereninsuffizienz, Leukopenie und Thrombozytopenie, Schwangerschaft und Stillphase.

Überprüfung des Effektes

Ausmaß der Reduktion einer Glucocorticoiddosis, Lungenfunktion, Thoraxröntgen.

Darreichungsform

Für die immunsuppressive Therapie wird eine „low dose"-Medikation bevorzugt mit folgender Dosis: rheumatoide Arthritis: 7,5–10 mg/Woche, an 2 Tagen 3–4 × 2,5 mg alle 12 Stunden, oder 15 mg/Woche einmalig intramuskulär; Asthma bronchiale: 10–15 mg/Woche.

Nebenwirkungen

Die toxischen Reaktionen von Methotrexat umfassen bereits in niedriger Dosierung Übelkeit, Erbrechen, Alopezie, Neutropenie.

Diese sind jedoch reversibel, entweder nach Dosisreduktion oder erst nach Therapieabbruch. Schwerwiegendere Reaktionen inkludieren Leber- und Lungenfibrosen, schwere Knochenmarkssuppression und Pneumocystis-carinii-Infektionen. Methotrexat wird aber auch als ein möglicher Auslöser eines Asthma bronchiale angesehen. Methotrexat ist teratogen und sollte in der Schwangerschaft und Stillphase nicht verabreicht werden. Bei hochgradigen Nebenwirkungen kann eine Therapie mit hochdosierter Folinsäure angezeigt sein.

Interaktionen mit anderen Medikamenten

Methotrexat sollte nicht gleichzeitig mit Aspirin oder NSAID verabreicht werden, da es zu einer Erhöhung der Methotrexatspiegel kommen kann. Ein Zeitabstand von 10 Tagen sollte zwischen den Therapien liegen. Weiters kann eine Verminderung des Phenytoinspiegels beobachtet werden. Methotrexat kann die Theophyllinclearance deutlich senken.

Besonderheiten

– Bei älteren Patienten mit niedrigem endogenen Folsäuredepot können bei bereits bei einer „low dose" Therapie schwere toxische Reaktionen auftreten.
– Methotrexat konnte bei Kindern mit schwerem Asthma erfolgreich eingesetzt werden (Dosis: 2,5–25 mg/Woche).

Cyclosporin

Werdegang und Entwicklung

Cyclosporin, dessen immunsuppressive Wirkung erstmals 1972 bei einer Metabolitenmischung aus Tolypocladium inflatum nachgewiesen wurde, ist ein zyklisches Polypeptid mit immunsuppressiver Wirkung. Seine Effekte wurden seitdem bei verschiedenen Autoimmunerkrankungen getestet. Gesicherte Indikationen bestehen zum Beispiel bei verschiedenen rheumatischen Erkrankungen und Lebererkrankungen.

Hauptanwendungsgebiet ist derzeit die Immunsuppression nach Organtransplantationen, wo Cyclosporin in Kombination mit Glucocorticoiden verabreicht wird.

Chemische Zusammensetzung

SF: $C_{62}H_{111}N_{11}O_{12}$
Cyclo-[[(E)-(2S, 3R, 4R)-3-hydroxy-4-methyl-2-(methylamino)-6-octenoyl]-$_L$-2-aminobutyryl-N-methylglycyl-N-methyl-$_L$-valyl-N-methyl-$_L$-leucyl-$_1$-alanyll-$_D$-alanyl-N-methyl-$_L$-leucyl-N-methyl-$_L$-valyl] (IUPAC, WHO)

Wirkung und Pharmakodynamik

Cyclosporin wird bei oraler Gabe inkomplett resorbiert, die Bioverfügbarkeit liegt bei 30% und Serumspitzenwerte werden nach 3–4 Stunden erreicht. Der therapeutische Bereich im Blut wird mit 300–800 ng/ml (RIA-Messung) angegeben. Die Halbwertszeit liegt bei ungefähr 19 Stunden.

Die intravenöse Therapie wird bei Patienten mit Organtransplantationen dann verabreicht, wenn keine orale Medikation möglich ist, die Dosis entspricht einem Drittel der oralen Dosis.

Die Hauptwirkung der Cyclosporintherapie ist die Inhibition der T-Lymphozytenaktivierung und somit der Freisetzung von Interleukin-2, -3, -4, -5, Interferon-gamma und TNF (tumor necrosis factor). Weiters hat Cyclosporin supprimierende Eigenschaften auf andere Effektorenzellen, wie Mastzellen, basophile, eosinophile und neutrophile Granulozyten.

Indikationen in der Pulmologie

Die Fähigkeit die T-Zellaktivität zu modulieren, erklärt den Einsatz von Cyclosporin beim Asthma bronchiale. Die klinische Wirksamkeit von Cyclosporin beim Asthma ist noch nicht gänzlich geklärt, weil die meisten Studien mit einer zu geringen Patientenanzahl über einen zu kurzen Zeitraum durchgeführt wurden. Es konnten bei diesen Untersuchungen sowohl eine Verbesserung der Lungenfunktionsparameter als auch eine Einsparung der Glucocorticoidkonzentration beobachtet werden. Die verwendete Dosierung lag zwischen 3–5 mg/kg/die, wobei Blutcyclosporinspiegel von 70–150 ng/ml angestrebt wurden. Das Auftreten von Nebenwirkungen war jedoch zum Teil häufig nachzuweisen. Ein bleibender therapeutischer Effekt dürfte auch nicht nach Langzeittherapie (18 Monate) garantiert sein.

Bei Patienten mit interstitiellen Lungenerkrankungen liegen hauptsächlich anekdotische Berichte vor, die auf ein gutes Ansprechen auf eine Cyclosporintherapie hinweisen, wie zum Beispiel bei idiopathischer Lungenfibrose, Sarkoidose, M. Wegener. Für eine endgültige Beurteilung fehlen noch fundierte Resultate aus kontrollierten klinischen Studien. Die bei diesen Untersuchungen verwendete Cyclosporindosierung lag zwischen 2–5 mg/kg/die in Kombination mit Glucocoritcoiden oder bei 12 mg/kg/die als Monotherapie.

In der Transplantationsimmunologie werden unterschiedliche Strategien für die immunsuppressive Therapie verwendet. Cyclosporin wird routinemäßig eingesetzt, und ist zum Immunsuppressivum erster Wahl geworden. Eine signifikante Verlängerung der Überlebensrate ist mit einer Cyclosporintherapie assoziiert.

Kontraindikationen

Allergische Reaktion auf Cyclosporin.

Überprüfung des Effektes

Messung des Cyclosporinblutspiegels, Thoraxröntgen, Lungenfunktion, Bronchoskopie (bronchoalveoläre Lavage), Aktivitätsmarker im Blut.

Darreichungsform

Cyclosporin kann oral, intravenös und lokal verabreicht werden. Die intravenöse Therapie entspricht ungefähr einem Drittel der oralen Medikation.
Bei Organtransplantationen wird Cyclosporin 4–12 Stunden vor Operation verabreicht (5–6 mg/kg; intravenös), diese Koknzentration wird als Tagesdosis postoperativ für 2 Wochen beibehalten und dann um 5% wöchentlich reduziert. Bei initialer oraler Therapie beträgt die Cyclosporinkonzentration 14–18 mg/kg (präoperativ und 2 Wochen postoperativ), die Erhaltungsdosis liegt bei 5–10 mg/kg/die. Der therapeutische Cyclosporinspiegel im Blut liegt bei 300–800 ng/ml (gemessen mit polyclonalen RIA).
Die Dosierung bei der Therapie von Autoimmunerkrankungen ist generell niedriger und wird meist per os durchgeführt. Abhängig vom Typ der Erkrankungen werden unterschiedliche Empfehlungen angegeben und schwanken zwischen 1–7 mg/kg/die. Bei Asthma bronchiale: 5 mg/kg/die auf zwei orale Einzeldosen verteilt in Kombination mit Glucocorticoiden.

Nebenwirkungen

Die Toxizität von Cyclosporin ist in der Transplantationsliteratur ausgiebig beschrieben. Zu den Hauptnebenwirkungen gehören die Entwicklung einer renalen Dysfunktion, gefolgt von arterieller Hypertonie und Tremor. Weiters wurde ein gehäuftes Auftreten von Hirsutismus, „flu-like"-Symptomen, Gingivablutungen und gastrointestinale Beschwerden beschrieben. Erhöhte Blutwerte von Kalium, alkalischer Phosphatase und Leukotzyten können ebenfalls mit einer Cyclosporintherapie assoziiert sein. Regelmäßige Kontrollen der Nierenfunktionsparameter, Cholesterinspiegel und Elektrolyte sind angezeigt.

Interaktionen mit anderen Medikamenten

Eine Reihe von Medikamenten können eine Erhöhung der Cyclosporinspiegel bewirken und somit die Nebenwirkungsrate, insbesondere die Nephrotoxizität, steigern, wie z.B. Allopurinol, Acylovir, Amiodarone, Aminoglykoside, Amphotericin B, Ciprofloxacin, Cotrimazole, Diclofenac, Erythromycin, sodaß regelmäßige Blutspiegelmessungen angezeigt sind.

Besonderheiten

- Die Cyclosporindosierung in der Pädiatrie ist äquivalent mit der im Erwachsenenalter, gegebenenfalls sind sogar höhere Konzentrationen erforderlich.
- Patienten mit cystischer Fibrose, die für eine Herz-Lungen-Transplantation vorgesehen sind, benötigen höhere Cyclosporindosen.
- Bei Niereninsuffienz inklusive Dialyse sind in der Regel keine Anpassungen erforderlich.
- Die Therapie mit Cyclosporin ist mit einer erhöhten Inzidenz von Lymphomen verbunden.

Literatur

1. Alexander AG, Barnes NC, Kay AB (1992) Trial of cyclosporin in corticosteroid-dependent chronic severe asthma. Lancet 339: 324–328
2. Choy DS, Gould WJ, Gearhart RP. Sauer J (1969) Remission in Wegener's granulomatosis treated with steroids and azathioprin. NY State J Med 69: 1205–1209
3. Coeffy MJ, Sanders G, Eschenbacher WL, Tsien A, Ramesh S, Weber RW, Toews GB, McCune WJ (1994) The role of methotrexate

in the management of steroid-dependent asthma. Chest 105: 117–121
4. Cott GR, Cherniak RM (1988) Steroids and „steroid-sparing" agents in asthma. N Engl J Med 318: 634–636
5. Dayton CS, Schwartz DA, Helmers RA, Pueringer JP, Gilbert SR, Merchant RK, Hunninghake GW (1993) Outcome of subjects with idiopathic pulmonary fibrosis who fail cortocosteroid therapy. Implications for further studies. Chest 103: 69–73
6. Fauci AS, Haynes BF, Katz P, Wolff SM (1983) Wegener's granulomatosis: prospective clinical and therapeutic experience with 85 patients for 21 years. Ann Intern Med 98: 76–85
7. Geddes DM (1991) Methotrexate in asthma. Clin Exp Allergy 21: 541–543
8. Hill MJ, Tattersfield AE (1995) Corticosteroid sparing agents in asthma. Thorax 50: 577–582
9. James DG (1992) Treatment of sarcoidosis. Prescribers J 32: 9–14
10. Johnson MA, Kwan S, Snell NJC, Nunn AJ, Darbyshire JH, Turner-Warwick M (1989) Randomized controlled trial comparing prednisolone alone with cyclophosphamide and low-dose prednisolone in combination in cryptogenic fibrosing alveolitis. Thorax 44: 280–288
11. Kahan BD (1988) Cyclosporine. Applications in autoimmune diseases. Grunde & Stratton, London
12. Leavitt RY, Fauci AS (1986) Pulmonary vasculitis. Am Rev Respir Dis 134: 149–166
13. Liu JK (1993) FK506 and cyclosporin, molecular probes for studying intracellular signal tranduction. Immunol Today 14: 290–295
14. Lower EE, Baughman RP (1990) the use of low-dose methotrexate in refractory sarcoidosis. Am J Med Sci 229: 153–157
15. Mortensen RL, King TE jr (1992) Idiopathic pulmonary fibrosis. In: Lichtenstein LM, Fauci AC (eds) Current therapy in allergy, immunology and rheumatology. BC Decker, pp 233–241
16. Moss RB, MD (1995) Alternative Pharmacotherapies for steroid-dependent asthma. Chest 107: 817–825
17. Raghu G, DePaso WJ, Cain K, Hammar SP, Wetzel CE, Dreis DF, Hutchinson J, Pardee NE, Winterbauer RH (1991) Azathioprine combined with prednisone in the treatment of idiopathic pulmonary fibrosis: a prospective double-blind, randomized, placebo-controlled clinical trial. Am Rev Respir Med 144: 291–296
18. Steinberg AD (1973) An approach to the use of immunosuppressive drugs in nonmalignant disease. J Allergy Clin Immunol 52: 242–250
19. Weese WC, Levine BW, Kazemi H (1975) Interstitial lung disease resistant to corticosteroid therapy. Report of three cases treated with azathioprine or cyclophosphamide. Chest 67: 57–60
20. Winterbauer RH (1991) The treatment of idiopathic pulmonary fibrosis. Chest 100: 233–235

Zytostatika

W. Eberhardt, S. Bildat und S. Seeber

Einleitung

Das folgende Kapitel soll die wichtigsten in der Therapie der Bronchialkarzinome eingesetzten zytostatischen Substanzen kurz vorstellen. Besondere Bedeutung wurde auf diejenigen Substanzen gelegt, die aktuell im Rahmen der Standardkombinationen beim kleinzelligen Bronchialkarzinom (SCLC) und nicht-kleinzelligen Brochialkarzinom (NSCLC) verwendet werden. Ein weiterer wichtiger Punkt sollte aber in der Vorstellung neu entwickelter, zum Teil sehr vielversprechender Zytostatika liegen, deren Wert in der Behandlung der Lungentumoren zwar noch nicht endgültig etabliert ist, die aber aufgrund ihrer interessanten Remissionsergebnisse und unterschiedlichster zugrunde liegender Wirkungsmechanismen sicher in den letzten Jahren die Behandlungsmöglichkeiten entscheidend bereichert haben. Dies gilt besonders für das NSCLC, wo alleine vier neue Substanzen (Gemcitabine, Navelbine, Paclitaxel, Docetaxel) ihre Wirksamkeit in mittlerweile einer großen Zahl von Phase-II-Studien gezeigt haben. Die wichtigsten Ergebnisse von Monotherapien sind für das NSCLC (Tabelle 1) und für das SCLC (Tabelle 2) kurz dargestellt. Zwei weitere Übersichtstabellen zeigen Beispiele der wichtigsten Kombinationstherapien beim NSCLC (Tabelle 3) und beim SCLC (Tabelle 4).

Antimetabolite

Gemcitabine (2',2'-Diflurodeoxycytidin)

Werdegang der Entwicklung

Entwicklung als neues Cytidinanalogon. Die Substanz wurde nach erster beeindruckender Wirksamkeit bei menschlichen Tumorlinien im Nacktmausmodell weiter untersucht. Sie zeigt als Antimetabolit wichtige Wirkungsunterschiede zum Cytosinarbinosid.

Chemische Zusammensetzung

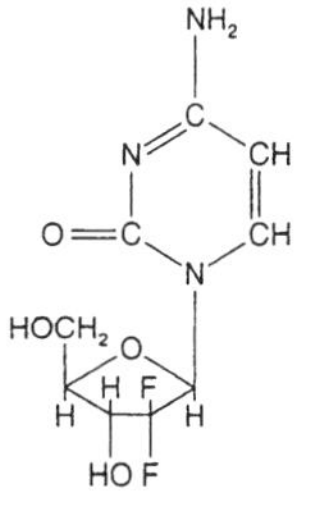

Tabelle 1. Wirksame Zytostatika in Phase II Studien beim inoperablen Nicht-kleinzelligen Bronchialkarzinom *(NSCLC)* (modifiziert nach [3])

Substanz	Patienten (n)	Remissionsraten (CR + PR)	(95 % CI)
Cisplatin	546	20	17–23
Ifosfamid	486	24	20–28
Mitomycin C	115	20	13–27
Etoposid	268	17	12–22
Vindesine	295	18	14–22
Carboplatin	116	13	7–19
Docetaxel	194	36	29–43
Paclitaxel	165	23	16–30
Gemcitabin	298	21	16–26
Vinorelbine	319	27	22–32
CPT-11	107	28	19–37

Pharmakodynamik

Terminale Halbwertszeit $t_{1/2}$ im Plasma 12 Minuten. Intrazelluläre Aktivierung zu dF-dCTP. Dieses wird biphasisch mit einer sehr langen Halbwertszeit eliminiert. Der Abbau geschieht über dFdUMP zu dFdU, das vorwiegend biliär elminiert wird.

Klassische Indikation

Inoperables Nicht-kleinzelliges Bronchialkarzinom.

Überprüfung des Effektes, Blutspiegel

Im Rahmen des normalen therapeutischen Einsatzes nicht notwendig, eine HPLC-Methode der Spiegelmessung ist aber etabliert.

Darreichungsform

Klassisch 1000–1250 mg/m^2 als $^1/_2$-Stunden-Kurzinfusion, Tage 1, 8 und 15, alle 28 Tage.

Nebenwirkungen

Häufig: Myelosuppression (relativ moderat), grippeähnliche Symptome.

Tabelle 2. Häufig eingesetzte wirksame Zytostatika beim kleinzelligen Bronchialkarzinom *(SCLC)* sowie Neue Substanzen

Etablierte Substanzen
Cisplatin
Carboplatin
Cyclophosphamid
Ifosfamid
Etoposid
Teniposid
Vincristin
Vindesin
Adriamycin
Epi-doxorubicin
Vielversprechende Neue Substanzen
Docetaxel
Paclitaxel
Gemcitabin
Topotecan
CPT-11

Tabelle 3. Häufig eingesetzte Zytostatikakombinationen beim Nicht-kleinzelligen Bronchialkarzinom *(NSCLC)*

Cisplatin/Etoposid (PE)	Cisplatin	30 mg/m²	Tage 1, 2, 3
	Etoposid	120 mg/m²	Tage 1, 2, 3
	weiter Tag 22–28		
Split-dose Cisplatin/Etoposid	Cisplatin	60 mg/m²	Tage 1, 7 oder 8
	Etoposid	150 mg/m²	Tage 3, 4, 5
	weiter Tag 22		
Ifosfamid/Etoposid	Ifosfamid	2 g/m²	Tage 1, 2, 3, 4, 5
	Etoposid	120 mg/m²	Tage 1, 2, 3
	weiter Tag 29		
Cisplatin/Vindesin	Cisplatin	120 mg/m²	Tag 1
	Vindesin	3 mg/m²	Tage 1, 8, 15, 22
	weiter Tag 29		
Cisplatin/Navelbine	Cisplatin	120 mg/m²	Tag 1
	Vinorelbine	30 mg/m²	Tage 1, 8, 15, 22
	weiter Tag 29		
Cisplatin/Gemcitabin	Cisplatin	100 mg/m²	Tag 15
	Gemcitabin	1000 mg/m²	Tage 1, 8, 15
	weiter Tag 29		
Cisplatin/Taxol	Cisplatin	80 mg/m²	Tag 2
	Paclitaxel	175 mg/m²	Tag 1
	weiter Tag 22		
Carboplatin/Taxol	Carboplatin	AUC 7,5	Tag 2
	Taxol	135 mg/m²	Tag 1
	weiter Tag 22		
Carboplatin/Taxotere	Carboplatin	AUC 7,5	Tag 1
	Docetaxel	75 mg/m²	Tag 1
	weiter Tag 22		
„MIC"	Mitomycin	6 mg/m²	Tag 1
	Ifosfamid	3 g/m²	Tag 1
	Cisplatin	50 mg/m²	Tag 1
	weiter Tag 22		
„NIP"	Navelbine	25 mg/m²	Tage 1, 8
	Ifosfamid	3 g/m²	Tag 1
	Cisplatin	80 mg/m²	Tag 1
	weiter Tag 22		
Mitomycin/Vindesin	Mitomycin	15 mg/m²	Tage 1
	Vindesin	3 mg/m²	Tage 1, 8, 15
	weiter Tag 29		

Selten: Hepatotoxizität, Übelkeit, Erbrechen, Pulmotoxizität (Dyspnoe)

Interaktionen mit anderen Medikamenten

Bisher sind keine wesentlichen Interaktionen beschrieben. In vitro als potenter Strahlensensitizer nachweisbar. Klinisch stehen hierzu noch valide Daten aus.

Besonderheiten

Niereninsuffizienz: Bei Niereninsuffizienz ist bisher keine Dosisreduktion beschrieben.

Hepatopathien: Bei Bilirubinanstieg auf

Tabelle 4. Häufig eingesetzte Zytostatikakombinationen beim kleinzelligen Bronchialkarzinom *(SCLC)*

Cisplatin/Etoposid (PE)	Cisplatin	30 mg/m²	Tage 1, 2, 3
	Etoposid	120 mg/m²	Tage 1, 2, 3
	weiter Tag 22–28		
Split-dose Cisplatin/Etoposid	Cisplatin	50 mg/m²	Tage 1, 7 oder 8
	Etoposid	170 mg/m²	Tage 3, 4, 5
	weiter Tag 22		
Ifosfamid/Etoposid	Ifosfamid	2 g/m²	Tage 1, 2, 3, 4, 5
	Etoposid	120 mg/m²	Tage 1, 2, 3
	weiter Tag 29		
CEV	Carboplatin	300 mg/m²	Tag 1
	Etoposid	140 mg/m²	Tage 1, 2, 3
	Vincristin	1,5 mg	Tage 1, 8, 15
	weiter Tag 22		
Carboplatin/Etoposid	Carboplatin	AUC 6	Tag 1
	Etoposid	140 mg/m²	Tage 1, 2, 3
	weiter Tag 22		
ACO/CAV	Adriamycin	60 mg/m²	Tag 1
	Cycloph.	750 mg/m²	Tag 1, 2
	Vincristin	1,5 mg	Tage 1, 8, 15
	weiter Tag 22		
ACE	Adriamycin	45 mg/m²	Tag 1
	Cycloph.	1000 mg/m²	Tage 1, 2
	Etoposid	50 mg/m²	Tage 1, 2, 3, 4, 5
	weiter Tag 22		
AIO	Adriamycin	25 mg/m²	Tage 1, 2
	Ifosfamid	1,6–2,0 g/m²	Tage 1, 2, 3, 4, 5
	Vincristin	2,0 mg	Tage 1
	weiter Tag 29		
„ICE"	Ifosfamid	5 g/m²	Tag 1
	Carboplatin	300 mg/m²	Tag 1
	Etoposid	50 mg/m² po	Tage 1–21
	weiter Tag 29		
„CODE"	Cisplatin	25 mg/m²	Tage 1, 8
	Vincristin	1 mg/m²	Tage 1, 8
	Doxorubicin	40 mg/m²	Tage 1
	Etoposid	80 mg/m²	Tage 1, 2, 3
	weiter Tag 15		

über 1,5 mg/m² ist eine Dosisreduktion empfohlen.

Bei Gravidität/Laktation: Mutagenität und Teratogenität.

Zukunftsaspekte

Weitere Entwicklung: Interessant erscheinen Kombinationen mit Platinderivaten, Ifosfamid oder Taxanen sowohl beim nicht-kleinzelligen Bronchialkarzinom als auch beim kleinzelligen Bronchialkarzinom.

Oxazaphosphorine

Cyclophosphamid

Werdegang der Entwicklung

Weiterentwicklung aus dem Stickstofflost (Mechloräthamin), nach dessen Einsatz als zytostatische Substanz bei den malignen Lymphomen, Entwicklung Ende der fünfziger Jahre aus diesen sogenannten „Alkylierenden Substanzen“.

Chemische Zusammensetzung

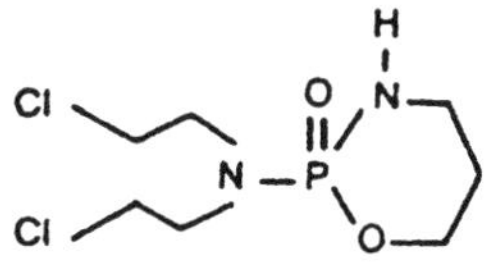

Pharmakologie/Pharmakodynamik

Bioverfügbarkeit 90–100%, $t_{1/2}$ im Plasma ca. 7 Stunden, $t_{1/2}$ für die Aktivierung zu 4-Hydroxy-Cyclophosphamid bzw. dem tautomeren Aldophosphamid in der Leber 3–6 Stunden, spontaner Zerfall zu N-Lost-Phosphorsäureamid und Acrolein. Renale Elimination als inaktive Oxidationsprodukte Ketocyclophosphamid und ringgeöffnete Carbonsäure.

Klassische Indikation

Kleinzelliges Bronchialkarzinom (z.B. in CMC, ACO/VAC, ACE), malignes Lymphom, Hodenkarzinom, Mammakarzinom, Wegnersche Granulomatose, Nekrotisierende Systemische Vaskulitis, Knochenmarktransplantation.

Nebenindikation

Nicht-kleinzelliges Bronchialkarzinom (z.B. in CAP).

Kontraindikation

Dosismodifikation bei eingeschränkter Leber- oder Nierenfunktion (siehe unten), Schwangerschaft, Kinderwunsch.

Überprüfung des Effektes, Blutspiegel

Cyclophosphamid und sein 4-Hydroxymetabolit können im Plasma durch Gaschromatographie mit Nitrogenphosphordetektion gemessen werden.

Darreichungsform/Dosierung

Klassisch: 750–1200 mg/m² i.v. alle 21 bis 28 Tage.
Alternativ: 50–100 mg/m²/Tag p.o. d1–14 alle 21 bis 28 Tage.
Hochdosis: > 1,55 g/m².

Nebenwirkungen

Häufig: Alopezie, Myelosuppression, Übelkeit und Erbrechen (verzögert, insbesondere bei hohen Dosen), immunsuppressive Wirkung, Amenorrhoe und Azoospermie (teilweise reversibel).
Selten: Kardiotoxizität (bei Hochdosistherapie), Nephrotoxizität (bei Hochdosistherapie), Urotoxizität in der Form der hämorrhagischen Zystitis (Uroprotektor: Mesna/Uromitexan), Pulmotoxizität (Pneumonitis, sog. „Alkylantienlunge“), Neurotoxizität, Dermatotoxizität, Mukositis, allergische Reaktion, Anorexie, Syndrom der inadäquaten ADH-Sekretion (SIADH).

Interaktionen mit anderen Medikamenten

Allopurinol kann zu einer Verstärkung der Myelosuppression führen. Bei insulinabhängigen Diabetikern kann es zu akuten Hypoglykämien kommen.

Besonderheiten

Bei Niereninsuffizienz 50% Verminderung der Dosis bei einer auf 25 ml/min verminderten Krea-Clearance empfohlen. Bei extrakorporaler Hämodialyse ist eine wirksame Behandlung bei leicht reduzierter Dosis durchaus möglich (Dialysierbarkeit der toxischen Metaboliten, Eiweißbindung der zytostatischen Metaboliten). Gut löslich in Wasser, physiologischer Kochsalzlösung, organischen Lösungsmitteln.

Zukunftsaspekte

Neuerdings erneutes Interesse an der Substanz im Rahmen der Knochenmarktransplantationen und Hochdosistherapien, z.B. in Kombination mit peripheren Stammzellen. Wichtige Indikation in der Therapie bei Kollagenosen bzw. Bindegewebserkrankungen oder Erkrankungen des rheumatischen Formenkreises (CP).

Ifosfamid

Werdegang der Entwicklung

Entwicklung 1965 in den ASTA-Forschungslaboratorien als strukturelles Analogon des Cyclophosphamid. Es zeigt aber ein unterschiedliches pharmakologisches Verhalten und ein breiteres klinisches Aktivitätsspektrum als Cyclophosphamid.

Chemische Zusammensetzung

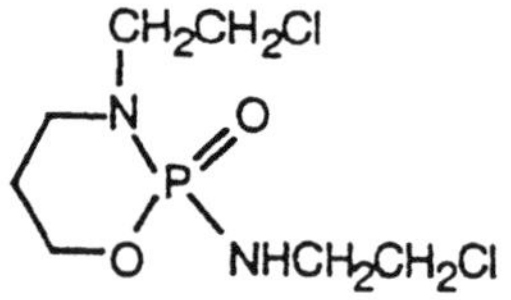

CH_2CH_2Cl (am N), $P=O$, $NHCH_2CH_2Cl$ (am P), Ring: N–P–O

Pharmakodynamik

Bioverfügbarkeit 100%. Die hepatische Aktivierung (Hydroxylierung) von Ifosfamid erfolgt langsamer als bei Cyclophosphamid, ist darüber hinaus dosisabhängig. Halbwertszeit $t_{1/2}$ im Plasma ca. 7 Stunden bei Dosen von 1600–2400 mg/m². Bei höheren Dosen von 5000 mg/m² möglicherweise längere $t_{1/2}$ von 13 bis 14 Stunden. Bei oraler Applikation wahrscheinlich erhöhte Bildung von Chloracetaldehyd mit der Folge ausgeprägter zentralnervöser Nebenwirkungen.

Klassische Indikation

Inoperables nicht-kleinzelliges Bronchialkarzinom, kleinzelliges Bronchialkarzinom, malignes Lymphom, Sarkom, Hodenkarzinom.

Kontraindikation

Gravidität, Laktation, manifeste Psychosen.

Überprüfung des Effektes, Blutspiegel

Eine HPLC-Methode zur Messung des Plasmaspiegels von Ifosfamid und seiner Metaboliten ist beschrieben.

Darreichungsform

Klassisch: 1,5–2,0 g/m² i.v. Tage 1 bis 5 alle 21 bis 28 Tage.
Alternativ: Bei Hochdosistherapie Dosen über 5 g/m² i.v. als 24-Stunden-Dauerinfusion.
Obligat: Flüssigkeitszufuhr und Gabe von MESNA (Uromitexan) zur Uroprotektion.
Obsolet: Bei oraler Gabe (Kapselform) deutlich erhöhte zentralnervöse Nebenwirkungen („Ifosfamid-Psychose"), deshalb weiterhin problematisch.

Nebenwirkungen

Insgesamt vergleichbar mit Cyclophosphamid, leicht verminderte Myelosuppression, dafür aber ausgeprägtere Neuro- und Urotoxizität.
Häufig: Urotoxizität (hämorrhagische Zystitis), Alopezie, Übelkeit/Erbrechen, Myelosuppression, Neurotoxische Nebenwirkungen (Enzephalopathie, Psychose).
Selten: Dermatotoxizität, Induktion von Zweitmalignomen, Pulmotoxizität („Alkylantienlunge"), Kardiotoxizität, Teratogenität, toxischer Nierenschaden mit Zylindrurie und tubulärer Funktionsstörung.

Interaktionen mit anderen Medikamenten

Bei gleichzeitiger Gabe von Sulfonylharnstoffen Blutzuckersenkung möglich (Verdrängung aus der Proteinbindung). Verstärkte Knochenmarkdepression bei gleichzeitiger Gabe von Allopurinol.

Besonderheiten

Niereninsuffizienz: Bei Kreatininclearance von 40 bis 70 ml/min Reduktion der Dosierung auf 75 %. Bei Kreatininclearance unter 40 ml/min Reduktion der applizierten Dosis auf 50 %.
Hepatopathien: Wie beim Cyclophosphamid Reduktion der Dosis auf 75 % bei Serumbilirubinwerten über 3 mg/dl.
In der Geriarie: Erhöhte Neigung zur Entwicklung neurologisch/psychiatrischer Nebenwirkungen bei älteren Patienten.
Bei Gravidität/Laktation: Teratogenität, Mutagenität.
Kardiale Erkrankungen: Vorsicht bei der notwendigen vermehrten Flüssigkeits-/ Elektrolytzufuhr.

Zukunftsaspekte

Weitere Entwicklung: Ifosfamid wird zunehmend im Rahmen von Hochdosischemotherapieprotokollen in Kombination mit der Knochenmarktransplantation oder der peripheren Stammzelltransplantation eingesetzt.

Anthrazykline

Adriamycin (Doxorubicin)

Werdegang der Entwicklung

Erstentdeckung der Muttersubstanz Daunorubicin als antitumor-wirksames Antibiotikum 1963. Entdeckung des Doxorubicin als natürliches Produkt 1968 ebenfalls durch Gewinnung aus wachsenden Streptomyces-Stämmen.

Chemische Zusammensetzung

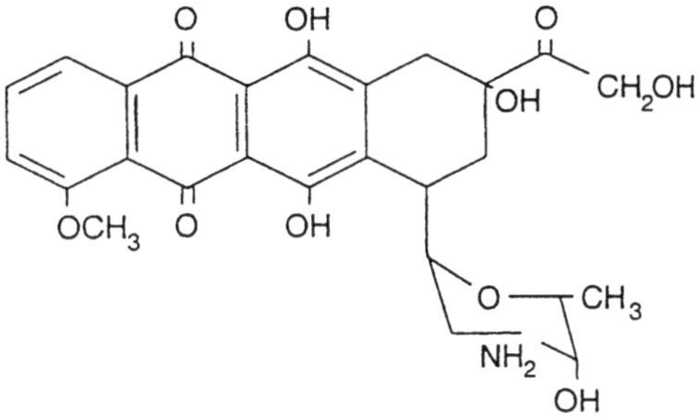

Pharmakodynamik

Adriamycin wird in der Leber metabolisiert und biliär ausgeschieden. Der Hauptmetabolit, das Adriamycinol ist nur gering zytotoxisch wirksam. Ein weiterer Metabolit ist das Deoxyadriamycin-Aglycon. Die terminale Halbwertszeit $t_{1/2}$ beträgt 27 Stunden im Plasma. Hohe Proteinbindung (>75 %), hohe Gewebsbindung.

Klassische Indikation

Kleinzelliges Bronchialkarzinom (z.B. ACO, AIO oder ACE)
Kontraindikation: Kardiomyopathie, manifeste oder latente Herzinsuffizienz, ausgedehnte Vorbestrahlung der Lunge (Pneumonitis durch sog. Recall-Phänomen).
Nebenindikation. Maligne Lymphome, Morbus Hodgkin, Sarkome.

Überprüfung des Effektes, Blutspiegel

Spiegelbestimmung im Plasma ist mittels HPLC möglich.

Darreichungsform

Klassisch: 45–60 mg/m² i.v. Bolus alle 21 bis 28 Tage.
Langsame Bolusgabe oder streng intravenöse Infusion empfohlen, da Kardiotoxizität dadurch reduziert wird.
Alternativ: 10–15 mg/m² i.v. alle 7–10 Tage.
Obsolet: Subcutane Paravastion führt zu ausgeprägten progressiv vernarbenden Nekrosen.

Nebenwirkungen

Häufig: Myelosuppression, Alopezie, kumulative (chronische) Kardiotoxizität (bei Dosen >550 mg/m²), Mukositis/Stomatitis, lokale Gewebeschädigung, Übelkeit/Erbrechen
Selten: Hämatolytische Anämie, akute Kardiotoxizität, sog. Radiotherapie-Recall-Phänomen, urtikarielle Überempfindlichkeitsreaktionen

Interaktionen mit anderen Medikamenten

Bei Kombination mit Radiotherapie sog. Recall-Phänomen möglich. Kann zu verstärkter Kardiotoxizität (Mediastinalbestrahlung) oder Pneumonitis (Lungenbestrahlung) führen, Wechselwirkungen bei Gabe zusammen mit anderen kardiotoxischen Medikamenten (Mitoxantrone, Mitomycin C, Actinomycin D, 6-Fluorouvalil).

Besonderheiten

Hepatopathien: Bei Leberinsuffizienz Reduktion der Adriamycindosis notwendig. Bei Serumbilirubinwerten zwischen 1,5 mg/dl und 3,0 mg/dl Reduktion der Dosis auf 50%, bei Werten zwischen 3,0 mg/dl und 5,0 mg/dl auf 25%.
In der Pädiatrie: Hier besondere **Vorsicht** bei der Gabe wegen der möglichen Langzeitkardiotoxizität. Die 24-Stunden-Infusion ist signifikant weniger kardiotoxisch bei gleicher Wirksamkeit.
Bei Gravidität/Laktation: Mutagenität und Teratogenität.
Niereninsuffizienz: Keine wesentlichen notwendigen Dosisreduktionen.
Kardiale Erkrankungen: Vorsicht bei bestehenden kardialen Vorerkrankungen, notfalls engmaschige Echokardiographie oder Herzbinnenraumscan-Kontrolle (EF-Verlauf).

Zukunftsaspekte

Weitere Entwicklung: Substanzen sind in Entwicklung, die die Kardiotoxizität reduzieren sollen (zB. Desrazoxane).

4'-Epidoxorubicin (Epirubicin)

Werdegang der Entwicklung

Entwicklung als Analogon des Doxorubicins mit unterschiedlicher Stellung der Hydroxylgruppe am C4-Atom. Dies hat einen unterschiedlichen Metabolismus im Vergleich zum Doxorubicin zur Folge. Dieser wiederum erklärt die geringere Toxizität der Substanz.

Chemische Zusammensetzung

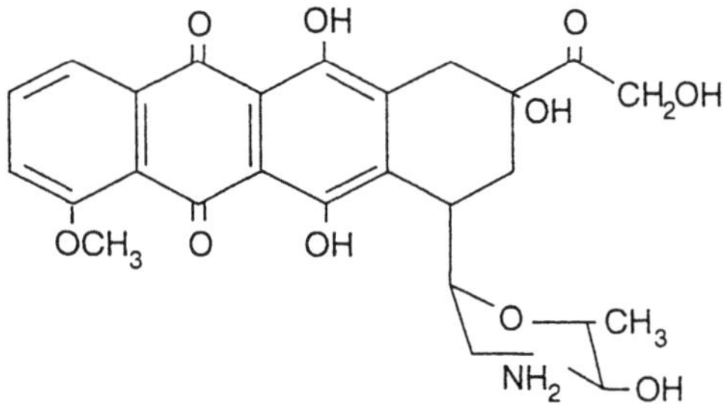

Pharmakodynamik

Terminale Halbwertszeit t $^1/_2$ des Epirubicin 29 Stunden. Hauptmetabolit ist das Epirubicinol, dieses ist nur gering zytoxisch wirksam. Der weitere Abbau findet durch Glucuronidierung statt.

Klassische Indikation

Beim kleinzelligen Bronchialkarzinom als Ersatz für das Adriamycin (z.B. im ACO oder ACE als EpiCO oder EpiCE).
Kontraindikation: Bei manifester Herzinsuffizienz oder bei erhöhtem Kardiotoxizitätsrisiko (kardiale Vorschädigung, z.B. Kardiomyopathie).

Überprüfung des Effektes, Blutspiegel

Messung des Blutspiegels vom Epirubicin und seiner Metaboliten mit etablierten HPLC-Methoden.

Darreichungsform

Klassisch: 60–80 mg/m^2 i.v. alle 21 bis 28 Tage.
Alternativ: Wöchentlich – niedrig dosiert: 15–20 mg/m^2 i.v. alle 7–10 Tage,
Hochdosisepirubicin: 120 mg/m^2 i.v. alle 21 Tage (Monotherapie).

Nebenwirkungen

Insgesamt geringer ausgeprägt als beim Doxorubicin.
Häufig: Myelosuppression, Alopezie, kumulative (chronische) Kardiotoxizität (geringer als beim Doxorubicin, bei Dosen >900 mg/m^2), Mukositis/Stomatitis, lokale Gewebeschädigung, Übelkeit/Erbrechen.
Selten: Hämolytische Anämie, akute Kardiotoxizität, sog. Radiotherapie-Recall-Phänomen, urtikarielle Überempfindlichkeitsreaktionen.

Interaktionen mit anderen Medikamenten

Vergleichbar dem Doxorubicin. Bei Kombination mit Radiotherapie ist ein sog. Recall-Phänomen möglich. Die Substanz kann zu verstärkter Kardiotoxizität (Mediastinalbestrahlung) oder Pneumonitis (Lungenbestrahlung) führen, Wechselwirkungen bei Gabe zusammen mit anderen kardiotoxischen Medikamenten (Mitoxantrone, Mitomycin C, Actinomycin D, 5-FU) sind beschrieben.

Besonderheiten

Hepatopathien: Bei Leberinsuffizienz Reduktion der Epirubicindosis notwendig. Bei Serumbilirubinwerten zwischen 1,5 mg/dl und 3,0 mg/dl Reduktion der Dosis auf 50 %, bei Werten zwischen 3,0 mg/dl und 5,0 mg/dl auf 25 %.
In der Pädiatrie: Hier besondere **Vorsicht** bei der Gabe wegen der möglichen Langzeitkardiotoxizität. Die 24-Stunden-Infusion ist bei gleicher Wirksamkeit signifikant weniger kardiotoxisch.
Bei Gravidität/Laktation: Mutagenität und Teratogenität.
Niereninsuffizienz: Es sind keine wesentlichen notwendigen Dosisreduktionen beschrieben.
Kardiale Erkrankungen: Vorsicht bei bestehenden kardialen Vorerkrankungen, notfalls engmaschige Echokardiographie oder Kontrolle des Herzbinnenraumscan (EF-Verlauf).

Zukunftsaspekte

Wie oben schon beschrieben wird momentan oft in palliativer Therapiesituation die wöchentliche, niedrig dosierte Therapie angewendet. Dem gegenüber wird in dosisintensiveren Protokollen häufig auf das „höherdosierte“ Epirubicin zurückgegriffen. Der Stellenwert dieser Applikationsart beim kleinzelligen und nicht-kleinzelligen Bronchialkarzinom ist aber noch nicht abschließend beurteilbar.

Mitomycin C

Werdegang der Entwicklung

Mitomycin C wurde als zytostatisch wirksames Antibiotikum 1958 aus dem Stamm Streptomyces caespitosus isoliert.

Wirkungsmechanismus

Alkylierung der DNA mit folgender Inhibitierung der DNS-Synthese. Die Substanz zeigt eine besondere Aktivität gegenüber hypoxischen Zellen. Zusätzlich gibt es experimentelle und klinische Hinweise auf einen strahlensensibilisierenden Effekt.

Chemische Zusammensetzung

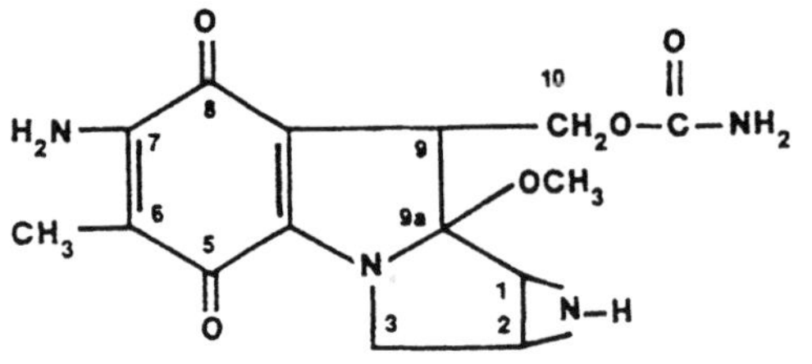

Pharmakodynamik

Nach intravenöser Gabe terminale Halbwertszeit der Plasmakonzentration bei zirka einer Stunde. Nur 5 bis 10% der Substanz werden renal eliminiert. Der Hauptausscheidungsweg ist die biliäre Elimination nach Metabolisierung in der Leber.

Klassische Indikation

Nicht-kleinzelliges Bronchialkarzinom (vor allem in den Kombinationen MV = Mitomycin/Vindesin und MIC = Mitomycin/Ifosfamid/Cisplatin).
Kontraindikation: Bekannte Hypersensitivitätsreaktion/Allergie, reduzierte Knochenmarkreserve (prolongierte Knochenmarkdepression), schweres Leber-, Lungen- oder Nierenversagen, Schwangerschaft.

Überprüfung des Effektes, Blutspiegel

Eine HPLC-Methode und ein Enzym-Immuno-Assay zur Messung der Plasmakonzentration von Mitomycin C und seiner Metaboliten sind etabliert.

Darreichungsform

Klassisch: 10 bis 20 mg/m² als intravenöse Kurzinfusion alle 42 bis 56 Tage.
Alternativ: Intraarteriell (10 bis 20 mg/m² als 1-Stunden-Infusion alle 4 bis 8 Wochen), intracavitär (8–12 mg/m² jede Woche oder alle 2 Wochen) und intravesikal (20–30 mg absolut × 2/Woche × 4 Wochen bis zu 15/20×).
Obsolet: Subcutane oder Weichteilinfusion, da Entwicklung von ausgedehnten Nekrosen.

Nebenwirkungen

Häufig: Ausgeprägte (teils verzögerte) Knochenmarkdepression, Alopezie, Übelkeit/Erbrechen, Mukositis.
Selten: Pulmotoxizität (Alveolitis), Hämolytisch-urämisches Syndrom (HUS), Risiko steigt in Abhängigkeit von der Gesamtdosis, Hepatotoxizität.

Interaktionen mit anderen Medikamenten

Bei gleichzeitiger Gabe mit Vincaalkaloiden (Vindesin) Atemnot und Bronchospasmus (allergisch bedingte Alveolitis). Eine Verstärkung der Adriamycin-bedingten Kardiotoxizität ist beschrieben. Erhöhte Pneumonitisgefahr bei Kombination mit Bestrahlung der Lunge.

Besonderheiten

Bei Gravidität/Laktation: Kontraindiziert.
Niereninsuffizienz: Vorsicht bei bestehender Niereninsuffizienz wegen der oben beschriebenen dosisabhängigen Nephrotoxizität. Eine eindeutige Dosisreduktion ist aber nicht vorgeschrieben.
Hepatopathien: Eine Dosisreduktion bei eingeschränkter Leberfunktion ist wahrscheinlich nicht erforderlich.

Zukunftsaspekte

Weitere Entwicklung: Die Substanz ist wegen der erhöhten Komplikationsraten (Entwicklung von Pneumonitis bis hin zum ARDS) für Chemostrahlentherapieprotokolle der Lunge nicht mehr zu empfehlen. In der Palliativen Therapiesituation beim NSCLC Kombinationen mit Vindesine, Gemcitabin oder Navelbine durchaus dankbare Alternative, vor allem bei älteren Patienten.

Vincaalkaloide

Vincristin

Werdegang der Entwicklung

Gewinnung aus dem Kraut des Madagaskar Immergrün (Cathranathus roseus – früher Vinca rosea). Die zytostatische Wirkung dieser Substanz ist seit mehr als 20 Jahren in der Tumortherapie etabliert.

Wirkungsmechanismus

Bindung an Tubulin und Inhibition der Ausbildung der mitotischen Spindel. Deshalb Arretierung der Zellen in der Metaphase der Mitose. Störung bei der Aufrechterhaltung der Zellstruktur und bei Bewegungsabläufen innerhalb der Zelle.

Chemische Zusammensetzung

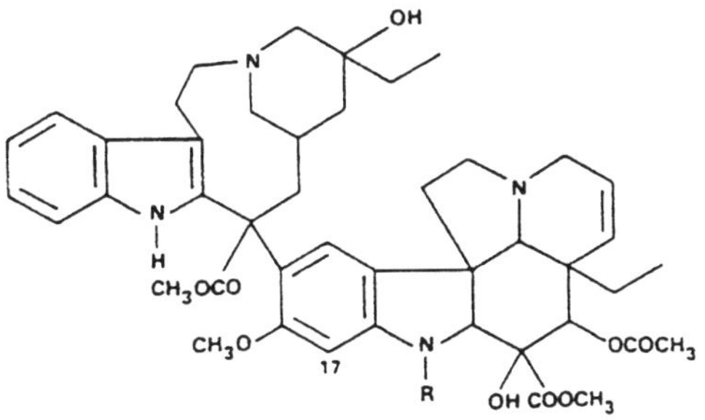

VINBLASTINE R=CH_3
VINCRISTINE R=CHO

Pharmakodynamik

Zelluläre Aufnahme durch einen sättigbaren, energieunabhängigen Prozeß. Vorwiegend hepatische Metabolisierung und biliäre Ausscheidung. Nur minimale renale Elimination. Terminale Halbwertszeit im Plasma mit 85 Stunden relativ lange.

Klassische Indikation

Kleinzelliges Bronchialkarzinom (z. B. im ACO oder EpiCO, AIO).

Kontraindikationen: Bestehende Obstipationsneigung und Subileus, Schwere Leberinsuffizienz, vorbestehende Polyneuropathie.

Überprüfung des Effektes, Blutspiegel

Immunoassays wie RIA oder ELISA sind zur Messung der Spiegel im Plasma von Vincristin und dessen Metaboliten beschrieben. Zusätzlich sind HPLC-Methoden etabliert worden.

Darreichungsform

Klassisch: 1,5–2,0 mg i.v. Bolus (streng intravenös) alle 7 Tage.
Obsolet: Die paravenöse/subcutane Applikation führt zu schweren Gewebsnekrosen.

Nebenwirkungen

Häufig: Dosislimitierend ist die Neurotoxische Wirkung (peripher sensibel oder motorisch, autonomes Nervensystem), Alopezie, lokale Gewebsschädigung (bei Paravasat).
Selten: Praktisch kaum Myelosuppression, selten allergische Reaktionen, Fieber, Mukositis, sehr selten Syndrom der inappropriaten ADH-Sekretion (SIADH), zentrale Störungen wie Bewußtseinsstörungen und Koma.

Interaktionen mit anderen Medikamenten

In Verbindung mit Mitomycin sind Bronchospasmus und Dyspnoe (allergische Alveolitis) als Nebenwirkung möglich und beschrieben. Vorsicht bei Kombination mit potentiell neurotoxischen Medikamenten (Asparaginase, Isoniazid, Metronidazol, Cisplatin).

Besonderheiten

In der Geriatrie: Dosisreduktion auf 1 mg

wegen der erhöhten Gefahr des paralytischen Ileus (autonome vegetative Polyneuropathie) (bei Alter über 70 Jahre).

Bei Gravidität/Laktation: Teratogenität und Mutagenität.

Niereninsuffizienz: Bisher sind keine wesentlichen Dosisreduktionen bei Niereninsuffizienz vorgeschrieben.

Hepatopathien: Vorsicht bei hepatischer Vorschädigung: Dosisreduktion bei Leberinsuffizienz. Bei Bilirubinwerten von 1,5 bis 3,0 mg/dl nur noch Gabe von 50% der geplanten Dosis. Bei Bilirubinwerten von über 3,0 mg/dl nach Möglichkeit keine Gabe von Vincristin mehr.

Zukunftsaspekte

Die Vincaalkaloide sind wichtige Modellsubstanzen zur Untersuchung der Mechanismen der sogenannten Multidrugresistenz (MDR) gegenüber zytotostatischen Substanzen und des p-Glykoproteins. Diese Resistenzmechanismen spielen aber bisher aufgrund der vorliegenden Daten bei Bronchialkarzinomen anscheinend nur eine untergeordnete Rolle.

Vindesin

Werdegang der Entwicklung

Halbsynthetische Herstellung aus dem Vincaalkaloid Vinblastin, das insbesondere bei Lymphomen klinisch eingesetzt wird. Chemisch besteht aber auch eine enge Verwandtschaft zum Vincristin.

Wirkungsmechanismus

Wie beim Vincristin: Bindung an Tubulin und Inhibition der Ausbildung der mitotischen Spindel. Deshalb Arretierung der Zellen in der Metaphase der Mitose. Störung bei der Aufrechterhaltung der Zellstruktur und bei Bewegungsabläufen innerhalb der Zelle.

Chemische Zusammensetzung

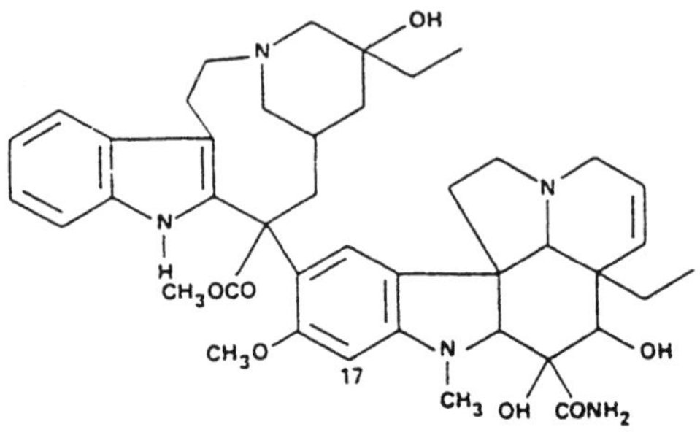

Pharmakodynamik

Terminale Halbwertszeit $t_{1/2}$ im Plasma mit 24 Stunden deutlich kürzer als beim Vincristin. Wie beim Vincristin hohe hepatische Metabolisierung und biliäre bei nur geringer (kleiner als 20%) renaler Elimination.

Klassische Indikation

Kleinzelliges Bronchialkarzinom (z.B. im Ifosfamid/Vindesin), inoperables nichtkleinzelliges Bronchialkarzinom (Cisplatin/Vindesin oder Mitomycin C/Vindesin).

Kontraindikationen: Bestehende Obstipationsneigung und Subileus, Schwere Leberinsuffizienz, vorbestehende Polyneuropathie.

Überprüfung des Effektes, Blutspiegel

Immunoassays wie RIA oder ELISA sind zur Messung der Spiegel im Plasma von Vindesine und dessen Metaboliten beschrieben. Zusätzlich sind HPLC-Methoden etabliert worden.

Darreichungsform

Klassisch: 2–3 mg/m^2 i.v. alle 7 Tage, besser nur Tag 1 und 8 in Kombinationschemotherapien.

Obsolet: Die paravenöse/subcutane Applikation führt zu schweren Gewebsnekrosen.

Nebenwirkungen

Häufig: Dosislimitierend ist die neurotoxische Wirkung (peripher sensibel oder motorisch, autonomes Nervensystem), Myelosuppression, Alopezie, lokale Gewebsschädigung (bei Paravasat).
Selten: Allergische Reaktionen, Fieber, Mukositis.

Interaktionen mit anderen Medikamenten

In Verbindung mit Mitomycin sind Bronchospasmus und Dyspnoe (allergische Alveolitis) als Nebenwirkung möglich und beschrieben. Vorsicht bei Kombination mit potentiell neurotoxischen Medikamenten (Asparaginase, Isoniazid, Metronidazol, Cisplatin).

Besonderheiten

In der Geriatrie: Dosisreduktion auf maximal 5 mg Einzeldosis wegen der erhöhten Gefahr des paralytischen Ileus (autonome vegetative Polyneuropathie) (bei Alter über 70 Jahre).
Bei Gravidität/Laktation: Teratogenität und Mutagenität.
Niereninsuffizienz: Bisher sind keine wesentlichen Dosisreduktionen bei Niereninsuffizienz vorgeschrieben.
Hepatopathien: Vorsicht bei hepatischer Vorschädigung. Dosisreduktion bei Leberinsuffizienz. Bei Bilirubinwerten von 1,5 bis 3,0 mg/dl nur noch Gabe von 50% der geplanten Dosis. Bei Bilirubinwerten von über 3,0 mg/dl nach Möglichkeit keine Gabe von Vindesin mehr.

Zukunftsaspekte

Die Substanz bietet in der Therapie der kleinzelligen Bronchialkarzinome gegenüber dem Vincristin keine eindeutigen Vorteile. Beim nicht-kleinzelligen Bronchialkarzinom ist sie wirksamer und etablierter wie das Vincristin.

Vinorelbin (Navelbine)

Werdegang der Entwicklung

Seminsynthetisches Vincaalkaloid mit Unterschieden in der Molekülstruktur, die ein im Vergleich zu den anderen Vincaalkaloiden geändertes Wirkungsspektrum und Toxizitätsspektrum zur Folge haben.

Chemische Zusammensetzung

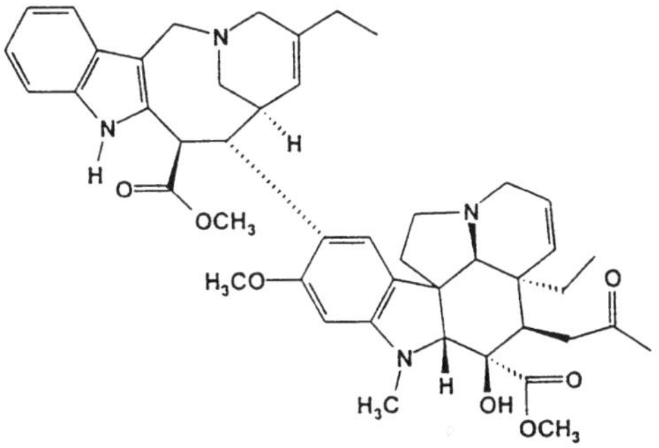

N
H
N
H
O
OCH_3
N
H_3CO
O
N
H_3C
H
OH
O
OCH_3

Pharmakodynamik

Vinorelbine ist ein Molekül mit hoher Lipophilie. Nach intravenöser Injektion relativ hohe Plasmaproteinbindung (75–90%). Hepatische Metabolisierung (zu Vinorelbin-N-oxid und Deacetylvinorelbin) und Ausscheidung der Metaboliten in die Galle als wesentlicher Eliminationsweg. Die terminale Halbwertszeit $t_{1/2}$ liegt bei zirka 31 Stunden. Die renale Elimination der Substanz stellt eher einen Nebenweg der Ausscheidung dar.

Klassische Indikation

Inoperables nicht-kleinzelliges Bronchialkarzinom (Monotherapie oder Kombination mit Cisplatin), erste Phase-III-Studien sind in Auswertung.

Überprüfung des Effektes, Blutspiegel

Zur Messung des Plasmaspiegels von Vinorelbin und seiner Metaboliten sind HPLC- und RIA-Assays etabliert.

Darreichungsform

Klassisch: 30 mg/m^2 als i.v. Kurzinfusion (20 min) oder Bolusgabe q d 7 bis zu 10–/12 Wochen

Alternativ: 40 mg absolut per os (als Kapseln) q d 7 bis zu 8–12 Wochen

Nebenwirkungen

Häufig: Myelosuppression (vor allem Granulozytopenie), Übelkeit/Erbrechen, Obstipation, Asthenie, Reaktion an der Injektionsstelle (Erythem), Hepatoxizität (Anstieg der Alkalischen Phosphatase, der GPT und der GOT, seltener Ikterus), Diarrhoe, Stomatitis, Anorexie.

Selten: Nephrotoxizität, Neurotoxizität (reversible periphere PNP), selten Alopezie, Dyspnoe, Phlebitis.

Interaktionen mit anderen Medikamenten

Bisher sind in den Phase-I-, II- und III-Studien keine wesentlichen Interaktionen beschrieben.

Besonderheiten

Bei Gravidität/Laktation: Teratogenität und Mutagenität.

Niereninsuffizienz: Bisher sind keine wesentlichen Dosisreduktionen bei Niereninsuffizienz vorgeschrieben.

Hepatopathien: Vorsicht bei hepatischer Vorschädigung. Dosisreduktion bei Leberinsuffizienz wie bei Vincristin und Vindesin. Bei Bilirubinwerten von 1,5 bis 3,0 mg/dl nur noch Gabe von 50% der geplanten Dosis. Bei Bilirubinwerten von über 3,0 mg/dl nach Möglichkeit keine Gabe von Vinorelbin mehr.

Zukunftsaspekte

Weitere Entwicklung. Aufgrund des günstigen Toxizitätsprofiles scheint die Substanz einerseits hervorragend für palliative Therapiesituationen der Patienten geeignet, andererseits sind auch Studien zur postoperativen adjuvanten Therapie geplant, vor allem beim NSCLC

Podophyllotoxine (Topo-II-Hemmstoffe)

Etoposid (VP 16)

Werdegang der Entwicklung

Halbsynthetisches Derivat (Glykosid) des Podophyllotoxins. Dieses wird aus dem Harz der nordamerikanischen Pflanze Podophyllum peltatum bzw. der indischen Podophyllum hexandrum gewonnen. Seit 1971 intensive klinische Prüfung.

Chemische Zusammensetzung

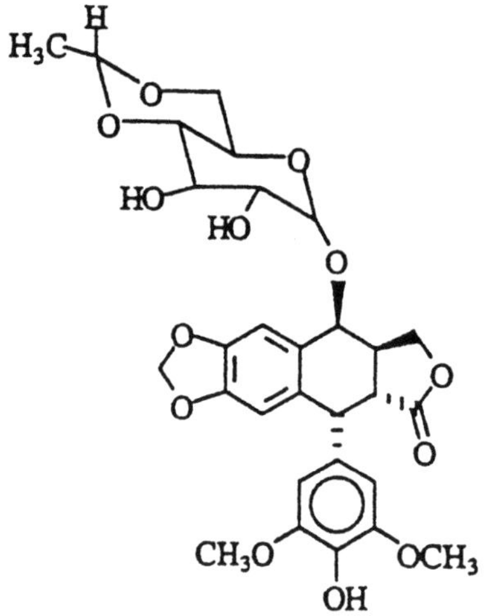

H
H_3C
O
O
O
HO
HO
O
O
O
O
O
CH_3O
OCH_3
OH

Pharmakodynamik

Bei oraler Gabe zirka 50% Bioverfügbarkeit. Intravenöse Applikation zuverlässiger. Hierbei biphasischer Verlauf der Plasmaspiegel mit terminaler Halbwertszeit bei um 10 Stunden. Hohe Proteinbindung (95%). Zu einem großen Teil Metabolisierung zu unwirksamen Substanzen. Renale Elimination bei 30–40%.

Klassische Indikation

Kleinzelliges Bronchialkarzinom, inoperables, nicht-kleinzelliges Bronchialkarzinom in Kombination mit Cisplatin (Synergismus). Nebenindikation. Bei hoch palliativer Therapiesituation tägliche orale Applikation (orales Etoposid) Kontraindikation. Allergische Reaktionen auf Podophyllotoxine.

Überprüfung des Effektes, Blutspiegel Darreichungsform

Klassisch: 100–200 mg/m^2 i.v. Tage 1 bis 5 alle 14 bis 21 Tage

Alternativ: 2 × 50 mg/Tag p.o. Tage 1 bis 10 alle 21 bis 28 Tage.

Obsolet: Einmaldosierung (einmaliger i.v. Bolus), da signifikant weniger effektiv

Nebenwirkungen

Häufig: Myelosuppression, Alopezie, allergische Reaktionen, Übelkeit/Erbrechen.

Selten: Diarrhöe, Stomatitis, Infertilität, Leukämieinduktion.

Interaktionen mit anderen Medikamenten

Signifikante Interaktionen mit anderen Medikamenten sind bisher nicht berichtet worden.

Besonderheiten

In der Geriatrie: Vorsicht bei älteren Patienten mit oraler Gabe, Dosisreduktion bei verstärkter Toxizität.

Gravidität/Laktation: Substanz ist mutagen, teratogen und leukämogen.

Niereninsuffizienz: Dosismodifikation bei einer Clearance von 40–70 ml/min auf 75 %, bei < 40 ml/min auf 50 % der geplanten Dosis.

Hepatopathien: Dosismodifikation bei Bilirubin über 1,5 mg/dl auf 50 %, bei einem Bilirubin über 3 mg/dl auf 25 % der geplanten Dosis.

Zukunftsaspekte

Weitere Entwicklung: Multiple Resistenzmechanismen gegen VP bekannt. Topoisomerase II vermittelte atypische Mutidrugresistenz (MDR), Klassische MDR, GSH-vermittelte Resistenz.

Teniposid (VM 26)

Werdegang der Entwicklung

Schwestersubstanz des Etoposid, seit Anfang der siebziger Jahre in klinischer Erprobung.

Chemische Zusammensetzung

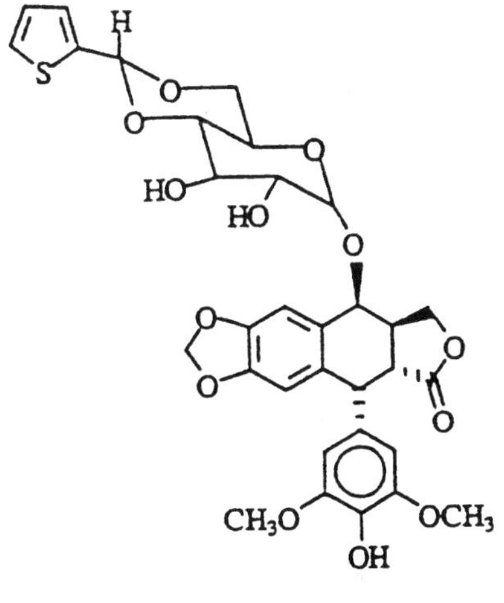

H S O O HO HO O O O O O O CH_3O OCH_3 OH

Pharmakodynamik

Rein intravenöse Applikation. Hohe Proteinbindung (über 95 %). Terminale Halbwertszeit t $^1/_2$ im Plasma 9 Stunden. Metabolisierung hauptsächlich in der Leber.

Klassische Indikation

Kleinzelliges Bronchialkarzinom (Zum Beispiel in Kombination mit Cisplatin oder Carboplatin).

Kontraindikation: Bekannte Allergie gegen VM 26.

Überprüfung des Effektes, Blutspiegel

HPLC-Methoden der Messung der Blutspiegel von VM 26 sind etabliert.

Darreichungsform

Klassisch: 20–30 mg/m²/Tag als i.v. Kurzinfusion Tage 1 bis 5 alle 14 bis 21 Tage

Nebenwirkungen

Häufig: Myelosuppression, Alopezie, allergische Reaktionen, Übelkeit/Erbrechen.

Selten: Diarrhöe, Stomatitis, Infertilität, Leukämieinduktion.

Interaktionen mit anderen Medikamenten

Signifikante Interaktionen mit anderen Medikamenten sind bisher nicht berichtet worden.

Besonderheiten

Gravidität/Laktation: Substanz ist mutagen, teratogen und leukämogen.

Niereninsuffizienz: Dosismodifikation bei einer Clearance von 40–70 ml/min auf 75%, bei <40 ml/min auf 50% der geplanten Dosis.

Hepatopathien: Dosismodifikation bei Bilirubin über 1,5 mg/dl auf 50%, bei einem Bilirubin über 3 mg/dl auf 25% der geplanten Dosis.

Zukunftsaspekte

Weitere Entwicklung: Multiple Resistenzmechanismen gegen VM 26 bekannt. Topoisomerase II vermittelte atypische Multidrugresistenz (MDR), Klassische MDR, GSH-vermittelte Resistenz.

Campothecine (Topo-I-Hemmstoffe)

CPT-11

Werdegang der Entwicklung

Schon 1950 wurde die zytostatische/zytotoxische Potenz von Extrakten des Campotheca-Baumes identifiziert. 1966 wurde Campothecin als die aktive Substanz dieser Extrakte identifiziert. Als eine Weiterentwicklung mit besserer Wasserlöslichkeit und geringerer Toxizität wurde später das Irinotecan (CPT-11) identifiziert.

Wirkungsmechanismus

Inhibitor des Enzyms Toposiomerase I, das Schlüsselenzym für die Relaxierung des torquierten DNS-Stranges. Folge ist eine induzierte Stabilisierung des Enzyms-DNS-Komplexes mit einer Persistenz von Einzelstrangbrüchen. Dies führt zur DNS-Schädigung und damit zur Zytotoxizität.

Chemische Zusammensetzung

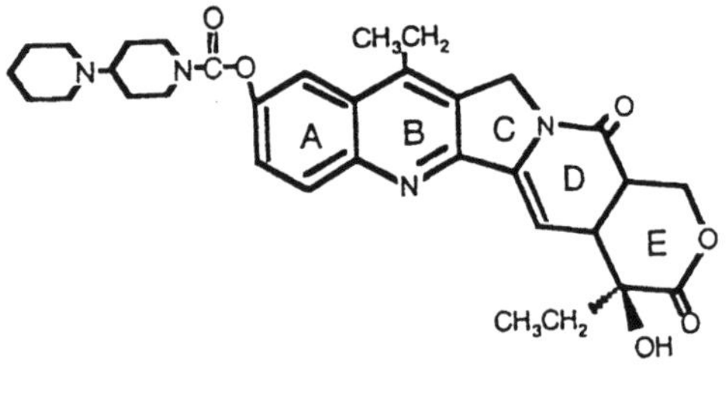

Pharmakodynamik

CPT-11 wird zu seinem biologisch aktiven Metaboliten SN-38 durch die Carboxylesterase metabolisiert. Terminale Halbwertszeit $t_{1/2}$ 10 Stunden, Elimination durch renale Ausscheidung, biliäre Ausscheidung und Umwandlung in SM-38. SM-38 wird ebenfalls biliär ausgeschieden und glucuronidiert.

Klassische Indikation

Bisher erste Phase-I und Phase-II-Studien beim kleinzelligen Brochialkarzinom sowie beim inoperablen nicht-kleinzelligen Bronchialkarzinom sowie Kombinationen mit Cisplatin und Carboplatin geprüft.
Kontraindikation: Respiratorische Insuffizienz, Elektrolytmangel, vorbestehende Darmerkrankungen.

Überprüfung des Effektes, Blutspiegel

HPLC-Methoden der Messung der Spiegel im Plasma von CPT-11 und SM-38 sind entwickelt worden.

Darreichungsform

Klassisch: 100–150 mg/m^2 als 90-min-Kurzinfusion i.v. einmal pro Woche.
Alternativ: 200–350 mg/m^2 als 90-min-Kurzinfusion alle 3 bis 4 Wochen.

Nebenwirkungen

Häufig: Frühe Diarrhöe mit Bauchkrämpfen, Erbrechen und Flush (cholinerge Wirkungen, Therapie, Atropin o.c.), spät einsetzende Diarrhöe bis zu 12 Stunden nach Applikation, meist erst nach einigen Dosen von CPT-11 (Therapie: hochdosiertes Loperamid), Myelosuppression, Alopezie, Übelkeit/Erbrechen, Mukositis, Müdigkeit.
Selten: Pulmotoxizität (Infiltrate, Fieber, Dyspnoe, Eosinophilie), Hepatoxizität (Transaminasenanstieg).

Interaktionen mit anderen Medikamenten

Bisher sind keine wesentlichen Interaktionen berichtet worden.

Besonderheiten

Niereninsuffizienz und Hepatopathien. Bei Niereninsuffizienz und Leberinsuffizienz sollte CPT-11 momentan noch nicht eingesetzt werden, da noch keine Empfehlungen über Dosierungen/Dosisreduktionen in solchen klinischen Situationen vorliegen.

Zukunftsaspekte

Weitere Entwicklung: Klinisch vielversprechend erscheinen Kombinationen mit Cisplatin/Carboplatin oder Topo-II-Hemmstoffen (Etoposid).

Topotecan

Werdegang der Entwicklung

Weiteres Derivat des Campothecin mit besserer Wasserlöslichkeit und geringerer Toxizität.

Wirkungsmechanismus

Wie beim CPT-11: Inhibitor des Enzyms Toposiomerase I, das Schlüsselenzym für die Relaxierung des torquierten DNS-Stranges ist. Folge ist eine induzierte Stabilisierung des Enzym-DNS-Komplexes mit einer Persistenz von Einzelstrangbrüchen. Dies führt zur DNS-Schädigung und damit zur Zytotoxizität.

Chemische Zusammensetzung

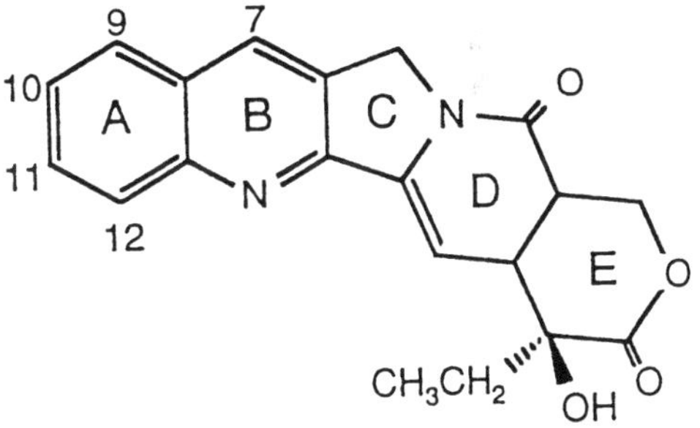

	C-10	C-9	C-7
Camptothecin	H	H	H
Topotecan	OH	$(CH_3)_2NCH_2$	H

Pharmakodynamik

Terminale Halbwertszeit $t_{1/2}$ 3,3 Stunden. Nicht-enzymatische Hydrolyse durch Öffnung des Lactonringes (Carboxylatbildung).

Renale und biliäre Ausscheidung der Substanz. Gute Liquorgängigkeit (Passage der Bluthirnschranke).

Klassische Indikation

Bisher erste Phase-I und Phase-II-Studien beim kleinzelligen Bronchialkarzinom sowie beim inoperablen nicht-kleinzelligen Bronchialkarzinom sowie Kombinationen mit Cisplatin und Carboplatin geprüft. Wirksamkeit eher beim kleinzelligen Bronchialkarzinom.

Überprüfung des Effektes, Blutspiegel

HPLC-Methoden der Messung der Spiegel im Plasma von Topotecan sind entwickelt worden.

Darreichungsform

Klassisch: 1,5 mg/m^2 i.v. als 30-min-Infusion für 5 Tage alle 21 Tage.

Nebenwirkungen

Häufig: Myelosuppression. Alopezie, (milde) Diarrhöe, Übelkeit/Erbrechen, Mukositis.
Selten: Fieber, Hautausschläge, Hepatotoxizität (Transaminasenanstiege).

Interaktionen mit anderen Medikamenten

Bisher sind keine wesentlichen Interaktionen berichtet worden.

Besonderheiten

Bei Gravidität/Laktation: Teratogen und Mutagen.
Niereninsuffizienz: Bei Kreatininclearance 40–60 ml/min Dosisreduktion auf 1,0 mg/m^2/Tag, bei Kreatininclearance 20–40 ml/min auf 0,5 mg/m^2/Tag (beim 5-Tages-Schedule).
Hepatopathien: Bei Hyperbilirubinämie bis 10 mg/dl sind keine Dosismodifikationen notwendig.

Zukunftsaspekte

Weitere Entwicklung. Wie beim CPT-11. Klinisch vielversprechend erscheinen Kombinationen mit Cisplatin/Carboplatin oder Topo-II-Hemmstoffen (Etoposid). Wichtig ist darüber hinaus die gute Liquorgängigkeit.

Taxane/Taxoide

Paclitaxel (Taxol®)

Werdegang der Entwicklung

Erstbeschreibung der zytotoxischen Wirkung Ende der sechziger Jahre im Rahmen eines Screening-Programms von Extrakten der Rinde der pazifischen Eibe. Mittlerweile semisynthetische Verfahren zur Herstellung entwickelt.

Chemische Zusammensetzung

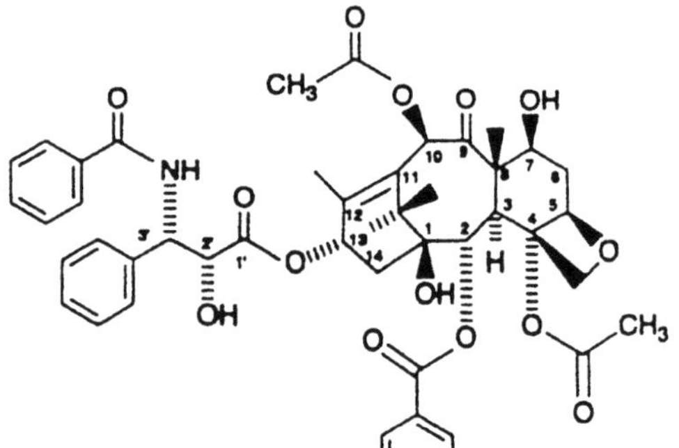

Pharmakodynamik

Wegen geringer Wasserlöslichkeit Applikation in Chremophor/Ethanol-Mischung notwendig, hohe Proteinbindung, $t_{1/2\alpha}$ 29 min. $t_{1/2\beta}$ 5 h. 5% werden unverändert im Urin ausgeschieden. Cytochrom-P-450-abhängige Hydroxilierung.

Klassische Indikation

Inoperables nicht-kleinzelliges Bronchialkarzinom, insbesondere nach Cisplatinvorbehandlung, Mammakarzinom, Ovarialkarzinom.
Kontraindikation: Allergie auf Taxane, Angioneurotisches Ödem, Dermatosen, Gravidität.

Überprüfung des Effektes, Blutspiegel

Bisher keine Indikation zur Blutspiegelkontrolle aufgrund der hohen Proteinbindung.

Darreichungsform

Prämedikation mit hochdosiertem Corticoid, Antihistaminikum, H2-Rezeptorenblocker Cimetidine obligat.
Klassisch: 135–200 mg/m^2 i.v. als 3-Stunden-Infusion alle 21–28 Tage.
Alternativ: 70–80 mg/m^2 i.v. als 1-Stunden-Infusion 1×/Woche. 24-Stundeninfusion ebenfalls möglich.

Nebenwirkungen

Häufig: Allergische Reaktion (selten: bis hin zur Anaphylaxie), Alopezie, Myelosuppression, hier insbesondere Granulozytopenie (ausgeprägt, aber nur kurz anhaltend), Myalgien, Neurotoxizität, Asthenie, Fatigue.
Selten: Übelkeit/Erbrechen, Kardiotoxizität.

Interaktionen mit anderen Medikamenten

Sequenzabhängige Interaktion mit Cisplatin und Adriamycin bezüglich der Hämatotoxizität (Granulozytennadir). Cisplatin nach Paclitaxel bzw. Paclitaxel nach Adriamycin scheinen vom Schedule her ein günstigeres Toxizitätsprofil zu besitzen als die jeweils umgekehrten Medikamentenreihenfolgen. Möglicherweise Hemmung des Abbaus von Paclitaxel durch Chinin, Ketoconazol und Fluconazol.

Besonderheiten

Hepatopathien: Bei Patienten mit eingeschränkter Leberfunktion stärkere Toxizität vermutet.
Kardiale Erkrankungen: Bei Patienten mit kardialen Vorerkrankungen möglicherweise höheres Risiko von kardiotoxischen Nebenwirkungen (Arrythmien, Bradykardien, AV-Blockierungen).
Gravidität/Laktation: Mutagen und teratogen.
Diabetes mellitus: Problematisch wegen obligater Vorbehandlung mit hochdosiertem Cortison.
Niereninsuffizienz: Bisher keine eindeutigen Angaben zur Dosisreduktion.

Zukunftsaspekte

Weitere Entwicklung: Zunehmende Kombinationstherapie mit Platinderivaten (Carboplatin, Cisplatin), da günstiges zum Teil synergistisches Wirkungsverhalten. Kombinationen mit hämatopoietischen Wachstumsfaktoren scheinen eine Dosisintensivierung zu ermöglichen. Zunehmende Bedeutung der wöchentlichen Applikationsform.

Docetaxel (Taxotere®)

Werdegang der Entwicklung

Entwicklung 1986 in französischen Laboratorien als semisynthetisches Taxoid aus den Nadeln der europäischen Eibe (Taxus baccata).

Chemische Zusammensetzung

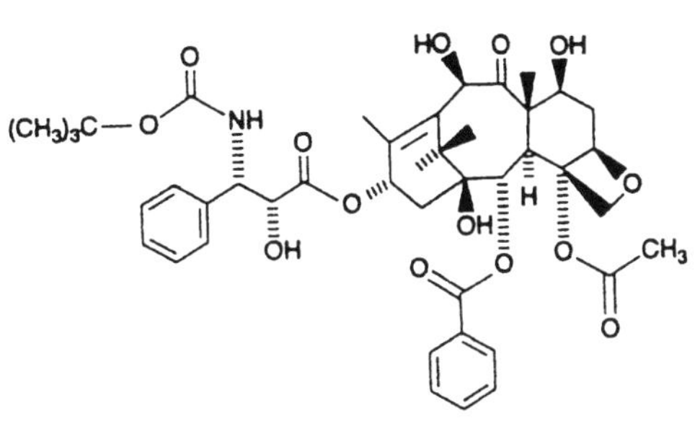

Pharmakodynamik

Wie Paclitaxel wasserunlöslich, deshalb Applikation in Lösungsvermittler Polysorbat 80. Hohe Proteinbindung. Terminale Halbwertszeit $t_{1/2}$ im Plasma 12 Stunden. Hepatische Metabolisierung und biliäre Exkretion sind der Hauptausscheidungsweg. Weniger als 9% werden unverändert ausgeschieden. Docetaxel wird Cytochrom-P-450 abhängig hydroxiliert.

Klassische Indikation

Inoperables nicht-kleinzelliges Bronchialkarzinom, besonders nach Platinvorbehandlung.
Kontraindikation: Allergie gegen Docetaxel, Angioneurotisches Ödem, bekannte Ödemneigung, Hirnmetastasen.

Überprüfung des Effektes, Blutspiegel

Nachweis von Docetaxel und seiner Metaboliten mit HPLC mit UV-Detektion bei 225 nm nach Fest-Flüssig-Extraktion.

Darreichungsform

Obligat: Wegen der Hypersensitivitätsreaktionen sowie zur Verminderung der Flüssigkeitsretention Prämedikation mit hochdosierten Corticoiden, H_1- und H_2-Histaminantagonisten.
Klassisch: 60–100 mg/m^2 als 1-Stunden-Infusion i.v. alle 21 bis 28 Tage. Alternativ. 30–35 mg/m^2 als 1-Stunden-Infusion i.v. 1× pro Woche × 6.

Nebenwirkungen

Häufig: Myelosuppression, Granuloztyopenie (ausgeprägt, aber nur kurz anhaltend), Diuretikarefraktäre Flüssigkeitsretention in Abhängigkeit von der Gesamtdosis (Grenzdosis 400 mg/m^2), Alopezie, Dermatotoxizität (selten bis hin zur Epidermiolyse), allergische Reaktionen, weniger Übelkeit/Erbrechen, Stomatitis, Myalgien/Arthralgien. Selten: Cephalgien, Obstipation, Fieber, sehr selten Kardiotoxizität.

Interaktionen mit anderen Medikamenten

Bisher sind keine wesentlichen Interaktionen mit anderen Medikamenten beschrieben.

Besonderheiten

Niereninsuffizienz: Vorsicht wegen der Problematik der Flüssigkeitsretention, bisher keine eindeutigen Empfehlungen beschrieben.
Hepatopathien: Bei hepatischer Insuffizienz soll eine stärkere Toxizität auftreten.
Bei Gravidität/Laktation: Teratogen und mutagen.
Bei Diabetes mellitus: Problematisch wegen der Notwendigkeit der Corticoidgabe.
Kardiale Erkrankungen: Vorsicht wegen der Problematik der Flüssigkeitsretention bei manifester Herzinsuffizienz.

Zukunftsaspekte

Weitere Entwicklung: Wie beim Paclitaxel zunehmende Kombinationstherapie mit Platinderivaten (Carboplatin, Cisplatin), da günstiges zum Teil synergistisches Wirkungsverhalten. Kombinationen mit hämatopoietischen Wachstumsfaktoren scheinen eine Dosisintensivierung zu ermöglichen. Zunehmende Bedeutung der wöchentlichen Applikationsform.

Platinverbindungen

Cisplatin

Werdegang der Entwicklung

1969 Nachweis von Rosenberg und Mitarbeitern, daß dieser Schwermetallkomplex zytostatische Wirkung an Transplantattumoren zeigt. Seit 1971 dann erst klinische Prüfungen in der Behandlung maligner Erkrankungen.

Chemische Zusammensetzung

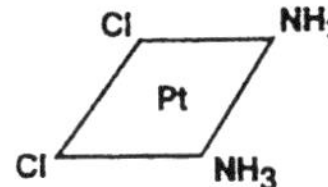

Pharmakodynamik

Bei intravenöser Gabe rasche und hohe Plasmaproteinbindung. Terminale Halbwertzeit $t_{1/2}$ 5,4 Tage. Innerhalb von 24 Stunden werden zirka 28 % der applizierten Dosis über die Niere ausgeschieden. Die renale Elimination erfolgt über glomeruläre Filtration und tubuläre Sekretion.

Klassische Indikation

Beim inoperablen nicht-kleinzelligen Bronchialkarzinom in Kombinationen mit Etoposid oder Vindesin (Cisplatin/Etoposid [PE] oder Cisplatin/Vindesin [PV]), ebenfalls beim kleinzelligen Bronchialkarzinom in Kombination mit Etoposid (Cisplatin/Etoposid = PE).
Kontraindikation: Schwere Niereninsuffizienz, wenn nicht das Risiko einer späteren Dialysepflichtigkeit eingegangen werden soll. Bei manifester Herzinsuffizienz ist die Applikation von Cisplatin wegen der hohen Flüssigkeitsbelastung sehr problematisch.

Überprüfung des Effektes, Blutspiegel

Unter normalen Bedingungen ist das Monitoring der Plasmaspiegel nicht notwendig. Allerdings ist bekannt, daß die Nephrotoxizität beim Patienten mit den im Plasma gefundenen Spitzenwerten während der Applikation korrelliert. Wegen der hohen Gewebsbindung ist in Einzelfällen direkt der Platingehalt in den Tumorgeweben gemessen worden.

Darreichungsform

Obligat: Großzügige Hydratation der Patienten 150–250 ml/Stunde vor, während und nach der Applikation von Cisplatin.
Klassisch: 20 mg/m^2 i.v. Tage 1 bis 5 alle 21 bis 28 Tage.
Alternativ: 80–120 mg/m^2 i.v. Tag 1 alle 21 bis 28 Tage. Split-dose Applikation 50 bis 60 mg/m^2 i.v. Tag 1 und 8 alle 21 Tage.
Möglich: Intrapleural/lokal durch Instillation in die Pleurahöhle, z.B. beim Mesotheliom/malignen Ergüssen (dies gilt vergleichbar für malignen Ascites).

Nebenwirkungen

Häufig: Übelkeit/Erbrechen, Myelosuppression, relativ moderat, Nephrotoxizität (deshalb obligat forcierte Diurese vor, während und nach Gabe von Cisplatin), Neurotoxizität (Polyneuropathie), Ototoxizität.
Selten: Diarrhöe, Anorexie, Hepatotoxizität, allergische Reaktionen, Fieber.

Interaktionen mit anderen Medikamenten

Erhöhte Gefahr der Nephrotoxizität in Kombination mit anderen nephrotoxischen Substanzen, wie z.B. Aminoglykosiden und Schleifendiuretika. Systemische Inaktivierung durch Thiosulfat, evtl. auch durch Diethyldithiocarbamat.

Besonderheiten

Niereninsuffizienz: Bei Kreatininclearance zwischen 40 und 70 ml/min Dosisreduktion auf 50 % der geplanten Dosis. Bei Kreatininclearance von unter 40 ml/min keine Cisplatingabe mehr.
Hepatopathien: Bei Leberinsuffizienz sind keine wesentlichen Einschränkungen der Dosierung beschrieben.
Bei Gravidität/Laktation: Mutagenität und Teratogenität.
Bei Pleuraerguß oder Aszites: Bildung eines

dritten Raumes als Cisplatinreservoir und verlängerte Halbwertszeit mit konsekutiver erhöhter Toxizität.

Zukunftsaspekte

Weitere Entwicklung: Zunehmender Einsatz des Cisplatin im Rahmen von simultanen Chemoradiotherapieprogrammen aufgrund seiner beschriebenen strahlensensibilisierenden Wirkung. Wichtige Forschung wird bezüglich der beim Platin auftretenden Resistenzmechanismen durchgeführt. Weiterhin ist nach der Entwicklung des Amifostine eine Substanz erhältlich, die relativ selektiv die Normalzellen gegenüber Platintoxizität schützen soll. Ziel ist ein verbesserter therapeutischer Index und eine mögliche Dosisintensivierung bei gleichzeitiger Applikation dieses sogenannten Zytoprotektivums zum Cisplatin.

Carboplatin

Werdegang der Entwicklung

Entwicklung des Carboplatins bei der Suche nach Platinanaloga mit vergleichbarer Wirksamkeit bei reduzierter Toxizität. Erste präklinische Testungen 1979 und erste Phase-I-Evaluationen 1981. Der Hauptvorteil von Carboplatin ist die deutlich reduzierte nicht-hämatologische Toxizität im Vergleich zu Cisplatin bei vergleichbarer klinischer Antitumorwirksamkeit.

Chemische Zusammensetzung

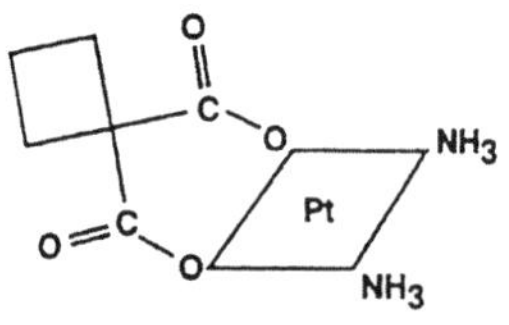

Pharmakodynamik

Terminale Halbwertszeit im Plasma 5,8 Tage. Innerhalb von 24 Stunden werden 65–77% der initialen Dosis ausgeschieden. Langsamere und nicht so hohe Proteinbindung wie Cisplatin, deshalb auch langsamere Reaktion mit der DNS. Elimination in der Niere überwiegend durch glomeruläre Filtration.

Klassische Indikation

Beim kleinzelligen Bronchialkarzinom gehört Carboplatin zu den monotherapeutisch wirksamsten Substanzen (siehe Tabelle 2). Häufig Integration in Kombinationstherapieprogramme (Carboplatin/Etoposid, Ifosfamide/Carboplatin/Etoposid, Carboplatin/Etoposid/Vincristin). Beim nicht-kleinzelligen Bronchialkarzinom sind die monotherapeutischen Daten für Carboplatin zwar etwas schlechter als für Cisplatin, in großen randomisierten Studien waren aber die medianen Überlebenszeiten für eine Monotherapie mit Carboplatin sogar geringgradig besser als für Cisplatinkombinationen.

Kontraindikation. Vorschädigung des Gehörnerves.

Überprüfung des Effektes, Blutspiegel

Für Blutspiegelmessungen ist eine HPLC-Methode etabliert, der aber im klinischen Alltag keine Bedeutung zukommt.

Darreichungsform

Eine Hyperhydratation vor Carboplatin ist bei normaler Nierenfunktion nicht notwendig.

Klassisch: 300–400 mg/m^2 i.v. als Kurzinfusion alle 21 bis 28 Tage oder besser:

Alternativ: Berechnung nach der Calvert-Formel.

Dosis in mg = AUC × (GFR + 25)

(AUC = Area under the Curve mg/ml min)

(GFR = Glomeruläre Filtrationsrate ml/min).

Anzustreben: AUC 5–7 mg/ml min.

Nebenwirkungen

Häufig: Myelosuppression (besonders auch Thrombozytopenie), Übelkeit/Erbrechen (aber geringer als beim Cisplatin), Nephrotoxizität deutlich geringer ausgeprägt als beim Cisplatin; häufiger als beim Cisplatin Hepatotoxizität mit (reversiblen) Transaminasenanstiegen.
Selten: Neurotoxizität (Polyneuropathie bzw. Ototoxizität), Haarausfall, sehr selten allergische Reaktionen

Interaktionen mit anderen Medikamenten

Bei Kombination mit Aminoglykosiden erhöhte Ototoxizität. Direkte bzw. systemische Inaktivierung durch Natriumthiosulfat.

Besonderheiten

Niereninsuffizienz: Bei einer Kreatininclearance von unter 30 ml/min sollte Carboplatin nicht mehr angewendet werden.
Hepatopathien: Wegen der ausgeprägteren Hepatotoxizität ist bei vorbestehender Leberschädigung Vorsicht angezeigt.
Bei Gravidität/Laktation: Mutagenität und Teratogenität.

Zukunftsaspekte

Weitere Entwicklung: Wegen seiner relativ gering ausgeprägten nicht-hämatologischen Nebenwirkungen und der Möglichkeit der Dosiseskalation wird Carboplatin zunehmend in Protokolle mit Hochdosistherapie integriert. (Häufig in Kombination mit anderen alkylierenden Substanzen wie Ifosfamid, Cyclophosphamid, Melphalan oder auch Etoposid.) Erste Daten für Kombinationen mit Taxoiden (Paclitaxel oder Docetaxel) erscheinen vielversprechend.

Literatur

1. Chabner BA (1993) Anticancer drugs. In: de Vita VT, Hellmann S, Rosenberg SA (eds) Cancer: Principles and Practice of Oncology. JB Lippincott Co, Philadelphia, pp 325–417
2. Chabner BA, Longo DL (1995) Cancer chemotherapy and biotherapy. Principles and practice, 2nd edn. Lippincott, Raven Philadelphia, pp 213–528
3. Eberhardt W, Wilke H, Achterrath W, Seeber S (1995) Chemotherapie des nicht-kleinzelligen Bronchialkarzinoms. Onkologe 1: 475–481
4. Holland JF, Frei E III, Bast RC, Kufe DW, Mortin DL, Weichselbaum RR (1993) (eds) Cancer medicine section XVI. Chemotherapeutic agents. Various authors. Lea and Febiger, Philadelphia, London, pp 698–795
5. Huhn D, Herrmann R (eds) (1995) Medikamentöse Therapie maligner Erkrankungen, 3. Aufl. Gustav Fischer Verlag, Stuttgart, pp 1–64
6. Illiger HJ, Bornmann L, Herdrich K (1995) Arzneimittelinteraktionen bei der Therapie maligner Erkrankungen, 3. Aufl. Zuckschwerdt W Verlag, München
7. Peckham M, Pinedo HM, Veronesi U (1995) (eds) Oxford textbook of oncology, Vol. 1. Section 4. The scientific basis of cancer treatment (various authors). Oxford University Press, Oxford, pp 445–586
8. Rowinsky EK, Ettinger DS (1996) Drug development and new drugs for lung cancer, Chapter 54. In: Pass HJ, Mitchell JB, Johnson DH, Turris AT (eds) Lung cancer. Principles and Practice. Lippincott-Raven Publishers, Philadelphia, pp 793–810
9. Scheulen ME, Wießler M (1995) (eds) Antinoplastisch wirksame Substanzen. In: Seeber S, Schütte J (eds) Therapiekonzepte Onkologie. Springer, Berlin Heidelberg New York Tokyo, pp 32–78

Pharmakologische Senkung des pulmonalen Hochdrucks

H. Simon

Einführung

Es gibt keine etablierte Therapie der pulmonalen Hypertonie (PH), weder für die primäre pulmonale Hypertonie noch für die PH bei obstruktiven und restriktiven bronchopulmonalen Erkrankungen.

Bei der primären PH liegt die Erfolgsrate bei 15 bis 25% [1], wobei eine sehr heterogene Gruppe von Substanzen verwendet wurde. Da der PH kein einheitliches pathogenetisches und pathophysiologisches Prinzip zu Grunde liegt, wurden entsprechend verschiedene Therapieansätze untersucht. Aus diesem Grunde ist die Kenntnis der pathophysiologischen und hämodynamischen Zusammenhänge, die im pulmonalen Kreislauf zur Hypertonie führen, unabdingbar. Dasselbe gilt für die Beachtung der unterschiedlichen Pathogenese der PH.

Grundsätzlich ist der Druck in der Arteria pulmonalis abhängig vom Widerstand im Pulmonalkreislauf, von der Funktion des rechten Ventrikels, von der peripher-venösen Kapazität und von der Druckvolumenbeziehung in den pulmonalen Gefäßen und von der Viskosität. Beispielsweise kann eine alleinige Senkung des Druckes in der Arteria pulmonalis ohne gleichzeitige Reduktion des Widerstandes dadurch erreicht werden, daß die peripher-venöse Kapazität erhöht wird (Nitroverbindungen, Molsidomin) oder die Kontraktilität des rechten Ventrikels beeinträchtigt wird, beispielsweise durch Calciumantagonisten [2].

Die Druckvolumenbeziehung kann auch durch Dilatation und Distension verengter Gefäße sowie durch Rekrutierung verschlossener oder nicht völlig dilatierter Gefäße verändert werden, beispielsweise durch die Erhöhung des Herzzeitvolumens [3, 4].

Typisch für den Pulmonalkreislauf ist eine große Variabilität von Druck und Widerstand. Um von hämodynamisch relevanten Veränderungen sprechen zu können, müssen diese über 22% (Druck) bzw. 36% (Widerstand) liegen [5].

Die nicht cardiogene Widerstandserhöhung im Pulmonalkreislauf kann unterschiedliche Ursachen haben:

Primäre Gefäßveränderungen: Mediahyperplasie,, plexogene Arteriopathie, Thrombembolien, Vasculitiden.

Sekundäre Gefäßveränderungen bei Lungenerkrankungen:

1. Chronisch obstruktive Ventilationsstörungen:
a) Hypoxische Vasokonstriktion (von Euler-Liljestrand-Mechanismus [6–8], evtl. unter Mitwirkung von Sauerstoffradikalen. Der Grund ist die Verschlechterung der EDRF-abhängigen Relaxation der Pulmonalarterien [9] bei Patienten mit fortgeschrittener chronisch obstruktiver Ventilationsstörung. Wahrscheinlich mitbeteiligt an der Entstehung der PH ist das Endothelin [11].
b) Gefäßveränderungen beim Emphysem: Verziehung und Dehnung der Gefäße durch emphysematös erweiterte Bronchiolen bzw. Alveolen, außerdem Muskularisierung der Arteriolen und Fibrosierung der Intima. Gelegentlich auch Gefäß-Thrombosierung [12].
2. Gefäßveränderungen auf dem Boden entzündlicher Vorgänge, z.B. bei Lupus erythematodes, Sklerodermie, CREST-Syndrom.
Als mögliche Mediatoren werden zahlreiche konstringierende Substanzen (ET1 (Endothelin I), PAF (Plättchenaktivierungsfaktor), TxA 2 (Thromboxan A2), AII (Angiotensin II)) und Wachstumsfaktoren (Thrombin, Fibrinogen, PDGF (Platelet derived Growth Factor), u.a. wie TNF (Tumor necrose Factor) diskutiert. Auch bei der primären pulmonalen Hypertonie stehen am Beginn wahrscheinlich entzündliche Veränderungen [13].
Wie im Systemkreislauf ist auch für Gefäßveränderungen im Pulmonalkreislauf die Interaktion zwischen vasodilatierenden und vasokonstringierenden Substanzen entscheidend, wie beispielsweise EDRF [14,] vs. Endothelin [11]. Die Komplexität dieser Vorgänge erklärt die bisherige Schwierigkeit, ein Medikament zur Behandlung der pulmonalen Hypertonie zu finden, das den verschiedenen Formen der Pathogenese gerecht wird. Ebenso erklärlich sind die unterschiedlichen Reaktionen der verschiedenen Formen einer PH auf ein bestimmtes Pharmakon. Hinzu kommt eine große Variabilität der Reaktion der Pulmonalgefäße auf Reize wie beispielsweise Hypoxie [17]. Ganz entscheidend für Erfolg oder Mißerfolg bei der Therapie ist das Ausmaß der irreversiblen Veränderungen der Widerstandsgefäße („Remodeling"). Daraus folgt, daß eine Therapie am Beginn dieses Prozesses einzusetzen hat, d.h. so früh wie möglich und unter Berücksichtigung der für das Remodeling verantwortlichen Faktoren. Zu diesen gehört u.a. ein konstant erhöhter Druck in der Arteria pulmonalis [15, 16].
Folgende Substanzgruppen wurden bisher zur Behandlung der pulmonalen Hypertonie eingesetzt, wobei die meisten Erfahrungen von der Anwendung bei der primären PH stammen:
Direkt wirkende Vasodilatatoren (Diazoxid, Hydralazin, Nitroverbindungen, Molsidomin, Nitroprussid/Natrium).
Calciumantagonisten (Nifedipin, Verapamil, Diltiazem).
Alpharezeptorenblocker (Tolazolin, Phentolamin, Prazosin).
Parasymphatikomimetika (Acethylcholin).
Betarezeptorenstimulatoren (Isoproterenol, Terbutalin u.a.).
ACE-Hemmer (Captopril, Enalapril u.a.).
Prostaglandin E1.
Die Drucksenkung durch **Sauerstoffinhalation** hat sich vor allem bei der COPD und kongenitalen Vitien bewährt. Weniger überzeugend sind die Ergebnisse bei der obliterativen Gefäßveränderung [13].
Für **Marcumar** gilt, daß es eine fortschreitende Thrombosierung und damit das Remodeling vermindern kann [13].
Ein völlig neuer Therapieansatz ist die Inhalation von **NO,** das als Wirkkomponente des EDRF eine stark vasodilatierende Wirkung im Pulmonalkreislauf entwickelt [18]. Es eignet sich besonders gut für die akute Intervention. Durch seine rasche Inaktivierung durch Hämoglobin nach Übertritt in die Blutbahn erfolgt keine, bei PH meist uner-

wünschte, Senkung des system-arteriellen Druckes.

Therapieziele

Umkehr des primären vasokonstriktorischen Prozesses.
Regression der rechtsventrikulären Hypertonie.
Verbesserung der Prognose.
Gute Verträglichkeit.
Leider konnte bisher keine der oben aufgeführten Substanzen diese Kriterien erfüllen. Gerade die Patienten mit primärer pulmonaler Hypertonie profitieren selten dauerhaft von einer entsprechenden drucksenkenden bzw. widerstandsreduzierenden Therapie [1].

Probleme der Therapie

Systemische Nebenwirkungen (symptomatische Hypotonie).
Unfähigkeit, den pulmonalen Widerstand selektiv zu senken.
Das Versagen, kurzfristige hämodynamische Effekte in lang wirksame klinische Erfolge umzusetzen.
Toleranzentwicklung, vor allem bei direkt wirkenden Vasodilatatoren.
Bei jeder Therapie mit Vasodilatatoren muß mit folgenden unerwünschten Folgen gerechnet werden:
1. Systemische Hypotension (s.o.).
2. Exacerbation der pulmonalen Hypertonie (reflektorische sympathische Aktivation).
3. Verschlechterung der rechtsventrikulären Funktion, Hypoperfusion bei stenosierender KHK und Abfall des systemischen Druckes (Calciumantagonisten), Verminderung des venösen Rückflusses durch Zunahme der venösen Kapazität (Nitroverbindungen inkl. Molsidomin).
4. Abnahme der arteriellen Sauerstoffsättigung durch Verschlechterung des Quotienten von Ventilation zu Perfusion, d.h. Entstehung eines Rechts-Links-Shunt, z.B. bei offenem Foramen ovale und systemischer Hypotonie.

Die Therapie der pulmonalen Hypertonie läuft im Grunde nach dem Prinzip von Versuch und Irrtum (trial und erroral). Fällt der Entschluß zur Therapie mit Dilatatoren, so müssen die hämodynamischen Auswirkungen in regelmäßigen Abständen invasiv kontrolliert werden. Am günstigsten sind die Langzeiterfolge, wenn unter dem Vasodilatator die Senkung des pulmonalen Widerstandes diejenige im Systemkreislauf übersteigt [25]. Eine verläßliche Auswahl eines bestimmten Medikamentes für einen bestimmten Patienten ist jedoch zur Zeit nicht möglich. Hinzu kommt, daß ein kurzfristiges Ansprechen auf die Therapie nicht unbedingt einen langfristigen Therapieerfolg bedeutet [19].

Zukünftige Entwicklungen

Substanzen, die gezielt das Remodeling beeinflussen bzw. die vasodilatierend wirkenden Faktoren stimulieren (NO) bzw. zuführen (Prostazyklin, ANP).

Substanzen zur Therapie der pulmonalen Hypertonie

Von den zahlreichen, chemisch sehr unterschiedlichen Substanzgruppen, die in der Vergangenheit bei pulmonaler Hypertonie eingesetzt wurden (Tabelle 1) sollen im folgenden nur diejenigen besprochen werden, mit denen eine langjährige Erfahrung bei der Therapie extrapulmonaler Erkrankungen und eine zumindest partielle Erfahrung in der Anwendung bei der pulmonalen Hypertonie vorliegt. Außerdem sollen sie im deutschsprachigen Bereich im Handel sein. Darunter zählen die Calciumantagonisten

Tabelle 1. Substanzen, die bisher bei pulmonaler Hypertonie eingesetzt wurden

Direkte Vasodilatatoren
- Nitroverbindungen
- Molsidomin
- Hydralazin, Dihydralazin
- Diazoxid

Alpha-adrenerge Antagonisten
- Tolazolin
- Phentolamin
- Prazosin

Calcium-Antagonisten

Prostaglandine
- Prostacyclin
- Prostaglandin E 1

Beta-adrenerge Agonisten

Acetylcholin

ACE-Hemmer

[24–34], Nitroverbindungen inkl. des Molsidomin [35–41] und das Hydralazin (Dihydralazin) [42–45] zu den am häufigsten untersuchten und zur Senkung von Druck und Widerstand im Pulmonalkreislauf angewandten Medikamenten (Tabellen 2 und 3).

Anderen Substanzen kommt nur wissenschaftlicher bzw. anekdotischer Wert zu, zumal die meisten entweder nur intravenös bzw. in die Arteria pulmonalis direkt verabreicht werden können (Acetylcholin, Isoproterenol, Thioxazid) oder keine sicher steuerbaren Darreichungsformen vorliegen. Sehr enttäuschend sind auch die bisherigen Erfahrungen mit ACE-Hemmern. Dies hängt u.a. wahrscheinlich damit zusammen, daß das Angiotensin keine direkten vasokonstriktorischen Eigenschaften an den Pulmonalgefäßen besitzt [20, 21]. Zu Prostaglandinen und NO sh. Ausblicke.

Für die o.g., am meisten verwandten Substanzen gilt, daß sie nicht zuverlässig wirken, was bei der Heterogenität von Pathogenese und Pathophysiologie der pulmonalen Hypertonie nicht überrascht. Zudem muß immer beachtet werden, daß eine Normalisierung der Hämodynamik im Pulmonalkreislauf bei der akuten Anwendung nicht unbedingt einen Langzeiteffekt garantiert, d.h. laufende Kontrollen der Hämodynamik sind erforderlich (s.o.). Schließlich muß bei der Beurteilung von hämodynamischen Veränderungen im Pulmonalkreislauf

Tabelle 2. Hämodynamische Effekte von Vasodilatatoren bei pulmonaler Hypertonie

	HZV	HF	PAM	W^{KR}	W^{P}	AOP
Nitroverbindungen	0–↑	↑	↓↓	↓	↓	↓
Diltiazem	0–↓	↓	↓	↓↓	↓↓	↓↓
Nifedipin	0–↑	↑	↓↓	↓↓	↓↓	↓↓
Hydralazin	↑	↑	↓	↓↓	↓	↓↓
Verapamil	↓	↓	↓	↓↓	↓	↓↓
Molsidomin	↑	(↑)	↓↓	(↓)	↓	(↓)

HZV Herzzeitvolumen; *HF* Herzfrequenz; *PAM* Mitteldruck in der A. pulmonalis; W^{KR} Systemarterieller Widerstand; W^{P} Pulomanarterieller Widerstand; *AOK* Druck in der Aorta.

Tabelle 3. Zu erwartende Größenordnungen der hämodynamischen Veränderungen (in % des Ausgangswertes) durch die bei PH verwendeten Substanzen (Abkürzungen siehe Tabelle 2).

	Nitroverbindung	CA-Antagonisten	Prostaglandine	Vasodilat.
PAM	↓ 20–30	↓ 20–40	↓ 10–15	+/–
RR	+/–	↓ 20–50	↓ 20–30	30–40
HZV	↓ 10–20	↓ +/–*	↑ 10–40	(↑) 20–30

* Sehr unterschiedliche Angaben in der Literatur: unter Diltiazem und Verapamil eher Tendenz zu Abfall.
↓ Abnahme.
↑ Zunahme.

berücksichtigt werden, daß spontane Schwankungen von Druck und Widerstand zwischen 20 und 40% möglich sind [4, 5, 26 oder 27].

Unabhängig von der im einzelnen angewandten Substanz muß vor Therapiebeginn die Hämodynamik im Pulmonalkreislauf bestimmt und während des Therapieverlaufes kontrolliert werden.

Die Wahl der Substanz sollte generell unter Berücksichtigung der gesamten Hämodynamik erfolgen, d.h. unter Kenntnis der Kontraktilität der beiden Ventrikel, des Druckes im Systemkreislauf, der Nierenfunktion, des Vorliegens einer KHK oder einer bradycarden Arrhythmie. Bei keiner der im folgenden aufgeführten Substanzen kann von vorneherein mit einem Therapieerfolg gerechnet werden.

Nitroverbindungen

Werdegang und Entwicklung

Seit mehr als 100 Jahren wird Nitroglyzerin bei Angina pectoris eingesetzt. In den sechziger Jahren erfolgte die erstmalige Anwendung von Nitroglyzerin bzw. Isosorbiddinitrat zur Senkung von Druck und Widerstand im Pulmonalkreislauf. Wie im arteriellen Teil des Kreislaufes wirken die Nitroverbindungen auch im Pulmonalkreislauf über den EDRF im Sinne einer Dilatation der Pulmonalarterien.

Chemische Zusammensetzung

$$\begin{array}{l} H_2C - O - NO_2 \\ \quad | \\ HC - O - NO_2 \qquad \text{Nitroglyzerin} \\ \quad | \\ H_2C - O - NO_2 \end{array}$$

Pharmakodynamik

Die dilatierende Wirkung der Nitroverbindungen manifestiert sich sowohl im Bereich der Venen als auch im Bereich der Arterien inkl. der Koronararterien. Dadurch kommt es zu einer Senkung der Vor- und Nachlast mit Zunahme der venösen Kapazität bzw. Senkung des arteriellen Druckes und des Widerstandes. Die Beeinflussung des Herzzeitvolumens ist im Vergleich dazu geringfügig, wobei nicht selten Abnahmen beobachtet werden (je nach hämodynamischer Ausgangslage). Die Abnahme des Druckes in der A. pulmonalis erfolgt wahrscheinlich ebenso sehr durch eine Zunahme der venösen Kapazität als durch eine Dilatation im Bereich der kleinen Pulmonalgefäße (Arteriolen). Das Verhältnis von Perfusion zur Ventilation wird im Sinne einer Zunahme des Rechts-Links-Shunts geringgradig, jedoch klinisch nicht relevant, verstärkt.

Nach oraler Gabe werden Nitroverbindungen rasch resorbiert. Isosorbiddinitrat wird zu 70% in der Leber zu Isosorbidmononitrat metabolisiert. Mit einer hämodynamischen Wirkung ist nach 10–15 Minuten zu rechnen. Ein kürzerer Wirkungseintritt kann durch sublinguale Applikation erreicht werden.

Klassische Indikation

Die koronare Herzkrankheit (stabil und instabil, Herzinfarkt) stellt nach wie vor die Hauptindikation dar. Zur Nachlastsenkung werden die Nitroverbindungen auch häufig bei Herzinsuffizienz eingesetzt.

Nebenindikationen

Hierzu zählen die art. Hypertonie (vor allem in der Notfallsituation: Ntroglycerin sublingual) und die pulm. Hypertonie.

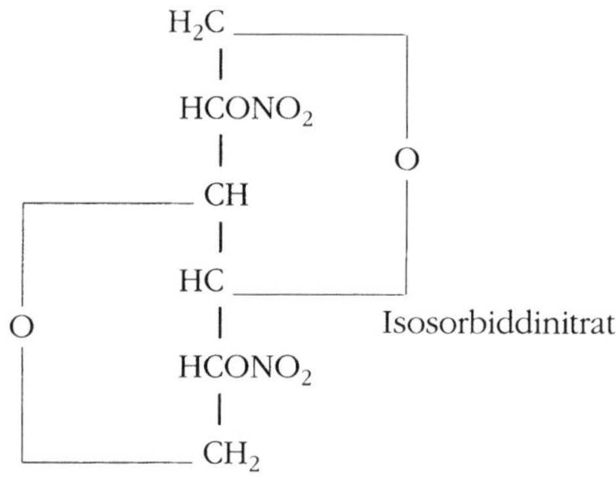

Kontraindikationen

Die Hauptkontraindikation ist die hypertrophe obstruktive Cardiomyopathie. Ebenfalls, zumindest relativ, kontraindiziert sind die Nitroverbindungen bei einer hypotonen Ausgangslage.

Überprüfung des Effektes

Diese geschieht entweder durch die Änderung (Besserung) der klin. Symptomatik oder durch Druckmessung.

Darreichungsform

Nitroverbindungen können per os (ISDN 20–120 mg/die, Isopsorbindmononitrat 20–60 mg/die, Nitroglyzerin 10–40 mg/die), sublingual (entweder 0,4 oder 0,8 mg Nitroglyzerin, 5–10 mg Isosorbiddinitrat), transdermal als Pflaster (entweder 25 mg oder 50 mg Glyceroltrinitrat mit einer Wirkstofffreigabe von etwa 0,2 bzw. 0,4 mg/Std.) und per infusionum (2–10 mg/Std.) verabreicht werden.

Nebenwirkungen

Häufig sind Kopfschmerzen, die jedoch meist nach einigen Tagen nachlassen oder vergehen. Gelegentlich kann eine Hypotonie kliisch. relevant werden.

Interaktionen

Es sind vor allem synergistische Effekte mit anderen vasodilatierenden Substanzen zu beachten. Klinisch relevante Interaktionen auf pharmakokinetischer Ebene mit anderen Substanzen bestehen nicht. Diskutiert wird die Interaktion mit Thrombolytika (rt-Pa) als Folge eines vermehrten hepatischen Abbaus der Thrombolytika durch eine verbesserte hepatische Perfusion.

Besonderheiten

Keine.

Zukunftsaspekte

Keine.

Molsidomin

Werdegang und Entwicklung

Molsidomin wurde als Medikament zur Therapie der koronaren Herzkrankheit entwickelt.

Chemische Zusammensetzung

Pharmakodynamik

Molsidomin wirkt direkt vasodilatierend durch Abspaltung der NO-Gruppe (EDRF). Die Wirkung ist vor allem im venösen Bereich und in den Kranzgefäßen ausgeprägt, weniger stark im Bereich des Systemkreislaufes. Neben der dilatierenden Wirkung wird auch noch eine geringe Aggregationshemmung der Thrombozyten beobachtet. Molsidomin wird rasch und fast vollständig resorbiert. Bei der Metabolisierung entsteht zumindest ein vasoaktiver Metabolit, der wahrscheinlich für die Abnahme des art. Druckes mitverantwortlich ist.

Klassische Indikation

Hierzu zählt die KHK (stabile und instabile Form), weniger der Herzinfarkt.

Nebenindikationen

Hierzu kann die pulm. Hypertonie gezählt werden, auch wenn die bisherige Anwendung bei dieser Erkrankung selten ist.

Überprüfung des Effektes

Sie erfolgt entweder durch die veränderte Symptomatik bzw. kann durch die Messung von Druck und Volumen erfolgen.

Darreichungsform

Molsidomin wird in aller Regel per oral appliziert (3–24 mg/die), seltener per insufionem (meist 1–2 mg/Std.).

Nebenwirkungen

Sie entsprechen weitgehend denjenigen, die für die Nitroverbindungen gelten.

Interaktionen

Hier gilt für Molsidomin dasselbe, was für andere Vasodilatatoren gilt, d.h. es muß bei gleichzeitiger Gabe mehrerer vasodilatierender Substanzen an die Intensivierung des Effektes gedacht werden.

Besonderheiten

Keine.

Zukunftsaspekte

Keine.

Dihydralazin (Nepresol)

Werdegang und Entwicklung

Hydralazin war eine der ersten per oral wirkenden antihypertensiven Substanzen. Es wurde in den fünfziger Jahren entwickelt. Wegen starker Nebenwirkungen (vor allem Tachycardie) konnte es sich jedoch nicht durchsetzen. Sehr früh erschienen Untersuchungen zur Wirksamkeit bei pulm. Hypertonie. Statt dem ursprünglich verwandten Hydralazin wurde später das Dihydralazin in die Therapie eingeführt.

Chemische Zusammensetzung

Pharmakodynamik

Im Vordergrund steht die Dilatation der Gefäße, wobei auch der EDRF beteiligt ist. Der Blutdruckabfall geht mit einem selektiven Abfall des Widerstandes in den Koronararterien, den Nierenarterien und den Cerebralarterien einher, weniger im Bereich von Haut- und Muskelgefäßen. Generell ist die Vasodilatation im art. Schenkel mehr ausgeprägt als im venösen Bereich (wenig Orthostase). Im Bereich des Pulmonalkreislaufs kommt es zu einer starken Abnahme

des Widerstandes bei gleichzeitig starker Zunahme des Herzzeitvolumens. Der Druck selbst ändert sich wenig. Durch die starke Vasodilatation kommt es zu einer Aktivierung des Sympathikus mit konsekutiver Aktivitätszunahme des RAAS, so daß ein Teil der primär antihypertensiven Wirkung wieder aufgehoben wird. Die Zunahme des Herzzeitvolumens ist unter Dihydralazin stärker ausgeprägt als bei anderen Vasodilatatoren.
Die Substanz wird fast vollständig resorbiert, wobei jedoch die Bioverfügbarkeit sehr gering ist (16% bei Schnellacetylierern und 35% bei Langsamacetylierern). Der max. Effekt wird schon nach 30–120 Minuten erreicht. Die Dauer des antihypertensiven Effektes kann bis zu 12 Stunden erhalten bleiben.

Klassische Indikation

Die hypertensive Krise im Rahmen der Eklampsie ist die Hauptindikation zur Anwendung von Nepresol. In der Behandlung der stabilen Hypertonie haben sich in den letzten Jahren andere Substanzen durchgesetzt.

Nebenindikationen

Die pulmonale Hypertonie wurde schon früh als Indikationsgebiet für Hydralazin bzw. Dihydralazin angesehen.

Kontraindikationen

Hierzu zählt vor allem die KHK wegen der durch Hydralazin bzw. Dihydralazin hervorgerufenen Tachycardie.

Überprüfung des Effektes

Sie erfolgt durch Druckmessung bzw. klinische Wirkung. Es gibt keine Nachweismethode in Serum oder Urin.

Darreichungsform

Nepresol wird in Form von Tabletten (75 200 mg/die) und i.v. (zuerst ein Bolus von 25 mg, danach Infusion von 5–10 mg/Std.) verabreicht.

Nebenwirkungen

Hierzu zählen Kopfweh, Palpitationen, Anorexie, Übelkeit, Erbrechen, Diarrhöe, Kongestion der Nasenschleimhäute, Conjunctivitis, Parästhesien, Tremor.
Bei länger dauernder Anwendung und zu hoher Dosierung besteht die Möglichkeit der Entstehung eines Pseudo-LE.

Interaktionen

Erfolgt die Einnahme gleichzeitig mit anderen vasodilatierenden Substanzen, so muß mit einer entsprechenden Verstärkung des hämodynamischen Effektes gerechnet werden.
Selten können Interaktionen, im Sinne einer Zunahme von Nebenwirkungen, mit Tranquillizern, mit Mitteln mit zentral dämpfender Wirkung, mit Sympatomimetika und mit trizyklischen Antidepressiva auftreten.

Besonderheiten

Niereninsuffizienz: Hier muß ein höheres Verabreichungsintervall beachtet werden. Hepatopathie: Hier gilt dasselbe wie bei der Niereninsuffizienz. Kard. Erkrankungen: Vorsicht bei gesicherter KHK. Durch eine durch Dihydralazin bedingte Tachycardie kann eine Angina pectoris ausgelöst werden.

Zukunftsaspekte

Keine.

Nifedipin

Werdegang und Entwicklung

Nifedipin ist der erste Calciumantagonist vom Dihydropyridintyp. Es wurde ursprünglich zur Behandlung der KHK entwickelt. Später erfolgte sein Einsatz fast noch häufiger als Antihypertensivum. Relativ früh erfolgte sein Einsatz bei Patienten mit pulm. Hypertonie unterschiedlicher Ätiologie, vor allem jedoch bei der primären pulm. Hypertonie.

Chemische Zusammensetzung

Pharmakodynamik

Durch Hemmung des Calciumeinstroms in die Muskulatur erfolgt eine dilatierende Wirkung an allen Gefäßen (Koronararterien, periph. Arterien, Pulmonalarterien) mit der Folge der Drucksenkung. Reflektorisch kommt es zu einer Tachycardie. Die Angaben zur Senkung des pulm.-art. Mitteldruckes sind sehr unterschiedlich. Sie schwanken zwischen 20 und 40% (siehe auch Tabelle 3).

Klassische Indikationen

Nifedipin wird vor allem bei Hypertonie und KHK (stabile und instabile Angina pectoris) gegeben.

Nebenindikationen

Hierzu zählt die pulm. Hypertonie.

Kontraindikationen

Hypertrophe obstrukt. Cardiomyopathie.

Überprüfung des Effektes

Sie erfolgt entsprechend der klinischen Wirkung bzw. des hämodynamischen Effektes.

Darreichungsform

Nifedipin wird meist per oral (20–80 mg/Tag) verabreicht. Seltener per Infusion (vor allem bei schwer einstellbarem Hypertonus) mit einer Dosierung von 2–5 mg und mehr/24 Std.).

Als Zerbeißkapsel wird Nifedipin bei hypertensiven Krisen gegeben. Intrakoronar erfolgt die Applikation bei Koronarspasmen. Bei Pat. mit pulm. Hypertonie wird Nifedipin meist per os gegeben. Eine intravenöse Applikation ist möglich, muß jedoch unter größter Vorsicht und kontinuierlicher Messung des Systemdruckes erfolgen.

Nebenwirkungen

Dazu zählen Kopfschmerzen, Hitzegefühl im Gesicht, Magenunverträglichkeit, Schwindel, Wasserretention (periph. Ödeme), selten Angina pectoris (z.B. durch starken Druckabfall, aber möglicherweise auch als Steel-Phänomen), selten Obstipation.

Interaktionen

Nifedipin kann mit allen Cardiaka kombiniert werden, Cimetidin führt zu einer Erhöhung der Bioverfügbarkeit.

Besonderheiten

Nicht bekannt.

Zukunftsaspekte

Erwünscht wäre die Synthese von Dihydropyridinen mit selektivem Angriffspunkt an den verschiedenen Gefäßen (periphere Arterien, Koronararterien, Nierenarterien, Pulmonalarterien).

Diltiazem

Werdegang und Entwicklung

Diltiazem, das sich in seiner Struktur von den Dihydropyridinen und dem Verapamil unterscheidet, ist ein Benzothiazepin-Derivativ. In seiner Wirkung steht es dem Verapapmil näher als den Dihydropyridinen. Es wurde vor allem zur Therapie der koronaren Herzkrankheit entwickelt. Sein Einsatz erfolgt jedoch auch bei Hypertonie und tachycarden Vorhofrhythmusstörungen.

Chemische Zusammensetzung

Pharmakodynamik

Diltiazem wirkt einmal im Bereich der Arterien des Systemkreislaufs inkl. der Koronararterien, aber auch an den Pulmonalarterien sowohl bei primärer pulm. Hypertonie als auch bei hypoxisch bedingter Hypertonie dilatierend und damit druck- und widerstandssenkend. Durch eine Blockade des einwärts gerichteten Calciumstromes am Sinus- und vor allem am AV-Knoten besitzt Diltiazem eine frequenzreduzierende und vor allem überleitungshemmende Funktion im Bereich des AV-Knotens. Pharmakokinetisch wird Diltiazem zu 90% resorbiert, die Bioverfügbarkeit beträgt 30–40%. Der größte Teil der Ausgangssubstanz und der Metaboliten wird über die Niere ausgeschieden.

Klassische Indikation

Das Hauptanwendungsgebiet für Diltiazem sind die stabile Angina pectoris, die art. Hypertonie und die supraventrik. Tachyarrhythmien.

Nebenindikationen

Hierzu zählt die pulmonale Hypertonie. Über die druck- und widerstandssenkende Wirkung von Diltiazem im Pulmonalkreislauf liegen mehrere Untersuchungen vor, die jedoch ebenso wie für die anderen Calciumantagonisten nicht ganz einheitlich sind (siehe Tabelle).

Kontraindikationen

Zu den Kontraindikationen zählen der frische Myocardinfarkt mit eingeschränkter linsventrikulärer Funktion sowie die Hypotonie (relativ).

Überprüfung des Effektes

Sie erfolgt durch dic klinische Wirkung.

Darreichungsform

Diltiazem wird praktisch immer per os gegeben. Eine intravenöse Applikation ist in aller Regel der Therapie von supraventrik. Tachyarrhythmien vorbehalten. Die Dosierung bei per oraler Medikation liegt bei 180–270 mg, bei i.v.-Applikation zwischen 0,10 und 0,35 mg/kg Körpergewicht.

Nebenwirkungen

Sie sind selten. Weniger gehäuft als unter Dihydropyridin kommt es unter Diltiazem zu peripheren Ödemen, gelegentlich zu Obstipation. Bei krankem Sinusknoten können hämodynamisch relevante Bradycardien auftreten.

Interaktionen

Klinisch relevante Interaktionen können in Kombination mit Betarezeptorenblockern auftreten. Bei gleichzeitiger Gabe von Zyklosporinen müssen diese reduziert werden.

Besonderheiten

Keine.

Zukunftsaspekte

Keine.

Verapamil

Werdegang und Entwicklung

1963 wurde Verapamil als eine den Betablockern in der Wirkung ähnliche Substanz als erster Calciumantagonist in die Therapie der koronaren Herzkrankheiten eingeführt. Gleichzeitig wurde es auch zur Behandlung supraventrik. Tachyarrhythmien eingesetzt. Im weiteren Verlauf wurde Verapamil auch erfolgreich zur Behandlung der art. Hypertonie verwandt. Der Einsatz zur Senkung des pulm.-art. Druckes und Widerstandes erfolgte erst in den siebziger Jahren.

Chemische Zusammensetzung

Pharmakodynamik

Wie Diltiazem und die Dihydropyridine wirkt Verapamil durch seine Hemmung des Calciumeinwärtsstromes relaxierend auf die glatten Muskelzellen der Gefäßwände. Dem Diltiazem vergleichbar, jedoch stärker, ist seine Wirkung am Sinusknoten und AV-Knoten (siehe auch unter Diltiazem). Im Vergleich zu Diltiazem und den Dihydropyridinen hat Verapamil die am stärksten negativ inotrope Wirkung auf das Myocard. Nach fast vollständiger Resorption erfährt Verapamil einen starken First-pass Metabolismus, so daß die Bioverfügbarkeit nur bei 22–35% liegt. Die Tagesdosis liegt zwischen 120 und 480 mg. Nach i.v.-Gabe (5–10 mg) erfolgt die Wirkung unmittelbar; sie ist jedoch nur von kurzer Dauer.

Klassische Indikation

Dazu zählen die Hypertonie, die koronare Herzkrankheit und die tachycarden supraventrikulären Arrhythmien.

Nebenindikationen

Hier ist vor allem die pulmonale Hypertonie zu nennen.

Kontraindikationen

Hierunter zählen der cardiogene Schock, die Herzinsuffizienz sowie bradycarde Arrhythmien inkl. des AV-Blockes.

Überprüfung des Effektes

Dies geschieht durch Messungen des Blutdrucks, Registrierung des Rhythmus bzw. durch die Beurteilung der klin. Symptomatik unter Verapamil.

Darreichungsform

Verapamil kann sowohl oral als auch i.v. verabreicht werden (siehe auch unter Pharmakodynamik).

Nebenwirkungen

Neben den hämodynamisch bedingten Nebenwirkungen (Bradycardie, Hypotonie, Herzinsuffizienz) zählt die Obstipation zu den störendsten. Weniger häufig als bei den Dihydropyridinen treten periphere Ödeme auf.

Interaktionen mit anderen Medikamenten

Cimetidin erhöht die Bioverfügbarkeit von Verapamil. Bei gleichzeitiger Gabe von Digoxin und Verapamil muß mit einem höheren Digoxinspiegel gerechnet werden. Die gleichzeitige Gabe von Verapamil mit Betarezeptorenblockern muß wegen der dadurch bedingten starken Abnahme der Kontraktilität mit Vorsicht erfolgen.

Besonderheiten

Nicht bekannt.

Zukunftsaspekte

Keine.

Prostazyklin (Epoprostenol)

Die aussichtsreichste Therapieform für die Zukunft wird die Drucksenkung mit Prostazyklinen und inhalativem NO sein. Die letzten Jahre haben dazu vielversprechende Ergebnisse bei der Anwendung dieser Substanzen bei der PH erbracht [46].

Werdegang und Entwicklung

Die Substanz wird seit vielen Jahren in der Angiologie zur Behandlung von peripheren Durchblutungsstörungen eingesetzt. Über den Einsatz von Prostazyklin bei der pulmonalen Hypertonie erschienen in den letzten Jahren mehrere Veröffentlichungen mit ermutigenden Ergebnissen [47, 48]. Prostazyklin besitzt nicht nur eine sehr starke vasodilatatierende Wirkung auf Venen und Arterien, sondern wirkt auch antithrombotisch durch seinen Angriff an den Thrombocyten. Die vergleichenden Untersuchungen mit Calciumantagonisten zeigten eine größere vasodilatatorische Wirkung von Prostazyklin. Die Therapie mit Prostazyklin hat jedoch den Nachteil, daß sie intravenös erfolgen muß und daß mit einer Toleranzentwicklung gerechnet werden muß, die jedoch durch Dosissteigerung überwunden werden kann. Es liegen mittlerweile positive Mitteilungen über die Langzeitwirkung vor [49]. Diese sind nicht nur durch eine effektive Vasodilatation zu erklären. Vielmehr scheint die längerdauernde Applikation von Prostazyklin eine Reversibilität der Gefäßveränderungen zu bewirken. Dies würde auch erklären, daß eine primär ausbleibende Reaktion auf Prostazyklin einen langfristig günstigen Effekt nicht ausschließt. Statt des wenig stabilen Prostazyklin wird seit kurzem das wesentlich stabilere und gleich wirksame Epoprostenol (Iloprost®) verwendet, ein synthetisches Carbazyklin Derivat.

Chemische Zusammensetzung

Cyclooxygenase: Eicosatetraaenoic-Säure.

Pharmakodynamik

Prostazyklin wirkt vasodilatatorisch überwiegend an den Arterien sowohl in der Peripherie als auch in den Pulmonalarterien. Die De-Aktivierung erfolgt bei Passage durch den Lungenkreislauf.

Klassische Indikation

Behandlung der peripher arteriellen stenosierenden Veränderungen.

Nebenindikation

Behandlung der schweren Form der pulmonalen Hypertonie.

Kontraindikation

Venös-okklusive Veränderungen im Pulmonalkreislauf.

Überprüfung des Effektes

Durch Messung von Druck und Widerstand im Pulmonalkreislauf.

Darreichungsform

Prostazyklin: Intravenöse Applikation. Hochtitrieren der Dosierung in Abhängigkeit von Symptomen und Hämodynamik.

Die Anfangsdosis liegt bei 2 ng/min; sie kann unter langsamer Steigerung bis zur maximal tolerierten Dosierung innerhalb von 1 Woche erhöht werden. Iloprost® kann sowohl intravenös als auch per Inhalation verabreicht werden.

Inhalativ

In Zukunft wird wahrscheinlich die Applikation von Prostazyklin bzw. Eloprost per Inhalation die Therapie mit diesen Substanzen erheblich erleichtern und den Anwendungsbereich erweitern [50]. Vergleichende Untersuchungen mit intravenös gegebenem Prostazyklin bzw. Eloprost zeigten eine vergleichbare Wirkung der aerosolisierten Form.
Die für Eloprost wirksame Dosis liegt bei etwa 100 µg pro Tag, entsprechend einer Dosis von nur 1,1 ng/kg/min^{-1}.

Nebenwirkungen

Diarrhoe, Kopfweh, Kieferschmerzen und Gesichtsrötung, Gliederschmerzen (vor allem Knöchel und Füße).

Interaktion mit anderen Medikamenten

Bei gleichzeitiger Gabe von Vasdodilatantien Gefahr der sxstemischen Hypotonie. Vermehrte Blutungsgefahr bei gleichzeitiger Gabe von thrombozytenwirksamen Substanzen.

Stickstoffoxyd (NO)

Werdegang und Entwicklung

NO wurde 1983 als entscheidender Wirkstoff des EDRF entdeckt. Seine Freisetzung aus dem Endothel wurde als der Wirkungsmechanismus der Nitrate und des Molsidomin, das selbst NO-Donator ist, erkannt.

Chemische Zusammensetzung

Stickstoffmonoxyd.

Pharmakodynamik

Vasodilatation im Bereich des Pulmonalkreislaufes.

Klassische Indikation

Keine.

Nebenindikation

ARDS und pulmonale Hypertonie [51, 52].

Kontraindikation

Bei Ventilations- und Perfusionsstörung im Rahmen der COPD Möglichkeit eines Abfalls des Sauerstoffpartialdruckes durch Öffnung von Shuntverbindungen. Außerdem kann es bei der Reduzierung der NO-Dosierung zu einer überschießenden pulmonalen Hypertonie kommen.

Überprüfung des Effektes

Durch Messung des pulmonalarteriellen Druckes und Gefäßwiderstandes.

Darreichungsform

Inhalativ.

Nebenwirkungen

Bei Überdosis Gefahr des Lungenödems und der Methämoglobinämie. Die Toxizität ist verursacht durch die Bildung von NO_2. Dieser Effekt muß bei gleichzeitiger, vor allem hochkonzentrierter Inhalation von O_2 bedacht werden. Zur Sicherheit des Patienten müssen deshalb die Konzentration von NO und NO_2 kontinuierlich gemessen werden. Nitrit, das bei Lösung von NO in wäßriger Lösung gebildet wird, kann neurotoxische Schäden hervorrufen. Bei langdauernder Anwendung muß auch mit Karzinogenität gerechnet werden.

Interaktion mit anderen Medikamenten

Nicht bekannt.

Ausblicke

Künftige Entwicklungen von Substanzen zur Senkung des erhöhten pulmonal-arteriellen Druckes werden einmal darauf abzielen, die Applikation der bisher bekannten Wirkstoffe wie Prostazyklin bzw. NO zu verbessern bzw. sicherer zu gestalten. Vor allem jedoch sind Medikamente in der Erprobung bzw. Entwicklung, die die bei der primären pulmonalen Hypertonie vorliegenden vaskulären Veränderungen eindämmen bzw. zurückbilden, wie beispielsweise Substanzen, die das Wachstum der glatten Muskelzellen hemmen können. Ein sozusagen hämodynamischer Ansatzpunkt ist die Entwicklung von Endothelin-Antagonisten, wobei auch hier das Problem der praktikablen Applikationsform gelöst werden muß. Dasselbe gilt für spezifische Phosphodiesterasehemmer. Weitere therapeutische Strategien umfassen Thromboxan-Synthesehemmer bzw. Thromboxan-Rezeptorantagonisten.

Literatur

1. Packer M, (1985) Vasodilator therapy für primary pulmonary hypertension. Ann Intern Med 103: 258
2. Packer M, Medina N, Yushak M (1984) Adverse hemodynamic and clinical effects of calcium channel blockade in pulmonary hypertension secondary of obliterative pulmonary vascular disease. JACC 4: 890
3. Maseri A, Caldini P, Howard P, Joshi RC, Permutt S, Zierler KL (1972) Determinants of pulmonary vascular volume: recruitment versus distensibility. Circ Res 31: 218
4. Rich St, Matrinez J, Lam W, Levy PS, Rosen KM (1983) Reassessment of the effects of vasodilator drugs in primary pulmonary hypertension: guidelines for determining a pulmonary vasodilator response. Am Heart J 105: 119
5. Rich St, D'Alonzo GE, Dantzker DR, Levy PS (1985) Magnitude and implications of spontaneous hemodynamic variability in primary pulmonary hypertension. Am J Cardiol 55: 159
6. Weitzenblum E, Sautegeau A, Ehrhart M, Mammosser M, Hirth C, Roegel E (1984) Long-term course of pulmonary arterial pressure in chronic obstructive pulmonary disease. Am Rev Respir Dis 130: 993
7. Wrigth JL, Lawson L, Paré PD, Hooper RO, Peretz AI, Lelems JM, Schulzer M, Hoog JC (1983) The structure and function of the pulmonary vasculature in mild chronic obstructive pulmonary disease. Am Rev Respir Dis 128: 702
8. Staub NC (1985) Site of hypoxic pulmonary vasoconstriction. Chest 88: 240
9. Dinh-Xuan AT, Higenbottam TW, Clelland CA, Pepke-Zaba J, Cremona G, Butt AY, Large StR, Wells FC, Wallwork J (1991) Impariment of endothelium-dependent pulmonary artery relaxation in chronic obstrucive lung disease. N Engl J Med 324: 1539
10. Cremona G, Higenbottam TW, Wood AM, Pepke-Zaba J, Butt AY, Dinh-Xuan AT (1992) Endothelium-dependent relaxation induced by acetylcholine in impaired in isolated perfused lungs from patients with chronic lung disease. J Vasc Res 29, pp 98
11. Giaid A, Yanagisawa M, Langleben D, Michel RP, Levy R, Shennib H, Kimura S, Masaki T, Duguid W, Stewart DJ (1993) Expression of endothelin-1 in the lungs of patients with pulmonary hypertension. N Engl J Med 328: 1732
12. Harris P, Heath D (1977) The Human pulmonary circulation, 2nd edn. Churchill, Livingstone, p 504
13. Olschewski H, Seeger W (1991) Pathophysiologie der pulmonalen Hypertonie. Z Kardiol 83 [Suppl] 6, p 181
14. Liu S, Crawley DE, Barnes PJ, Evans TW (1991) Endothelium-derived relaxing factor inhibits hypoxic pulmonary vasoconstriction in rats. Am Rev Respir Dis 143: 32
15. Evora PRB, Pearson PJ, Schaff HV (1993) Arginine vasopressin induces endothelium dependent vasodilatation of the pulmonary artery. Chest 103: 1241.

16. Reid LM (1986) Structure and function in pulmonary hypertension (new perceptions). Chest 89: 279
17. Magee F, Wright JL, Wiggs BR, Pare PD, Hogg JC (1988) Pulmonary vasculature structure and function in chronic obstructive lung disease. Thorax 43: 183
18. Weitzenblum E, Schrijen F, Mohan-Kumar T, Colas des Francs V, Lockhart A (1988) Variability of the pulmonary vascular response to acute hypoxia in chronic bronchitis. Chest 94: 772
19. Frostel C, Fratacci MD, Wain JC, Jones R, Zapol WM (1991) Inhaled nitric oxide. A selective pulmonary vasodilator reversing hypoxic pulmonary vasoconstriction. Circulation 83: 2038
20. Reeves JT, Groves BM, Turkevich D (1986) The case for treatment of selected patients with primary pulmonary hypertension. Am Rev Respir Dis 134: 342
21. Prewitt RL, Leffler CW (1981) Feline hypoxic pulmonary vasoconstriction is not blocked by the angiotension I-converting enzyme inhibitor, captopril. J Cardiovasc Pharmacol 3: 293
22. Fanburg BL, Mieszala JR, Levine HJ (1976) Absence of role for angiotensin 2 in the pulmonary vascular response to hypoxia in the intact dog (abstract) Clin Res 49: 1401
23. Adnot S, Kouyoumdjian C, Fratacci MD, Defouilloy C, Andrivet P, Sediame S, Herigaut R (1992) Responses to infusion of acetylcholine and inhalation of nitric oxide in patients with chronic lung disease and pulmonary hypertension. J Vasc Res 29, p 76
24. Rubin LJ, Groves BM, Reeves JT, Frosolono M, Handel F, Cato AE (1982) Prostacyclin-induced acute pulmonary vasodilation in primary pulmonary hypertension. Circulation 66: 334
25. Simonneau G, Escourrou P, Duroux P, Lockhart A (1981) Inhibition of hypoxic pulmonary casoconstriction by nifedipine. N Engl J Med 304: 1582
26. Rich S, Brundage BH, Levy PS (1985) The effect of vasodilator therapy on the clinical outcome of patients with primary pulmonary hypertension. Circulation 71: 1191
27. Rich S, Brundage B (1987) High-dose calcium channel-blocking therapy for primary pulmonary hypertension: evidence for long-term reduction in pulmonary arterial pressure and regression of right ventricular hypertrophy. Circulation 76: 135
28. Rich S, Kaufmann E (1991) High dose titration of calcium channel blocking agents for primary pulmonary hypertension: guidelines for short-term drug testing. J Am Coll Cardiol 18: 1323
29. Rich S, Kaufmann E, Levy RN, OS (1992) The effect of high doses of calcium channel blockers on survival primary pulmonary hypertension. N Engl J Med 327: 76
30. Hoeper M, Wilke T, Welte T, Breuer HWM, Wagner TOF (1994) How effective is the treatment with high-dose nifedipine for primary pulmonary hypertension? Seminars in respiratory and critical care medicine 15: 490
31. Packer M, Medina N, Yushak M, Wiener I (1984) Detrimental effects of verapamil in patients with primary pulmonary hypertension. Brit Heart J 52: 106
32. Phiepho RW, Vaughn FCP, Culbertson VL, Rhodes RS (1987) Drug interactions with the calcium-entry-blockers. Circulation 75 [Suppl] V, V–181
33. Schlanz KD, Myre SA, Bottorff MB (1991) Pharmacokinetic interactions with calcium channel antagonists, part I. Clin Pharmacokinet 21: 344
34. Buckley MM-T, Grant SM, Goa KL, McTavish D, Sorkin EM (1990) Diltiazem – a reappraisal of its pharmakological properties and therapeutic use. Drugs 39: 757
35. Kambara H, Fujimoto K, Wakabayashi A, Kawai C (1981) Primary pulmonary hypertension: beneficial therapy with diltiazem. Am Heart J 101: 230
36. Konietzko N, Schlehe H, Härich B, Matthys H (1975) Effect of isosorbide dinitrate on hemodynamicys and respiration of patients with coronary artery disease and of patients with chronic cor pulmonale. Respiration 32: 368
37. Schüren KP, Macha HN (1978) Isosorbid-dinitrat bei chonischem Cor pulmonale. Dtsch Med Wschr 103: 777
38. Chick TW, Kochukoshy KN, Matsumoto St, Leach JK (1978) The effect of nitroglycerin on gas exchange, hemodynamics and oxygen transport in patients with chronic obstructive pulmonary disease. Am J Med Scie 276: 105
39. Danahy DT, Tobis JM, Aronow WS, Chetty K, Glauser F (1979) Effects of isosorbide dinitrate on pulmonary hypertension in chronic obstructive pulmonary disease. Clin Pharmacol Ther 25: 541
40. Daum S, Georg R, Schlehe H (1983) Isosor-

biddinitrat (ISDN) in der Therapie der primären pulmonaren Hypertonie. Prax Klin Pneumol 37: 67
41. Morrison D, Caldwell J, Lashminaryan L, Ritchie JL, Kennedy JW (1983) The acute effects of low flow oxygen and isosorbide dinitrate on left and right ventricular ejection fractions in chronic obstructive pulmonary disease. JACC 2: 652
42. Mwepu AK, Lampert E, Frans A (1989) Acute effect of molsidomine on pulmonary circulation of patients with chronic obstructive pulmonary disease. Path Biol 37: 1133
43. Rubin LJ, Peter RH (1980) Oral hydralazine therapy for primary pulmonary hypertension. N Engl J Med 302: 69
44. Rubin LJ, Peter RH (1981) Hemodynamics at rest and during exercise after oral hydralazine in patients with cor pulmonale. Am J Cardio 47: 116
45. Rubin LJ, Handel F, Peter RH (1982) The effects of oral hydralazine on right ventricular end-diastolic pressure in patients with right ventricular failure. Circulation 65: 1369
46. Tuxen DV, Powles ACP, Mathur PN, Pugsley SO, Campbell EJM (1984) Detrimental effects of hydralazine in patients with chronic air-flow obstruction and pulmonary hypertension. Am Rev Respir Dis 129: 388
47. Moraes D, Loscalzo J (1997) Pulmonary hypertension. Newer concepts in diagnosis and management. Clin Cardiol 20: 676
48. Barst B, Rubin L, Long W et al (1996) A comparison of continuous intravenous epoprostenol (prostacyclin) with conventional therapy for primary pulmonary hypertension. N Engl J Med 334: 296
49. Shapiro SM et al (1997) Primary pulmonary hypertension: improved long-term effects und survival with continuous intravenous epoprostenol infusion. I Am Coll Cardiol 30: 343
50. McLaughlin VV et al (1998) Reduction in pulmonary vascular resistance with epoprostenol (prostacyclin) therapy in primary hypertension. N Engl J Med 338: 273
51. Olschewski H, Walmrath D, Schermuly R, Ghofrani A, Grimminger F (1996) Aerosolized prostacyclin and iloprost in severe pulmonary hypertension. Ann Int Med 124: 820
52. Rossiant R, Falke KJ, Lopez F, Slama K, Pison U, Zapol WM (1998) Inhaled nitric oxide for adult respiratory distress syndrome. N Engl J Med 328: 299
53. Pepke-Zaba J, Higenbottam TW, Dinh Xaun AT, Stone D, Wallwork J (1991) Inhaled nitric oxide as a cause of selective pulmonary vasodilation in pulmonary hypertension. Lancet 338: 1173

Unkonventionelle Therapieformen

M. Debelić†

Abgrenzung und Methoden

Neben den wissenschaftlich begründeten, schulmedizinischen, diagnostischen und therapeutischen Methoden werden in der täglichen Praxis auch zahlreiche unkonventionelle Verfahren geübt. Unter diesem Begriff verbergen sich sehr unterschiedliche Gruppen von Therapieformen, die sowohl methodologisch als auch von den dahinter stehenden Ideenansätzen und Zielen sehr inhomogen sind. Die einen bedienen sich elektrischer Apparaturen, die anderen philosophisch-ideologischer Ansichten, Naturheilkräften, fremdländischer Systeme u.a.m.

Eine Systematisierung der unkonventionellen Therapieformen ist wiederholt versucht worden. Die Stiftung Warentest hat unter dem Titel „Die andere Medizin" eine übersichtliche Darstellung der nicht schulmedizinischen und „sanften" diagnostischen und therapeutischen Maßnahmen vorgelegt [1]. Die dort beschriebenen unkonventionellen Verfahren (Tabelle 1) werden von den klassischen Therapieansätzen der Naturheilkunde, physikalischen Therapie, Entspannungsmethoden, Pflanzenheilkunde und diätetischen Vorgehen unterschieden. Tatsächlich ist unsere abendländische Naturheilkunde auf jahrtausendlange Erfahrung und genaue Beschreibung kritischer Beobachter von der Antike bis in unser Jahrhundert zurückzuführen [2]. Mehrere dieser klassischen Therapieverfahren wie Physio-, Balneo- und Bewegungstherapie werden im Rahmen des schulmedizinischen Vorgehens angewandt und auch in der Pneumologie regelmäßig geübt. Sie sind an anderen Stellen beschrieben und in ihrer Bedeutung kritisch beleuchtet.

Eine weitere Übersicht der zum größten Teil unkonventionellen Therapieformen gibt uns das Hufeland-Verzeichnis [3], in dem die Therapieeinrichtungen der „biologischen Medizin" aufgeführt sind (Tabelle 2). Diese erfassen allerdings auch sehr verschiedene Methoden, die nach einigen gemeinsamen Wirkungsprinzipien in mehrere Untergruppen zusammengefaßt sind.

Im folgenden wird nur auf die häufigsten in der Pneumologie angewandten unkonventionellen Therapieformen eingegangen. Unter unkonventionellen Verfahren verstehen wir die nicht schulmedizinisch gelehrten und gelernten diagnostischen und therapeutischen Methoden, denen eine naturwis-

Tabelle 1. Einteilung der „sanften" Behandlungsmethoden nach [1]

Klassische Therapieverfahren, wie z.B.

Wärme- und Kältetherapie
Sauna und Dampfbad
Kneipptherapie und Wasseranwendungen
Wickel und Packungen
Bewegungs- und Atemtherapie
Verschiedene Formen der Massage
Ernährungs- und Diätformen
Entspannungstechniken, autogenes Training
Pflanzenheilkunde u.a.m.

Fremde Medizinsysteme

Akupunktur, Ohrakupunktur
Moxa (Moxibustion)
Akupressur und Shiatsu
Ayurveda, Asana
Yoga, Meditation

Unkonventionelle Verfahren, wie z.B.

Anthroposophische Medizin
Homöopathie
Biochemie nach Schüssler
Homotoxikologie, Spagyrik
Symbioselenkung
Bach-Blütentherapie
Neuraltherapie nach Huneke
Fußreflexzonenmassage
Sauerstoffbehandlungen
Ozontherapie/Oxyontherapie
Magnetfeldtherapie
Lasertherapie
Mora- und Bioresonanz-Therapie
Eigenblutbehandlung u.a.m.

senschaftliche und durch kontrollierte Untersuchungen nachgewiesene Grundlage für ihren Wirkungsmechanismus weitgehend fehlt und deren Effektivität nicht genügend durch reproduzierbare Ergebnisse in kritischen Prüfungen gesichert wurde.

Im Bereich der Pneumologie werden von den unkonventionellen Therapieformen vor allem Akupunktur und andere fremdländische Anwendungen wie Yoga, Ayurveda und Asana, Homöopathie, Bioresonanz- und Magnetfeldtherapie, Phytotherapie, diätetisches Vorgehen und Umstimmungsverfahren angewandt.

Krankheiten

Beim Blick auf die Anwendbarkeit der unkonventionellen Therapiemethoden wird klar, daß diese um so häufiger benutzt werden, je weniger die klassische Schulmedizin mit ihren pharmakologischen, operativen und anderen Verfahren erfolgrich ist. Umgekehrt werden beispielsweise Infektionskrankheiten wie Tuberkulose und Malaria seit Klärung der Ätiologie und Einführung der Chemotherapie nicht mehr durch unkonventionelle Verfahren behandelt. Die unkonventionellen Therapieverfahren werden somit vordergründig bei chronischen Krankheiten und Leiden, die auf die schulmedizinischen Methoden nicht ausreichend ansprechen oder nach dem derzeitigen Wissensstand „ausbehandelt" sind, angewandt. Hierfür kommen in der Pneumologie vor allem die chronisch-obstruktiven Atemwegserkrankungen wie das schwere Asthma und die bösartigen Lungentumoren (Lungenkrebs) in Frage.

Ein weiteres Feld für den Therapieansatz der unkonventionellen Methoden sind die leichten, vorwiegend allergischen (z.B. Pollinosis), aber auch nichtallergischen Erkrankungen (rezidivierende Atemwegsinfekte) der oberen und unteren Atemwege. Bei diesen meist leichten Krankheitsverläufen wird das pharmakologische Vorgehen, aus welchen Gründen auch immer, abgelehnt oder die Patienten bzw. die Eltern kranker Kinder möchten zunächt die sanfte, biologische oder „alternative" Medizin ausprobieren. Die Anwendung der unkonventionellen Therapieverfahren bei diesen vorwiegend leichten und größtenteils auch spontan abklingenden Krankheiten ist meist ungefährlich und wird auch nicht selten von approbierten Schulmedizinern verschiedener

Tabelle 2. Effekte der Akupunktur beim Asthma aufgrund der Analyse von 13 kontrollierten Studien [23]

	Kurzzeitstudien										Langzeitstudien		
	Berger (1975)	Yu (1976)	Tashkin (1977)	Virsik (1980)	Takishima (1982)	Chow (1983)	Luu (1985)	Fung (1986)	Tandon (1989)	Dias (1982)	Christensen (1984)	Tashkin (1985)	Jobst (1986)
Adäquate Patientenauswahl													
Homogenität	nein	nein	nein	nein	nein	ja	nein	ja	ja	nein	nein	nein	ja
Stratifikation	nein	nein	nein	nein	nein	nein	nein	nein	nein	nein	nein	nein	ja
Randomisierung	nein	nein	ja	nein	nein	ja	ja	ja	ja	ja	ja	ja	ja
Ausgangsbasis gleich	nein	ja	nein	z.T.	z.T.	ja	nein	nein	nein	ja	ja	ja	ja
Patientenzahl (> 50)	nein	nein	nein	nein	nein	nein	nein	nein	nein	nein	nein	nein	nein
Patientenausfall (< 20)	nein	ja	ja	ja	ja	ja	ja	ja	ja	ja	ja	ja	ja
Adäquate Akupunktur													
Technik beschrieben	z.T.	ja	ja	ja	ja	ja	ja	ja	ja	z.T.	ja	ja	nein
Qualität erwähnt	nein	z.T.	ja	nein	nein	nein	nein	ja	z.T.	ja	nein	ja	ja
Adäquate Wirksamkeitskriterien													
Patienten verblindet	z.T.	ja	ja	z.T.	ja	ja	nein	ja	ja	z.T.	ja	ja	z.T.
Auswerter verblindet	nein	nein	ja	nein	nein	nein	ja	nein	ja	ja	ja	ja	ja
Follow-up (< 3 Monate)	nein	nein	nein	nein	nein	nein	nein	nein	nein	nein	nein	nein	nein
Symptome reg.	nein	ja	nein	nein	nein	nein	nein	nein	nein	ja	ja	ja	ja
Antiasthmatika reg.	nein	nein	nein	nein	nein	nein	nein	nein	nein	ja	ja	ja	nein
Lungenfunktionswerte	z.T.	ja	ja	ja	z.T.	ja	ja	ja	ja	ja	ja	ja	ja
Nebenwirkungen reg.	nein	ja	z.T.	ja	nein	ja	nein	ja	ja	nein	nein	nein	nein
Statistik nachvollziehbar	nein	nein	nein	ja	nein	ja	nein	ja	nein	ja	nein	ja	ja
Gesamtpunktzahl nach Kleijnen et al [8]	16	43	64	31	26	52	36	67	55	61	51	72	60

reg Registriert.

Fachrichtungen geübt. Dabei sollen aber immer die Grenzen der angewandten, in ihrer Wirksamkeit nicht wissenschaftlich gesicherten unkonventionellen Methode bedacht werden, um dem Patienten durch Vorenthalten medizinisch gesicherter wirksamer Behandlungsmethoden (Pharmakotherapie, operative Medizin, Bestrahlungen u.a.) nicht zu schaden [4, 5].

Eine große Verantwortung besteht in der Anwendung von unkonventionellen Therapieformen bei Patienten mit schweren chronischen Krankheiten. In solchen Fällen müssen aus schuldmedizinischer Sicht zunächst alle wissenschaftlich geprüften Methoden eingesetzt werden, um bei dem Kranken eine Besserung, Linderung und möglicherweise Heilung des Leidens zu erreichen. Sollte das wegen des Charakters der vorliegenden Krankheit nicht möglich sein und eine „alternative" Behandlungsmethode dem Patienten auch nur eine kleine und zeitlich begrenzte Besserung der Lebensqualität einräumen, kann diese Chance wahrgenommen werden. Die unkonventionellen Methoden dürfen aber hier nicht an der ersten Stelle stehen, da dadurch wertvolle Zeit für die klassische schuldmedizinische Behandlung eines noch erfolgreich zu therapierenden Leidens, wie z.B. eines Lungenkrebses, verlorengehen kann [6, 7, 25].

Verfahren in der Pneumologie

Über die unkonventionellen diagnostischen und therapeutischen Verfahren gibt es reichlich Literatur aus verschiedenen Aspekten [neuere Übersichten bei 1, 8, 9, 10, 11, 26, 27]. Die meisten unkonventionellen Methoden werden zur Behandlung chronischer Krankheiten weitgehend ungeklärter Genese und ohne gesicherte kausale Therapie bei einer nicht immer ausreichenden symptomatischen Behandlung herangezogen. Dazu gehören vordergründig Kopfschmerzen und Migräne, degenerative und rheumatische Krankheiten, Depressionen, Magen-Darm Leiden, Allergien sowie Krebserkrankungen aller Art und verschiedener Organe. Die Zahl der dabei angewandten Methoden ist groß und inhomogen. Für die in der Pneumologie durch unkonventionelle Verfahren behandelten Krankheiten kommen mehrere Methoden in Frage. Nur die am häufigsten angewandten Therapieformen werden hier besprochen.

Phytotherapie

Die Phytotherapie ist eine der Säulen der Naturheilkunde und gehört somit nur bedingt zu den unkonventionellen Therapieverfahren [1, 2]. Pflanzen und ihre Inhaltsstoffe werden als natürliche Heilmittel seit Jahrtausenden mit Erfolg angewandt. Im 19. Jahrhundert wurden die ersten pharmakologischen Wirkungsnachweise für die Pflanzenwirkstoffe erbracht. Heute sind die Untersuchungen zur Chemie, Pharmakologie und klinischen Wirksamkeit einzelner pflanzlicher Stoffe Teil der wissenschaftlichen Forschung und kontrollierter Prüfungen, die nach modernen Kriterien erfolgen [12, 13, 14]. Bisher ist es gelungen, eine ganze Reihe von pflanzlichen Wirkstoffen zu isolieren, chemisch zu charakterisieren und ihre pharmakologischen Eigenschaften zu prüfen. Es besteht kein Zweifel an der milden Wirksamkeit von vielen Heilkräutern, wie z.B. Linden-, Holunder- oder Kamillenblüten, Efeu- oder Pfefferminzblätter, Baldrianwurzel u.a.m. Diese Phytotherapie kann bedenkenlos bei Erkältungskrankheiten mit vermehrtem Husten und verstärkter Bronchialverschleimung eingesetzt, ihre Wirkung darf aber nicht überschätzt werden. Beim Persistieren der Symptomatik wie Husten, Auswurf, Atemnot u.a. müssen entsprechende diagnostische Maßnahmen vorgenommen werden, um ein eventuell ernsthaftes Krankheitsbild nicht zu übersehen. Die Anwendung von pflanzlichen Präparaten in der Behandlung von bösartigen Tumorkrankheiten, insbesondere von verschiedenen Lungenkrebsarten, ist umstritten. Das „Natürliche“ und die Naturheilstoffe sind hoch im Kurs und werden als Gegensatz zu der „bösen Chemie“ gesehen. Sie werden daher auch bei Tumorkrankheiten der Atmungsorgane nicht selten eingesetzt, da die Erkrankten nach einer Behandlung mit pflanzlichen Präparaten fragen und diese auch oft wünschen. „Harte“ Daten über die Wirksamkeit der Phytotherapie bei verschiedenen Formen von Lungen- und Bronchialkrebs sind jedoch sehr spärlich. Allerdings kommt der adjuvanten Misteltherapie als der einzigen unter anderen alternativen Therapieverfahren bei Lungentumoren eine gewisse Bedeutung aufgrund der vorliegenden Literatur zu [15].

Die Behandlung mit Mistelpräparaten wird seit ca. 20 Jahren geübt und ihre Wirksamkeit bei Patienten mit Lungenkrebs beschrieben. Dabei war die Überlebenszeit der mit Iscador® behandelten Patienten nach Lungenkrebsoperationen länger als ohne diese Therapie. Allerdings war dieser Unterschied statistisch nicht signifikant oder nicht durch genügend kritische Studienbeurteilung untermauert [Übersicht bei 8, 15]. Bei metastasierenden und inoperablen Bronchialkarzinomen waren keine Unterschiede bezüglich der Überlebenszeit in der Iscador-, Polyerga-(Polypeptid-Präparat) und Placebo-Gruppe nachweisbar. Bei der Auswertung der subjektiven Lebensqualität-Parameter fiel die Beurteilung durch Patienten zugunsten der Iscador- und Polyerga-Präparate aus [15].

Zusammenfassend sind die Mistelpräparate sowie das Polypeptid Polyerga bei Lungentumoren nicht sicher wirksam, wenn auch Ansätze für eine gewisse Beeinflussung des Tumorwachstums in experimentellen Studien bestehen. Weitere Untersuchungen sind sowohl im Labroexperiment als auch in der Klinik unter kritischen und kontrollierten Bedingungen erforderlich, um den wirklichen Wert und den richtigen Platz dieser Präparate in der Therapie der Lungentumoren zu finden oder sie als unwirksam abzutun. Vorerst ist es berechtigt, die Misteltherapie bei Patienten einzusetzen, die sich diese nach korrekter Aufklärung über ihre Krankheit als Zusatz zu den wissenschaftlichen Behandlungsmethoden wünschen.

Andere Pflanzenpräparate aus der Venusfliegenfalle Carnivora oder dem Teepilz Kombucha sind in keiner Weise wirksam und können sogar wegen ihrer Nebenwirkungen gefährlich werden [15]. Weitere pflanzliche Zubereitungen wie Tee von Schafgarbe oder Zinnkraut, Hildegard-Medizin und „Apotheke Gottes“ von Maria Theben beruhen bezüglich der Krebstherapie auf keinerlei wissenschaftlichen Erkenntnissen und sind weder wirksam noch als Zusatztherapie nützlich [1, 15].

Diät und Vitamine

Es gibt Hinweise darauf, daß eine fehlerhafte Ernährung bei wenigen Krebsformen (Magen-Darm-Trakt) nachteilig sein kann und somit durch diatetische Maßnahmen auszugleichen wäre. Bei Lungenkrebs wurde eine verminderte Zufuhr von Vitamin A festgestellt. Bei hochdosierter Vitamin-A-Behandlung konnte in Kombination mit Zytostatika und Strahlentherapie eine Verbesserung und Verlängerung des Behandlungserfolges bei Bronchialkarzinomen erreicht werden [15].

Eine spezifische „Krebsdiät“ gibt es aber nicht, und bei allen diätetischen Empfehlungen zur „Krebsheilung“ ist Vorsicht angebracht [8]. Klinische Untersuchungen und kontrollierte Studien liegen dazu nicht vor. Allerdings muß beachtet werden, daß die Ernährung bei Krebskrankheiten reich an Vitaminen und Mineralien sein soll. Die Zufuhr von Eiweiß, Kohlehydraten und Fetten ist nach bekannten ernährungsphysiologischen Gesichtspunkten aufzubauen, wobei das klinische Bild sowie die Befunde des Kranken dabei berücksichtigt werden sollen.

Homöopathie

Die Homöopathie wurde von Samuel Hahnemann (1755–1843) eingeführt und hat sich bis heute als eine verbreitete Therapieform gehalten [19]. Sie beruht auf dem Prinzip „similia similibus curantur", d.h. ein Arzneimittel, das ein Leiden erregen kann, kann es, in kleinen Dosen gegeben, auch heilen [1, 19]. Bei der Behandlung pneumologischer Erkrankungen ist Homöopathie nicht sehr verbreitet und wird bei Asthma, Bronchitis und banalen Erkältungskrankheiten mit Husten angewandt.

In einer Studie von Kleijnen et al. sind 107 Arbeiten über Therapieresultate der Homöopathie einer sorgfältigen Analyse unterzogen worden. Es wurden dabei nur kontrollierte klinische Untersuchungen eingeschlossen und nach genau spezifizierten Kriterien mittels der Meta-Analyse ausgewertet [17]. Von 105 Arbeiten zeigten 81 einen positiven Effekt der Homöopathie, während 24 klinische Prüfungen keine Erfolge nachweisen. Unter den analysierten Veröffentlichungen war nur eine Untersuchung bei chronischer Bronchitis und eine weitere bei persistierendem Husten, wobei in beiden ein positiver Effekt der homöopathischen Behandlung gezeigt werden konnte [17].

In einer Übersichtsarbeit zitiert Heidvogel [18] eine Veröffentlichung, in der von 26 Patienten mit chronischem Asthma bei 15 eine Heilung und bei weiteren 6 Patienten eine Besserung beschrieben wird. Es handelt sich dabei allerdings um einen Erfahrungsbericht ohne entsprechende Kontrollgruppe. Weiterhin wird eine kontrollierte Studie über die Behandlung von atopischem Bronchialasthma mit C_{30}-Verdünnungen des für den Patienten jeweils relevanten Hauptallergens erwähnt. In dieser placebokontrollierten Untersuchung war eine signifikante Überlegenheit des Homöopathikums gegenüber Placebo gesichert worden [18].

Eine homöopathische Therapie wird häufiger bei der pollenbedingten allergischen Rhinokonjunktivitis (Pollinosis, Heuschnupfen) angewandt. Da die Pollinosis als Vorstufe des Pollenasthmas (Etagenwechsel) vorkommt, sollen kurz die publizierten Resultate bei dieser häufig vorkommenden Allergie der oberen Atemwege und der Konjunktivalschleimhäute erwähnt werden. Heidvogel faßt diese Studien zusammen und kommt zu dem Schluß, daß die Homöopathie dem Plazeboeffekt überlegen ist [18]. Allerdings haben diese erwähnten Untersuchungsergebnisse auch herbe Kritiker gefunden, die aufgrund von gravierenden methodologischen Mängeln bei den vorgelegten Prüfungen der Homöopathie eine therapeutische Effektivität absprechen [8, 17, dort weitere Literatur].

Zusammenfassend soll festgehalten werden, daß die Homöopathie bei ernsthaften und progredienten Lungen- und Bronchialerkrankungen keine große Rolle spielt und bei Lungenkrebs, Fibrosen, Emphysem, Brochiektasen oder akuten Lungenkrankheiten (Pneumonie, Embolie u.a.) überhaupt nicht angewandt wird. Über eine Effektivität beim Asthma gibt es keine überzeugenden Ergebnisse. Bei banalen „Erkältungen" bzw. bei „Influenza" halten sich die positiven und die negativen Resultate die Waage [17]. Die Homöopathie scheint durch Ärzte für Allgemeinmedizin wesentlich stärker vertreten zu werden als durch die Pneumologen [20].

Akupunktur

Die Akupunktur ist eine alte, aus China stammende Behandlungsmethode, die heute aber in der westlichen Welt gehäuft angewandt wird [1]. Die Indikationen für diese Behandlungsmethode sind sehr breit gestellt und umfassen viele Krankheiten oder Symptome wie Schmerzen verschiedenen Ursprungs (Kopfschmerzen und Migräne jeder Art, Rücken- und Gelenkschmerzen, Neuralgien u.a.m.), rheumatische Krankheiten, Magen-Darm-Leiden (Gastritis, Colitis, Geschwüre), Allergien wie z.B. Pollinose, Depressionen und vegetative Störungen sowie Lähmungen, chronischen Schwindel und Bettnässen. Unter den pneumologischen Krankheitsbildern steht das Bronchialasthma an der ersten Stelle.

Die Literatur über Akupunkturanwendung beim Asthma ist umfangreich und gut durchleuchtet, so daß man sich auf einige kritische Übersichtsarbeiten mit reichlich Literatur beziehen kann [20, 21, 22, 23]. Kleijinen et al. haben die Studien über Akupunktur bei der Asthmakrankheit genau analysiert und 13 Veröffentlichungen, die dem wissenschaftlichen Stand (Kontrollgruppe) nahekommen, näher bewertet [22]. In Tabelle 2 (nach [23]) sind die Kriterien für die Auswahl der genannten Studien sowie die Endergebnisse dargestellt. Von den 13 kontrollierten Studien erreichen nur 8 mehr als 50 Wertpunkte (von insgesamt 100 möglichen). Von diesen 8 Studien hatte nur die Hälfte (4 Untersuchungen) einen positiven therapeutischen Effekt der Akupunktur gezeigt, in den anderen 4 Studien war ein Unterschied zwischen Verum- und Placebo-Akupunktur nicht nachweisbar. Der Autor [23] faßt zusammen: „Je besser die Qualität der Studie, desto schlechter die Wirksamkeit der Akupunktur."

Zu ähnlichen Ergebnissen kommt eine weitere Analyse der Literaturangaben, die nach akutem und protektivem Effekt sowie den Langzeitergebnissen spezifiziert ist [20]. Bei Kurzzeitstudien fällt auf, daß ein leichter bronchospasmolytischer Effekt in der ersten Stunde nach Akupunktur meßbar war, dieser aber jeweils kleiner war als der der inhalativen Anwendung von Bronchospasmolytika (Isoprenalin oder Ipratropium).

Unterschiedlich fallen die Ergebnisse bei der Analyse von Akupunktureffekten auf pharmakologisch oder belastungsinduziertes Asthma (Tabelle 3) aus. Von 6 analysierten Studien zeigt die Akupunktur in 3, d.h. bei der Hälfte, keine Protektion (2 Untersuchungen mit Histamin-Provokation und eine mit exercise-induced Asthma) [20]. Die übrigen 3 Studien konnten einen protektiven Effekt (teilweise besser als Placebo) nachweisen (2× Metacholin-Provokation, 1× Belastungsasthma). Entsprechend wird dazu in einem Leitartikel 1991 [21] Stellung genommen: Bei Histamin-Provokation waren weder Akupunktur noch Ionisator wirksam, während Yoga half.

In 3 Langzeitstudien wurden Asthmapatienten zwischen 5 und 12 Wochen medizinisch begleitet [20, 23]. In einer Untersuchung

Tabelle 3. Effekte der Akupunktur auf pharmakologisch und belastungsinduziertes Asthma [20]

Akupunktur und Asthma: Einfluß auf BPT/EIA			
Autor	Jahr	Provok.	Effekt
Yu and Lee	1976	Histamin	nein
Tandon et al.	1989	Histamin	nein
Hirsch et al.	1994	Histamin	nein
Tashkin et al.	1977	Metachol.	ja, part.
Wagner	1988	Metachol.	ja
Chow et al.	1983	EIA	nein
Fung et al.	1986	EIA	ja

BPT Bronchialer Provokationstest; *EIA* exercise included asthma.

wurde eine Besserung des subjektiven Befindens und der objektiven Parameter gegenüber der Kontrollgruppe aufgezeigt. Die zwei anderen Studien weisen keine Effekte der Akupunktur nach. Bei Kindern mit Asthma konnte in einer sorgfältigen Untersuchung mit Lungenfunktionskontrollen, Histamin-Provokationstests und Beschwerdetagebuchführung kein Akupunktureffekt festgestellt werden (placebo-kontrollierte, gekreuzte doppelblind-kontrollierte Untersuchung) [24].
Die chronische Bronchitis wird in einigen Akupunktur-Lehrbüchern als heilbar bezeichnet (Literatur bei 20). In der gleichen Übersichtsarbeit wird eine weitere Untersuchung bei chronisch-obstruktiver Bronchitis zitiert, in der durch Verum-Akupunktur eine signifikante Verbesserung des 6-Minuten-Gehtests gegenüber Placeboakupunktur nachgewiesen wurde [20].
Zusammenfassend sind die Akupunkturerfolge beim Asthma sehr bescheiden und nur von kurzer Dauer. Die erreichte Bronchospasmolyse liegt aber unter dem bronchodilatatorischen Effekt inhalativer Beta-2-Adrenergika oder Vagolytika. Positive Langzeitergebnisse liegen bei chronisch-obstruktiven Erkrankungen weder für objektive Lungenfunktionsparameter noch für die Lebensqualität der Patienten vor.

Apparative Therapiemethoden

Unter den unkonventionellen diagnostischen und therapeutischen Verfahren findet man mehrere Methoden, die sich verschiedener Apparaturen bedienen. Diese Ausrüstung bedeutet Anschaffung von nicht billigen Geräten, wodurch die Kosten für diese Verfahren steigen. In ihrer Wirksamkeit sind diese Methoden umstritten; wissenschaftlich gesicherte Effekte liegen nicht vor. Durch technisch-apparative Ausrüstung haben diese Verfahren eine psychologische Wirkung, so daß Suggestion und Placeboeffekt anzunehmen sind. Die bei den pneumologischen Krankheiten angewandten Methoden werden im folgenden besprochen.

MORA-Therapie

Nach ihren Erfindern **Mo**rell und **Ra**sche. Beruht auf der Vorstellung, daß die krankmachenden elektromagnetischen Schwingungen durch bestimmte Molekülverbände mittels des von ihnen konstruierten MORA-Gerätes gelöscht werden können. Auf dem gleichen Prinzip, aber mit einzelnen technischen Unterschieden, funktioniert auch die **Bioresonanz-Therapie,** die nach einem Gerätehersteller auch als Bicom-Therapie (**Bi**o-**Kom**munikation) bekannt ist [Literatur bei 28–30].
Die berichteten Erfolge der MORA- und Bioresonanztherapie beruhen auf kasuistischen Beiträgen und anekdotenartigen Schilderungen einzelner Ärzte [29]. Eine Darstellung der Behandlungsergebnisse (ohne Kontrollgruppe) von Schumacher [31] bezieht sich auf 164 Allergie-Patienten, von denen bei 83% eine „Löschung“ erreicht wird, ohne daß klinische Krankheitssymptome oder objektive Meßparameter der Beschwerden angegeben werden.
In zwei Vergleichsuntersuchungen konnte gezeigt werden, daß die Ergebnisse von Bioresonanz-Allergietests mit den immunologisch-allergologischen Testmethoden (RAST und Pricktest) nicht ausreichend korrelieren und daß die Bioresonanz-Tests keine reproduzierbaren Ergebnisse liefern [29, 33]. Aus der Sicht eines Physikers ergibt sich keine wissenschaftliche Erklärung für eine heilende Einflußnahme der elektromagnetischen Wellen auf die vielen, von den Herstellern und Anbietern aufgeführten Krankheiten [32].

Elektro-Akupunktur

Sie beruht – wie auch einige weitere Methoden – auf der Bestimmung von Hautwiderständen mittels verschiedener Apparaturen [29]. Allerdings gibt es keine Belege dafür, daß mit diesen Verfahren eine Organdiagnostik oder Therapie erfolgen kann [28]. Vergleichsuntersuchungen der Elektro-Akupunktur zu den klassischen diagnostischen und therapeutischen Methoden liegen nicht vor und werden auch von den Anwendern nicht angegeben. Für die Asthmabehandlung ist die Elektro-Akupunktur nach Voll irrelevant, für die Wirksamkeit auf Allergien fehlen objektive Befunde oder Beweise.

Der Versuch, durch Anreicherung der Atemluft mit **negativen Ionen** (Ionengeneratoren) das Asthma positiv zu beeinflussen, schlug in durch objektive Parameter kontrollierten Studien fehl [34, 35]. Auch andere apparative Methoden wie die Elektroneural-Diagnostik und -Therapie nach Croon oder die Bioelektrische Funktionsdiagnostik nach Pflaum haben sich bei pneumologischen Erkrankungen weder bewährt noch durchgesetzt [29].

Entspannungstechniken und Hypnose

Verschiedene **Entspannungstechniken** (z.B. nach Jacobsen) und das autogene Training nach Schulz sind als unterstützende Therapiemaßnahmen beim Asthma gut bekannt und weit verbreitet (s. dort). Weniger bekannt sind die fremdländischen Systeme wie **Yoga,** Ayurveda, Asana u.a., die eine Kombination aus Entspannung, Bewegung, Meditation und körperlichem Training darstellen. Für Yoga konnte ein positiver Effekt bei Asthmatikern in einer kontrollierten Studie nachgewiesen werden; allerdings war er geringer als derjenige einer klassischen Atemgymnastik [36].

Mit **Hypnose** konnten vorteilhafte Effekte beim Asthma erzielt werden (Literatur bei 37), allerdings nicht über längere Zeitabschnitte. Dasselbe gilt für die funktionelle Entspannung [38] und das autogene Training [39], die meßbare bronchospasmolytische Wirkungen zeigen. Als komplementäre Maßnahmen haben sich die Entspannungsübungen und das autogene Training beim Asthma bewährt. Allerdings sollten diese Techniken nur von qualifizierten Therapeuten geübt werden.

Schlußbemerkungen

Für die Verbreitung und Beliebtheit der unkonventionellen Methoden spielen mehrere und individuell unterschiedliche Faktoren eine Rolle. Das Irrationale, Mystische und Symbolische bei einer Krankheit kann nicht vollständig durch die wissenschaftlichen Erkenntnisse ersetzt werden, insbesondere, wenn der erhoffte Erfolg der schulmedizinischen Behandlung ausbleibt. Durch Suggestion, positive Konditionierung des Placeboeffektes, virtuelle Handlungen und eine individuelle Zuwendung für jeden Kranken, teilweise gepaart mit impressionierenden technischen Apparatesystemen, werden unschwer positive Effekte erzielt.

In Tabelle 4 sind einige mögliche Erklärungen für die Beliebtheit und die weite Verbreitung der unkonventionellen diagnostischen und therapeutischen Methoden aufgeführt. Sicher sind es bei den meisten Patienten mehrere Motive, die sie zu den Alternativ-Therapeuten führen, wobei diese Gründe in der Wertigkeit wechseln können. Welche Rolle dabei Glauben und Aberglauben spielen, wurde ausführlich diskutiert [42, 43]. Wir müssen uns hüten, den irrationalen Bereich in unseren ärztlichen Handlungen zu vernachlässigen und lediglich auf die naturwissenschaftliche Basis zu pochen [37, 42]. In unserem schulmedizinischen Handeln haben wir genügend Möglichkeiten, die positive Beeinflussung des Patienten durch Zuwendung, Suggestion, positive

Tabelle 4. Einige mögliche Erklärungen für die Wirkungen und die Beliebtheit der unkonventionellen Behandlungsmethoden

1. Suggestion/Placeboeffekt
2. Positive Konditionierung
3. Sanft, keine Nebenwirkungen
4. Irrationales Denken/Wünsche
5. Große Zuwendung/Kosten
6. Mystik, Zauber, Ritus
7. Technische Errungenschaften

Konditionierung, Berücksichtigung von Erwartungshaltungen, Erläuterungen unseres Vorgehens, Schulung und Motivierung zu erreichen.

Das Vertrauensverhältnis Arzt–Patient bei zu unkonventionellen Methoden neigenden Kranken soll durch vorsichtiges Vorgehen besonders gepflegt werden. Ein barsches Ablehnen „seiner" bevorzugten Behandlungsmethode kann zum Abwenden des Patienten von der schulmedizinischen Behandlung führen und ihn in Gefahr bringen. Ein sorgfältiges Vortasten, sicheres Auftreten und überzeugende Erklärungen über schulmedizinisches Vorgehen, kombiniert mit sachlicher Information und gezieltem Training, können viel bewirken.

Zusätzliche Schwierigkeiten ergeben sich bei der juristischen Beurteilung der unkonventionellen Methoden. Hier muß die Aufklärung über das Nutzen-Risiko-Verhältnis im Vordergrund stehen, wobei die Patienten auch über die möglichen Gefahren korrekt informiert sein müssen [4, 5, 8, 44].

Literatur

1. Stiftung Warentest (1991) Die andere Medizin. Nutzen und Risiken sanfter Heilmethoden. Stiftung Warentest, Berlin
2. Schadewaldt H (1995) Aphorismen zur Geschichte der Naturheilkunde. Atemw Lungenkrkh 21: 3–5
3. Nolte D (1995) Asthma, 6. Aufl. Urban & Schwarzenberg, München, pp 277–280
4. Oepen I (1995) Alternativmethoden aus rechtsmedizinischer Sicht. Atemw Lungenkrkh 21: 30–36
5. Oepen I (1992) Zur rechtlichen Beurteilung paramedizinischer Heilverfahren. Kommentar aus ärztlicher Sicht. Versicherungsmedizin 44: 22–29
6. Jungi WF (1993) Unkonventionelle Krebstherapie. In: Oepen I (Hrsg) Unkonventionelle medizinische Verfahren. Fischer, Stuttgart, pp 313–323
7. Hürny Ch, Heusser P, Bernhard J et al (1994) Verbessern nichtkonventionelle Zusatztherapien die Lebensqualität von Krebspatienten? Schweiz Med Wschr 124 [Suppl] 62: 55–63
8. Oepen I (Hrsg) (1993) Unkonventionelle medizinische Verfahren. Diskussion aktueller Aspekte. Fischer, Stuttgart
9. Eberlein GI (Hrsg) (1991) Schulwissenschaft – Parawissenschaft – Pseudowissenschaft. Hirzel, Stuttgart
10. Jork K (Hrsg) (1990) Alternativen in der Medizin. Hippokrates, Stuttgart
11. Kiene H (1994) Komplementärmedizin – Schulmedizin. Schattauer, Stuttgart
12. Wagner H (1992) Die „pflanzliche Arzneidroge". Forschungsmagazin der Johannes-Gutenberg-Universität Mainz, Sonderausgabe Naturheilkunde, pp 27–30
13. Dorsch W (1992) Wozu brauchen wir Forschung in der „Naturmedizin"? Forschungsmedizin der Johannes-Gutenberg-Universität Mainz, Sonderausgabe Naturheilkunde, pp 75–76
14. Schlichter H (1991) Interdisziplinäre Aspekte der Phytotherapie und ihre derzeitige Bedeutung für die Schulmedizin in Europa. Ärztezeitschr Naturheilverf 32: 281–288
15. Jungi WF (1995) Alternative Therapiemethoden bei Lungenkrebs. Atemw Lungenkrkh 21: 19–23
16. Trechsel K (1994) Asthma alternativ. Huber, Bern
17. Kleijnen J, Knipschild P, ter Riet G (1991) Clinical trials of homoeopathy. Br Med J 302: 316–323

18. Heidvogl M (1995) Was ist in der Homöopathie gesichert? Atemw Lungenkrkh 21: 6–10
19. Schmidt JN (1993) Grundlagen und Entwicklungen in der Homöopathie. Dtsch Med Wschr 118: 1085–1090
20. Querfurt H (1995) Alternative Behandlungsmethoden aus der Sicht der pneumologischen Praxis. Atemw Lungenkrkh 21: 11–18
21. Lane DJ, Lane TV (1991) Alternative and complementary medicine for asthma. Thorax 46: 787–797
22. Kleijnen J, ter Riet G, Knipschild P (1991) Acupuncture and asthma: a review of controlled trials. Thorax 46: 799–802
23. Medici TC (1994) Akupunktur und Bronchialasthma. Schweiz Med Wschr 124 [Suppl] 62: 39–48
24. Hisch D, Leupold W (1994) Placebo-kontrollierte Doppelblindstudie zur Wirkung der Laserakupunktur beim kindlichen Asthma bronchiale. Atemw Lungenkrkh 20: 701–705
25. Downer SM, Cody MM, McCluskey P et al (1994) Pursuit and practice of complementary therapies by cancer patients receiving conventional treatment. Br Med J 309: 86–89
26. Bühring M, Kemper FH (Hrsg) (1992) Naturheilverfahren und unkonventionelle medizinische Richtungen. Springer, Berlin Heidelberg New York Tokyo
27. Hentschel HD (Hrsg) (1996) Naturheilverfahren in der ärztlichen Praxis, 2. Aufl. Dtsch Ärzte Verl, Köln
28. Ostendorf G-M (1995) Unkonventionelle apparative Methoden in der Allergietherapie. Allergologie 18: 221–227
29. Schultze-Werninghaus G (1993) Paramedizinische Verfahren: Bioresonanz-Diagnostik und -Therapie. Allergo J 2: 40–42
30. Brügemann H (1992) Bioresonanz- und Multiresonanz-Therapie. Haug, Stuttgart
31. Schumacher P (1991) Wissenschaftliche Studie. Thema: Biophysikalische Therapie der Allergie. Brügemann-Institut, Gauting
32. Cap F (1995) Bemerkungen eines Physikers zur Bioresonanz. Allergologie 18: 253–257
33. Kofler H, Ulmer H, Mechtler E et al (1996) Bioresonanz bei Pollinose. Allergologie 19: 114–122
34. Jalmel J, Köhler D, Gebhardt H et al (1991) Short time exposure to negative ions in inspired air has no effect on bronchial obstruction. Eur Resp J 4: 581s
35. Osterballe O, Weeke B, Albrechsten O (1979) Influence of small atmospheric ions on the airways in patients with bronchial asthma. Allergy 34: 187–194
36. Flüge Th, Richter J, Fabel H et al (1994) Langzeiteffekte von Atemgymnastik und Yoga bei Patienten mit Asthma bronchiale. Pneumologie 48: 486–490
37. Köhler D (1995) Alternative Behandlungsmethoden des Asthma bronchiale. Atemw Lungenkrkh 21: 24–29
38. Loew T, Weber A, Fuchs M et al (1993) Reproduzierbare Broncholyse durch funktionelle Entspannung bei Patienten mit obstruktiven Atemwegserkrankungen. Atemw Lungenkrkh 19: 374–375
39. Maloouvier D (1981) Beeinflussung der Bronchialobstruktion durch autogenes Training. Atemw Lungenkrkh 7: 299–300
40. Eisenberg DM, Kessler RC, Forster C et al (1993) Unconventional medicine in the United States. Prevalence, costs and patterns of use. New Engl J Med 328: 246–252
41. Report of the Royal College of Physicians, Committee on Clinical Immunology and Allergy: allergy. Conventional and alternative concepts. Clin Exp Allergy 22 [Suppl] 3
42. Piechowiak H (1993) Über Glauben in der Medizin. In: Oepen I (Hrsg) Fischer, Stuttgart, pp 7–16
43. Menzel K (1993) Aberglaube in der Heilkunde. In: Oepen I (Hrsg) Unkonventionelle medizinische Verfahren. Fischer, Stuttgart, pp 17–48
44. Schulmedizin, Naturheilverfahren, Alternativmethoden (1996) Behandlungsmöglichkeiten von Asthma. Stellungnahme der Deutschen Atemwegsliga

III. Therapie häufiger bronchopulmonaler Krankheitsbilder

Asthma bronchiale

F. Kummer

Definition

Asthma ist eine variable Bronchokonstriktion, basierend auf einem Entzündungsprozeß der Bronchialschleimhaut, mit bronchialer Hyperreaktivität.

Asthma ist daher **nicht**

- jede Bronchokonstriktion (z.B. jene bei akuter Intoxikation mit Reizgasen);
- nur eine (eosinophile) Entzündung, wenn sie nicht mit Hyperreaktivität verbunden ist;
- eine „stumme" Hyperreaktivität, die nur mittels eines Provokationstests nachgewiesen werden kann.

Diagnostik

Die Klinik mit Atemnot bei Husten und giemenden Rasselgeräuschen führt in aller Regel den Patienten zum Arzt, doch ist die Trias in vielen Fällen unvollständig. Die Diagnostik basiert – gemäß der obigen Definition – auf dem objektiven Nachweis der variablen Bronchokonstriktion, der Entzündung und/oder der bronchialen Hyperreaktivität. Darüber hinaus (zumindest bei der Erstuntersuchung): Thoraxfilm, allergologische Untersuchung, Nasen- und Nebenhöhlenuntersuchung.

Nachweis der Bronchokonstriktion

Spirometrie: Obstruktion mit mindestens 20% Reversibilität im forcierten exspiratorischen 1-Sekunden-Volumen (FEV 1).

Peak-Flow-Metrie: Selbstmessung mit reproduzierbar, vom Sollwert abweichenden Werten (unter 80% mindestens am Morgen und/oder konkordant mit subjektiven Beschwerden, Reversibilität auf Beta-2-Agonisten, tageszeitliche Variation von über 30%).

Nachweis der Entzündung

Nicht invasiv: Eosinophilie des Blutes, des induzierten Sputums oder des Nasensekrets, Atopienachweis (erhöhtes Gesamt-IgE, positive Hauttests, erhöhte spezifische IgE-Antikörper im Blut), erhöhtes eosinophiles kationisches Protein (ECP) im Blut (klinisch praktikabel).

Invasiv: fiberoptische Bronchoskopie,

bronchoalveolare Lavage, Schleimhautbiopsie (für wissenschaftliche Zwecke).
Klinische Hinweise auf Entzündung: Reizhusten (besonders ab 4 Uhr morgens), erhöhte Anfallsbereitschaft auf verschiedene unspezifische Auslöser, erhöhter Konsum von Beta-2-Agonisten als Bedarfsmedikation, Nasenprobleme und Konjunktivitis.
In Erprobung: Messung der NO-Exhalation (bei Entzündung erhöhte Konzentration in der Atemluft).

Nachweis der Hyperreaktivität

Diese erübrigt sich bei manifestem Bronchospasmus und positiven Entzündungsbefunden. Sie hat in der Diagnostik des milden Asthmas ihren Platz, wenn die Peak-Flow-Metrie nicht verläßlich anwendbar ist, darüber hinaus bei gutachterlichen, allergologischen und wissenschaftlichen Fragestellungen. Die Durchführung der Provokationsuntersuchung kann bestehen in:
Ermittlung jener Dosis von bronchokonstriktorischen Substanzen, welche einen Abfall des FEV 1 um 20% gegenüber dem Ausgangswert bedingen (PD 20),
durch Atmung von Kaltluft,
durch Inhalation eines verdächtigen Allergens (spezifische Provokation),
durch kräftige körperliche Belastung (Laufen, Laufband) bei Hinweisen auf anstrengungsinduziertes Asthma.
Als Meßwerte dienen zumeist die Spirometrie, aber auch die Messung der Resistance und der Blutgase.

Thoraxröntgen

Differentialdiagnose zu kardialen Erkrankungen (stummes Vitium), Pneumothorax und anderen Erkrankungen, die mit Atemnot verbunden sind.

Allergologie

Positive Allergen-Befunde (Hauttest, spezifische IgE-Antikörper) müssen auf ihre klinische Relevanz/Plausibilität geprüft werden. Ein negativer Atopie-Befund schließt Asthma nie aus!
HNO-Befund inkl. Diagnostik mittels Endoskopie (Feststellung von Polypen) und Röntgen (eventuell CT). Charakteristischer Befund der Larynx-Endoskopie bei Verdacht auf Stimmband-Dysfunktion (Differentialdiagnose zu Asthma, aber auch Begleitbefund bei Asthma in Form von Adduktion der Stimmbänder mit inspiratorischer Strömungsbehinderung).

Management

Behandlungsziel

Beschwerdefreiheit des Patienten durch Beeinflussung der zugrunde liegenden Entzündung und Eliminierung bzw. Abschwächung des Effektes der spezifischen und unspezifischen Auslöser einer Bronchokonstriktion, dies bei subjektiv akzeptabler Lebensqualität: Die Medikamente selbst, deren geschulte Anwendung, die Kooperation des Patienten und das Monitoring sind gerade beim Asthma von entscheidender Bedeutung für den Langzeiterfolg. Dieser wieder soll mit einer nachweislich verbesserten Lebensqualität im Einklang stehen.

Initialbehandlung (kurzfristig bis mittelfristig)

Zunächst wird der Patient mit einem inhalativen, schnell wirksamen Bronchodilatator versorgt, dessen Tagesverbrauch notiert und mit der Symptomatik/Peak-Flow-Metrie evaluiert werden kann. Bei häufigen, schweren Anfällen ist keine Dosisobergrenze gegeben. In diesem Fall sollte aber bereits mittelfristig und noch vor Abschluß der diagnostischen Schritte eine Begleittherapie mit Entzündungshemmern erfolgen.

Die Dauerbehandlung stützt sich auf die Wirkung von Entzündungshemmern (controller) und von Bronchodilatatoren (reliever). Diese werden je nach Schweregrad individuell adjustiert. Je nach Vorrang sind die Auslösemechanismen zu bekämpfen (Allergenvermeidung, Medikamentenwechsel, Infektprophylaxe, Zigarettenabstinenz, Refluxbehandlung).

Schweregrad und zugeordnete Behandlung (siehe Abb. 1)

Mildes (intermittierendes) Asthma

Symptome selten, Lungenfunktion gering eingeschränkt, prompt und voll reversibel.
Therapie: Beta-2-Agonisten inhalativ bei Bedarf, auch in Kombination mit Anticholinergika.

Persistierendes, mildes Asthma

Symptome gering, aber manachmal auch nachts, Lungenfunktion gering, aber dauernd eingeschränkt.
Therapie: inhalative Glucocorticoide (GC) in niederer Dosierung (bis 0,8 mg/Tag). Bei Reduktion oder Absetzversuch zusätzlich DNCG oder Nedocromil inhalativ, bzw. Theophyllin oral (5 mg/kg).

Mäßiggradiges Asthma

Symptome täglich und häufig nachts, Lungenfunktion ständig vermindert und nicht voll reversibel.
Therapie: Obligat inhalative GC, auch in höherer bis hoher Dosierung (über 2,0 mg/Tag), Absetzen der Cromone, Einsatz von langwirkenden Beta-2-Agonisten,

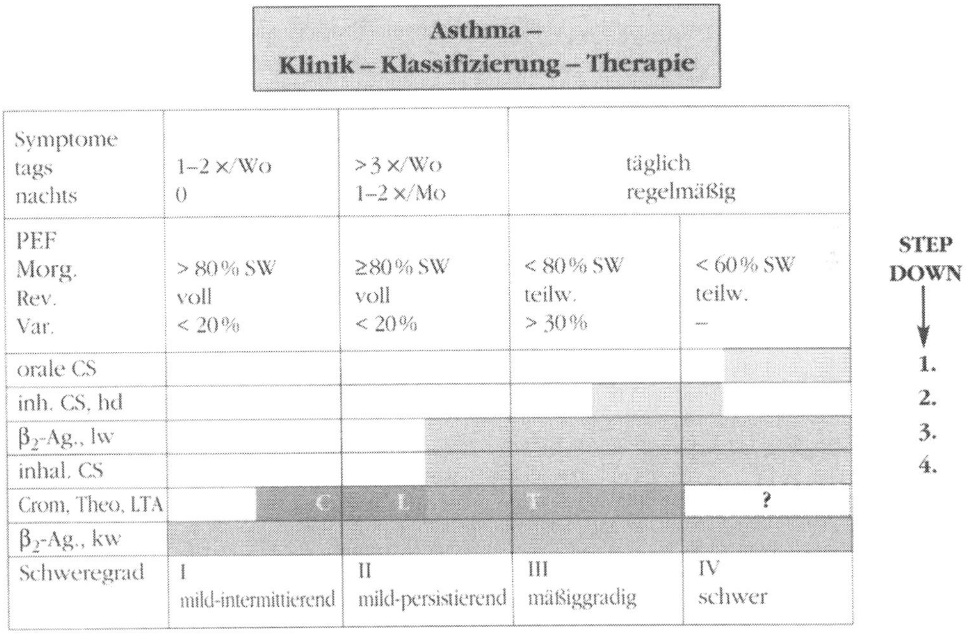

Asthma – Klinik – Klassifizierung – Therapie

Symptome tags nachts	1–2 ×/Wo 0	>3 ×/Wo 1–2 ×/Mo	täglich regelmäßig		
PEF Morg. Rev. Var.	> 80 % SW voll < 20 %	≥80 % SW voll < 20 %	< 80 % SW teilw. > 30 %	< 60 % SW teilw. –	**STEP DOWN**
orale CS					**1.**
inh. CS, hd					**2.**
β_2-Ag., lw					**3.**
inhal. CS					**4.**
Crom, Theo, LTA	C	L	T	?	
β_2-Ag., kw					
Schweregrad	I mild-intermittierend	II mild-persistierend	III mäßiggradig	IV schwer	

Abb. 1. *PEF* Peak exspiratory flow; *Morg.* morgens; *Rev.* Reversibilität auf β_2-Agonisten; *Var.* Variation zwischen morgens und abends; *CS* Corticosteroide; *inh.* inhalativ, hd: hochdosiert; *β_2-Ag.* Beta-2-Agonisten; *lw* langwirkend; *kw* kurzwirksam;
Crom, Theo, LTA / *C T L* } Cromone, Theophyllin, Leukotrienantagonisten

weiterhin Bedarfsmedikation mit Beta-2-Agonisten und Anticholinergika. Die langwirkenden Beta-2-Agonisten, aber auch Theophyllin, können steroideinsparend eingesetzt werden. Auch die Leukotrien-Antagonisten werden zunehmend in diesem Sinne verwendet.

Schweres Asthma

Zusätzliche Erfordernis von systemischen GC-Präparaten als Stoßtherapie oder Dauermedikation in variabler (niedriger) Dosierung in Kombination mit inhalativen Steroiden, langwirkenden Beta-2-Agonisten, allenfalls Theophyllin und Leukotrien-Antagonisten (steroidsparend) und individuellem Bedarf an kurzwirksamen Beta-2-Agonisten.

Spezielle Bedingungen

Gravidität

Die Atemfunktion und Vermeidung der Hypoxämie ist wichtiger als jede Erwägung teratogener Schäden. In der Frühphase der Gravidität kann sich Asthma verschlechtern, es gelingt aber in aller Regel, die Kontrolle mit inhalativen GC (auch in hoher Dosis) und Beta-2-Agonisten zu erreichen. Ab dem 4. Lunarmonat tritt meistens eine anhaltende Spontanbesserung ein, doch ist peri- und post partum erneut mit Verschlechterung zu rechnen.

Kindheit und Adoleszenz

Der Stufenplan (siehe S. 393) wird für Kinder modifiziert, einerseits durch frühen Einsatz der inhalativen Cromone und GC (I/II), andererseits durch Vermeidung hochdosierter GC (systemische Effekte, Wachstumshemmung?) durch frühe Kombination mit Theophyllin, besonders aber durch radikale Allergenkarenz, falls ein wichtiger Auslöser vorliegt.

Indikation zur Hyposensibilisierung (Immuntherapie)

Nur bei gesichert kausalem Antigen, das nicht eliminiert werden kann (z.B. Pollen), bei Schweregrad I und II, bei jüngeren Patienten (vor dem 30. Lebensjahr).

Geriatrie

Das Anfallsasthma kennt keine Altersgrenze. Zwar ist atopisches Asthma jenseits des 70. Lebensjahres selten, doch darf es nicht übersehen werden.
Differentialdiagnose: COPD, Linksinsuffizienz, Anämie, andere Genese der Atemnot.

Sonstige therapeutische Maßnahmen

Schulung: Individuell oder in organisierten Gruppen. Ziel: Volle Ausschöpfung der Pharmakotherapie, die in einer ansprechenden Lebensqualität integrierbar ist (Heraus-, aber keine Überforderung).
Suche und Ausschaltung von Auslösern (Infektprophylaxe, Allergenkarenz, Arbeitsplatzhygiene, eventuell Umschulung bei Berufserkrankung, psychologische Beratung bis hin zur Psychotherapie, Refluxbehandlung, Medikamentenwechsel bei begründetem Verdacht auf Aspirin- oder Betablockerintoleranz). Ferner: Körperliches Training, Zigarettenabstinenz, Abbau unspezifischer Risikofaktoren sowie Freihalten der Nasenatmung (medikamentös, Polypenresektion, Septumkorrektur), eventuell Sinusitis-Therapie (Keimnachweis? Inhalative Steroide für die Nase!), Immunmodulation, Impfprophylaxe (Influenza, Pneumokokken, orale Infektprophylaxe mit Bakterienlysaten).
„Asthmaoperationen" wie partielle Glomusexstirpation oder Resektion des Nervus laryngeus superior sind zuwenig abgesi-

chert, um generell empfohlen werden zu können.

Entspannungstraining (Yoga), Massage und andere Physikotherapien haben unterstützenden (flankierenden) Effekt, ebenso additive Maßnahmen wie orale Mukolytika.

Akupunktur: Kurzfristiger „reliever“, keine Entzündungshemmung, cave: „Hypalgesie“ der Perzeption der Dyspnoe (Verschleierung der subjektiven Alarmsituation)!

Die Therapie des schweren Asthmaanfalls

Definition

Schwerer Anfall – Selbstmedikation hat verzögerte Wirkung trotz Intesivierung, Spitaleinweisung noch nicht nötig.

Status asthmaticus – Selbstmedikation bleibt insuffizient, Notarzt/Notfallambulanz letztlich erfolgreich, Spitalseinweisung?

Asthmatische Krise – rasch progredienter Anfall, Crescendo-Symptomatik trotz Spitalseinweisung, Intensivüberwachung (bis hin zu Intubation und Beatmung).

Diagnostik

Erfassung des Schweregrades/Risikos:

Am Krankenbett/ beim Hausbesuch spricht für erhöhte Gefahr:

- Eine Atemfrequenz über 20/min.
- In- und expiratorische Aktivierung der Hilfsmuskulatur.
- Pulsfrequenz über 140/min.
- Blutdruck unter 100 systolisch oder unter 60 diastolisch, Pulsus paradoxus über 30 mmHg*.
- Kalter Schweiß.
- Agitiertheit/verminderte Vigilanz

Im Spital/in der Notfallsambulanz.

- PaO_2 < 50 mmHg bei Luftatmung
  < 60 mmHg bei 60% O_2-Atmung.
- $PaCO_2$ > 50 mmHg oder Anstieg um 15 mmHg trotz Therapie.
- Abnehmende Intensität des Giemens.
- Sinkende Vigilanz (drohende Erschöpfung).

* Systolischer Blutdruck bei Exspiration ist mehr als 30 mmHG höher als jener bei Inspiration.

Management

Behandlungsziele

Milderung der Atemnot durch Broncholyse und Mukolyse

Verhinderung des Frührezidivs

Verhinderung/Verkürzung des Spitalsaufenthaltes

Verbesserung der Dauermedikation zwecks weiterer Risikominderung (Langzeitstrategie).

Initialbehandlung

i.v. Zugang (Abnahme von Blut für Serumspiegel von Theophyllin,

Sauerstoffinsufflation (Venturimaske 40–60% O_2, eventuell 3–6 l/min per Nasensonde),

100 mg Prednisolon oder Äquivalent i.v., Wiederholung alle 20–30 Minuten,

240 mg Aminophyllin (Aph) oder 200 mg Theophyllin (Th) langsam i.v. als Bolus, gefolgt von 480 mg Aph oder 400 mg Th in 1000 ml isotoner Elektrolytlösung,

Beta-2-Agonisten inhalativ mit Spacer, hochdosiert (20–30 Hübe à 0,2 mg durch 10–15 Minuten) oder vernebelt (Terbutalin- oder Salbutamol-Lösung, 2 ml entsprechen etwa 10–20 mg, rascher Wirkungseintritt, aber schlechtere Dosierbarkeit!) und/oder s.c. Salbutamol oder Terbutalin (0,25–0,5 mg alle 30 Minuten, max. 4× in 2 Stunden) (Tabelle 1).

Begleitdiagnostik: Blutgasanalyse (arteriell), Blutdruck, Puls, Auskultation, eventuell EKG (Arrhythmien?), Thoraxröntgen (Pneu? Medialstinalemphysem?), Flüssigkeitsbilanz, Theophyllinspiegel (10–15 mg/l).

Tabelle 1. Therapie des Status und der asthmatischen Krise

Cave: Vormedikation (Theophyllin, Sedativa ...), Pneumothorax?	
0–10 Minuten:	Sauerstoff (Maske, Kanüle) i.v. Kanüle – Blutabnahme für Serum-Theophyllin i.v. Injektion von Prednisolon, Theophyllin-Bolus und Anschließen einer Isotonen-Infusion inhalativ – Beta-2-Agonisten (mittels Spacer oder Vernebler)
10–30 Minuten:	eventuell s.c./i.v. – Beta-2-Agonisten Theophyllin-Infusion (1 mg/kg/Std.) i.v. Prednisolon (alle 30 Minuten)

Mittelfristige Behandlung (1–8 Stunden)

Wenn nach 3–4 Stunden keine subjektive Erleichterung und objektive Befundbesserung eingetreten ist, wird die Initialbehandlung über weitere 3–4 Stunden weitergeführt (genaue Überwachung! Keine Sedierung!)

Bei Erschöpfungszeichen (abnehmende Vigilanz und/oder $PaCO_2$-Anstieg im arteriellen Blut, muß der Patient auf eine Intermediärstation verlegt werden (High-Flow-CPAP über Gesichtsmaske) oder auf eine Beatmungsstation (Intubation, Relaxation und Beatmung).

Bei Befundbesserung: Reduktion der O_2-Insufflation und der parenteralen Flüssigkeitszufuhr, Übergang auf orale Steroidmedikation (1 mg/kg/Tag), regelmäßige PEF-Messung (3–4× am Tag) und Beta-2-Agonisten je nach Bedarf (Verbrauch registrieren!).

Nach der ersten signifikanten Besserung (Vergleich mit persönlichen Vorbefunden?) wird die Asthmatherapie entsprechend dem Schweregrad IV weitergeführt und längerfristig adjustiert, bis ein „step down" indiziert ist.

Modifizierte Strategien

Cave Theophyllin-Intoxikation durch Vormedikation!

Multimorbidität und Geriatrie: Cave Diabetes, Nierenfunktion, Linksherzfunktion, koronare Herzkrankheit etc.

Mukoide Impaktierung

Diese ist gekennzeichnet durch Dyspnoe und anhaltende Hypoxämie, Atelektase, Ausfall im Ventilations-Scan. Die Therapie besteht in bronchialer Lavage und anschließend Physiotherapie (Drainagelagerung, Klopfmassage).

Sarkoidose

F. Kummer

Definition

Die Sarkoidose ist eine Multiorganerkrankung unbekannter Genese, welche in einer epitheloidzelligen, nicht nekrotisierenden Granulomatose besteht, die in nahezu 100% die Atemwege, die intrathorakalen Lymphknoten und die Lunge betrifft, aber auch in Milz, Augen, Leber, Herz, Knochen, Haut, ZNS und weniger häufig in anderen Organen angetroffen werden kann.

Diagnostik

Die Diagnose ist einerseits an den histologischen Nachweis, andererseits an die typische Klinik gebunden.

Zufallsbefund

Röntgenologisch meist als Zufallsbefund bihiläre Lymphome (Typ I) plus interstitielle Veränderungen (Typ II) oder nur interstitielle Läsionen (Typ III). Klinische Symptome (unspezifisch): Leistungsabfall, Gelenksbeschwerden, Belastungsdyspnoe, Subfebrilität.
Besondere Verlaufsform: Akute Sarkoidose (Löfgrensyndrom) mit hohem Fieber, Arthritis, Erythema nodosum und bihilären Lymphomen (Typ I).
Organspezifische Beschwerden: Hautbefall, Sehstörung (Chorioretinitis), Herzrhythmusstörung, neurologische Ausfälle etc. Diese organbezogenen Symptome kommen auch bei inaktiver Sarkoidose vor.
Gezielte Diagnostik:
Serologie und Blutchemie: Erhöhtes Serum – Angiotensin – konvertierendes Enyzm (S-ACE), eventuell Hyperkalziämie und polyvalente Hyperimmunoglobulinämie bei aktiver Sarkoidose,
Lungenfunktion: Normal bis deutlich gestört im Sinne der Volumsrestriktion, Diffusionsstörung, bronchiale Hyperreaktivität, Hypoxämie,
Biopsie peripherer Lymphome (epitheloidzellige Granulome),
Fiberbronchoskopie, bronchoalveoläre Lavage (BAL), transbronchiale und perbronchiale Biopsie: Granuläre und injizierte Bronchialschleimhaut, in der BAL vermehrte Zellzahl mit überwiegend Lymphozytose (über 20%) mit hohem T-Helferzell-Anteil (CD4: CD8 > 2,0) bei aktiver Sarkoidose.
Fakultativ: Gallium-Szintigraphie.

Obligate Suche nach anderen Organsmanifestationen wie Milztumor, Chorioretinitis, Hautsarkoidose, Herzrhythmusstörung.
Fakultative Diagnostik bei Verdacht auf ZNS-Befall, Knochensarkoidose (Ostitis-Jüngling), Melkerson-Rosenthal u.a.

Management (siehe Abb. 1)

Strategie

Da die Sarkoidose eine hohe Spontanremission aufweist, ist eine Therapie gut zu überlegen. Es soll die irreversible Organsschädigung vermieden werden, doch ist es bisher nicht möglich, eindeutige Kriterien für die Progredienz, z.B. zur Lungenfibrose, zu definieren. Man kann aber generell formulieren, daß gewisse Parameter für die Granulomaktivität (S-ACE u.a.), Symptome und Befunde mindestens 3 Monate weiter bestehen oder eine Verschlechterungstendenz beobachtet werden sollte, bevor eine Glucocorticoid-Therapie eingeleitet wird.

Initialbehandlung

Sie ist dann angezeigt, wenn lebenswichtige (Herz, Niere, ZNS), funktionswichtige (Augen, Knochen, endokrine oder exokrine Drüsen) oder kosmetische Gründe (Haut) zur Behandlung vorliegen bzw. wenn die unspezifische Symptomatik zusammen mit Zeichen der Aktivität durch eine längere Zeit beobachtet wurde.
Folgende Befunde gelten als Aktivitätszeichen: Erhöhung des S-ACE, im Thoraxröntgen Zunahme der Lymphome bzw. Hinzutreten von interstitiellen Lungenveränderungen, Verschlechterung der Lungenfunktion (TLCO, Volumina), Hyperkalcämie.
Die Initialbehandlung besteht nur bei der akuten Sarkoidose (Löfgren-Syndrom) aus non-steroidalen, antiinflammatorischen Medikamenten, sonst immer aus systemischen (oralen) Glucocorticoiden:
1 mg/kg Körpergewicht pro Tag durch eine Woche, Halbierung der Dosis für weitere 2 Wochen, neuerliche Halbierung und weitere 4 Wochen, ab der 8. Woche 10 20 mg Aprednislonäquivalent (Pä) jeden 2. Tag.

Dauerbehandlung

Wenn nach obigen strengen Kriterien eine Initialbehandlung erforderlich war, ist in aller Regel eine Dauerbehandlung notwendig, allerdings in individueller, häufig sehr niedriger Dosierung (z.B. 5 mg Pä jeden 2. Tag). Bei unbehandelten Fällen ist eine Minimaluntersuchung (Thoraxröntgen, S-ACE, Lungenfunktion) einmal jährlich zu empfehlen. Behandelte Fälle müßten entsprechend öfter kontrolliert werden.

Erweiterte Therapie

Wir unterscheiden obgenannte Aktivitätszeichen, die ungenügend oder nur temporär reversibel sind, und tatsächliche irreversible Strukturveränderungen der Lunge (Fibrose) und anderer Organe, die zur erweiterten Therapie zwingen.
Wenn die erforderliche Glucocorticoid-Dosis 20 mg Pä übersteigt, sollte mit Azathioprin, 50–150 mg pro Tag, kombiniert und die Steroid-Dosis reduziert werden. In seltenen Fällen ist die Umstellung auf Methotrexate (10–30 mg pro Woche) oder Cyclophosphamid (100–200 mg pro Tag) erforderlich, also ähnlich der Therapie der idiopathischen fibrosierenden Alveolitis.
Weitere Alternativen: Cyclosporin.
Bei rascher Progredienz zur Endstage-Lunge ist auch die Transplantation zu erwägen.

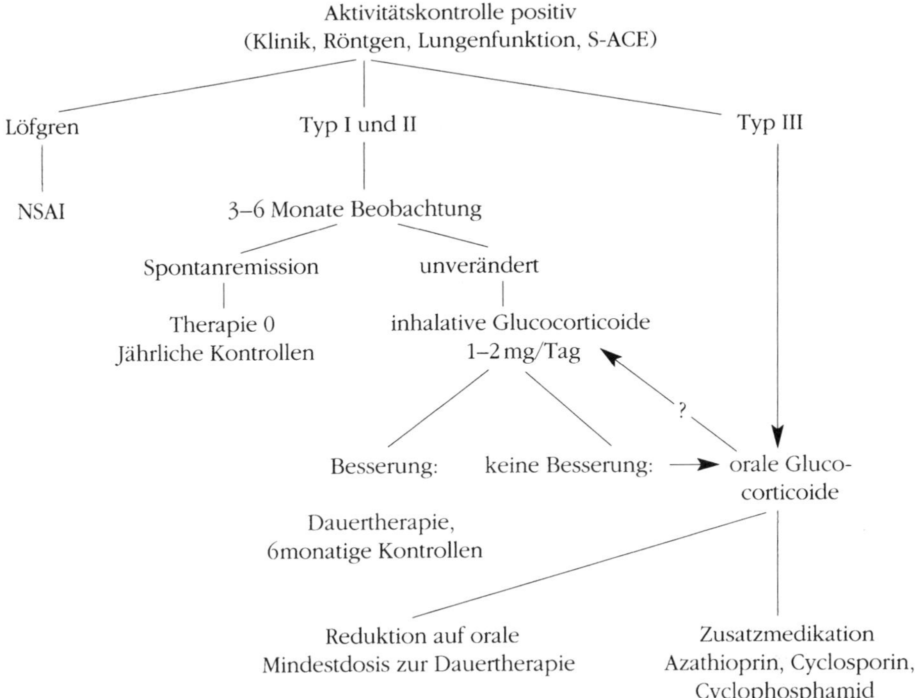

Abb. 1. Flußschema zur Therapie: Zunächst Definition des Sarkoidose-Typs (Löfgren, I, II, III) und der Aktivität. Bei stabilen „nicht-aktiven" Befunden über 3 Monate vorläufig keine Therapie, aber Kontrolle alle 3–6 Monate, später jährlich. Ausnahme: Nachweis gravierender extrapulmonaler Manifestationen (Herz, ZNS, Auge, Niere, Hyperkalziämie).
Bei „Aktivitätskontrolle positiv": Eintritt in das Schema

Exogen-allergische Alveolitis

F. Kummer

Definition

Die exogen allergische Alveolitis (EAA) ist eine immunologische Reaktion vom Typ des Arthus-Phänomens (organspezifische Reaktion, vermittelt durch präzipitierende IgG-Antikörper) an den Alveolen. Als Allergene kommen eine große Zahl von organischen Stäuben in Frage (Proteine aus Pilzsporen, Bakterien, Pflanzenteile und tierische Ausscheidungen etc.), von denen viele als Verursacher einer entschädigungswürdigen Berufserkrankung anerkannt sind. Das sensibilisierte Alveolarsystem reagiert mit einer reversiblen Alveolitis, die aber in eine irreversible, fibrosierende Alveolitis übergehen kann (Lungenfibrose).

Diagnostik

Klinik

Stunden nach Beginn der Exposition treten Reizhusten und Atembeklemmung auf, später Fieber und Belastungsdyspnoe von 12–24 Stunden Dauer. Selten wird Giemen und Auswurf registriert. Bei der Auskultation ist selten ein Befund zu erheben (feinblasige Rasselgeräusche wie bei Pneumonie). Die häufigsten Manifestationen werden je nach Auslöser als Farmer's lung, Taubenzüchterlunge, Befeuchterlunge etc. bezeichnet.

Erste Befunde

Leukozytose (Spontanrückgang nach 1–2 Tagen), im Röntgen Infiltrate verschiedenen Ausmaßes, in der Spirometrie gleichsinnig verminderte Vitalkapazität (VC) und Einsekundenkapazität (FEV 1). Wenn die Temperaturen und Röntgeninfiltrate trotz Antibiotika-Therapie weiter bestehen, erfolgt meist die Spitalseinweisung.

Erweiterte Diagnostik

Sie besteht in der Reevaluierung aller anamnestisch faßbaren, möglichen inhalativen Expositionen (Beruf, Hobby, weitere Umgebung), zugleich in der Bestimmung einer vernünftigen Palette von spezifischen präzipitierenden Antikörpern aus dem Serum (z.B. nach der Methode von Ouchterlony).

„Große“ Lungenfunktion

Restriktion der Volumina bei fehlenden oder nur geringen Obstruktionszeichen,

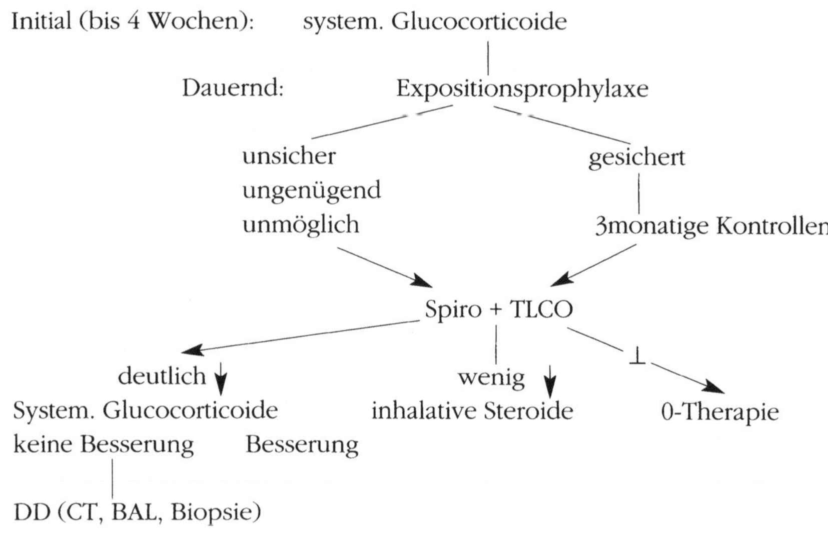

Abb. 1. Flußdiagramm zur Therapie der gesicherten EAA

hohe alveolar-arterielle O_2-Differenz und/ oder verminderte Diffusionskapazität.

Fiberbronchoskopie und bronchoalveolare Lavage (BAL)

Geringe Entzündungszeichen der Schleimhaut, in der BAL Lymphozytose mit Dominanz der T-Suppressorzellen (CD 8+) und Präsenz von eosinophilen und Mastzellen, bei deutlich erhöhter absoluter Gesamtzellzahl und vermindertem Anteil der Alveolar-Makrophagen.

Management

Strategie

Behandlung der ablaufenden Akutform der Alveolitis, Verhinderung der Fibrosierung, Expositionsprophylaxe.

Initialbehandlung

Systemische/orale Glucocortico-Steroide, z.B. 0,5 mg/kg Körpergewicht pro Tag durch ein bis zwei Wochen, Halbierung der Dosis für 2 Wochen, bei befriedigendem Therapieverlauf und erfolgreicher Expositionsprophylaxe kann die Steroid-Therapie nach 3–4 Wochen abgesetzt werden.

Dauerbehandlung

Diese steht und fällt mit dem Erfolg der Strategie der Expositionsprophylaxe gegenüber den schuldtragenden Allergenen. Dies kann Berufswechsel und Umschulung zur Folge haben. Es können aber im Einzelfall Spezialhelme mit Filterung der Inhalationsluft gestattet sein, welche bei unabwendbarer Exposition (Kleinbauer, Stallarbeit) getragen werden müssen.

Stadiengerechte Therapie

Nach Erstdiagnose muß eine allenfalls bereits etablierte Fibrosierung durch vorangegangene unbehandelte Expositionen gefahndet werden (Lungenfunktion nach Initialbehandlung, Computertomographie der Lunge, eventuell perbronchiale oder sogar offene Lungenbiopsie). Eine Fibrosierung kann progredient (eigengesetzlich) verlaufen und eine Dauertherapie mit systemischen Steroiden ratsam scheinen lassen (wie bei idiopathischer Lungenfibrose). Versuche, das Initialstadium (1–2 Wochen nach Exposition) mit inhalativen Corticosteroiden rascher zum Abklingen zu bringen, sind nicht überzeugend erfolgreich. Eine Dauerbehandlung mit inhalativen Steroiden ohne radikale Expositionsprophylaxe ist nur in Ausnahmsfällen statthaft (geringe Funktionseinschränkung, unsichere oder nicht identifizierbare Allergenquelle, z.B. bei positivem Präzipitin-Befund auf Schimmelpilze).

Begutachtung

Durch den engen Bezug zu Berufsnoxen ist das Problem der Kausalität bei der EAA alltäglich. Der Nachweis irgendeiner Sensibilisierung (Präzipitine im Serum) genügt nicht für die Kausalität der interstitiellen Lungenerkrankung, wenn das vermutete Allergen atypisch ist, die Exposition zu kurz, die geschätzte Dosis zu gering oder Hinweise auf eine vorbestehende interstitielle Lungenerkrankung vorliegen.

Bronchuskarzinom

F. Kummer

Definition

Ein maligner Primärtumor der Bronchialschleimhaut wird als Bronchuskarzinom (BC) bezeichnet, im englischen Sprachgebrauch eigentlich irreführend als „lung cancer" (LC). Dennoch richtet sich die onkologische Nomenklatur eher nach der letzteren Version, in dem sie das kleinzellige Karzinom als „small cell lung cancer" (SCLC) von der Sammelgruppe des „non small cell lung cancer" (NSCLC) abgrenzt. Zu letzteren zählen das Plattenepithel-, Adeno- und großzellige Karzinom.

Diagnostik

Die Diagnose BC ist an die eindeutige

Tabelle 1. Tumor-Staging. [Mountain CF (1997) Revisions in the international system for staging lung cancer. Chest 111: 1710–1717]

	Klin. Stadium	TNM
	0	Tis (Carcinoma insitu)
Radikale Operation indiziert	IA	T_1 N_0 M_0
	IB	T_2 N_0 M_0
	IIA	T_1 N_1 M_0
	IIB	T_2 N_1 M_0
		T_3 N_0 M_0
Bedingte Indikation zur OP.	IIIA	T_{1-2} N_2 M_0
		T_3 N_{1-2} M_0
Inoperabel	IIIB	T_{1-3} N_3 M_0
		T_4 N_{0-3} M_0
	IV	T_{0-4} N_{0-3} M_1

Tabelle 2.

Primärtumor (T)		
T_1	< 3 cm, Lappenbronchus oder distal davon	
T_2	> 3 cm, Hauptbronchus oder Pleurakontakt	
T_3	Oberflächliche	Invasion von Gefäßen oder extrapulmonalen Strukturen
T_4	Tiefe	
Regionale Lymphknoten (N)		
N_0	Keine	
N_1	Intrapulmonal, hilär	
N_2	Mediastinal ipsilateral, subcarinal	
N_3	Supraclavicular, scalenal, alle kontralateralen N	
Fernmetastasen		
M_0	Keine	
M_1	Vorhanden	

Histologie und/oder **Zytologie** gebunden. Diese wird gewonnen aus Sputum, Bronchialsekret, bronchoskopisch gewonnener Tumorbiopsie, transbronchialer oder mediastinoskopischer Lymphknotenbiopsie (Hilus, Mediastinum), aber auch durch transthorakale Nadelbiopsie (gesteuert durch Ultraschall oder Computer-Tomographie) und durch Zytologie aus dem Pleuraerguß bzw. thorakoskopischer Pleura- oder sogar Lungenbiopsie.

Die Diagnostik soll nicht über die Art des Primärtumors, sondern auch über das **Tumorstadium** (s. Tab. 1 und 2), schließlich auch über die Operationsfähigkeit Auskunft geben. Dieses „Staging" betrifft den genauen Situs des Tumors im Hinblick auf angrenzende Strukturen, das Vorliegen von befallenen Lymphknoten hilär oder mediastinal, ipsi- und kontralateral, regional oder entfernt (supraklavikulär) sowie das Vorliegen von Fernmetastasen in der Lunge selbst, in Knochen, Gehirn, Nebennieren und Leber (um die wichtigsten Manifestationsorte zu nennen).

Da die Radikaloperation nach wie vor die einzige realistische Chance auf Heilung darstellt, muß die Diagnostik der **Lungenfunktion** auf die Abschätzung der postoperativen Funktion abzielen, die mindestens aus Spirometrie und arterieller Blutgasanalyse, genauer unter Zuziehung von Belastungsreaktion und Perfusionsszintigraphie erfaßt werden kann.

Mindestens so wichtig ist die **kardiale** Funktionsprüfung zum Ausschluß einer relevanten koronaren Herzkrankheit und Bestimmung der Leistungsbreite (Abschätzung des perioperativen Risikos).

Management

Behandlungsziele

Heilung (durch Radikaloperation)

Reduktion des Tumorstadiums (neoadjuvante Therapie)

Nachbehandlung nach Operation (adjuvante Therapie)

Palliation (Steigerung der Befindlichkeit, Linderung der Schmerzen, Verbesserung von Organfunktionen, Verbesserung der Lebensqualität).

Die Lebensverlängerung ist eine willkommene Folge der genannten Maßnahmen, nicht aber das primäre Ziel. Die zentralen Therapiemethoden sind Operation, Strahlen- und Chemotherapie bzw. jede Kombination dieser.

Die flankierenden Maßnahmen schließen

die analgetische, antiemetische Therapie und Gabe von Wachstumsfaktoren für Blutzellstämme ein, aber auch diätetische, psychopharmakologische und antibiotische Therapie (Details siehe im entsprechenden Kapitel über zytostatische und immunsuppressive Therapie).

Initialbehandlung

a) Beim nicht kleinzelligen Bronchuskarzinom (NSCLC) wird seit etwa 20 Jahren der Monotherapie eine Kombinationstherapie vorgezogen. Die Stütze nahezu jeder Initialbehandlung sind aber die Platinsalzderivate (Platinol, Carboplatin, Cisplatin), welche mit Etoposid, aber auch mit Vindesin oder Velbesin, neuerdings Vinorelbin und Gemcitabine, kombiniert werden (Zweier-Kombinationen).
b) Beim kleinzelligen Karzinom (SCLC) wurde lange Zeit die Kombination Adrioblastin, Vincristin und Cyclophosphamid favorisiert, doch verwenden viele Zentren mittlerweile ein ähnliches Regime wie beim NSCLC (siehe a).
Typische Dosierungsschemata sind:
Für NSCLC und SCLC: Cisplatin 25 mg/m^2 (3 Tage i.v.), und Etoposide 100 mg/m^2 (3 Tage i.v.), dies alle 3–4 Wochen.
Für SCLC: Adriamycin 50 mg/m^2 (Tag 1 i.v.), Vincristine 2 mg (Tag 1 i.v.), Cyclophosphamide 1,0 g/m^2 (Tag 2 oder 0,2 g durch 5 Tage i.v. oder oral), diese Therapie alle 4 Wochen.
Die individuelle Dosierung kann jedoch nach Verträglichkeit um den Faktor 2 variieren.

Dauerbehandlung

Eine solche wird versuchsweise beim kleinzelligen Bronchuskarzinom diskutiert, und zwar in Form von Gammainterferon s.c., wöchentlich 7–20 Millionen Einheiten, wenn bis dahin eine präoperative Chemotherapie, Resektion des erkrankten Lungenteils, adjuvante Chemo- oder Strahlentherapie sowie eine prophylaktische Schädelbestrahlung erfolgreich verlaufen sind. Veränderungen des Blutbildes (Thrombozytopenien!) sind ehestmöglich zu erkennen und zu behandeln.

Stadiengerechte Behandlung („multimodality treatment")

Die pharmakologische Therapie des Bronchuskarzinoms ist engstens vom Tumorstadium bestimmt: In jedem Fall ist Indikation, weitere Planung der Therapie (multimodale Therapie) und Prognose von der histologischen Klassifizierung, der Tumorgröße, dem Befall der Lymphknotenregion und dem Nachweis (oder Ausschluß) von Fernmetastasen abhängig. Die Strategien, die für den Einzelfall zwischen den Spezialisten der Chemotherapie, Radiodiagnostik und Therapie, Pathologie und Chirurgie ausgerichtet werden, stützen sich weiterhin nur zum Teil auf gesicherte Erkenntnisse. Vielmehr kommt jeder Therapie des Bronchuskarzinoms ab dem Tumorstadium III experimenteller Charakter zu, muß daher exakt dokumentiert werden, damit jegliche gewonnenen Erfahrungen dem Team selbst und darüber hinaus der Allgemeinheit verbesserte Entscheidungsgrundlagen bieten können (Details über einzelne Medikamente der Cytostatika, Antiemetika, Wachstumsfaktoren: siehe entsprechende Kapitel!).

Spezielle Bedingungen

Die Chemotherapie bei Herzerkrankung, Leber- und Niereninsuffizienz, Diabetes und beim älteren Menschen ist mit einem erhöhten Risiko behaftet. Die Möglichkeit einer kurativen Therapie ist vorläufig noch nicht gesichert, sodaß bei solchen Patienten die palliative, aber tumorverkleinernde (neoadjuvante) sowie die sekundär-präventive (adjuvante) Chemotherapie nur nach sehr sorgfältiger Chancenabwägung riskiert werden wird.

Ein Bronchuskarzinom bei bestehender Schwangerschaft kann nur durch Operation, in der späteren Schwangerschaft (bei drohenden lokalen Komplikationen, wie z.B. obere Einflußstauung) auch mit Radiotherapie, sicher aber nicht mit Chemotherapie behandelt werden. Eine solche wäre nur mit kurativem Anspruch vertretbar, den es aber derzeit in der Behandlung des Bronchuskarzinoms nicht gibt.

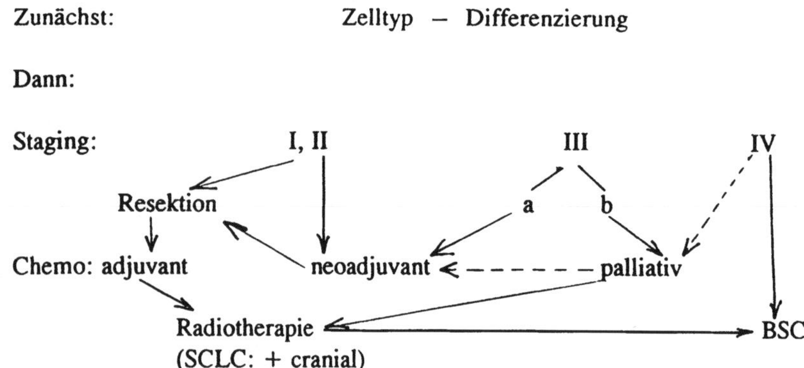

Abb. 1. Flußschemata zum Management beim Bronchus-Ca
Staging Siehe Tab. 1; *SCLC* Kleinzelliges Carcinom; *BSC* „best supportive care", d.h. keine spezifische Tumortherapie

Lungenabszeß

N. Konietzko

Definition

Unter Lungenabszeß wird eine herdförmige, entzündliche Nekrose der Lunge auf dem Boden einer Infektion verstanden. Lungenabszesse treten in der Regel im Rahmen einer **Pneumonie** auf. Pathogenetische Faktoren sind die **Aspiration** (Alkoholismus, Narkose, Krampfanfälle, Koma, Ösophagusstenose), **endobronchiale Obstruktion** (Tumor, Fremdkörper) und schlechte **Mundhygiene** (Parodontose). Die dominierenden Organismen sind Anaerobier (Bacteroides, Fusobakterien).

Selten sind **embolische Lungenabszesse.** Typischerweise sind diese multipel und treten meist in Zusammenhang mit septischen Prozessen auf (septischer Abort, septische Operation des Gastrointestinaltraktes, Heroinsucht mit Endokarditis).

Diagnostik

Die Diagnose des Lungenabszesses wird primär durch das **Röntgenbild der Lunge** gestellt. Differentialdiagnostisch sind in erster Linie auszuschließen die kavernöse Tuberkulose und das einschmelzende Bronchialkarzinom, es sollte aber auch gedacht werden an infizierte Lungenzysten, Pilzinfektionen, Lungeninfarkt, Wegenersche Granulomatose, nekrotisierte rheumatoide Knoten, Lungensequester.

Die **Bronchoskopie** ist aus diagnostischen Gründen (Ausschluß der o.a. Diagnosen, Gewinnung von Bakteriologie) und therapeutischen Gründen (Drainage) praktisch immer indiziert.

Das **CT des Thorax** kann zur Unterscheidung von Lungenabszeß und Pleuraempyem erforderlich sein.

Behandlungskonzept

Therapieziel

Ziel der therapeutischen Maßnahmen ist nicht nur die Abheilung des Abszesses, sondern auch die Obliteration der Abszeßhöhle. Dies gelingt in 80 % bis 90 % allein mit Antibiotika, bei den verbliebenen Fällen müssen die Möglichkeiten der interventionellen Bronchologie, der perkutanen Drainage und/oder der Resektion in Betracht gezogen werden (siehe Abb. 1).

Als supportive Maßnahmen sind eine inten-

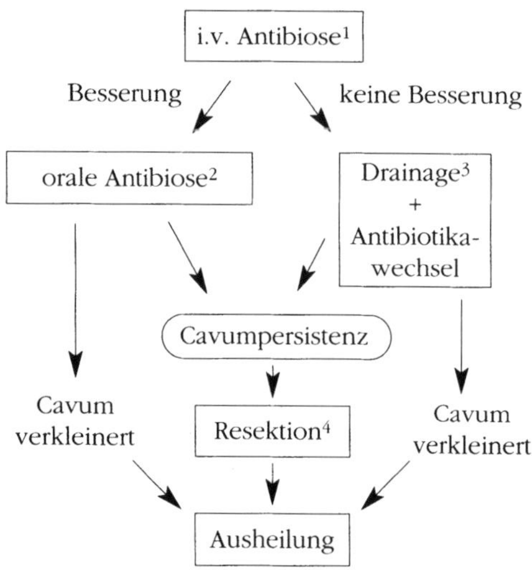

[1] Cefotaxim + Clindamycin i.v. für 10–14 Tage

[2] Amoxycillin + Clavulansäure p.o. über 3–4 Wochen

[3] Bronchoskopisch oder perkutane Punktion

[4] Segmentresektion oder Lobektomie unter Antibiotikaschutz

Abb. 1. Lungenabszeß: Praktisches Vergehen

sive antiobstruktive Inhalationsbehandlung und physiotherapeutische Maßnahmen zur Sekretelimination unerläßlich.

Initialbehandlung

Die für den Lungenabszeß charakteristische Bakterienflora ist in der Regel eine Mischflora. Sie enthält immer gramnegative Keime, auch wenn diese dem bakteriologischen Nachweis entgehen können. Clindamycin (0,6 g bis 1,2 g i.v. in 2 bis 4 Einzeldosen) in Kombination mit Cefotaxim (3mal 1 g bis 2 g i.v.) über 10 bis 14 Tage ist die Therapie der Wahl, alternativ kommen in Frage Imipenem (3- bis 4mal 1 g täglich i.v.) oder die 3-Kombination eines Cephalosporinpräparats der 2. Generation mit Aminoglykosid (z.B. Gentamycin) und Metronidazol.

Dauerbehandlung

An die Initialtherapie, die in der Regel i.v. erfolgen sollte, schließt sich die orale Medikation an, die solange appliziert werden sollte, bis die Höhle geschrumpft oder ganz verschwunden ist. Bewährt hat sich die Kombination von Amoxycillin und Clavulansäure (z.B. 3mal 1 Tablette Augmentan®). Erfahrungsgemäß ist die Dauer dieser Therapie auf 3 bis 6 Wochen anzusetzen.

Spezielle Bedingungen

In der Regel ist die Therapie nach dem oben gegebenen Schema erfolgreich, eventuell sind weitere Maßnahmen, je nach Ursache des Abszesses (bronchiale Desobliteration bei Tumor, Ösophagusstent oder PEG-Sonde bei Ösophagusstenose, Sanierung der Parodontose bei Aspiration), erforderlich.

Sonstige Maßnahmen

Bleiben die geschilderten Maßnahmen ohne den gewünschten Erfolg, so muß der Abszeß drainiert werden. Dies kann entweder bronchoskopisch durch Einlegen eines

Tabelle 1. Lungenabszeß: Indikation zur Resektion

1. Fortbestehen des Abszesses mit septischer Streuung
2. Persistenz einer großen Abszeßhöhle (Durchmesser >6 cm) nach 6wöchiger antibiotischer Behandlung
3. Lebensbedrohliche Haemoptoen aus dem Abszeß
4. Verdacht auf maligne Genese
5. Brochopleurale Fistel und Pleuraempyem
6. Ausbildung von Brochiektasen (langfristig)
7. Myzetombildung

Katheters und mittels Dilatation des zuführenden Bronchus erfolgen, oder durch perkutane Punktion und Spülung (Cave Blutung und Luftembolie!).

Sind keine Heilungstendenzen erkennbar oder ist die Rückbildung unbefriedigend oder persistiert das Kavum, muß an operative Maßnahmen zur definitiven Sanierung des Abszesses oder zur Abklärung einer möglicherweise tumorösen Genese trotz negativer Bronchoskopie gedacht werden. Im allgemeinen ist dies erst nach 4 bis 6 Wochen konservativer Therapie erforderlich. Sonstige Indikationen zur Resektion: siehe Tabelle.

Literatur

1. Wendel W (1995) Lungenabszeß In: Konietzko N, Wendel W, Wiesner B (Hrsg) Erkrankungen der Lunge. W. de Gruyter, Berlin New York
2. Weissberg D (1984) Percutaneous drainage of lung abscess. J Cardiovasc Surg 87: 308–312

Diagnostik und Management der Abstoßungsreaktion nach Lungentransplantation

R. Speich

Grundlagen

Die Lungentransplantation hat sich in den letzten 15 Jahren zu einer etablierten Therapiemodalität schwerer Erkrankungen der Lungen und des Lungenkreislaufes entwickelt. Die 1-, 2- beziehungsweise 5-Jahres-Überlebensraten betragen aktuell 71, 63 und 46% (St. Louis Lung Transplant Registry, January 1997 Report). Diesen Fortschritt haben vor allem verbesserte Technik, Präservation und Selektionskriterien sowie eine aggressive Diagnostik, Prophylaxe und Behandlung von Abstoßungsreaktionen und Infekten möglich gemacht. Das Hauptziel aller Bestrebungen ist die Verringerung von Morbidität und Mortalität infolge Brochiolitis obliterans, welche nach wie vor die Langzeitresultate der Lungentransplantation beeinträchtigen.

Eine Transplantatabstoßung kommt vor allem dadurch zustande, daß Spender und Empfänger sich bezüglich der Zelloberflächenmarker, codiert durch die Gene des MHC, die HLA-Antigene, untescheiden. Diese polymorphen Glykoproteine werden in 2 Gruppen, den auf den meisten Zellen exprimierten Klasse-I-Molekülen (HLA-A, -B und -C) und den vorwiegend auf B-Lymphozyten, Monozyten/Makrophagen sowie teilweise auf T-Lymphozyten, Endothelzellen und in der Lunge auch auf dem Epithel exprimierten Klasse-II-Molekülen (HLA-DP, -DQ und -DR), aufgeteilt. Klasse-I-Antigene sind vor allem das Ziel von CD8-Lymphozyten und Klasse-II-Moleküle dasjenige von CD4-Lymphozyten. Dabei werden entweder direkt oder indirekt über zytotoxische T-Lymphozyten mit Hilfe von Zytokinen Endothel- und Parenchymzellen des Spenderorgans zerstört. Durch Klasse-II-Moleküle des Spenders auf Antigen-präsentierende Zellen werden zudem Helfer-T-Zellen aktiviert, welche IL-2, IFN-γ und andere Zytokine freisetzen und dadurch die zytotoxische Reaktion fördern.

Abstoßungsreaktionen nach Lungentransplantation sind praktisch unvermeidbar. Zwei Strategien zur Prävention der Abstoßung sind möglich: Reduktion der immunogenen Wirkung des Transplantates und Unterdrückung der Immunreaktion des Empfängers. Beide Möglichkeiten haben ihre Liminationen. **Hyperakute Abstoßungsreaktionen** sind verursacht durch einen humoral vermittelten Endothelschaden im Transplantat und kommen praktisch nicht mehr vor seit der ausschließlichen Verwendung von ABO-Blutgruppen-kompatiblen Organen und dem prätransplantären Screening bezüglich allfälliger Alloantikörper und der Kreuzreaktion zwischen Spender und Empfängerlymphozyten. Die **akute Abstoßungsreaktion** ist die Folge der klassischen zellulären, d.h. T-Zell-vermittelten Reaktion auf Alloantigene im Transplantat und manifestiert sich mit lymphozytären perivaskulären und/oder peribronchialen Infiltraten. Die **chronische Abstoßung** ist ein nach wie vor schlecht charakterisierter, pathogenetisch unklarer Prozeß. Man nimmt heute an, daß es durch rezidivierende akute Abstoßungsreaktionen, eine persistierende subklinische immunologische Aktivität und allenfalls chronisch ischämische oder infektiöse Veränderungen zu einer obliterierenden Fibrose im Bereiche der Bronchiolen und Bronchien sowie der Gefäße kommt. Die wichtigsten Risikofaktoren sind die Anzahl akuter Abstoßungsreaktionen sowie eine trotz Behandlung persistierende Abstoßung in den ersten Monaten nach Transplantation. Ein Zusammenhang mit einer CMV-Infektion wird immer wieder diskutiert, konnte aber bisher nicht nachgewiesen werden.

Diagnostik

Die **histologischen Kriterien für eine akute Abstoßungsreaktion** nach Lungentransplantation sind perivaskuläre lymphozytäre Infiltrate der kleinen Lungenvenen und -arterien. Je nach Ausprägung der Infiltrate werden vier verschiedene Schweregrade (Grad A0 bis A4) der akuten Abstoßung mit gleichzeitiger Berücksichtigung einer bronchialen bzw. bronchiolären Mitbeteiligung (Grad B0 bis B4) unterschieden. Die **Bronchiolitis obliterans** ist die schwerwiegendste Komplikation im Langzeitverlauf nach Lungentransplantation. Die Inzidenz beträgt 10–50%. Die mit Entzündung, Fibrose und schließlich Zerstörung der Bronchiolen sowie Pfröpfen von Granulationsgewebe in den Lumina der kleinen Atemwege einhergehende Bronchiolitis obliterans (Grad C; Ca = aktive Entzündung, Cb inaktiv), gelegentlich auch einhergehend mit einer vaskulären Beteiligung (Grad D) ist das histopathologische Substrat eines klinisch-pathologischen Syndroms (Bronchiolitis-obliterans-Syndrom), welches gekennzeichnet ist durch eine oft progrediente, meistens 8–12 Monate nach Transplantation auftretende obstruktive Ventilationsstörung. Die Veränderungen werden von den meisten Autoren als chronische Form der Abstoßungsreaktion interpretiert. Je nach Schweregrad der lungenfunktionellen Verschlechterung im Verlauf nach Transplantation werden folgende **Stadien des Bronchiolitis-obliterans-Syndroms** unterschieden: 0 = FEV_1 >80% des Durchschnittes der zwei besten postoperativ gemessenen Werte; 1 (leicht) = FEV_1 66–80% des Ausgangswertes; 2 (mittelschwer) = FEV_1 51–65% des Ausgangswertes; 3 (schwer) = FEV_1 < 50% des Ausgangswertes.

Die Diagnose einer akuten Abstoßungsreaktion wird in den ersten 3–4 postoperativen Wochen aufgrund klinischer Kriterien (Temperaturanstieg >0,5 °C oder Abfall des PaO_2 >10 mmHg über stabilen Ausgangswert, neues oder progredientes radiologisches Infiltrat, Abfall des FEV_1 >10%) gestellt. Die Patienten werden jeweils ex juvantibus nach Ausschluß eines Infektes behandelt. Das nach wie vor wichtigste Kriterium für das Vorliegen einer akuten Abstoßung ist das prompte, innert 12–24 Stunden auftretende Ansprechen auf eine Therapie. Ab dem ersten postoperativen Monat sind lungenfunktionelle und insbesondere radiologische Veränderungen weniger sensitiv bezüglich dem Vorliegen einer Abstoßung. Es konnte aufgrund regelmäßig durchgeführter transbronchialer Lungenbiopsien gezeigt werden, daß bei symptomatischen Patienten mit stabiler Funktion in etwa einem Drittel der Fälle signifikante Abstoßungsreaktionen (Grad ≥A2) vorliegen. Deshalb werden heute an vielen Zentren in den ersten 6–12 Monaten neben dem üblichen Monitoring (Labor, Lungenfunktion, Selbstmessung mittels Taschenspirometer, Thoraxröntgen) in etwa monatlichen Abständen routinemäßig neben einer bronchoalveolären Lavage zur Infektdiagnostik transbronchiale Lungenbiopsien („Surveillance"-Biopsien) durchgeführt. Zudem werden diese Untersuchungen bei klinischer, funktioneller und/oder radiologischer Verschlechterung („klinische" Indikation) und jeweils einen Monat nach Erhebung eines pathologischen Befundes vorgenommen (Kontrollbiopsie).

Die **transbronchiale Lungenbiopsie** ist somit zur Untersuchungsmethode der Wahl bei der Abstoßungsdiagnostik nach Lungentransplantation geworden, ihre Sensitivität beträgt deutlich mehr als 90%. Leider haben sich Laborparameter wie Zytokine im Blut beziehungsweise die bronchoalveoläre Lavage in der Abstoßungsdiagnostik bis heute nicht bewährt.

Therapie

Therapieziel

Wichtige Ziele der Behandlung nach Lungentransplantation sind die Prophylaxe von akuten Abstoßungsreaktionen und die möglichst rasche Behandlung von trotz Basisimmunsuppression auftretenden akuten beziehungsweise rezidivierenden Abstoßungsreaktionen. Damit soll das Risiko für die schwerwiegendste Komplikation nach Lungentransplantation, die Entwicklung einer Bronchiolitis obliterans, soweit wie möglich reduziert werden. Anderseits muß immer auch das Toxizitätsrisiko der immunsuppressiven Therapie (vgl. auch Kapitel von Pohl und Klech), insbesondere Infektkomplikationen, im Vergleich zum potentiellen Nutzen abgewogen werden.

Induktionsbehandlung

Der Lungentransplantat-Empfänger erhält präoperativ Azathioprin 300 mg i.v., Ciclosporin 5 mg/kg/24 Stunden sowie intraoperativ nach Freigabe der Zirkulation Methylprednisolon 1000 mg i.v., gefolgt von 500 mg/d am ersten und zweiten postoperativen Tag. Zusätzlich wird eine Induktionstherapie mit Antithymozytenglobulin während 5–7 Tagen durchgeführt.

Basisimmunsuppression

Die Basisimmunsuppression wird mit einer Dreierkombination, bestehend aus Ciclosporin 5 mg/kg/d in zwei Gaben per os (Zieltalspiegel im Blut 180–250 ng/ml), Azathioprin 2 mg/kg/d und Prednison 0,5 mg/kg/d durchgeführt. Die Prednisondosis wird im Verlauf von 6 Monaten schrittweise auf 10–15 mg/d reduziert.

Abstoßungsbehandlung

Akute Abstoßungsreaktionen Grad A2 und mehr werden mit 3–5 Kortikosteroidstößen (Methylprednisolon 500–1000 mg/d i.v.) behandelt. Bei Therapieresistenz wird zuerst Antithymozytenglobulin für 5–10 Tage, bei Nichtansprechen OKT2 5 mg/d für 5–10 Tage verabreicht. Letzteres muß initial unter intensivmedizinischen Bedingungen gegeben werden, da es nicht selten zu einem schweren, wahrscheinlich Zytokin-induzierten Lungenödem kommen kann.

Therapie der chronischen Abstoßung

Beim Vorliegen einer chronischen Abstoßung im Sinne einer Bronchiolitis obliterans wird der Patient, insbesondere bei histologisch noch aktiver Entzündung (Grad Ca), initial wie bei der akuten Abstoßung behandelt. In der Folge wird die Basisimmunsuppression häufig modifiziert. So können zum Beispiel zusätzlich Methotrexat 5–20 mg/Woche in 1–3 Gaben, hochdosierte topische Steroide, inhalatives Ciclosporin oder neuerdings Mycophenolat Mofetil 2–3000 mg/d zum Einsatz kommen.

Supportive Therapie

Bei der immunsuppressiven Behandlung nach Lungentransplantation ist es entscheidend, daß in jeder Phase der Behandlung das Nutzen-Risiko-Verhältnis genau studiert wird. So ist es zum Beispiel wenig sinnvoll, einen Patienten mit fortgeschrittener, therapieresistenter und histologisch inaktiver Bronchiolitis obliterans weiterhin massiv immunsuppressiv zu behandeln, da es sonst häufig zu letalen Infektkomplikationen kommt.

Engmaschiges Monitoring, Prophylaxe und effiziente Therapie von Infektkomplikationen sind im Rahmen der Immunsuppression nach Lungentransplantation entscheidend.

So erhalten alle Patienten Cotrimoxazol (z.B. 80/400 mg/d) zur Prophylaxe der Pneumozystis-carinii-Pneumonie. Ist der Transplantatempfänger und/oder -spender serologisch positiv für Zytomegalievirus wird vielerorts Ganciclovir 5–10 mg/kg/d i.v. oder in neuester Zeit auch po. (3000 mg/d) über 3–6 Monate verabreicht. Alle übrigen Patienten erhalten eine Prophylaxe gegen Herpes-simplex-Virus (Acyclovir 4× 200 mg/d oder neuerdings Valacyclovir 3× 500 mg/d). Erhält ein seronegativer Patient das Organ eines seropositiven Spenders, muß die Gabe von Immunglobulinen in Betracht gezogen werden. Beim Nachweis von Aspergillus sp. im Bronchialsekret sollte prophylaktisch Itraconazol 2× 200 mg/d oder inhaliertes Amphotericin 3× 5–20 mg/d verabreicht werden. Patienten mit zystischer Fibrose erhalten postoperativ in der Regel Colistin 2× 1 Mio. IE. täglich, bis Pseudomonas sp. während mindestens 3 Monaten nicht mehr nachweisbar ist.

Literatur

1. Boehler A, Vogt P, Zollinger A, Weder W, Speich R (1996) Prospective study of the value of transbronchial lung biopsy after lung transplantation. Eur Respir J 9: 658–662
2. Higenbottam T, Stewart S, Penketh A, Wallwork J (1988) Transbronchial biopsy for the diagnosis of rejection in heart-lung transplant patients. Transplantation 46: 532–539
3. Patterson GA, Couraud L (Hrsg) (1995) Lung transplantation. Current topics in general thoracic surgery. Elsevier, Amsterdam
4. Scott JP, Higenbottam TW, Sharples L, Clelland CA, Smyth RL, Stewart S, Wallwork J (1991) Risk factors for obliterative bronchiolitis in heart-lung transplant recipients. Transplantation 51: 813–817
5. Solez K, Racusen LC, Billingham ME (Hrsg) (1996) Solid organ transplant rejection. Mechanism, pathology, and diagnosis. Marcel Dekker, New York
6. Theodore J, Starnes VA, Lewiston NJ (1990) Obliterative bronchiolitis. Clin Chest Med 11: 309–321
7. Trulock EP (1993) Management of lung transplant rejection. Chest 103: 1566–1576
8. Weder F, Speich R, Boehler A, Zollinger A, Stocker R, Lang T, Largiadèr F (1995) Die isolierte Lungentransplantation. Schweiz Med Wschr 125: 475–482
9. Yousem SA, Berry GJ, Cagle PT, Chamberlain D, Husain AN, Hruban RH, Marchevsky A, Ohori NP, Ritter J, Stewart S, Tazelaar HD (1996) Revision of the 1990 working formulation for the classification of pulmonary allograft rejection: Lung rejection study group. J Heart Lung Transplant 15: 1–15

Pneumocystis carinii-Pneumonie

E. Achermann und T. C. Medici

Definition

Die Pneumocystis carinii Pneumonie (PC-Pneumonie) ist eine interstitielle Pneumonie, die bei Patienten mit einer zellulären Immunschwäche auftritt. Beim Keim handelt es sich um einen ubiquitären Einzeller, der taxonomisch eher den Pilzen als den Protozoen zugeordnet wird. Eine asymptomatische Primärinfektion erfolgt aerogen und findet bereits im Kleinkindesalter statt (Seroprävalenz bei Vierjährigen fast 100%). Wird die zelluläre Immunabwehr beeinträchtigt, kommt es durch endogene Reaktivierung oder durch de novo-Infektion bei Re-Exposition zur manifesten Erkrankung. Am häufigsten tritt eine PC-Pneumonie im Verlauf einer HIV-Infektion auf; bei einer T-Lymphozytenzahl unter $200/mm^3$ ist sie eine Indikatorkrankheit. Bei HIV-negativen Patienten begünstigen gewisse Erkrankungen und Pharmakotherapien, die zu einem Defekt der T-Lymphozyten führen, die Entwicklung einer PC-Pneumonie. Zu erwähnen sind vor allem langdauernde hochdosierte Steroidbehandlung und die Kombinationstherapie von Steroiden mit Immunsuppressiva oder Zytostatika, die bei Organtransplantationen, Autoimmunerkrankungen, Vaskulitiden und hämatologischen und soliden Tumoren eingesetzt wird. Endogenes Cushing-Syndrom, Mangelernährung und Krankheiten des lymphatischen Systems (Agammaglobulinämie, Lymphome, lymphatische Leukämie) prädisponieren für eine PC-Pneumonie. Ohne adäquate Therapie führt die manifeste Erkrankung zum Tode.

Diagnose

Die Verdachtsdiagnose kann bei Patienten unter Steroid-Therapie und HIV-positiven Patienten schon aufgrund der Klinik (nicht produktiver Husten, Fieber, progrediente Dyspnoe) gestellt werden. Allerdings sind viele Patienten nicht oder nur wenig symptomatisch. Lungenfunktionell zeigt sich eine restriktive Ventilationsstörung, die Diffusionskapazität ist erniedrigt. Der O_2-Partialdruck im Blut ist meistens vermindert (unter 70 mm Hg bei über 80% der Patienten), und unter Anstrengung nimmt der alveolo-arterielle Gradient zu. Im Blut ist die LDH erhöht, die Gesamtleukozytenzahl normal oder erniedrigt und die CD4-Zellzahl bei HIV-Positiven auf weniger als 200/mm^3 reduziert. Radiologisch imponieren bilaterale, vom Hilus in die Peripherie sich ausdehnende Infiltrate („ground glass pattern"). Seltener sind unilaterale, fokale oder alveoläre Bilder. 5–10% der Patienten mit PC-Pneumonie haben ein unauffälliges Röntgenbild. Der Nachweis von Antikörpern gegen Pneumocystis carinii ist wenig hilfreich, da die Seroprävalenz bei Gesunden sehr hoch ist. Die Kultivierung des Keimes ist schwierig und aufwendig. Die Diagnose wird mikroskopisch durch direkten oder indirekten Erregernachweis gestellt (Färbung nach Giemsa, mit Toluidinblau und Methenaminsilber-Nitrat, indirekte Immunfluoreszenzmikroskopie mit monoklonalen Antikörpern gegen Pneumocystis carinii, PCR-Verfahren). Der PC-Nachweis im Spontansputum gelingt selten; deutlich höher ist die Ausbeute im induzierten Sputum (etwa 77%). Ist auch da kein Erreger nachweisbar, und besteht weiterhin der begründete Verdacht auf das Vorliegen einer PC-Pneumonie, hilft die bronchoalveoläre Lavage diagnostisch weiter. Damit kann die Diagnose in über 90% gestellt werden. Transbronchiale und offene Lungenbiopsie sind nur wenig sensitiver und darum selten indiziert. Die Szintigraphie mit Ga^{67} ist von untergeordneter Bedeutung. Eine diffuse Anreicherung im Szintigramm bestätigt die Diagnose; eine normale Szintigraphie macht eine PC-Pneumonie bei normalem Röntgenbild und guter Oxygenation des Patienten unwahrscheinlich.

Therapie

Therapieziel

Das Ziel ist es, die Sterblichkeit zu senken und bei HIV-positiven Patienten die AIDS-Progression zu verzögern. Da die Letalität einer nicht behandelten PC-Pneumonie 100% beträgt, sollte mit der Chemotherapie möglichst früh begonnen werden.

Initialbehandlung

Die im folgenden aufgeführten Therapie-Empfehlungen lehnen sich an das aktuelle AIDS-Behandlungs-Regime von J. P. Sanford (Tabelle 1).

Die Therapiedauer bei **HIV-positiven Patienten** beträgt **21 Tage;** bei den **übrigen Patienten** genügt eine **zweiwöchige Behandlung.** Die Therapie ist oft durch medikamentöse Nebenwirkungen limitiert. Bei schwerwiegenden und subjektiv stark störenden Nebenwirkungen empfiehlt sich der Wechsel auf ein alternatives Behandlungsregime.

Gruppe 1

Patient nicht akut krank, PO_2 über 70 mm Hg, orale Einnahme von Medikamenten möglich

Als Therapie erster Wahl bieten sich Trimethoprim/Sulfamethoxazol (160 mg/800 mg) in hoher Dosierung (3 × 2 Tbl. täglich) oder eine Kombinationstherapie von Dapson (1 × 100 mg p.o. täglich) und Trimethoprim (15–20 mg/kg KG verteilt auf 3 Dosen täglich p.o.) an. Als Alternativmedikamente kommen Clindamycin (600 mg i.v. oder 450 mg p.o. alle 8 Stunden) kombiniert mit Primaquin (15 mg p.o. täglich) oder Atovaquon (3 × 750 mg täglich als Tbl. oder Suspension mit fettreicher Mahlzeit eingenommen) in Frage.

Gruppe 2

Patient akut krank, PO_2 unter 70 mm Hg

Da Steroide das Auftreten einer Ateminsuffizienz verhindern und die Mortalität senken, sollten alle Patienten dieser Gruppe Prednison erhalten (Dosis: 2× 40 mg für die

Tabelle 1. Pneumocystis carinii – Pneumonie

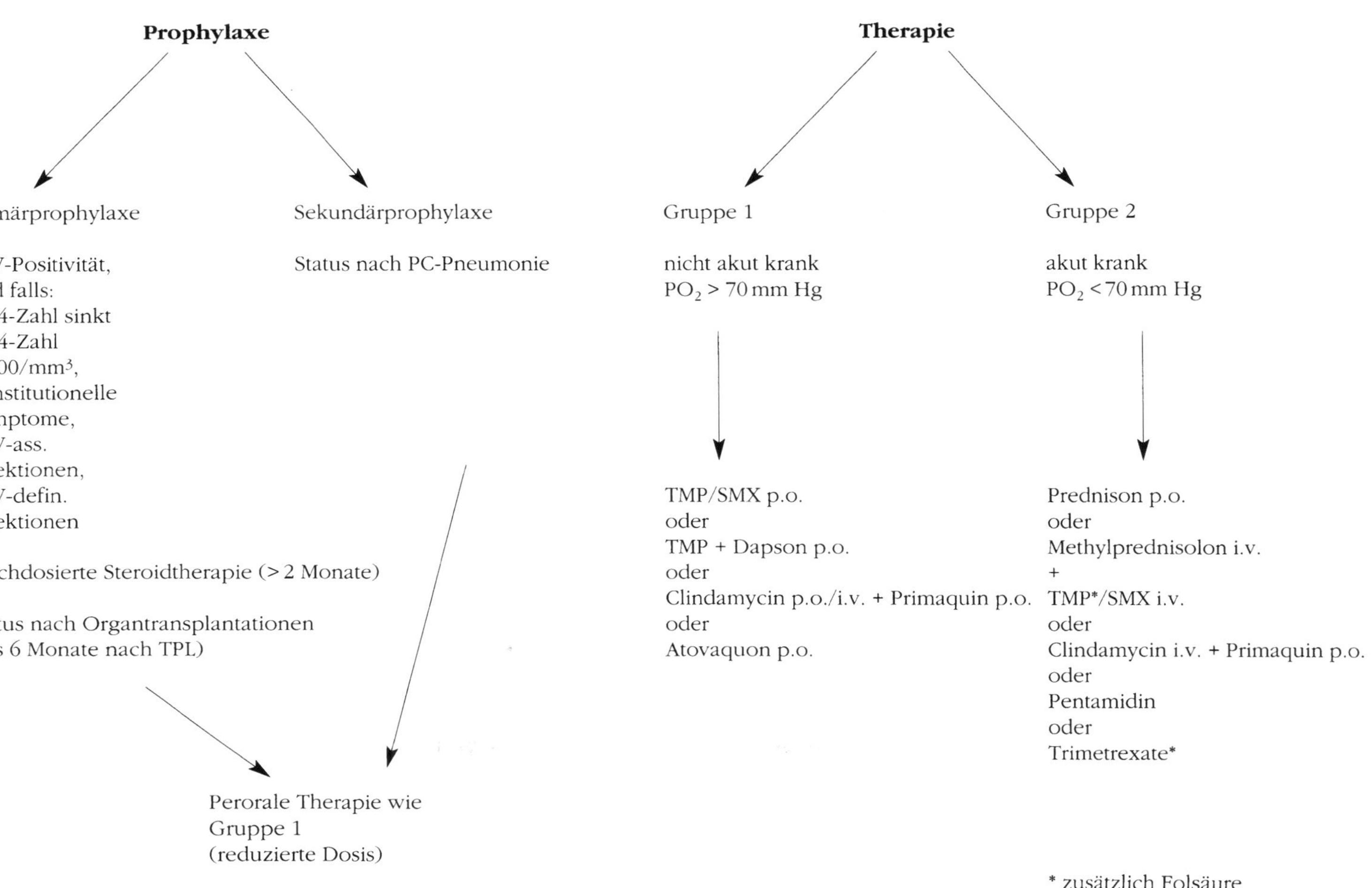

ersten 5 Tage, 1 × 40 mg für weitere 5 Tage, 1 × 20 mg für die verbleibenden 11 Tage). Ist eine orale Therapie unmöglich, werden 75 % der genannten Dosis als Methylprednisolon intravenös verabreicht.

Als Therapie erster Wahl wird Trimethoprim/Sulfamethoxazol (15 mg TPM/kg KG verteilt auf 3 bis 4 Dosen i.v.) empfohlen. Alternativ kommt die Kombinationstherapie von Clindamycin (900 mg alle 8 Stunden i.v.) mit Primaquin (1 × 15 mg p.o.) oder Pentamidin (4 mg/kg KG täglich i.v.) oder Trimetrexate (45 mg/m^2 i.v. täglich) zur Anwendung. Da Trimetrexate, wie Trimethoprim, ein Folsäure-Antagonist ist, sollte Folsäure (Leucovorin: 20 mg/m^2 alle 6 Stunden i.v.) bis drei Tage über Therapieende hinaus (d.h. total 24 Tage) verabreicht werden.

Prophylaxe

Eine **Primärprophylaxe** sollte bei HIV-positiven Patienten eingeleitet werden, wenn erstens die CD4-Zellzahl sehr rasch oder unter 200/mm^3 sinkt, zweitens konstitutionelle Symptome (Gewichtsverlust, Fieber, Diarrhöe von mehr als 14 Tagen Dauer) vorliegen oder drittens HIV-assoziierte und weitere AIDS-definierende, opportunistische Infektionen auftreten. Eine Primärprophylaxe erhalten auch HIV-negative Patienten, die unter hochdosierter, länger als zwei Monate dauernder Steroidtherapie stehen und Patienten in den ersten 6 Monaten nach Organtransplantation. Es werden die gleichen Medikamente eingesetzt wie bei der Initialbehandlung, allerdings in einer viel geringeren Dosierung. Dadurch nimmt die Nebenwirkungsrate ab und die Compliance wird verbessert. Nach Überstehen einer PC-Pneumonie beginnt eine **lebenslange Sekundärprophylaxe,** die mit den gleichen Medikamenten wie die Primärprophylaxe erfolgt.

Spezielle Bedingungen

Der Therapieerfolg zeigt sich am Rückgang des Fiebers, am Verschwinden der Infiltrate im Röntgenbild, welche über das Therapieende hinaus persistieren können, und am Anstieg des PO_2. Kommt es trotz adäquater Therapie zu keiner Besserung oder sogar zur Progredienz des Krankheitsgeschehens, müssen differentialdiagnostisch folgende konkomittierende Erkrankungen in Betracht gezogen werden: Mykobakteriose, bakterielle Pneumonie (Streptokokken, Haemophilus influenzae, Moraxella catarrhalis, Legionellen, Bordetella pertussis, Mykoplasmen), Pilzinfektionen (Histoplasma capsulatum, Cryptococcus neoformans, Coccidioides immitis), virale Krankheiten (Zytomegalie, Herpes simplex, Mononukleose) und Neoplasien (Kaposi-Sarkom, B-Zell-Lymphom). Bei persistierendem Fieber ist auch an ein „Drug fever" zu denken. Grundsätzlich kann Pneumocystis carinii jedes Organ infizieren. Ein extrapulmonaler Befall ist jedoch selten und entsteht durch hämatogene oder lymphogene Streuung. Als Komplikation einer PC-Pneumonie können Ergüsse und Höhlenbildungen auftreten. In 9 % kommt es zu Pneumothorax und/oder Pneumomediastinum. Die am meisten gefürchtete Komplikation ist ein akutes Atemnotsyndrom, das trotz Intubation mit einer sehr hohen Sterblichkeit assoziiert ist.

Literatur

1. Cohen OJ, Stoeckle MY (1991) Extrapulmonary pneumocystis carinii infections in the acquired immunodeficiency syndrome. Arch Intern Med 151: 1205–1214
2. Gallant JE, Moore RD, Chaisson RE (1994) Prophylaxis for opportunistic infections in patients with HIV infection. Ann Intern Med 120: 932–944
3. McClellan MD, Miller SB, Parsons PE, Cohn D (1991) Pneumothorax with pneumocystis

carinii pneumonia in AIDS. Chest 100: 1224–1228

4. Sepkowitz KA (1993) Pneumocystis carinii pneumonia in patients without AIDS. Clin Inf Dis 17: 416–422
5. Stearn BF, Polis MA (1994) Prophylaxis of opportunistic infections in persons with HIV infection. Clev Clin J Med 61: 187–194
6. Goebel F-D, Bogner JR (1995) Therapie und Prophylaxe der Pneumocystis-carinii-Pneumonie. Internist 36: 1150–1155
7. Bozzette SA, Sattler FR, Chiu J, Wu AW, Gluckstein D, Kemper C, Bartok A, Niosi J, Abramson I, Coffman J (1990) A controlled trial of early adjunctive treatment with corticosteroids for pneumocystis carinii pneumonia in the acquired immunodeficiency syndrome. N Engl J Med 323: 1451–1457
8. Bozzette SA, Finkelstein DM, Spector SA, Frame P, Powderly WG, He W, Phillips L, Craven D, van der Horst C, Feinberg J (1995) A randomized trial of three antipneumocystis agents in patients with advanced human immunodeficiency virus infection. N Engl J Med 332: 693–699
9. Sanford JP, Gilbert DN, Moellering RC, Sande MA (1995) Guide to HIV/AIDS-Therapy. Table 12 (27), Table 12 (14, 15)

Antibiotische Therapie im Spital erworbener Pneumonien

E. Achermann und T. C. Medici

Definition

Unter einer im Spital erworbenen oder nosokomialen Pneumonie versteht man eine Lungenentzündung, welche sich frühestens 72 Stunden nach Klinikeintritt manifestiert. Nach dem Harnwegsinfekt handelt es sich um die häufigste nosokomiale Infektion. Bedingung für die Entstehung einer nosokomialen Pneumonie ist einerseits das Eindringen pathogener Keime in den unteren Respirationstrakt infolge Aspiration von kontaminiertem Material, andererseits eine verminderte pulmonale Abwehrleistung, welche eine Infektion des Lungengewebes durch kolonisierende Keime begünstigt. Ersteres geschieht bei herabgesetzter Bewußtseinslage des Patienten, bei neuromuskulären Krankheiten (Apoplexie, Parkinsonismus) oder Intubation. Eine Keimausbreitung findet auch entlang von in situ liegenden Magensonden und Endotrachealtuben statt. Außerdem steigt bei intubierten Patienten nach Gabe von Antazida und H_2-Blockern als Streßulkus-Prophylaxe der normalerweise tiefe pH, so daß es im sonst sterilen Magen zur Kolonisation mit Keimen kommt. Retrograd gelangen diese via Oesophagus in die Trachea, wodurch das Risiko für die Entstehung einer Pneumonie steigt. Die Infektabwehr ist im Alter (Mangelernährung, herabgesetzte mukoziliäre Clearance, veränderte humorale und zelluläre Immunreaktionen) und bei Immunsupprimierten (Transplantierte, Steroidtherapie, HIV-Infektion, Antikörpermangelsyndrome) eingeschränkt. Bei konkomittierenden Krankheiten (Diabetes mellitus, Aethylismus, Herz- und Niereninsuffizienz, Lungenkrankheiten, Malignome) steigt – häufig proportional zum Schweregrad der Erkrankung – die Kolonisation des oropharyngealen Raums mit gramnegativen Keimen. **Hauptfaktoren** für die Entstehung von nosokomialen Pneumonien sind aber lange Hospitalisation (längere Exposition gegenüber Hospitalismus-Keimen) und endotracheale Intubation.

Die am häufigsten identifizierten Erreger sind **Pseudomonas aeruginosa,** gefolgt von anderen gramnegativen, überwiegend enteritischen Keimen (Escherichia coli, Serratia marcescens, Proteus mirabilis, Acinetobacter, Klebsiella pneumoniae, Moraxella catarrhalis, Haemophilus influenzae). Von den grampositiven Keimen spielt Staphylococcus aureus die Hauptrolle. Pilzpneumonien (Candida albicans) sind selten; sie kommen in erster Linie bei Immunsupprimierten vor. Virale Pneumonien spielen bei hospitalisierten Patienten eine untergeordnete Rolle. Patienten mit vorbestehenden Lungenerkrankungen (Bronchiektasen, chronisch obstruktive Pneumopathie) neigen auch im Spital bevorzugt zu Infektionen mit Pseudomonas aeruginosa, Haemophilus influenzae, Moraxella catarrhalis und Streptococcus pneumoniae. Anaerobier sind wichtig nach Aspirationen und bei intubierten Patienten. Auch klinikspezifische Gegebenheiten beeinflussen die Häufigkeit und Art des Erregerspektrums. So spielen zum Beispiel Infektionen mit **Staphylococcus aureus** auf neurochirurgischen Kliniken und Verbrennungsstationen eine wesentlich wichtigere Rolle als auf medizinischen Abteilungen. Legionellen-Pneumonien treten episodisch auf. Streuherde sind besiedelte Lüftungsanlagen oder Vernebler. Frischoperierte und polytraumatisierte Patienten (Thorax- und Oberbauchchirurgie) entwickeln oft frühzeitig Pneumonien, welche in der Regel durch Aspiration bei Intubation oder direkt durch eine Thoraxverletzung zustande kommen. Das Keimspektrum wird hier durch die normalen Besiedler des oropharyngealen Raumes (Streptococcus pneumoniae, Moraxella catarrhalis, Haemophilus influenzae) dominiert. In der Hälfte aller nosokomialen Pneumonien kann der verantwortliche Keim nicht identifiziert werden.

Diagnostik

Aufgrund der klinischen Kriterien (Fieber, mukopurulentes Sputum), eines Infiltrates im Lungenröntgenbild und einer Leukozytose im Blut läßt sich bei einem hospitalisierten Patienten die Verdachtsdiagnose stellen. Die Abgrenzung gegenüber Herzinsuffizienz, Magensäure-Aspiration, purulenter Tracheobronchitis und ARDS ist bei Intubierten unter Umständen schwierig. Vor Therapiebeginn soll versucht werden, den verantwortlichen Keim zu identifizieren. Bei hohem Fieber und Schüttelfrost empfiehlt sich die Abnahme von Blutkulturen. Empfehlenswert ist die Gramfärbung (und eventuell die Kultivierung) von Material aus dem unteren Respirationstrakt. Der Sputumgewinnung kommt entscheidende Bedeutung zu. Sie ist beim Intubierten erschwert. Hier kann durch transtracheale Aspiration Material gewonnen werden. Es ist mitunter nicht einfach, unter den kolonisierenden Keimen den pathogenen Erreger zu identifizieren. Zudem ist die Abgrenzung einer Pneumonie von einer bakteriellen Bronchitis oft schwierig. Die bakteriologische Untersuchung des durch transthorakale Nadel-Aspiration gewonnenen Materials ist wenig sensitiv (kleines Sampling-Areal) und wegen der damit verbundenen Gefahr eines Spannungspneumothorax gefährlich. Bronchoalveoläre Lavage (BAL) und endoskopische Bürstenverfahren (PSB = „protected specimen-brush") sind relativ aufwendige Verfahren, die zwar annähernd 100% spezifisch, jedoch wenig sensitiv sind. Mehr als 10^4 Keime pro ml in der BAL oder mehr als 10^3 Keime pro ml in der PSB beweisen eine Infektion im unteren Respirationstrakt. Elastinfasern im gewonnenen Material gelten als Indikator für pulmonale Nekrosen. Als „Goldstandard" gilt die thorakoskopische Biopsie, die eine histologische und bakteriologische Untersuchung des entnommenen Gewebes erlaubt. Da es sich um einen aufwendigen Eingriff handelt, ist seine routinemäßige Durchführung nicht gerechtfertigt. Bei Immunsupprimierten, bei primärem Therapieversagen und zur Abgrenzung gegen nicht-infektiöse Krankheiten kann das Verfahren jedoch weiterhelfen.

Tabelle 1.

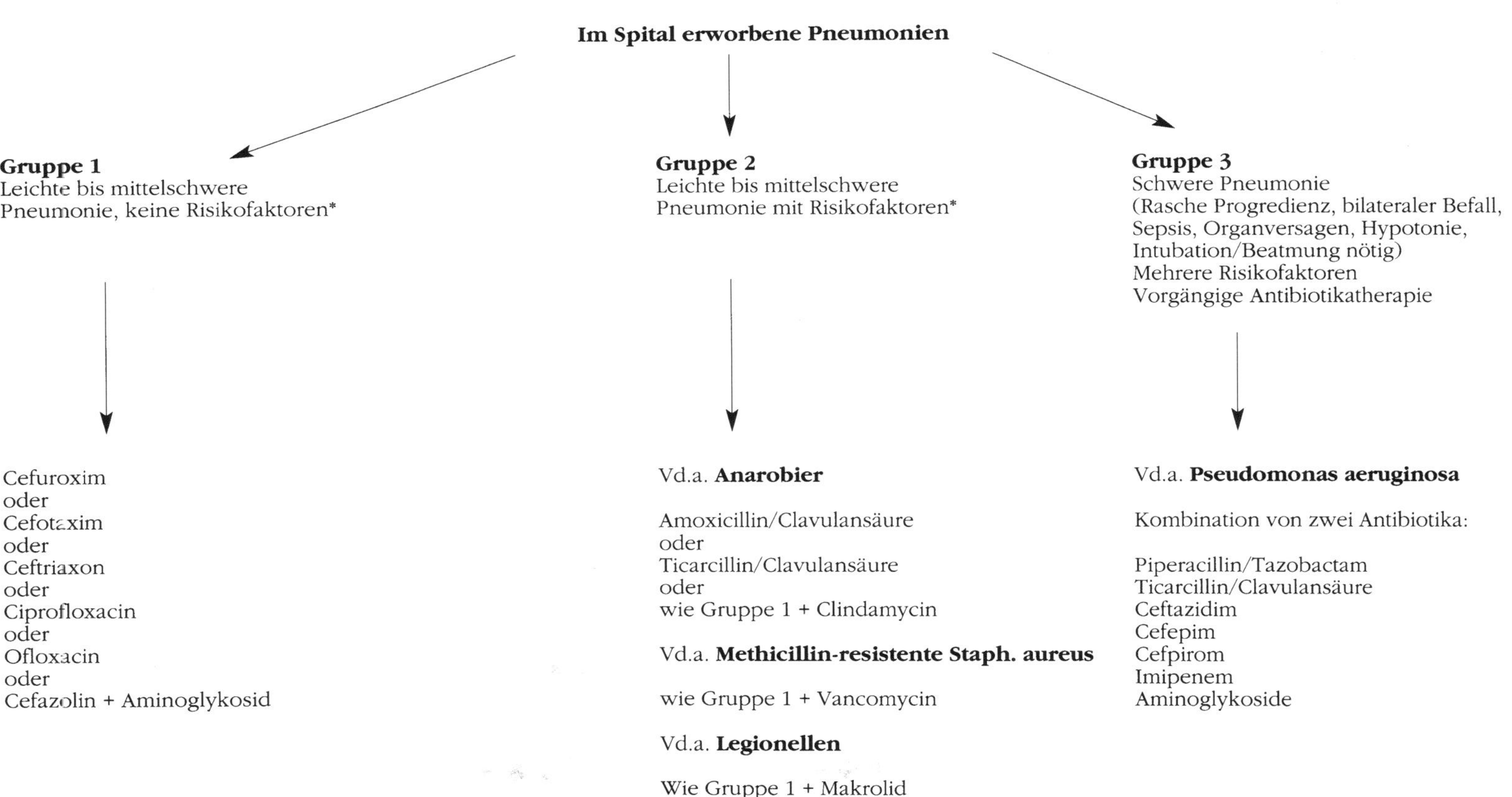

Im Spital erworbene Pneumonien

Gruppe 1 Leichte bis mittelschwere Pneumonie, keine Risikofaktoren*	**Gruppe 2** Leichte bis mittelschwere Pneumonie mit Risikofaktoren*	**Gruppe 3** Schwere Pneumonie (Rasche Progredienz, bilateraler Befall, Sepsis, Organversagen, Hypotonie, Intubation/Beatmung nötig) Mehrere Risikofaktoren Vorgängige Antibiotikatherapie
Cefuroxim oder Cefotaxim oder Ceftriaxon oder Ciprofloxacin oder Ofloxacin oder Cefazolin + Aminoglykosid	Vd.a. **Anarobier** Amoxicillin/Clavulansäure oder Ticarcillin/Clavulansäure oder wie Gruppe 1 + Clindamycin Vd.a. **Methicillin-resistente Staph. aureus** wie Gruppe 1 + Vancomycin Vd.a. **Legionellen** Wie Gruppe 1 + Makrolid	Vd.a. **Pseudomonas aeruginosa** Kombination von zwei Antibiotika: Piperacillin/Tazobactam Ticarcillin/Clavulansäure Ceftazidim Cefepim Cefpirom Imipenem Aminoglykoside

*** Risikofaktoren:**

St.n. Aspiration/Oberbauch/Thorax-Eingriffen (➔ Anaerobier).
Diabetes mellitus, Koma, Schädel-Hirn-Trauma, Niereninsuffienz, Influenza (➔ Staphylococcus aureus, ev. Methicillin-resistent).
Steroidtherapie (➔ Legionellen).

Management

Therapieziel

Ziel der Therapie ist es, die Infektion rasch zu sanieren, um Komplikationen zu verhindern, eine Intubation zu vermeiden und bereits intubierte Patienten dem Tubus zu entwöhnen und die Hospitalisation durch die nosokomiale Infektion nicht unnötig zu verlängern.

Initialbehandlung

Da durch die erwähnten diagnostischen Maßnahmen der verantwortliche Keim oft nicht identifiziert wird, muß initial häufig eine empirische Therapie eingeleitet werden, die sich am Schweregrad der Pneumonie, dem wahrscheinlichen Keimspektrum und an Patientenkriterien orientiert. Die Therapieempfehlungen lehnen sich an jene von M. S. Niederman an (Tabelle 1).

Gruppe 1

Patienten mit leichter bis mittelschwerer nosokomialer Pneumonie und ohne Risikofakoren

Das zu erwartende Keimspektrum umfaßt Klebsiellen, Enterobacter, Escherichia coli, Proteus, Serratia, Staphylococcus aureus und Haemophilus influenzae. In dieser Situation ist in der Regel eine **intravenöse Monotherapie** indiziert. Zur Auswahl stehen Cephalosporine der zweiten oder dritten Generation ohne spezifische Pseudomonas-Wirkung (z.B. Cefuroxim 3× 0,75–1,5 g, Cefotaxim 2–3× 1 g, Ceftriaxon 1× 1–2 g) oder Fluorochinolone (Ciprofloxacin 2× 200 mg, Ofloxacin 2× 200 mg). Cefazolin (3× 0,25–0,5 mg) sollte mit einem Aminoglycosid (z.B. Gentamycin 3× 80 mg) kombiniert werden.

Gruppe 2

Patienten mit leichter bis mittelschwerer nosokomialer Pneumonie und Risikofaktoren

Patienten mit Verdacht auf Aspiration oder nach chirurgischen Eingriffen (Oberbauch- und Thorax-Chirurgie) neigen zu Infektionen mit Anaerobiern. Hier empfiehlt es sich, zusätzlich zu den in der Gruppe 1 genannten Antibiotika Clindamycin (2–3× 900 mg) zu verabreichen. Als Alternative kommt eine Therapie mit den Kombinationspräparaten Amoxicillin/Clavulansäure (3× 2,2 g) oder Ticarcillin/Clavulansäure (3–4 × 5 ,2g) Piperacillin/Tazobactam (3–4× 4,5 g) in Frage. Bei Diabetikern, Komatösen, Patienten mit Schädel-Hirn-Trauma, Niereninsuffizienz oder Influenza steigt das Risiko einer Infektion mit **Staphylococcus aureus.** Bei nachgewiesener oder sehr wahrscheinlicher Methicillin-Resistenz sollte Vancomycin (2× 1 g) zusätzlich zu den in Gruppe 1 genannten Medikamenten verabfolgt werden. Bei vorgängiger Steroidbehandlung steigt die Gefahr einer nosokomialen Legionelleninfektion. In dieser Situation ist die Gabe von Makroliden (z.B. Erythromycin 15–20 mg/kg KG verteilt auf vier Einzeldosen oder Clarithromycin 2× 500 mg) indiziert. Bestehen mehrere Risikofaktoren gleichzeitig oder ist der Patient bereits antibiotisch vorbehandelt oder während langer Zeit hospitalisiert, steigt das Risiko für eine Infektion mit **Pseudomonas aeruginosa,** so daß nach den Empfehlungen der Gruppe 3 behandelt werden soll.

Gruppe 3

Patienten mit schwerer nosokomialer Pneumonie

Die Pneumonie gilt als schwer, wenn der Patient intubiert und beatmet werden muß, eine Sepsis mit Hypotonie oder Organversagen auftritt, die Pneumonie rasch progredient ist und auf beide Lungen übergreift. Damit ist die Wahrscheinlichkeit einer (Misch-)Infektion mit Pseudomonas aeruginosa groß. In dieser Situation ist eine **Kombination von zwei** verschiedenen, gegen diesen Problemkeim wirksamen **Antibiotika** indiziert. Zur Auswahl stehen Penicilline mit Wirkung gegen Pseudomonas aeruginosa (Piperacillin/Tazobactam 3–4× 4,5 g oder Ticarcillin/Clavulansäure 3–4× 5,2 g), Cephalosporine der dritten Generation mit Wirkung gegen Pseudomonas (z.B. Ceftazidim 3× 1 g oder 2× 2 g), Cephalosporine der vierten Generation (Cefepim 2× 2 g oder Cefpirom 2× 1–2 g), Imipenem (4× 0,5 g) und Aminoglykoside (z.B. Tobramycin 4–6 mg/kg KG).

Spezielle Bedingungen

Bei fehlendem Ansprechen auf eine empirische Therapie muß an eine primäre oder sekundäre, d.h. an eine unter Therapie entstandene Keimresistenz gedacht werden. In dieser Situation sollte das Medikament durch ein anderes, in der jeweiligen Kategorie aufgelistetes Antibiotikum ersetzt oder anhand des Antibiogramms angepaßt werden. Prinzipiell können bei einer nosokomialen Pneumonie die gleichen Komplikationen auftreten wie bei einer außerhalb des Spitals erworbenen Pneumonie: Pleuritis, Pleurarguss, Pleuraempyem, Lungenabszeß, Sepsis, septische Embolien, ARDS.

Sonstige Maßnahmen

Eine wichtige Bedeutung kommt der Sekretmobilisation zu. Diese erfolgt einerseits durch eine gute Hydratation (durch Fieber und Hyperventilation sind die Patienten meistens exsikkotisch), andererseits durch Inhalation von Bronchodilatatoren sowie mit Hilfe physiotherapeutischer Maßnahmen (Abklopfen, Vibrationsmassage).

Um die Entstehung einer nosokomialen Pneumonie zu verhindern, werden folgende Maßnahmen empfohlen: Zurückhaltung in der Verabreichung von Antibiotika, um Resistenzentwicklungen zu vermeiden; vorsichtiger Einsatz von Immunsuppressiva, um die Infektabwehr nicht zu schwächen; optimale Therapie von vorbestehenden Lungenerkrankungen und intensive prä- und postoperative Atemphysiotherapie zur Verhinderung von Atelektasen und zum Abhusten von Bronchialsekret. Bei intubierten Patienten sollte der Oberkörper >30° hochgelagert werden, um Aspirationen zu vermeiden. Die Patienten sollten so rasch wie möglich vom Tubus entwöhnt werden. Magensonden sollten nicht lange belassen werden. Auf konsequente Hygienemaßnahmen ist allergrößter Wert zu legen (Händedesinfektion zwischen den einzelnen Patienten, Tragen von Handschuhen beim Umgang mit Trachealsekreten, Wechsel der Beatmungsschläuche nach >48 Stunden, kein Austausch von Beatmungsschläuchen zwischen verschiedenen Patienten, destilliertes Wasser und Filter für Luftbefeuchter, sterile Flüssigkeiten zum Anspülen von zähen Sekreten). Zur Streßulkusprophylaxe sollten Antazida und H_2-Blocker wegen ihrer pH-Erhöhung mit Vorsicht eingesetzt werden. Als Alternative bietet sich Sucralfat an. Seine magenschützende Wirkung beruht auf einer Zytoprotektion und nicht auf einem pH-Anstieg. Zusätzlich scheint Sucralfat über eine direkte bakterizide Wirkung zu verfügen. Die intestinale Gabe einer Kombination von nicht-resorbierbaren Antibiotika (z.B. Aminoglycosid + Polymyxin B + Amphotericin B) verhindert das Wachstum von anaeroben gramnegativen Keimen, ohne daß die normalerweise ansässige Flora zerstört wird. Diese Maßnahme ist teuer und kommt deshalb nicht routinemäßig zur Anwendung (Hochrisikopatienten), zumal dadurch resistente Keime gezüchtet werden.

Literatur

1. Niederman MS (1993) Nosocomial pneumonia in the elderly patient. Clin Chest Med 14: 479–490
2. Bonten MJM, Gaillard CA, Wouters EFM, van Tiel FH, Stobberingh EE, van der Geest S (1994) Problems in diagnosing nosocomial pneumonia in mechanically ventilated patients: a review. Crit Care Med 22: 1683–1691
3. Hanson LC, Weber DJ, Rutala WA (1992) Risk factors for nosocomial pneumonia in the elderly. Am J Med 92: 161–166
4. Craven DE, Steger KA, Barber TW (1991) Preventing nosocomial pneumonia: state of the art and perspectives for the 1990s. Am J Med 91: 3B-44S–53S
5. Harkness GA, Bentley DW, Roghmann KJ (1990) Risk factors for nosocomial pneumonia in the elderly. Am J Med 89: 457–463
6. Joshi N, Localio AR, Hamory BH (1992) predictive risk index for nosocomial pneumonia in the intensive care unit. Am J Med 93: 135–142
7. Cook DJ, Laine LA, Guyatt GH, Raffin TA (1991) Nosocomial pneumonia and the role of gastric pH. Chest 100: 7–13
8. Pittet D (1994) Pneumonie nosocomiale: Incidence, morbidité et mortalité chez le patient intubé-ventilé. Schweiz Med Wochenschr 24: 227–235
9. Arbo MDJ, Snydman DR (1993) Monotherapy is appropriate for nosocomial pneumonia in the intensive care unit. Sem Resp Inf 8: 259–267
10. Schepp W, Schusdiziarra V, Classen M (1995) Streßulcusprophylaxe. Dtsch Med Wschr 120: 573–579
11. Garner JS, Jarvis WR, Emori TG, Horan TC, Hughes JM (1988) CDC definitions for nosocomial infections. Am J Infect Control 16: 128–140
12. Fagon J-Y, Chastre J, Hance AJ, Domart Y, Trouillet J-L, Gibert C (1993) Evalutation of clinical judgement in the identification and treatment of nosocomial pneumonia in ventilated patients. Chest 103: 547–553
13. Niederman MS (1994) An approach to empiric therapy of nosocomial pneumonia. Med Clin North Am 78: 1123–1140
14. Gilbert DN, Moellering RC, Sande MA (1998) Guide to antimicrobial therapy. Table 1 (28)
15. Thompson R (1994) Prevention of nosocomial pneumonia. Med Clin North Am 78: 1185–1196
16. Kappstein I (1993) Prophylaxe nosokomialer pneumonien. Med Klin 88: 247–250
17. Prod'hom G, Leuenberger P, Koerfer J, Blum A, Chiolero R, Schaller M-D, Perret C, Spinnler O, Blondel J, Siegrist H, Saghafi L, Blanc D, Francioli P (1994) Nosocomial pneumonia in mechanically ventilated patients receiving antacid ranitidine or sucralfate as prophylaxis for stress ulcer. A randomized controlled trial. Ann Intern Med 120: 653–662

Antibiotische Therapie außerhalb des Spitals erworbener Pneumonien

E. Achermann und T. C. Medici

Definition

Pneumonien sind Infektionen des Lungenparenchyms, die akut oder chronisch verlaufen. Aufgrund des Orts, wo der Patient mit Pneumonie erkrankt, unterscheidet man die außerhalb des Spitals von der während eines Spitalaufenthaltes erworbenen, nosokomialen Pneumonie. Diese Einteilung ist bedeutsam, weil sich Erregerspektrum, antibiotische Therapie und Prognose unterscheiden. Nach Ausdehnung und radiologischem Muster differenziert man zwischen Bronchopneumonie (kleine Atemwege und umgebende Alveolarregion betroffen), Lobär- und Segmentpneumonie (Lungenlappen und Lappensegment befallen) und interstitieller Pneumonie (entzündlicher Prozeß vor allem im Interstitium). Pathogenetisch kommt es durch eine Störung der natürlichen Abwehrmechanismen (Filter im Nasopharynx, mukoziliäre Clearance, Alveolarmakrophagen, humorale und zelluläre Immunabwehr) zum Eindringen von Erregern in die unteren Atemwege und zur Entzündung. Der Eintritt erfolgt in der Regel auf inhalativem Weg (Tröpfcheninfektion), unter bestimmten Voraussetzungen (Krampfanfälle, Aethylismus, i.v.-Drogenabusus, Allgemein-Anästhesie, Bewußtlosigkeit, Schluckstörungen) durch Aspiration. Das Erregerspektrum der außerhalb des Spitals erworbenen Pneumonien ist abhängig von Patientenalter, Exposition, Immunstatus und konkomittierenden Erkrankungen. Die Identifikation des pathogenen Keims gelingt nur in etwa der Hälfte aller Pneumonien; in den übrigen Fällen bleibt der verantwortliche Erreger unbekannt, sei es wegen antibiotischer Vorbehandlung oder inadäquater oder unvollständiger Diagnostik. Der am häufigste bei außerhalb des Spitals erworbenen Pneumonien isolierte Keim ist Streptococcus pneumoniae, gefolgt von Haemophilus influenzae, Mykoplasmen und respiratorischen Viren (Influenza A/B, RS-Viren, Adenoviren, Varicella). Das Spektrum und die Frequenz der Keime variiert aber von Jahr zu Jahr. Zum weiteren Spektrum gehören Chlamydia pneumoniae (TWAR), Legionella pneumophila, Moraxella catarrhalis, beta-hämolysierende Streptokokken der Gruppe A, Staphylokokken, Klebsiella pneumoniae und oxytoca. Bei Aspirationen (die Pneumonien sind meistens im rechten posterioren Oberlappensegment oder im rechten Unterlappen lokalisiert) spielen Anaerobier (Peptostreptokokken, Peptokokken und Fusobakterien) und Klebsiellen eine wichtige Rolle. Immunsupprimierte Patienten (HIV, Aplasie, Steroidtherapie, Transplantierte) sind anfällig für Pilzpneumonien (Aspergillus fumigatus, Cryptococcus neoformans) und opportunistische Infektionen (Pneumocystis carinii, vgl. entsprechendes Kapitel). Patienten mit einer chronisch obstruktiven Pneumopathie neigen zu Infektionen mit gramnegativen Keimen (Haemophilus influenzae, Moraxella catarrhalis, Klebsiellen). Patienten mit bestimmten Grundkrankheiten (Diabetes mellitus, Leberkrankheiten, chronische Herz- und Niereninsuffizienz) prädisponieren zu Pneumonien mit Legionellen und Haemophilus influenzae und zu Superinfektionen mit Streptokokken und Staphylokokken, vor allem im Verlauf einer Influenza-A-Infektion. Bei jungen Patienten sind virale Pneumonien und Infektionen mit Mykoplasmen und Chlamydien häufig. Auch im fortgeschrittenen Alter ändert sich das Erregerspektrum, einerseits wegen Grunderkrankungen, andererseits als Folge von Mangelernährung und veränderten Immunreaktionen. Der Betriff „atypische" Pneumonie ist historisch und bezieht sich auf Pneumonien, die weniger dramatisch verlaufen als die „typische", akut verlaufende bakterielle Pneumokokkenpneumonie. Dazu zählen neben dem Prototyp der Mykoplasmenpneumonie auch die Infektionen mit Chlamydien, Legionellen, Rickettsien und Viren. Die Unterscheidung in „atypische" und „typische" Pneumonien ist obsolet, da die klinischen und radiologischen Bilder sich ähneln und überlappen, das heißt, daß eine „typische" Pneumonie „atypisch" verlaufen kann und umgekehrt.

Diagnostik

Die Kombination von typischer Klinik (Fieber, Husten, purulentes Sputum) und neu aufgetretenem Infiltrat im Thorax-Röntgenbild erlaubt in der Regel eine Diagnosestellung. Vor Therapiebeginn sollte der Keim identifiziert werden. Dies geschieht mittels Gramfärbung von infektiösem Material aus dem unteren Respirationstrakt. Da es oft schwierig ist, eine echte Infektion von einer Kontamination durch nicht pathogene Keime im Mundrachenraum abzugrenzen, kommt einer korrekten Sputumgewinnung (ev. Waschen des Sputums nach Mulder) eine entscheidende Bedeutung zu (Kriterien für Sputum: höchstens 10 Plattenepithelien und mindestens 25 polynukleäre Zellen pro Gesichtsfeld). In bestimmten Situationen (Immunsupprimierte) ist eine Keimidentifizierung notwendig und sollte mittels bronchoalveolärer Lavage oder mit einer Lungenbiopsie angestrebt werden.

Beim Auftreten von Schüttelfrost empfiehlt es sich, Blut zu kultivieren, um auf diesem Weg den Erreger zu identifizieren. Serologische Untersuchungen haben weniger im Akutstadium als retrospektiv diagnostischen Wert; so für den Nachweis von Mykoplasmen, Influenza A und B, RS-Viren, Adenoviren, Legionellen, Coxiella burnetii, Chlamydien und Aspergillus fumigatus. Ein vierfacher Titeranstieg in zwei innerhalb von zwei bis drei Wochen durchgeführten Serumuntersuchungen ist zusammen mit einer Pneumonie-typischen Klinik für eine aktuelle Infektion beweisend. Das Antigen von Legionella pneumophila der Serogruppe 1 (Erreger von 70–90 % aller Legionellenpneumonien) ist auch nach Therapiebeginn im Urin nachweisbar. Bei der Mykoplasmenpneumonie treten Kälteagglutinine auf. Im Blut sind (vor allem bei den bakteriellen Pneumonien) klassische Entzündungszeichen (erhöhte Senkung, erhöhtes CRP, Leukozytose und Linksverschiebung) vorhanden. Die Leukozytenzahl kann allerdings auch erniedrigt sein.

Tabelle 1.

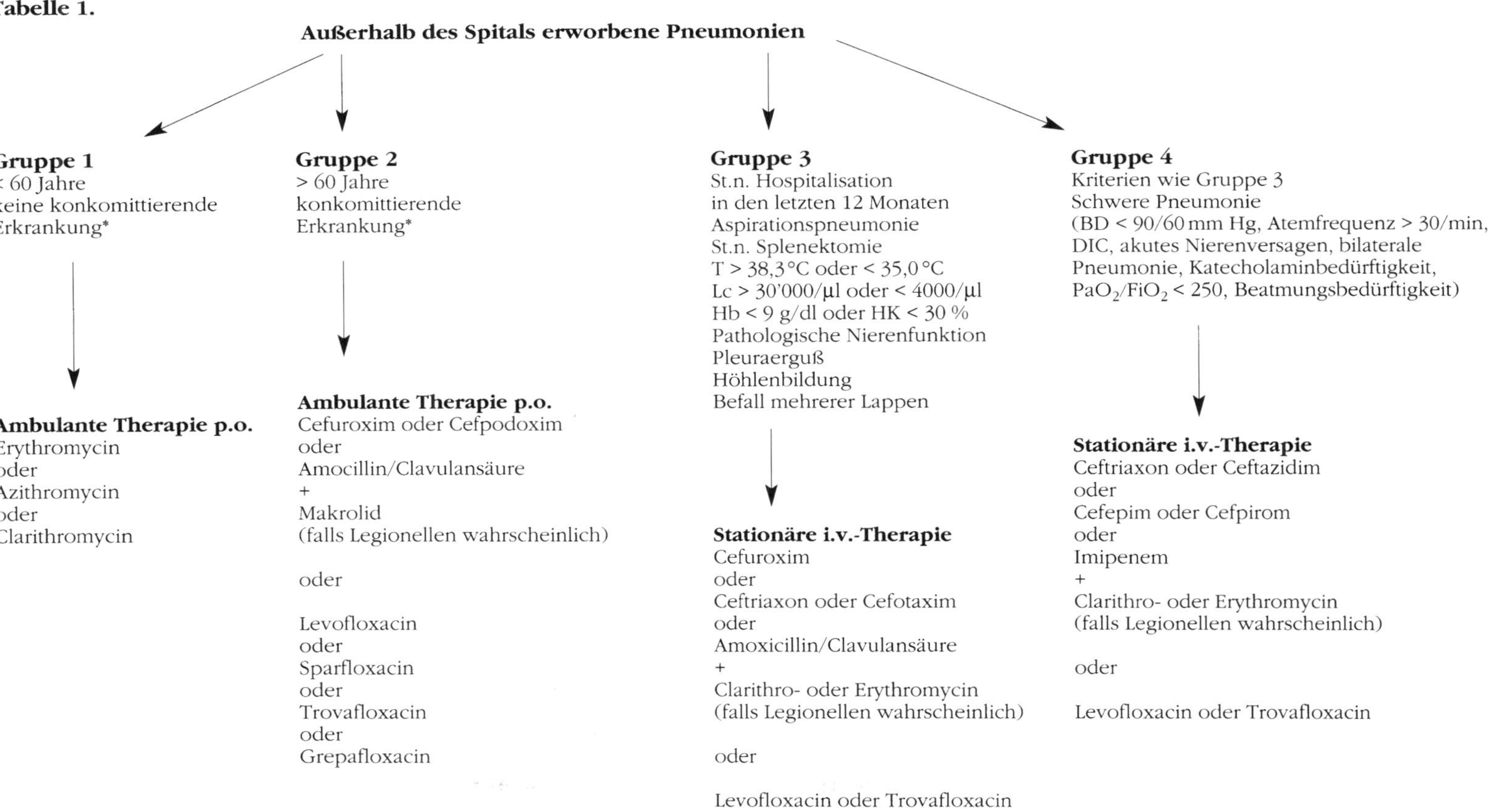

* Konkomittierende Erkrankungen: COPD, Aethylismus, Diabetes mellitus, chron. Leberkrankheiten, chron. Nierenkrankheiten, Herzinsuffizienz.

Management

Behandlungsziel

Ziel der Pneumoniebehandlung ist die rasche Eradikation der Infektion, um einen schweren und komplikationsreichen Verlauf zu verhindern und die Mortalität zu senken.

Initialbehandlung

Die Entscheidung, ob und welche antibiotische Therapie in Frage kommt, muß oft zu einem Zeitpunkt gefällt werden, wo der Erreger noch unbekannt ist. Die Wahl des Antibiotikums richtet sich deshalb nach folgenden Gesichtspunkten: Keimspektrum, Alter, Vorhandensein von Grunderkrankungen und Hospitalisationsbedürftigkeit. Die Therapievorschläge entsprechen weitgehend den Empfehlungen der American Thoracic Society (Tabelle 1).

Gruppe 1
Ambulante Patienten jünger als 60 Jahre, keine konkomittierende Erkrankung

Das vermutliche Keimspektrum umfaßt Pneumokokken, respiratorische Viren, Chlamydia pneumoniae, Haemophilus influenzae, Mykoplasmen und ev. Legionellen. Empfohlen wird eine perorale Therapie mit Makroliden während fünf bis sieben Tagen (Erythromycin 3–4× 500 mg oder Azithromycin initial 500 mg, dann einmal täglich 25 0mg oder Clarithromycin 2× 250–500 mg).

Gruppe 2
Ambulante Patienten älter als 60 Jahre mit konkomittierender Erkrankung

Die verantwortlichen Keime sind Pneumokokken, respiratorische Viren, Haemophilus influenzae, aerobe gramnegative Bakterien, Staphylococcus aureus, Legionellen und Moraxella catarrhalis. Die Therapie erfolgt ebenfalls per os und soll sieben bis zehn Tage dauern. Es bieten sich die folgenden Möglichkeiten an: Neue Makrolide (Azithromycin initial 500 mg, dann einmal täglich 250 mg oder Clarithromycin 2× 250–500 mg) und Chinolone der dritten Generation (Levofloxacin 1× 500 mg oder Sparfloxacin 400 mg am ersten Tag, dann 200 mg täglich oder Trovafloxacin 1× 200 mg oder Grepafloxacin 1× 600 mg). Orale Cephalosporine (Cefuroxim 2× 250 mg oder Cefpodoxim 2× 200 mg) und Kombinationen aus Aminopenicillin und Betalactamase-Hemmer (z.B. Amoxicillin/Clavulansäure 2× 1 g) sind allein nicht gegen Legionellen wirksam. Bei allenfalls möglicher Legionellen-Pneumonie sollen sie nicht allein, sondern nur in Kombination mit einem Makrolidantibiotikum verabreicht werden.

Gruppe 3
Hospitalisationsbedürftige Patienten aller Alterskategorien, leichte bis mittelschwere Pneumonie

Die Indikation zur Hospitalisation ist gegeben, wenn folgende Situationen vorliegen, bei denen die Mortalität deutlich erhöht ist: Konkomittierende Krankheiten (chronisch obstruktive Pneumopathie, Aethylismus, Diabetes mellitus, chronische Lebererkrankungen, chronische Nieren- und Herzinsuffizienz), Status nach Hospitalisation innerhalb der vergangenen zwölf Monate, Verdacht auf Aspiration, Status nach Splenektomie, Fieber über 38,3 °C, Leukozytenzahl über 30’000 oder unter 4’000/µl, Hämoglobin unter 9 g/dl, Hämatokrit unter 30 %, pathologische Nierenfunktion, Pleuraerguß, mehr als ein Lappen befallen, Höhlenbildung.
Als Erreger kommen in Frage: Pneumokok-

ken, Haemophilus influenzae, Mischinfektionen (inkl. Anaerobier), aerobe gramnegative Bakterien, Legionellen, Staphylococcus aureus, Chlamydien, respiratorische Viren. Eine unkomplizierte Pneumonie wird während sieben bis zehn Tagen therapiert, im Falle eines komplizierten Verlaufs (Sepsis, Erguß), bei Mykoplasmen- und Chlamydien-Pneumonie verlängert sich die Therapie-Dauer auf zehn bis vierzehn Tage. Legionellen-Pneumonien bedürfen einer dreiwöchigen antibiotischen Behandlung. Die Therapie erfolgt mit folgenden Pharmaka, die bis zum Rückgang des Fiebers bzw. bis zur klinischen Besserung intravenös verabreicht werden: Cephalosporine der zweiten (Cefuroxim 3 × 750 mg) oder dritten Generation (Ceftriaxon 1 × 2 g oder Cefotaxim 3–4 × 1 g) oder Amoxicillin/Clavulansäure 3 × 1,2–2,2 g. Wird eine Legionellenpneumonie vermutet, wird die Therapie durch ein Makrolid ergänzt (Erythromycin 15–20 mg/kg Körpergewicht, verteilt auf vier Enzeldosen oder Clarithromycin 2× 500 mg). Mit den neuen Chinolonen (Levofloxacin 1–2 × 500 mg iv oder Trovafloxacin 1 × 200 mg iv) ist eine Monotherapie möglich, d.h. das ganze Erregerspektrum inkl. Legionellen ist abgedeckt. Aspirationspneumonien sind meistens durch Anaerobier verursacht und werden mit Amoxycillin/Clavulansäure (3× 1,2–2,2 g) oder mit Clindamycin (3× 600 mg) therapiert.

Gruppe 4

Hospitalisationsbedürftige Patienten aller Alterskategorien, schwere Pneumonie

Das Erregerspektrum entspricht demjenigen der Gruppe 3. Als **schwere Pneumonie** gilt eine Infektion, die zu Hypotonie oder einer Atemfrequenz über 30 pro Minute führt (intubations- oder Katecholaminbedürftig), mit disseminierter intravasaler Gerinnung oder akutem Nierenversagen einhergeht oder einen bilateralen Lungenbefall zeigt. Als Therapie werden Cephalosporine der dritten Generation mit Wirksamkeit gegen Pseudomonas aeruginosa (Ceftriaxon 1× 2 g oder Ceftazidin 3× 1 g) Cephalosporine der vierten Generation (Cefepim 2 × 2 g oder Cefpirom 2 × 2 g) oder Imipenem (2 × 1 g) empfohlen. Bezüglich Legionellen gelten die gleichen Richtlinien wie für die Gruppe 3, ebenso für den Einsatz der neuen Chinolone.

Die oben genannten Behandlungsvorschläge sind als Empfehlungen und nicht als Richtlinien zu verstehen. Saisonale und lokale Besonderheiten machen oft eine vom amerikanischen Behandlungsschema abweichende antibiotische Therapie möglich bzw. nötig. Zu erwähnen sind regional unterschiedlich verbreitete Resistenzentwicklungen. Penicillin-resistente Stämme von Pneumokokken sind weltweit im Zunehmen begriffen. In Südafrika, Ungarn und Spanien sind bereits 20–60 % aller Pneumokokken resistent, in Mitteleuropa (Deutschland, Schweiz) beträgt der Anteil vermindert empfindlicher und resistenter Pneumokokken-Stämme aktuell 5–10 %. Häufig besteht eine Kreuzresistenz gegen andere Betalactam-Antibiotika.

Spezielle Bedingungen

Bei prolongiertem Verlauf, d.h. fehlendem Ansprechen auf eine empirische antibiotische Therapie, sind folgende Ursachen in Betracht zu ziehen: 1. Die Keime sind gegenüber dem verabreichten Antibiotikum resistent. In dieser Situation ist eine Kultivierung und Resistenzprüfung des Erregers indiziert. 2. Es handelt sich um einen unüblichen Keim, der einer anderen Therapie bedarf (Mykobakterien, endemische Pilze). 3. Die Pneumonie ist poststenotisch verursacht (Fremdkörper, exo- oder endobronchiale Raumforderung). 4. Die Pneumonie ist nicht-infektiöser Genese. Die Differentialdiagnose ist breit und umfaßt Herzinsuffizienz, Lungenembolie, Bronchiolitis obliterans, eosinophile Pneumonien, pulmonale alveoläre Proteinose, Sarkoidose, alveoläre Hämorrhagie, maligne Prozesse (primär pulmonales Lymphom, Alveolarzellkarzinom), Vaskulitiden, Hypersensitivitätsalveolitis und medikamentös induzierte Alveolitiden.

Pleuranahe Infektionen verursachen oft eine **Begleitpleuritis,** die sich im Anfangsstadium durch atemabhängige Schmerzen, in der Exsudationsphase durch einen **Pleuraerguß** manifestiert. Kommt es zum Keimdurchbruch in den Pleuraraum, entsteht ein **Pleuraempyem,** welches unter alleiniger antibiotischer Therapie häufig nicht abheilt, sondern drainiert oder chirurgisch ausgeräumt werden muß (Früh- oder Spät-Dekortikation). Anaerobier-Pneumonien neigen zur **Abszeßbildung** (vgl. entsprechendes Kapitel). durch hämatogene Streuung (septische Embolien) in andere Organe kommt es zur **septischen Arthritis, Endokarditis** (Kunstklappen, Vitien), **Otitis** und **Meningitis.** Nach Streptokokkenpneumonien tritt im Rahmen der Immunreaktion gelegentlich eine **Glomerulonephritis** auf. Bei schwerster Pneumonie kommt es zur **respiratorischen Partial-** oder **Globalinsuffizienz,** wodurch der Patient intubationsbedürftig wird und einer maschinellen Beatmung bedarf. Als weitere Komplikationen sind das **ARDS** („adult respiratory dystress syndrome“, vgl. entsprechendes Kapitel) und das **Sepsis-Syndrom** mit Kreislaufinsuffizienz, disseminierter intravasaler Gerinnung und Multiorganversagen zu erwähnen.

Bei über 65jährigen, Status nach Splenektomie, Bronchiektasen, chronischer Herz- und Niereninsuffizienz, chronisch obstruktiver Pneumopathie, Diabetes mellitus und verminderter Immunitätslage werden Impfungen gegen Pneumokokken sowie gegen Influenza A und B als präventive Maßnahme empfohlen.

Literatur

1. Schaberg T, Lode H (1991) Klinik und Diagnostik der ambulant erworbenen Pneumonien. Dtsch Med Wschr 116: 1877–1882
2. Barnes P (1994) The Pathology of community acquired pneumonia. Sem Respir Inf 9: 130–139
3. Moine P, Vercken JB, Chevret S, Chastang C, Gajdos P (1994) Severe community acquired pneumonia etiology, epidemiology and prognosis factors. Chest 105: 1487–1495
4. Ostergaard L, Andersen PL (1993) Etiology of community acquired pneumonia. Evaluation by transtracheal aspiration, blood culture, or serology. Chest 104: 1400–1407
5. Granton JT, Grossmann RF (1993) Community-acquired pneumonia in the elderly patient. Clin Chest Med 14: 537–550
6. Thom DH, Grayston JT (1991) Infections with chlamydia pneumoniae strain TWAR. Clin Chest Med 12: 245–256
7. Luby JP (1991) Pneumonia caused by mycoplasma pneumoniae Infection. Clin Chest Med 12: 237–244
8. Nguyen MIT, Yu VI (1991) Legionella infection. Clin Chest Med 12: 257–266
9. Mulder I (1964) Clinical-significance of bacteriologic examination of sputum in cases of acute and chronic bacterial disease of respiratory tract. Adv Int Med Vol XII. In: Dock W, Snapper I (eds) Chicago Year Book. Med Publishers Inc, pp 223–255
10. Pareja A, Bernal C, Leyva A, Piedrola G, Maroto C (1992) Etiologic study of patients with community-acquired pneumonia. Chest 101: 1207–1210
11. American Thoracic Society (1993) Guidelines for the initial management of adults with community. Am Rev Respir Dis 148: 1418–1426
12. Macfarlane J (1994) An overview of community acquired pneumonia with lessons learned from the British Thoracic Society study. Sem Resp Inf 9: 153–165
13. European Study on Community Acquired Pneumonia (ESOCAP) Committee (1998) Management of adult community-acquired lower respiratory tract infections. Eur Respir Rev 8: 391–426

14. European Study on Community Acquired Pneumonia (ESOCAP) Committee (1998) Guidelines for management of adult community-acquired lower respiratory tract infections. Eur Respir J 11: 986–991
15. Brown PD, Lerner SA (1998) Community-acquired pneumonia. Lancet 352: 1295–1302
16. Moreillon P, Wenger A (1996) Antibiotic resistance in pneumococci. Schweiz Med Wochenschr 126: 255–263
17. Reinert RR, Lutticken R, Kaufhold A (1993) Current data on the antibiotic sensitivity of streptococcus pneumoniae (pneumococcus). The significance of penicillin resistant isolates. Med Klin 88: 357–361
18. Gross TJ, Chavis AD, Lynch P (1991) Noninfectious pulmonary diseases masquerading as community-acquired pneumonia. Clin Chest Med 12: 363–390
19. Ortiz CR, La Force FM (1994) Prevention of community-acquired pneumonia. Med Clin North Am 78: 1173–1183
20. Center for Disease Control and Prevention (1997) Prevention of pneumococcal disease: recommendations of the Advisory Committee on Immunization Practices (ACIP). MMWR Morb Mortal Wkly Rep 46: 1–24

Bronchiektasen

E. Achermann und T. C. Medici

Definition

Unter angeborenen oder erworbenen Bronchiektasen versteht man eine permanente Dilatation von einem oder mehreren Subsegment-Bronchien. Morphologisch unterscheidet man zylindrische, sackförmige und variköse Bronchiektasen. Die Aetiologie bleibt bei der Hälfte der Patienten unklar. Zu **lokalisierten** Bronchiektasen führen Magensaftaspiration (Krampfanfälle, Aethylismus, i.v.-Drogen-Abusus, Allgemein-Anästhesie, Bewußtlosigkeit), Fremdkörper-Aspiration (Bronchiektasen meistens im rechten Unterlappen oder im rechten posterioren Oberlappen-Segment) und endo- oder exobronchiale Stenosen (Lymphome, endobronchiale Tumoren, Abszesse). **Generalisierte** Bronchiektasen entwickeln sich typischerweise postinfektiös. Neben der **Tuberkulose** entstehen sie vor allem nach Infektionen mit **Viren** (Masern, Adenoviren), **Bakterien** (Bordetella pertussis, Haemophilus influenzae, Streptococcus pneumoniae, Mykoplasma pneumoniae) und **Aspergillen** (allergische bronchopulmonale Aspergillose). Ebenso führen primäre und sekundäre **Abwehrstörungen** (Hypergammaglobulinämie, IgG-Subklassen-Mangel, Agammaglobulinämie, multiples Myelom) zur Ausbildung von Bronchiektasen. Mit generalisierten Bronchiektasen vergesellschaftet sind zudem die **primäre ziliäre Dysfunktion** (z.B. Kartagener-Syndrom: Situs inversus totalis oder partialis, chronische Sinusitiden, Bronchiektasen), das **Young-Syndrom** (rezidivierende sinopulmonale Infektion, Bronchiektasen, obstruktive Azoospermie), die **zystische Fibrose** (rezidivierende sinopulmonale Infektionen, Bronchiektasen, Nasenpolypen, Pankreas-Insuffizienz), das **Williams-Campbell-Syndrom** (Bronchomalazie) und das **Mounier-Kuhn-Syndrom** (Tracheobronchomegalie). Pathogenetisch kommt es entweder durch einen initialen Gewebsschaden und/oder direkt durch Bakterien-Toxine zu einer Verminderung der mukoziliären Clearance, was eine bakterielle Besiedelung begünstigen kann. Die Bronchialschleimhaut entzündet sich, und die von Entzündungszellen freigesetzten Enzyme (Elastasen, Proteasen) schwächen und zerstören die Strukturen der Bronchialwand. Die Zugkräfte des umgebenden atelektatischen Lungengewebes führen zu einer Bronchien-Dilatation. Der Entzündungsprozeß unterhält sich oft selber und greift auf das umliegende Parenchym über, wodurch dieses vernarbt.

Diagnostik

Die Verdachtsdiagnose läßt sich in der Regel aufgrund der Klinik (chronischer Husten, Sputumproduktion von meistens mehr als 30 ml pro Tag, rezidivierende Infekt-Exazerbationen, ev. Hämoptysen) und des konventionellen Thorax-Röntgenbildes („tram lines", Zysten und Ringschatten in den basalen Lungenabschnitten) vermuten. Diagnostische Methode der Wahl ist heute die hochauflösende Computertomographie (**high resolution CT**). Die Bronchographie (immer noch Goldstandard) kommt präoperativ zur exakten Lokalisation und Ausdehnung der Bronchiektasen zur Anwendung. Die bakteriologische Sputum-Untersuchung dient der Keim-Identifizierung und Resistenzprüfung. Mittels Lungenfunktion lassen sich durch Bronchiektasen bedingte Ventilationsstörungen erfassen (initial meistens obstruktive, im Spätstadium zusätzlich restriktive Störung). Zur aetiologischen Klärung sind je nach Situation weitere Abklärungen indiziert: Zilienuntersuchung (primäre ziliäre Dysfunktion), Schweißtest (zystische Fibrose), Gesamt-IgE, Aspergillenspezifisches IgE und Hauttestung gegen Aspergillus fumigatus (allergische bronchopulmonale Aspergillose), Eiweiß- und Immunelektrophorese inkl. IgG-Subklassen (Immundefizienz).

Management

Therapieziel

Ziel der therapeutischen Bemühungen bei generalisierten Bronchiektasen ist einerseits die **Infektkontrolle** (Exazerbationen sanieren und verhindern), andererseits die **Behebung der Obstruktion** einschließlich der Clearance-Steigerung und der Sekretions-Erleichterung. Bei lokalisierten Bronchiektasen wird eine operative Sanierung angestrebt.

Initialbehandlung

Die Wahl des Antibiotikums richtet sich nach Keim-Identifikation und – bei fehlendem Ansprechen auf eine empirische Therapie (z.B. Amoxicillin 3 × 375–750 mg p.o.) – nach Resistenzprüfung. Die für Exazerbationen am häufigsten verantwortlichen Keime sind wie bei der chronischen Bronchitis Haemophilus influenzae, Streptococcus pneumoniae und Moraxella catarrhalis, aber auch Staphylococcus aureus, Enterobakterien (E. coli, Klebsiella pneumoniae, Enterobacter sp.) sowie Pseudomonas aeruginosa und cepacia. H. influenzae, Pneumokokken und M. catarrhalis werden mit Amoxicillin/Clavulansäure (2 × 1 g p.o. oder 3 × 1,2 g i.v.) oder Trimethoprim/Sulfamethoxazol (2 × 160 mg/800 mg p.o.) therapiert, Staphylococcus aureus mit Penicillinasefesten synthetischen Penicillinen (z.B. Flucloxacillin 2–4 × 1–2 g i.v.) oder – bei Methicillin-Resistenz – mit Vancomycin (4 × 0,5 g i.v.), Enterobakterien mit Ciprofloxacin (2 × 500 mg p.o. oder 2 × 200 mg i.v.). Pseudomonas aeruginosa-Infektionen bedürfen initial oft einer Kombinationstherapie, z.B. mit Tobramycin (3 × 1 mg/kg KG i.v.) und Piperacillin (2–4 × 3 g i.v.). Alternativ kann – ebenso auch bei Pseudomonas cepacia – mit Imipenem (2–4 × 0,5–1 g i.v.) oder Ciprofloxacin (2 × 200 mg i.v.) behandelt werden.

Dauerbehandlung

Bei zahlreichen Exazerbationen (z.B. mehr als fünf pro Jahr) kann die Durchführung einer resistenzgerechten antibiotischen Dauertherapie versucht werden.

Mit kurz- und langwirksamen Beta-2-Stimulatoren (z.B. Salbutamol, Formoterol, Salmeterol) kann die obstruktive Komponente oft günstig beeinflußt werden (Bronchodilatation, Verbesserung der mukoziliären Clearance). Topische Steroide (z.B. Budesonid, Fluticason) haben in manchen Fällen einen positiven Effekt auf die entzündliche Komponente.

Spezielle Bedingungen

Aetiologische Faktoren sind nach Möglichkeit zu eliminieren (z.B. Sanierung von chronisch entzündeten Nasennebenhöhlen, Beseitigung von stenosierenden endo- oder exobronchialen Tumoren). Zugrunde liegende Krankheiten sind adäquat zu behandeln (z.B. Gammaglobulin-Substitution bei IgG-Subklassen-Mangel oder Agammaglobulinämie).
Eine frühzeitige und ausreichend lange antibiotische Therapie bei Pneumonien im Kindesalter sowie Impfungen gegen Pertussis und Masern sind wichtige präventive Maßnahmen. Bei bereits bestehenden Bronchiektasen empfiehlt sich die Impfung gegen Pneumokokken.

Als **Komplikationen** von Bronchiektasen können **Pneumonien, Lungenabszesse** und **Pleuraempyeme** auftreten (vgl. entsprechende Kapitel). Wenn durch die lokalen Entzündungsprozesse Gefäße arrodiert werden, kommt es zur leichten, gelegentlich aber auch schweren Hämoptoe. Die Blutungen kommen nach adäquater antibiotischer Therapie meistens zum Stillstand. Bei schweren Blutungen (vor allem aus Bronchialarterien) ist eine Lappen- oder Segment-Resektion oft unumgänglich. Alternativ kommt heute auch die Embolisationstherapie des betroffenen Gefäßes zur Anwendung (Tabelle 1). Zu den heute seltenen Komplikationen gehören **Hirnab-**

Tabelle 1.

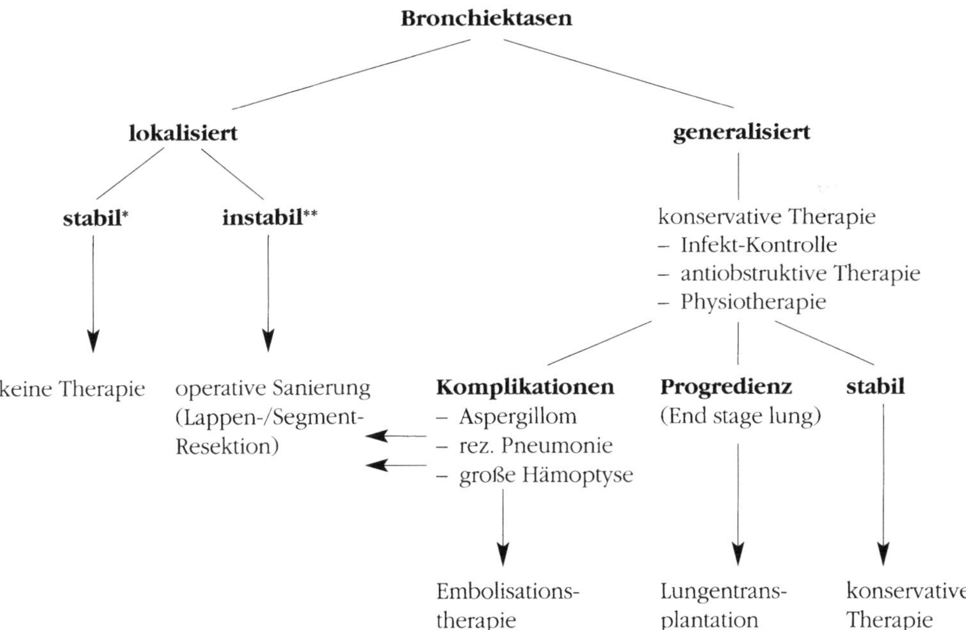

* Wenig Husten/wenig Auswurf/wenige Exazerbationen.
** Viel Husten/viel Auswurf/häufige Exazerbationen.

szesse (durch hämatogene Streuung) und die durch chronische Entzündungsprozesse hervorgerufene **Amyloidose.** Letztere kann prinzipiell jedes Organ befallen, manife stiert sich jedoch bevorzugt an Nieren und Blutgefäßen.

Bei progredienter Lungenzerstörung durch die Bronchiektasen (end stage lung) besteht – vor allem bei der zystischen Fibrose – die Option einer Lungentransplantation.

Sonstige Maßnahmen

Einer intensiven Atemtherapie mit Drainagelagerung und sekretmobilisierenden Maßnahmen kommt sowohl im stabilen Zustand als auch bei Infekt-Exazerbation eine wichtige Bedeutung zu.

Literatur

1. Barker AF, Bardana EJ Jr (1988) Bronchiectasis: Update of an orphan disease. Am Rev Respir Dis 137: 969–978
2. Eller JM, Schaberg T, Lode H (1993) Therapie der Bronchiektasen. Dtsch Med Wschr 118: 1608–1610
3. Eller JM, Schaberg T, Lode H (1993) Klinik und Diagnostik der Bronchiektasen. Dtsch Med Wschr 118: 1605–1607
4. American Thoracic Society (1993) Lung transplantation. Am Rev Respir Dis 147: 772–776
5. McGuiness G, Naidich DP, Leitman BS, McCauley DL (1993) Bronchiectasis: CT evaluation. Am J Radiol 160: 253–259
6. Etienne T, Spiliopoulus A, Megevand R (1993) Les bronchiectasis: indication et moment de la chirurgie. Chir Thorac Cardio Vasc 47: 729–735
7. Elborn JS, Johnston B, Allen F, Clarke J, McGarry J, Varghese G (1992) Inhaled steroids in patients with bronchiectasis. Resp Med 86: 121–124
8. Conway JH, Fleming JS, Perring S, Holgate ST (1992) Humidification as an adjunct to chest physiotherapy in aiding tracheo-bronchial clearance in patients with bronchiectasis. Resp Med 86: 109–114
9. Brooke Nicotra M (1994) Bronchiectasis. Sem Resp Inf 9: 31–40
10. Leibovitch G, Maaravi Y, Shalev O (1991) Multple brain abscesses caused by stretococcus bovis. J Infect 23: 195–196
11. Kaneko K, Kudo S, Tashiro M, Kishikawa T, Nakanishi Y, Yamada H (1991) Case report: computed tomography findings in Williams-Campbell syndrome. J Thorac Imag 6: 11–13
12. Van Schoor J, Joos G, Pauwels R (1991) Tracheobronchomegaly – the Mounier-Kuhn syndrome: report of two cases and review of the literature. Eur Respir J 4: 1303–1306
13. Cremaschi P, Nascimbene C, Vitulo P, Catanese C, Rota L, Barazzoni GC, Cornalba GP (1993) Therapeutic embolization of bronchial artery: a successful treatment in 209 cases of relapse hemoptysis. Angiology 44: 295–299
14. Cahill BC, Ingbar DH (1994) Massive hemoptysis. Clin Chest Med 15: 147–166
15. Gertz MA, Kyle RA (1991) Secondary systemic amyloidosis: response and survival in 64 patients. Med Balt 70: 246–256

Chronische Bronchitis

N. Konietzko

Definition

Unter chronischer Bronchitis wird eine Erkrankung definiert, die gekennzeichnet ist durch übermäßige Schleimproduktion im Bronchialtrakt und die sich manifestiert mit Husten (mit oder ohne Auswurf) an mindestens 3 aufeinander folgenden Monaten während zweier Jahre. Diese von der WHO vorgeschlagene Definition, für epidemiologische Zwecke geschaffen, eignet sich für die klinische Einordnung nur bedingt. In jedem Fall bedarf sie des Ausschlusses einer Reihe von kardiopulmonalen Erkrankungen, die ähnliche Symptome hervorrufen. Dies sind insbesondere Bronchiektasen, Asthma bronchiale, Bronchialkarzinom und Linksherzinsuffizienz. Prognostisch und für die Therapie entscheidend ist das Hinzutreten der Atemwegsobstruktion, daher die Einteilung in die chronische, nicht obstruktive Bronchitis (CB) und die chronisch obstruktive Bronchitis (COB). Diese kann unterteilt werden in eine Verlaufsform mit und eine solche ohne peripheren Atemwegskollaps, erkenntlich an der Flußvolumenkurve (Abb. 1). Komplizierende oder konkomittierende Erkrankungen wie das Asthma bronchiale und/oder das Lungenemphysem werden auch als solche bezeichnet werden. Zunehmend setzt sich der aus dem Angel-

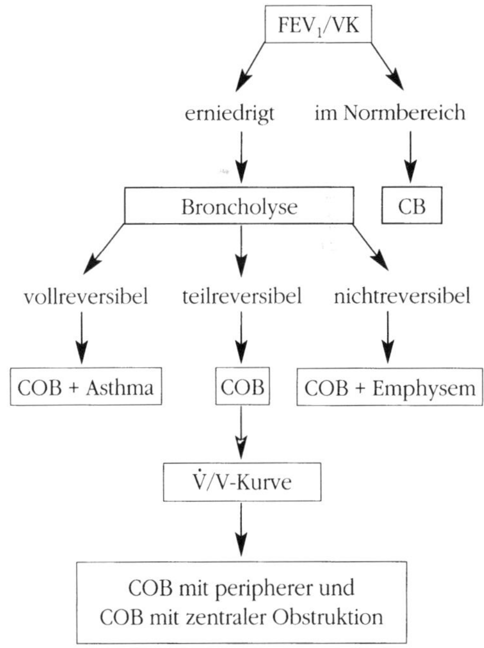

Abb. 1. Flußschema zum diagnostischen Vorgehen bei chronischer Bronchitis mit Hilfe der Lungenfunktion (*V̇/V-Kurve* Flußvolumenkurve)

sächsischen übernommene Begriff COPD (= Chronic Obstructive Pulmonary Disease) durch. Er bezeichnet im eigentlichen Sinn die Überlappung von COB und Lungenemphysem, wird aber meist als übergeordneter Begriff für alle obstruktiven Atemwegserkrankungen (außer Asthma) verwendet.

Diagnostik

Die Diagnose der chronischen Bronchitis wird aufgrund der Anamnese und des Ausschlusses anderer, zu Husten und/oder Auswurf führender Erkrankungen gestellt. Zu letzterer bedarf es gezielter diagnostischer Maßnahmen wie des Röntgenbildes des Thorax, gelegentlich auch des Computertomogrammes des Thorax (Bronchiektasen?) sowie insbesondere einer differenzierten Lungenfunktionsanalyse (Spiometrie, Ganzkörperplethysmographie und Flußvolumenkurve).

Zum Ausschluß einer zugrundeliegenden Immunerkrankung wird in unklaren Fällen das Labor benötigt (IgA-, IgG-Mangel, Alpha-1-Proteinasen-Inhibitormangel, Schweißtest zum Ausschluß der Mukoviszidose, Ziliarkinetik). Auch sind zum Ausschluß anderer, zu chronischem Husten führenden Erkrankungen ab und zu bronchologische Untersuchungsverfahren erforderlich (Bronchialkarzinom, Tuberkulose, Fremdkörperaspiration). Die Sputumkultur ist als Routinemaßnahme nicht erforderlich, da wenig sensitiv und häufig nicht repräsentativ (Speichel! Überwucherung durch nicht repräsentative Keime!). Eine gezielte Kultur des Morgensputums, frisch untersucht, oder von Bronchialsekret (Bronchoskopie) ist indiziert bei Exazerbatim und Nichtansprechen auf Amoxicillin, bei fortgeschrittener Atemwegsobstruktion und vorangegangener Hospitalisierung wegen Bronchitis.

Behandlungskonzept

Therapieziel

Interventionsziel bei der chronischen Bronchitis ist die Verhinderung des Fortschreitens der Erkrankung durch präventive Maßnahmen (in der Regel Einstellen des inhalativen Zigarettenrauchens). Bei der chronisch obstruktiven Bronchitis werden folgende Therapieziele angestrebt:

- Linderung der Bronchitisbeschwerden.
- Verminderung der Exazerbationen, sowohl Häufigkeit als auch Schweregrad betreffend, und
- Hinausschieben des Eintretens von Spätkomplikationen, insbesondere Lungenemphysem und Cor pulmonale.

Im Mittelpunkt der Präventine steht die Schadstoffelimination (Tabakrauch, Schadstoffe am Arbeitsplatz), hinzu kommen Impfmaßnahmen (Grippeschutzimpfung und Pneumokokkenschutzimpfung).

Schwerpunkt der Therapie ist die **antiobstruktive** Dauermedikation sowie die **antibiotische Therapie** bei Auftreten bakterieller Infekte. **Atemphysiotherapeutische Maßnahmen** zur Sekretelimination unterstützen den Prozeß. Im terminalen Stadium der Erkrankung, der respiratorischen Insuffizienz, ist ein abgestuftes Vorgehen mit Sauerstoffdauertherapie, nicht invasiver Ventilation und ggf. Lungentransplantation zu erwägen.

Behandlung der akuten Exazerbation

Exazerbationen einer chronischen Bronchitis, gekennzeichnet durch Zunahme des Auswurfs, Auftreten von purulentem Sputum und/oder Verschlimmerung der Atemnot können durch den Einsatz von Antibiotika abgekürzt werden. In 80% der Atemwegsinfekte sind Haemophilus influenzae und Streptococcus pneumoniae, bei länger bestehender Erkrankung und häufiger Hospitation auch gramnegative Keime nachweisbar. Antibiotika der Wahl sind in frühen Stadien der Erkrankung Amino-Penicillin (z.B. 3 × 750 mg Amoxicillin über 7 Tage), in späteren Stadien ist die Behandlung nach Resistogramm von Morgensputum oder bronchoskopisch entnommenem Bronchialsekret vorzunehmen, da mit Fortschreiten der Erkrankung mit Problemkeimen (z.B. Pseudomonas aeroginosa) zu rechnen ist.

Während und nach dem Infekt ist die antiobstruktive Therapie (s.u.) zu intensivieren.

Antiobstruktive Dauerbehandlung

Die antiobstruktive Dauertherapie der chronisch obstruktiven Bronchitis sollte nach einem Stufenplan erfolgen, der inhalative β_2-Sympathomimetika oder Anticholinergika in der ersten Stufe vorsieht. Bei ungenügender Besserung sind retarchierte Theophyllinpräparate per os und bei Nichtansprechen orale Corticosteroide einzusetzen. Deren Wirksamkeit ist durch eine zweiwöchige orale Prednisontherapie objektiv nachzuweisen (Lungenfunktion!) und im Falle der Besserung (FEV_1 > 15%) in niedrig dosierter Dosis fortzusetzen. Der Stellenwert inhalativer Steroide ist bisher noch nicht ausreichend wissenschaftlich begründet, die Verordnung wird allerdings bereits jetzt häufig praktiziert (Abb. 2).

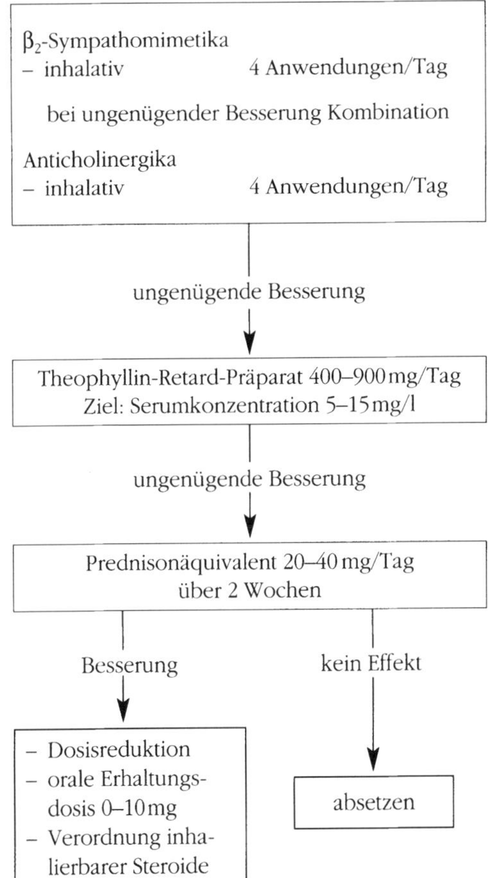

Abb. 2. Stufenplan für die Langzeittherapie der chronisch obstruktiven Bronchitis

Spezielle Bedingungen

Gefährdet sind Patienten mit chronischer Bronchitis besonders im Gefolge von operativen Eingriffen, speziell bei Lungenresektion sowie bei viralen Infektionen des oberen Respirationstraktes. Es kann zu bakteriellen Schüben der Bronchitis, zur Sekretrentention, Pneumonie, Verstärkung der Atemwegsobstruktion und respiratorischen Insuffizienz kommen.

Literatur

1. Anthonisen NR, Manfreda J, Warren CP (1987) Antibiotic therapy in exacerbations of chronic obstructive pulmonary disease. Ann Intern Med 106: 196–204
2. ATS-Statement (1995) Standards for the diagnosis and care of patient with COPD. Am J Resp Crit Care Med 152: 78–121
3. BTS (1997) Guidelines for the management of chronic obstructive pulmonary disease. Thorax 52: 1–28
4. Deutsche Atemwegsliga (1994) Prophylaxe und Therapie von bronchialen Infekten. Med Klinik 92: 699–704
5. Konietzko N (Hrsg) (1996) Bronchitis. Urban u. Schwarzenberg, München
6. Senior RM, Anthorisen NR (1998) Chronic obstructive pulmonary disease (COPD). Am J Resp Crit Care Med 157: 139–147

Akute Lungenembolie

N. Konietzko

Definition

Unter **Lungenembolie** versteht man die Verlegung der Arteria pulmonalis und ihrer Äste durch Fremdmaterial, in der Regel Thromben aus dem Venensystem der unteren Extremitäten und des Beckens. Unter **Lungeninfarkt** ist eine der Embolie folgende hämorrhagische Durchtränkung der Alveolen und des Lungengerüstes zu verstehen, die bei inkompletter Form reversibel ist. Bei kompletter Form erfolgt die Gewebsnekrose mit Organisation. Der Lungeninfarkt tritt in etwa bei jeder 10. Lungenembolie auf. Lungenembolien können akut und chronisch rezidivierend auftreten. Man unterscheidet 4 verschiedene Schweregrade, nach denen auch die Therapie auszurichten ist (Tabelle 1).

Diagnostik

Die definitive Diagnose „Lungenembolie" ist eine Synopsis aus Klinik (Tachypnoe, Tachykardie, Synkope, Schock), Röntgenbild des Thorax (meist unauffällig) und Ventilations-/Perfusionsszintigramm mit segmentalen oder subsegmentalen Perfusionsausfällen bei normaler Ventilation (Ventilations-/Perfusions-„mis-match"). Im Zweifelsfall kann die Pulmonalisangiographie als „Goldstandard" erforderlich werden. Gelegentlich erfordert die Diagnostik auch das Spiral-Angio-CT, das Kernspintomogramm und/oder die Echokardiographie (insbesondere die transösophagiale Echokardiographie, welche einen Einblick in beide Pulmonalarterienhauptstämme zuläßt).

Die Pulmonalarteriendruckmessung in Kombination mit dem Herzzeitvolumen ist zur Stadiierung und Verlaufskontrolle von submassiven und massiven Lungenembolien die Methode der Wahl (Tabelle 1).

Behandlungskonzept

Behandlungsziel

Der wichtigste prognostische Parameter bei einer Lungenembolie ist der kardiogene Schock, die Letalität bei massiven Lungenembolien mit Schock beträgt 32%, ohne Schock 6%. Ziel der therapeutischen Inter-

Tabelle 1.

Schweregrad	I (begrenzt)	II (submassiv)	III (massiv)	IV (fulminant)
Gefäßobliteration	subsegmental	segmental	lobär	Pulmonal-arterien-Stamm
Klinik	keine	Tachykardie	Dyspnoe	Schock
Pulmonalarterien-mitteldruck (mmHg)	normal	20–30	> 30	> 30
Therapie	(Heparin) + Antikoagulation	Heparin + Antikoagulation	Heparin + (Lyse)	Heparin + Lyse + invasive Maßnahmen

vention bei submassiver und massiver Lungenembolie ist also die rasche Auflösung der pulmonalen Thromben mit Verbesserung der Hämodynamik und damit auch der Prognose. Sekundäres therapeutisches Ziel ist die Auflösung der Thromben in den tiefen Bein- und Beckenvenen und damit die Reduktion der Rezidivrate. Die Voraussetzungen für die differenzierte Therapie bei Lungenembolie sind abhängig von der Allgemeinsituation des Patienten (Grundkrankheit), dem Schweregrad der Lungenembolie (Tabelle 1) und den lokal gegebenen aktuellen therapeutischen Möglichkeiten (Katheterfragmentation, Embolektomie).

Begleitende Therapiemaßnahmen sollten beinhalten: Bettruhe (Verminderung des Sauerstoffbedarfs, Reduktion der Embolien), Sauerstoffgabe per Nasensonde und milde Sedation, ggf. auch Analgesie (damit Senkung des Sauerstoffbedarfs).

Bei frisch aufgetretenen Lungenembolien ist die Therapie der Wahl zunächst der Heparinbolus von 5000–10.000 IE intravenös. Je nach Stadium, in dem sich der Patient befindet, wird die intravenöse Vollheparinisierung als Standardtherapie mit 30.000 bis

Tabelle 2.

Fibrinolysetherapie bei Lungenembolie: Gängige Schemata (nach Zahn et al. 1996, DMW 121: 629–634

Streptokinase

250 mg Prednisolon-Äquivalent i.v.
Standardprotokoll: 250.000 I.E./30 min, danach 100.000 I.E./h über 24 (–36) h
Kurzlyseprotokoll: 1,5 Mio. I.E. – über 30 min, danach 1,5 Mio. I.E. über 2–3 h
Heparin: nach der Lyse, PTT-gesteuert

Urokinase

Standardprotokoll: 300.000 I.E./4 min, danach 100.000 I.E./h über 24 (–36) h
Kurzlyseprotokoll: 2 Mio. I.E. als Bolusgabe (5 min)
Heparin: immer begleitend, PTT-gesteuert

Tissue-Plasminogenaktivator (tPA)

Standardprotokoll: 100 mg/2 h
Kurzlyseprotokoll: 0,6 mg/kg · 15 min (max. 50 mg; bei Verschlechterung: eventuell zweiter Bolus nach 30–60 min)
Heparin: begleitend, PTT-gesteuert

45.000 Einheiten pro Tag und einer Verdoppelung des Ausgangswertes der partiellen Thromboplastinzeit (PTT) im Stadium I bis II über 7 Tage durchgeführt, anschließend Übergang auf Antikoagulation mit Phenprocoumon.

Im Stadium III wird, abhängig von der Schocksituation und den lokalen Gegebenheiten entweder eine Vollheparinisierung oder eine Lysetherapie (Tabelle 2) durchgeführt.

Im Stadium IV kann unter Reanimationsbedingungen eine Katheterfragmentation quasi am Krankenbett und/oder eine akute Thorakotomie mit Embolektomie bei extrakorporalem Kreislauf in großen Kliniken versucht werden.

Die Implantation von Vena cava inferior-Filtern, sei es in der passageren Form, sei es in der permanenten Form (Mobin-Uddin-Filter), ist bei der Rezidivprophylaxe hämodynamisch relevanter rezidivierender Lungenembolien und tiefer Beinvenenthrombose bei gleichzeitiger Kontraindikation gegen Antikoagulantien (z.B. intracerebrale Blutung) eine Alternative zur medikamentösen Behandlung, auch wenn es bei fast drei Vierteln aller Patienten zu einem langfristigen Verschluß der unteren Hohlvene durch thrombotisches Material kommt.

Literatur

1. Goldhaber SZ, Feldstein ML, Sors H (1994) Two trials of reduced bolus alteplase in the treatment of pulmonary embolism. Chest 106: 725–726
2. Grosser KD (1988) Akute Lungenembolie, Behandlung nach Schweregraden. Dtsch Ärztebl 85: B-587–B-594
3. Gulba DC, Schmid C, Borst HG (1994) Medical compared with surgical treatment for massive pulmonary embolism. Lancet 343: 576–577
4. Horstkotte D, Heintzen MP, Strauer BE (1990) Kombinierte mechanische und thrombolytische Wiedereröffnung der Lungenstrombahn bei massiver Lungenarterienembolie mit kardiogenem Schock. Intensivmed 27: 124–132
5. Matthias K (1992) Intenventionelle Kathetertherapie bei Lungenembolie. Intensivmed 29: 61–65
6. Meissner E, Niedermeyer J, Fabel H (1993) Akute Lungenembolie. Z Kardiol [Suppl] 82: 23–34
7. Moser KM, Auger WR, Feduller PF (1990) Chronic major-vessel thromboembolic pulmonary hypertension. Circulation 81: 1735–1743
8. Schulman S, Rhedin AS, Lindmarker P (1995) A comparison of six weeks with six months of oral anticoagulant therapy after first episode of venous thromboembolism. New Engl J Med 332: 1661–1665
9. Theis W (1992) Thrombolysetherapie tiefer Beinvenenthrombosen. Internist 33: 225–231

Lungenemphysem

N. Konietzko

Definition

Das Lungenemphysem ist gekennzeichnet durch eine Zerstörung von Lungengewebe jenseits der Bronchioli terminales. Sie geht einher mit irreversibler Lungenüberblähung, gestörter Hustenclearance infolge expiratorischem Kollaps der großen Atemwege und Gasaustauschstörung.
Die häufigste Ursache des Lungenemphysems ist das inhalative Zigarettenrauchen, etwa 3% der mitteleuropäischen Patienten mit Lungenemphysem leiden an einem schweren Alpha-1-Antitrypsinmangel.

Diagnostik

Die Frühdiagnostik des Lungenemphysems erfolgt mittels differenzierter Lungenfunktionsprüfungen. Die Belastungsdyspnoe und der emphysemtypische Untersuchungsbefund mit Lungenüberblähung und tiefstehendem Zwerchfell bei geringer Verschieblichkeit (Faßthorax) sind erst bei fortgeschrittenem Lungenemphysem zu finden. Moderne bildgebende Verfahren sind diagnostisch sensitiver als die Standard-Röntgenaufnahme des Thorax. Mit Hilfe der hochauflösenden Computertomographie (HRCT) und garantitativer Dichtebestimmung, sowie nuklearmedizinischer Untersuchung (Ventilation und Perfusionsszintigramm) lassen sich Schweregrad und regionale Ausdehnung des Lungenemphysems auch in frühen Stadien sicher erfassen.

Behandlungskonzept

Behandlungsziel

Die Behandlungsmöglichkeiten des Lungenemphysems sind begrenzt, zerstörtes Lungengewebe ist nicht ersetzbar. Es gelingt zumindest, bei Einhaltung aller präventiven und therapeutischen Maßnahmen, die fortschreitende Destruktion des Lungengewebes aufzuhalten.

Dauerbehandlung

Die medikamentöse Therapie des Lungenemphysems ist gerichtet auf die Behandlung der häufig begleitenden chronisch obstruktiven Bronchitis (s. dort). Bei schwerem Alpha-1-Antitrypsinmangel (Alpha-1-

Antitrypsinspiegel im Serum < 35 % des Sollwertes) vermag die wöchentliche Substitution mit Alpha-1-Pi-Konzentrat (Prolastin HS®) die Progredienz der Erkrankung zu verlangsamen (siehe S. 297–307).

Die Atemphysiotherapie mit Training der Atemmuskulatur, speziellen Atemtechniken (Lippenbremse) zur Entleerung von „trapped air"-Kompartimenten sowie der Inhalationstherapie, vermag die Dyspnoe zu vermindern und die körperliche Belastbarkeit zu steigern, nicht jedoch die Lungenfunktion zu verbessern. Im Terminalstadium des Lungenemphysems sind Sauerstoff-Langzeittherapie bei schwerer Hypoxämie ($Po_2 < 55$ mm Hg) und nasale intermittierende Heimbeatmung bei Hyperkapnie ($Pco_2 > 50$ mm Hg) angezeigt.

Operative Maßnahmen kommen zur Anwendung bei therapierefraktärem Pneumothorax, Entfernung großer Blasen (Bullektomie), als lungenvolumenreduzierende Operation bei fortgeschrittenem generalisisertem Lungenemphysem und in Form der Lungentransplantation (bilateral sequentiell oder einseitig) als ultima ratio in Betracht.

Literatur

1. The Alpha-1-Antitrypsin Deficiency Registry Study Groupe (1998) Survival and FEV_1-decline in individuals with severe deficiency of α_1-Antitrypsin. Am J Resp Crit Care Med 158: 49–59
2. Brantly ML, Lester DP, Miller BH, Falk RT, Wu M, Crystal RG (1988) Clinical features and history of the destrucitve lung disease associated with alpha-1-antitrypsin deficiency of adults with pulmonary symptoms. Am Rev Resp Dis 138: 327–336
3. Graf NJ, Konietzko N (1992) Substitutionstherapie bei schwerem Alpha-1-Proteinasen-Inhibitor-Mangel und Lungenemphysem. Deutsch Ärztebl 89: B 1705–1707
4. Teschler A, Stamatis G, Farlat A, Adeyer FJ, Costabel U, Konietzko N (1996) Effect of surgical lung volume reduction in respiratory unscle function in pulmonary emphysema. Eur Respir J 9: 1779–1784
5. Janoff A (1985) Elastase and emphysema: current assessment of protease-antiprotease hypothesis. Am Rev Resp Dis 132: 417–433
6. Konietzko N (Hrsg) (1989) Lungenemphysem bei schwerem Alpha-1-Pi-Mangel. Dustri Verlag, München
7. Larrson C (1978) Natural history and life expectance in alpha-1-antitrypsin deficiency. Acta Med Scand 204, p 345
8. Worth H, Nolte D (Hrsg) (1992) Lungenemphysem – Schicksal oder Herausforderung? Dustri Verlag, München

Idiopathische pulmonale Fibrose (IPF)

N. Konietzko

Definition

Die idiopathische pulmonale Fibrose (IPF) ist eine interstitielle Lungenerkrankung unbekannter Ätiologie, welche über entzündliche Veränderungen (Alveolitis) zu progressivem bindegewebigem Umbau des Lungengewebes (Fibrose) führt und in der Regel chronisch progredient verläuft.
Die Bezeichnung „Hamman-Rich-Syndrom" sollte fulminanten Verlaufsformen der IPF vorbehalten werden, welche innerhalb von wenigen Monaten, therapeutisch nicht beherrschbar, zum Tode führen.

Diagnostik

Der Begriff „idiopatisch" beinhaltet zwar, daß die Krankheitsursache unbekannt ist, das Krankheitsbild der IPF ist jedoch recht gut charakterisiert: Die typische Klinik mit Uhrglasnägeln und basalem Knisterrasseln über der Lunge, vermehrter streifig-netziger Zeichnung im Röntgenbild, Restriktion, Compliance-Erniedrigung und Gasaustauschstörung in der Lungenfunktion, granulocytär veränderter Lungenspülflüssigkeit (BAL) und dem histopathologischen Befund der Alveolitis mit Fibrosierung ist Basis der synoptischen Diagnostik. Der histopathologische Befund stützt zwar die Diagnose, beweist sie aber nicht, da gleichartige morphologische Veränderungen im Endstadium zahlreicher anderer Lungenerkrankungen vorkommen wie z.B. bei der Asbestose oder der Sklerodermie

Behandlungskonzept

Behandlungsziel

Die Therapie der idiopathischen Lungenfibrose gründet auf der Annahme, daß die Entzündung im Stadium der floriden Alveolitis und die Fibroblasten in ihrer proliferations- und kollagenbildenden Aktivität mit immunsuppressiven Medikamenten gebremst werden können und damit das Fortschreiten der Erkrankung in die irreversible Lungenfibrose verzögert wird. Die Therapie währt meist lebenslang, zumindest 2 Jahre.

Initialbehandlung

Die initiale Standardtherapie besteht in der

Gabe von Corticosteroiden in einer initialen Tagesdosis von 40–60 mg Prednison-Äquivalent. In den ersten 3 Monaten der Behandlung kann versucht werden, nach entsprechender klinischer, funktioneller oder radiologischer Besserung, die Prednison-Dosis allmählich auf 20 mg täglich abzubauen.

Dauerbehandlung

Falls nach der Initialbehandlung eine Besserung oder zumindest ein Stillstand der Erkrankung, was bereits als Therapieerfolg zu werten ist, beobachtet wird, empfiehlt sich die Fortsetzung der Behandlung mit einer Prednison-Therapie zwischen 10 und 15 mg, kombiniert mit Azathioprin in einer Dosis von 2 mg/kg Körpergewicht. Ist die Erkrankung nach 3 Monaten weiterhin progredient, ist ein Therapieversuch mit Cyclophosphamid in einer Dosis von 2 mg/kg Körpergewicht und Tag, wieder in Kombination mit 10–20 mg Prednison, einzuschalten.

Bei etwa 50% der Fälle kommt es zunächst zu einem Ansprechen auf eine der genannten Therapieformen, später jedoch wieder zur Verschlechterung. Die Zeit zwischen zwei Schüben kann jedoch Jahre andauern. Bei therapierefraktärer Progredienz empfiehlt sich bei Patienten unter 60 Jahren, die Indikation zur Lungentransplantation zu stellen. Diese ist in Form der einseitigen oder sequentiell bilateralen möglich.

Literatur

1. Cegla UH (1988) Fibrosierende Alveolitis und Lungenfibrose. Atemw Lungenkrkh 14: 168–172
2. Costabel U (1994) Atlas der bronchoalveolären Lavage. Thieme, Stuttgart
3. De Remee RA (1994) New approaches to the treatment of pulmonary fibrosis. Eur Respir J 7: 427–428
4. King TE Jr (1993) Idiopathic pulmonary fibrosis. In: Schwarz MI, King TE Jr (Hrsg) Interstitial lung disease. Mosby Year Book, St. Louis, pp 367–403
5. Konietzko N, Costabel U, Müller K-M (Hrsg) (1990) Generalisiserte Lungenparenchymerkrankungen. Steinkopf, Darmstadt
6. Müller NL, Miller RR (1990) Computed tomography of chronic diffuse infiltrative lung disease. Am Rev Respir Dis 142: 1206–1215, 1440–1448
7. Panos RJ, Mortenson RL, Niccoli SA (1990) Clinical deterioration in patients with idiopathic pulmonary fibrosis: causes and assessment. Am J Med 88: 396–404
8. Raghu G, Depaso EJ, Cain K (1991) Azathioprine combined with prednisone in the treatment of idiopathic pulmonary fibrosis. Am Rev Respir Dis 144: 291–296

Zystische Fibrose (Mukoviszidose)

E. Eber und M. Zach

Definition und Pathophysiologie

Die zystische Fibrose (Cystic fibrosis, CF) stellt die häufigste, autosomal rezessiv vererbte Krankheit der kaukasischen Rasse dar. Ihre Inzidenz variiert innerhalb verschiedener europäischer Populationen beträchtlich; in Mitteleuropa beträgt sie, entsprechend einer Häufigkeit des Gens (Heterozygotenrate) zwischen 1:20 und 1:30, etwa 1:2500. Seit der Lokalisation des CF-Gens auf dem Chromosom 7 im Jahre 1989 sind mehrere Hundert mit CF einhergehende Mutationen entdeckt worden. Die häufigste Mutation (Delta F 508) wird bei uns auf 55–60% aller CF-Chromosomen gefunden. Als Folge der Mutationen wird ein Zellmembranprotein, „cystic fibrosis transmembrane conductance regulator" (CFTR) genannt, fehlerhaft produziert. Der CFTR stellt einen Chloridionenkanal dar und kommt in besonders hohen Konzentrationen in den apikalen Membranoberflächen von Epithelzellen des Respirations- und des Gastrointestinaltraktes sowie der Schweißdrüsen vor. Die betroffenen Epithelzellen zeigen eine Chloridionentransportstörung, welche eine Störung des transmembranösen Natriumionen- und Wassertransportes nach sich zieht. Dies führt zu einer erhöhten Viskosität der Sekrete exokriner Drüsen; daraus resultieren wiederum die Obstruktion von Ausführungsgängen dieser Drüsen und letztlich eine zystisch-fibrotische Degeneration der betroffenen Organe. An der Bronchialepitheloberfläche kommt es zu einer Wasserverarmung der periziliären Flüssigkeit mit konsekutiver Einschränkung der mukoziliären Reinigungsfunktion. Darüber hinaus begünstigt der elementare Defekt die Adhärenz von Bakterien an der Schleimhaut des Respirationstraktes und fördert damit eine bakterielle Kolonisation, vor allem mit Pseudomonas aeruginosa (PA). Auf diese bakterielle Kolonisation folgen komplexe immunologische Reaktionen von seiten des Wirtes, welche letztlich nicht nur zu einer Persistenz der bakteriellen Infektion, sondern auch zur Gewebszerstörung führen (Abb. 1); die Folgen sind progressive Veränderungen der Lungenstruktur und -funktion. Diese Gewebszerstörung wird vor allem durch proteolytische Enzyme der einströmenden Granulozyten des Wirtes vorangetrieben; sie muß als Preis gesehen

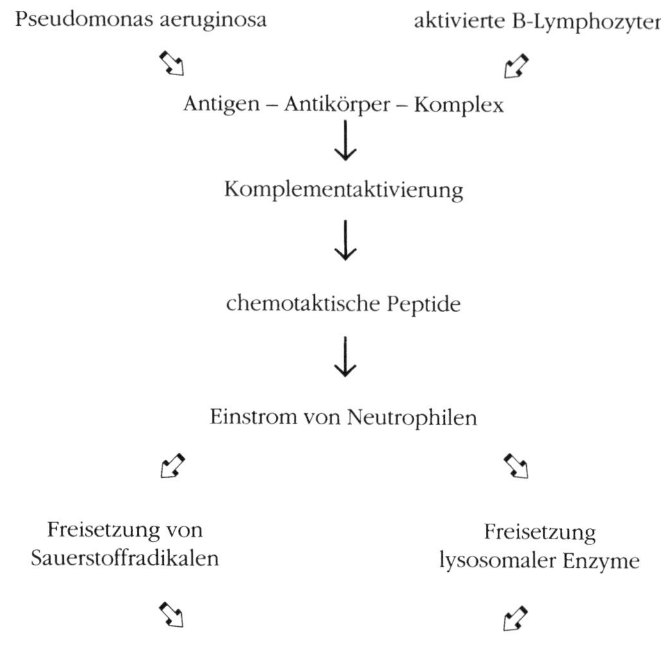

Abb. 1. Immunologische Mechanismen von der bakteriellen Kolonisation bis zur Gewebszerstörung

werden, den der Wirt für die effiziente Abriegelung der massiv infizierten Bronchialschleimhaut vom Restorganismus bezahlt. Die Lungenerkrankung ist zum überwiegenden Teil für die Morbidität und Mortalität der zystischen Fibrose verantwortlich; trotzdem bleibt die CF eine Multiorganerkrankung. Tabelle 1 zeigt eine Übersicht über die wichtigsten betroffenen Organe bzw. Organsysteme.

Diagnostik

Diagnosestellung

Die zystische Fibrose ist, durch die unterschiedliche Kombination klinischer Symptome einerseits und durch einen interindividuell variablen Schweregrad andererseits, eine Erkrankung mit vielen Erscheinungsbildern. Sie sollte u.a. bei allen Patienten mit rezidivierendem(r) chronischen(r) Husten bzw. Bronchitis, Asthma bronchiale, rezidivierenden Pneumonien, chronischer Rhinitis bzw. Sinusitis, Polyposis nasi, intestinaler Obstruktion im Neugeborenenalter, Rektalprolaps, Malabsorption, Dystrophie, Leberzirrhose und Salzverlustsyndrom in die differentialdiagnostischen Überlegungen miteinbezogen werden.

Die, erstmals von Gibson und Cooke beschriebene, quantitative Pilokarpin-Iontophorese zur Bestimmung des Natrium- und Chloridgehaltes des Schweißes stellt den bis dato verläßlichsten diagnostischen Test dar; dieser **Schweißtest** kann schon beim Neugeborenen eingesetzt werden. Die Genauigkeit der Meßergebnisse hängt neben einer exakten Durchführung der Schweißgewinnung vor allem von der gesammelten Schweißmenge ab; letztere sollte mindestens 100 mg betragen. Reproduzierbare Konzentrationen von Chlorid und Natrium über 60 mval/l sind für eine CF beweisend. Mit der Entdeckung des CF-Gens ist die Diagnose der Erkrankung auch durch die **DNA-**

Tabelle 1. Organbeteiligung bei der zystischen Fibrose

Organ(system)	Klinische Manifestation	Häufigkeit
Unterer Respirationstrakt	Bronchitis, Bronchiolitis, Bronchiektasien	beinahe 100%
Oberer Respirationstrakt	Pansinusitis	90–100%
	Polyposis nasi	10–15%
Pankreas	Malabsorption	85–90%
	Diabetes mellitus	15%
Leber	(subklinische) Zirrhose	25–50%
Darm	Mekoniumileus	10%
	Mekoniumileusäquivalent	10–30%
Reproduktionstrakt	m: Infertilität	beinahe 100%
	w: verminderte Fertilität	?

Analyse möglich geworden. Bei der Vielzahl der bereits bekannten Mutationen schließt jedoch ein negatives Ergebnis die Erkrankung nicht aus; es könnte einfach auch bedeuten, daß die vorliegenden (seltenen) Mutationen nicht im genetischen Bestimmungsprogramm enthalten sind.

Ein positiver Einfluß von früher Diagnosestellung und damit möglichst frühzeitiger Therapie auf die Prognose der CF erscheint gesichert; da neuere Therapiekonzepte zunehmend auf frühe Krankheitsstadien zielen, wird die Frühdiagnose der Erkrankung in der Zukunft noch wichtiger werden. Die dafür notwendige Voraussetzung ist ein generell eingeführtes, effektives **Mukoviszidose-Screeningprogramm** bei Neugeborenen. Ein solches steht heute schon zur Verfügung; mittels Bestimmung des immunreaktiven Trypsins (IRT) können betroffene Neugeborene recht verläßlich identifiziert werden.

Weitere Diagnostik

Mit Hilfe weiterer diagnostischer Maßnahmen sollen die Krankheitsmanifestationen der CF, insbesondere am Respirationstrakt, objektiviert und Komplikationen erfaßt werden; gleichzeitig stellen diese Untersuchungen die Grundlage für einzuleitende therapeutische Maßnahmen dar.

Thorax-Röntgen und -CT zeigen bei der CF progressive Lungenveränderungen. Als erste radiologische Abnormalität finden sich üblicherweise eine Überblähung, gelegentlich auch atelektatische Veränderungen. Fast alle Patienten entwickeln im Laufe der Jahre Bronchiektasien; bei weit fortgeschrittener Erkrankung werden regelmäßig eine massive Überblähung, multiple zystische Läsionen, mit Sekret gefüllte bronchiektatische Areale (Wabenmuster) und eine Hilusadenopathie gefunden.

Am genauesten läßt sich das Fortschreiten der Lungenerkrankung jedoch mit Hilfe der **Lungenfunktionsdiagnostik** dokumentieren. Letztere kann in spezialisierten Zentren bereits ab der Diagnosestellung bis etwa zum vollendeten zweiten Lebensjahr (Säuglings-Lungenfunktionsdiagnostik) durchgeführt werden; danach stehen für Jahre leider keine geeigneten Tests zur Verfügung. Ab dem 6. bis 7. Lebensjahr sollte die Lungenfunktion anläßlich jeder Vorstellung des Patienten – durchschnittlich etwa alle drei Monate – registriert werden. Zu den aussagekräftigsten Parametern zählen die forcierte Vitalkapazität, die Einsekundenkapazität, maximale mitt- und endexspiratorische Flußraten und die arterielle Sauerstoffsättigung. Der Kohlendioxidpartialdruck ist erst sehr spät im Krankheitsverlauf erhöht. Der erste bakterielle Besiedler des Respirationstraktes ist meist Staphylococcus aureus, gelegentlich auch Haemophilus influenzae; danach dominiert PA. In **Sputumkulturen** kann Staph. aureus in der Gegenwart von PA verborgen bleiben, weil er von letzterem „überwachsen" wird. In vielen Zentren werden Kulturen von Sputum bzw. von Rachen- und Tonsillenabstrichen bei jeder Vorstellung des Patienten angelegt; allerdings besteht insgesamt keine gute Korrelation zwischen der in vitro-Sensitivität der Bakterien und dem klinischen Ansprechen auf eine antibiotische Therapie. Am wichtigsten sind bakteriologische Kulturen und Antibiogramme als Orientierungshilfen vor der Durchführung einer intravenösen Antibiotikatherapie. Zunehmend wird auch die flexible fiberoptische Bronchoskopie mit bronchialer Lavage bei sehr jungen pädiatrischen Patienten zur frühen Objektivierung der Infektion und Entzündung des Bronchialsystems herangezogen.

Körpergewicht und -länge sollen regelmäßig gemessen werden, da sie für die Erfassung eines zufriedenstellenden Verlaufes oder einer Verschlechterung sehr aussagekräftige Parameter darstellen. Ein Gewichtsdefizit kann einerseits durch die Pankreasinsuffizienz, andererseits auch durch die chronische Lungenerkrankung bedingt sein, ist aber immer als klinisches Warnsignal zu interpretieren.

Zusätzliche diagnostische Maßnahmen, wie **Objektivierung der Pankreasinsuffizienz, immunologische Untersuchungen, Blutbild** und **Serumparameter, oraler Glukosetoleranztest, EKG** und **Echokardiographie,** und **Oberbauchsonographie** werden hier nicht im Detail besprochen.

Management

Behandlungsziele und -strategien

Die Mukoviszidose ist eine lebenslange Erkrankung und erfordert nicht nur eine komplexe medikamentöse Therapie, sondern auch Maßnahmen wie Thoraxphysiotherapie und optimale Ernährung. Die Ziele der Behandlung sind: a) die Verhinderung bzw. Verzögerung der progressiven Lungenerkrankung, b) das Erreichen bzw. die Erhaltung eines normalen Längenwachstums und einer normalen Gewichtszunahme und

Tabelle 2. Möglichkeiten der Mukoviszidose-Therapie

Problem	Therapiemöglichkeit
Abnormales Gen	Einschleusen des normalen CFTR-Gens in die Zellen des CF-Patienten*
Defekter CFTR	pharmakologische "protein-repair"*
Epithelialer Defekt	Steigerung der Chloridsekretion (ATP, UTP)*
	Hemmung der Natriumabsorption (Amilorid)
Infektion/Entzündung/ Gewebsdestruktion	Antibiotika
	antiinflammatorisch wirkende Substanzen (Kortikosteroide, Ibuprofen; Antiproteasen*)
	Impfung gegen Pseudomonas aeruginosa*
Luftwegsobstruktion	Thoraxphysiotherapie
	Bronchodilatatoren
	rhDNase
Respiratorische Insuffizienz	Lungentransplantation

ATP Adenosintriphosphat; *UTP* Uridintriphosphat.
* In Vorbereitung.

c) die Ermöglichung einer annähernd „normalen" Lebensführung.
Eine Heilung der Erkrankung ist bis dato nicht möglich; dies wird sich voraussichtlich auch in den nächsten Jahren nicht ändern, obwohl derzeit eine Reihe von neuen Therapiekonzepten evaluiert wird (Tabelle 2). Die wirksamste Therapie wäre die Behebung des Basisdefektes, also der Funktionsstörung des Ionenkanals, entweder durch gentechnologische Maßnahmen oder durch pharmakologische Beeinflussung. Die Grundpfeiler der heute etablierten Therapie, nämlich **Sekretelimination** und **Prävention bzw. Behandlung von Infektionen,** haben sich jedoch in den letzten Jahren nicht geändert. Auf eine möglichst frühe Diagnosestellung – wenn möglich noch vor dem Auftreten einer irreversiblen Lungenschädigung – soll der frühzeitige Beginn einer multidisziplinären, umfassenden und individualisierten Behandlung in einem CF-Zentrum folgen. Häufige Kontrollen und eine „aggressive" Therapie (wie die Intensivierung der Behandlung bei jeder pulmonalen Exazerbation) gehen mit einer besseren Prognose einher.
Die folgende Übersicht beschränkt sich im wesentlichen auf das Management der Lungenerkrankung. Selbstverständlich darf aber auch die Behandlung der Malabsorption (Pankreasfermente, Vitamin- und Spurenelementsubstitution, kalorienreiche Ernährung, Salzsubstitution) nicht vernachlässigt werden.

Antibiotische Therapie

Die antimikrobielle Chemotherapie ist eine der Hauptstützen der Mukoviszidose-Behandlung und wird in der Regel entsprechend den Ergebnissen von Sputumkulturen durchgeführt. Daraus resultiert für die Bakterien ein Selektionsdruck; die logische Konsequenz sind das zunehmende Auftreten multiresistenter Stämme von PA und „neuer" bakterieller Besiedler des Respirationstraktes wie Burkholderia cepacia. Während der Nutzen einer gegen Staphylokokken gerichteten antibiotischen Behandlung heute unbestritten ist, wird der Wert einer Anti-Pseudomonas-Therapie nach wie vor diskutiert; er dürfte wohl weniger in dramatischen Akutverbesserungen, sondern eher in einer langfristigen positiven Veränderung des Krankheitsverlaufes liegen. Wegen einer aus mehreren Gründen veränderten Pharmakokinetik müssen bei CF-Patienten Antibiotika meist in höheren Dosen als üblich eingesetzt werden.

Enterale antibiotische Therapie

Zur Behandlung interkurrenter Infektionen werden vor allem die Staphylokokken-wirksamen Antibiotika Trimethoprim-Sulfametrol, Flucloxacillin, Amoxicillin (mit oder ohne Clavulansäure), Cephalosporine und Fusidinsäure eingesetzt. Patienten mit etablierter Lungenerkrankung werden üblicherweise kontinuierlich mit einem dieser Präparate, vorzugsweise mit Flucloxacillin oder Amoxicillin mit Clavulansäure, behandelt. Die Einleitung einer kontinuierlichen Therapie erfolgt meist nach rezidivierenden Staphylokokkeninfektionen bzw. bei Vorliegen einer chronischen -infektion; sie ist spätestens dann angezeigt, wenn es nach Absetzen der Antibiotika regelmäßig zu einer pulmonalen Verschlechterung kommt. In manchen Zentren wird eine kontinuierliche Behandlung unmittelbar nach der Diagnosestellung begonnen.
Neue **Quinolone** wie Ciprofloxacin stellen die einzigen oralen Pseudomonas-wirksamen Antibiotika dar. Da es zu einer relativ schnellen Resistenzentwicklung kommt, sollten sie nicht langfristig, sondern intermittierend eingesetzt werden.

Parenterale antibiotische Therapie

Bei akuter dramatischer Verschlechterung oder wenn die Exazerbation einer Infektion mit oralen Antibiotika nicht beherrscht werden kann, ist eine stationäre Aufnahme zur intravenösen Antibiotikatherapie über zwei bis drei Wochen angezeigt. Vor allem aus Kosten-, aber auch aus sozialen Gründen werden diese intermittierenden intravenösen Antibiotikatherapiekurse heute in manchen Ländern zunehmend auch im häuslichen Milieu des Patienten durchgeführt; demgegenüber stehen die anderen Vorteile der Spitalsbehandlung, wie intensive professionelle Physiotherapie, optimale Ernährung und auch eine Entlastung der Pflegepersonen zu Hause.

Üblicherweise besteht diese Therapie aus der Kombination eines Aminoglykosids mit einem Pseudomonas-wirksamen Penicillin; zusätzlich ist, auch bei fehlendem Nachweis von Staphylokokken in der Sputumkultur, die Gabe eines Staphylokokken-wirksamen Antibiotikums empfehlenswert. Bei der Verabreichung von Aminoglykosiden ist die Bestimmung von Serumspiegeln erforderlich. Bei fehlender klinischer und/oder Lungenfunktionsverbesserung nach einer Therapiedauer von sieben bis maximal zehn Tagen sollte das antibiotische Regime entsprechend dem Antibiogramm umgestellt werden. Auch mit einer optimalen antibiotischen Therapie kann, von seltenen Ausnahmefällen abgesehen, PA nicht eradifiziert werden. Das Auftreten von resistenten Stämmen macht den Einsatz neuerer Antibiotika, wie z.B. **Imipenem** oder **Aztreonam,** immer häufiger erforderlich. Von manchen CF-Zentren wird ab dem Nachweis einer Besiedelung mit PA eine regelmäßige intravenöse Antibiotikatherapie in dreimonatigen Abständen befürwortet. Klinische Erfolge sprechen für ein solches eher aggressives Management; das Problem liegt meist im Widerstand der Patienten gegen die häufige Hospitalisierung.

Bei Patienten mit weit fortgeschrittener Lungenerkrankung ist eine intravenöse Antibiotikatherapie naturgemäß in relativ kurzen Abständen indiziert; in diesen Fällen stellen die erforderlichen Venenzugänge oft ein großes Problem dar. Diese Gruppe von Patienten profitiert gewöhnlich von der Implantation eines subkutan gelegenen Reservoirs mit Verbindung zu einer zentralen Vene (z.B. Port-a-Cath).

Inhalative antibiotische Therapie

Diese Behandlungsform wurde bereits in den fünfziger Jahren in die CF-Therapie eingeführt. Sie eröffnet die Möglichkeit, Antibiotika direkt an den Ort der Infektion zu bringen und damit systemische Nebenwirkungen zu vermeiden. Die Effektivität dieser Therapieform, sowohl im Kurz- als auch im Langzeiteinsatz, wurde ebenso nachgewiesen wie ihre Nebenwirkungsarmut. In erster Linie kommen hier Gentamicin bzw. Tobramycin und Colistin zum Einsatz. Bei Patienten mit weiter fortgeschrittener Lungenerkrankung wird neben der oralen Anti-Staphylokokken-Therapie gewöhnlich auch eine langfristige inhalative Anti-Pseudomonas-Behandlung, eventuell im Wechsel mit einer oralen Quinolon-Therapie, durchgeführt. Probleme liegen in den technischen Details der Aerosolapplikation bzw. in der möglichst gründlichen Reinigung (= Öffnung) des Bronchialsystems vor der Inhalation.

Antimikrobielle Chemoprophylaxe

Im Gegensatz zur konventionellen antibiotischen Therapie steht die langfristige prophylaktische Gabe von Antibiotika ab dem Zeitpunkt der Diagnosestellung; sie soll die bakterielle Kolonisation des unteren Respirationstraktes verhindern bzw. zumindest verzögern. In diesem Sinne werden in einigen Zentren inhalative Anti-Pseudomonas-Antibiotika langfristig eingesetzt, teilweise kombiniert mit einer kontinuierlichen oder intermittierenden oralen Staphylokokken-wirksamen Therapie. Diese Vorgangsweise ist in der Verhinderung einer bakteriellen Invasion wahrscheinlich sehr effizient, birgt jedoch das Risiko einer Selektionierung multiresistenter Keime. Klinische Langzeitstudien zur Evaluierung dieser prophylaktischen Strategie liegen nicht vor.

Antiobstruktive Therapie

Hier ist an erster Stelle die Thoraxphysiotherapie zu nennen, welche als mechanische antiobstruktive Therapie in der Mukoviszidosebehandlung weitaus wichtiger ist als pharmakologische Behandlungsformen (siehe auch S. 461).

Bronchodilatatoren

Die Lungenerkrankung bei Mukoviszidose ist charakterisiert durch eine variable Kombination von – vorwiegend zentraler – Luftwegswandinstabilität (Bronchiektasien) und von – vorwiegend peripherer – Luftwegsobstruktion; letztere wird teilweise durch Bronchospasmus hervorgerufen. Bronchodilatatoren (v.a. **β_2-Sympathomimetika,** aber auch **Theophyllin**) können durch die Verringerung des Tonus der Bronchialmuskulatur einerseits die Luftwegsobstruktion günstig beeinflussen, andererseits jedoch zu einer weiteren Destabilisierung von Luftwegen mit bereits zerstörter Wandstruktur und damit zu einer verringerten Effektivität des Hustens führen. Dies erklärt sich aus der Tatsache, daß der Bronchialmuskeltonus wesentlich zur Luftwegswandstabilität beiträgt. Aus diesem Grund soll die Verordnung von Bronchodilatatoren individualisiert und gestützt durch wiederholte Lungenfunktionstestungen erfolgen. β_2-Mimetika bewirken darüber hinaus eine Stimulation der mukoziliären Clearance; inwieweit dieser Effekt eine therapeutische Signifikanz hat, bleibt unklar. **Anticholinergika,** wie z.B. Ipratropiumbromid, werden aufgrund ihrer Wirkungen auf die Schleimproduktion und auf die Darmmotilität eher selten eingesetzt.
Viele CF-Patienten, insbesondere jene in früheren Krankheitsstadien, profitieren vom Einsatz von Bronchodilatatoren. Eine – intraindividuell variable – erhöhte bronchiale Reaktivität liegt in bis zu 50% aller Fälle vor und ist wahrscheinlich als unspezifische Folge der chronischen Entzündung zu verstehen. Patienten mit einem koexistenten Asthma bronchiale müssen mit einer adäquaten Asthmatherapie versorgt werden.

Mukolytika

Glykoproteine und die aus Leukozyten freigesetzte DNA führen zu einer erhöhten Viskosität des CF-Sputums. Mukolytika wie **N-Azetylzystein** mit erwiesener Wirksamkeit in vitro erreichen bei oraler Applikation kaum in wirksamer Form das Bronchialsekret; die inhalative Applikation kann zu einer Bronchokonstriktion und zu reduzierter ziliärer Aktivität führen und erscheint daher nur zum kurzfristigen Einsatz in Ausnahmefällen, i.e. während einer stationären Behandlung, akzeptabel.
Die **rekombinante humane Desoxyribonuklease 1 (rhDNase1)** stellt ein neues Mukolytikum dar. Aus zugrundegehenden Entzündungszellen freigesetzte DNA ist ein äußerst zähes Material; es liegt im Sputum von CF-Patienten mit chronischer Luftwegsinfektion in mitunter hohen Konzentrationen vor. Das Enzym DNase kann durch die Spaltung der DNA die Viskosität von eitrigem CF-Sputum reduzieren und damit die Sekretmobilisation erleichtern. Bereits in den fünfziger Jahren wurde Rinder-DNase in klinischen Studien geprüft; nach der Inhalation dieses Fremdeiweißes traten jedoch Nebenwirkungen wie ausgeprägter Bronchospasmus auf. Vor wenigen Jahren gelang die Herstellung von rhDNase; seitdem haben mehrere Untersuchungen nicht nur ein ausgezeichnetes Sicherheitsprofil,

sondern auch therapeutische Effekte wie Lungenfunktionsverbesserungen gezeigt. Diese Substanz wird derzeit in den meisten CF-Zentren nur Patienten mit chronischer Infektion und dementsprechend deutlich erhöhtem DNA-Gehalt des Sputums verordnet, und zwar als einmal täglich durchzuführende Inhalation von 2,5 mg. Der Einsatz von rhDNase bei Patienten mit effizienter physiotherapeutischer Sekretelimination sowie bei Patienten ohne nachgewiesene Luftwegsinfektion ist, nicht zuletzt aufgrund der hohen Kosten dieser Therapie, nicht gerechtfertigt. Inwieweit die Substanz sich langfristig in der Behandlung von Patienten mit etablierter Lungenerkrankung als wertvoll erweisen wird, ist heute noch unklar.

Antiinflammatorische Therapie

Die Immunantwort des Wirtes führt nicht zur Elimination der bakteriellen Besiedler, sondern vielmehr zu einer progressiven Gewebszerstörung; aus diesem Grunde erscheinen antiinflammatorisch wirkende Substanzen für die Therapie der Lungenerkrankung bei CF von Interesse.

In einer Pilotstudie konnte gezeigt werden, daß hochdosierte, systemisch verabreichte **Kortikosteroide** das Fortschreiten der Lungenerkrankung verlangsamen können; eine Folgestudie zeigte jedoch das Auftreten von Kortison-Nebenwirkungen, wie z.B. Wachstumsverzögerung oder Glukoseintoleranz. Unklar bleibt, ob Steroide in einer niedrigen Dosierung, welche unerwünschte Nebenwirkungen vermeidet, den Krankheitsverlauf günstig beeinflussen können. Klinische Studien beschäftigen sich zurzeit mit dem möglichen therapeutischen Wert von topischen Steroiden. Bei anderen Krankheitsmanifestationen und -komplikationen, wie z.B. der allergischen bronchopulmonalen Aspergillose, ist eine systemische oder inhalative Steroidtherapie oft unerläßlich.

Nicht-steroidale antiinflammatorisch wirkende Substanzen wurden und werden ebenfalls untersucht. Es konnte gezeigt werden, daß **Ibuprofen,** hochdosiert und über Jahre verabreicht, das Fortschreiten der Lungenerkrankung ohne ernste Nebenwirkungen deutlich verlangsamen kann. Die erforderliche Dosis beträgt etwa 20–30 mg/kg Körpergewicht und Tag; die Dosierung muß jedoch, gestützt auf Serumspiegelbestimmungen, individualisiert erfolgen.

Die proteolytische Zerstörung der Bronchialwände stellt einen wichtigen Schritt in der Pathophysiologie der Mukoviszidose dar. Als weiteres Therapieprinzip bietet sich daher die Inhibition der bei Entzündungsprozessen freigesetzten Proteasen (v.a. Elastase aus Neutrophilen) durch inhalativ applizierte **Antiproteasen** an. Zu diesen Inhibitoren, die derzeit in klinischen Studien erprobt werden, gehören u.a. α_1-Antitrypsin und der „secretory leukocyte protease inhibitor" (SLPI). Die Ergebnisse erster Untersuchungen sind durchaus vielversprechend; eine Evaluierung dieser Substanzen auf breiterer Basis muß jedoch noch abgewartet werden.

Da der Gewebsschaden teilweise auch oxidativer Natur ist, wird versucht, mittels **Antioxidantien-Therapie** (z.B. Vitamin E in höheren Dosen) die Destruktion des Lungengewebes zu verzögern. Die klinische Wirksamkeit dieser Behandlungsstrategie ist aber noch nicht eindeutig definiert.

Manipulation des Natrium- und Chloridionentransportes

Die Mukoviszidose ist gekennzeichnet durch eine defekte Chloridionensekretion und eine exzessive Natriumionenabsorption des respiratorischen Epithels. Selektive Natriumkanalblocker können die erhöhte Natriumabsorption hemmen und dadurch zu einer passageren Flüssigkeitsretention führen. Ein Vertreter dieser Gruppe ist

Amilorid, ein Diuretikum, welches nach direkter Applikation an die luminale Seite des respiratorischen Epithels die CF-typische, erhöhte transepitheliale Potentialdifferenz normalisieren kann. Amilorid-Inhalationen erhöhen den Natriumgehalt des Sputums, führen zu einer deutlichen Verbesserung der mukoziliären Clearance und sind frei von Nebenwirkungen. Inwieweit Amilorid die gesteigerte Adhärenz von Bakterien an der respiratorischen Schleimhaut des CF-Patienten reduzieren kann, ist noch ungeklärt; darüber hinaus zeigt die Substanz eine nur sehr kurze Wirkungsdauer.

Es konnte gezeigt werden, daß die Applikation von **Adenosintriphosphat** (ATP) oder **Uridintriphosphat** (UTP) an die apikale Oberfläche respiratorischer Epithelzellen zu einer Chloridsekretion führt, welche offensichtlich vom defekten CFTR unabhängig bleibt. Insgesamt wird heute an diesen pharmakologischen Möglichkeiten zur therapeutischen Beeinflussung des epithelialen Defektes intensiv geforscht; Substanzen, welche den Natrium- oder Chloridtransport korrigieren, könnten in Zukunft vielleicht die Möglichkeit eröffnen, die Lungenerkrankung bei früh behandelten Kindern zu verhindern.

Behandlung des elementaren Defektes

Wissenschaftliche Bemühungen beschäftigen sich in den letzten Jahren auch mit dem Versuch, den elementaren Defekt zu korrigieren bzw. zu beeinflussen. Die **Gentherapie** beruht auf dem Prinzip, die richtige genetische Information zur Bildung eines funktionellen CFTR in die respiratorische Epithelzelle einzuschleusen. Dazu bedient man sich diverser Vektoren (modifizierte Viren, Liposomen); bis jetzt scheiterte dieses Therapieprinzip aber an mangelnder Wirksamkeit sowie der Immunantwort des Patienten.

Die **pharmakologische Therapie** versucht, mittels diverser Substanzen in den erkrankten Zellen den CFTR-Transport an die Zelloberfläche bzw. die CFTR-Aktivität zu steigern. Hier laufen Versuche mit Phenylbutyrat sowie anderen als potentiell wirksam vermuteten Pharmaka.

Sonstige, nicht-pharmakotherapeutische Maßnahmen

Thoraxphysiotherapie und Sport

Neben der traditionellen Lagerungsdrainage, Perkussion und Vibration stehen heute auch andere Methoden wie PEP-Masken-Therapie und „Autogene Drainage“ zur Verfügung. Noch vor dem Schulalter sollen die Patienten in einer Selbstbehandlungstechnik unterrichtet und damit von fremder Hilfe unabhängig werden. Mukoviszidosepatienten sollen zu sportlicher Aktivität angehalten werden; diese kann, regelmäßig durchgeführt, bei manchen Patienten die Thoraxphysiotherapie zeitweise ersetzen bzw. ergänzen.

Ernährung

Neben einer fett- und salzreichen Ernährung ist auf eine ausreichende Vitaminzufuhr, besonders der fettlöslichen Vitamine (A, D, E und K) zu achten. Bei Vorliegen einer Malabsorption ist eine **Pankreasenzymsubstitution** erforderlich.

Wenn trotz diätetischer Maßnahmen keine adäquate Gewichtszunahme erreicht werden kann, ist eine zusätzliche **Sondenernährung** in Betracht zu ziehen. Gute Überlebensstatistiken werden besonders aus Zentren mit einem aggressiven Ernährungsmanagement berichtet.

Lungen- oder Herz-Lungen-Transplantation

Eine Transplantation stellt, v.a. aufgrund der begrenzten Anzahl von geeigneten Spenderorganen, nur für wenige CF-Patienten im Endstadium eine therapeutische Option dar. Als mögliche Transplantationskandidaten werden Patienten mit einer Einsekundenkapazität <30% des Sollwertes angesehen.

Prognose

Die mittlere Lebenserwartung ist in den letzten zwei Jahrzehnten deutlich gestiegen und beträgt derzeit 25–30 Jahre. Patienten mit vorwiegend gastrointestinalen Problemen haben eine bessere Prognose als jene, bei denen die Lungenerkrankung im Vordergrund steht. Die Heterogenität der Erkrankung macht jedoch eine Prognose für den einzelnen Patienten nahezu unmöglich. Die Aussichten für CF-Patienten haben sich nicht zuletzt durch eine umfassende Betreuung in spezialisierten Zentren gebessert. Neben einem fast flächendeckenden Netz von pädiatrischen CF-Zentren ist das Angebot der zunehmend benötigten erwachsenenmedizinischen Zentren noch unvollständig. Die Eckpfeiler der Mukoviszidose-Therapie sind nach wie vor Antibiotika, Thoraxphysiotherapie und eine adäquate Ernährung; neue therapeutische Strategien könnten in der Zukunft jedoch wesentlich zu einer weiteren Verbesserung der Prognose beitragen.

Literatur

1. Aitken ML, Fiel SB (1993) Cystic fibrosis. Dis Mon 39: 1–52
2. Davis PB, Drumm M, Konstan MW (1996) Cystic fibrosis. Am J Respir Crit Care Med 154: 1229–1256
3. Hodson ME, Geddes DM (eds) (1995) Cystic fibrosis, 1st edn. Chapman & Hall, London
4. Phelan PD, Olinsky A, Robertson CF (1994) Cystic fibrosis. Respiratory illness in children, 4th edn. Blackwell Scientific Publications, Oxford, pp 207–251
5. Wilmott RW, Fiedler MA (1994) Recent advances in the treatment of cystic fibrosis. Pediatr Clin North Am 41: 431–451
6. Zach MS (1991) Pathogenesis and management of lung disease in cystic fibrosis. J R Soc Med 84: 10–17

Stichwortverzeichnis

C

P

T

Internationale Frei- und Handelsnamen

Int. Freiname	Handelsnamen in Deutschland	Handelsnamen in Österreich	Handelsnamen in der Schweiz
Acetylcystein	Bisolvon, Bromuc, Fluimucil, ACC Hexal, Acemuc, Acetabs, Acetylcystein AL, Acetylcystein Atid, Acetylcystein Basics, Acetylcystein Heumann, Acetylcystein Trom, Acetyst, Azubronchin, durabronchal, Larylin NAC, mentopin, Muciteran, Muco Sanigen, Mucocedyl, Mucret, Myxofat, NAC AbZ, NAC AL, NAC ratiopharm, NAC Stada, NAC von ct, Pulmicret, Siran, stas akut, Tussiverlan, Vitenur	Pulmovent, Aeromuc, Fluimucil, ACC Hexal, Cimexyl, Acetylcystein Dyna, Acetylcystein Nycomed, Mucobene	Bisolapid, Fluimucil, L-Cimexyl, ACC eco, Acemucol, Demolibral, Dynamucil, Ecomucil, Mucofluid, Muco-Mepha, Mucostop, Robitussin, Secresol, Solmucol
Aciclovir	Zovirax, Acic, Aciclobeta, Aciclostad, Aciclovir AL, Aciclovir BRAHMS, Aciclovir Fresenius, Aciclovir Heumann, Aciclovir ratiopharm, Aciclovir von ct, Acivir , Herpetad Herpofug, Herpotern, Herpoviric, Mapox, Supraviran, VIRAX-PUREN, Virzin	Zovirax, Aciclovir Genericon, Nycovir	Zovirax, Acyclovir-Cophar, Acyclovir-Mepha

Int. Freiname	Handelsnamen in Deutschland	Handelsnamen in Österreich	Handelsnamen in der Schweiz
Acrivastin		Semprex	Semprex
Adriamycin (siehe Doxorubicin)			
Albendazol	Eskazole	Eskazole	Zentel
Almitrin	Vectarion		
Amantadin	PK-Merz, Adekin, Aman, Amanta, Amantadin AL, Amantadin AZU, Amantadin neuraxpharm, Amantadin Stada, Amantadin-ratiopharm, Amixx, InfectoFlu Saft, Infex, tregor, Viregyt	PK-Merz, Hofcomant, Virucid	PK-Merz, Symmetrel
Ambroxol	Mucosolvan, Mucobroxol, Ambril, Ambro AbZ, Ambrobeta, Ambrohexal, AMBROPP, AMBRO-PUREN, Ambroxol AL, Ambroxol Atid, Ambroxol Basics, Ambroxol Heumann, Ambroxol on ct, Ambroxol PB, Ambroxol ratiopharm, Bronchopront, Bronchowern, Contac, duramucal, Expit, frenopect, Larylin, Lindoxyl, Mibrox, Muco Aspecton, Mucophlogat, Mucotablin, neo-bronchol, Pädiamuc, Pect Hustenlöser, stas Hustenlöser, Tusso-BASF	Mucosolvan, Broxol, Ambrobene, Ambroxol Genericon	Mucosolvon, Fluibron, Mucabrox
Amikacin	Biklin, Amikacin Fresenius	Biklin	Amikin
Amoxicillin	Clamoxyl, Amoxypen, Augmentan, !AMOXICILLIN BASICS, Amagesan, AMC-PUREN, Amoxi AbZ, Amoxi BASF, Amoxi HP,	Clamoxyl, Supramox, Augmentin, Amoxicillin Dyna, Amoxicillin Tyrol Pharma, Amoxilan, Gonoform, Ospamox, Amoxistad, Amoxihexal	Clamoxyl, Supramox, amoxi-basan, Amoxi-Cophar, Amoxi-Mepha, Amoximex, Antiotic,

Int. Freiname	Handelsnamen in Deutschland	Handelsnamen in Österreich	Handelsnamen in der Schweiz
	amoxi von ct, Amoxibeta, Amoxibiocin, Amoxicilin Stada, Amoxicilin-Heyl, Amoxicilin-ratiopharm, Amoxicillin AL, Amoxicillin Heumann, Amoxi-Diolan, Amoxi-Hefa, Amoxihexal, Amoxillat, Amoximerck, Amoxi-Tablinen, Amoxi-Wolff, BYK AMOXICILLIN, espa-moxin, Flui-Amoxicillin, Infectomax, Jephoxin		Azillin, Flemoxin, Helvamox, Penimox, Spectroxyl
Amphotericin B	Ampho-Moronal	Ampho-Moronal, Ambisome, Abelcet, Amphocil, Amphotericin B „BMS“	Ampho-Moronal, AmBisome, Fungizone, Abelcet
Ampicillin	Ampi AbZ, Ampicillin Stada, Ampicillin-ratiopharm, Binotal, duraampicillin, Jenampin, Unacid	Standacillin, Unasyn	Ampicillin Mepha,
Astemizol	Hismanal	Hismanal	
Atovaquon	Wellvone	Wellvone	Wellvone, Malarone
Azathioprin	Imurek, Azamedac, Azathioprin-ratiopharm, ZYTRIM	Imurek, Azathioprin Fresenius	Imurek
Azithromycin	Zithromax	Zithromax	Zithromax
Azlocillin	Securopen	Securopen	
Aztreonam	Azactam	Azabactam	Azactam
Bacampicillin	Ambacamp, Penglobe	Penglobe	Bacampicin
Beclometason	AeroBec, Beclomet, Becloturmant, Bronchocort, Cyclocaps, Sanasthmax, Sanasthmyl, Viarox	Becotide, Ventide	Becloforte, Becodisk, Beconasol, Becotide, Beclomet Easyhaler, Beconase, Beclonarin
Benproperin	Tussafug		Tussafug
Benzylpenicillin	Penicillin G JENAPHARM,	Penicillin G Biochemie, Penicillin G Hoechst	Penicillin G Hoechst

Int. Freiname	Handelsnamen in Deutschland	Handelsnamen in Österreich	Handelsnamen in der Schweiz
	Penicillin Grünenthal, Penicillin-Heyl		
Betamethason	Betnesol, Celestamine, Celestan, Diprosone	Betnesol, Celestamin, Celestan	Betnesol, Celestamin, Celestone, Diprosone, Diphrophos
Brivudin	Helpin		
Bromhexin	Bisolvon, Aparsonin, Bromhexin, Bromhexin BC, Bromhexin Eu Rho, Bromhexin ratiopharm, Bromhexin von ct, Omniapharm	Bisolvon	Bisolvon
Budesonid	Pulmicort, Benosid, Bronchocux, BUDAPP, Budecort, Budefat, Budes, Budesonid, Budesonid AL, Budesonid Azupharma, Budesonid beta, Budesonid ct, Budesonid Stada, Budesonid-ratiopharm, Budon, Respicort	Pulmicort, Rhinocortol	Pulmicort, Rhinocort
Butamirat			Sinecod, Demotussol
Butetamat		Coldadolin, Influbene, Panax	Bronchotussin, Husten-dragées Rezeptur 536
Carbocistein	Mucopront, Sedotussin, Transbronchin		Mephathiol, Mucogeran, Rhinathiol, Tussantiol
Carboplatin	Carboplat, Carboplatin Hexal, Ribocarbo	Paraplatin, Carboplatin Ebewe, Carboplatin Pharmacia & Upjohn, Carbosol	Paraplatin, Carboplatin Teva
Cefaclor	Panoral, CEC, Ceclorbeta, Cefaclor AL, CEFACLOR BASICS, Cefaclor Heumann, Cefaclor Stada, CEFACLOR-Lich, Cefaclor-ratipharm, Cefallone, Cefa-Wolff, Cef-Diolan, cephaclor von ct, Infectocef, Kefspor	Ceclor Cec Hexal	Ceclor
Cefadroxil	Bidocef, Cedrox,	Duracef	Duracef

Int. Freiname	Handelsnamen in Deutschland	Handelsnamen in Österreich	Handelsnamen in der Schweiz
	Cefadroxil beta, Grüncef		
Cefalexin	Oracef, Cephalex von ct, Cephalexin-ratiopharm, Ceporexin	Keflex, Cephalobene, Ospexin, Sanaxin	
Cefamandol	Mandokef	Mandokef	Mandokef
Cefazolin	Elzogram, Gramaxin, Basocef, Cefazolin Fresenius, Cefazolin Hexal, Cefazolin-saar	Kefzol, Gramaxin, Cefazolin Biochemie, Zolicef	Kefzol
Cefepim	Maxipime	Maxipime	Maxipime
Cefixim	Cephoral, Suprax	Tricef, Aerocef	Cephoral
Cefmenoxim	Tacef	Tacef	
Cefodizim	Opticef	Timecef	
Cefoperazon	Cefobis	Cefobid	
Cefotaxim	Claforan, Cefotaxim AZU	Claforan	Claforan
Cefotiam	Spizef	Spizef	
Cefoxitin	Mefoxitin	Mefoxitin, Cefoxitin, Biochemie	Mefoxitin
Cefpirom		Cefrom	
Cefpodixim	Podomexef, Orelox	Otreon, Biocef	Podomexef, Orelox
Cefsoludin	Pseudocef	Pseudocef	
Ceftazidim	Fortum	Fortum, Kefazim	Fortam
Ceftizoxim	Ceftix	Cefizox	
Ceftriaxon	Rocephin	Rocephin	Rocephin
Cefuroxim	Zinnat, Zinacef, Cefuroxim AJ, Cefuroxim curasan, Cefuroxim Fresenius, Cefuroxim Hexal, Cefuroxim Lilly, Cefurox-Reu, Elobact	Zinnat, Curocef Cefuroxim Lilly	Zinat, Zinacef
Cetirizin	Zyrtec	Zyrtec	Zyrtec
Chloramphenicol	Paraxin, Chloramsaar	Biophenicol	
Ciprofloxacin	Ciprobay	Ciproxin	Ciproxin, Ciloxan
Cisplatin	Platiblastin, Platinex, Cisplatin Asta Medica, Cisplatin Azupharma, Cisplatin Hexal,	Platiblastin, Platinol, Abiplatin, Cisplatin Ebewe	Platiblastin-S, Platinol, Cisplatin „Ebewe“, Cisplatin Teva

Int. Freiname	Handelsnamen in Deutschland	Handelsnamen in Österreich	Handelsnamen in der Schweiz
	Cisplatin medac, Cisplatin-GRY, Cisplatin-Ribosepharm		
Clarithromycin	Klacid, Cyllind, Mavid	Klacid, Maclar	Klacid, Klaciped
Clemastin	Tavegil	Tavegyl	Tavegyl
Clindamycin	Sobelin, AB-Clinamycin, Aclinda, Clinda Lich, Clindabeta, Clindahexal, Clindamycin Azupharma, Clindamycin-ratiopharm, Clinda-saar, Clindastad, Clinda-Wolff, Clin-Sanorania	Dalacin, Lanacine	Dalacin
Clobutinol	Silomat, mentopin Hustenstiller Nullatuss, Rotatuss, stas Hustenstiller, Tussed Hustenstiller	Silomat	
Clofazimin			Lampren
Codein	Codipront, Tricodein Antitussivum Bürger, Bronchicum Mono Codein Tropfen, Codeinsaft von ct, Codeintropfen Ribbeck, Codeinum phosphoricum Berlin-Chemie, Codeinum phosphoricum Compretten, Codicaps mono, Codicompren, Dicton, Optipect, Tryasol Codein, Tussoret	Codipront, Tricodein Solco, Benadryl, Codein Kwizda, Codelum Tropfen, Expectal Tropfen, Spasmoplus, Toximer, Tussimag Dolocod	Tricodein Salco, Codein Knoll
Cortison	Cortison CIBA	Cortone-Azetat	Cortison CIBA
Cotrimoxazol	Bactrim, Eusaprim, Supracombin, Bactoreduct, Berlocid, Cotrim Eu Rho, Cotrim Heumann, Cotrim Holsten, Cotrim von ct, Cotrim-BASF, Cotrim-Diolan, Cotrim-Hefa, Cotrimhexal, Co-trimoxacol, Cotrimoxazol AL,	Bactrim, Eusaprim, Supracombin, Cotrimoxazol Genericon, Lidaprim, Oecotrim, Polytrim, Triglobe, Cotrimoxazol Aliud	Bactrim, Supracombin, Cotrim, Co-trimoxacole-Rivopharm, Escoprim, Groprim, Helveprim, Agoprim, Lagatrim, Nopil, Sigaprim

Int. Freiname	Handelsnamen in Deutschland	Handelsnamen in Österreich	Handelsnamen in der Schweiz
	Cotrimox-Wolff, Cotrim-ratiopharm, Cotrimstada, Drylin, Kepinol, Microtrim, TMS		
Cromoglicinsäure	acecromol, Cromo von ct, Cromoglicin Heumann, Cromohexal, Cromolind, Cromolyn Orion, Cromolyn-Fatol, CROMOPP, Cromo-ratiopharm, Diffusyl, DNCG Mundipharma, DNCG PPS, DNCG Stada, DNCG Trom, Flui-DNCG, Intal, Pädiacrom, Pulbil, Vividrin	Cromoglin, Lomusol, Pulmosin, Cromal, Intal, Vividrin	Cromodyn, Cromosol UD, Glicinal, Lomudal, Lomusol, Nalcrom
Cyclophosphamid	Endoxan, CYCLO-cell, Cyclophosphamid-biosyn, Cyclostin	Endoxan „Asta"	Endoxan-Asta
Cyclosporin	Sandimmun	Sandimmun	Sandimmun
Dapson (Komb)	Isoprodian	Isoprodian	
Desoxyribonuklease (siehe Streptodornase)			
Dexamethason	Fortecortin, dexa, Dexa Jenapharm, Dexahexal, Dexamethason Azupharma, Dexamethason Ferring, Dexamethason-mp, Dexamethason-Rotexmedica, Dexamonozon, Dexa-ratiopharm	Fortecortin, Dexabene, Dexamethason, Nycomed	Fortecortin, Chronocort, Decadron, Mephameson, Millicorten, Oradexon, Dexacortin, Dexacortin K, Dexa-Helvacort
Dextromethorphan	Wick Formel 44, Arpha Hustensirup, Hustenstiller-ratiopharm, Neo Tussan Hustensaft, tuss Hustenstiller	Wick Formel 44	Vicks Formel 44, Bexin, Calmerphan, Calmesin Mepha, Dextrocalmine, Pulmofor, Emedrin N
Dicloxacillin	Dichlor-Stapenor		
Dihydrocodein	Paracodin, DHC Mundipharma, Remedacen, Tiamon	Paracodin, Codidol	Paracodin, Codicontin
Dimetinden	Fenistil	Fenistil	Fenistil

Int. Freiname	Handelsnamen in Deutschland	Handelsnamen in Österreich	Handelsnamen in der Schweiz
DNCG (siehe Cromoglicinsäure)			
Docetaxel	Taxotere	Taxotere	Taxotere
Doxapram		Dopram	Dopram
Doxorubicin	Adriblastin, Adrimedac, Caelyx, DOXO-cell, Doxorubicin Azupharma, Doxorubicin Hexal, Doxorubicin R.P., Ribodoxo-L	Adriblastin, Doxolem, Doxorubicin Ebewe, Doxorubicin Nycomed, Caelyx	Adriblastin, Doxorubicin Bigmar, Caelyx
Doxycyclin	Supracyclin, Vibramycin, Vibravenös, Azudoxat, Bactidox, Doxy AbZ, Doxy Eu Rho, Doxy Komb, Doxy M-ratiopharm, Doxy S+K, doxy von ct, Doxy Wolff, Doxy-BASF, Doxycyclin AL, Doxycyclin Atid, DOXYCYCLIN BASICS, Doxycyclin Heumann, Doxycyclin Jenapharm, Doxycyclin PB, Doxycyclin Stada, Doxycyclin-Heyl, Doxycyclin-ratiopharm, Doxyderma, Doxyhexal, Doxy-HP, Doxymerck, Doxymono, Doxy-N-Tablinen, DOXY-PUREN, Doxytem, duradoxal, Mespafin, Neodox	Supracyclin, Vibramycin, Vibravenös, Biocyclin, Doxal, Doxycyclin Faro, Doxycyclin Genericon, Doxylan, Sigadoxin Aliudox, Doxystad, Doxyhexal, Doxybene	Vibramycin, Vibravenös, Diocimex, Doxyclin, Doxysol, Helvedoclyn, Rudocyclin, Zadorin, Sigadoxin, Supracyclin
Enoxacin	Enoxor		
Epirubicin	Farmorubicin	Farmorubicin	Farmorubicin
Erdostein			Mucofor
Erythromycin	Erythrocin, Monomycin, duraerythromycin, durapaediat, Erybeta, ERYCINUM, Ery-Diolan, Eryhexal, ERY-REU, erythro von ct, Erythrogenat, Erythro-Hefa Erythromycin AL Erythromycin Heumann	Erythrocin, Monomycin, Erybesan, Ery-Maxin, Erythromycin Genericon, Erythromycin Lannacher, Erythromycin Nycomed, Meromycin Nycomed, Eryhexal	Erythrocin, Monomycin, Ericosol, Erios, Erytran

Int. Freiname	Handelsnamen in Deutschland	Handelsnamen in Österreich	Handelsnamen in der Schweiz
	Erythromycin Stada, Erythromycin-ratiopharm, Erythromycin-Wolff, Infectomycin, Paediathrocin, Sanasepton, Semibiocin		
Ethambutol	Myambutol	Myambutol	Myambutol, Ethambutol „Labatec“
Ethambutol (Komb)	Myambutol INH EMB-Fatol, EMB-Hefa	Myambutol INH, Etibi	Myambutol INH
Etoposid	Vepesid, Etomedac, Etopophos, Exitop	Vepesid, Abiposid, Etoposid Ebewe, Etoposid Pharmacia & Upjohn, Exitop	Vepesid, Etoposide P&U, Etopophos, Ectoposide Teva
Famciclovir	Famvir	Famvir	Famvir
Fenoterol	Berotec	Berotec	Berotec
Fexofenadin	Telfast	Telfast	Telfast
Fleroxacin	Quinodis	Quinodis	Quinodis
Flucloxacillin	Staphylex, AB-Flucoxacillin, FLUCLOX-REU	Floxapen	Floxapen
Fluconazol	Diflucan, Fungata	Diflucan, Fungata	Diflucan
Flucytosin	Ancotil	Ancotil	Ancotil
Flunisolid	Inhacort	Pulmilide, Syntaris	Broncort, Syntaris
Fluocortolon	Ultralan	Ultralan	
Fluticason	atemur, Flutide	Flixotide, Flixonase	Axotide, Flutinase
Formoterol	Foradil, Oxis	Foradil, Oxis	Foradil, Oxis 6/12
Foscarnet Natrium	Foscavir	Foscavir	
Ganciclovir	Cymeven	Cymevene	Cymevene
Gemcitabin	Gemzar	Gemzar	Gemzar
Gentamicin	Refobacin, duragentamicin, Gencin, genta von ct, Gentamicin BRAHMS, Gentamicin Hexal, Gentamicin-mp, Gentamicin-ratiopharm	Refobacin, Gentamicin Biochemie, Gentamicin Nycomed, Gentamicin Tyrol Pharma, Gentamicin Merck	Garamycin
Grepafloxacin	Vaxar	Vorzan, Raxar	
Guaiacol	Anastil		
Guaifenesin	Wick Formel 44, Fagusan N, Nephulon G	Wick Formel 44, Myoscain, Resyl	Vicks Formel 44 Expectin, Resyl

Int. Freiname	Handelsnamen in Deutschland	Handelsnamen in Österreich	Handelsnamen in der Schweiz
Hydrocodon	Dicodid		Hydrocodeinon Streuli, Dihydrococlein Streuli, Dicodid
Hydrocortison	Hydrocortison Hoechst, Hydrocortison, Jenapharm	Hydrocortone	Hydrocortone, Solu-Cortef
Ifosfamid	Holoxan, IFO cell	Holoxan	Holoxan
Imipenem/Cilastatin	Zienam	Zienam	Tienam
Immunmodulatoren	Broncho-Vaxom, Ribomunyl	Broncho-Vaxom, Ribomunyl	Broncho-Vaxom, Ribomunyl
Interferone	Intron A, Avonex, Betaferon, Imukin, Roferon-A, Rebif	Intron A, Avonex, Betaferon, Imukin, Wellferon, Raferon A, Imuvor, Berofor, Interferon gamma	Intron A, Avonex, Betaferon, Imukin, Wellferon, Raferon A, Rebif
Ipratropiumbromid	Atrovent	Atrovent	Atrovent
Isoaminil		Peracon	
Isoniazid	Isozid, tebesium	INH Agepha, INH Lannacher, INH Waldheim	Rimifon
Isoniazid (Komb)	Myambutol INH, Rifater, Iso-Eremfat, Isoprodian, Rifanah	Myambutol INH, Rifater, Isoprodian	Myambutol INH, Rifater, Rifinah
Itraconazol	Sempera, Siros	Sporanox	Sporanox
Josamycin	Wilprafen	Josalid	
Ketotifen	Zaditen, Airvitess, Astifat, Ketof, Ketotifen 1 Heumann, Ketotifen beta, Ketotifen Stada, Ketotifen Temmler, Ketotifen Trom, Ketotifen-ratiopharm, Pädiatifen, Zatofug	Zaditen, Ketotifen Braumapharm, Ketotifen Nycomed	Zaditen
Levofloxacin	Tavanic	Tavanic	
Lincomycin	Albiotic		Lincocin
Loracarbef	Lorafem	Lorabid, Lorax	
Loratadin	Lisino	Claritin	Claritine
Mebendazol	Vermox, Surfont	Pantelmin	Vermox
Meropenem	Meronem	Meropenem Zeneca	Meronem
Mesna	Mistabronco, Uromitexan	Mistabron, Uromitexan	Mistabron, Uromitexan
Methotrexat	Methotrexat Lederle,	Methotrexat Lederle,	Methotrexat Lederle,

Int. Freiname	Handelsnamen in Deutschland	Handelsnamen in Österreich	Handelsnamen in der Schweiz
	Farmitrexat, Methotrexat medac, Methotrexat-biosyn, Methotrexat-GRY, MTX Hexal, Q-trexat	Abitrexate, Methtrexat Ebewe	Methotrexat Bigmar, Methotrexat Farmos, Methotrexat Ebewe, Methotrexat Teva
Methylprednisolon	Urbason, Medrate, Methylprednisolon Jenapharm, Metysolon, Predni M Tablinen	Urbason, Promedrol	Urbason, Medrol, Solumedrol
Metronidazol	Flagyl, Arilin, Metronidazol Braun, Byk Metronidazol, Clont, Metronidazol AZU, Metronidazol Delta-Pharma, Metronidazol Fresenius, Metronid-azol Heumann, Metronidazol-ratiopharm, Metronidazol-Serag, Metronimerck, Metront	Flagyl, Ariline, Anaerobex, Elyzol, Metronidazol Arcana, Metronidazol Biochemie, Metronidazol Genericon, Metronidazol Waldheim	Flagyl, Arilin, Metronidazol Braun Perilox, Rivozol, Elyzol
Mezlocillin	Baypen, Melocin	Baypen	
Miconazol	Daktar, Castellani, Derma-Mykotral, Epi-Monistat, Fungur M, Infectosoor, Micotar, Mykotin	Daktarin	Daktarin
Minocyclin	Klinomycin, Lederderm, Minoclir, Minocyclin Heumann, Minocyclin Stada, Minocyclin-ratiopharm, Minoplus, Skid, Udima	Klinoc, Minocal, Minocyclin Faro, Minocyclin Genericon, Minocyclin Tyrol Pharma, Minostad	Minocin
Mitomycin	Mitomycin medac	Mitomycin	Mitomycin-C Kyowa,
Mizolastin	Mizollen, Zolim	Mizollen	Mizollen
Montelukast	Singulair		
Nedocromil	Tilade, Halamid	Tilade	Tilade, Tilarin
Netilmicin	Certomycin	Certomycin	Netromycin
Norfloxacin	Barazan, Norfloxacin Stada		
Noscapin	Capval	Pneumopect, Tuscalman Berna	Tussanil N
Ofloxacin	Tarivid	Tarivid	Tarivid
Ornidazol			Tiberal
Oxacillin	Stapenor	Stapenor	
Oxatomid	Tinset	Tinset	

Int. Freiname	Handelsnamen in Deutschland	Handelsnamen in Österreich	Handelsnamen in der Schweiz
Oxitropiumbromid	Ventilat	Oxivent	
Oxytetracyclin	Terramycin, Oxytetracyclin Jenapharm	Terramycin	
Paclitaxel	Taxol	Taxol	Taxol
Pefloxacin	Peflacin	Peflacine	
Penicillin G (siehe Benzylpenicillin)			
Penicillin V (siehe Phenoxymethylpenicillin)			
Pentamidin	Pentacarinat	Pentacarinat	Pentacarinat
Pentoxyverin	Sedotussin	Sedotussin	Sedotussin
Phenoxymethylpenicillin	Megacillin, !PENICILLIN V BASICS, Arcasin, durapenicillin, Infectocillin, Isocillin, Ispenoral, Jenacillin V, Pen AbZ, Pen-BASF, Penbeta, Penhexal, Penicillat, Penicillin V AL, Penicillin V Heumann, Penicillin V Stada, Penicillin V von ct, Penicillin V-ratipharm, Penicillin-V-Wolff, Pen-V-Merck, V-Tablopen	Megacillin, Kalium Penicillin V, Ospen, Pen V Genericon, Pen V Lannacher, Penbene, Penicillin V Faro, Penicillin V Tyrol Pharma, Star-Pen, Cliacil, Penstad	Megacillin, Brunocillin, Penicillin Spirig, Penisol, Stabicilline Million, Ospen, Phenocillin
Pipazetat	Selvigon	Selvigon	
Piperacillin	Pipril, Tazobac, AB-Piperacillin, Piperacillin Fresenius, Piperacillin Hexal, Piperacillin-ratiopharm	Pipril, Tazonam, Piperacillin Arcana, Piperacillin Grünenthal	Pipril, Tazobac
Praziquantel	Biltricide, Cesol, Cysticide		
Prednisolon	Solu-Decortin, Decaprednil, duraprednisolon, hefaprednisolon, Predni H, Prednihexal, Prednisolon Ferring, Prednisolon Rotexmedica, Prednisolon Sanhelios, Prednisolon-ratiopharm, Prednisolut	Solu-Dacortin, Aprednisolon, Prednisolon Agepha, Prednisolon Nycomed, Prednihexal	Solu-Dacortin, Pred Mild, Hexacorton, Pred Forte, Prednisolon Galepharm, Prednisolon-P Streuli, Prednisolon Streuli, Spiricort, Ultracorten
Prednison	Decortin, Predni Tablinen,		Prednison Galepharm, Prednison Streuli

Int. Freiname	Handelsnamen in Deutschland	Handelsnamen in Österreich	Handelsnamen in der Schweiz
	Prednison Dorsch, Prednison Ferring, Prednison Sanhelios, Prednison-ratiopharm, Rectodelt		
Prednyliden	Decortilen		
Prenoxdiazin			Libexine, Mephatussin
Propicillin	Baycillin		
Prothionamid (PTH)	ektebin, Peteha		
Prothionamid (PTH), (Komb)	Isoprodian	Isoprodian	
Pyrantel	Helmex	Combantrin	Cobantril
Pyrazinamid	Pyrazinamid Lederle, Pyrafat, Pyrazinamid-Hefa	Pyrazinamid Lederle, Pyrafat	Pyrazinamid Lederle
Pyrazinamid (Komb)	Rifater	Rifater	Rifater
Pyrimethamin	Daraprim	Daraprim	Daraprim
Ribavirin	Virazole		Intron A/Rebetol
Rifabutin	Mycobutin, Alfacid	Mycobutin	Mycobutin
Rifampicin (Komb)	Rifater, Rifanah, Iso-Eremfat	Rifater	Rifater, Rifinah 150, Rimactazid 150
Rifampicin	Eremfat, Rifa, Rifampicin-Hefa	Rifoldin, Rimactan, Eremfat	Rifampicin „Labatec“, Rimactan
Roxithromycin	Rulid, Roxigrün	Rulide	Rulid
Salbutamol	!SALBUTAMOL BASICS, Aerolind, Apsomol, Arubendol, Asthmalitan, Broncho Easyhaler, Cyclocaps, Epaq, Loftan, Pädiamol, Pentamol, Salbu Easyhaler, Salbu-BASF, Salbu-Fatol, Salbuhexal, Salbulair, SALBUPP, Salbutamol AL, Salbutamol Atid, Salbutamol Azupharma, Salbutamol Heumann, Salbutamol Stada, Salbutamol Trom, Salbutamol-ratiopharm, Salmundin, Salvent, Sultanol, Volmac	Combivent, Glaxo Wellcome, Salbutamol Dyna, Ventide, Di-Promal, Sultanol	Airomir, Butovent, Ecovent, Ventodisk, Ventolin, Buventol, Easyhaler, Volmax

Int. Freiname	Handelsnamen in Deutschland	Handelsnamen in Österreich	Handelsnamen in der Schweiz
Salmeterol	Serevent, aeromax	Serevent	Serevent
Sparfloxacin	Zagam	Zagam	
Spiramycin	Rovamycine, Selectomycin	Rovamycin	Rovamycine
Streptodornase	Varidase	Varidase	
Streptomycin	Strepto-Fatol, Strepto-Hefa	Streptomycin-Sulfat, Biochemie	
Teicoplanin	Targocid	Targocid	Targocid
Teniposid	VM-26 Bristol	Vumon	
Terbutalin	Bricanyl, Aerodur, ARUBENDOL, Asthmo-Kranit, Asthmoprotect, Butaliret, Contimit, Terbul, Terbutalin AL, terbutalin ret, Terbutalin Stada, Terbutalin-ratiopharm, Terbuturmant	Bricanyl, Terbutalinsulfat, Nycomed, Terbutastad	Bricanyl
Tetracyclin	Achromycin, Supramycin, Tefilin, Tetracyclin Heyl, Tetracyclin Wolff, Tetracyclin-ratiopharm, Tetralution	Achromycin, Actisite, Hostacyclin, Latycin, Eftapan Tetra	Triphacyclin, Actisite
Theophyllin	Euphylong, Uniphyllin, Aerobin, Afonilum, afpred forte-THEO, Bronchoparat, Bronchoretard, Contiphyllin, Cronasma, duraphyllin, Pulmidur, Pulmo-Timelets, Solosin, theo, Theolair, Theophyllard, Theophyllin AZU, Theophyllin Heumann, Theophyllin retard-ratiopharm, Theophyllin Stada, Tromphyllin, Unilair	Euphyllin, Unifyl, Afonilum, Ambredin, asthma 23 D, Respicur, Theohexal, Theo-Lanicor, Theo-Lanitop, Theospirex, Aerodyne, Pulmidur	Euphyllin, Euphyllin retard N, Unifyl, Escophyllin, Sodip-phylline, Xantivent, Theolair
Ticarcillin	Betabactyl	Timenten	Timenten
Tinidazol	Simplotan	Fasigyn	Fasigyn
Tobramycin	Gernebcin, Brulamycin, TOBRA-cell	Tobrasix, Brulamycin	Obracin, Tobrex
Topotecan	Hycamtin	Hycamtin	Hycamtin

Int. Freiname	Handelsnamen in Deutschland	Handelsnamen in Österreich	Handelsnamen in der Schweiz
Triamcinolon	Volon, Delphicort, Berlicort, Triam-oral	Volon, Delphicort, Nasacort	Kenacort, Ledercort, Triamcort, Nasacort
Trimethoprim	Infectotrimet, TMP-ratiopharm	Monoprim, Motrim, Solotrim, Trimethoprim Agepha, Trimethoprim Gerot, Triprim, Wellcoprim	Monotrim
Trovafloxacin	Trovan		
Valaciclovir	Valtrex	Valtrex	Valtrex
Vancomycin	Vancomycin Lilly, AB-Vancomycin, VANCO Azupharma, VANCO-cell, Vancomycin Abbott, Vancomycin Lederle, Vanco-saar	Vancocin, Vancomycin Abbott	Vancocin, Vancoled
Vincristin	Vincristin Lilly, cellcristin, FARMISTIN CS, Vincristin Bristol, Vincristin-biosyn, Vincristinsulfat-GRY	Oncovin, Vincristin Pharmacia & Upjohn	Oncovin liquid, Vincristine P&U, Vincristin Teva
Vindesin	Eldisine	Eldidin	Eldisine
Vinorelbin	Navelbine	Navelbine	Navelbine

SpringerMedizin

Friedrich Kummer,
Meinhard Kneußl (Hrsg.)

Das therapieresistente Asthma

2000. VIII, 89 Seiten. 13 Abbildungen
Broschiert DM 39,–, öS 275,–
ISBN 3-211-83401-X

Vier österreichische und zwei deutsche Referenten erörterten am 7. Wiener Asthma Forum, 1998, das brisante Thema des therapieresistenten Asthmas.

Die theoretischen Grundlagen der Steroidresistenz und deren Beziehung zu teilweise reversiblen molekularbiologischen Vorgängen wurden von R. W. Pohl, Wien, die modernen Methoden der mechanischen Atemhilfe von W. Heindl, Wien, herausgestellt. M. Eibl, Wien, berichtete über vielversprechende Erfolge bei der Therapie mit Immunoglobulinen und M. Zach, Graz, erinnerte an die Asthmakatastrophen im Kindes- und Aduleszentenalter. K. Kenn, Schönau am Königsee, zeigte die hochinteressanten Varianten des „Pseudoasthmas“ auf. R. Wettengel, Bad Lippspringe, faßte abschließend die praxisrelevanten Aspekte zusammen.

Das Thema des therapieresistenten Asthmas wird auch für die nächsten Jahre uneingeschränkt aktuell bleiben.

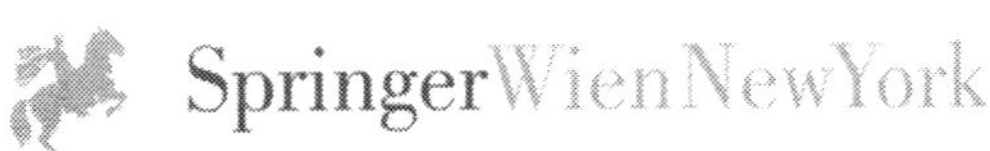

Sachsenplatz 4–6, P.O.Box 89, A-1201 Wien, Fax +43-1-330 24 26, e-mail: books@springer.at, Internet: **www.springer.at**
New York, NY 10010, 175 Fifth Avenue • D-14197 Berlin, Heidelberger Platz 3 • Tokyo 113, 3–13, Hongo 3-chome, Bunkyo-ku

Springer-Verlag und Umwelt

Als internationaler wissenschaftlicher Verlag sind wir uns unserer besonderen Verpflichtung der Umwelt gegenüber bewußt und beziehen umweltorientierte Grundsätze in Unternehmensentscheidungen mit ein.

Von unseren Geschäftspartnern (Druckereien, Papierfabriken, Verpackungsherstellern usw.) verlangen wir, daß sie sowohl beim Herstellungsprozeß selbst als auch beim Einsatz der zur Verwendung kommenden Materialien ökologische Gesichtspunkte berücksichtigen.

Das für dieses Buch verwendete Papier ist aus chlorfrei hergestelltem Zellstoff gefertigt und im pH-Wert neutral.

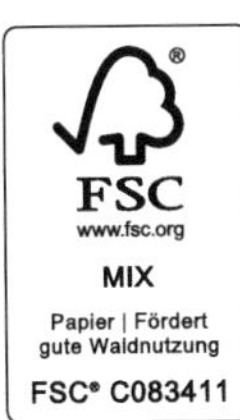

Zeitfracht Medien GmbH
Ferdinand-Jühlke-Straße 7
99095 Erfurt, Deutschland
produktsicherheit@kolibri360.de